Edition 2

Radiological technologists

방사선사 국가시험 실기실전 문제집

방사선 임상실기 교육연구회 편

도서출판 대학서림

차 례

방사선영상검사

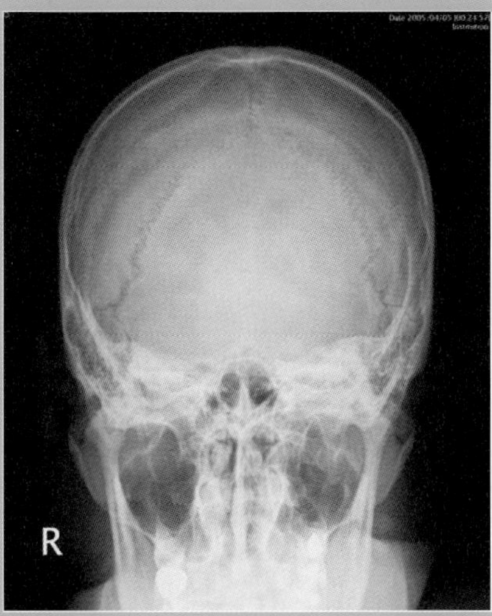

General Radiography

1

기본적으로 알아두어야 할 사항

1. 검사에 관계되는 체위 및 검사방법, 검사에 관계되는 기준점, 선 등 검사 관련용어를 이해해야 한다.
2. 해부학적 구조 및 명칭
3. 검사 및 화질향상을 위해 쓰여지는 검사용구의 종류와 사진학적 관계를 이해한다.
4. 피폭선량에 관련된 사항 등

I 팔(upper extremities)

1. 손(hand)

1) Ball catcher method-Norgaard법
   전후 사방향 촬영술(A-P oblique projection)
   류마티스성 관절염의 조기진단에 이용한다.

2. 손가락(fingers)

1) 엄지(Thumb)
   A-P : 환자의 손을 최대한 내전시켜 엄지가 정전후자세 되게 한다.
   Lat : 환자의 손바닥면을 밑으로 하고 엄지가 정측면자세 되게 한다.
   C-R : 손허리손가락관절(metacarpophalangeal joint)에 수직 입사한다.

3. 손목부위(wrist)

손목에는 8개의 손목뼈가 있으며 노뼈쪽부터 몸쪽손목뼈에 있는 손배뼈, 반달뼈, 세모뼈, 콩알뼈, 먼쪽 손목뼈에 있는 큰마름뼈, 작은마름뼈, 알머리뼈, 갈고리뼈로 구성되며 암기를 요한다.

1) A-P & Lateral — 엑스선상 해부학적 구조를 이해한다.
2) 굽힘자세(Bending position) — 노뼈 굽힘자세인 경우 손목 안쪽에 있는 손목뼈 사이의 관절안이 잘 나타난다.
   자뼈 굽힘자세인 경우 특히 손배뼈가 잘 보이며 인접한 손목뼈의 관절안이 잘 나타난다.
3) 사방향검사(oblique projection) — 전후 사방향(A-P oblique)인 경우 콩알뼈(pisiform)와 세모뼈의 관절안을 잘 묘사한다.
   후전 사방향(P-A oblique)인 경우 손목 가쪽 손목뼈(손배뼈)를 잘 묘사한다.

4) 손목굴(carpal canal) — 접선방향검사(tangential projection)
 콩알뼈가 잘 나타나며 갈고리뼈갈고리(hook of hamate)와 큰마름뼈의 손바닥면이 잘 보인다.

4. 팔꿉관절(elbow joint)

1) 전후와 측면검사(A-P & Lateral projection) — 엑스선상 해부학적 구조를 이해한다.
2) 사방향검사(oblique projection)— 엑스선상 내측사방향, 외측사방향 차이를 이해한다.

5. 위팔뼈(humerus)

1) 몸쪽 위팔뼈(proximal humerus)
 — 가슴우리를 통한 측방향검사술(Lawrence법)
 몸쪽 위팔뼈의 측방향촬영을 위해 팔을 회전시킬 수 없을 경우, 심흡기 혹은 호흡운동법(breathing technique)
 중심엑스선 : 위팔뼈 외과목(humerus surgical neck)

6. 어깨관절(shoulder joint)

1) 어깨부위 정면검사(shoulder A-P) — 상수용체 중심 : 부리돌기(coracoid process)
 팔의 회전정도에 따라 위팔뼈머리가 회전이 되며 손바닥이 정면이 되게 외선위(external rotation) 할 경우 가시위근(supraspinatus muscle)의 부착점인 대결절의 반측면상이 잘 나타나고 내선위(internal rotation) 할 경우 어깨밑근(subscapularis muscle)의 부착점인 작은결절의 반측면상을 묘사한다.
2) 어깨부위 축 방향 검사(shoulder axial)
 Lawrence법 : inferio superio axial projection
 West point법 : inferio superio axial projection(중심엑스선 : 상하방향, 내측 각각 25° 입사)
 위팔뼈머리와 어깨뼈 관절오목의 상관관계와 어깨밑근(subscapularis muscle)의 부착점인 작은결절의 반측면상을 묘사한다.
3) 관절오목(glenoid fossa) — Grashey법
 똑바른 자세에서 어깨뼈가 상수용체와 평행이 되도록 회전정도를 조정(약 35~45° 회전)하고 관절오목(glenoid fossa) 및 어깨관절의 관절안을 잘 묘사한다.
4) 봉우리빗장관절(acromioclavicular joint) – Pearson법
 Shoulder weight bearing(shoulder stress) 검사
 양 손에 무게를 주면서 양측 동시촬영한다.
 주로 봉우리빗장관절(A. C joint)의 탈구 및 아탈구를 진단(인대 파열여부)한다.

7. 어깨뼈(scapula)

1) 전후 방향검사(A-P projection)
   - 어깨뼈를 가슴우리에서 가쪽으로 옮겨 놓기 위해 검사측 팔을 몸통에서 90° 정도되도록 외전시킨다.
2) 측방향 검사(lateral projection)
   - 검사측 어깨뼈가 필름과 수직이 되도록 환자를 사위(oblique position)로 조정한다.

Ⅱ 다리(lower extremities)

1. 발(foot)

1) 전후 방향검사(A-P projection) — Toe와 tarsus(발목뼈)의 두께차로 인한 농도를 보상하기 위해 필터를 사용하거나, Heel effect 효과를 이용하여 검사한다.
2) 사방향 검사(oblique projection) — 7개의 발목뼈의 해부학적 구조를 이해한다.
3) 세로활(longitudinal arch) — 선 자세 측방향검사(weight bearing position)
   세로활의 구조적 상태를 알기 위해 반드시 양측을 비교촬영한다.
4) 발꿈치뼈(calcaneus) — axial projection
   발은 자연 자세에서 장축에 대해 머리측으로 40° 입사한다.
   목말밑관절(subtalar joint) 및 목말받침돌기 등 발꿈치뼈의 축방향영상을 나타낸다.

2. 발목관절(ankle joint)

1) 전후 방향검사(A-P projection) — 중심엑스선 : 양측복사(both malleoli) 사이 수직입사
   정면상에서는 정강종아리관절(tibiofibular joint)은 겹쳐서 잘 묘사되지 않는다.
2) 발목관절 Mortise 검사 — 발과 다리를 함께 15~20° 내전(inversion)시킨다.
   발목관절(ankle mortise joint)의 "U"자형 관절안을 잘 묘사한다.
   정면상에서는 겹쳐 나오는 정강종아리관절(tibiofibular joint)이 잘 나타난다.
3) 발목관절 stress 검사 — 인대(ligament)의 파열여부를 진단한다. 정확도를 위해 최근 stress 기구(Telos device)를 많이 사용한다.
   abduction, valgus(벌림) : 안쪽인대 파열여부를 진단한다.
   adduction, varus(모음) : 가쪽인대 파열여부를 진단한다.

3. 무릎(knee)

1) 전후 방향검사(A-P projection)
   - 필름중심 : 무릎뼈 첨부에서 약 1 cm 아래 지점
     중심엑스선은 수직입사하거나 무릎관절 안을 좀더 잘 보기 위해 머리측으로 5~7° 입사한다.
2) 측방향검사(lateral projection)
   - 보통 무릎은 약 20~30° 굴곡시킨다(연부조직의 묘사능 향상).
     중심엑스선은 머리측으로 5~7° 입사(발목 밑에 지지물을 놓는 경우 수직 입사할 수 있다. 이때 정측면 자세의 경우 양측 넙다리관절융기가 중복한다.)
3) 선 자세 전후 방향검사(weight bearing A-P)
   관절염 진단(무릎관절 안의 좁아진 정도 측정), 하지의 외반, 내반 기형을 진단한다.
4) 선(erect)자세 후전방향검사(knee PA flexion)
   관절염 진단(무릎관절 안의 좁아진 정도 측정), 하지의 외반, 내반 기형을 진단한다.
   반달(meniscus)의 소실 징후를 진단하고, 융기사이오목(intercondyloid fossa)을 잘 볼 수 있다.
5) 관절융기사이오목(intercondyloid fossa) — Holmblad법, Camp-Coventry법, Beclere법
6) 무릎 stress 검사 — 양측 곁인대 및 십자인대(cruciate ligament)의 파열여부를 진단한다.
   정확도를 위해 최근 stress 기구(Telos device)를 많이 사용한다.
   Valgus(MCL), Varus(LCL), Pull(ACL), Push(PCL)

4. 무릎뼈(patella)

1) 접선방향검사(tangential projection) — Skyline or sunrise view라 하며, Hughston법, Settegast법, Merchant법 등이 있다. 무릎뼈의 탈구 및 아탈구와 무릎넙다리관절면(patellofemoral facet)의 평가에 우수하다. 무릎뼈의 횡골절의 경우 검사해서는 안된다.
2) 측방향검사(lateral projection)

5. 넙다리뼈(femur), Scanography(하지길이계측), Entire lower extremity검사

Ⅲ 머리뼈(Skull)

1. 후전방향검사(P-A projection)

1) 앉거나 엎드린 자세를 취한다.
2) 머리의 안와이공선(OML)이 상수용체면에 수직
3) 중심엑스선은 머리뼈의 일반적 검사일 경우 다리쪽 15°로 입사한다.

2. 측방향검사(lateral projection)

1) 정측면 촬영이 되기 위한 기준선(IOML, IPL, MSP)을 암기한다.
2) 정측면 사진의 평가방법을 이해한다.
   예) 양측 아래턱뼈의 중복 등

3. 전후 축 방향검사(A-P axial projection)

1) Grashey, Towne법
   머리의 안와이공선(OML)이 상수용체와 수직인 경우 다리쪽 30°로 입사
   머리의 안와하이공선(IOML)이 상수용체와 수직인 경우 다리쪽 37°로 입사
2) 비만환자이거나 전후자세를 취하기 힘든 경우
   Hass법(P-A axial projection)으로 검사한다.
   머리의 안와이공선이 상수용체와 수직되게 하고 머리쪽 25°로 입사한다.
3) 해부학적 구조물 : 뒤통수뼈 및 척추뼈몸통의 대칭적 음영과 대공음영 내 안배가 묘사된다.

4. 머리뼈바닥부위(skull base)

1) Schüller법
2) 성공여부-머리의 안와하이공선(IOML)이 상수용체면에 평행, 중심선속이 IOML에 수직
3) 해부학적 구조물 : 척추뼈몸통, 꼭지돌기, 나비굴, 아래턱뼈, 치아돌기 및 중심선속 방향의 타원구멍(foramen ovale) 및 뇌막동맥구멍(foramen spinosum) 등을 묘사한다.
4) 광대활을 검사할 경우 영상수용체 중심 및 노출조건을 감소시킨다(중심선속은 양측 광대활 사이 입사).

5. 안장(sella turcica)

1) 측(lateral)방향 검사 – 머리는 정측면 자세를 한다.
   영상수용체 중심 : 외이도 전방 2 cm, 상방 2 cm
   구조물 : 앞침대돌기, 뒤침대돌기, 안장등, 뇌하수체오목, 나비굴 묘사
2) 축(axial)방향 검사 — Towne, Haas법을 이용하여 중심선속을 변경시킨다. 안장 검사시 선예도 향상을 위해 원통형 선속조절기를 사용한다.

6. 시각신경관(optic foramen)

1) Rhese법
   검사자세 — optic canal의 방향과 일치하기 위해 비극이공선(AML)이 상수용체면과 수직, 머리의 정중면이 상수용체면에 53° 되게 조정한다.

7. 코뼈(nasal bone)

1) 측방향 검사 — Grid를 사용하지 않고 머리는 정측면 자세로 양측 검사한다.
2) 접선방향 검사(tangential) — 구내용 영상수용체인 경우 입에 문 상태에서 미간치조선이 영상수용체와 수직되게 하고 중심선속은 수직입사한다.

8. 광대활(zygomatic arch)

소아이거나 광대뼈가 편평하거나 함몰골절인 경우 접선검사로서 양측 따로 검사한다.

9. 턱관절(T-M joint)

1) 입을 다문 자세와 벌린 자세로 좌우 양측을 검사한다.
2) 주로 반대측 마루뼈를 통한 축방향 검사가 사용된다.
3) 다리쪽으로 25~30° 입사한다.

10. 코곁굴(paranasal sinus)

1) Caldwell법(P-A axial projection)
   OML이 상수용체면에 수직, 중심선은 다리쪽으로 15° 입사한다.
   이마굴, 앞벌집굴 및 눈확 등을 묘사한다.
2) Waters법(parietoacantial projection)
   OML이 상수용체면에 37°되게 턱을 조정한다. 이때 턱을 너무 들게 되면 위턱굴이 왜곡된다.
   그리고, 원형구멍(foramen rotundum)이 잘 나타나기도 한다.
3) 측방향 검사 — 머리는 정측면 자세로서 4개의 코곁굴 전체를 묘사한다.
4) Schüller법(submentovertical projection)
   나비굴(sphenoid sinus)의 축방향 영상으로서, Pirie법 등도 있다.

11. 관자뼈(temporal bone)

1) Law법-엑스선관의 단일각 검사를 이용한다.
   (정측면 자세에서 머리의 정중면을 상수용체 쪽으로 15° 회전)
   중심엑스선 : 외이도에서 뒤로 5 cm 위로 5 cm 지점에 다리쪽으로 15° 입사한다.
   꼭지벌집(mastoid air cells)의 상태나 함기화(pneumatization)의 정도를 진단하고 속·바깥귀길의 중복영상이 나타난다.
2) Stenvers법
   머리의 정중면(MSL)이 검사측으로 45° 회전하고 안와하이공선(IOML)이 상수용체의 횡축과 평행되게 한다.
   중심엑스선 : 머리쪽으로 12° 입사한다.
   검사측 추체부(petrose)를 최대한 펼쳐서 묘사한다.

3) Arcelin법

Stenvers법과 정반대로 supine자세에서 머리의 정중면(MSL)이 검사측으로 45° 회전하고 안와하이공선(IOML)이 상수용체의 횡축과 평행되게 한다.

중심엑스선 : 다리쪽으로 10° 입사한다.

Ⅳ 척추(vertebrae) & 골반(pelvis)

1. 목뼈(cervical vertebrae)

1) 고리뼈, 중쇠뼈(atlas & axis) 전후방향검사

Open mouth 검사 – 환자는 최대한 입을 벌리고 입 안을 통해 검사한다.

(위이틀과 뒤통수뼈를 일치시켜 음영이 치아돌기에 겹치지 않도록 조정)

영상에 나타나는 해부학적 명칭을 알기 바람

2) 목뼈 사방향검사(C–spine oblique projection)

환자를 약 45° 회전시키고 중심선은 머리쪽으로 15~20° 입사하여 척추사이구멍(intervertebra foramen)의 방향과 일치하도록 한다. 척추사이구멍이 잘 묘사된다.

3) 목뼈 측방향검사(lateral projection)

확대방지를 위해 FFD 72″로 하며 C-7이 충분히 포함되도록 양 손에 무게를 가한다.

척추뼈몸통, 돌기사이관절, 척추사이공간, 가시돌기 등을 묘사한다.

2. 목·등뼈 부위(cervicothoracic region)

Swimmer 검사 :

목·등뼈 측방향검사 시 어깨에 의해 잘 나타나지 않는 C-7, T1, T2 vertebrae의 측방향 영상을 묘사한다.

엎드려서 수영하는 자세를 취하고 양측 어깨가 빗겨가게 한다.

중심엑스선 : 반대편 겨드랑이를 통해 수평(horizontal)으로 입사한다.

* Twining법, Pawlow법 등도 있다.

3. 등뼈(thoracic vertebrae)

1) 전후방향검사(A-P projection)

등뼈 전체의 균일한 영상을 위해 보상필터를 사용하거나 혹은 heel effect 효과를 이용할 수도 있다.

2) 측방향검사(lateral projection)

검사 시 피사체의 산란선을 방지하기 위해 조사야를 최대한 줄이고 환자의 등 뒤에 납고무판을 놓는다. 관계되는 해부학적 구조 참조 바람.

4. 허리뼈(lumbar vertebrae)

1) 전후방향검사(A-P projection)

양측의 볼기부위와 무릎을 충분히 구부려 허리뼈의 앞굽음(lordosis) 상태를 충분히 감소시킨다.

2) 측방향검사(lateral projection)

검사시 피사체의 산란선을 방지하기 위해 조사야를 최대한 줄이고 환자의 등 뒤에 납고무판을 놓는다.

중심엑스선은 척추가 수평자세로 되도록 허리 밑에 스폰지 등을 고인다. 사방향 영상에서 척추 중앙에 돌기사이 관절면이 잘 묘사되고 Scotty dog sign이 나타나는데 관계되는 해부학적 용어를 암기 한다.

3) 사방향검사

허리뼈의 돌기사이관절면(apophysial joint)은 정중면에서 45°, 허리·엉치부위는 30° 각도를 이루고 있다.

5. 엉치뼈(sacrum) — 전후방향검사시 중심엑스선은 머리측으로 15° 입사한다.

6. 꼬리뼈(coccyx) — 전후방향검사시 중심엑스선은 다리측으로 10° 입사한다.

7. 엉치엉덩관절(S. I. joint)

엉치엉덩관절은 정중면에서 25~30° 정도 형성되어 있으며 전후방향검사시는 거상된 측의 엉치엉덩관절이 잘 묘사되며 후전방향검사시는 상수용체에 가까이 놓인 측의 엉치엉덩관절을 잘 묘사한다.

8. 골반(pelvis)

1) 골반 및 엉덩관절 정면검사(pelvis & hip A-P projection)

검사 시 넙다리뼈목의 전경(anteversion)을 감소시키기 위해 양쪽 발을 약 15~20° 내전시킨다.

2) 골반 축방향 검사(A-P axial projection)

Inlet view : ASIS을 향해 caudal 25° 입사

Outlet view : Pubic symphysis를 향해 cephalic 35°로 입사

3) 양쪽 엉덩관절(bilateral hip) 측방향 검사(frog leg position)

개구리 다리 자세를 취한다.

양측 무릎을 구부리고 대퇴부를 40° 이상 외전시킨다.

4) 한쪽 엉덩관절 측방향(unilateral hip) 검사

Lauenstein법(수직입사), Hickey법(cephalic 25°로 입사)

* 변형 Hickey법: femoral neck이 상수용체 종축에 평행하게 몸을 돌리고 중심선을 머리쪽 25도로 입사한다.

5) 엉덩관절 축측방향 검사(hip translateral, axio lateral projection)

Lorenz법

검사 시 격자가 부착된 카세트의 사용에 유의(cut off 현상 주의)한다.

넙다리뼈머리(femoral head)의 정 측방향(true lateral) 영상과 넙다리뼈목의 전경(anteversion)을 정확히 묘사한다.

V 가슴(chest)

1. 후전방향 검사(P-A projection)

가장 기본적인 검사으로서 호흡기 및 심장질환의 진단에 이용되며 촬영 시 가로막을 가장 낮은 위치로 이동(허파구역을 최대한 넓게 묘사)하기 위해 가능한 선 자세(erect position)로서 호흡은 깊은 들숨 후 검사한다. 밀도차가 큰 양측 폐야 및 가슴구조물의 많은 정보를 얻기 위해서 고관접압(120~140 kV)을 사용한다.

2. 폐첨 검사(apicography)

가슴검사에서 갈비뼈 및 빗장뼈에 가려져 잘 보이지 않는 허파꼭대기 부위의 병변유무를 진단한다. 보통 lodortic position(전만위)으로 검사된다.

3. 측와위 정면검사(lateral decubitus position)

복막안 삼출액이 고여 있을 때 검사측을 아래로 하고 옆으로 누워 중심선속을 수평으로 입사하는 측와위 정면검사를 통해 수면상이 잘 묘사된다.

4. 갈비뼈(rib)

Short Scale contrast를 이용해서 검사를 한다.

5. 복장뼈(sternum)

1) 사방향 검사(oblique projection)

RAO자세에서 심호기 혹은 호흡운동법(breathing technique)을 이용하여 검사한다.

2) 측방향 검사(lateral projection)

심흡기, 확대방지를 위하여 원거리(SID=180 cm)검사를 한다.

Ⅵ 배(abdomen)

복부 단순촬영은 급성 복부질환의 환자에 최초로 적용되는 가장 기본적인 검사로서 보통 전후방향 촬영이 시행되며 장폐쇄(obstruction), 유리가스(free gas), 소화관 천공(perforation) 등이 의심될 경우 반드시 선 자세의 전후방향 검사가 필요한데 이때 가로막이 충분히 포함되어야 한다.

1. Abdomen erect

2. Abdomen supine

3. KUB

Ⅶ 유방(breast)

유방 압박과 환자 검사는 높은 화질의 유방 사진을 나타내기 위해 중요한 고려 사항이다. 압박의 가장 중요한 목적은 유방의 두께를 동일하게 줄임으로서 엑스선 속이 피부 아래부터 가슴벽까지 더 쉽고 동일하게 관통하게 하기 위한 것이다.

1. 기본 검사법(standard view)

1) 상하방향 검사법(craniocaudal projection; CC)
2) 내외 사방향 검사법(mediolateral oblique projection; MLO)

2. 추가 검사법(additional view)

1) 유관조영 검사법(galactography or ductography)
2) 90도 내외(외내)방향 검사법(ML or LM)
3) 부분압박 검사법(spot compression)
4) 확대 검사법(magnification; M)
5) 접선방향 검사법(tangential; TAN)
6) 겨드랑아래부 검사법(axillary tail view; AT) = Cleopatra view
7) 유곡 검사법(cleavage; CV) = Valley view = Double breast method
8) 보강첨가물 분리 검사법(implant displacement; ID) = Eklund modification view
9) Roll view

그림 01

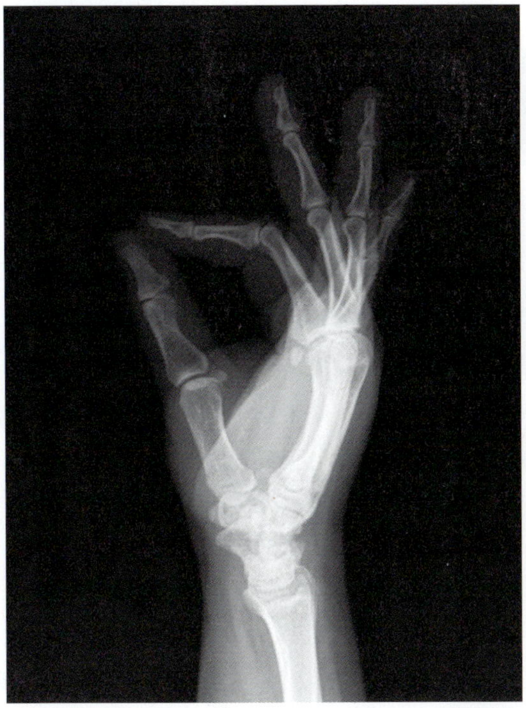

001 **그림 1**의 검사자세로 옳은 것은?

① 포수 자세
② 폄 측방향 자세
③ 자뼈 굽힘 자세
④ 굽힘 측방향 자세
⑤ 부채꼴 측방향 자세

각각의 손가락뼈를 관찰할 수 있는 Hand 'fan' lateral

그림 02

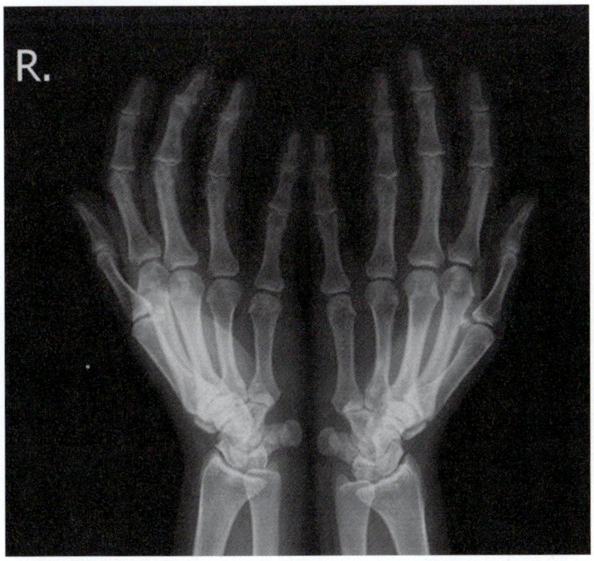

002 **그림 2**는 Norgaard가 고안한 손의 전후 사방향 영상이다. 검사목적으로 옳은 것은?

① 골밀도 측정
② 뼈연령 측정
③ 인대 손상 진단
④ 손배뼈 골절 진단
⑤ 류마티스성 관절염 진단

Norgaard법(Ball-catcher method)

003 다음 중 뼈 연령 측정에 가장 적합한 영상으로 옳은 것은?

①
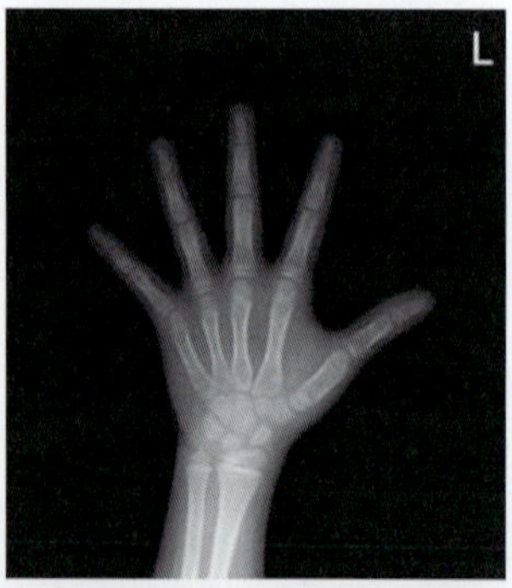

②
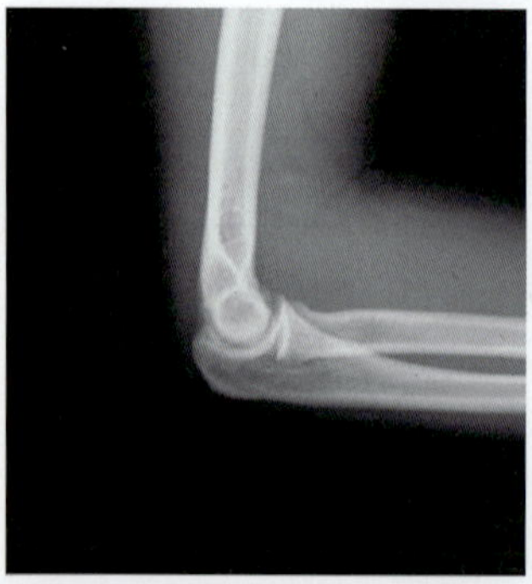

③
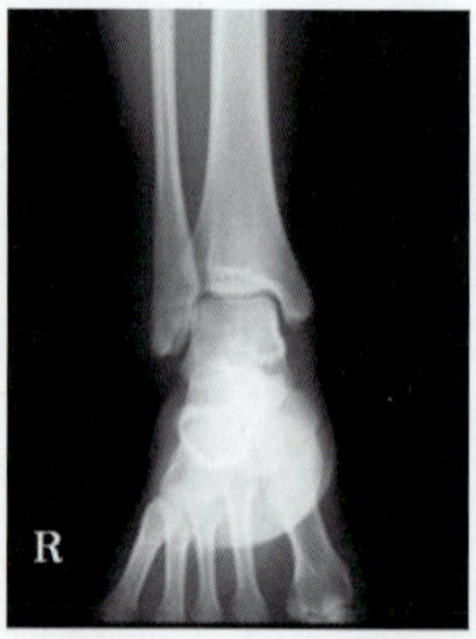

④
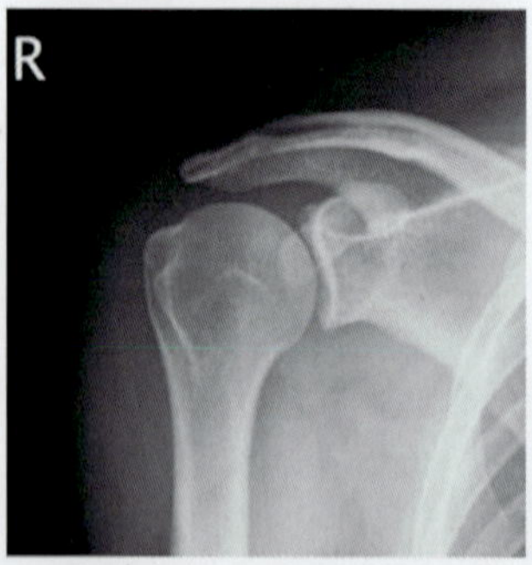

⑤
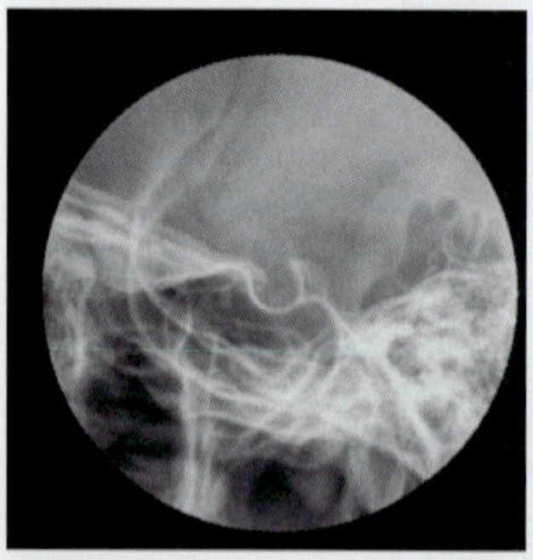

손목뼈의 발생단계 및 크기에 따라 소아의 골 연령을 유추할 수 있다.
- Hamate(생후 1년), Capitate(생후 3년), Lunate(생후 5년), Pisiform(생후 8~15년)

그림 03

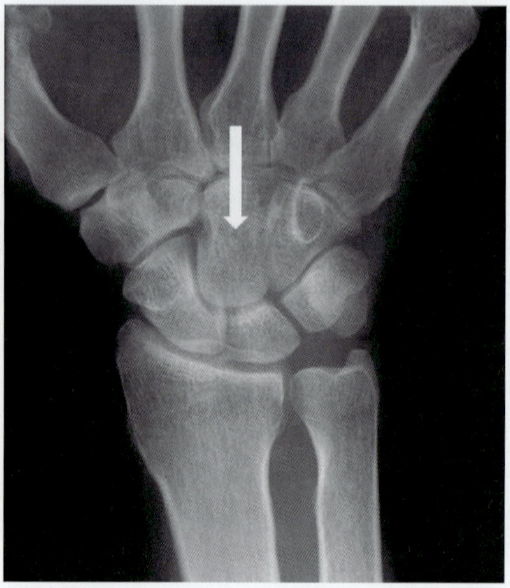

004 **그림 3**은 손목 후전방향 영상이다. 화살표한 부위의 해부학적 명칭은?

① 반달뼈
② 콩알뼈
③ 손배뼈
④ 세모뼈
⑤ 알머리뼈

그림 04

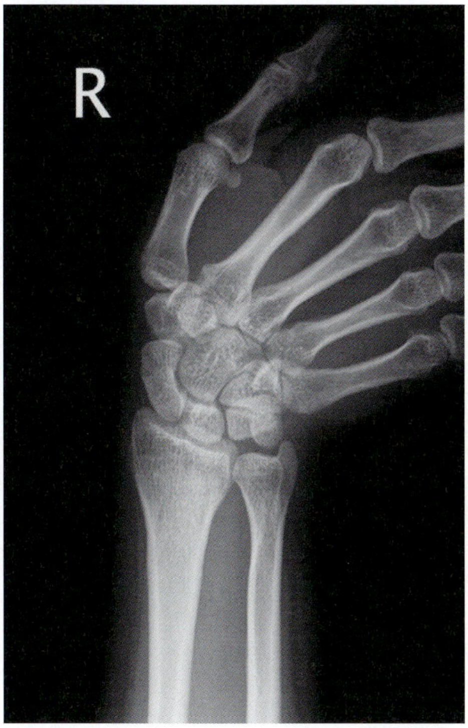

005 **그림 4**의 검사자세로 옳은 것은?

① 포수 자세
② 자뼈 굽힘 자세
③ 노뼈 굽힘 자세
④ 펌 측방향 자세
⑤ 굽힘 측방향 자세

Ulnar flexion PA projection은 손목 바깥쪽 관절강이 넓게 보여 손배뼈(scaphoid)를 잘 볼 수 있다.

그림 05

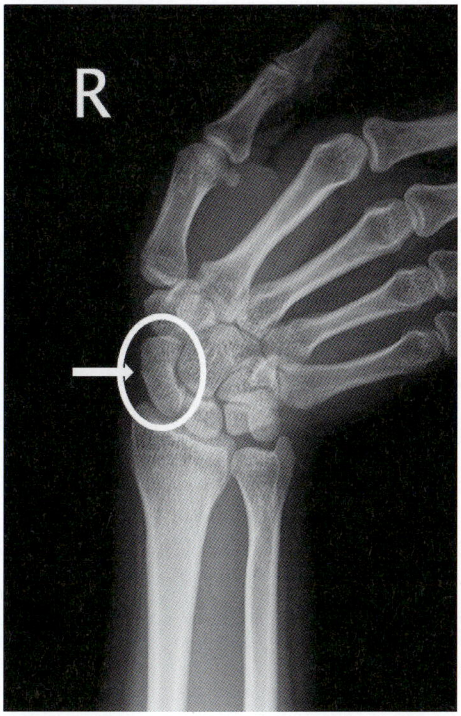

006 **그림 5**에서 화살표한 부위의 해부학적 명칭으로 옳은 것은?

① 반달뼈
② 콩알뼈
③ 손배뼈
④ 세모뼈
⑤ 알머리뼈

Scaphoid view : Ulnar flexion, PA oblique, Stecher법

그림 06

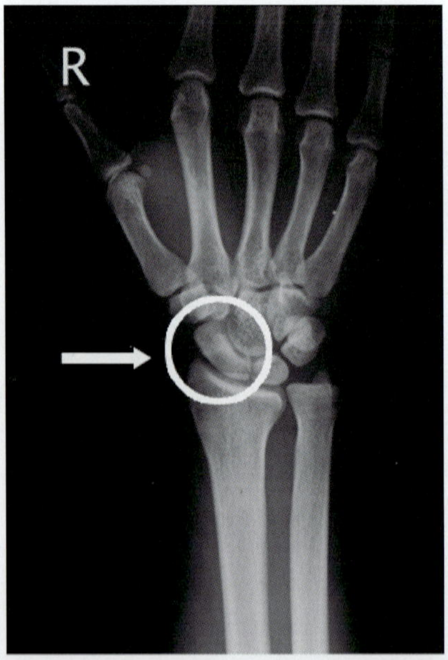

007 **그림 6**에서 화살표한 부위를 잘 보고자 할 때 추가적으로 시행할 수 있는 검사법으로 옳은 것은?

① Stecher view
② Norgaard view
③ Merchant view
④ Radial flexion view
⑤ Wrist AP oblique view

Stecher view: Scaphoid를 잘 보기 위해 20도 block을 사용하여 중심선을 수직입사하거나, 수평상태에서 팔꿈치쪽을 향해 중심선을 20도로 입사한다.

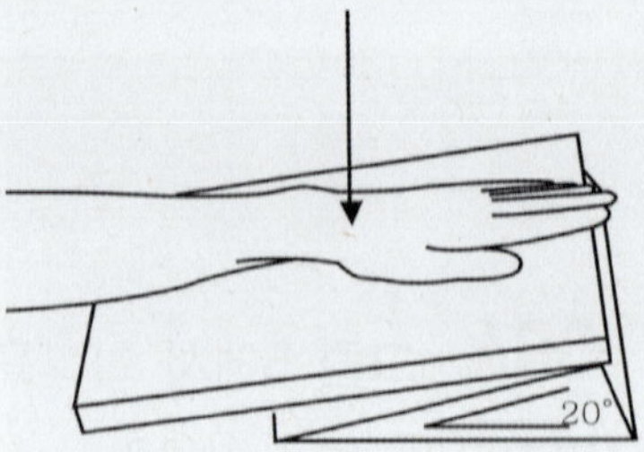

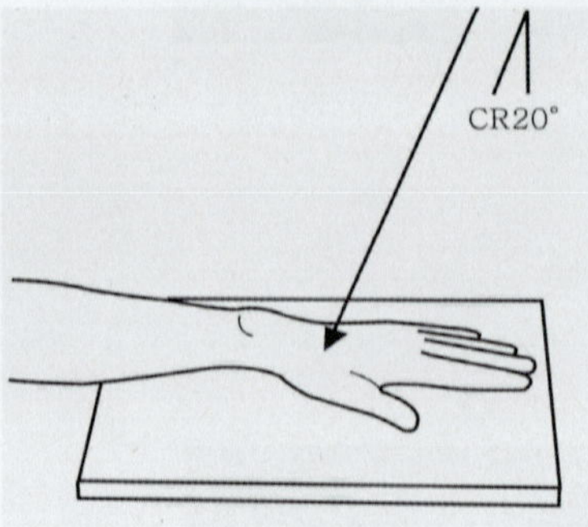

그림 07

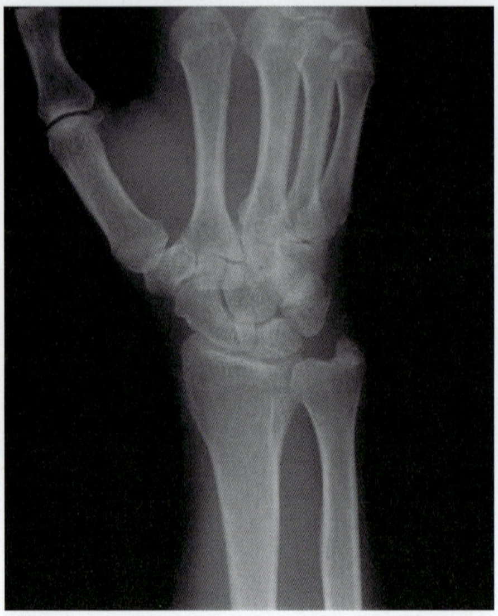

008 **그림 7**은 손목 후전 사방향 영상이다. 영상을 확대시켜 주로 관찰하고자 하는 부위는?

① 반달뼈
② 콩알뼈
③ 손배뼈
④ 세모뼈
⑤ 갈고리뼈

Wrist PA oblique projection(Billiard view)은 손배뼈(scaphoid)가 확대되어 잘 볼 수 있다.

그림 08

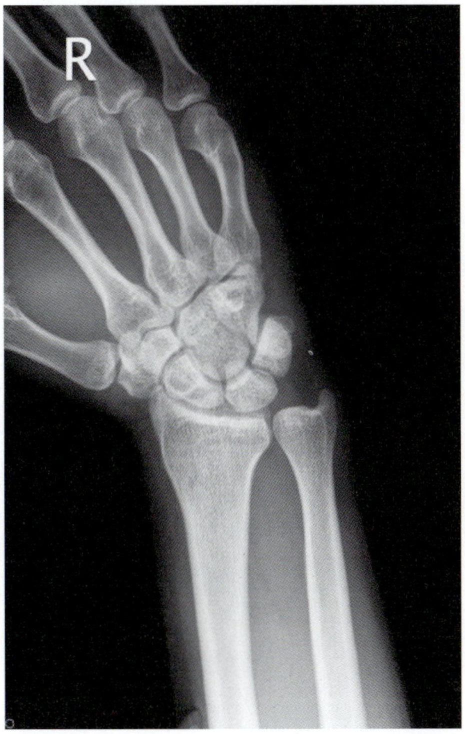

009 **그림 8**의 검사자세로 옳은 것은?

① 포수 자세
② 자뼈 굽힘 자세
③ 노뼈 굽힘 자세
④ 폄 측방향 자세
⑤ 굽힘 측방향 자세

Radial flexion PA projection은 손목 내측 관절강이 넓게 보여 콩알뼈(pisiform)를 잘 볼 수 있다.

그림 09

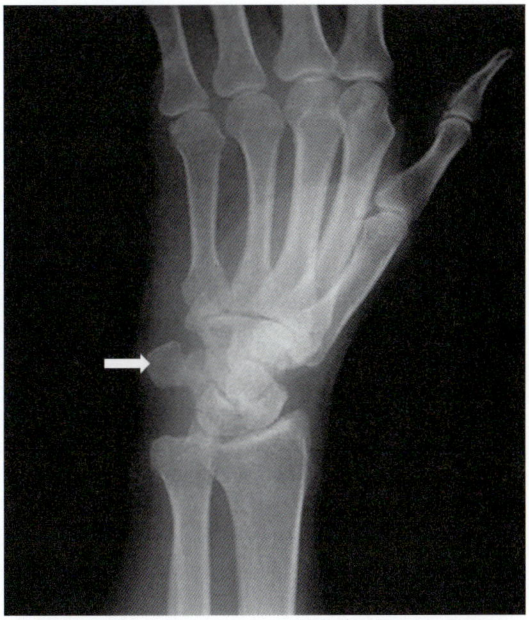

010 **그림 9**는 손목 전후 사방향 영상이다. 화살표한 부위의 해부학적 명칭은?

① 반달뼈
② 콩알뼈
③ 손배뼈
④ 세모뼈
⑤ 알머리뼈

AP obl. 검사는 손목 내측에 있는 손목뼈가 잘 나타난다.

그림 10

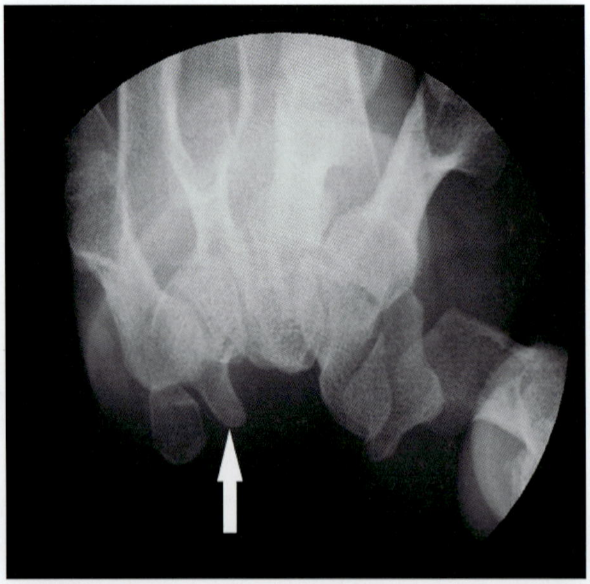

011 그림 10은 손목관의 접선방향 영상이다. 화살표한 부위의 해부학적 명칭은?

① 반달뼈
② 콩알뼈
③ 손배뼈
④ 갈고리뼈
⑤ 알머리뼈

손목관(carpal canal)을 보기 위해 중심선속을 손의 장축에 대해 25~30°의 각도로 입사한다.(Gaynor-Hart법)

012 그림 10의 검사자세로 옳은 것은?

① 손목을 ulnar flexion 시킨다.
② 손목을 radial flexion 시킨다.
③ 손목을 partial flexion 시킨다.
④ 손목을 hyper-flexion 시킨다.
⑤ 손목을 hyper-extension 시킨다.

Hook of hamate를 관찰하여 정중신경의 눌림여부를 추측할 수 있다.

그림 11

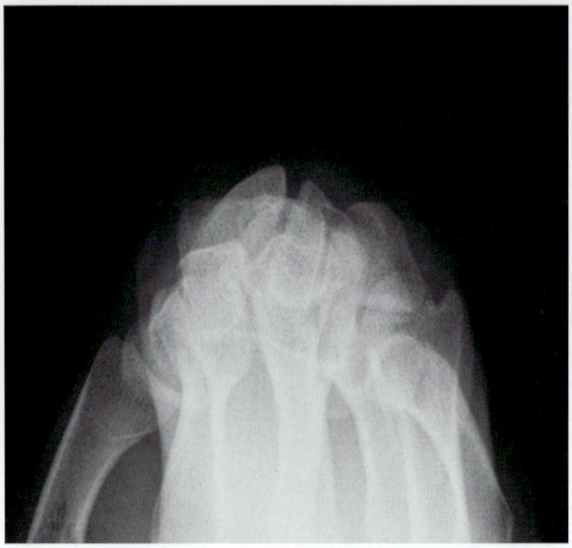

013 그림 11은 손목다리 접선방향 영상이다. (아래팔의 장축에 대한) 중심선속의 입사각도는?

① 5°
② 15°
③ 25°
④ 35°
⑤ 45°

손목다리(carpal bridge) 접선방향 검사는 손목을 hyper-flexion시키고 중심선을 tangential로 입사한다. 손등의 이물질 여부 및 손배뼈(scaphoid), 반달뼈(lunate)를 잘 볼 수 있다.

그림 12

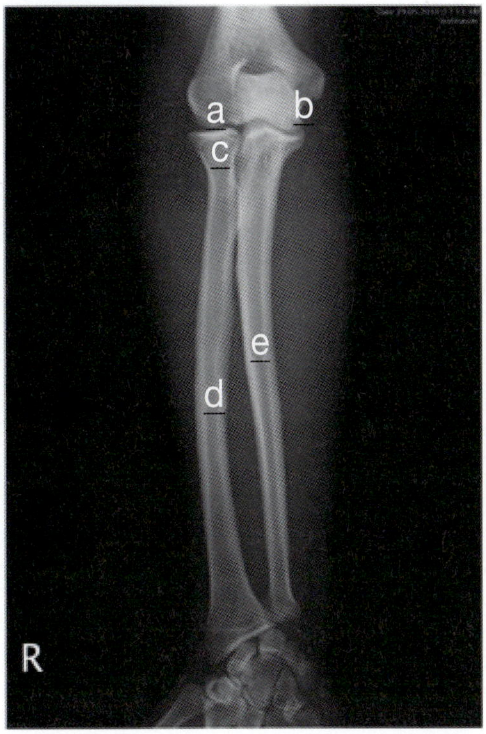

014 그림 12는 아래팔 전후방향 영상이다. 해부학적 명칭이 옳은 것은?

① "c" – 자뼈머리
② "d" – 자뼈몸통
③ "e" – 노뼈몸통
④ "b" – 노뼈거친면
⑤ "a" – 위팔뼈작은머리

b – trochlear notch, d – radius, e – ulna

그림 13

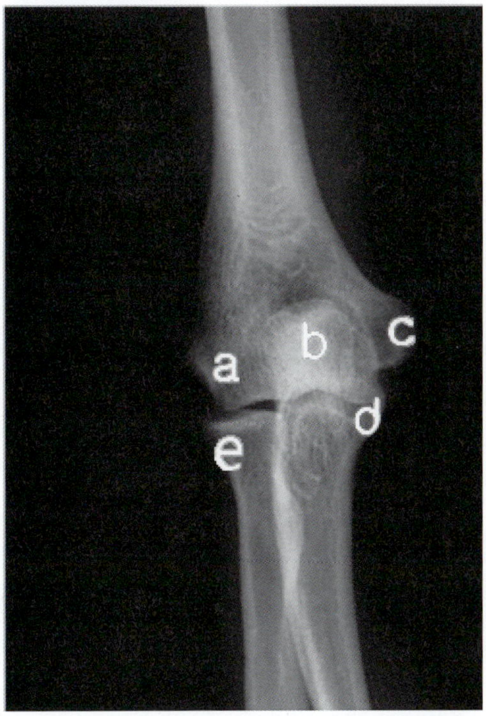

015 그림 13은 팔꿉관절 전후방향 영상이다. 해부학적 명칭으로 옳은 것은?

① "e" – 자뼈머리
② "b" – 노뼈거친면
③ "d" – 갈고리돌기
④ "c" – 가쪽위관절융기
⑤ "a" – 안쪽위관절융기

b – olecranon process, e – head of radius

그림 14

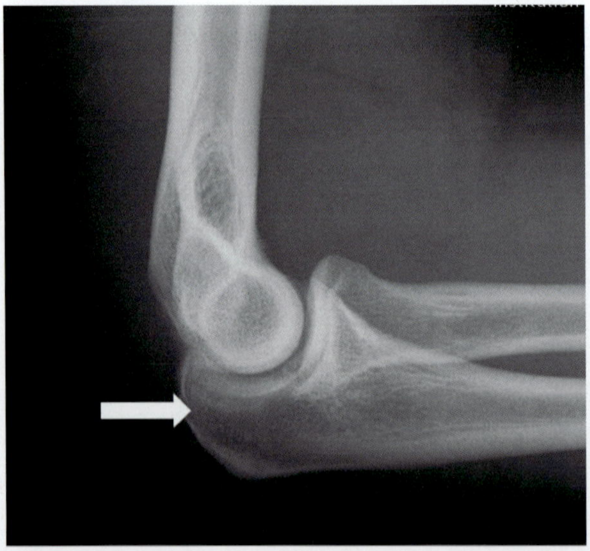

016 **그림 14**는 팔꿉관절 측방향 영상이다. 화살표한 부위의 해부학적 명칭은?

① 노뼈머리
② 부리돌기
③ 위관절융기
④ 갈고리돌기
⑤ 팔꿈치머리

Elbow lateral은 olecranon을 반측면상으로 관찰한다.

017 **그림 14**의 팔꿉관절 측방향 검사시 팔꿈치를 90도로 구부리는 이유로 옳은 것은?

① 관절강의 용적을 최대로 하기 위하여
② 자뼈와 노뼈머리를 분리시키기 위하여
③ 팔꿈치머리의 정면상을 관찰하기 위하여
④ 위팔뼈의 양측 상위관절융기를 분리시키기 위하여
⑤ 지방층을 이완시켜 Fat pad sign을 관찰하기 위하여

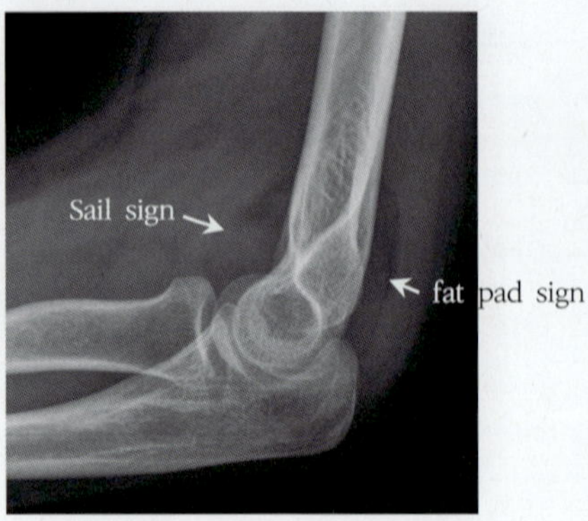

후방 지방층 징후(posterior fat pad sign) & 돛 징후(sail sign): 관절내 팔꿈치 골절의 존재를 암시한다. 지방은 일반적으로 활액막과 팔꿈치 관절낭 사이에 존재하는데, 원위 상완골 전방 피질에 바로 인접한 투명하게 드물게 보이는 정상 전방 지방층을 제외하고는 일반적으로 방사선상으로는 보이지 않는다. 하지만, 관절내 골절 발생시 관절혈증이 활액막을 팽창시키고, 이 지방을 이동시킨다. 이때 후방 지방층이 방사선투과형태로 보이게 되고, 전방 지방층은 삼각형의 방사선투과형태로 뼈에서부터 들어 올려진 돛 모양으로 보인다.

그림 15

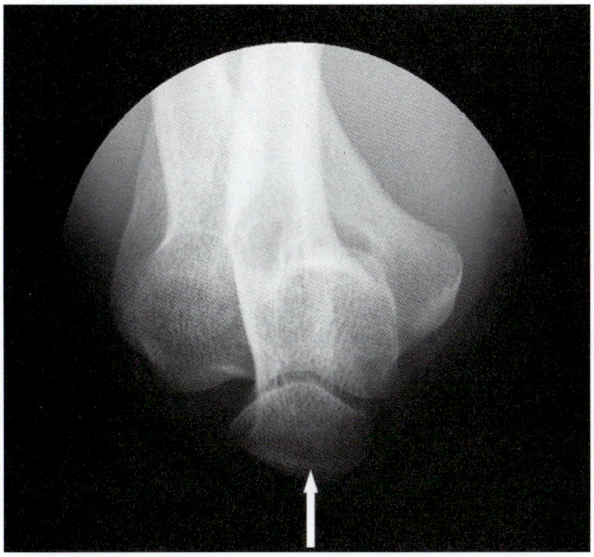

018 **그림 15**의 팔꿉관절 영상에서 화살표한 부위의 해부학적 명칭은?

① 노뼈머리
② 부리돌기
③ 위관절융기
④ 갈고리돌기
⑤ 팔꿈치머리

팔꿉관절의 완전 굽힌자세 검사(Jones법)

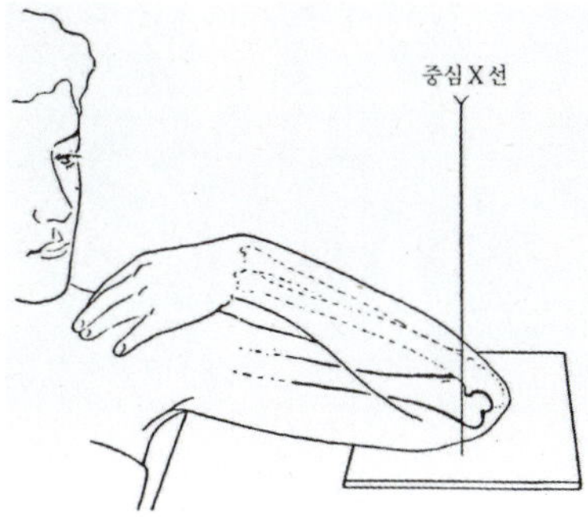

그림 16

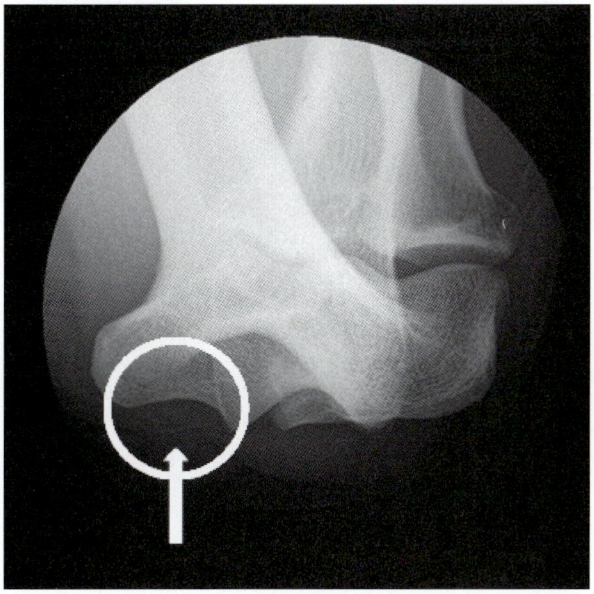

019 **그림 16**에서 화살표한 부위의 해부학적 명칭으로 옳은 것은?

① 손목관
② 볼기뼈절구
③ 팔꿈치머리
④ 결절사이고랑
⑤ 척골신경고랑

Ulnar nerve sulcus view

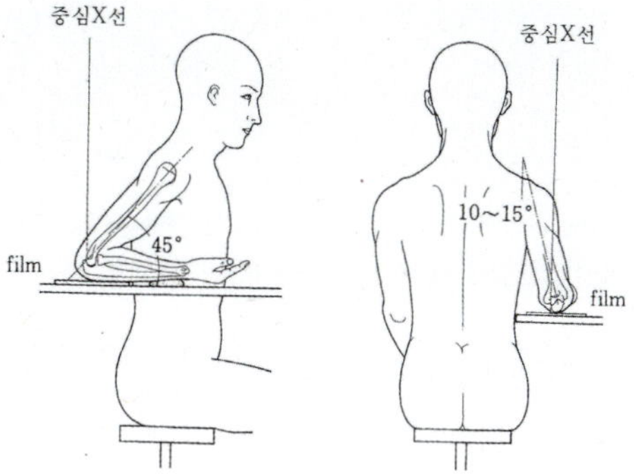

팔굽관절을 45° 구부려 뒤쪽을 거상시키고, 다시 상완을 10~15° 외전시킨다. 중심엑스선은 상수용체면에 수직으로 내측 상과의 뒷면에 있는 척골 신경구를 향하여 입사한다.

그림 17

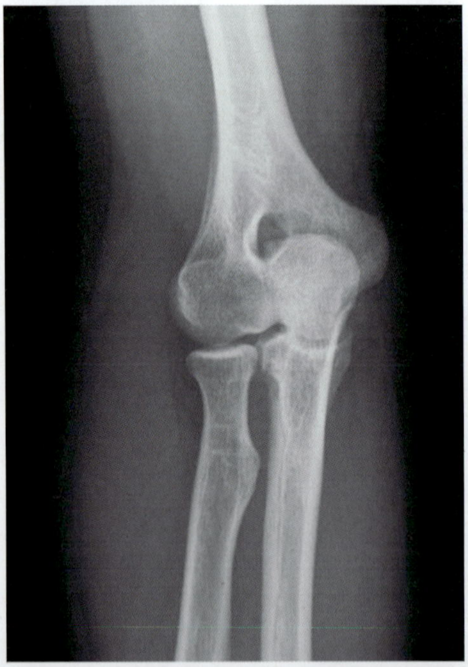

020 그림 17의 팔꿉관절 검사 명칭으로 옳은 것은?

① 측방향 검사
② 내측 사방향 검사
③ 외측 사방향 검사
④ 부분 굽힌자세 검사
⑤ 완전 굽힌자세 검사

Latelal obl. 검사는 ulna와 겹치지 않은 head of radius를 관찰할 수 있다.

그림 18

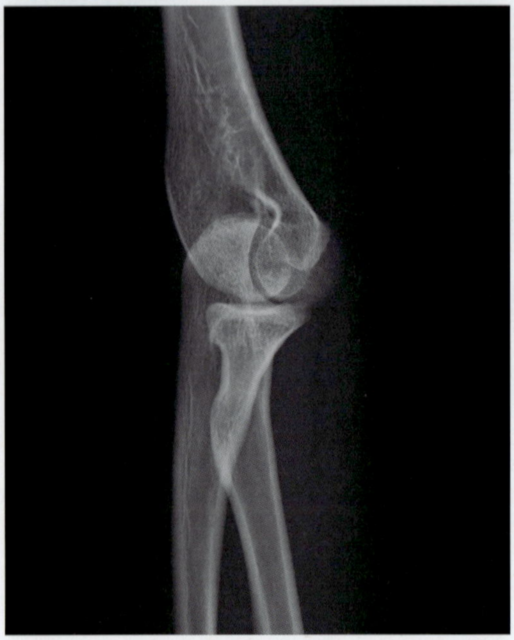

021 그림 18의 팔꿉관절 검사 명칭으로 옳은 것은?

① 측방향 검사
② 내측 사방향 검사
③ 외측 사방향 검사
④ 부분 굽힌자세 검사
⑤ 완전 굽힌자세 검사

Elbow joint medial obl. 검사는 ulna와 head of radius가 겹쳐진 상태를 관찰할 수 있다.

그림 19

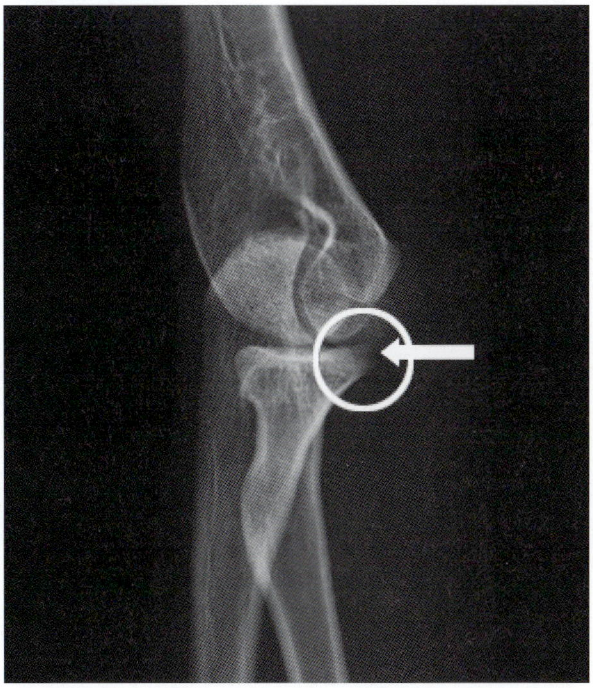

022 **그림 19**에서 화살표한 부위의 해부학적 명칭은?

① 부리돌기
② 노뼈거친면
③ 갈고리돌기
④ 팔꿈치머리
⑤ 요골신경고랑

Ulna의 coronoid process에 골절이 의심될 때 추가적으로 medial obl. 검사를 시행한다.

그림 20

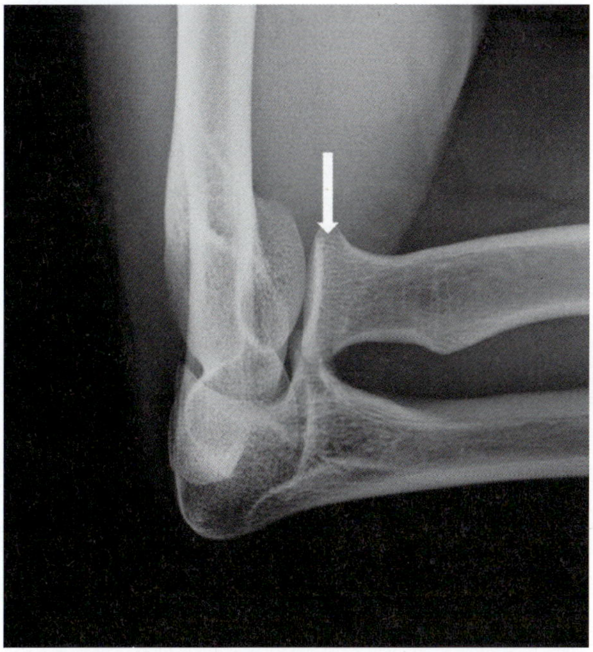

023 **그림 20**에서 화살표한 부위의 해부학적 명칭은?

① 도르래
② 노뼈머리
③ 노뼈거친면
④ 갈고리돌기
⑤ 팔꿈치머리

RHC(radial head capitulum) view (= Coyle method)
: 팔꿈치는 정측면 자세를 취한 후 중심선속을 위팔뼈 쪽으로 45° 기울여 입사한다. Ulna와 Radial head가 분리되어 나타난다.

그림 21

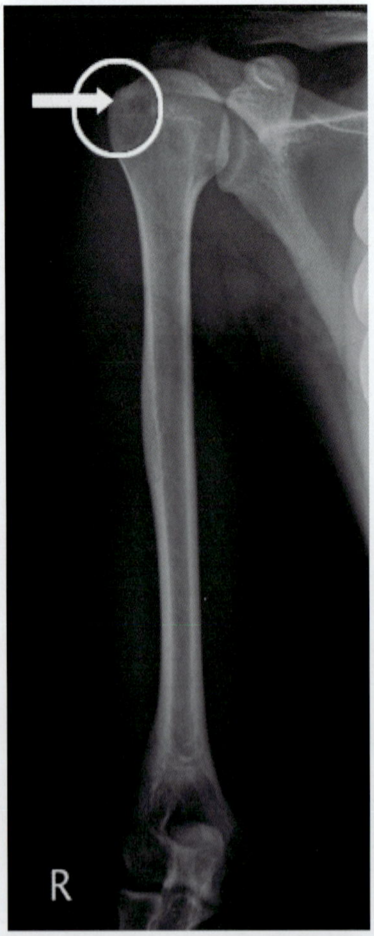

024 **그림 21**은 위팔뼈 전후방향 영상이다. 화살표한 부위의 해부학적 명칭은?

① 봉우리
② 소결절
③ 대결절
④ 부리돌기
⑤ 위팔뼈 작은머리

손을 외전위(external rotation)하여 검사

025 **그림 21**의 검사자세로 옳은 것은?

① 검사쪽 팔을 상수용체면에 위치시키고 반대쪽 팔을 들어올린다.
② 양측 상위관절융기가 상수용체면에 수평이 되도록 손을 엎침시킨다.
③ 양측 상위관절융기가 상수용체면에 수직이 되도록 손을 엎침시킨다.
④ 양측 상위관절융기가 상수용체면에 수평이 되도록 손을 뒤침시킨다.
⑤ 양측 상위관절융기가 상수용체면에 수직이 되도록 손을 뒤침시킨다.

Humerus lateral 검사 시 양측 상위관절융기가 상수용체면에 수직이 되도록 손을 엎침시킨다.

그림 22

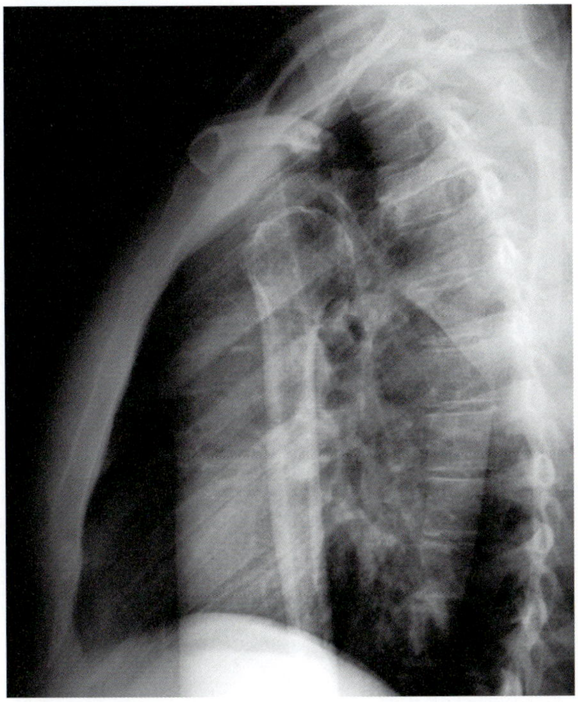

026 **그림 22**는 위팔뼈의 가슴우리를 통한 측방향 영상이다. 호흡법 이용시 검사조건과 방법은?

① 관전류를 낮추고, 조사시간을 짧게 한다.
② 관전류를 낮추고, 조사시간을 길게 한다.
③ 관전류를 높이고, 조사시간을 짧게 한다.
④ 관전류를 높이고, 조사시간을 길게 한다.
⑤ 관전압을 낮추고, 조사시간을 짧게 한다.

Humerus transthoracic lateral projection(Lawrence법) : 검사 쪽 팔을 상수용체면에 위치시키고 반대쪽 팔을 들어올린 후 흉곽을 통해 검사한다. 호흡운동법(breathing technique)을 사용하면 갈비뼈와 폐 구조 음영을 흐리게 하여 proximal humerus가 잘 묘사된다.

그림 23

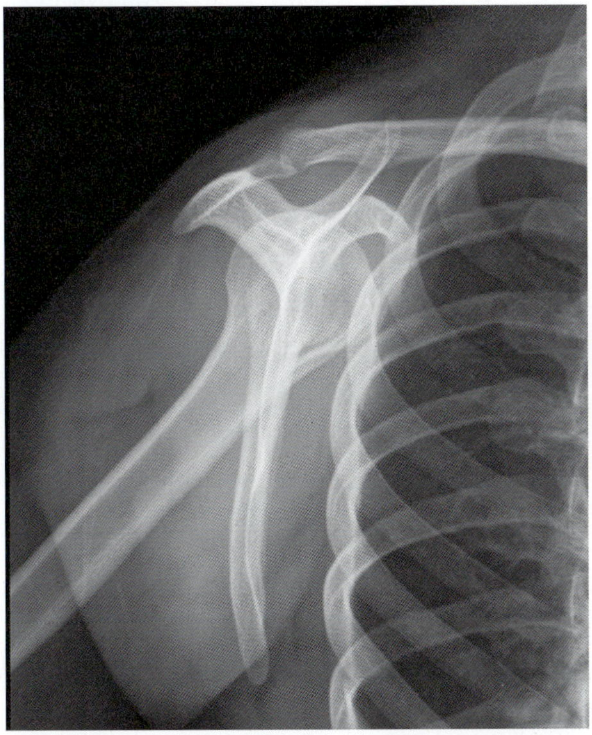

027 **그림 23**에 대한 설명으로 옳은 것은?

① 어깨뼈의 정면상이다.
② 위팔뼈의 전, 후방탈구 진단에 유용하다.
③ 어깨뼈몸통의 관찰을 위해 팔을 자연스럽게 내린다.
④ 전방탈구인 경우 위팔뼈머리가 봉우리 아래에 투영된다.
⑤ 후방탈구인 경우 위팔뼈머리가 부리돌기 아래에 투영된다.

Scapular Y view: 어깨뼈(scapula)의 측면상으로 어깨뼈몸통(scapular body)을 관찰하려면 손등을 엉덩이에 올려 위팔뼈와의 중복을 피한다. 어깨 탈구 및 회전근개파열 진단의 경우에는 팔을 자연스럽게 내려도 무방하다.

그림 24

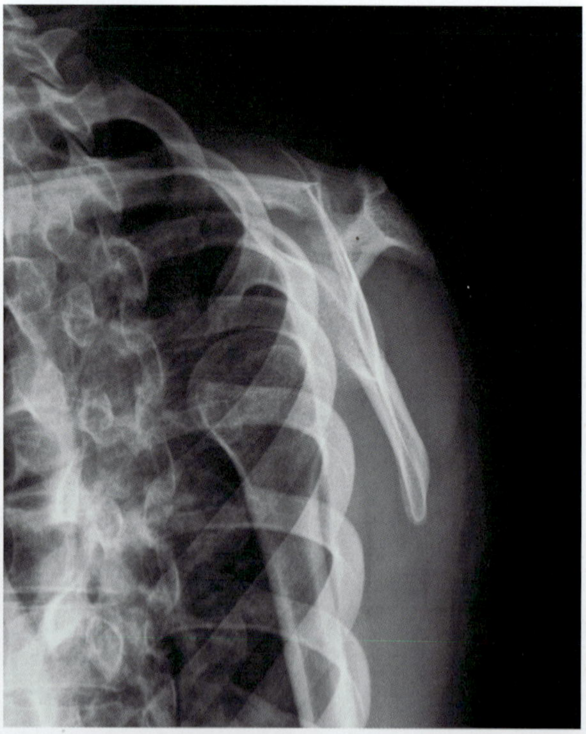

028 그림 24의 어깨 영상을 통해 알 수 있는 것은?

① 회전근개의 파열
② 위팔뼈의 전방탈구
③ 위팔뼈의 후방탈구
④ 어깨뼈몸통의 종골절
⑤ 오목테두리의 골 이상

- 전방탈구 : humeral head가 coracoid 아래에 투영
- 후방탈구 : humeral head가 acromion 아래에 투영

그림 25

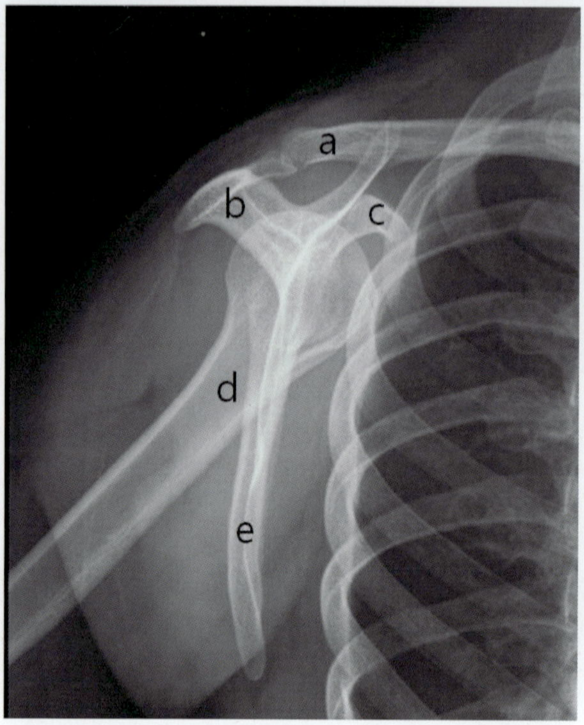

029 그림 25는 어깨의 측방향 영상이다. 해부학적 명칭이 옳은 것은?

① "b" – 봉우리
② "c" – 빗장뼈
③ "d" – 어깨뼈
④ "e" – 위팔뼈
⑤ "a" – 부리돌기

"c" – 부리돌기(coracoid process)
Scapular Y 상에서 갈비뼈와 가까운 쪽이 coracoid process, 먼쪽은 acromion

그림 26

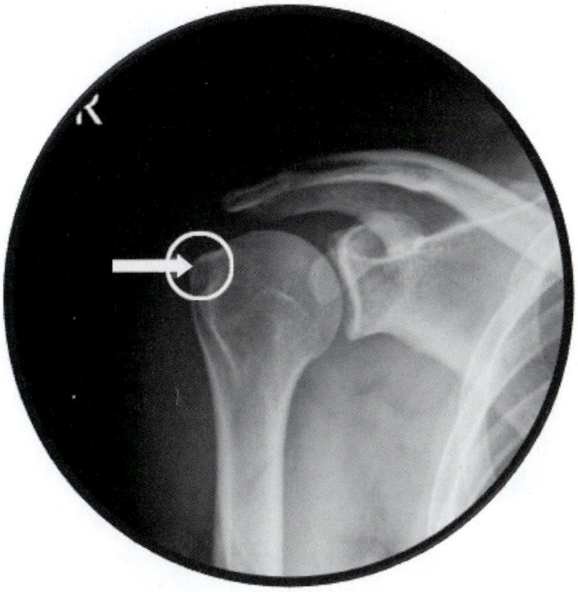

030 **그림 26**는 어깨의 전후방향 영상으로 손을 외전위하여 검사하였다. 화살표한 부위의 해부학적 명칭은?

① 봉우리
② 소결절
③ 대결절
④ 부리돌기
⑤ 결절사이고랑

외전위
- 대결절이 위팔뼈의 측면 위에 반측면상으로 보이고, 소결절의 윤곽이 위팔뼈머리와 대결절 사이에서 보인다.

그림 27

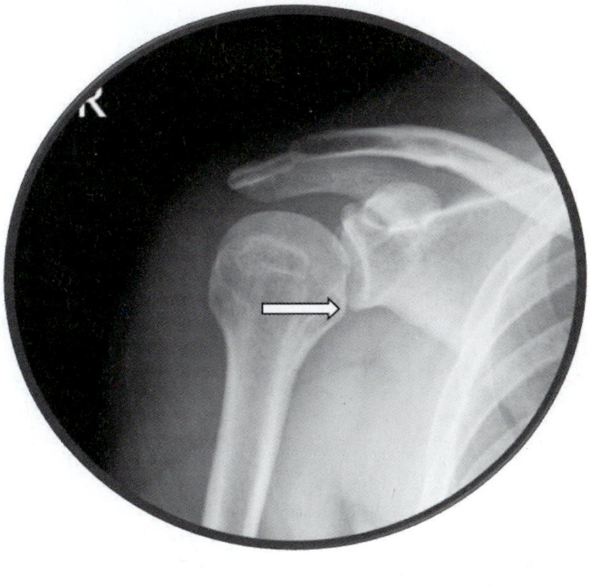

031 **그림 27**은 어깨의 전후방향 영상으로 손을 내전위하여 검사하였다. 화살표한 부위의 해부학적 명칭은?

① 봉우리
② 소결절
③ 대결절
④ 부리돌기
⑤ 결절사이고랑

내전위
- 소결절이 반측면상으로 나타나고 내측을 향한다.
- 위팔뼈가 정측면 자세로 회전한다.

032 손을 내전위하여 검사한 영상으로 옳은 것은?

①

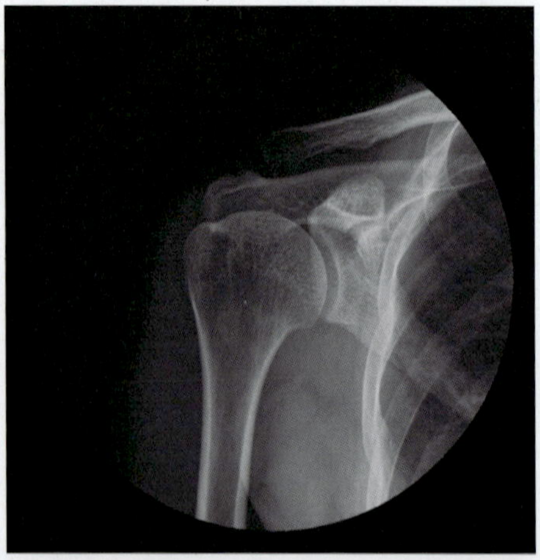

②

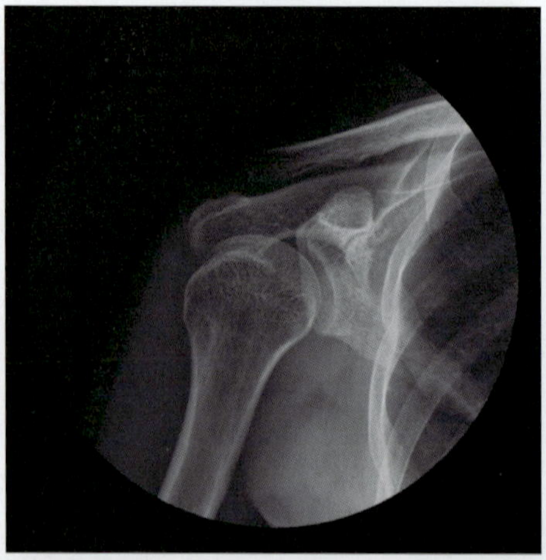

③

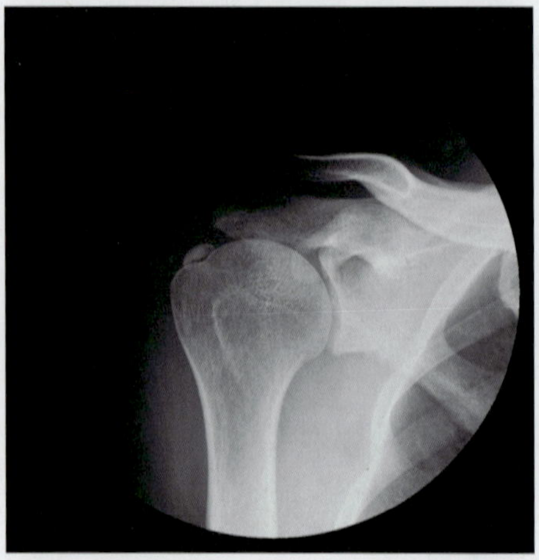

④

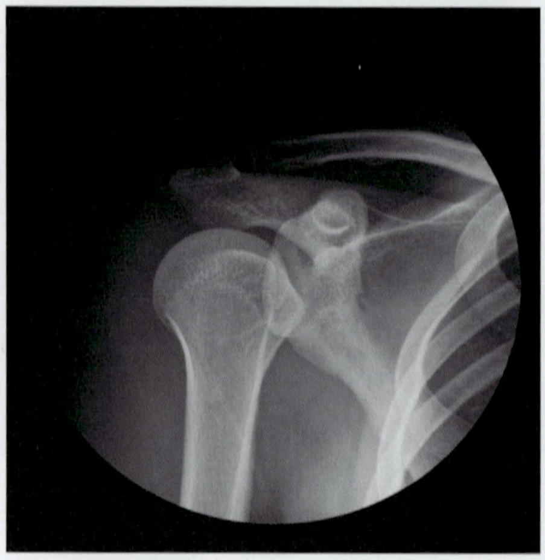

⑤

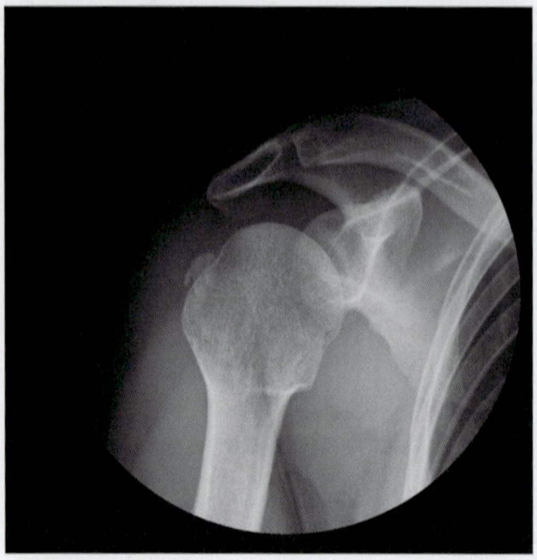

소결절이 반측면상으로 나타나고 내측을 향한 영상
1, 3, 5번은 neutral position, 2번은 external rotation

033 관절오목 관찰이 용이한 영상으로 옳은 것은?

①
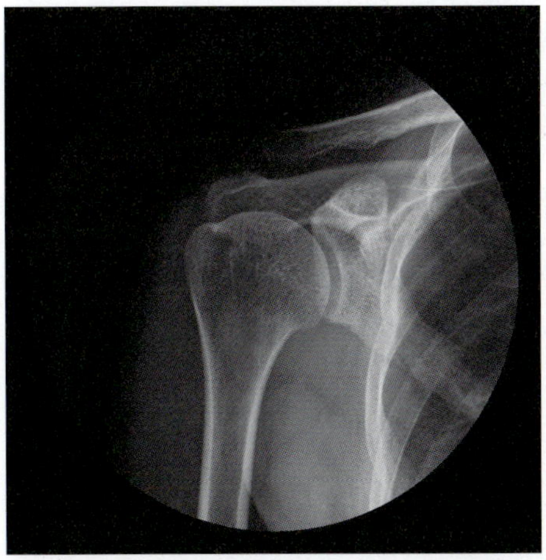

②
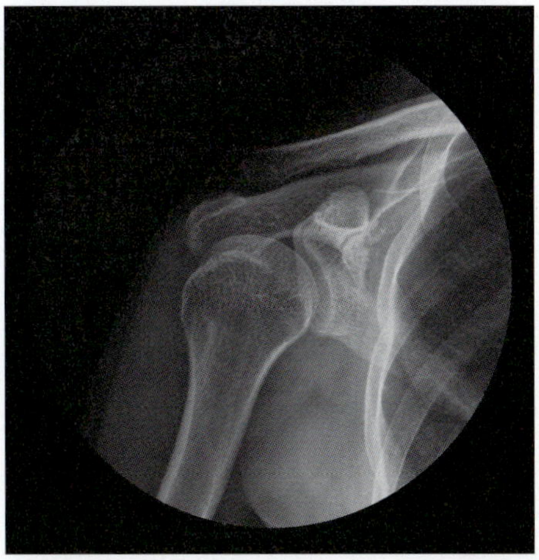

③
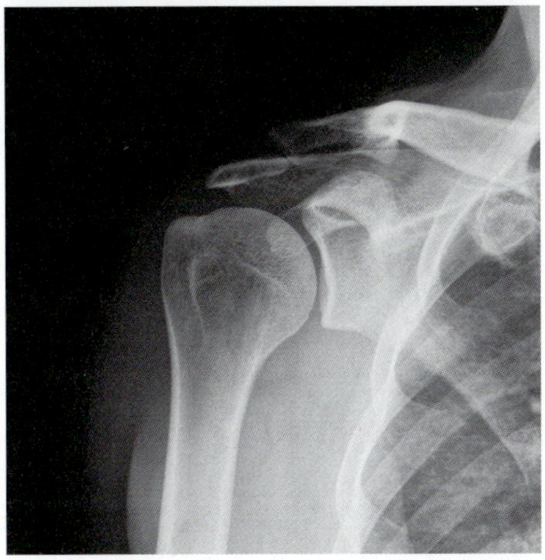

④
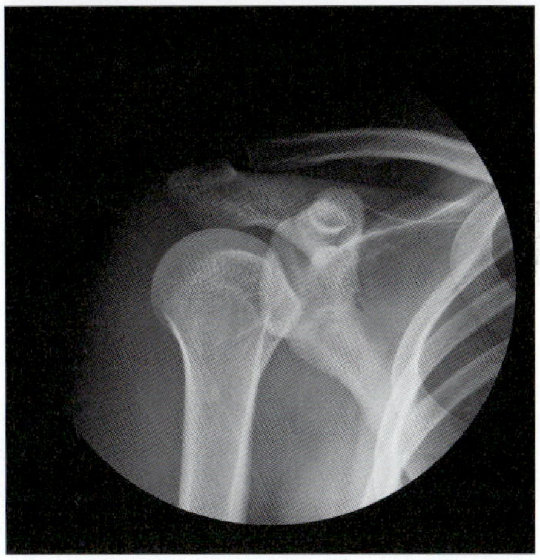

⑤
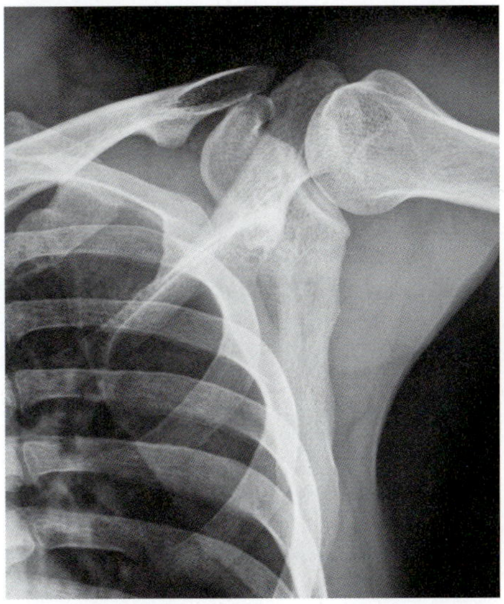

위팔뼈머리(humeral head)와 관절오목(glenoid fossa) 사이의 관절강(joint space)의 관찰이 용이한 영상(Grashey 법)
1,2,4번은 위팔뼈머리(humeral head)와 관절오목(glenoid fossa)이 겹치고 5번은 Scapular body의 관찰이 목적

그림 28

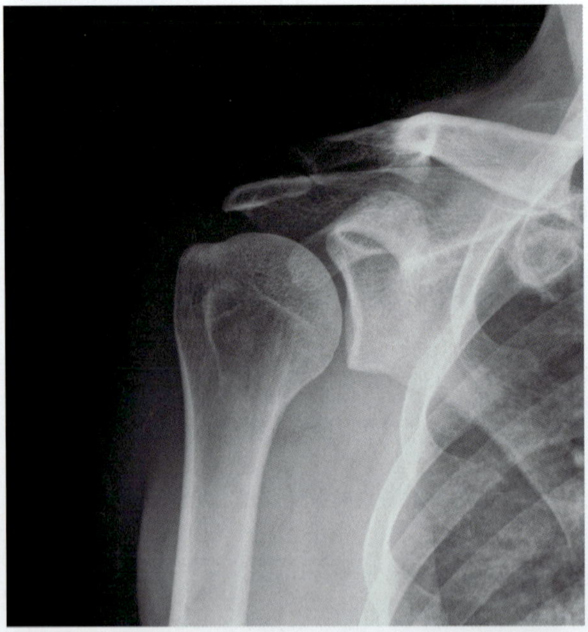

034 **그림 28**는 어깨 전후 사방향 영상이다. 검사 자세에 대한 설명으로 옳은 것은?

① 환자 구간부를 검사쪽으로 5~15도 회전시킨다.
② 환자 구간부를 검사쪽으로 35~45도 회전시킨다.
③ 환자 구간부를 검사 쪽으로 55~65도 회전시킨다.
④ 환자 구간부를 검사 반대쪽으로 5~15도 회전시킨다.
⑤ 환자 구간부를 검사 반대쪽으로 35~45도 회전시킨다.

Grashey 법 = 전후 사방향검사(AP oblique projection)
: 환자 구간부를 검사쪽으로 35~45° 돌린 후 중심엑스선은 어깨의 상·외연에서 내측으로 5 cm, 원위측(아래쪽)으로 5 cm의 점에 수직으로 입사시킨다. 위팔뼈머리(humeral head)와 관절오목(glenoid fossa) 사이의 관절강(joint space)의 관찰이 용이하다.

그림 29

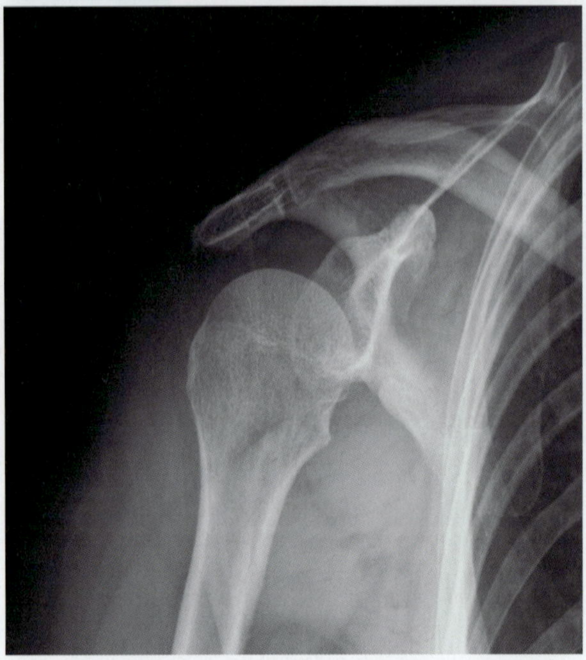

035 **그림 29**는 회전근개이상을 진단하기 위한 TCTV(30° caudal tilting view) 영상이다. 다음 중 회전근개의 구성근으로 옳은 것은?

① 삼각근
② 큰원근
③ 가시위근
④ 상완이두근
⑤ 상완삼두근

회전근개(rotator cuff): 어깨관절의 회전운동을 주도하며, 어깨관절낭을 둘러싸고 있는 4개의 근육
- 작은원근(teres minor muscle)
- 어깨밑근(subscapularis muscle)
- 가시위근(supraspinatus muscle)
- 가시아래근(infraspinatus muscle)

그림 30

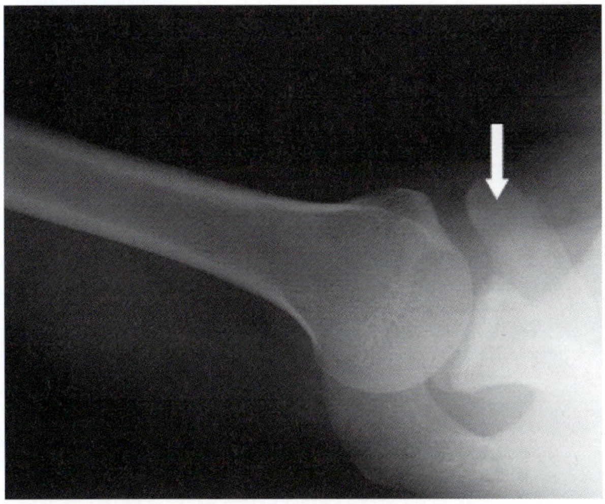

036 **그림 30**은 어깨관절의 축방향 영상이다. 화살표한 부위의 해부학적 명칭으로 옳은 것은?

① 봉우리
② 소결절
③ 대결절
④ 관절오목
⑤ 부리돌기

Lawrence법: 주로 glenoid rim의 결손(bony bankart legion)을 진단하기 위해 검사한다. 부가적으로 부리돌기(coracoid process), 소결절(lesser tuberosity) 등을 관찰할 수 있다.

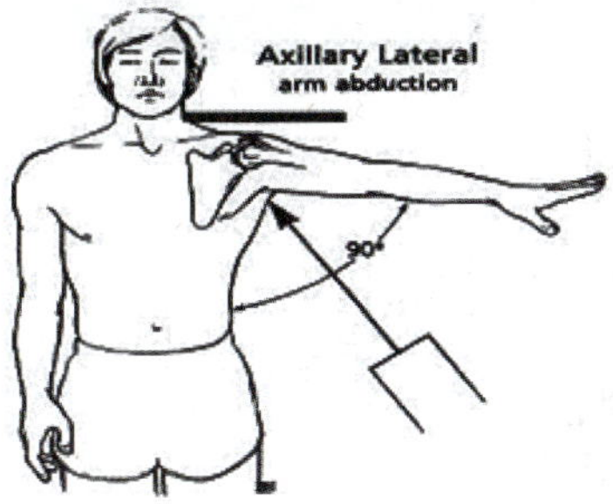

그림 31

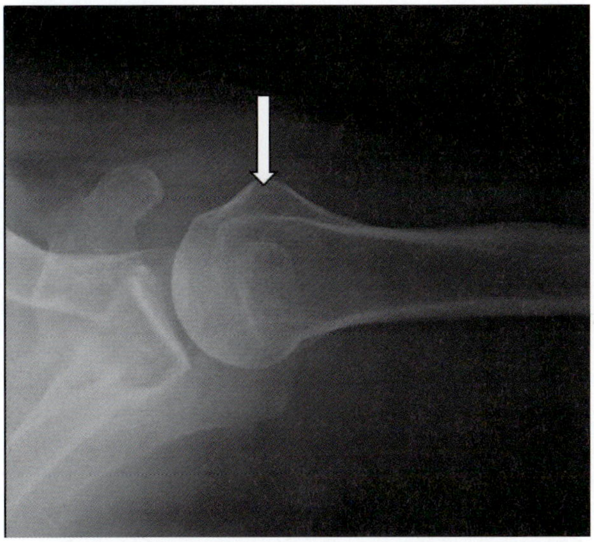

037 **그림 31**에서 화살표한 부위의 해부학적 명칭으로 옳은 것은?

① 봉우리
② 대결절
③ 소결절
④ 관절오목
⑤ 부리돌기

Lawrence법: 소결절(lesser tuberosity)의 반측면상을 관찰할 수 있다.

그림 32

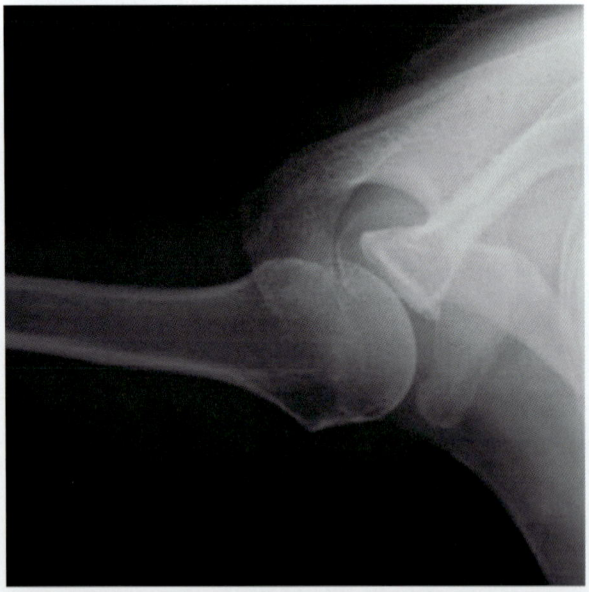

038 **그림 32** 어깨관절의 하상 축방향 검사법 영상이다. 검사의 주목적으로 옳은 것은?

① 동결견 진단
② 전후방 탈구 진단
③ 회전근개이상 진단
④ 어깨뼈몸통의 골절 진단
⑤ 오목테두리의 골 이상 진단

Westpoint법: 하상 축방향 검사법으로 환자는 엎드린 자세를 취한다. 중심선속은 내측으로 25°, 수평으로부터 전방으로 25°되게 입사한다. Bony bankart legion(glenoidal labrum 결손)의 진단에 유용하다.

그림 33

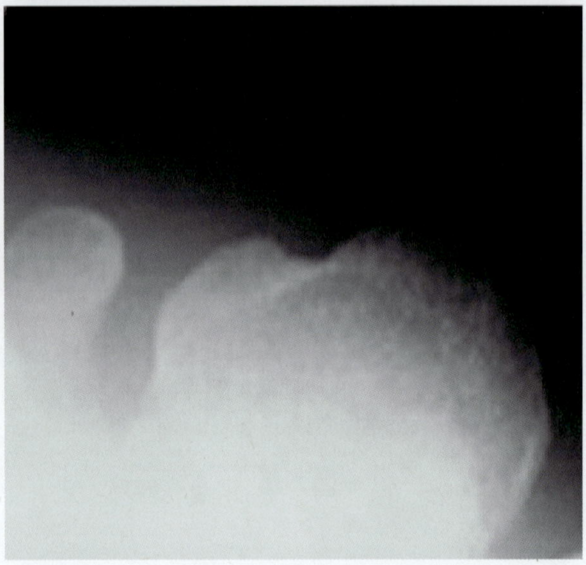

039 **그림 33**에서 나타내고자 하는 해부학적 구조물은?

① 봉우리
② 소결절
③ 관절오목
④ 넙다리뼈머리
⑤ 결절사이고랑

접선방향 검사로 상완이두근의 기시점이다.

그림 34

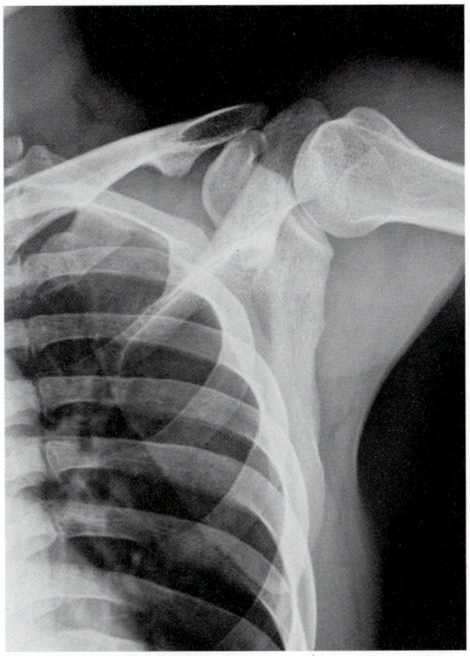

040 **그림 34**의 주 검사목적에 해당하는 해부학적 구조물은?

① 빗장뼈
② 어깨뼈
③ 어깨관절
④ 부리돌기
⑤ 봉우리빗장관절

어깨뼈 전후방향(scapula AP)검사: 어깨뼈를 외측으로 옮겨 놓기 위해서 팔이 구간부와 직각이 되게 외전시킨다.

그림 35

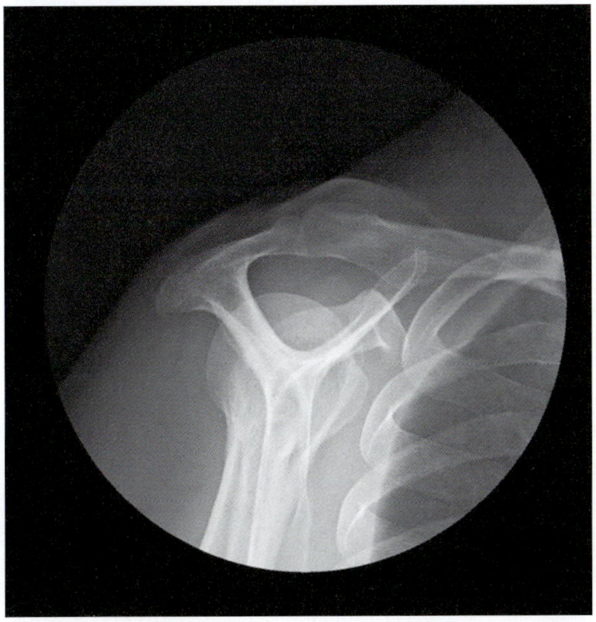

041 **그림 35**는 어깨관절 회전근개이상을 진단하기 위한 가시위근 출구 영상이다. 주로 관찰하고자 하는 부위는?

① 봉우리 형태
② 소결절 형태
③ 대결절 형태
④ 부리돌기 형태
⑤ 위팔뼈머리 위치

봉우리(acromion) 형태가 Hook shape일 경우 supraspinatus muscle 손상을 의심할 수 있다.

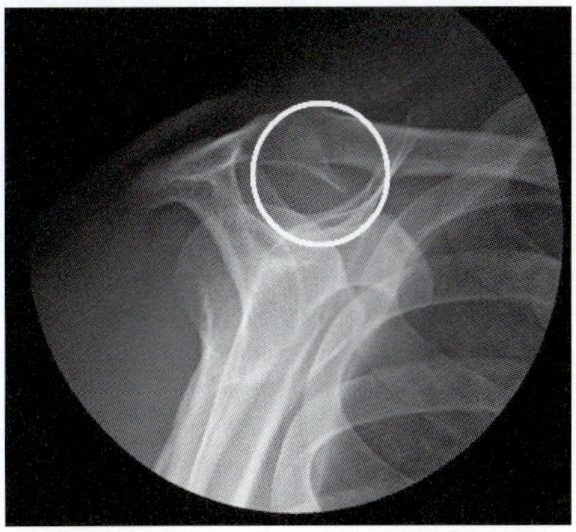

그림 36

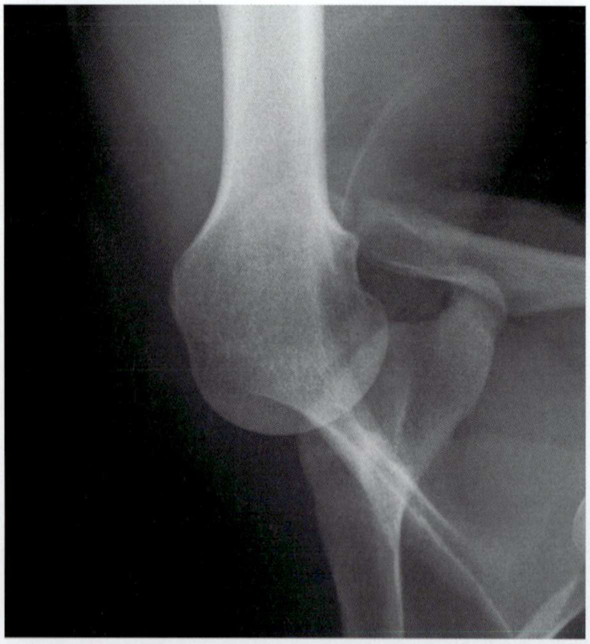

042 **그림 36**은 어깨관절의 Stryker notch projection 영상이다. 검사목적으로 옳은 것은?

① 동결견 진단
② 봉우리 형태 파악
③ 전후방 탈구 진단
④ 근육둘레띠파열 진단
⑤ Hill-Sachs lesion 진단

Stryker notch projection: 어깨 탈구(불안정성)의 원인이 되는 위팔뼈머리(humeral head)의 뒤쪽 결함(posterior defect)(= Hill-Sachs defect)을 진단하기 위한 검사법.

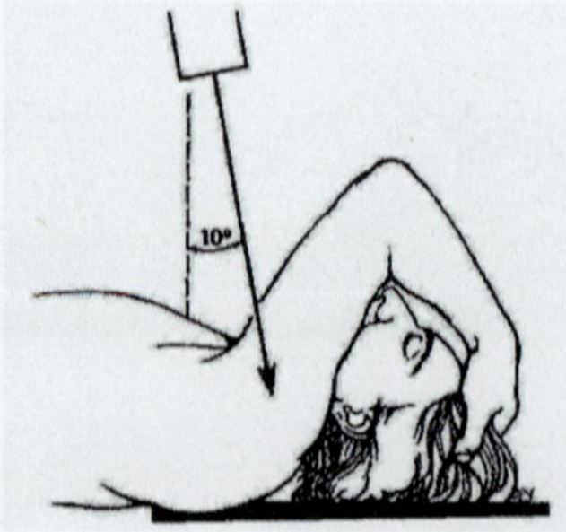

그림 37

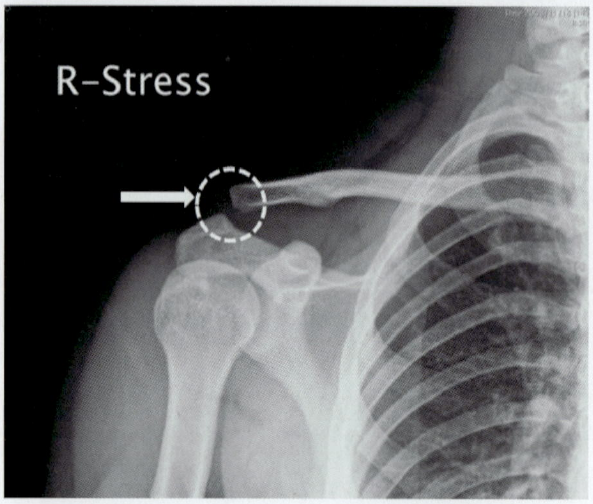

043 **그림 37**에서 화살표한 부위의 해부학적 명칭으로 옳은 것은?

① 관절오목
② 부리돌기
③ 상완와관절
④ 복장빗장관절
⑤ 봉우리빗장관절

봉우리빗장관절(acromioclavicular joint) 중압 전후방향(AP projection with stress) 검사(Pearson법): 양 손에 같은 무게의 물체를 손목에 묶고 어깨의 힘을 빼고(weight bearing), 가능하면 양쪽을 동시에 한장에 검사한다. 봉우리빗장관절(acromioclavicular joint)의 탈구(dislocation), 분리(separation) 등을 진단한다.

그림 38

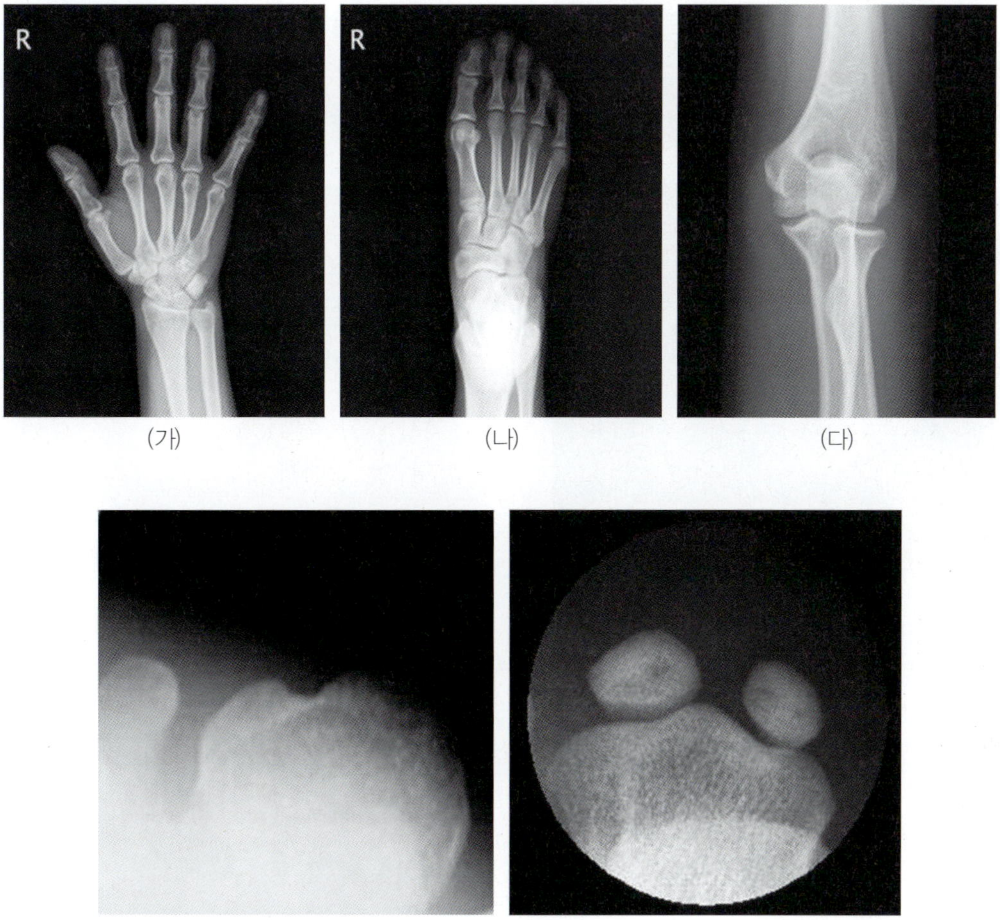

(가) (나) (다)

(라) (마)

044 **그림 38**에서 Heel Effect를 고려하며 검사되어야 할 영상으로 옳은 것은?

① 가 ② 나 ③ 다
④ 라 ⑤ 마

두꺼운 부위를 음극(−) 방향으로 한다.

그림 39

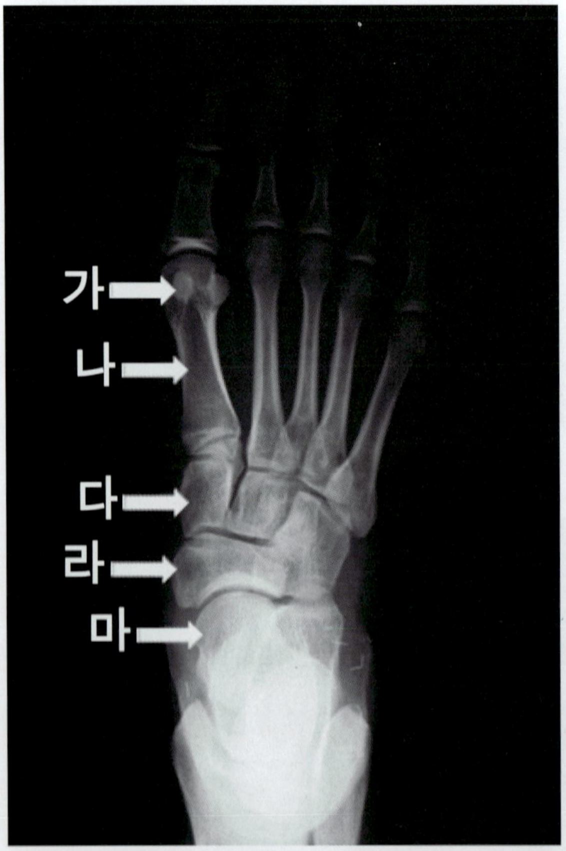

045 **그림 39**는 발 전후방향 영상이다. 해부학적 명칭의 연결이 옳은 것은?

① "가" – 목말뼈
"나" – 입방뼈
"다" – 발배뼈
"라" – 쐐기뼈
"마" – 종자뼈

② "가" – 목말뼈
"나" – 입방뼈
"다" – 발배뼈
"라" – 쐐기뼈
"마" – 발허리뼈

③ "가" – 종자뼈
"나" – 발허리뼈
"다" – 쐐기뼈
"라" – 발배뼈
"마" – 목말뼈

④ "가" – 종자뼈
"나" – 발허리뼈
"다" – 입방뼈
"라" – 발배뼈
"마" – 목말뼈

⑤ "가" – 종자뼈
"나" – 발허리뼈
"다" – 입방뼈
"라" – 쐐기뼈
"마" – 목말뼈

그림 40

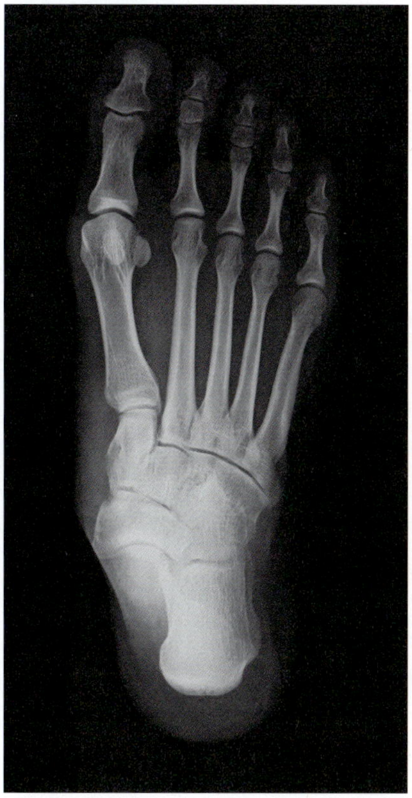

046 **그림 40**은 발의 합성 전후방향 영상이다. 중심선속의 방향으로 옳은 것은?

① 뒤쪽으로 15°로 한번 입사한다.
② 앞쪽으로 25°로 한번 입사한다.
③ 뒤쪽으로 15°, 앞쪽으로 25°로 두 번 입사한다.
④ 뒤쪽으로 25°, 앞쪽으로 15°로 두 번 입사한다.
⑤ 뒤쪽으로 15°, 앞쪽으로 25°, 수직으로 세 번 입사한다.

무게를 실은 합성검사(weight-bearing composite): 족관절의 음영위에 하퇴부의 음영이 중복되는 것을 방지하기 위하여, 발 앞쪽에서 엑스선 조사할 때에는 반대쪽 발을 한걸음 뒤로 이동시키고, 발 뒤쪽에서 엑스선 조사할 때에는 한걸음 앞으로 이동시킨다. 선자세로 검사하며 전체 발 모양 확인 및 무지외반증 진단에 유용하다.

그림 41

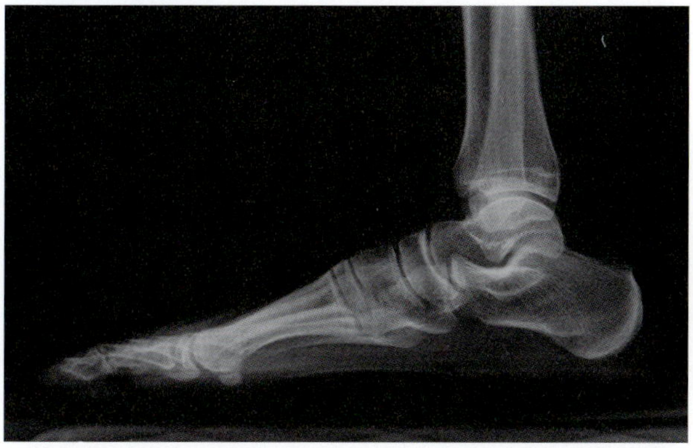

047 **그림 41** 발을 선 자세 측방향으로 검사한 영상의 목적으로 옳은 것은?

① 뼈연령 측정이다.
② 무지외반증 진단이다.
③ 내외반 기형 평가이다.
④ 목말종아리관절의 손상 진단이다.
⑤ 세로활의 구조적 상태 평가이다.

- Foot standing AP projection: 무지외반증 진단
- Foot standing lateral projection: 편평발 진단

그림 42

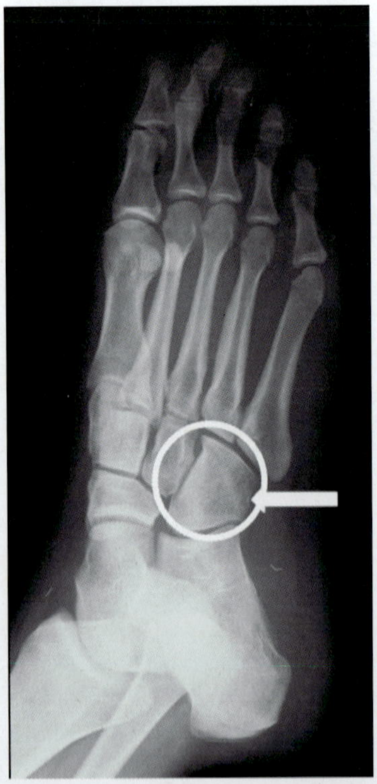

048 **그림 42**에서 화살표한 부위의 해부학적 명칭은?

① 목말뼈
② 입방뼈
③ 발배뼈
④ 쐐기뼈
⑤ 발꿈치뼈

049 **그림 42**의 검사자세로 옳은 것은?

① 발바닥을 상수용체면에 밀착시킨다.
② 발바닥이 상수용체면에 30도 되도록 안쪽으로 돌린다.
③ 발바닥이 상수용체면에 45도 되도록 안쪽으로 돌린다.
④ 발바닥이 상수용체면에 30도 되도록 바깥쪽으로 돌린다.
⑤ 발바닥이 상수용체면에 45도 되도록 바깥쪽으로 돌린다.

Foot 내측 사방향 영상이다.

그림 43

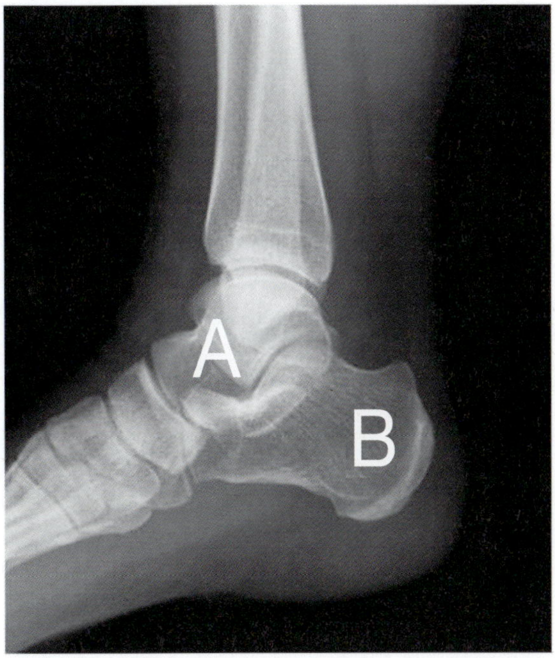

050 **그림 43**에서 A, B의 해부학적 명칭으로 옳은 것은?

① A – 목말뼈, B – 입방뼈
② A – 발배뼈, B – 입방뼈
③ A – 목말뼈, B – 발꿈치뼈
④ A – 발꿈치뼈, B – 목말뼈
⑤ A – 발배뼈, B – 발꿈치뼈

그림 44

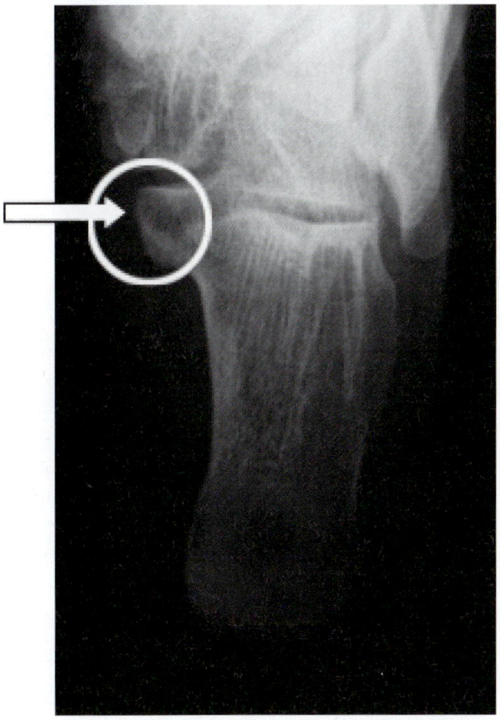

051 **그림 44**에서 화살표한 부위의 해부학적 명칭은?

① 도르래돌기
② 발꿈치융기
③ 목말받침돌기
④ 목말발배뼈관절
⑤ 목말발꿈치뼈관절

그림 45

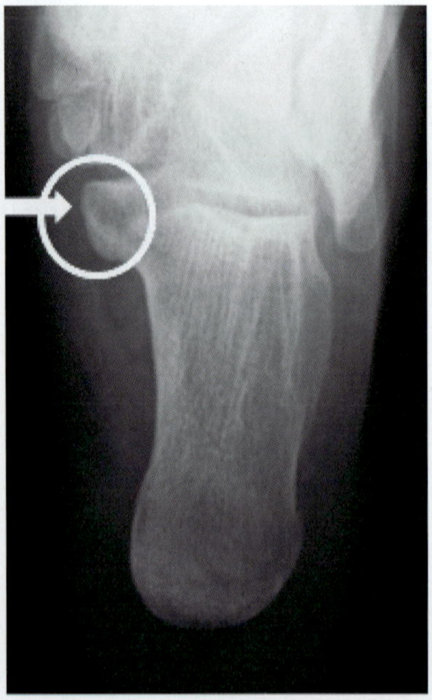

052 그림 45에서 화살표한 부위의 해부학적 명칭은?

① 도르래돌기
② 발꿈치융기
③ 목말받침돌기
④ 목말발배뼈관절
⑤ 목말발꿈치뼈관절

그림 46

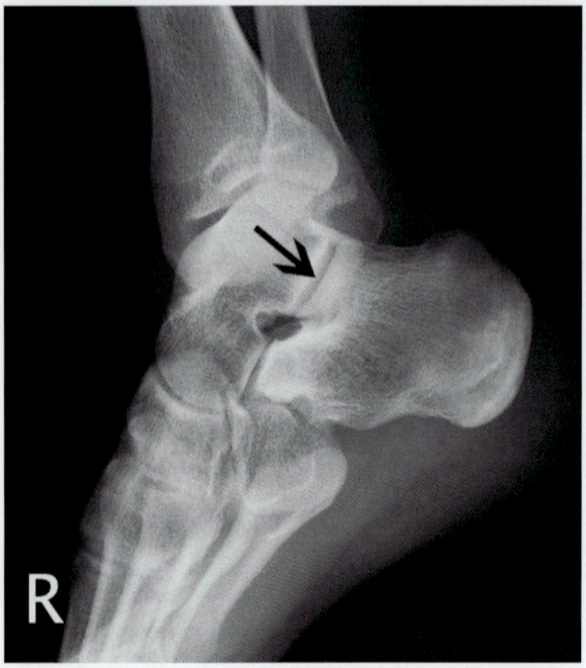

053 그림 46에서 화살표한 부위의 해부학적 명칭은?

① 가쪽복사
② 안쪽복사
③ 목말밑관절
④ 발목뼈공동
⑤ 목말발배뼈관절

그림 47

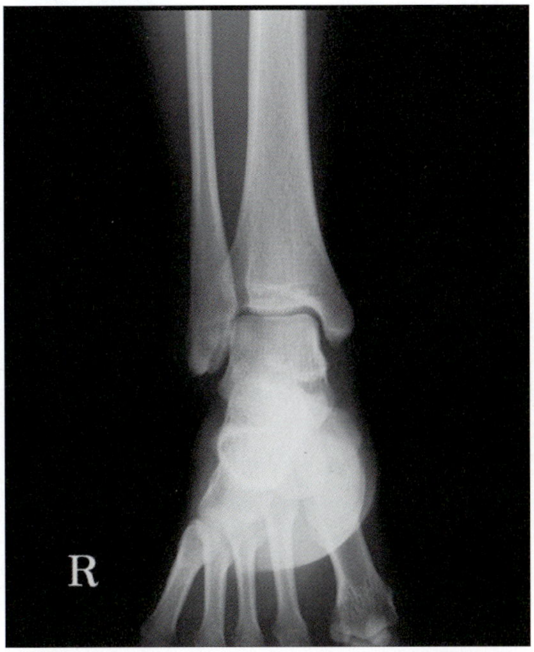

054 **그림 47**은 발목관절 전후방향 영상이다. 영상 평가기준에 대한 설명으로 옳은 것은?

① 발목뼈굴이 나타나야 한다.
② 발목뼈사이관절이 나타나야 한다.
③ 정강종아리관절이 분리되어 보인다.
④ 목말정강관절사이가 나타나야 한다.
⑤ 안쪽 복사와 가쪽 복사가 중복되게 나타나야 한다.

distal fibula는 tibia 및 talus일부와 겹쳐서 나타난다.

그림 48

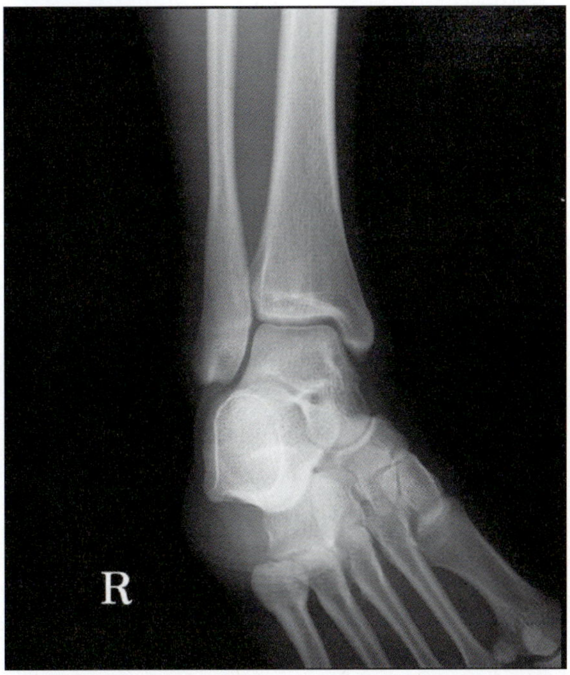

055 **그림 48**의 발목관절 Mortise position 영상에 대한 설명으로 옳은 것은?

① 발과 다리를 15° 외번시킨다.
② 발과 다리를 45° 외번시킨다.
③ 발과 다리를 15° 내번시킨다.
④ 발과 다리를 45° 내번시킨다.
⑤ 안쪽 복사와 가쪽 복사가 상수용체면에 평행이 되게 한다.

Ankle mortise view: 15~20° inversion

그림 49

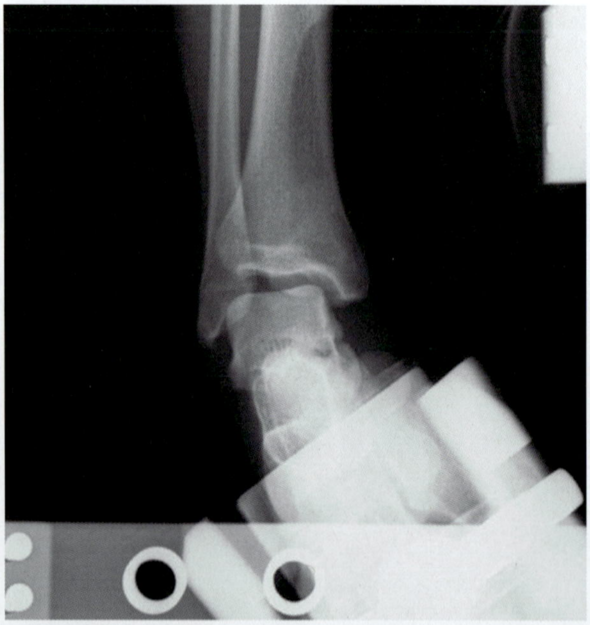

056 **그림 49**의 Ankle stress 영상에 대한 설명으로 옳은 것은?

① Varus study
② Valgus study
③ Pull – push study
④ Anterior draw study
⑤ Posterior draw study

Ankle stress varus study
- inversion
- lateral joint space(talofibular joint) 관찰
- 비교관찰을 위해 양쪽을 검사한다.
- 좌,우 발목관절에 동일한 압력을 가한다.

그림 50

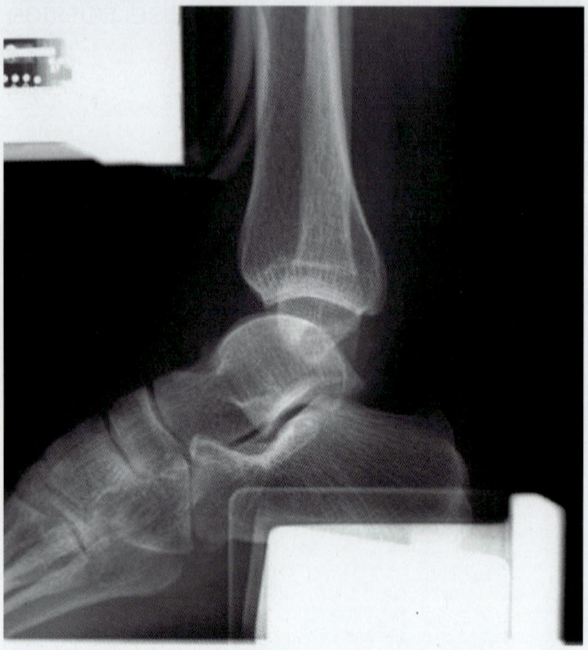

057 **그림 50**의 Ankle lateral stress 영상의 측정부위로 옳은 것은?

① 정강뼈와 목말뼈가 이루는 각도
② 목말뼈와 발배뼈가 이루는 각도
③ 정강뼈와 종아리뼈가 이루는 각도
④ 종아리뼈와 목말뼈가 이루는 각도
⑤ 종아리뼈와 발꿈치뼈가 이루는 각도

Ankle anterior draw study

그림 51

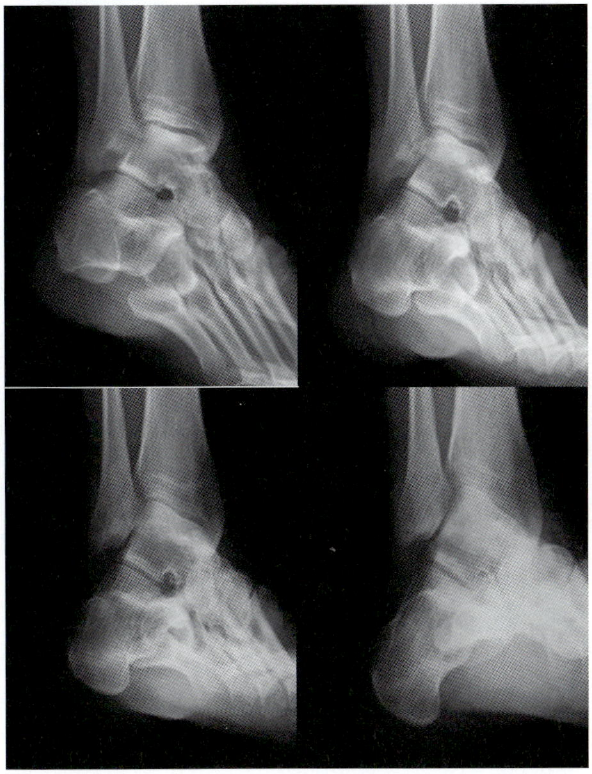

058 **그림 51**은 중심엑스선의 입사각도를 다르게 하여 4번 검사한 영상이다. 공통적으로 관찰하고자 하는 부위의 해부학적 명칭은?

① 쐐기뼈
② 안쪽복사
③ 목말밑관절
④ 정강종아리관절
⑤ 목말발배뼈관절

Broden's method : 같은 자세에서 중심선속을 머리쪽으로 10°, 20°, 30°, 40°로 입사하며 4번 검사한다. 40° 검사에서는 추방관절면의 앞부분이 가장 잘 나타난다. 10° 검사에서는 뒷부분이 나타난다. 20°, 30° 검사에서는 목말받침돌기와 목말뼈 사이의 관절이 잘 나타난다.

059 **그림 51**의 검사자세로 옳은 것은?

① 발과 다리를 15° 외번시킨다.
② 발과 다리를 45° 외번시킨다.
③ 발과 다리를 15° 내번시킨다.
④ 발과 다리를 45° 내번시킨다.
⑤ 안쪽 복사와 가쪽 복사가 상수용체면에 평행이 되게 한다.

환자는 누운자세를 취하고, 중심선속은 머리쪽으로 10°, 20°, 30°, 40°로 입사한다.

그림 52

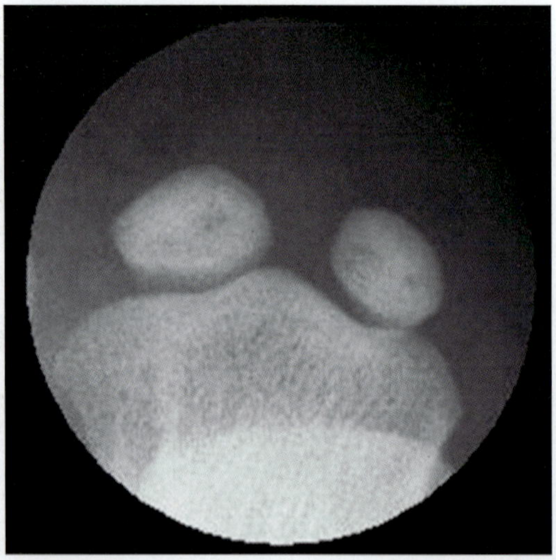

060 **그림 52**에서 나타내고자 하는 해부학적 구조물은?

① 무릎뼈
② 봉우리
③ 종자뼈
④ 넙다리뼈머리
⑤ 결절사이고랑

종자뼈(sesamoids)를 보기 위한 접선방향 검사
• Lewis법 : Prone position
• Holy법 : Supine position(상의 확대로 선예도저하)

그림 53

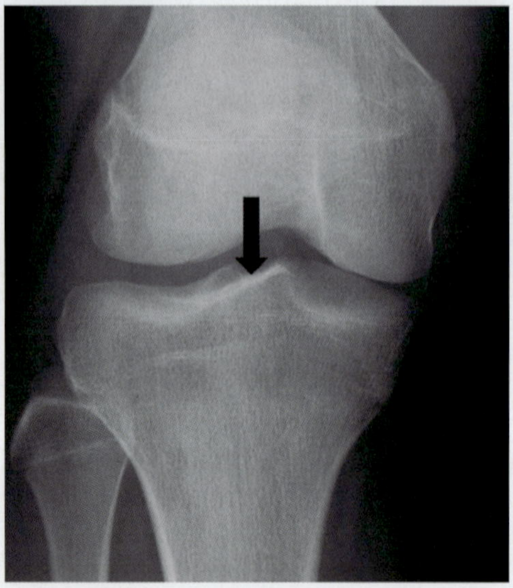

061 **그림 53**은 무릎 전후방향 영상이다. 십자인대가 부착되는 화살표한 부위의 해부학적 명칭은?

① 무릎뼈끝
② 안쪽관절융기
③ 가쪽관절융기
④ 정강뼈거친면
⑤ 융기사이융기

062 **그림 53**의 중심선속의 방향으로 옳은 것은?

① 무릎뼈 중앙을 향해 수직 입사
② 무릎뼈끝 상방 1cm 지점을 향해 수직 입사
③ 무릎뼈끝 상방 1cm 지점을 향해 다리쪽 5°~7°로 입사
④ 무릎뼈끝 하방 1cm 지점을 향해 머리쪽 5°~7°로 입사
⑤ 무릎뼈끝 하방 1cm 지점을 향해 다리쪽 5°~7°로 입사

무릎 관절공간이 잘 나타나도록 검사한다.

그림 54

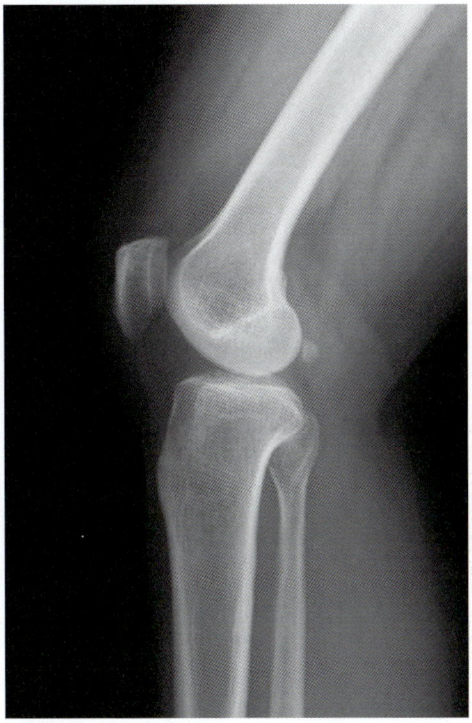

063 **그림 54** 무릎 측방향 영상에 대한 설명으로 옳은 것은?

① 일반검사시 무릎을 곧게 편다.
② 중심선속은 다리쪽 5°로 입사한다.
③ 관절사이 용적이 최대가 되도록 무릎을 20° 구부린다.
④ 넙다리뼈 양쪽 관절융기가 분리되어 보여야 한다.
⑤ 무릎뼈골절이 있는 경우 무릎을 30° 이상 구부린다.

일반검사시 무릎을 20~30° 굴곡시켜 근육이 이완되고 관절강의 용적이 최대가 되게 한다. 무릎뼈(patella)골절이 있는 경우 무릎을 10° 이내 구부린다.

그림 55

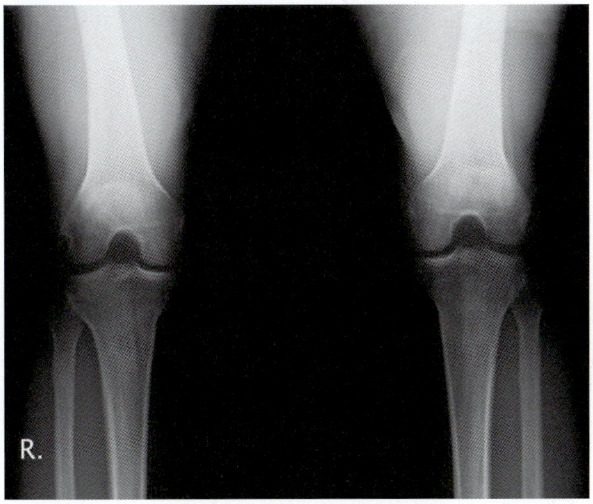

064 **그림 55**는 무릎을 구부린 선자세의 후전방향 영상이다. 검사목적으로 옳은 것은?

① 인대 파열 진단
② 무릎뼈 골절 진단
③ 무릎뼈 탈구 진단
④ 반달 소실 징후 진단
⑤ 무릎관절의 과신전 상태 파악

반달(meniscus) 소실 징후를 진단하고, 융기사이오목(intercondyloid fossa)을 잘 볼 수 있어 무릎 관절염(arthritic knees) 진단에 유용하다.

그림 56

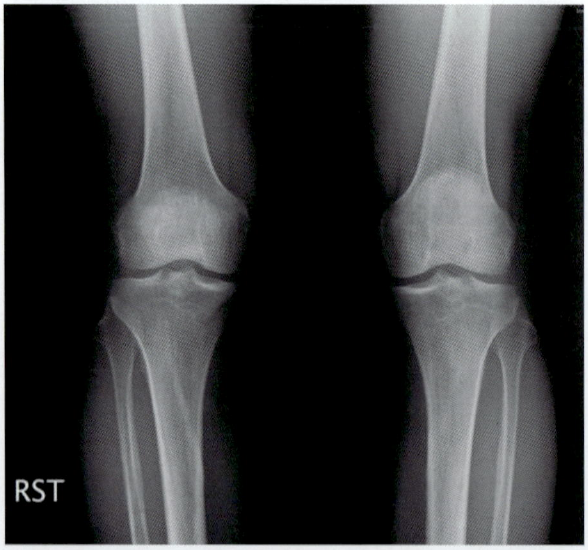

065 **그림 56**은 무릎 선자세 전후방향 영상이다. 영상에 대한 설명으로 옳은 것은?

① 인대 파열여부를 측정한다.
② 융기사이오목을 잘 볼 수 있다.
③ 퇴행성 골관절염 진단에 유용하다.
④ 무릎관절의 과신전 상태를 파악할 수 있다.
⑤ 관절사이 용적이 최대가 되도록 무릎을 20도 구부린다.

Knee standing(weight-bearing) AP projection
- 관절공간(joint space) 측정
- 반달(meniscus) 소실 징후 진단
- 무릎 관절염(arthritic knees) 진단
- 내외반 기형(varus & valgus deformity) 평가

그림 57

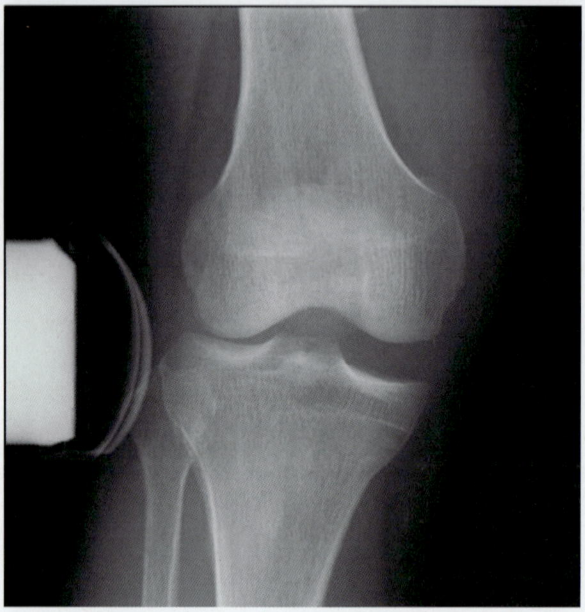

066 **그림 57**의 Knee AP stress 영상에 대한 설명으로 옳은 것은?

① 모음 자세
② Varus stress
③ Valgus stress
④ 앞십자인대의 파열여부 진단
⑤ 가쪽곁인대의 파열여부 진단

Valgus : abduction, MCL 관찰
Varus : adduction, LCL 관찰

그림 58

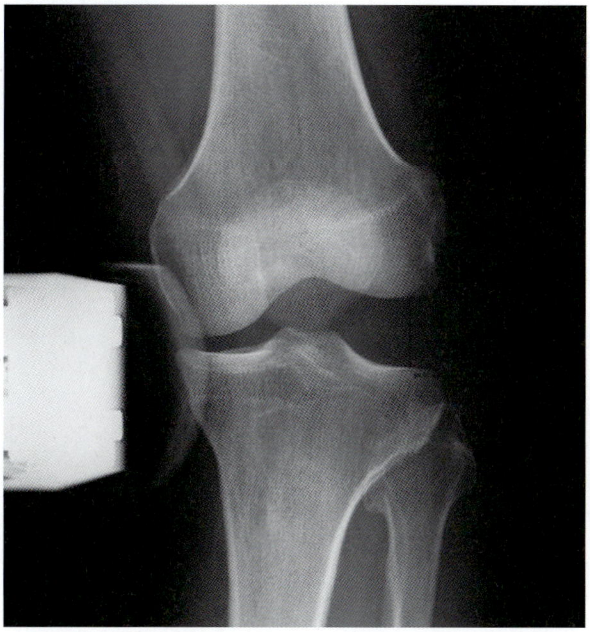

067 **그림 58**의 Knee AP stress 영상의 측정부위로 옳은 것은?

① 무릎인대
② 안쪽곁인대
③ 가쪽곁인대
④ 앞십자인대
⑤ 뒤십자인대

Varus검사법으로 lateral femoral condyle로부터 tibia plateau까지의 벌어진 간격을 측정한다.

그림 59

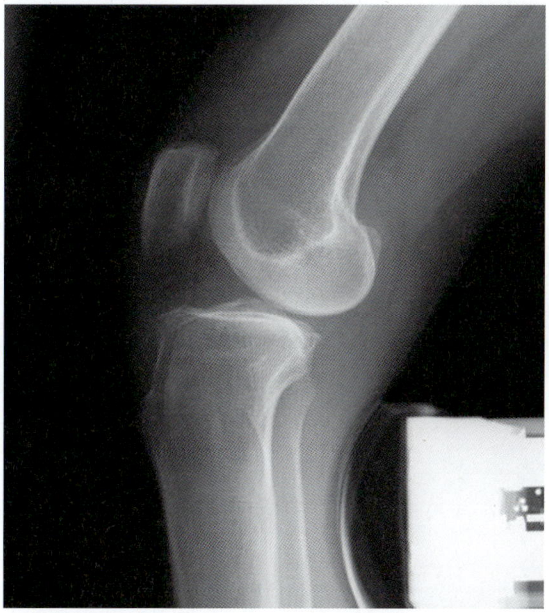

068 **그림 59**의 목적 부위는?

① 무릎인대
② 안쪽곁인대
③ 가쪽곁인대
④ 앞십자인대
⑤ 뒤십자인대

Knee Pull – push method : 십자인대의 파열 여부 관찰
전방십자인대의 파열 여부를 알기 위해서는 하퇴부를 앞으로 당긴다.(pull)
후방십자인대의 파열 여부를 알기 위해서는 하퇴부를 뒤쪽으로 민다.(push)

그림 60

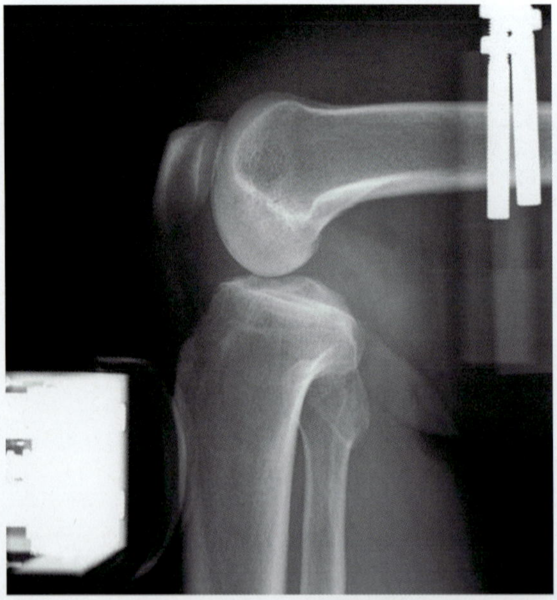

069 그림 60의 목적 부위는?

① 무릎인대
② 안쪽곁인대
③ 가쪽곁인대
④ 앞십자인대
⑤ 뒤십자인대

ACL(anterior cruciate ligament)

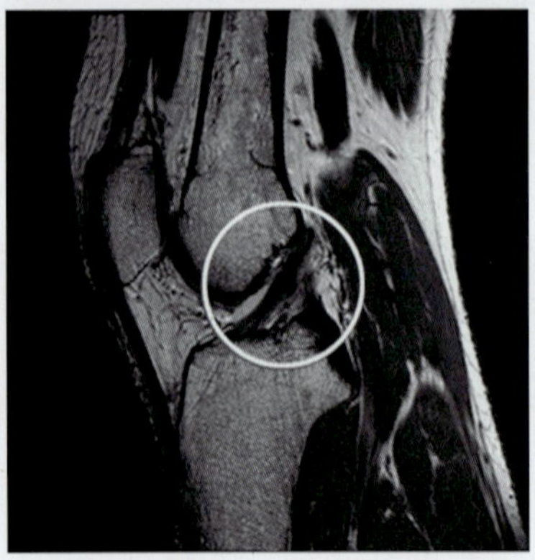

PCL(posterior cruciate ligament)

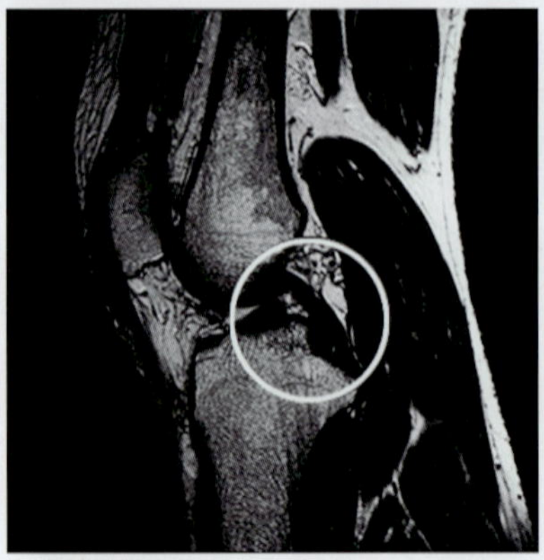

그림 61

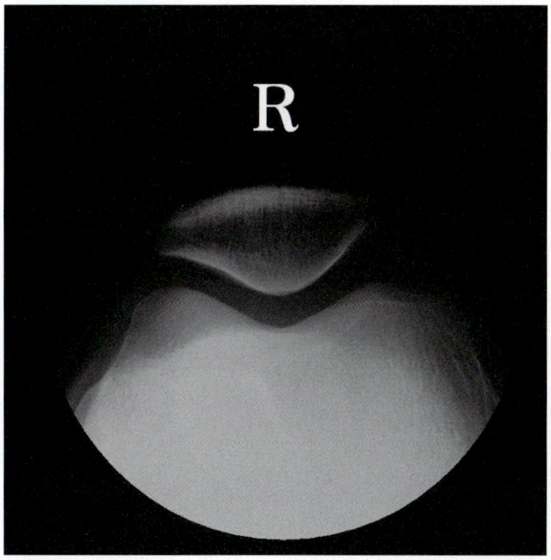

070 그림 61 검사법 명칭으로 옳은 것은?

① Broden 검사법
② Beclere 검사법
③ Holmblad 검사법
④ Merchant 검사법
⑤ Camp-Coventry 검사법

Patella tangential projection: Sunrise view, Skyline view라고도 불리우며, 유사검사법으로 Settegast법, Hughston법 등이 있다.

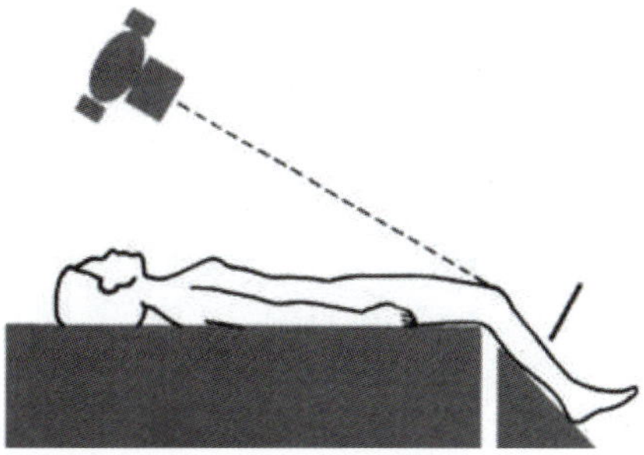

071 그림 61 영상에 관한 설명으로 옳은 것은?

① 무릎뼈 측방향 영상이다.
② 융기사이오목을 관찰할 수 있다.
③ 무릎뼈 탈구가 의심될 경우 시행한다.
④ 무릎인대 파열이 의심될 경우 시행한다.
⑤ 무릎뼈 가로골절이 의심될 경우 시행한다.

무릎뼈(patella) 종골절 진단에 유용하다. 횡골절시에는 측면검사한다.

그림 62

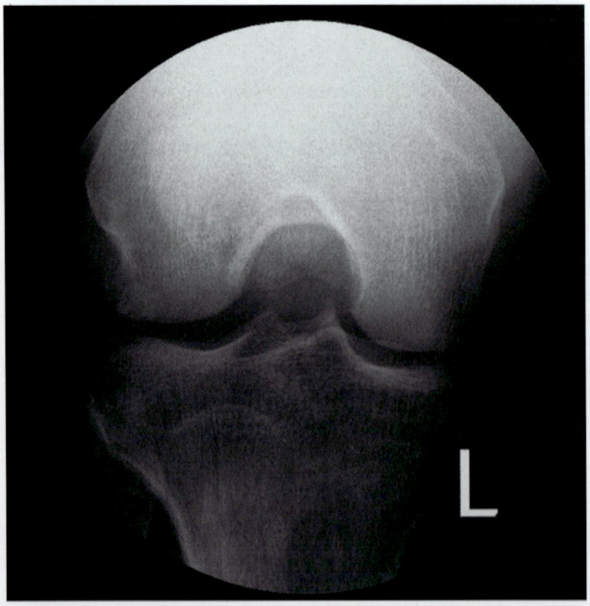

072 그림 62 검사법 명칭으로 옳은 것은?

① Broden 검사법
② Settegast 검사법
③ Merchant 검사법
④ Hughston 검사법
⑤ Holmblad 검사법

Knee tunnel view(융기사이오목 검사법)
- Holmblad(kneeling position)
- Camp – Coventry
- Beclere

073 그림 62 영상에 관한 설명으로 옳은 것은?

① 접선방향검사이다.
② 융기사이융기가 묘사된다.
③ 무릎뼈의 탈구가 의심될 경우 시행한다.
④ 무릎인대의 파열이 의심될 경우 시행한다.
⑤ 무릎뼈의 가로골절이 의심될 경우 시행한다.

Knee tunnel view(융기사이오목 검사법): 십자인대가 부착되는 융기사이융기(intercondylar eminence)가 잘 묘사된다.

- Holmblad 검사법(kneeling position)

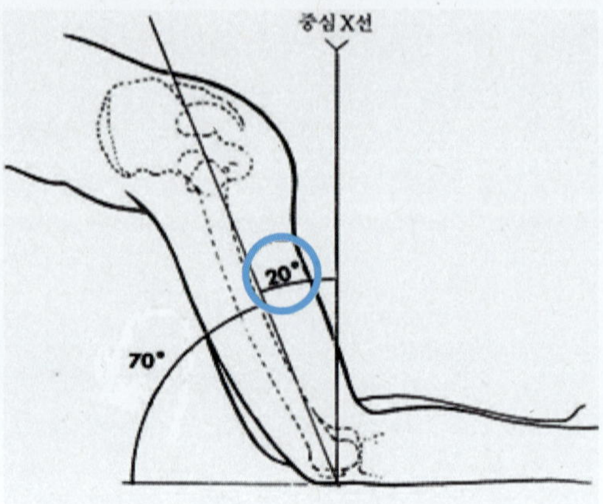

- Camp – Coventry 검사법

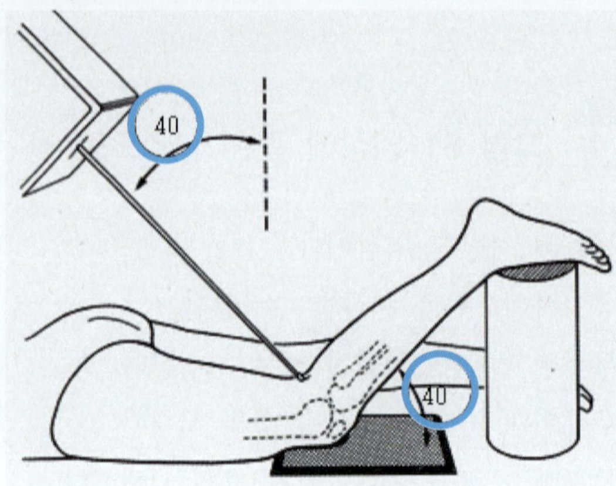

그림 63

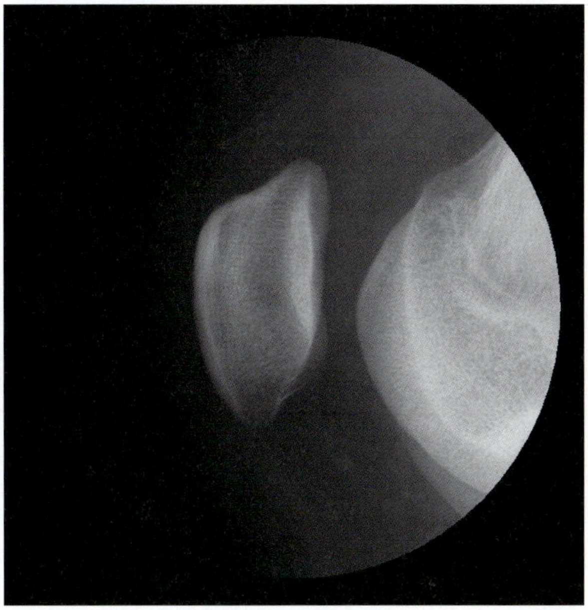

074 그림 63의 무릎뼈 측방향 영상에 대한 설명으로 옳은 것은?

① 접선방향 검사이다.
② 선속조절기를 사용하여 조사야를 제한하지 않는다.
③ 무릎뼈골절인 경우 무릎을 10° 이상 굴곡시키지 않는다.
④ 관절사이 용적이 최대가 되도록 무릎을 수직으로 구부린다.
⑤ 넙다리뼈 양쪽 관절융기가 겹쳐져서 사진상에 포함되어야 한다.

신생 무릎뼈골절이나 완치가 안된 무릎뼈골절인 경우에는 골절편 분리 방지를 위해서 10° 이상 굴곡시키지 않는다.

그림 64

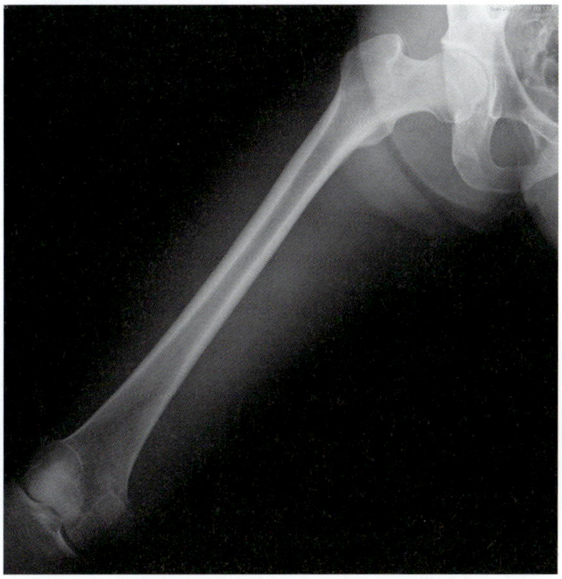

075 그림 64 넙다리뼈 영상에 대한 설명으로 옳은 것은?

① 측방향 영상이다.
② 다리를 15도 외전시킨다.
③ 넙다리뼈목이 외번된 상태로 나타나야 한다.
④ 엉덩이관절과 무릎관절을 사진상에 포함시켜야 한다.
⑤ 넙다리뼈 양쪽 관절융기가 상수용체면에 수직이 되어야 한다.

Femur AP projection: 다리를 15도 모아(내전) 넙다리뼈목의 외번을 막고, 엉덩이관절과 무릎관절을 포함시켜야 한다. 양쪽 관절이 모두 포함되지 않을 경우 병변에 가까운 관절을 충분히 포함시켜야 한다.

그림 65

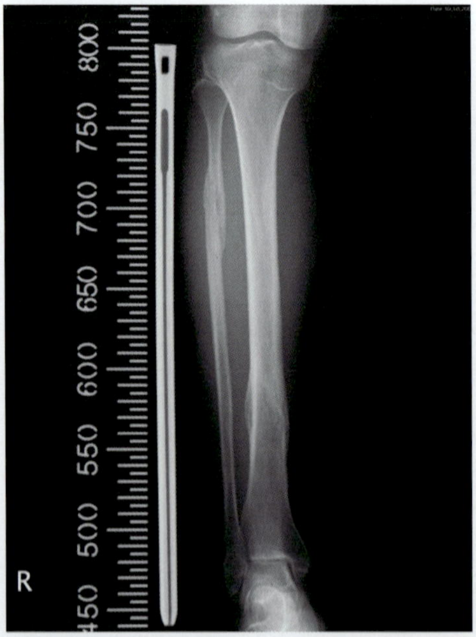

076 **그림 65**의 검사명칭은?

① Tomography
② Scanography
③ Arthrography
④ Cephalography
⑤ Bone age study

뼈의 길이를 측정하기 위함이다.

그림 66

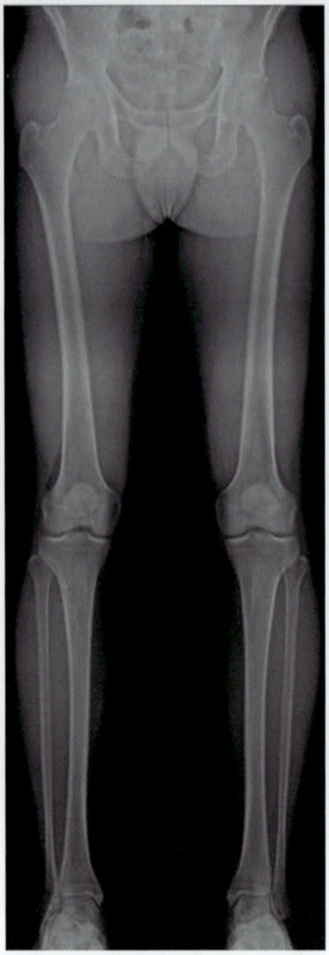

077 **그림 66**은 다리뼈 영상이다. 옳은 것은?

① 폄 상태를 평가한다.
② 골절 상태를 평가한다.
③ 굽힘 상태를 평가한다.
④ 정렬 상태를 평가한다.
⑤ 뼈나이 상태를 평가한다.

Entire lower extremity, Teleradiogram 검사: 중력이 작용하는 상태로 검사를 해야 하므로 가능하면 선 자세로 다리 전장이 나오도록 원거리(180~200 cm) 검사를 한다. 내외반 기형을 평가하고, 양측 다리뼈의 길이 차이를 확인하기 위하여 척도자를 부착하고 검사하기도 한다.

078 중심선속 입사방향의 성격이 나머지와 구분되는 것은?

①

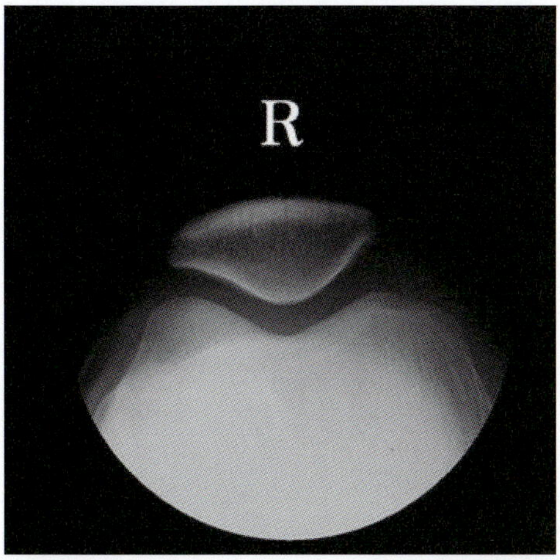

②

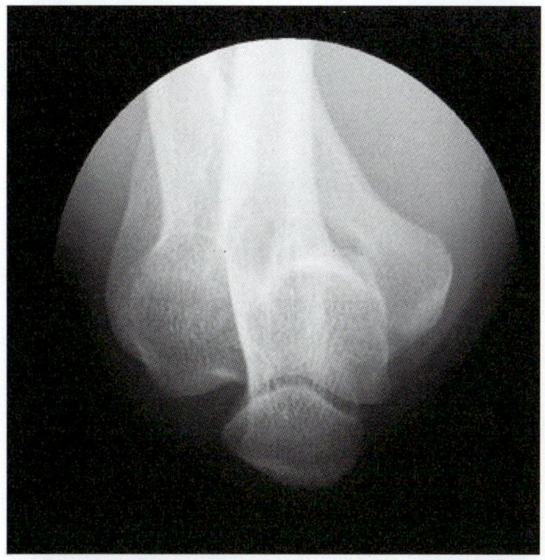

③

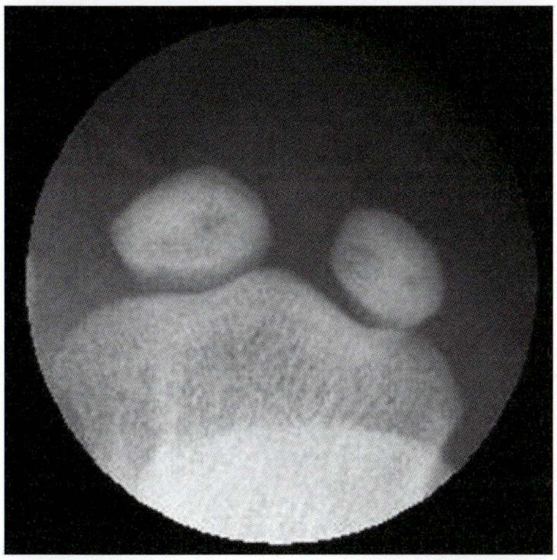

④

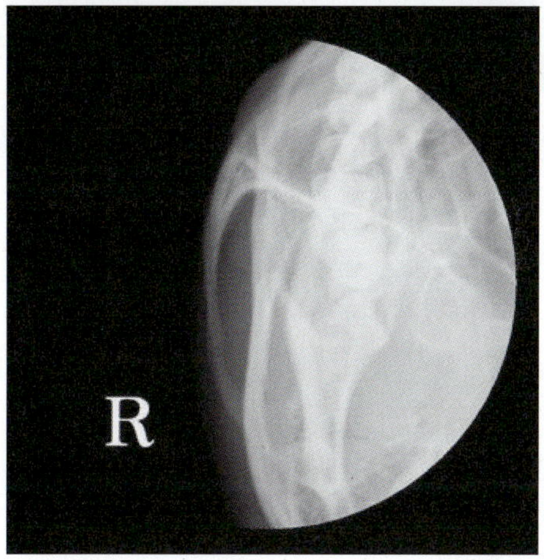

⑤

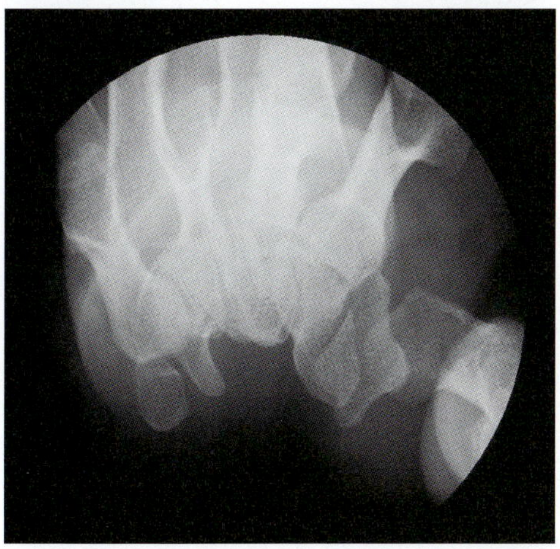

2)번은 axial, 나머지는 tangential

그림 67

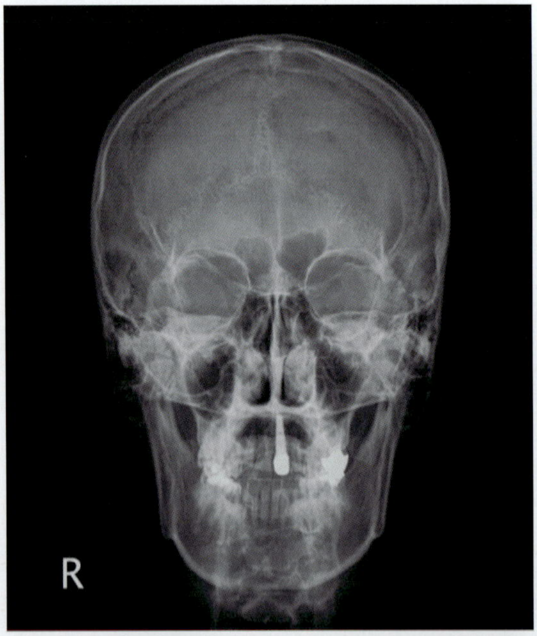

079 **그림 67**은 머리뼈 후전방향 영상이다. 검사 및 영상 평가기준에 대한 설명으로 옳은 것은?

① 검사 중앙점은 코가시점이다.
② 중심선속은 검사 중앙점을 향해 수직 입사한다.
③ 원형구멍을 잘 볼 수 있다.
④ 바위능선은 안와하부 1/3 지점에 대칭적으로 묘사된다.
⑤ 상수용체면에 대해 비극이공선이 수직이 되어야 한다.

상수용체면에 대해 안와이공선이 수직이 되도록 하고, 중심선속은 코뿌리점을 향해 다리쪽으로 15°로 입사한다.

080 **그림 67**의 머리뼈 후전방향 검사시 중심선속의 방향에 따른 목적부위가 옳은 것은?

① 수직방향 – 뒤통수뼈
② 다리쪽방향 15° – 이마굴
③ 다리쪽방향 20~25° – 나비굴
④ 머리쪽방향 10° – 위눈확틈새
⑤ 다리쪽방향 25~30° – 턱뼈가지

수직입사 – 이마뼈
머리쪽방향 10° – 턱뼈가지 – 턱뼈 후전 검사
다리쪽방향 15° – 이마굴 – PNS Caldwell 검사
다리쪽방향 20~25° – 위눈확틈새
다리쪽방향 25~30° – 원형구멍

그림 68

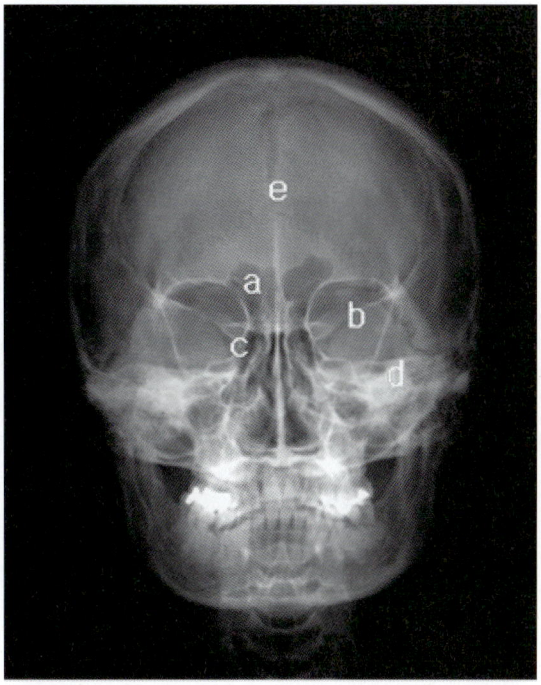

081 **그림 68** 머리뼈의 해부학적 명칭으로 옳은 것은?

① a – 벌집굴
② b – 볏돌기
③ c – 위턱굴
④ d – 바위능선
⑤ e – 관상봉합

a – 이마굴
b – 위눈확틈새
c – 벌집굴
e – 시상봉합

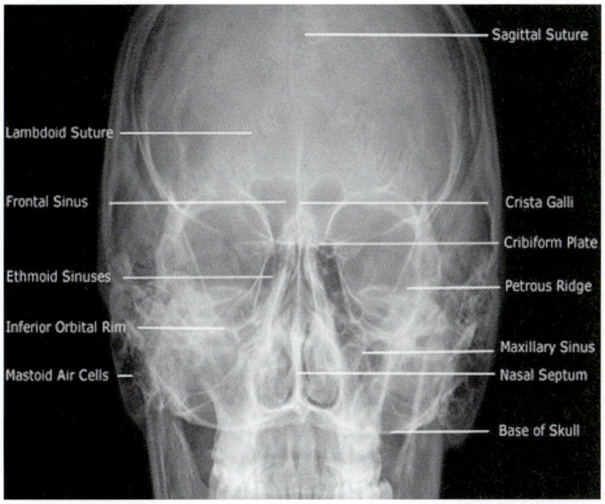

그림 69

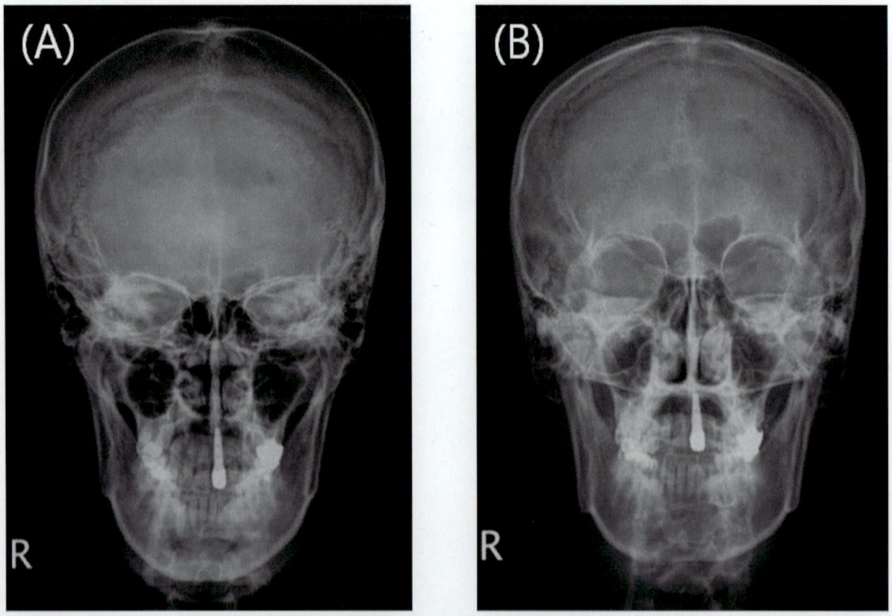

082 **그림 69**는 머리뼈 후전방향 영상으로 상수용체면에 대해 안와이공선이 수직이 되도록 하였다. 중심선속의 방향으로 옳은 것은?

① A – 수직입사, B – 머리쪽 15°

② A – 수직입사, B – 다리쪽 15°

③ A – 머리쪽 15°, B - 수직입사

④ A – 다리쪽 15°, B – 수직입사

⑤ A – 머리쪽 15°, B – 다리쪽 15°

Orbit과 petrous ridge의 모양과 위치를 확인한다. 다리쪽으로 15°로 입사하면 바위능선(petrous ridge)은 안와하부 1/3 지점에 대칭적으로 묘사된다.

그림 70

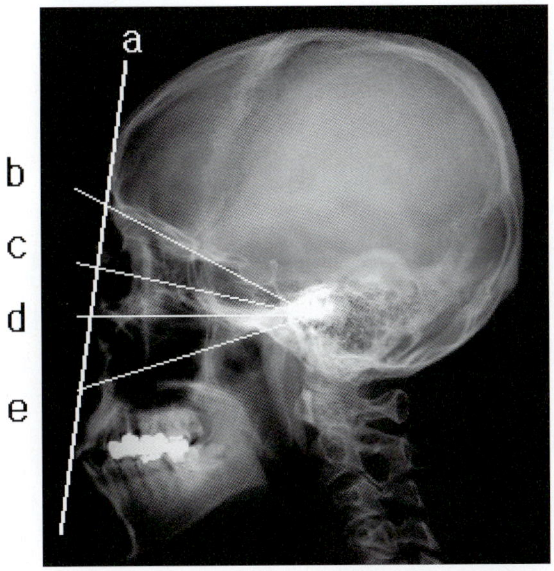

083 그림 70 검사기준선 명칭으로 옳은 것은?

① e – 동공간선
② a – 미간치조선
③ b – 안와이공선
④ d – 비극이공선
⑤ c – 안와하이공선

084 그림 70 검사기준선과 검사법 연결이 옳은 것은?

① b - 꼭지돌기 축전 사방향 검사
② e – 머리뼈바닥 하악두정방향 검사
③ c – 머리뼈(skull) 후전 축방향 검사
④ a – 시각신경구멍 두정안와방향 검사
⑤ d – 코뼈(nasal bone) 상하 축방향 검사

a – 미간치조선(glabelloalveolar line): 코뼈(nasal bone) 상하 축방향 검사(superoinferior axial projection)
d – 안와하이공선(infraorbitomeatal line): Stenvers법, Schuller법
e – 비극이공선(acanthiomeatal line) – Rhese법

그림 71

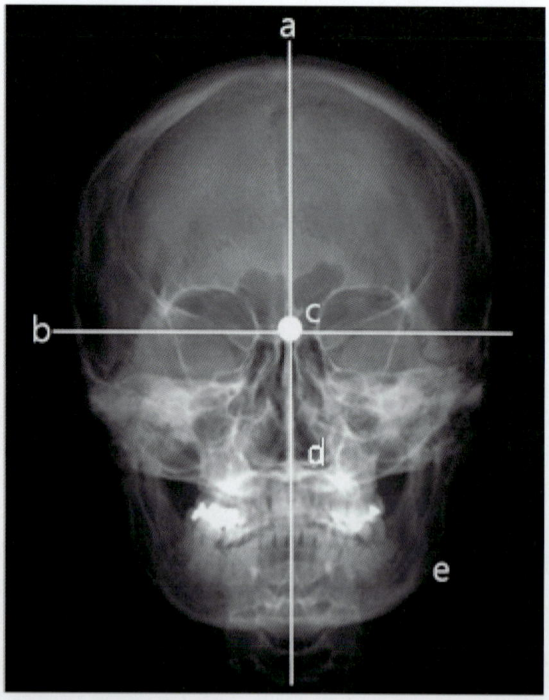

085 **그림 71**은 방사선 검사 기준점과 기준선에 대한 영상이다. 옳은 것은?

① a – 동공간선
② c – 코가시점
③ d – 코뿌리점
④ b – 미간이공선
⑤ e – 턱모서리점

a – 정중시상면(median sagittal plane)
b – 동공간선(interpupillary line)
c – 코뿌리점(nasion)
d – 코가시점(acanthion)

그림 72

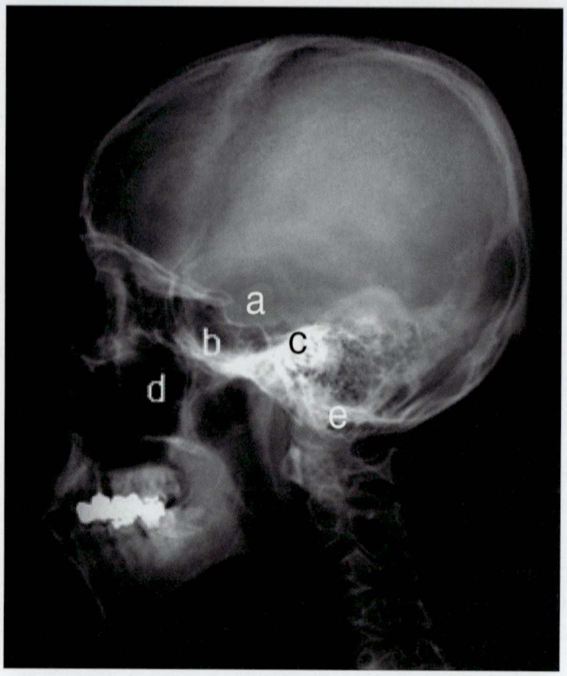

086 **그림 72**에서 안장에 해당하는 부위로 옳은 것은?

① a
② b
③ c
④ d
⑤ e

b – 나비굴(sphenoid sinus)
c – 바위부분(petrous region)
d – 위턱굴(maxillary sinus)
e – 꼭지돌기끝(mastoid tip)

그림 73

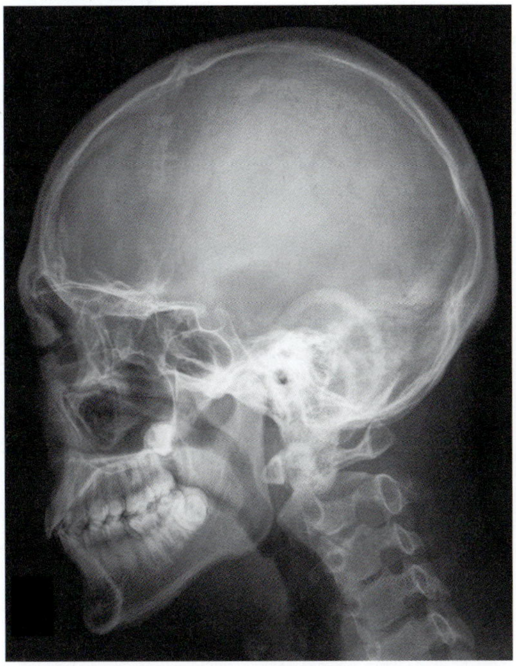

087 **그림 73**은 머리뼈 측방향 영상이다. 검사 및 영상 평가기준에 대한 설명으로 옳은 것은?

① 양쪽 꼭지돌기 부위는 분리되어 나타난다.
② 정중시상면과 상수용체면이 수직을 이루어야 한다.
③ 비극이공선이 상수용체면의 가로축과 평행하게 된다.
④ 안장등과 뒤침대돌기의 측면상이 잘 묘사된다.
⑤ 중심선속은 바깥귀길에서 위로 5 cm, 앞으로 5 cm되는 지점에 수직으로 입사한다.

MSP와 상수용체면이 수평, IOML이 상수용체면의 가로축과 평행

088 **그림 73**의 정측방향 자세에 대한 설명으로 옳은 것은?

① 환자는 누운 자세를 취한다.
② 상수용체면과 동공간선이 평행이 되도록 한다.
③ 상수용체면과 정중시상면이 수직이 되도록 한다.
④ 상수용체면 횡축과 안와이공선이 수직이 되도록 한다.
⑤ 상수용체면 횡축과 안와하이공선이 평행이 되도록 한다.

089 **그림 73**의 영상 평가기준에 대한 설명으로 옳은 것은?

① 턱뼈가지가 양측이 각각 묘사되어야 한다.
② 안장은 회전없이 중복되어 묘사되어야 한다.
③ 나비굴과 위턱굴은 중복되어 묘사되어야 한다.
④ 꼭지돌기 부위는 양측이 각각 묘사되어야 한다.
⑤ 눈확(orbit)상벽은 중복되지 않고 양측이 각각 묘사되어야 한다.

턱뼈가지(ramus of mandible), 꼭지돌기 부위(mastoid region), 눈확(orbit)상벽은 양측이 겹쳐져서 묘사되어야 한다.

그림 74

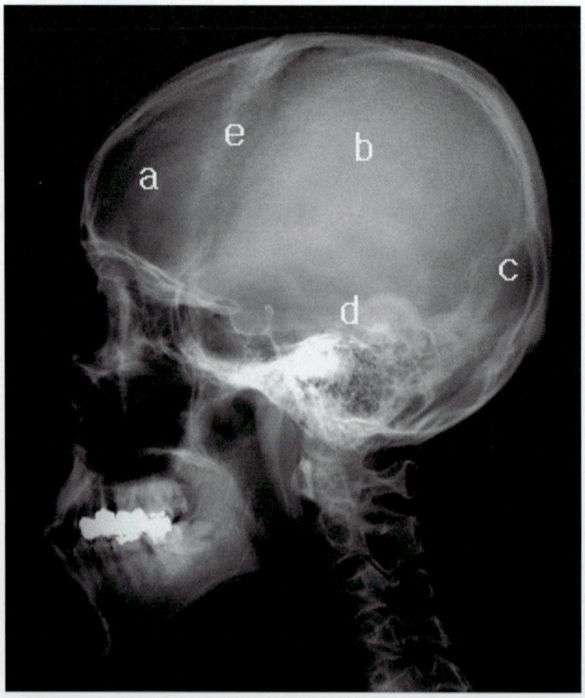

090 **그림 74** 영상에서 해부학적 명칭이 옳은 것은?

① a – 마루뼈
② b – 이마뼈
③ d – 관자뼈
④ c – 관상봉합
⑤ e – 비늘봉합

a – 이마뼈(frontal bone)
b – 마루뼈(parietal bone)
c – Lambdoidal suture
e – Coronal suture

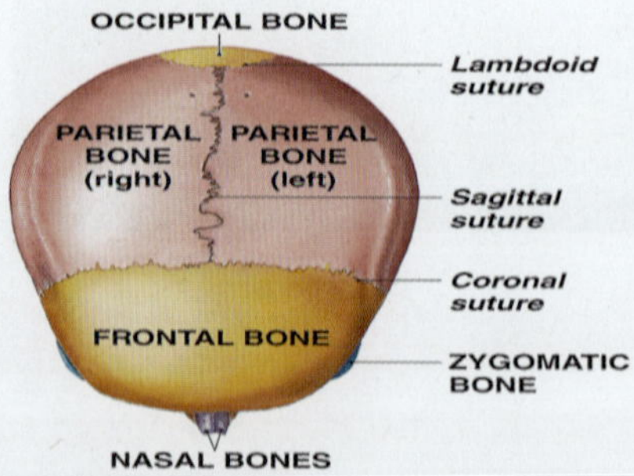

그림 75

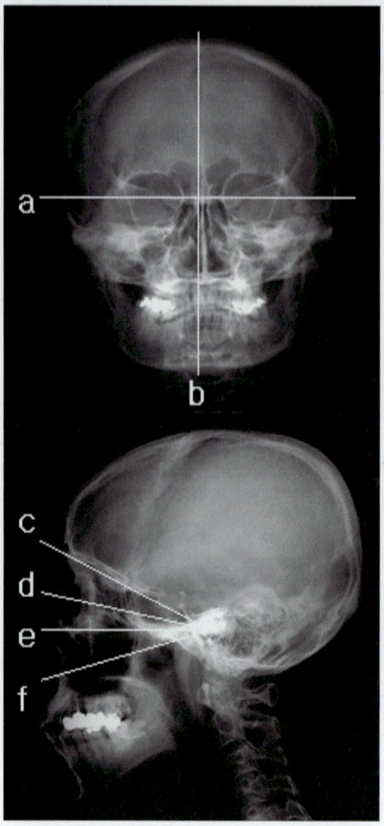

091 **그림 75**는 머리 방사선 검사 기준선에 대한 영상이다. 검사 기준선 적용이 옳은 것은?

① f – 머리뼈바닥검사의 기준선
② c – 머리뼈 후전검사의 기준선
③ d – 시각신경구멍검사의 기준선
④ a, b, e – 정측위 자세의 기준선
⑤ e – 코곁굴 Waters검사의 기준선

정측위 자세(true lateral position)는 상수용체면과 동공간선(interpupillary line)이 수직–MSP와 평행–IOML횡축과 평행이 되게 한다.

그림 76

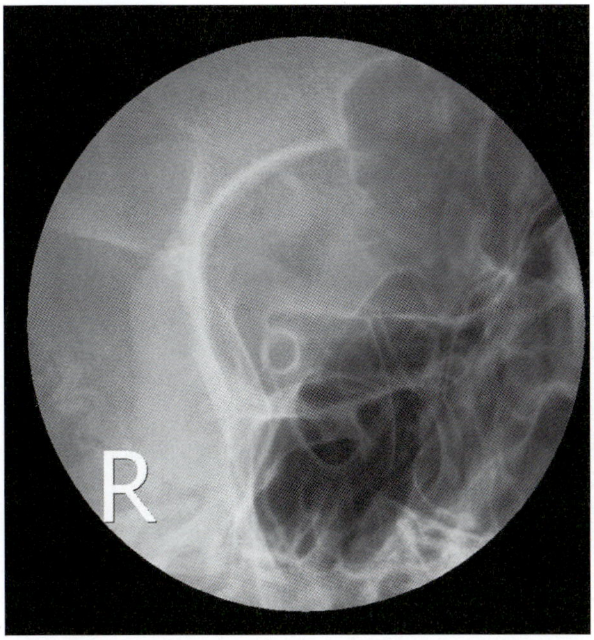

092 **그림 76** 영상의 검사기준선으로 옳은 것은?

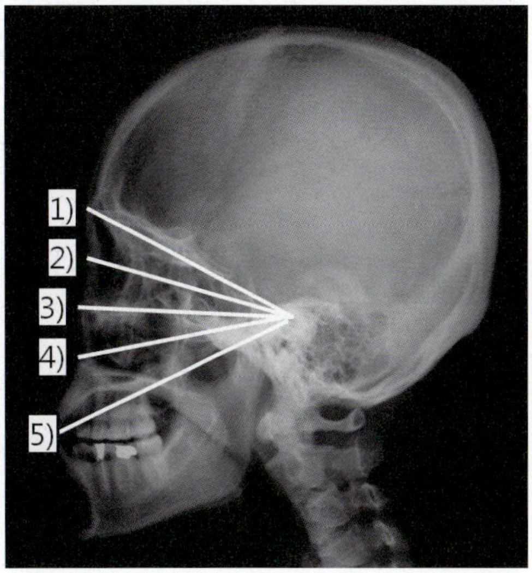

Optic foramen Rhese법 : AML이 수직

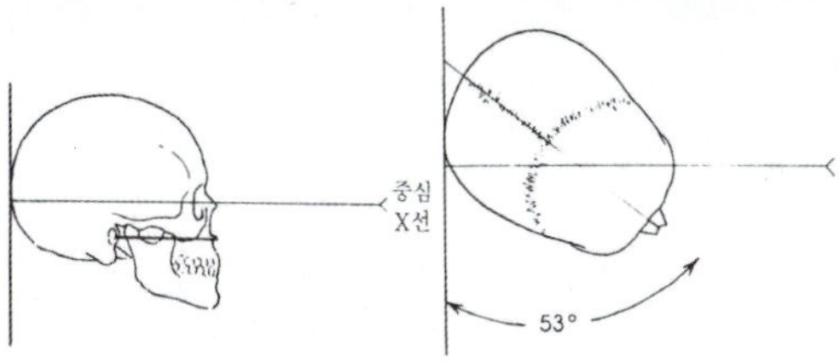

그림 77

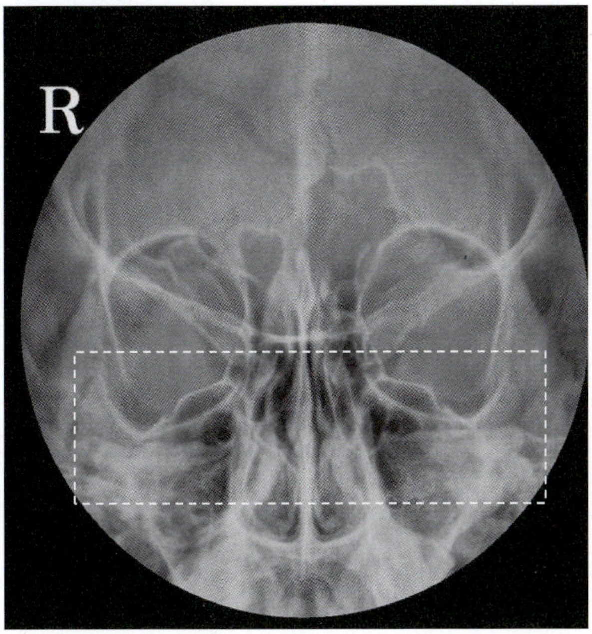

093 **그림 77**는 눈확 후전 축방향 영상이다. 점선으로 표시된 눈확바닥을 관찰하기 위한 검사일 경우 안와이공선에 대한 중심선속의 방향으로 옳은 것은?

① 수직입사
② 머리쪽 15도
③ 머리쪽 30도
④ 다리쪽 15도
⑤ 다리쪽 30도

orbit 아래쪽에 petrous ridge가 위치한다.

그림 78

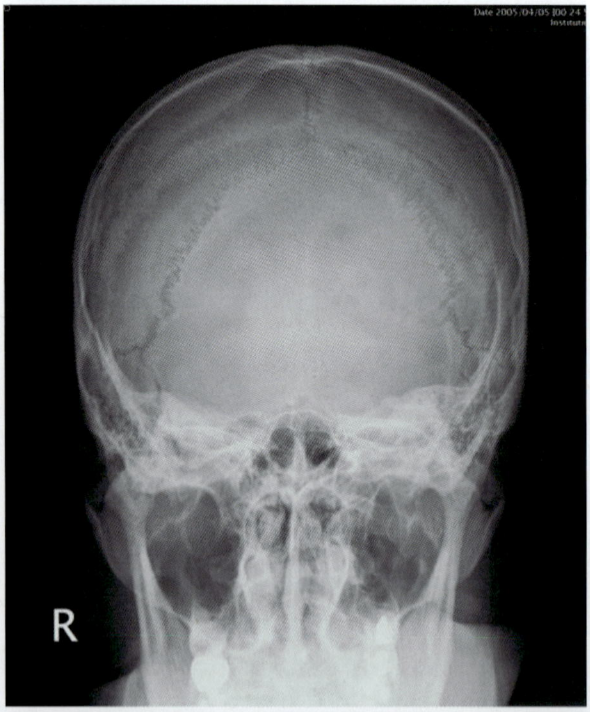

094 **그림 78**은 머리뼈 전후 축방향 영상이다. 중심선속에 대한 설명으로 옳은 것은?

① 안와이공선에 대해 수직입사한다.
② 안와이공선에 대해 머리쪽으로 30° 입사한다.
③ 안와이공선에 대해 다리쪽으로 30° 입사한다.
④ 안와하이공선에 대해 머리쪽으로 30° 입사한다.
⑤ 안와하이공선에 대해 다리쪽으로 30° 입사한다.

Towne검사

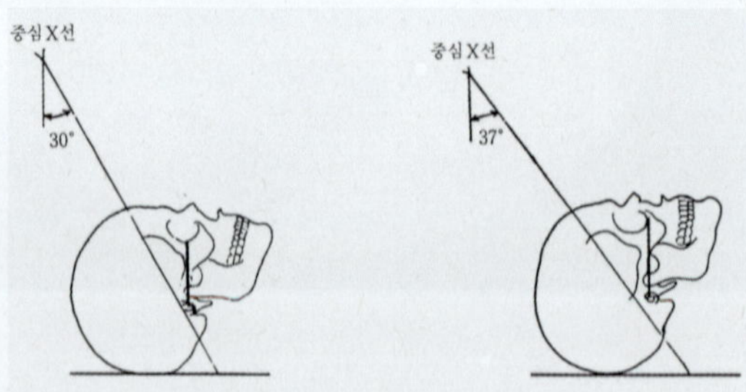

095 **그림 78**에 대한 검사 설명으로 옳은 것은?

① 엎드린 자세에서 검사된 Haas검사법이다.
② 중심선속은 안와이공선에 대해 머리쪽으로 30° 입사한다.
③ 중심선속은 안와하이공선에 대해 머리쪽으로 37° 입사한다.
④ 큰구멍이 관찰대상이라면 중심선속을 다리쪽으로 40~60° 입사한다.
⑤ 목정맥구멍이 관찰대상이라면 중심선속을 머리쪽으로 40~60° 입사한다.

Hass법은 PA axial 이며, Towne검사는 OML에 대해 다리쪽 30도, IOML에 대해 다리쪽 37도로 입사한다.
foramen magnum, jugular foramen을 보기 위해서는 중심선속을 다리쪽으로 40~60° 입사한다.

096 **그림 78**에 대한 영상 평가기준으로서 옳은 것은?

① 전체 아래턱뼈가 포함되어야 한다.
② 이마뼈의 영상왜곡이 없어야 한다.
③ 바위능선이 대칭으로 묘사되어야 한다.
④ 안장등의 음영은 큰구멍 상단에 묘사되어야 한다.
⑤ 뒤통수뼈에 비해 머리뼈 외측연은 항상 과농도로 묘사되어야 한다.

안장등(dorsum sellae)과 뒤침대돌기(posterior clinoid process)의 음영은 큰구멍(foramen magnum) 안에 묘사되어야 한다.

그림 79

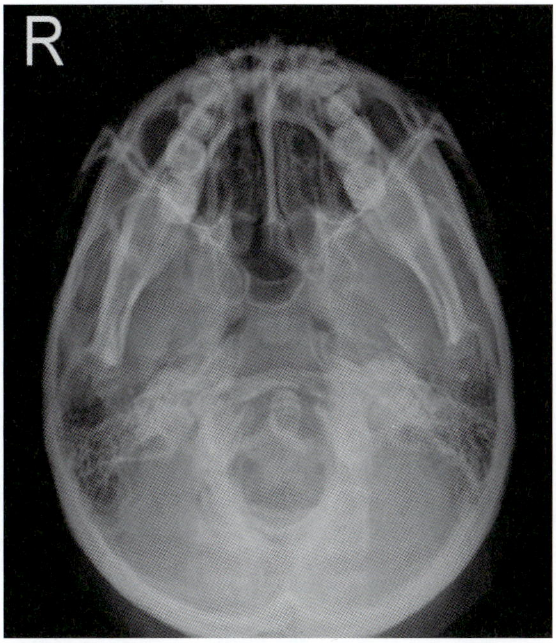

097 **그림 79**는 머리뼈바닥 영상이다. 중심선속에 대한 설명으로 옳은 것은?

① 비극이공선에 대해 수직 입사
② 동공간선에 대해 수직 입사
③ 안와이공선에 대해 수직 입사
④ 미간이공선에 대해 수직 입사
⑤ 안와하이공선에 대해 수직 입사

IOML과 상수용체면이 평행이 되게 자세를 조정하고 중심선속을 수직입사한다.

098 **그림 79**의 영상보다 노출조건을 감소시켜 검사할 경우 쉽게 관찰되는 해부학적 구조물은?

① 안장등
② 광대활
③ 바위능선
④ 치아돌기
⑤ 아래턱뼈돌기

광대활(zygomatic arch)을 위해서는 IOML에 수직으로 입사한다(같은 자세).

그림 80

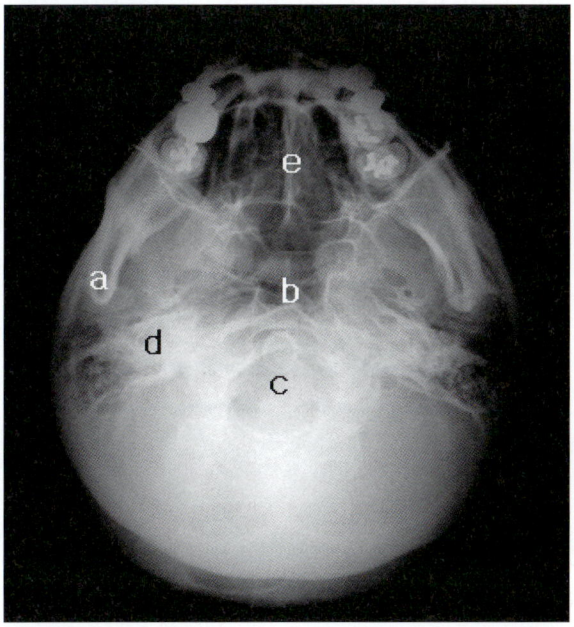

099 **그림 80**에서 나비굴에 해당하는 부위는?

① a
② b
③ c
④ d
⑤ e

a – madibular condyle
c – foramen magnum
d – petrous portion
e – vomer

그림 81

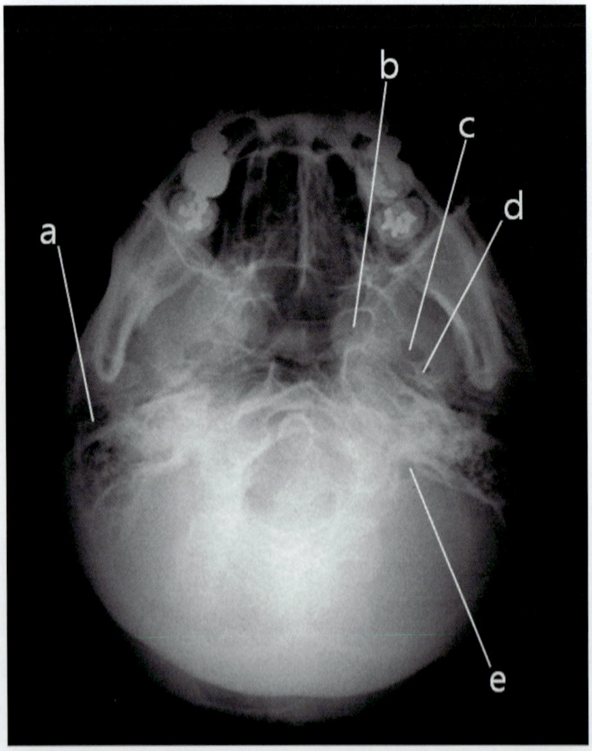

100 **그림 81**은 머리뼈바닥 영상이다. 해부학적 명칭은?

① e – 꼭지벌집
② c – 타원구멍
③ b – 목정맥구멍
④ d – 시각신경구멍
⑤ a – 뇌막동맥구멍

d는 뇌막동맥구멍(foramen spinosum), e는 목정맥구멍(jugular foramen)

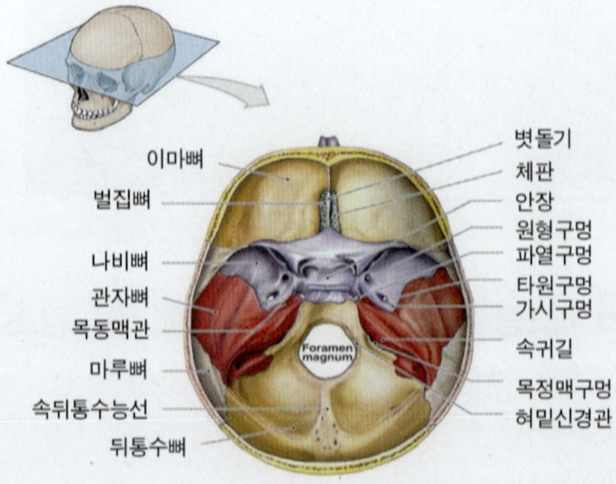

그림 82

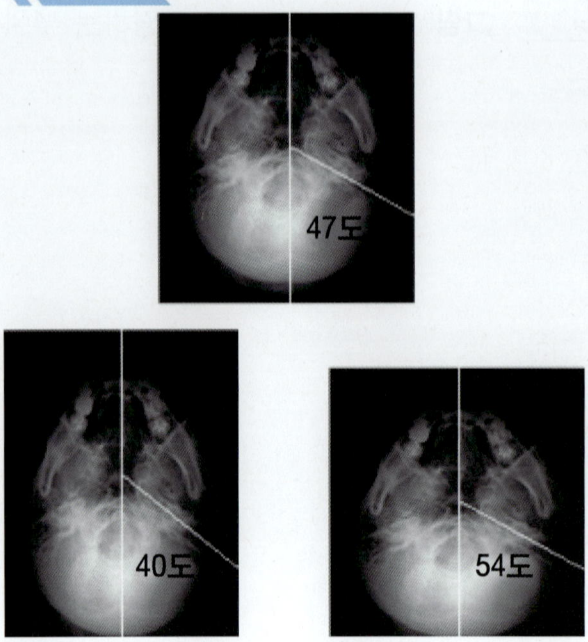

101 **그림 82**은 머리뼈 형태를 분류한 영상이다. 바위부분을 왜곡없이 묘사하기 위한 정중시상면과 상수용체면과의 적절한 각도는?

① 5°
② 15°
③ 25°
④ 35°
⑤ 45°

장두형은 40°, 중두형은 47°, 단두형은 54°의 각을 이루고 있다.
바위부분(petrous portion)검사 중 Stenvers검사에서 MSP와 상수용체면이 45°를 이루는 것과 Arcelin검사에서 검사측 반대로 45° 회전시키는 이유를 그림 82에서 설명하고 있다.

그림 83

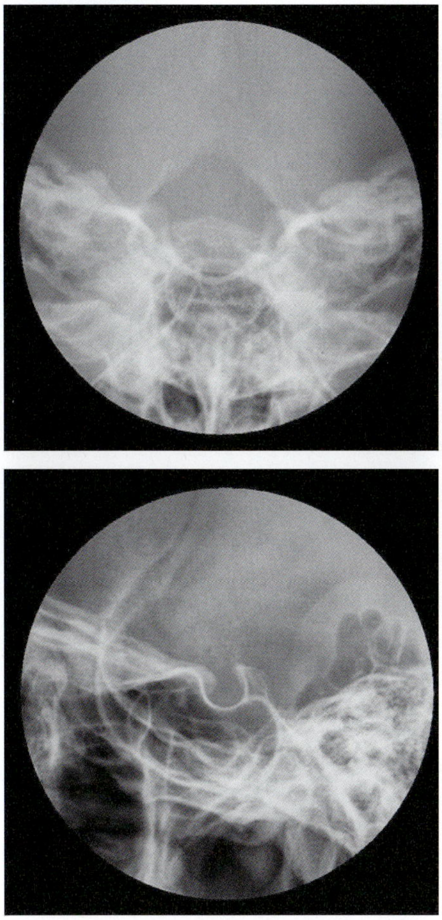

102 그림 83에서 공통적으로 나타내고자 하는 해부학적 구조물은?

① 안장
② 큰구멍
③ 턱관절
④ 꼭지돌기
⑤ 관자뼈붓돌기

Sella turcica PA & Lateral projection이다.

그림 84

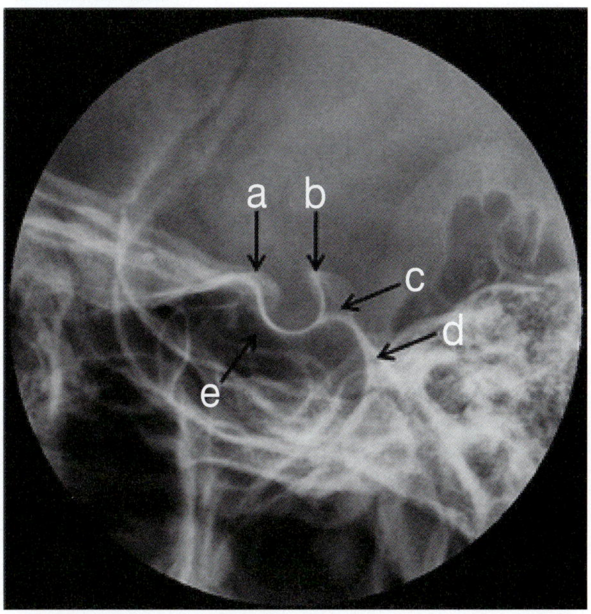

103 그림 84에서 안장등에 해당하는 부위는?

① a
② b
③ c
④ d
⑤ e

a – 앞침대돌기(anterior clinoid process)
b – 뒤침대돌기(posterior clinoid process)
d – 경사대(clivus)
e – 나비굴(sphenoid sinus)

그림 85

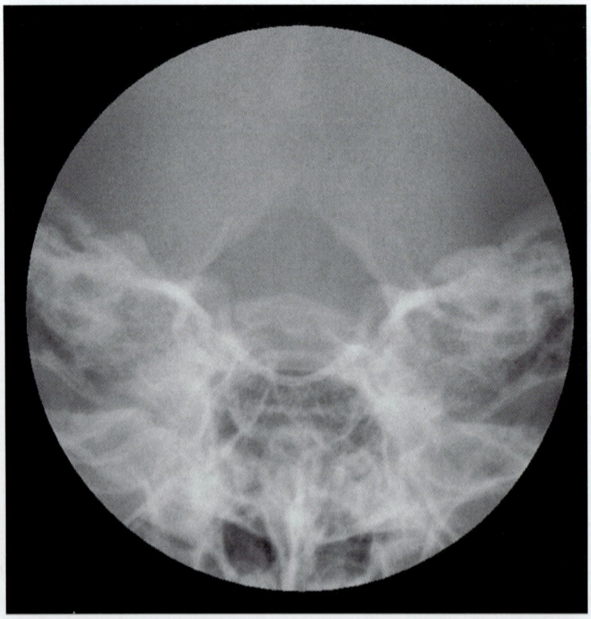

104 그림 85는 안장 후전 축방향 영상이다. 검사기준선과 중심선속의 방향은?

① 안와이공선 - 머리쪽 25도
② 안와이공선 - 다리쪽 25도
③ 비극이공선 - 머리쪽 25도
④ 안와하이공선 - 머리쪽 25도
⑤ 안와하이공선 - 다리쪽 25도

Sella PA projection은 OML을 수직으로 하고 중심선속을 머리쪽으로 10도 or 25도로 입사하는 두가지 방법이 있으며, 그림 85은 Haas법으로 머리쪽으로 25도 입사한 영상이다.

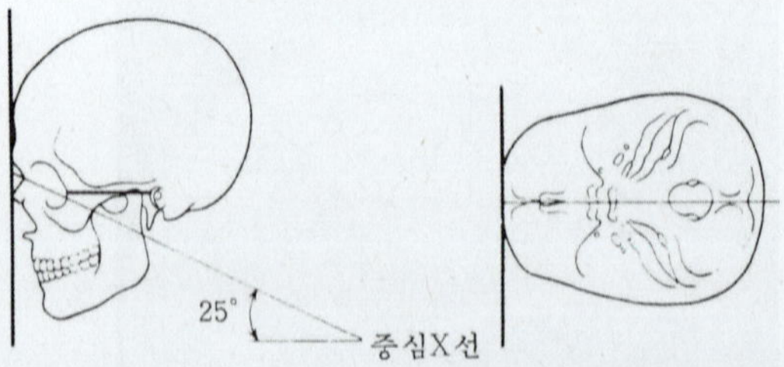

105 그림 85의 검사에 대한 설명이 옳은 것은?

① 입을 크게 벌린다.
② 조사야를 최대한 늘인다.
③ 선속제한 기구를 사용한다.
④ 대초점의 엑스선관을 사용한다.
⑤ 원거리(SID=180 cm)검사를 한다.

안장등을 뚜렷하게 묘사하기 위해 소초점 사용, 조사야 최소화, 근거리검사를 한다.
선속제한 기구의 영상이 원형이 아닌 타원으로 묘사된 경우는 영상이 왜곡됨을 인지하여야 한다.
선속제한기구의 종류 : 원뿔형의 콘, 원기둥형의 Cylinder, 격막형 Aperture diaphragm

그림 86

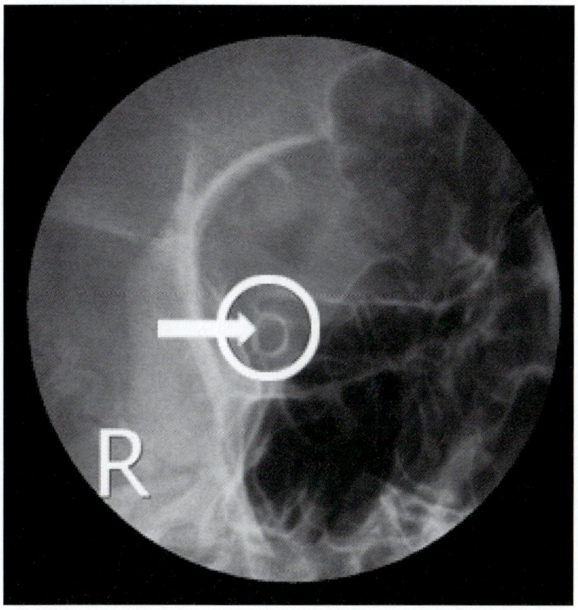

106 **그림 86**의 검사에 대한 설명이 옳은 것은?

① Stenvers법이다.
② 대초점의 엑스선관을 사용한다.
③ 중심선속은 다리쪽 53°로 입사시킨다.
④ 비극이공선이 상수용체면에 수직이다.
⑤ 정중시상면과 상수용체가 45°가 되도록 머리를 조절한다.

Rhese법
시각신경의 장축은 측면에서 바라볼 때 전방으로 하향(down-ward)하기 때문에 AML이 상수용체면에 수직, 정면으로 바라볼 때는 외측을 향하여 37° 방향각을 지니고 있어 상수용체면과 정중면이 이루는 각도가 53°이어야 한다.

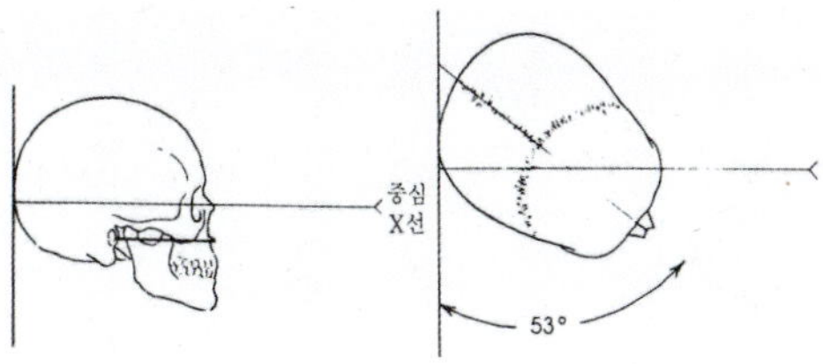

107 **그림 86**에서 화살표한 부위의 해부학적 명칭은?

① 타원구멍
② 시각신경구멍
③ 목정맥구멍
④ 혀밑신경관
⑤ 뇌막동맥구멍

Rhese법은 시신경공을 보기 위한 검사법이다.

108 **그림 86**을 가능한 두정안와 사방향으로 검사해야 하는 이유는?

① 확대검사하기 위해서이다.
② 산란선을 감소시키기 위해서이다.
③ 눈의 피폭을 경감시키기 위해서이다.
④ 기하학적 불선예도를 방지하기 위해서이다.
⑤ 눈확-상수용체간 거리를 늘리기 위해서이다.

눈의 수정체에 방사선이 직접 조사되는 것을 방지하기 위하여 parieto-orbital oblique projection을 권고하고 있다. (후전방향 검사 시 전후방향 촬영보다 임계장기인 안구의 피폭선량을 약 90% 정도 감소할 수 있다 - "Frank report")

그림 87

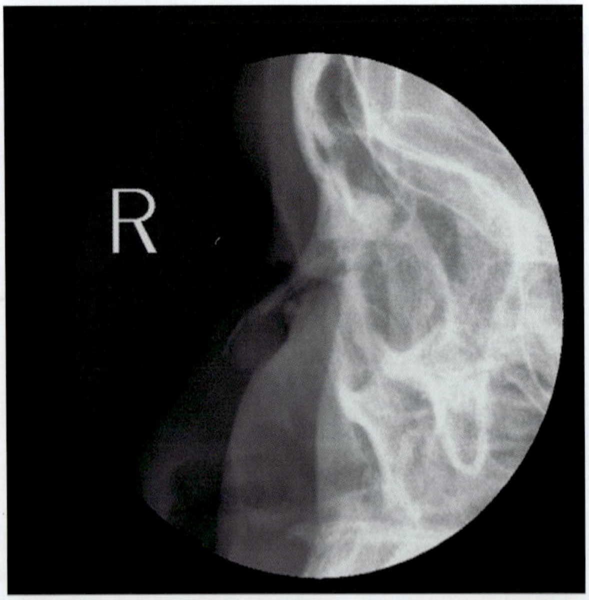

109 **그림 87**에 대한 검사에 관한 설명이 옳은 것은?

① 축방향 검사이다.
② 원거리 검사를 한다.
③ 대초점 엑스선관을 사용한다.
④ 동공간선이 상수용체면에 수직이다.
⑤ 중심선속은 머리쪽으로 5° 입사시킨다.

Nasal bone 영상으로 항상 양측방향 검사를 하며, 근거리 영상이 효과적이다.

그림 88

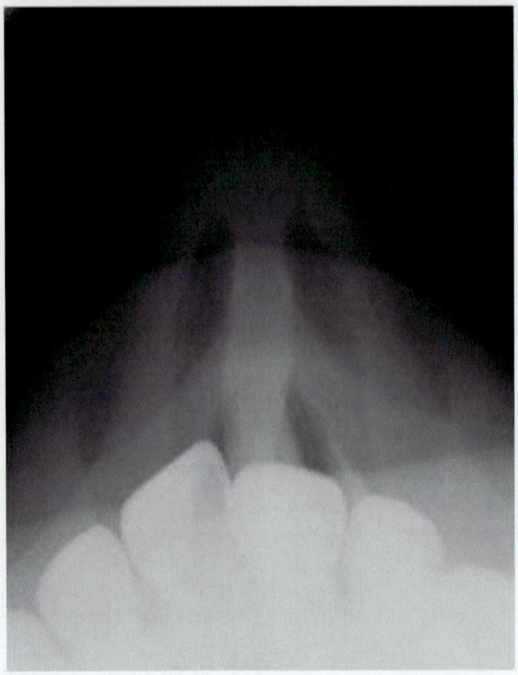

110 **그림 88**는 코뼈 상하 축방향 검사이다. 검사 기준선에 대한 설명이 옳은 것은?

① 동공간선이 상수용체에 수직
② 안와이공선이 상수용체에 수직
③ 미간이공선이 상수용체에 수직
④ 비극이공선이 상수용체에 수직
⑤ 미간치조선이 상수용체에 수직

교합용 필름을 사용하는 검사법은 환자의 이마, 앞니가 튀어나온 경우에는 적용하지 않는다.

그림 89

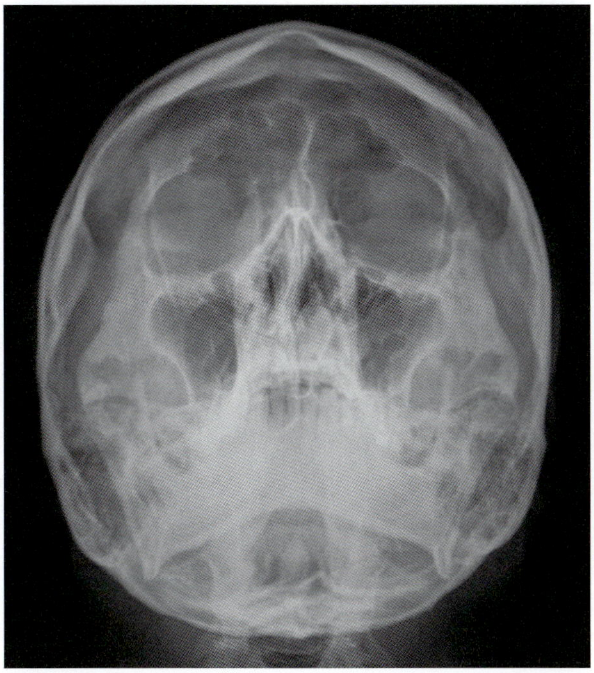

111 **그림 89**는 머리뼈 Waters법 영상이다. Waters법으로 진단하기에 적당한 것은?

① 코뼈 변위
② 꼭지돌기염
③ 뇌하수체샘종
④ 아데노이드증식
⑤ 두개내압 항진에 의한 안장의 변화

Skull Waters법은 facial bone의 전반적인 상태를 확인하며 얼굴뼈를 위한 Waters법은 cone을 사용하지 않는다. 코뼈 변위(deviation of nasal bone), 아래턱뼈 골절(fracture of mandible), 광대활 골절(fracture of zygomatic arch), 안와 하벽 골절(blowout fracture of orbital floor) 등의 진단에 적당하다.

그림 90

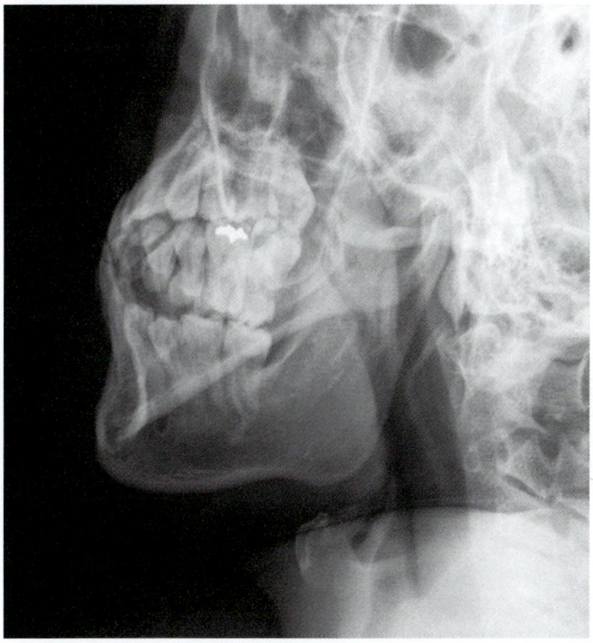

112 **그림 90**은 아래턱뼈 축측방향 영상이다. 중심선속의 방향은?

① 수직입사
② 머리쪽 10도
③ 머리쪽 25도
④ 다리쪽 10도
⑤ 다리쪽 25도

목뼈와 중복을 피하기 위하여 턱을 내민다.

그림 91

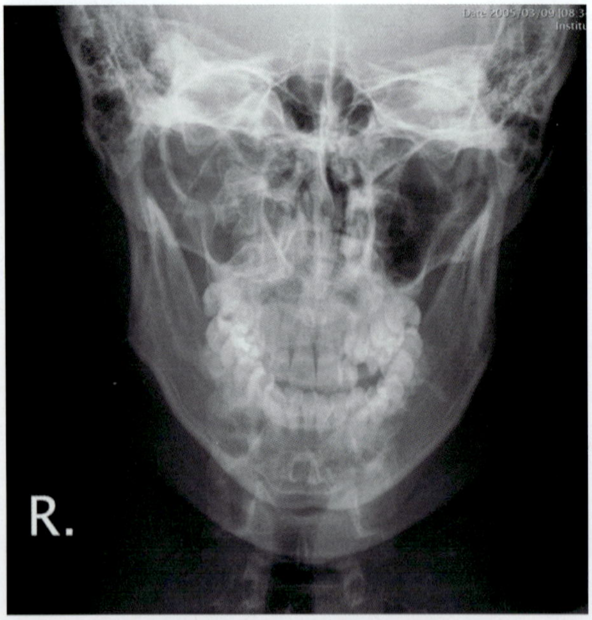

113 **그림 91**의 검사목적에 해당하는 해부학적 구조물은?

① 광대활
② 치아돌기
③ 시각신경구멍
④ 아래턱뼈가지
⑤ 관자뼈붓돌기

Mandible PA projection으로 중심선속을 상수용체에 수직 입사하여 mandibular rami를 주로 관찰한다.

그림 92

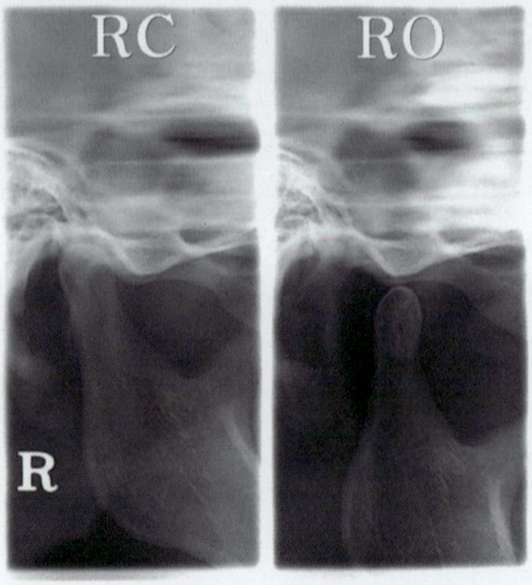

114 **그림 92**의 검사목적에 해당하는 해부학적 구조물은?

① 고실개
② 꼭지돌기
③ 치아돌기
④ 아래턱뼈돌기
⑤ 관자뼈붓돌기

T-M joint를 panorama장치를 이용하여 검사한 영상으로 mandibular condyle의 묘사에 탁월하다.

그림 93

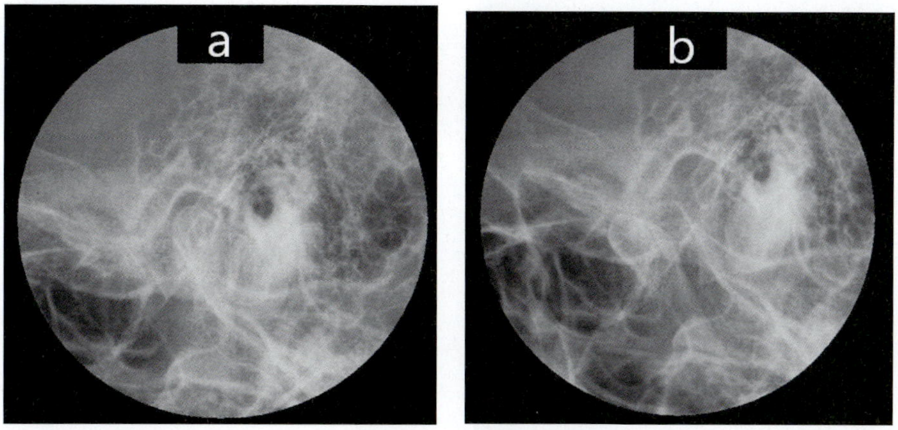

115 그림 93는 턱관절 영상이다. 검사 및 평가기준에 대한 설명이 옳은 것은?

① 중심선속은 수직으로 입사한다.

② 반대쪽 턱관절과 겹쳐서 나타나야 한다.

③ a는 입을 벌린 자세이고 b는 입을 다문 자세이다.

④ 상수용체면과 정중시상면이 평행이 되도록 한다.

⑤ 아래턱뼈돌기는 바깥귀길과 겹쳐서 나타나야 한다.

정측방향 자세(true lateral position)를 취하고, 중심선속은 다리쪽 15도(Law법) or 다리쪽 25~30도(Schuller법)로 입사한다.

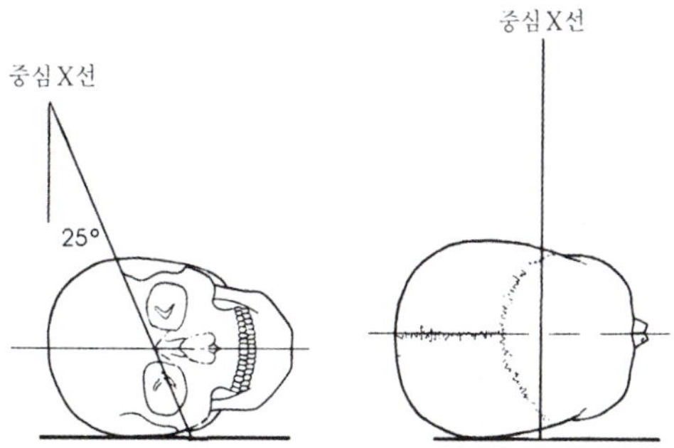

그림 94

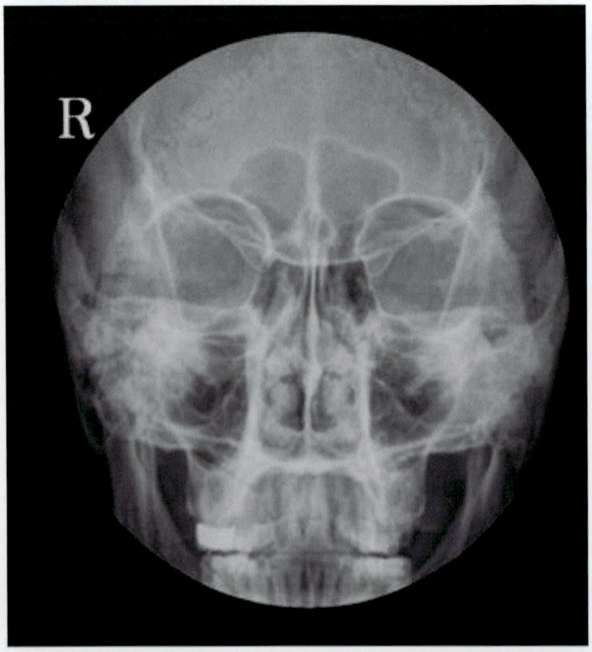

116 **그림 94**는 코곁굴 Caldwell법 영상이다. 검사기준선–중앙점–중심선속에 대한 연결이 옳은 것은?

① OML – 코뿌리점 – 수직입사
② OML – 코뿌리점 – 다리쪽 15도
③ OML – 코가시점 – 수직입사
④ AML – 턱모서리점 – 머리쪽 15도
⑤ IOML – 코가시점 – 다리쪽 15도

Caldwell법은 Skull PA projection이다. (petrous ridge가 orbit하연 1/3지점에 위치하고 있으므로 중심선속은 다리쪽 15도 입사이다.)

117 **그림 94**에서 주로 관찰하고자 하는 해부학적 구조물은?

① 이마굴
② 광대활
③ 꼭지벌집
④ 뇌하수체오목
⑤ 관자뼈붓돌기

118 **그림 94**의 평가기준에 대한 설명이 옳은 것은?

① Petrous ridge는 orbit 중앙에 위치한다.
② Petrous ridge는 orbit 상연 1/3지점에 위치한다.
③ Petrous ridge는 orbit 하연 1/3지점에 위치한다.
④ Petrous ridge는 infraorbital margin 바로 밑에 위치한다.
⑤ Petrous ridge는 supraorbital margin 바로 위에 위치한다.

그림 95

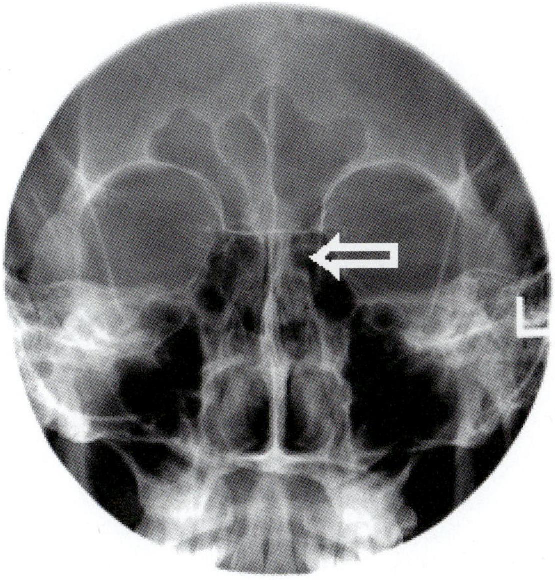

119 **그림 95**의 화살표한 부위의 해부학적 명칭으로 옳은 것은?

① 이마굴
② 위턱굴
③ 바위능선
④ 앞벌집굴
⑤ 이마코뼈봉합

영상구분은 frontonasal suture위로 frontal sinus, nasal fossa양 옆과 frontal sinus 바로 아래 anterior ethmoid sinus가 묘사되며 anterior ethmoid sinus 음영 사이 또는 바로 아래 nasal fossa를 통하여 sphenoid sinus가 묘사된다.

그림 96

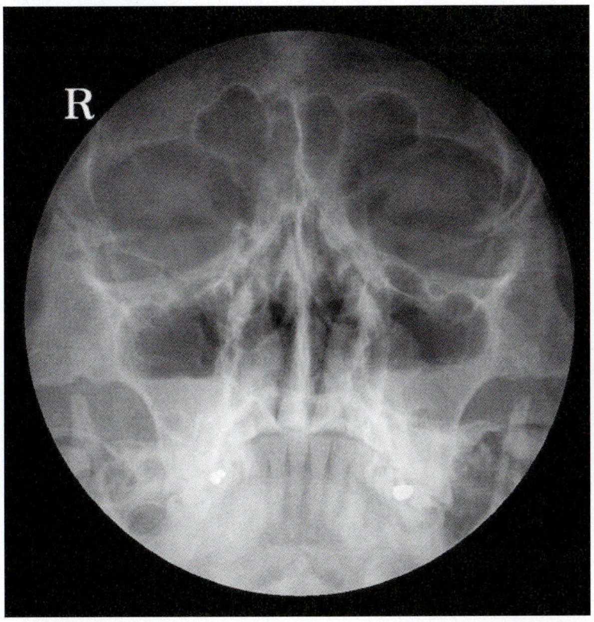

120 **그림 96**은 굴염 환자의 코곁굴 Waters법 영상이다. 환자를 선 자세로 검사하는 이유로 옳은 것은?

① 선예도 향상
② 환자의 통증 감소
③ 코중격의 왜곡 방지
④ 공기와 액체의 경계 확인
⑤ 위턱굴과 바위능선의 겹침 방지

뉴턴의 사과.

그림 97

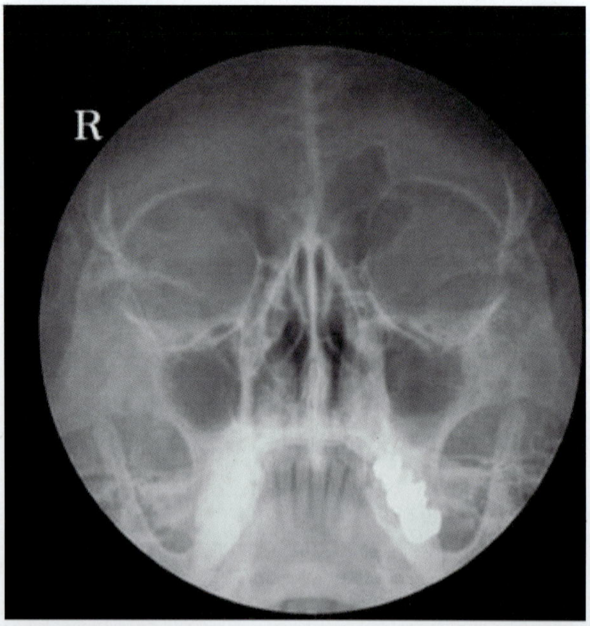

121 **그림 97**은 코곁굴 Waters법 영상이다. 검사에 대한 설명으로 옳은 것은?

① 중심선속은 다리쪽 15도로 입사한다.
② 환자를 테이블에 엎드린 자세로 검사한다.
③ 정중시상면이 상수용체면에 평행이 되도록 한다.
④ 코뿌리점이 상수용체 중앙에 위치하도록 한다.
⑤ 안와이공선과 상수용체면의 각도가 37°를 이루도록 한다.

환자는 선자세로 MSP가 상수용체면에 수직이 되도록 하고, OML과 37도를 이루도록 고개를 들어 코가시점이 상수용체 중앙에 위치하도록 한다. 중심선속은 중앙점을 향해 수직 입사한다.

122 **그림 97**에서 주로 관찰하고자 하는 해부학적 구조물은?

① 이마굴
② 벌집굴
③ 나비굴
④ 광대활
⑤ 위턱굴

123 **그림 97**의 영상 평가기준에 대한 설명으로 옳은 것은?

① 나비굴이 나타나야 한다.
② 치아돌기가 나타나야 한다.
③ 이마굴의 왜곡을 방지하여야 한다.
④ 원형구멍은 위턱굴 하부에 나타나야 한다.
⑤ 위턱굴과 바위능선의 겹침을 방지하여야 한다.

PNS Waters법의 주관찰대상은 maxillary sinus이고, frontal sinus는 왜곡되어 나타난다. OML이 상수용체면과 이루는 각도가 37°인 이유는 maxillary sinus와 petrous ridge의 겹침을 방지하기 위함이고, 이때 foramen rotundum은 maxillary sinus상부~orbit하연 사이에 나타난다.

그림 98

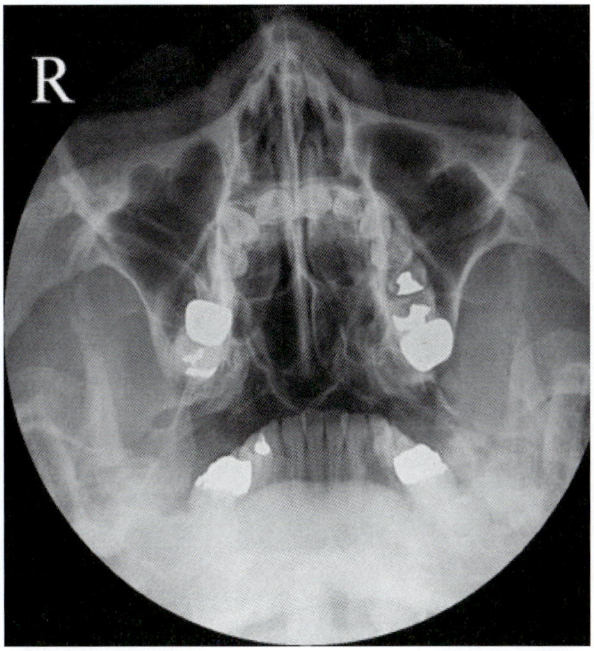

124 그림 98에 대한 설명으로 옳은 것은?

① 중심선속은 다리쪽 15도로 입사한다.
② 나비굴(sphenoid sinus)을 관찰하고자 한다.
③ 환자를 테이블에 엎드린 자세로 촬영한다.
④ 입을 다문 상태(closed-mouth)로 검사한다.
⑤ 코뿌리점(nasion)이 상수용체 중앙에 위치하도록 한다.

Parietoacanthial transoral projection (Open-mouth Waters법)으로 환자는 선 자세에서 입을 벌리고 acanthion을 향해 수직입사한다.

그림 99

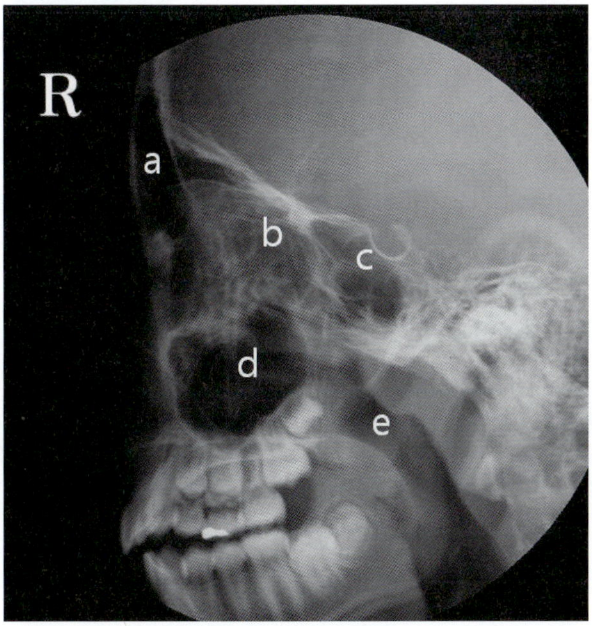

125 그림 99 해부학적 명칭이 옳은 것은?

① a – 위턱굴
② b – 이마굴
③ c – 나비굴
④ d – 벌집굴
⑤ e – 뇌하수체오목 pharynx

a – 이마굴(frontal sinus)
b – 벌집굴(ethmoid sinus)
d – 위턱굴(maxillary sinus)
e – 인두(pharynx)

그림 100

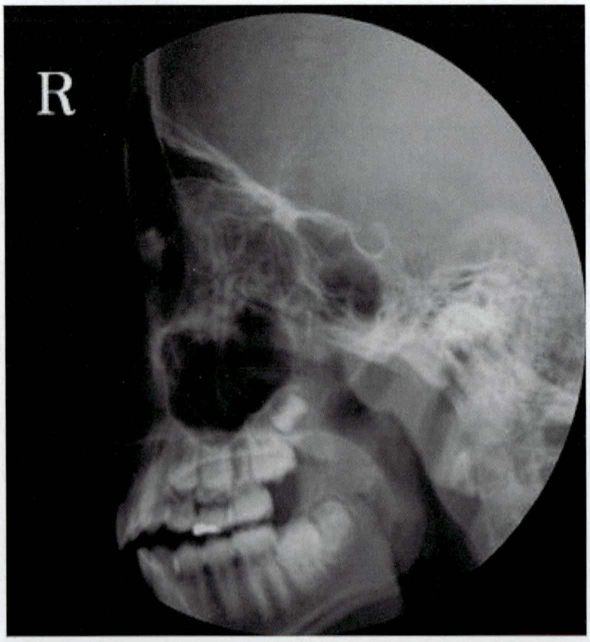

126 **그림 100**은 코곁굴 측방향 영상이다. 검사에 대한 설명으로 옳은 것은?

① 상수용체면과 동공간선이 수직이 되도록 한다.
② 상수용체면과 정중시상면이 수직이 되도록 한다.
③ 상수용체면과 하악이공선이 수직이 되도록 한다.
④ 상수용체면 횡축과 안와이공선이 평행이 되도록 한다.
⑤ 상수용체면 횡축과 비극이공선이 평행이 되도록 한다.

Skull true lateral position과 동일하고, 선속제한기구를 사용한다.

그림 101

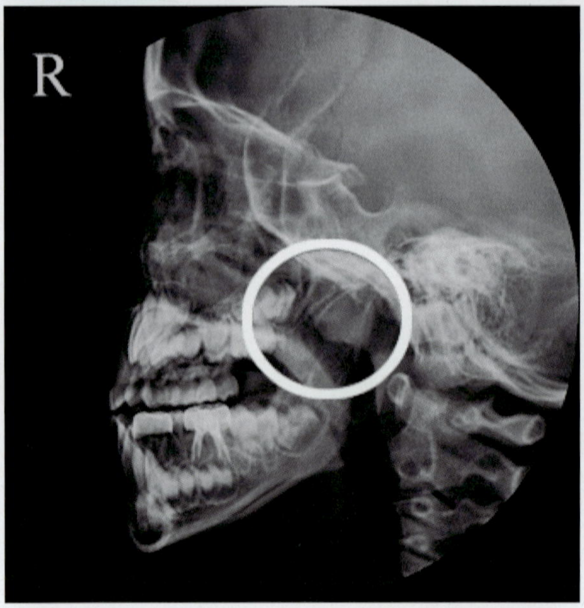

127 **그림 101**은 소아의 PNS lateral 영상이다. 동그라미 표시한 아데노이드 부위의 비대를 진단하기 위한 방법으로 적당한 것은?

① 목을 굴곡시킨다.
② 목을 신전시킨다.
③ 씹기 운동을 하며 검사한다.
④ 길게 '아' 발성을 하며 검사한다.
⑤ 입으로 숨을 들이쉬면서 검사한다.

아데노이드 증식(adenoid vegetation): 아데노이드는 편도선과 같은 림프 조직의 일부로 코와 목 사이에 있어 인두편도라고도 하며, 아데노이드가 비대해지면 코에서 후두로 넘어가는 통로를 막게 되어 코호흡장애를 일으키게 된다. 목을 신전시키고, 비인두를 공기로 채우기 위해 코로 숨을 들이쉬면서 검사한다.

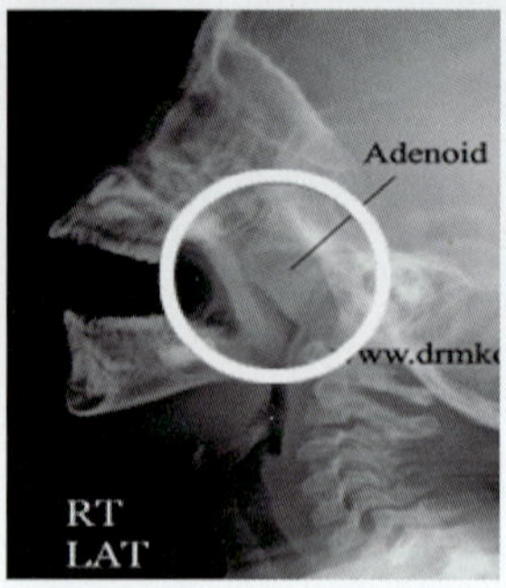

그림 102

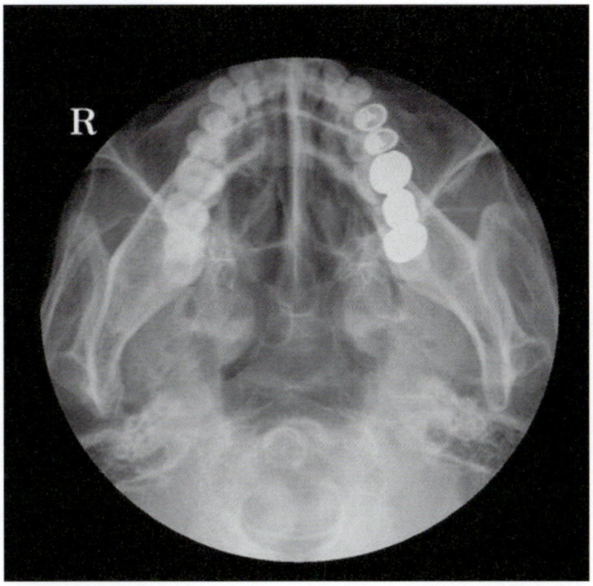

128 **그림 102**의 검사법(중심선속의 방향에 따른) 명칭으로 옳은 것은?

① 접선방향 검사
② 축측방향 검사
③ 안와두정방향 검사
④ 두정비극방향 검사
⑤ 하악두정방향 검사

PNS Schuller법 영상이다.

그림 103

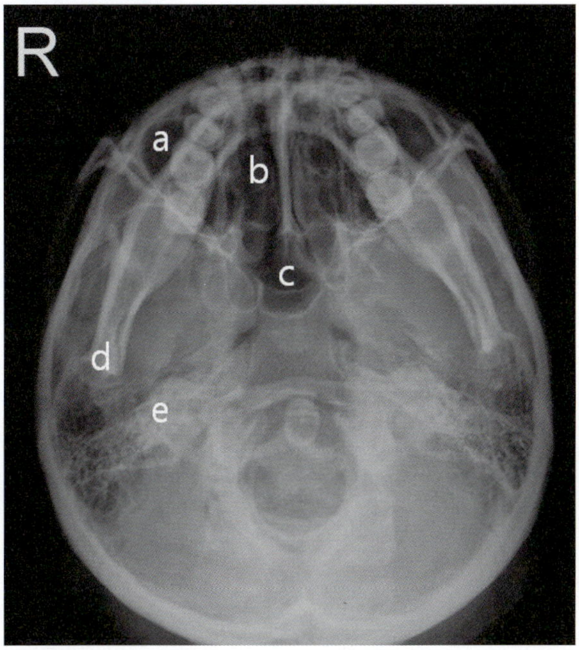

129 **그림 103**의 해부학적 명칭이 옳은 것은?

① a – 이마굴
② b – 위턱굴
③ c – 나비굴
④ d – 바위능선
⑤ e – 아래턱뼈돌기

a는 maxillary sinus이다. cranial base검사에서는 frontal sinus가 나타나지 않는다.

그림 104

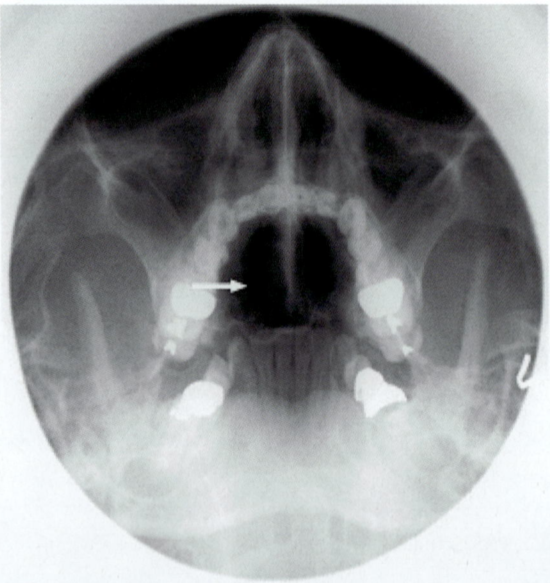

130 **그림 104**의 화살표한 부위의 해부학적 명칭으로 옳은 것은?

① 코오목
② 이마굴
③ 벌집굴
④ 나비굴
⑤ 위턱굴

Parietoacanthial transoral projection(Pirie법)이다.

131 **그림 104**의 환자 검사자세에 대한 설명으로 옳은 것은?

① 바로 누운 자세
② 씹기 운동 자세
③ 반 엎드린 자세
④ 입을 벌린 자세
⑤ 입을 다문 자세

open mouth로 인해 upper dental arch와 sphenoid sinus가 분리된다. 또한 air-fluid level 관찰을 위해 erect(seated)한다.

그림 105

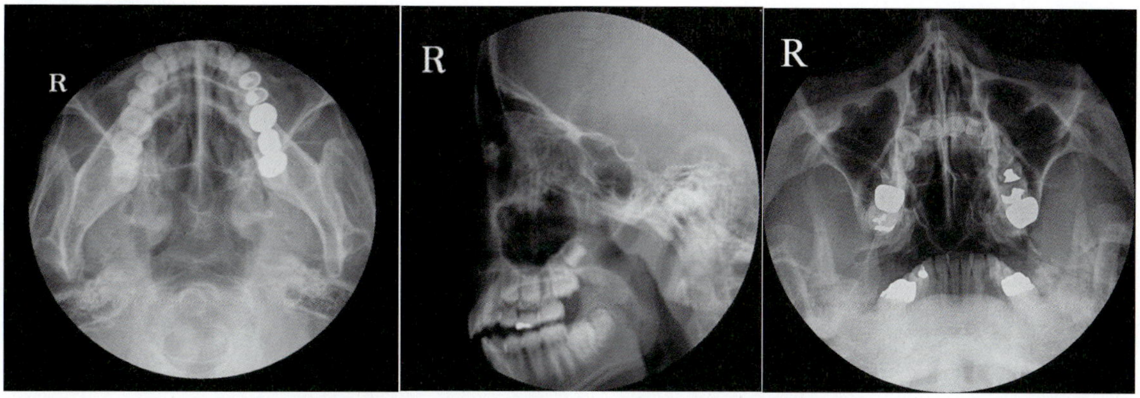

132 **그림 105**에서 공통적으로 관찰하고자 하는 해부학적 구조물은?

① 이마굴
② 나비굴
③ 광대활
④ 위턱굴
⑤ 치아돌기

Sphenoid sinus는 Schuller법, Lateral법, Pirie법에서 묘사된다.

133 아래 그림 중 관찰하고자 하는 부위가 나머지와 구분되는 것은?

①
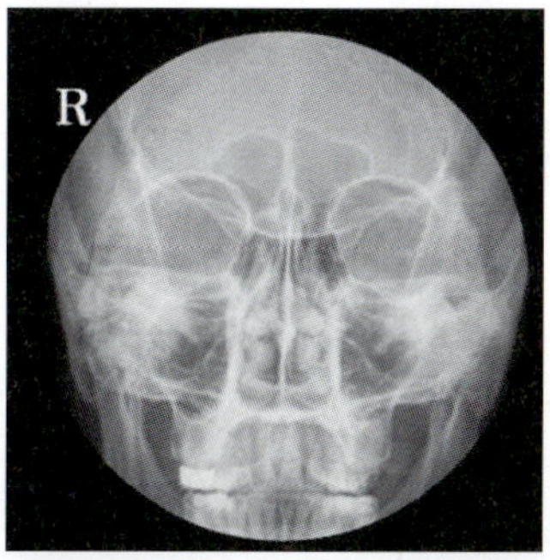

②
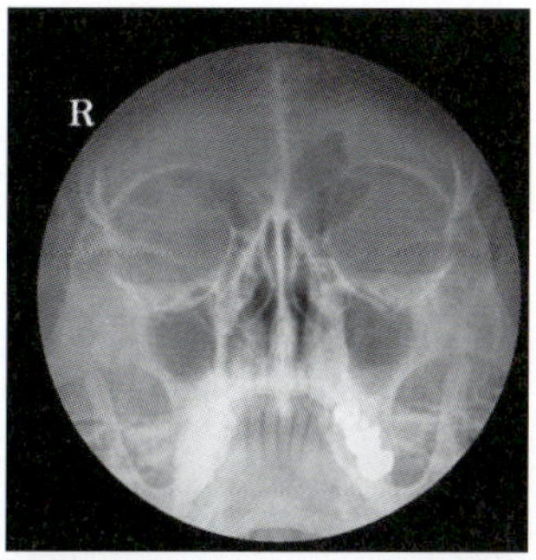

③
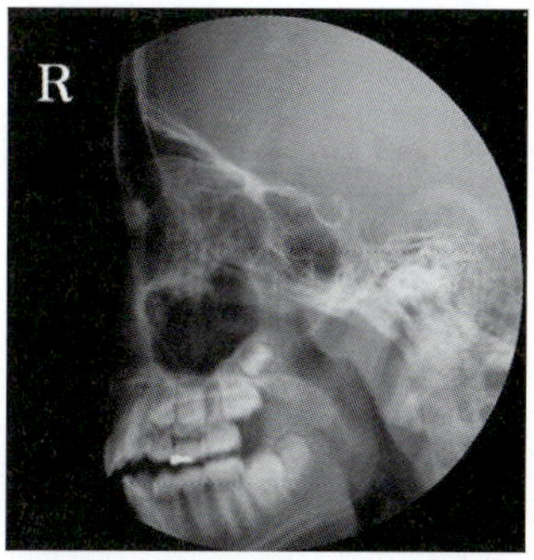

④
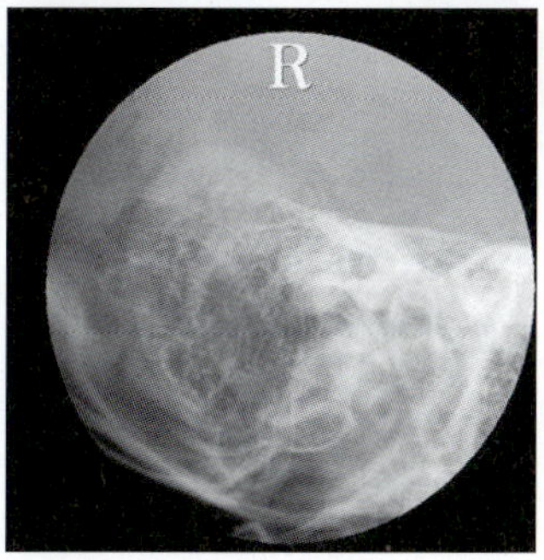

⑤
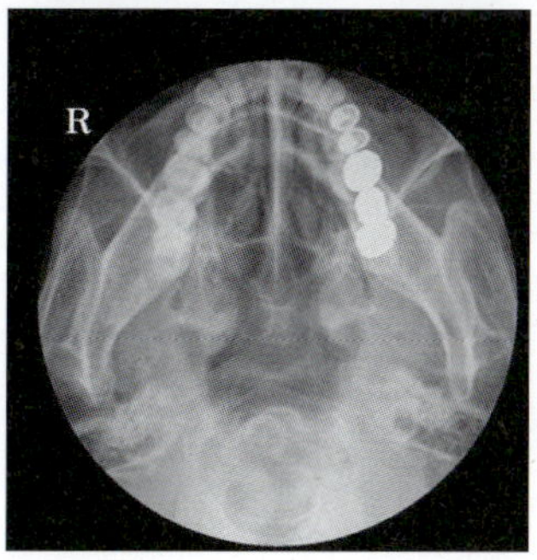

PNS series가 아닌 것은?

그림 106

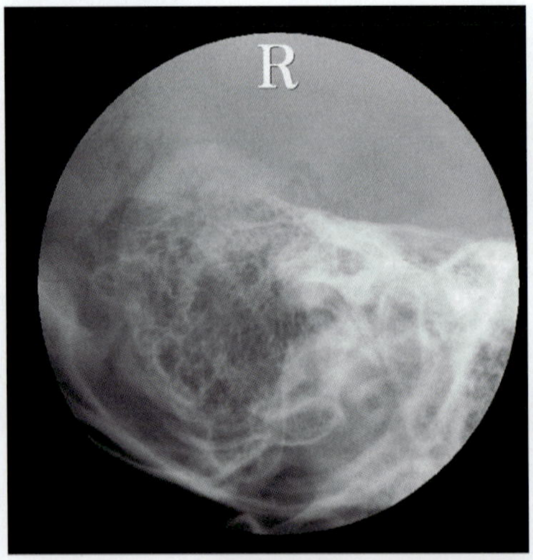

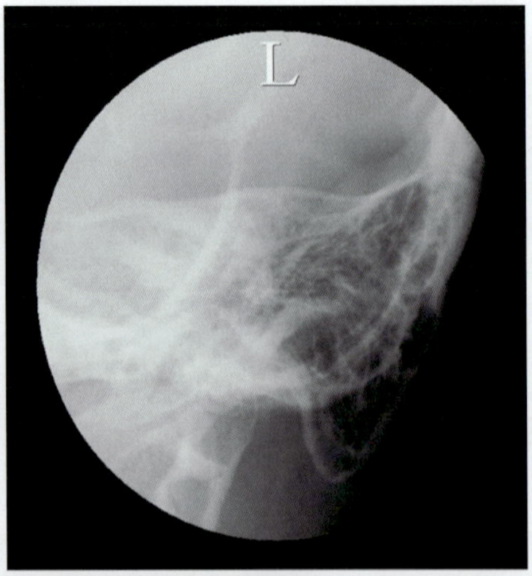

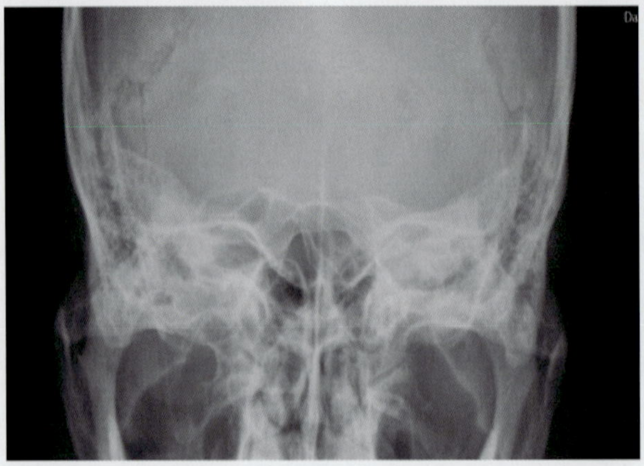

134 **그림 106**에서 공통적으로 관찰하고자 하는 해부학적 구조물은?

① 벌집굴
② 꼭지벌집
③ 치아돌기
④ 턱관절
⑤ 관자뼈붓돌기

Mastoid series: Law, Stenvers, Towne

그림 107

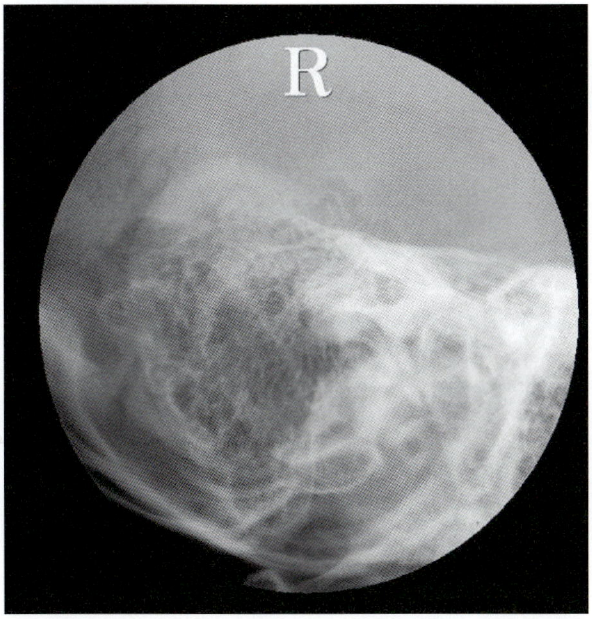

135 **그림 107**의 검사목적에 해당하는 해부학적 구조물은?

① 벌집굴
② 꼭지벌집
③ 치아돌기
④ 시각신경구멍
⑤ 관자뼈붓돌기

Law법

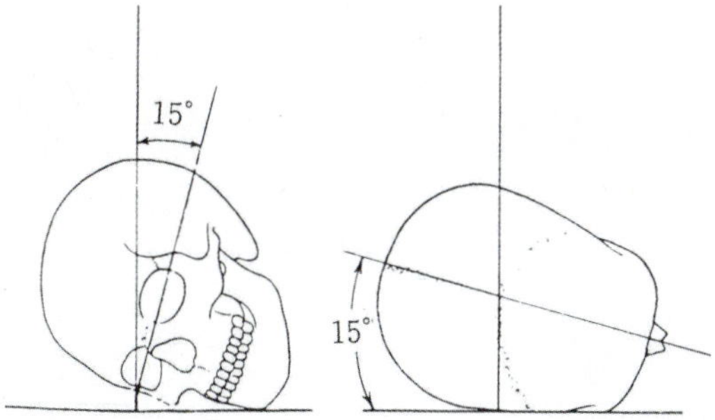

136 **그림 107**은 Law법-단일방향각 방법으로 검사한 영상이다. 검사에 대한 설명으로 옳은 것은?

① 환자는 누운 자세로 한다.
② 꼭지벌집과 턱관절은 겹쳐져서 관찰된다.
③ 검사반대쪽 머리 옆면을 상수용체에 밀착시킨다.
④ 중심선속은 바깥귀길 후방 2.5 cm을 향해 머리쪽 15도로 입사한다.
⑤ 정측면 자세에서 머리의 정중시상면을 상수용체 쪽으로 15도 회전시킨다.

Law법-단일방향각 방법(single angulation method): 검사쪽 머리 옆면을 IR에 밀착, MSP 15도 회전, caudal 15도 입사

137 Law법-이중방향각 검사시 중심선속의 방향은?

① 머리쪽 15°, 안면쪽으로 15° 입사한다.
② 다리쪽 15°, 안면쪽으로 15° 입사한다.
③ 머리쪽 15°, 안면쪽으로 45° 입사한다.
④ 다리쪽 15°, 안면쪽으로 45° 입사한다.
⑤ 머리쪽 45°, 안면쪽으로 15° 입사한다.

Law법의 원칙은 double angulation method이지만 cut-off가 발생할 우려가 있어, 최근에는 modified Law법인 single angulation method를 많이 사용한다.

138 **그림 107**과 같이 꼭지벌집의 선예하고 미세한 부분까지 관찰하기 위한 방법으로 옳은 것은?

① 조사야를 최대한 늘인다.
② 대초점의 엑스선관을 사용한다.
③ 원거리(SID=180 cm)검사를 한다.
④ 고관전압(100 kVp 이상)을 사용한다.
⑤ 고해상능의 FPD(flat panel detector)를 상수용체로 사용한다.

산란선에 의한 영향을 최소화하고 선예도를 향상시키기 위해 Screen-Film system에서는 고해상능 증감지 사용, 소초점 사용, 조사야 제한, 근거리 검사, 적정관전압(70~80 kVp) 사용 등의 원칙을 지켜야 한다. 최근에는 고해상도의 FPD를 장착한 DR system의 도입으로 선예한 영상을 얻기가 더욱 수월해졌다.

그림 108

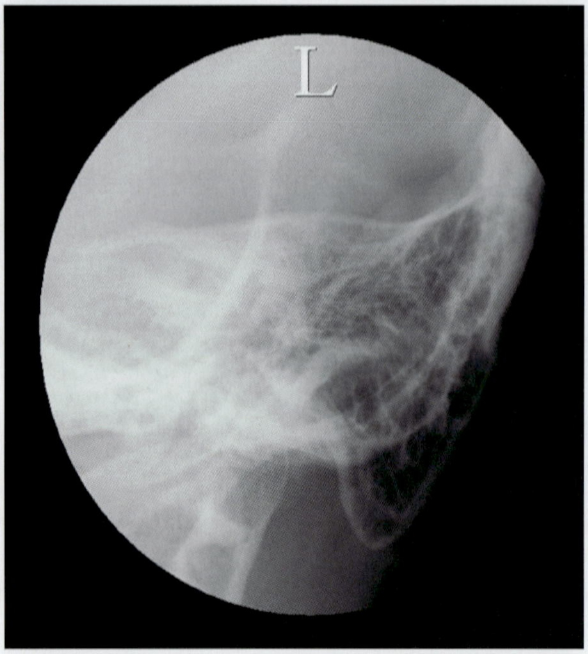

139 **그림 108**는 꼭지돌기 Stenvers법 영상이다. 상수용체면 횡축과 수직이 되어야 하는 검사기준선은?

① 동공간선
② 안와이공선
③ 미간이공선
④ 비극이공선
⑤ 안와하이공선

Stenvers법은 prone자세에서 MSP 45도 회전 후 중심선속을 cephalic 12도로 입사한다.

140 그림 108에서 머리의 정중시상면이 상수용체면에 대하여 45°가 되어야 하는 이유는?

① 확대방지
② 바위능선의 왜곡방지
③ 양쪽 꼭지돌기의 겹침 방지
④ 아래턱뼈가지와 목뼈의 중복 방지
⑤ 아래턱뼈돌기와 목뼈의 중복 방지

141 그림 108과 정반대되는 안쪽윤곽면 검사법은?

① Law법 ② Pirie법 ③ Arcelin법
④ Lysholm법 ⑤ Henschen법

Arcelin법(revers Stenvers법)은 supine 자세에서 MSP 45도 회전 후 중심선속을 caudal 10도로 입사한다.

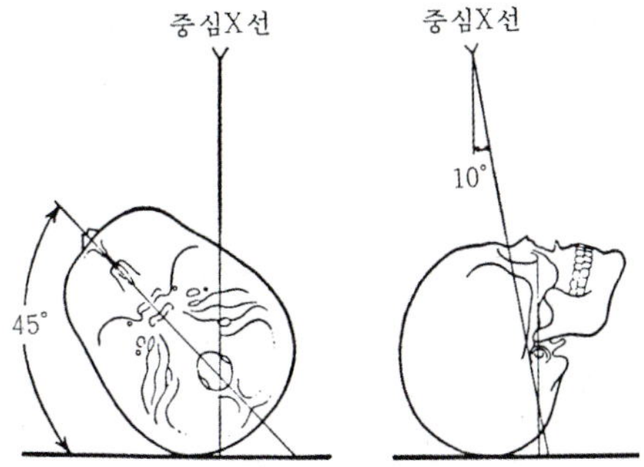

142 그림 108과 같이 꼭지부위를 묘사하고자 하는 검사법에 대한 설명(명칭–환자자세–중심선속)으로 옳지 않은 것은?

① Law법 – prone – 다리쪽 15도
② Miller법 – prone – 다리쪽 12도
③ Mayer법 – supine – 다리쪽 45도
④ Arcelin법 – supine – 다리쪽 10도
⑤ Stenvers법 – prone – 머리쪽 12도

Miller법은 supine position에서 중심선속을 caudal 12도로 입사하는 anterior profile 검사로서 혀밑신경관(hypoglossal canal)을 관찰할 수 있다.

그림 109

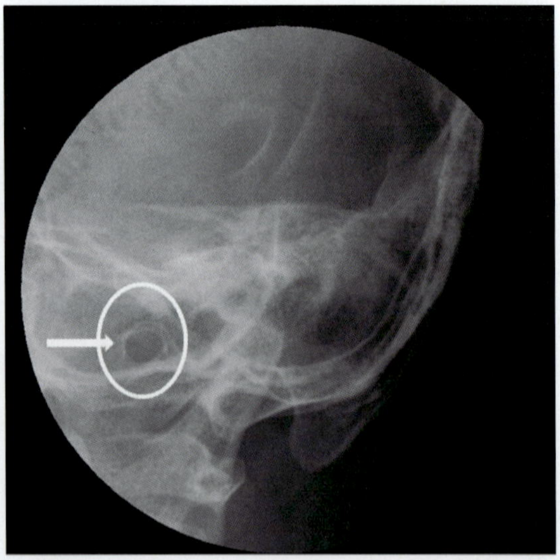

143 **그림 109**에서 화살표한 부위의 해부학적 명칭으로 옳은 것은?

① 타원구멍
② 목정맥구멍
③ 혀밑신경관
④ 뇌막동맥구멍
⑤ 시각신경구멍

혀밑신경관(hypoglossal canal)을 보기위한 Miller법

144 **그림 109**에서 적당한 머리회전(정중시상면과 상수용체면이 이루는) 각도로 옳은 것은?

① 5도
② 15도
③ 25도
④ 35도
⑤ 45도

Petrous portion과 MSP가 이루는 각도가 장두형은 40도, 중두형은 47도, 단두형은 54도이므로 평균적으로 45도를 회전시킨다. 하지만, 최근 연구결과에 따르면 한국인의 머리형태는 대체로 단두형에 속하므로 이에 적합한 머리회전각(50~54도)을 적용해야 한다는 의견이 있다.

그림 110

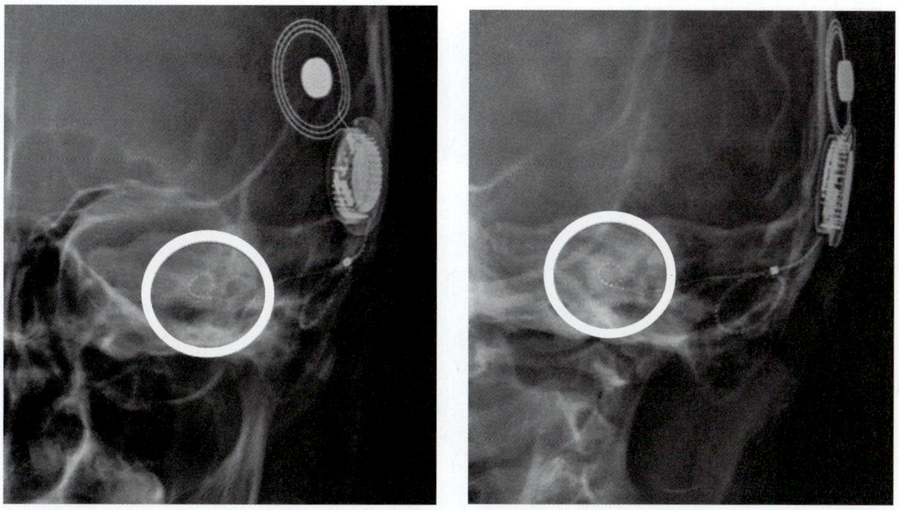

145 **그림 110**은 고도의 감각신경성 난청이 발생한 환자에게 시행한 이식수술로서 Electrode tip이 위치한 부위로 옳은 것은?

① 모루뼈　　② 등자뼈

③ 망치뼈　　④ 달팽이관

⑤ 고막

인공와우(cochlear implant): 와우(달팽이관)의 질환으로 양측 귀에 고도의 감각신경성 난청이 발생한 환자가 보청기를 착용하여도 청력에 도움이 안될 때 인공와우를 달팽이관에 이식하는 수술

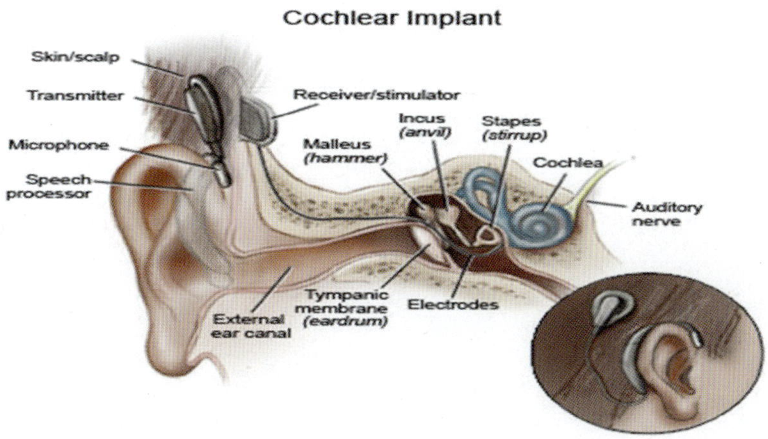

그림 111

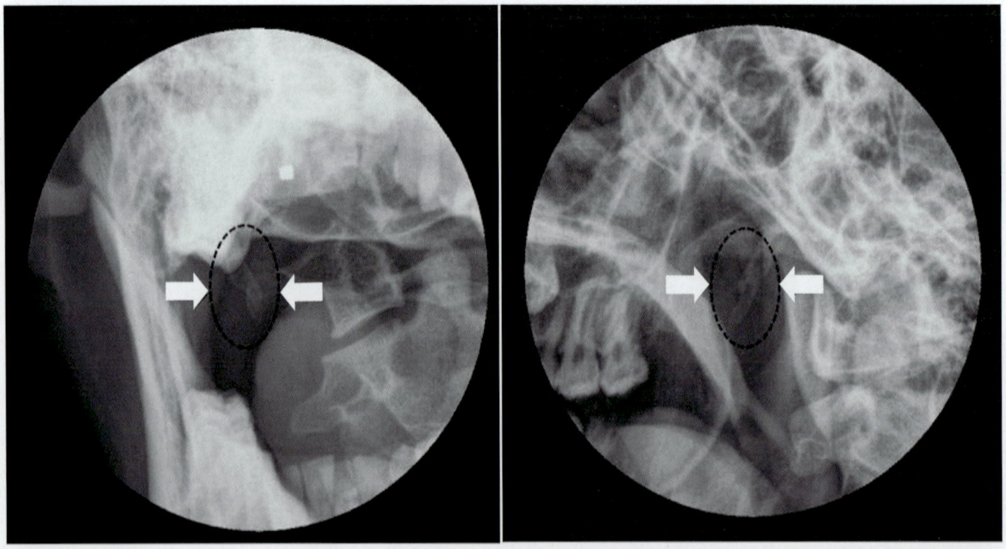

146 그림 111에서 화살표한 부위의 해부학적 명칭은?

① 위턱굴

② 꼭지벌집

③ 치아돌기

④ 시각신경구멍

⑤ 관자뼈붓돌기

Temporal styloid process의 AP oblique(Wigby–Taylor법) & Lateral(Fuchs법) 영상이다.

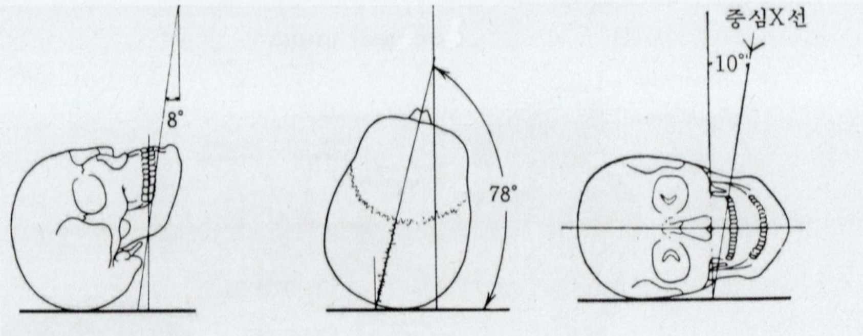

그림 112

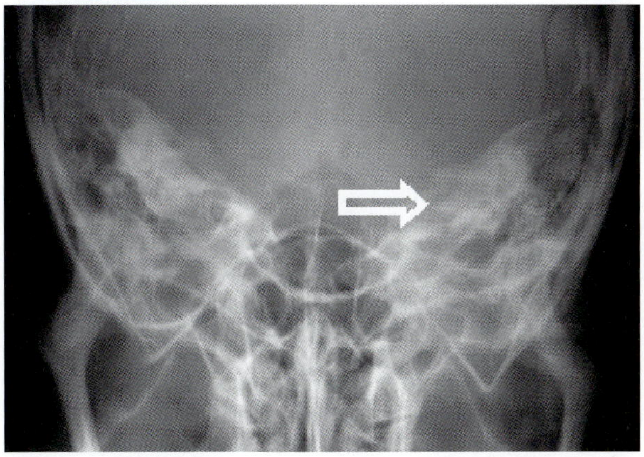

147 **그림 112**는 바위부위 전후 축방향 영상이다. 화살표의 해부학적 명칭은?

① 안장등
② 나비굴
③ 속귀길
④ 활꼴융기
⑤ 아래턱뼈돌기

148 **그림 112**에서 안와이공선을 상수용체면에 수직이 되도록 하였다면 중심선속의 방향은?

① 수직입사
② 머리쪽 30°
③ 다리쪽 30°
④ 머리쪽 37°
⑤ 다리쪽 37°

AP axial(Towne법) : 기준선-중심선속의 관계는 OML-caudal 30°, IOML-caudal 37°이다.

그림 113

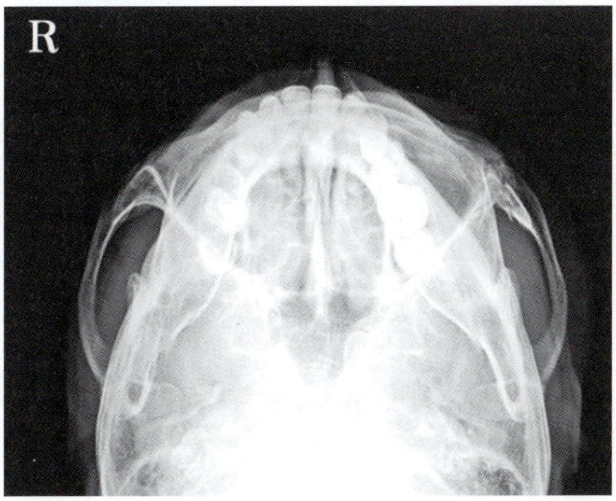

149 **그림 113**은 광대활의 하악두정방향 영상이다. 검사에 대한 설명으로 옳은 것은?

① 대초점 사용한다.
② 고관전압(100 kVp 이상) 검사한다.
③ 정중시상면이 상수용체면에 평행이다.
④ 초점-영상면 사이 거리는 180 cm이다.
⑤ 중심선속은 안와하이공선에 대해 수직 입사한다.

Cranial basal view에서 노출조건을 감소시키면 Zygomatic arch view가 된다.

그림 114

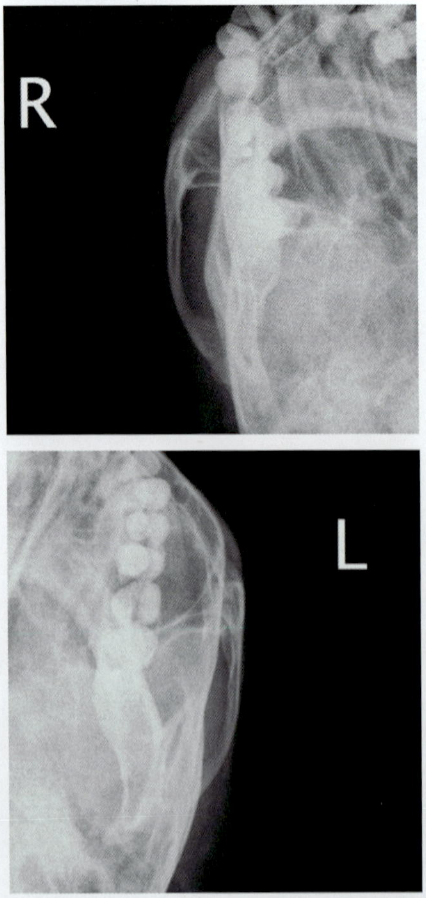

150 **그림 114**의 검사목적에 해당하는 해부학적 구조물은?

① 나비굴
② 광대활
③ 아래턱뼈
④ 꼭지돌기
⑤ 이틀돌기

Zygomatic arch tangential projection

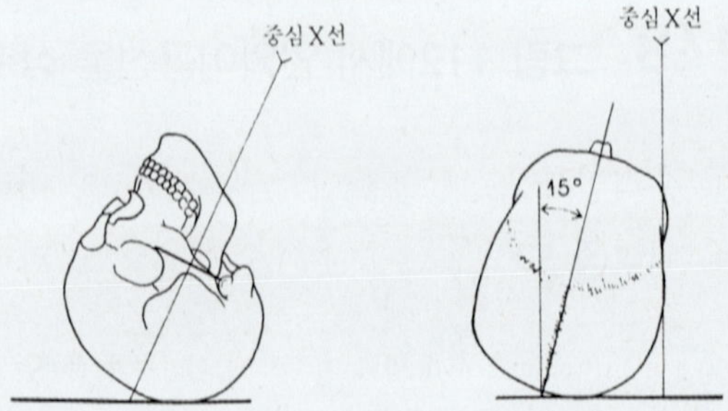

151 **그림 114**와 같이 좌우로 나누어 접선방향으로 검사를 시행하는 경우는?

① 환자의 뺨이 편평한 경우이다.
② 환자의 이마가 돌출된 경우이다.
③ 환자의 앞니가 돌출된 경우이다.
④ 피폭선량의 감소가 필요한 경우이다.
⑤ 목을 충분히 뒤로 제칠 수 없는 경우이다.

그림 115

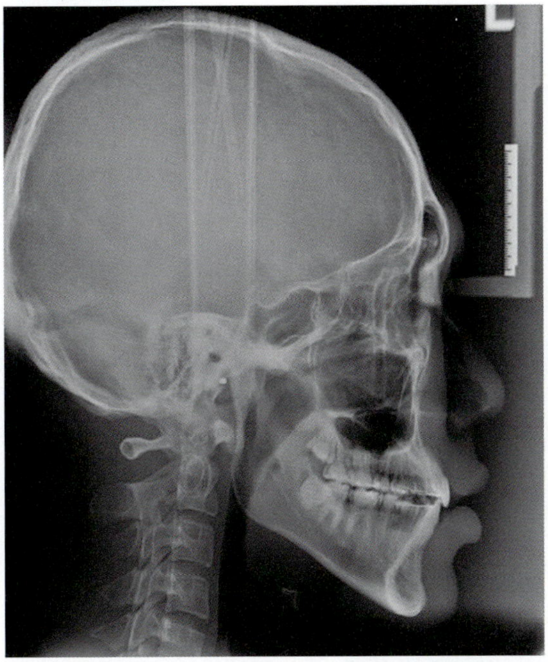

152 **그림 115**에서 머리뼈 세부구조를 묘사함과 동시에 상대적으로 방사선 흡수율이 낮은 코와 턱의 연조직을 묘사하기 위한 방법으로 옳은 것은?

① 확대검사
② 압박검사
③ 격자 사용
④ 대초점 사용
⑤ Wedge filter 사용

153 **그림 115**의 검사 명칭은?

① Sialography
② Cephalography
③ Laryngography
④ Pharyngography
⑤ Dacryocystography

머리 규격 측방향 검사(lateral cephalometric radiography)은 두개의 연조직, 부비동, 경구개, 치아의 상태, 부정교합의 형태적 진단, 안면의 외상에 의한 변형과 선천성 기형을 평가한다.

그림 116

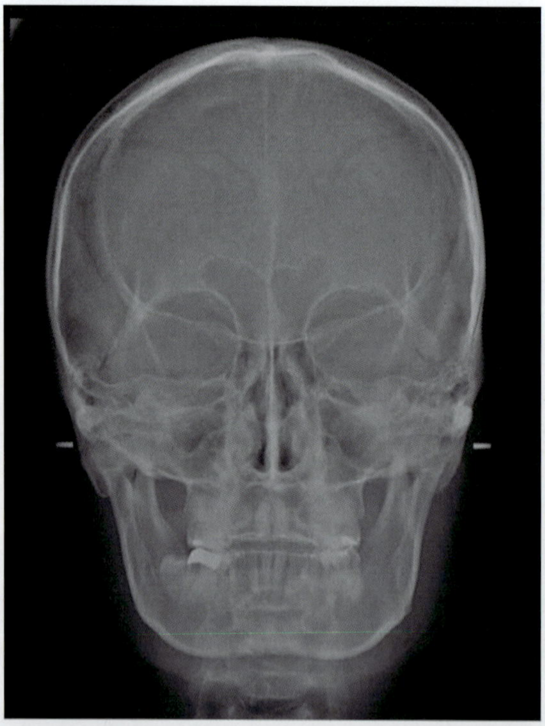

154 그림 116은 머리 규격 후전방향 영상이다. 검사에 대한 설명으로 옳은 것은?

① 양쪽 어금니를 벌린다.

② Wedge filter를 사용한다.

③ 양쪽 귀에 귀꽂이를 넣어 머리를 고정시킨다.

④ 머리 크기에 따라 초점-피사체 사이 거리를 변화시킨다.

⑤ 머리가 작은 경우 실제 크기의 2배 이상으로 확대 검사를 시행한다.

머리 규격 후전방향검사(PA cephalometric radiography)
- 양쪽 어금니를 꼭 다문고, 입술을 편안하게 다문다.
- 귀꽂이(ear rod)를 넣어 머리를 고정시켜 머리뼈의 비대칭 정도를 평가한다.
- 측방향 검사처럼 코와 턱의 연조직을 묘사하지 않기 때문에 Wedge filter를 사용지 않는다.
- 사진상의 재현성, 규격화를 위해 확대율이 일정해야 한다.(우리나라는 보통 1.1:1) 대부분의 장치가 FOD(focus-object distance)를 60 inch(152.4 cm)로 하고 있다.

그림 117

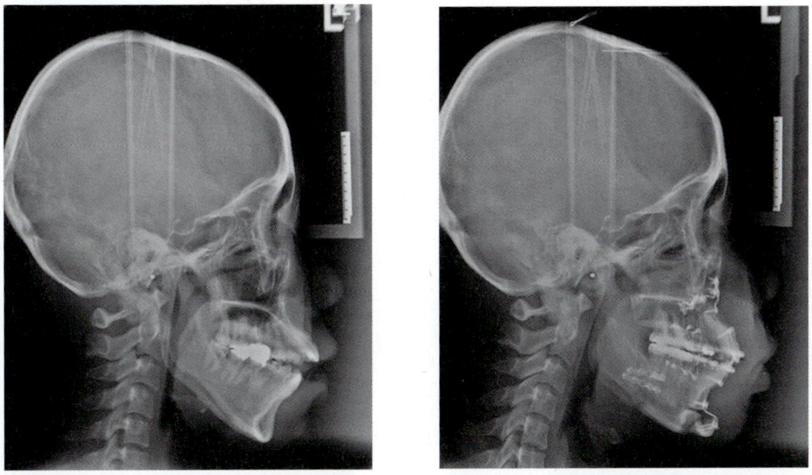

155 **그림 117**은 수술전·후의 영상이다. 검사목적으로 적당한 것은?

① 골밀도 측정　② 치아 연령 측정　③ 안면 윤곽 측정
④ 연하 장애 측정　⑤ 혈행 장애 측정

Lateral Cephalography는 머리뼈 세부구조를 묘사함과 동시에 상대적으로 방사선 흡수율이 낮은 코와 턱의 연조직을 묘사하여 안면 윤곽을 측정한다.

그림 118

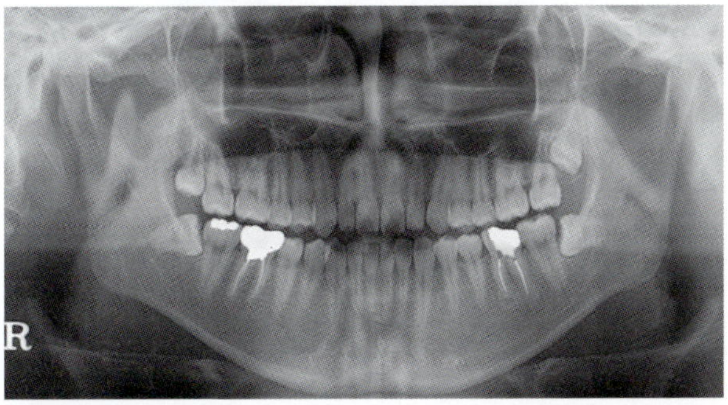

156 **그림 118**의 검사목적에 해당하는 해부학적 구조물은?

① 이틀활
② 고실개
③ 꼭지돌기
④ 치아돌기
⑤ 관자뼈붓돌기

157 **그림 118** 영상에 대한 설명으로 옳은 것은?

① 테이블에 누운자세로 검사한다.
② 구강내검사에 비해 해상력이 좋다.
③ 구강내검사에 비해 검사노출시간이 짧다.
④ 셋째 큰어금니, 매복치아 등의 평가에 이용된다.
⑤ 구강내검사에 비해 움직임에 의한 불선예도가 발생할 확률이 낮다.

구강내(intra oral) 검사에 비해 검사노출시간이 길어 움직임에 의한 불선예도가 발생할 확률이 높다.

158 머리쪽으로 중심선을 입사한 영상은?

①
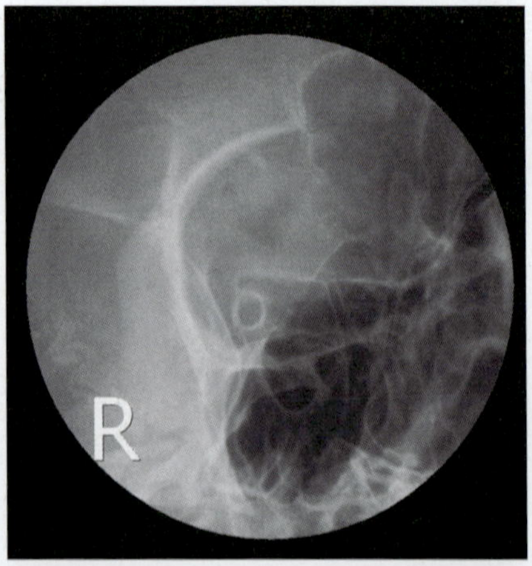

②
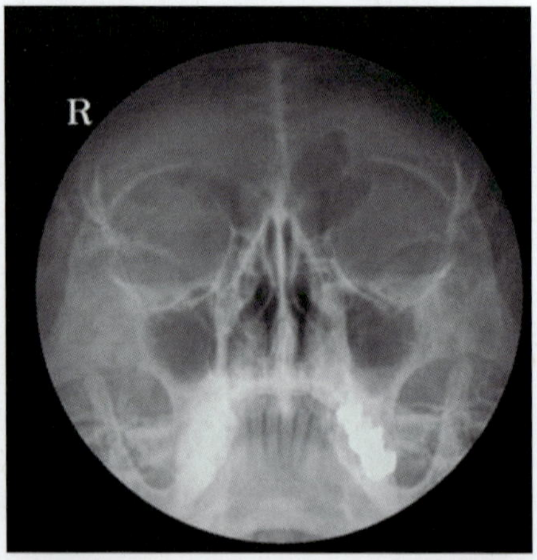

③
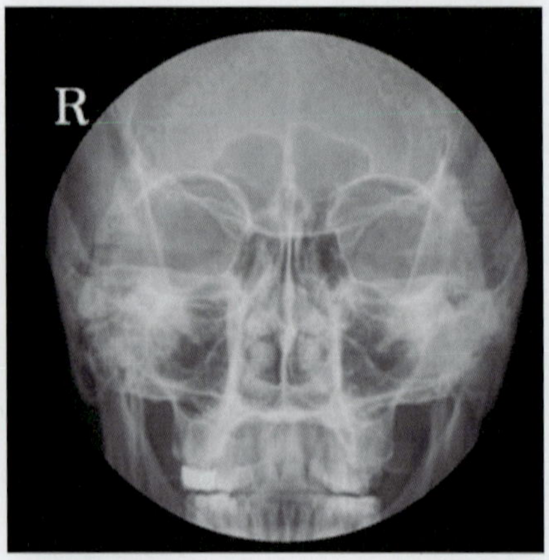

④
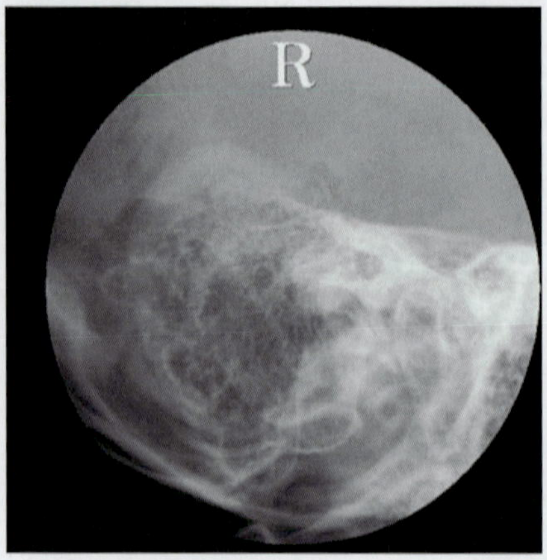

⑤
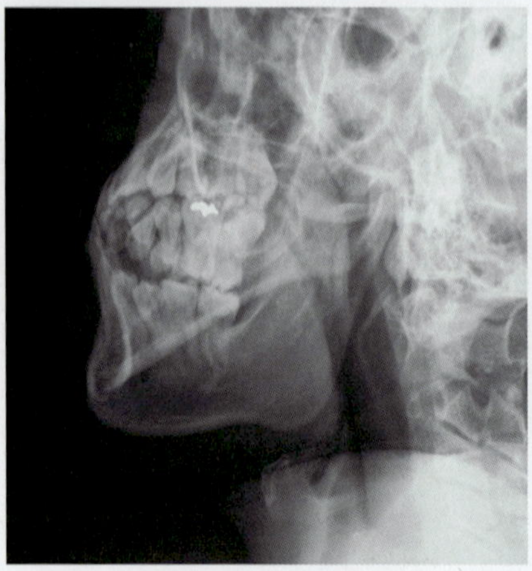

① – Optic foramen Rhese – 수직입사
② – PNS Waters – 수직입사
③ – PNS Caldwell – 다리쪽 15도
④ – Mastoid Law – 다리쪽 15도
⑤ – Mandible axiolateral – 머리쪽 25도

159 비극이공선이 검사기준선인 영상의 조합은?

가)

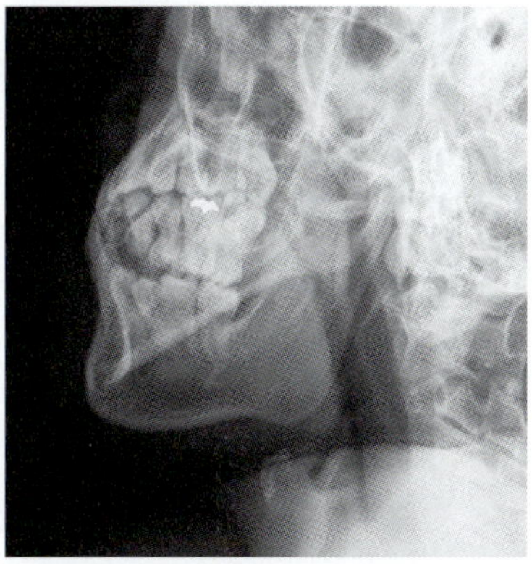

나)

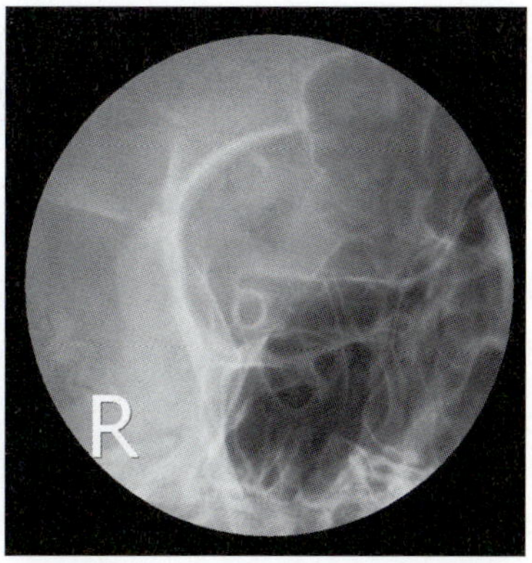

다)

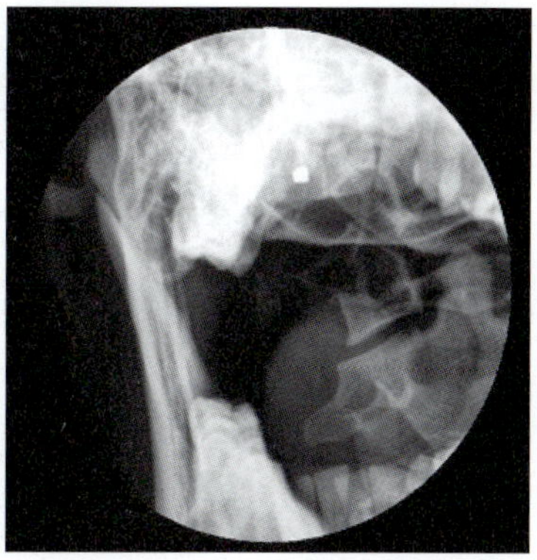

라)

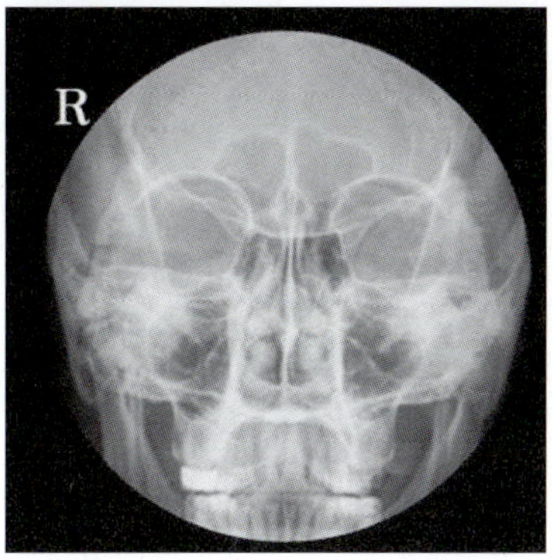

마)

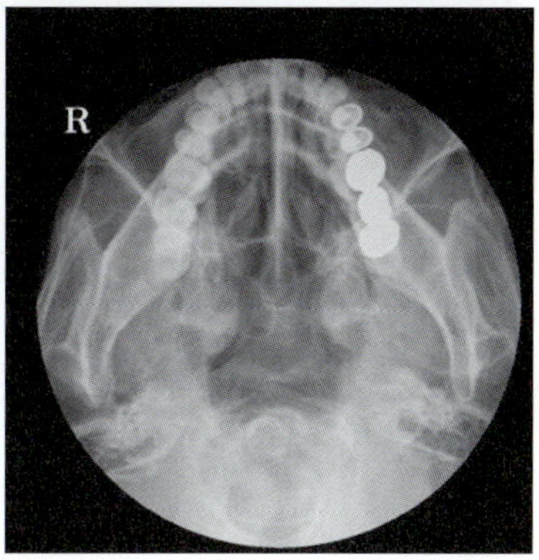

① 가, 나, 다　② 가, 나, 라　③ 나, 다, 라

④ 나, 다, 마　⑤ 다, 라, 마

가 – Mandible axiolateral – AML
나 – Optic foramen Rhese – AML
다 – Temporal styloid process AP oblique(Wigby–Taylor법) – AML
라 – PNS Caldwell – OML
마 – PNS Schuller – IOML

160 정측방향 자세로 검사한 영상의 조합은?

(가)

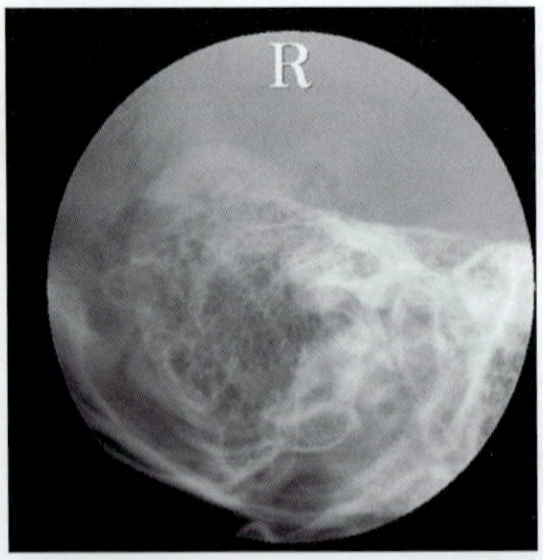

(나)

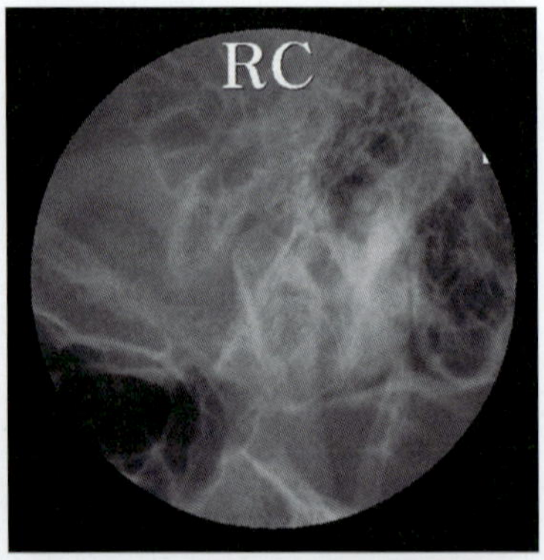

(다)

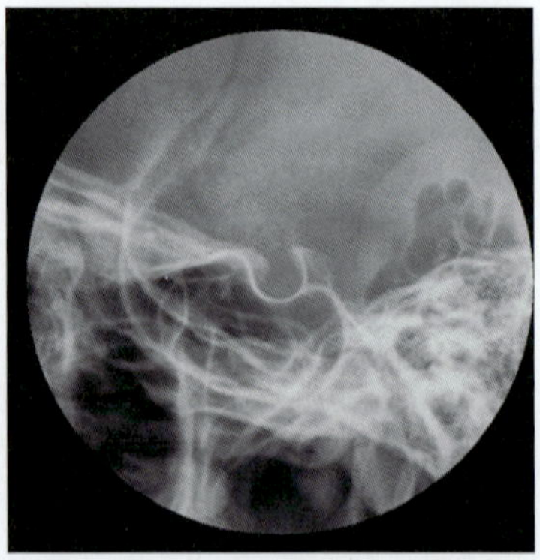

(라)

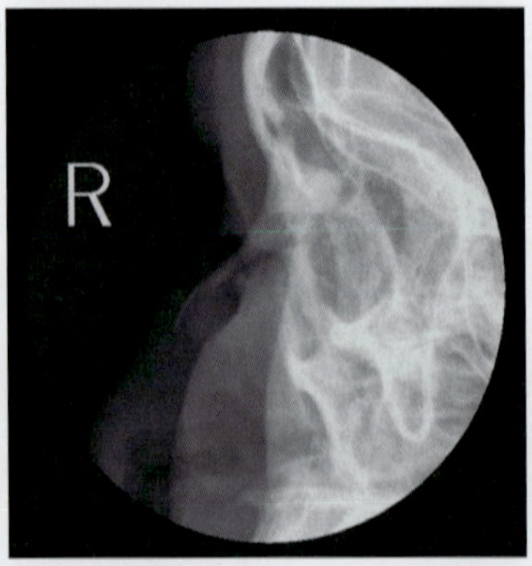

(마)

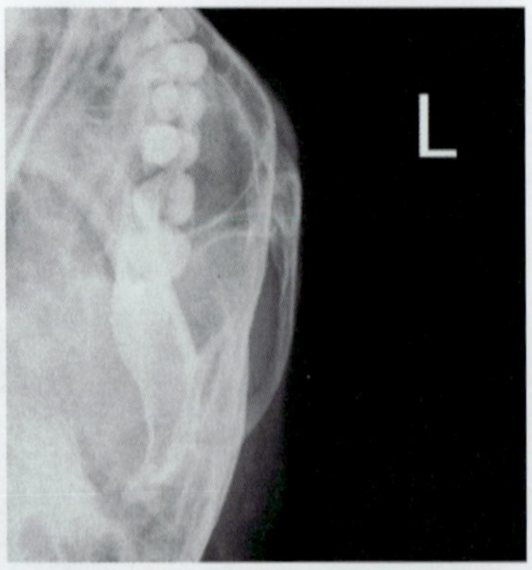

① 가, 나, 다　　② 가, 나, 라　　③ 나, 다, 라

④ 나, 다, 마　　⑤ 다, 라, 마

가 – Mastoid Law
나 – TM joint closed mouth
다 – Sella turcica lateral
라 – Nasal bone lateral
마 – Zygomatic arch tangential

그림 119

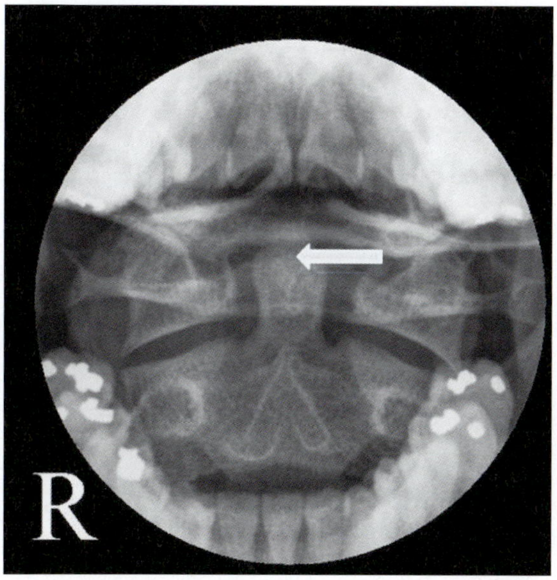

161 **그림 119**의 환자 검사자세에 대한 설명으로 옳은 것은?

① 엎드린 자세
② 씹기 운동 자세
③ 반 엎드린 자세
④ 입을 벌린 자세
⑤ 입을 다문 자세

Open mouth view: 입을 벌리고 혀를 고정시키기 위해 '아' 발음을 한다. 제 1 목뼈(atlas)와 제 2 목뼈(axis) 사이의 관절면과 치아돌기(odontoid process)를 관찰한다.

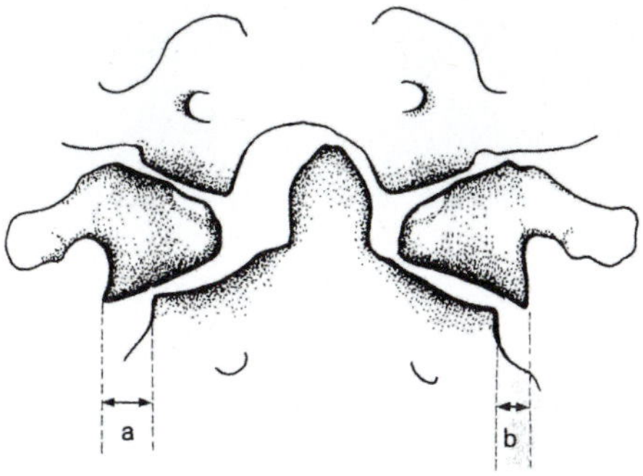

a+b≥7 mm 이상이면 불안정성 골절이며, 척추 고정술은 적응할 수 있다.

162 **그림 119**의 화살표한 부위의 해부학적 명칭은?

① 고리뼈
② 가시돌기
③ 치아돌기
④ 가로돌기
⑤ 머리뼈바닥

제 2 목뼈(axis)에 해당된다.

그림 120

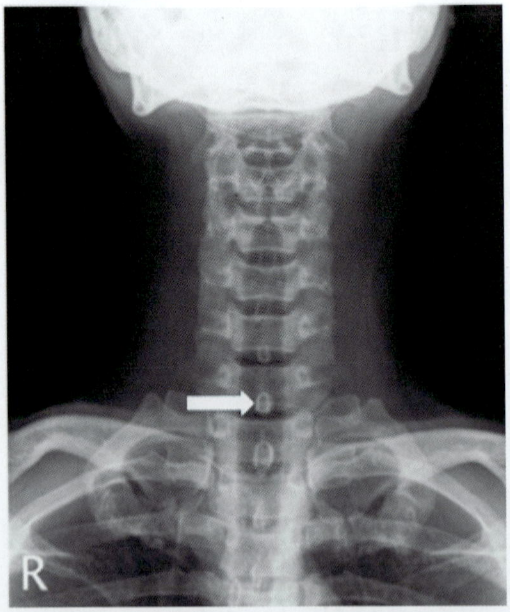

163 **그림 120**의 목뼈 전후방향 영상이다. 중심선속의 방향으로 옳은 것은?

① 수직입사
② 머리쪽 5°
③ 다리쪽 5°
④ 머리쪽 15°
⑤ 다리쪽 15°

제 4목뼈 높이에 상수용체 중심이 오도록 하고, Cephalic 15~20°로 입사한다. 아래턱뼈와 뒤통수뼈 음영은 고리뼈(atlas), 중쇠뼈(axis)와 겹쳐진다.

164 **그림 121**의 화살표한 부위의 해부학적 명칭으로 옳은 것은?

① 고리뼈
② 가로돌기
③ 가시돌기
④ 치아돌기
⑤ 척추뼈고리뿌리

가운데에 정렬한다.

그림 122

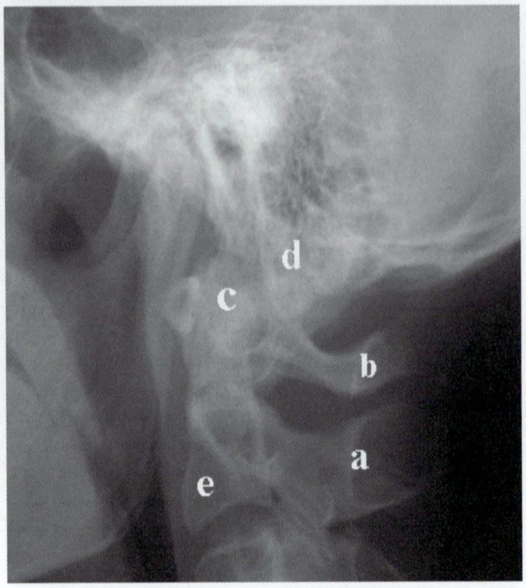

165 **그림 122**에서 중쇠뼈의 가시돌기를 나타내는 것은?

① a
② b
③ c
④ d
⑤ e

b는 고리뼈(atlas)의 posterior arch이다.

그림 123

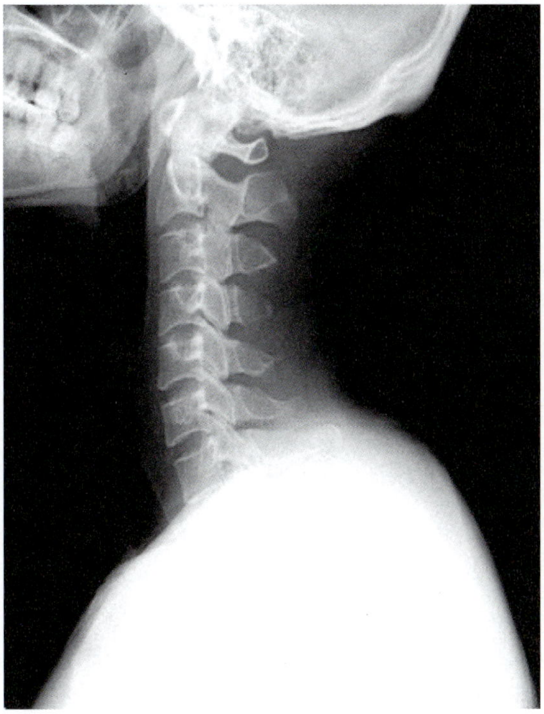

166 그림 123은 목뼈의 측방향 영상에 대한 설명으로 옳은 것은?

① 근거리(SID=100 cm) 검사를 한다.
② 치아돌기를 관찰할 수 있다.
③ 척추사이구멍을 관찰할 수 있다.
④ 어깨가 올라가도록 숨을 깊게 들이마신 후 멈춰서 검사한다.
⑤ 턱을 들어 아래턱뼈가지와 제 1, 제 2 목뼈가 겹치지 않도록 한다.

원거리(SID=180 cm)에서 어깨가 최대한 축 늘어뜨려질 수 있도록 심호기 후 멈춰서 검사하거나 양팔에 무거운 물체를 들기도 한다.

그림 124

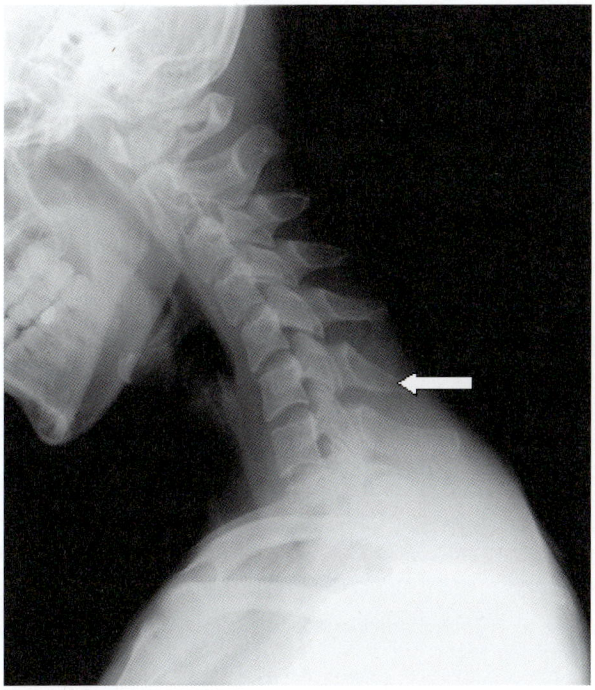

167 그림 124에 대한 설명으로 옳은 것은?

① 화살표 – 제 7 목뼈의 가시돌기
② 척추사이구멍을 관찰할 수 있다.
③ 목뼈의 전굴위 측방향 검사법이다.
④ 목뼈의 후굴위 측방향 검사법이다.
⑤ 근거리(SID=100 cm) 검사를 한다.

화살표는 spinous process C6

그림 125

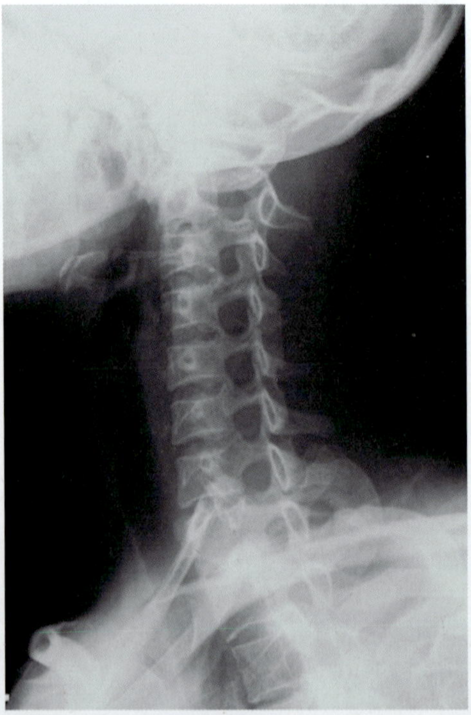

168 **그림 125**는 목뼈의 사방향 영상이다. 특히 보고자하는 해부학적 구조물은?

① 가로돌기
② 돌기사이관절
③ 척추뼈고리뿌리
④ 척추뼈사이구멍
⑤ 척추뼈사이공간

돌기사이관절(apophysial joint)은 측면상에서 잘 보인다.

그림 126

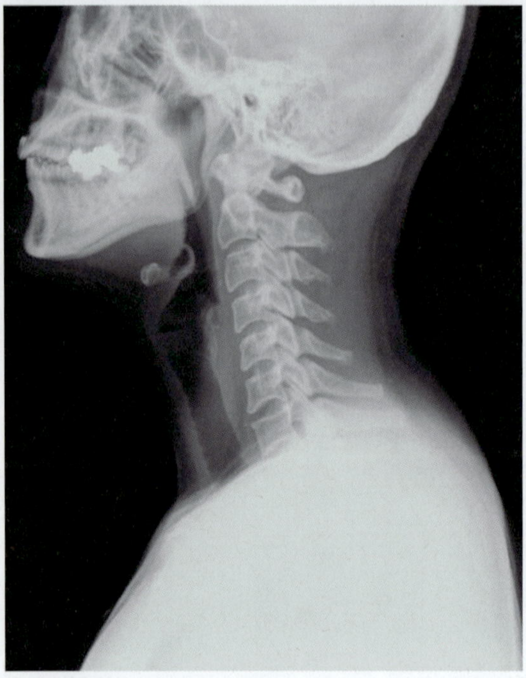

169 **그림 126**의 목 연부조직 측방향 영상에서 관찰할 수 없는 것은?

① 후두
② 기관
③ 목뿔뼈
④ 척추뼈사이구멍
⑤ 척추뼈사이공간

척추사이구멍(intervertebral foramen)은 사방향 영상에서 잘 보인다.

그림 127

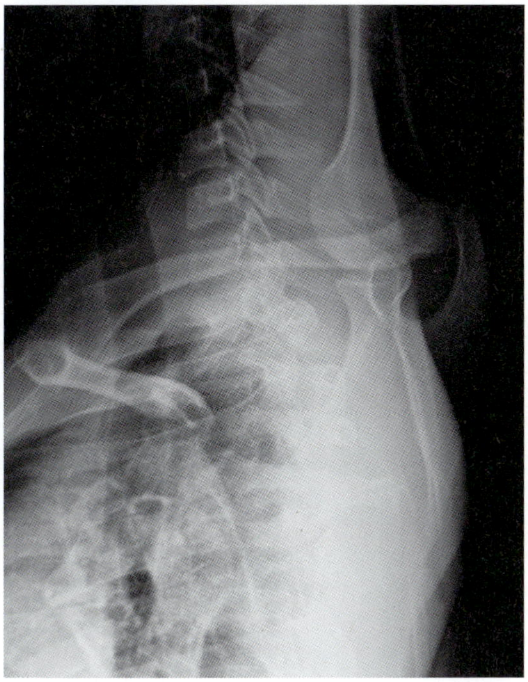

170 그림 127은 Swimmer's lateral projection 영상이다. 특히 보고자하는 해부학적 구조물은?

① Clavicle
② Scapular
③ Humerus
④ Odontoid process
⑤ Cervicothoracic junction

Swimmer's lateral projection : 어깨에 의해 잘 나타나지 않는 C7, T1, T2 vertebrae의 측방향 영상으로 엎드려서 수영하는 자세를 취하고 양측 어깨가 빗겨가게 한다. 유사 검사법으로 Pawlow법, Twining법 등이 있다.

그림 128

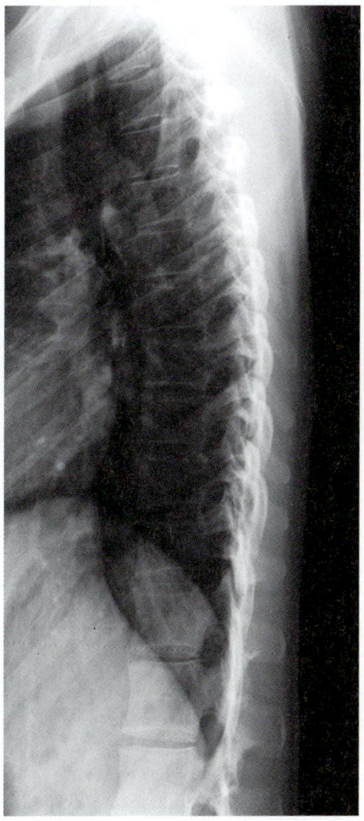

171 그림 128은 등뼈 측방향 영상이다. 호흡법 이용시 검사조건과 방법은?

① 관전류를 낮추고, 조사시간을 짧게 한다.
② 관전류를 낮추고, 조사시간을 길게 한다.
③ 관전류를 높이고, 조사시간을 짧게 한다.
④ 관전류를 높이고, 조사시간을 길게 한다.
⑤ 관전압을 낮추고, 조사시간을 짧게 한다.

호흡운동법은 등뼈에 중복되는 폐혈관과 늑골의 음영을 분산시킬 수 있다.

그림 129

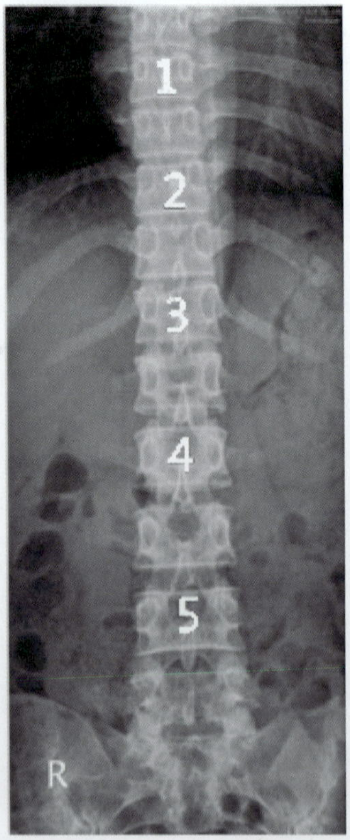

172 **그림 129**에서 칼돌기와 같은 높이에 위치하는 척추뼈는?

① 1
② 2
③ 3
④ 4
⑤ 5

그림 130

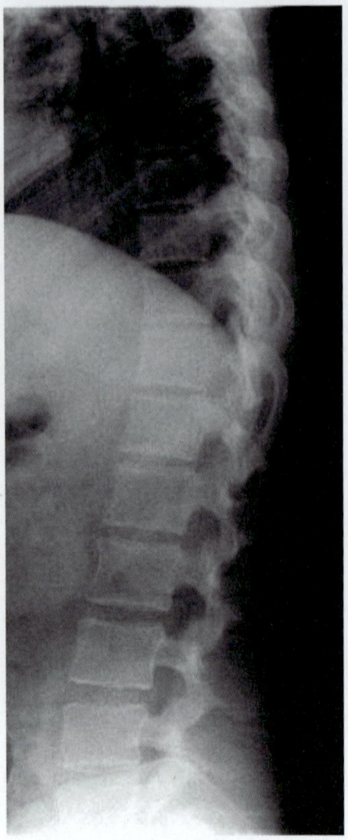

173 **그림 130**에서 균일한 사진농도를 얻기 위한 방법으로 옳은 것은?

① 관전압을 낮게 설정한다.
② 환자에게 조영제를 투여한다.
③ 호흡은 깊은 들숨 후 멈춘다.
④ 엑스선관의 양극(+)쪽에 머리가 놓이도록 한다.
⑤ 숨을 쉬며 검사할 경우 관전류를 높이고, 조사시간을 짧게 설정한다.

T-L spine lateral 검사시 균일한 사진농도를 얻기 위해
Heel effect 이용 : 음극(-)쪽을 두꺼운 복부 쪽에 위치
- 호흡은 깊은 날숨(심호기) or 온화한 호흡(관전류를 낮추고, 조사시간을 길게)으로 한다.
- 관전압을 높게 설정
- 쐐기형 여과판(wedge filter)을 사용

그림 131

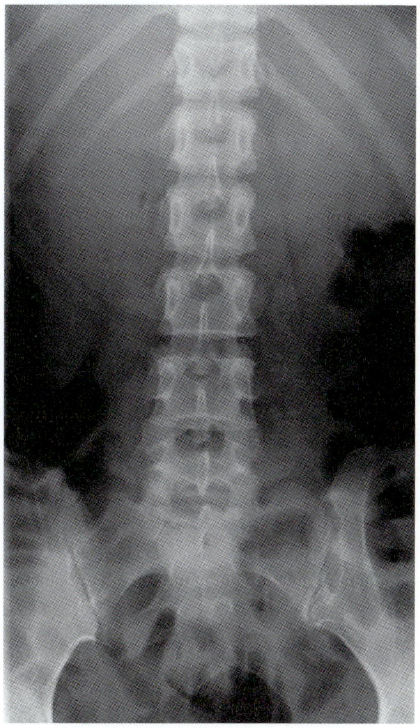

174 **그림 131**은 허리뼈 전후방향 영상이다. 검사시 유의해야 할 사항으로 옳은 것은?

① 호흡은 들숨 후 멈춘다.
② 조사야를 최대한으로 한다.
③ 무릎과 엉덩관절을 구부린다.
④ 환자 등 뒤에 납판을 놓는다.
⑤ 엑스선관의 양극(+)쪽에 다리가 놓이도록 한다.

허리뼈의 전만(lordosis)을 감소시키기 위해 무릎과 엉덩관절을 구부린다.

그림 132

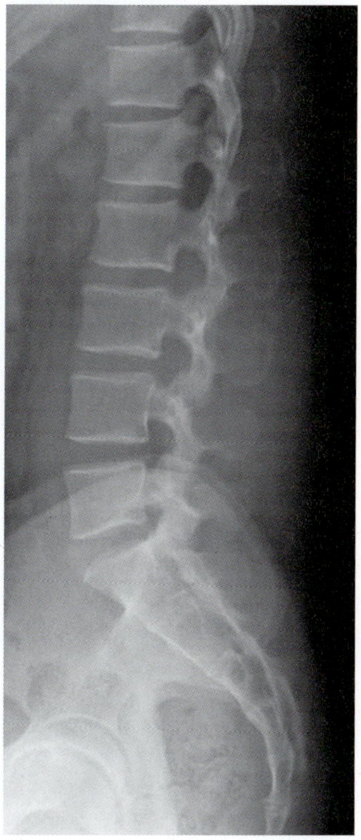

175 **그림 132**은 허리뼈 측방향 영상이다. 검사법에 대한 설명으로 옳은 것은?

① 호흡은 들숨 후 멈춘다.
② 환자 등 뒤에 납판을 놓는다.
③ 엑스선관의 양극(+)쪽에 골반이 놓이도록 한다.
④ 중심선속은 칼돌기를 향해 수직입사한다.
⑤ 척주가 수평으로 고정되어 있지 않으면 중심선속을 머리쪽 5°로 입사한다.

환자 등 뒤에 납판을 놓아 산란선을 흡수한다. 중심선속은 수직입사하거나, 척주가 수평으로 고정되어 있지 않으면 다리쪽으로 남자는 5°, 여자는 7°로 입사한다.

그림 133

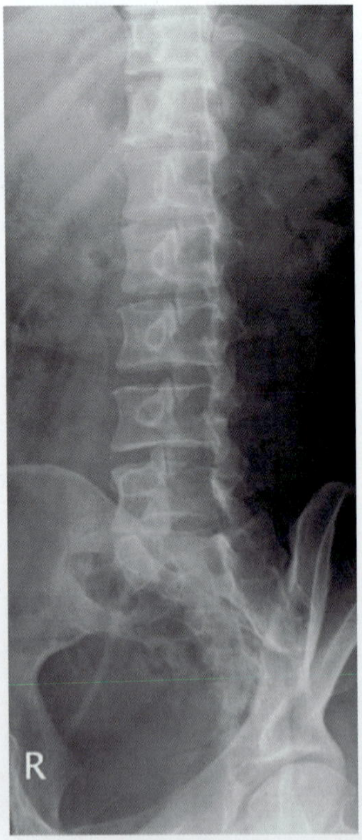

176 **그림 133**은 허리뼈 전후 사방향 영상이다. 특히 보고자 하는 해부학적 구조물은?

① 가시돌기
② 가로돌기
③ 돌기사이관절
④ 척추사이구멍
⑤ 척추뼈사이공간

그림 134

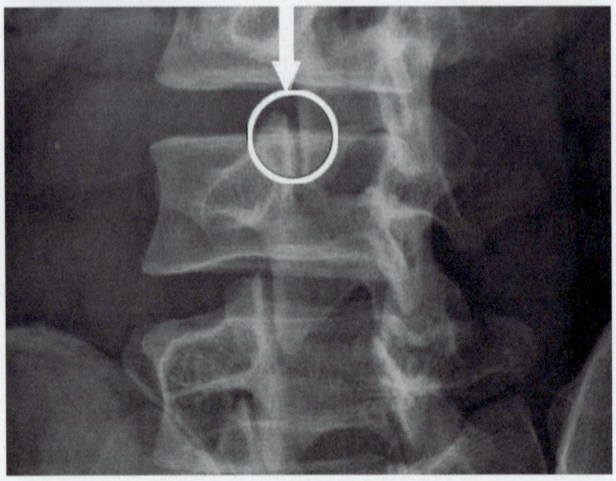

177 **그림 134**에서 화살표 한 부위의 해부학적 명칭으로 옳은 것은?

① 가로돌기
② 척추뼈고리판
③ 돌기사이관절
④ 척추사이구멍
⑤ 척추뼈고리뿌리

그림 135

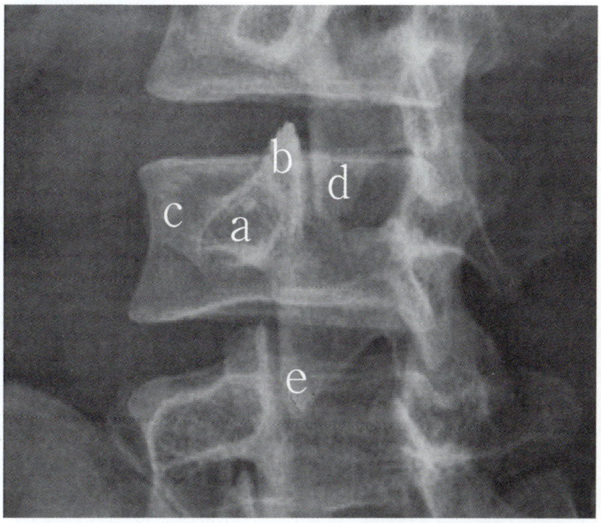

178 **그림 135**는 허리뼈 전후 사방향 영상에 나타난 Scotty dog sign이다. 해부학적 명칭의 연결이 옳은 것은?

① "e" – 가로돌기
② "d" – 위관절돌기
③ "b" – 아래관절돌기
④ "c" – 척추뼈고리판
⑤ "a" – 척추뼈고리뿌리

"b" – 위관절돌기(superior articular process)
"c" – 가로돌기(transverse process)
"d", "e" – 아래관절돌기(inferior articular process)

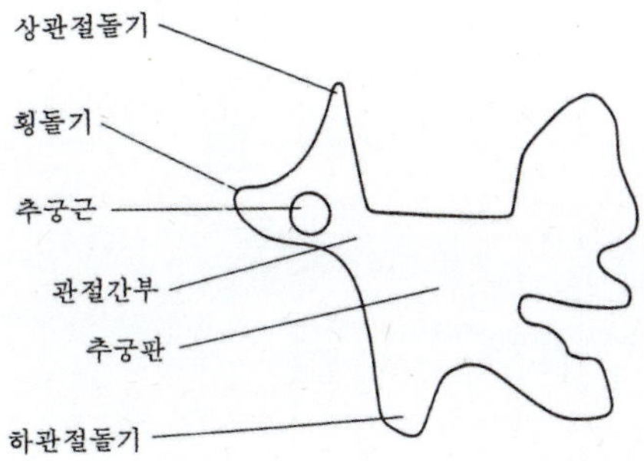

그림 136

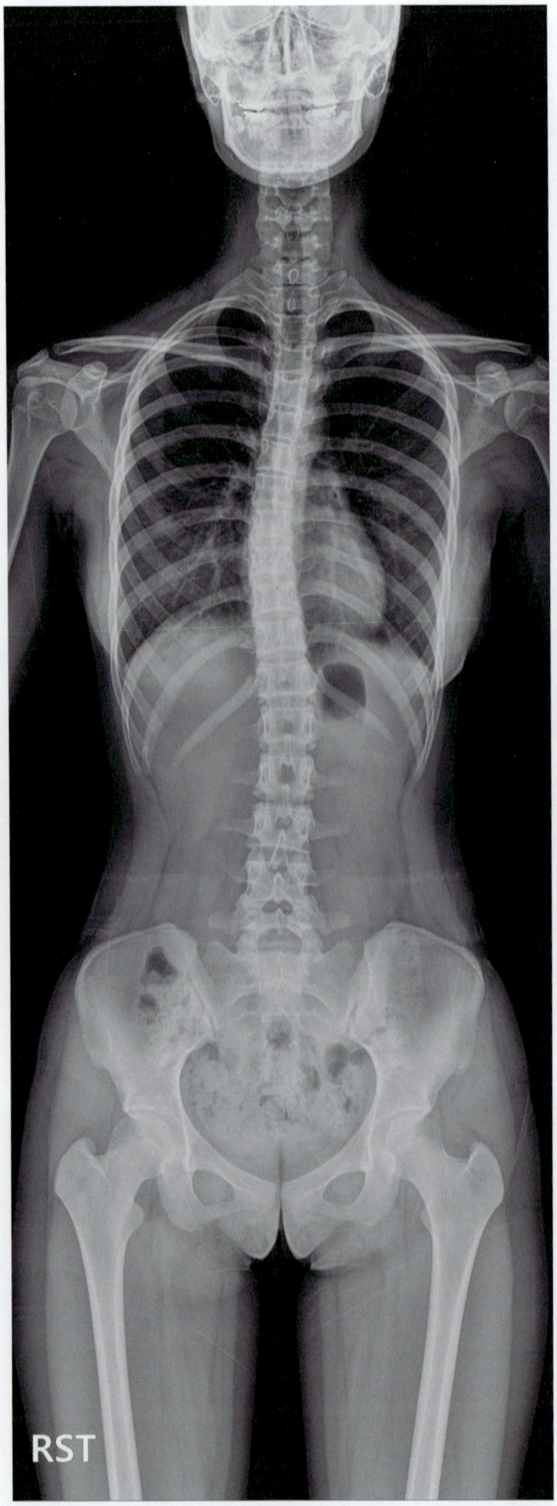

179 그림 136에 대한 설명이 옳은 것은?

① 척주옆굽음증을 진단한다.
② 초점-필름간 거리를 100 cm로 한다.
③ 만곡도의 계측은 JUDD법이 이용된다.
④ 무릎을 구부려서 등을 상수용체면에 완전히 밀착시킨다.
⑤ 척주 전체를 파악하기 위해 테이블에 누워서 검사한다.

만곡도의 계측: Cobb법

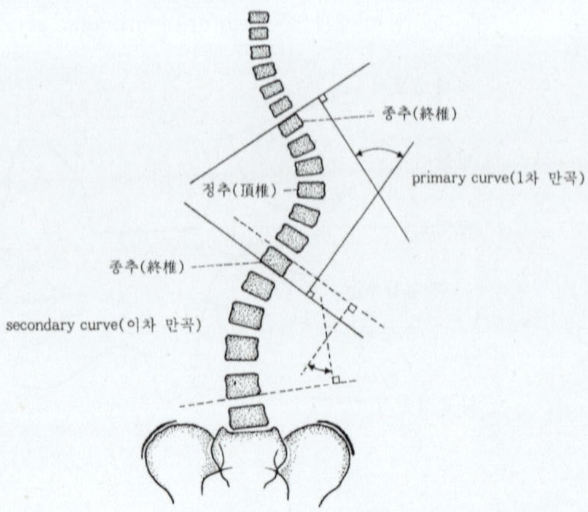

그림 137

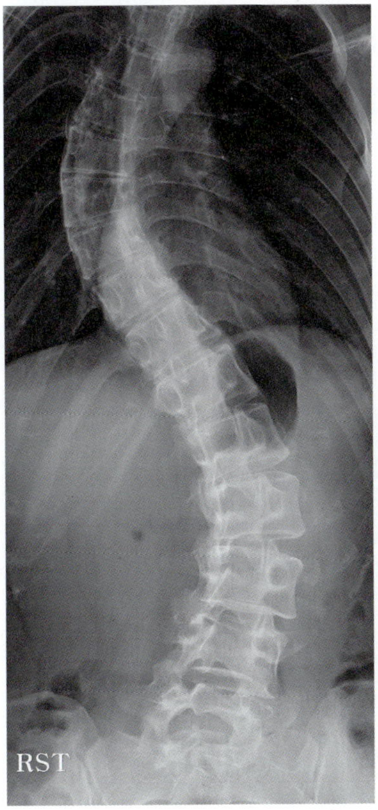

180 **그림 137**로 알 수 있는 척주기형의 증상은?

① Scoliosis
② Lordosis
③ Kyphosis
④ Spondylolysis
⑤ Spondylolisthesis

척주기형
- Scoliosis(척주옆굽음)
- Lordosis(척주앞굽음)
- Kyphosis(척주뒤굽음)

그림 138

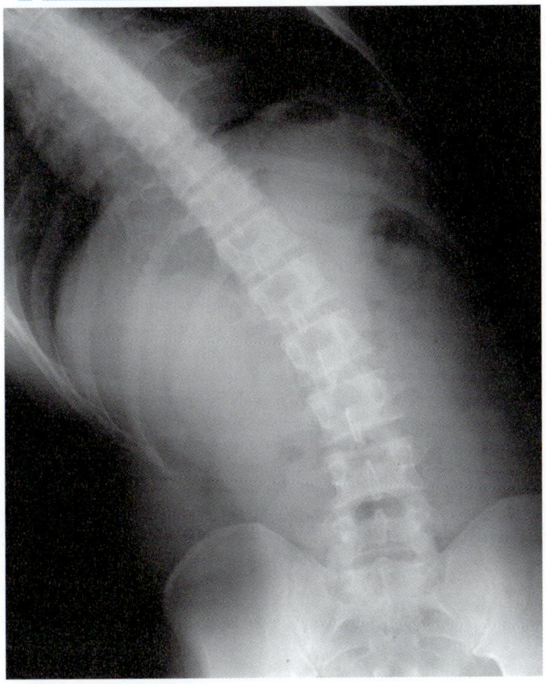

181 **그림 138**에 대한 설명으로 옳지 않은 것은?

① 굴곡위 자세이다.
② 척주융합 검사이다.
③ Lordosis에 의한 구조적 변화를 진단한다.
④ 골반은 움직이지 않고 회전되지 않도록 한다.
⑤ 여성의 경우 후전 자세로 검사하여 난소선량을 감소시킬 수 있다.

Lordosis 여부를 알기 위해서는 선자세의 lateral projection(측면검사)를 실시한다.

그림 139

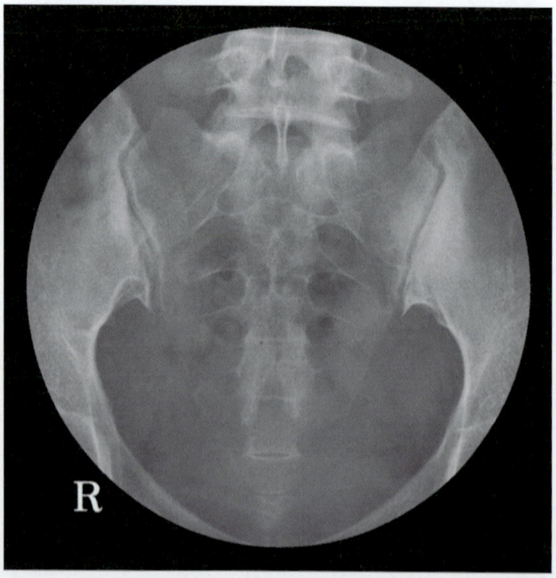

182 **그림 139**는 엉치뼈의 전후방향 영상이다. 중심선속의 방향으로 옳은 것은?

① 수직입사
② 머리쪽 5°
③ 다리쪽 5°
④ 머리쪽 15°
⑤ 다리쪽 15°

피사체의 꺽인 각도와 수직이 되도록 입사한다.

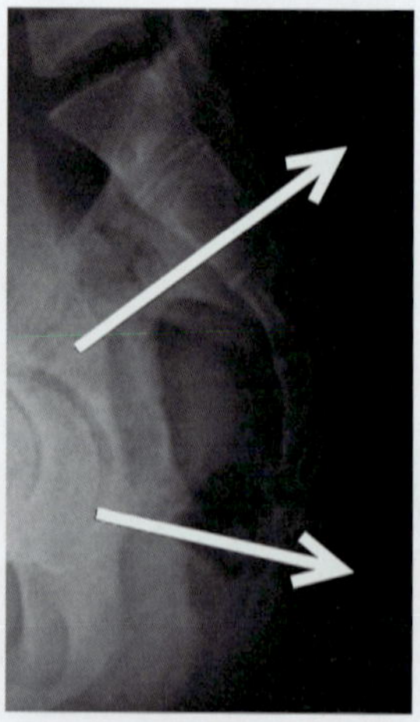

그림 140

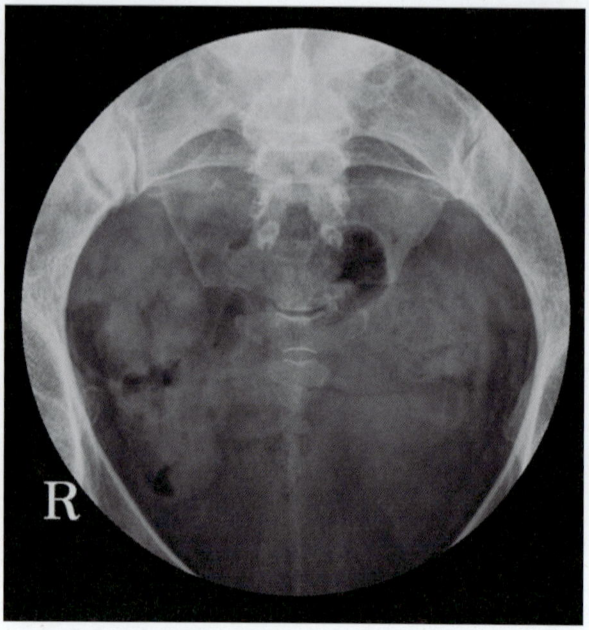

183 **그림 140**은 꼬리뼈의 전후방향 영상이다. 중심선속의 방향으로 옳은 것은?

① 수직입사
② 머리쪽 10°
③ 머리쪽 20°
④ 다리쪽 10°
⑤ 다리쪽 20°

그림 141

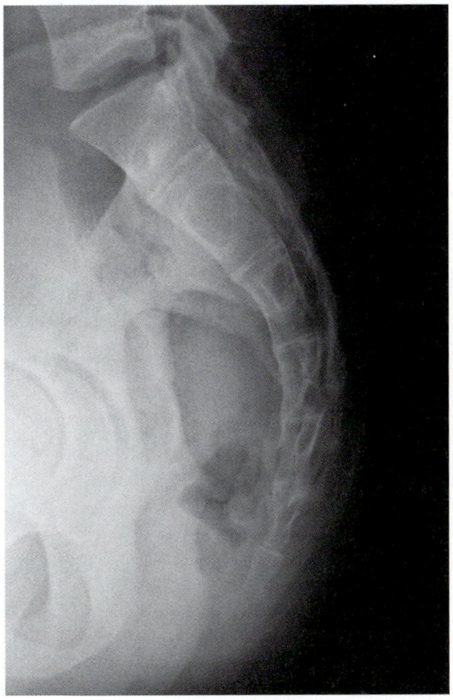

184 **그림 141**에 대한 설명으로 옳은 것은?

① 조사야를 최대한으로 한다.
② 엉덩이 뒤에 납판을 놓는다.
③ 엉치엉덩관절을 관찰할 수 있다.
④ 돌기사이관절을 관찰할 수 있다.
⑤ 중심선속은 머리쪽 15°로 입사한다.

중심엑스선은 수직입사한다. 산란선의 영향을 줄이기 위해 둔부 쪽에 납판을 댄다.

그림 142

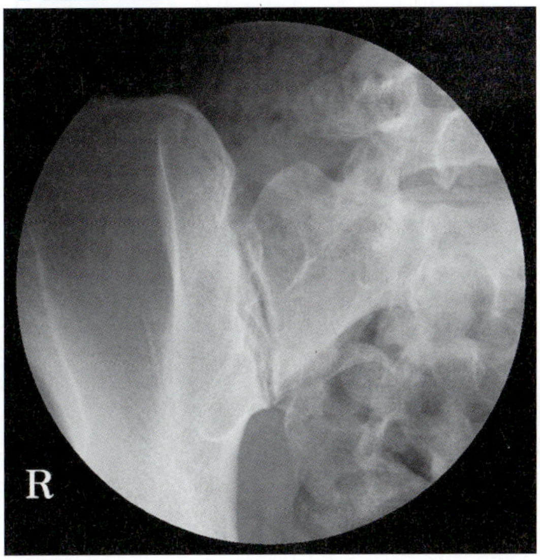

185 **그림 142**는 엉치엉덩관절의 전후 사방향 영상이다. 검사자세에 대한 설명으로 옳은 것은?

① 바로 누운 자세
② 검사쪽 25도 거상
③ 검사쪽 45도 거상
④ 검사 반대쪽 25도 거상
⑤ 검사 반대쪽 45도 거상

누워서 검사(AP oblique)시 검사쪽 25도 거상(elevation)
엎드려서 검사(PA oblique)시 검사반대쪽 25도 거상(elevation)

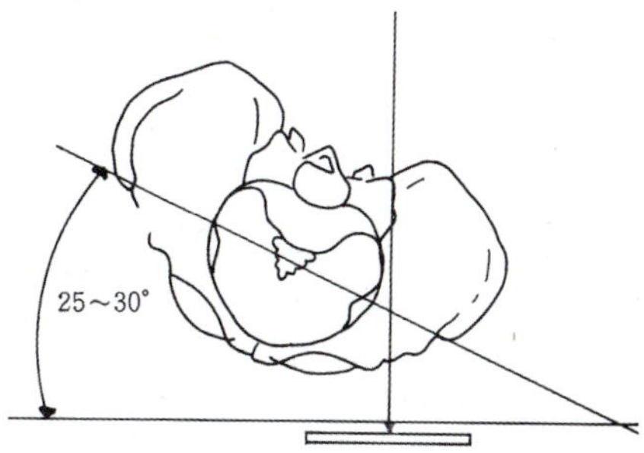

그림 143

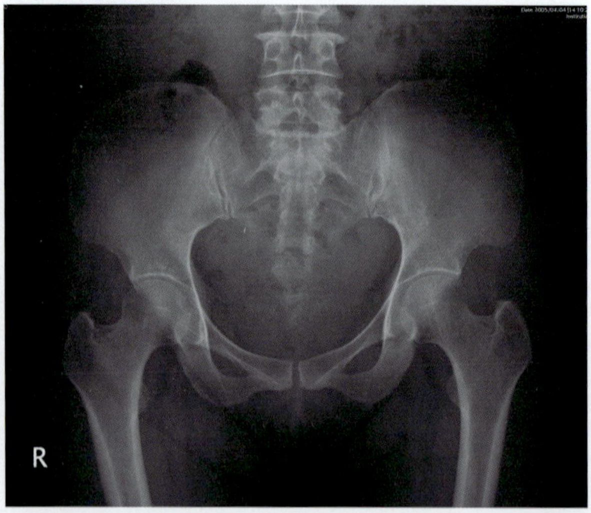

186 **그림 143**에 대한 설명으로 옳은 것은?

① 발을 15° 외선시킨다.

③ 큰돌기가 중앙에 오도록 한다.

② 중심선속은 머리쪽 25°로 입사한다.

⑤ 넙다리뼈목의 외반을 증가시켜야 한다.

④ 양쪽 폐쇄구멍이 대칭으로 나타나야 한다.

대퇴경의 외반을 방지하기 위해 발을 내측으로 15° 정도 회전시킨다.

그림 144

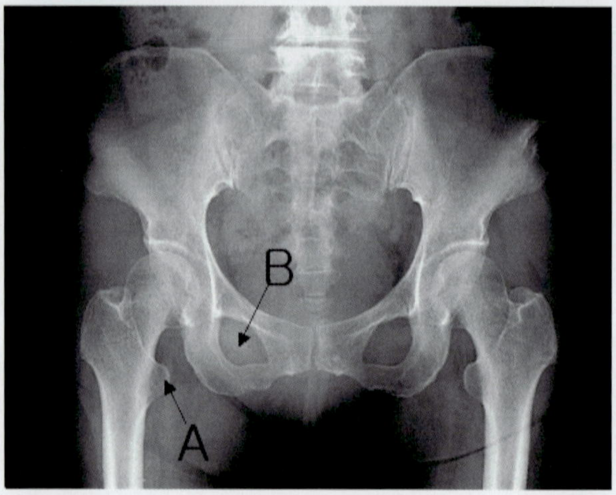

187 **그림 144**에서 A, B의 해부학적 명칭으로 옳은 것은?

① A – 큰돌기, B – 두덩결합

② A – 큰돌기, B – 폐쇄구멍

③ A – 작은돌기, B – 두덩결합

④ A – 작은돌기, B – 폐쇄구멍

⑤ A – 작은돌기, B – 큰궁둥패임

그림 145

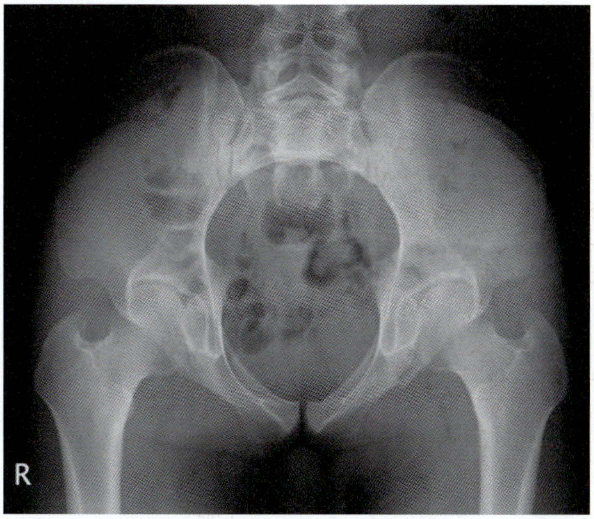

188 그림 145에 대한 설명으로 옳은 것은?

① 발을 15~20° 외선시킨다.
② 폐쇄구멍을 잘 볼 수 있다.
③ 두덩결합이 중앙에 오도록 한다.
④ 중심선속은 머리쪽 25°로 입사한다.
⑤ 골반의 전후 축방향 검사로 Inlet view라고 한다.

Pelvis AP axial
- Inlet view : ASIS을 향해 caudal 25° 입사
- Outlet view : pubic symphysis를 향해 cephalic 35°로 입사

그림 146

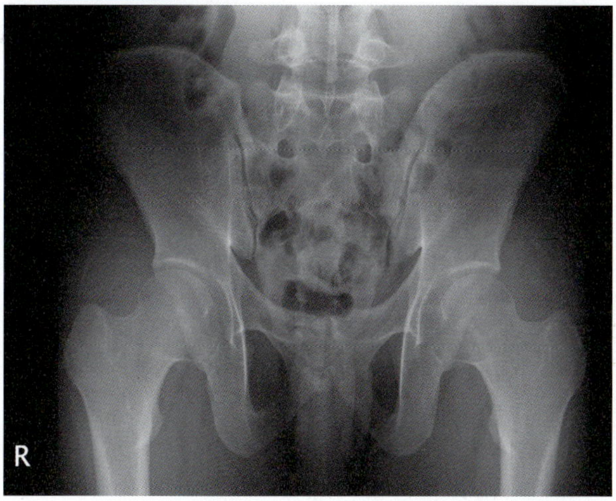

189 그림 146 골반 전후 축방향 영상의 중심선속 방향으로 옳은 것은?

① 수직입사
② 머리쪽 5~10°
③ 다리쪽 5~10°
④ 머리쪽 30~35°
⑤ 다리쪽 30~35°

Pelvis AP axial Outlet view(Taylor법)
- pubic symphysis를 향해 cephalic 35°로 입사 (남성의 경우 25~35°, 여성의 경우 30~45°)
- 골반후방부위의 상방전위 및 골반전방부위의 상·하방전위를 잘 보여준다.

그림 147

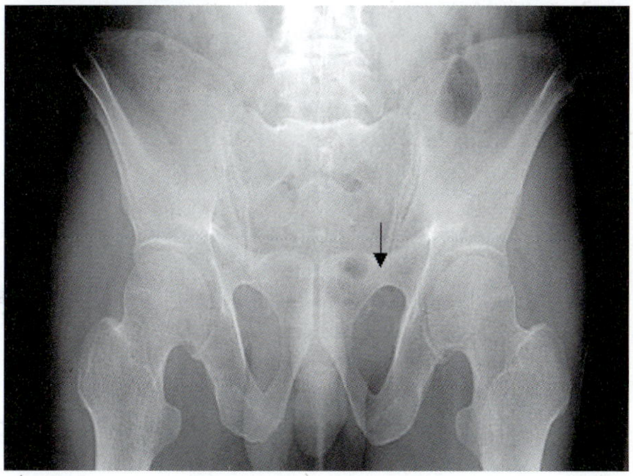

190 그림 147 화살표한 부위의 해부학적 명칭은?

① 궁둥뼈
② 두덩결합
③ 작은돌기
④ 폐쇄구멍
⑤ 두덩뼈위가지

Pelvis Outlet view: 두덩뼈(pubis), 궁둥뼈(ischium)의 골절 진단에 유용하다.

그림 148

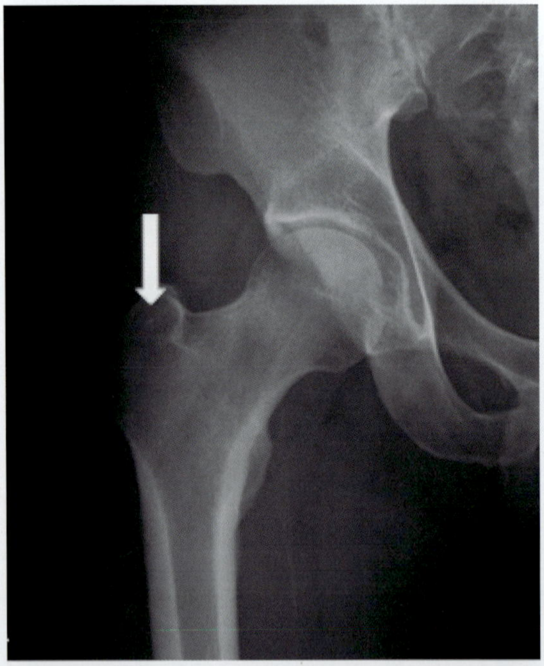

191 **그림 148**에서 화살표한 부위와 같은 수평면에 위치하는 것은?

① 엉치뼈
② 꼬리뼈
③ 큰궁둥패임
④ 엉치엉덩관절
⑤ 위앞엉덩뼈가시

화살표 - 넙다리뼈 큰돌기(greater trochanter)

그림 149

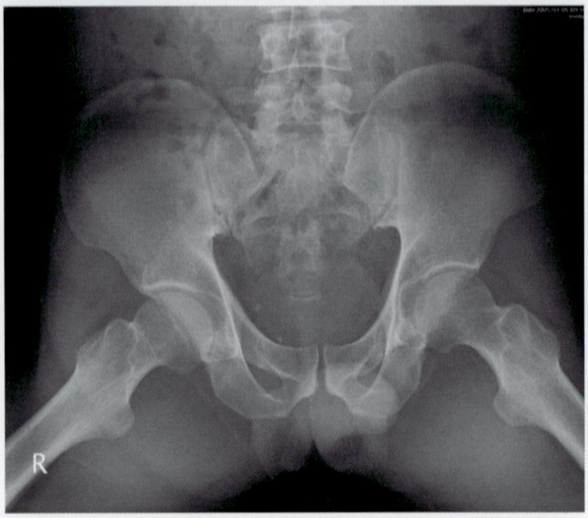

192 **그림 149**에 대한 설명으로 옳은 것은?

① 개구리 다리자세이다.
② 한쪽 엉덩관절 측방향 검사이다.
③ 중심선속은 머리쪽 25°로 입사한다.
④ 엉덩관절의 골절환자에게 시행한다.
⑤ 두덩결합이 가려지므로 생식선 차폐를 할 수 없다.

Frog - leg 자세의 경우 외상이나 골절이 없는 어린이 환자에게 주로 이용되므로 엉덩관절을 가리지 않도록 유의해서 생식선 차폐를 해야 한다.

그림 150

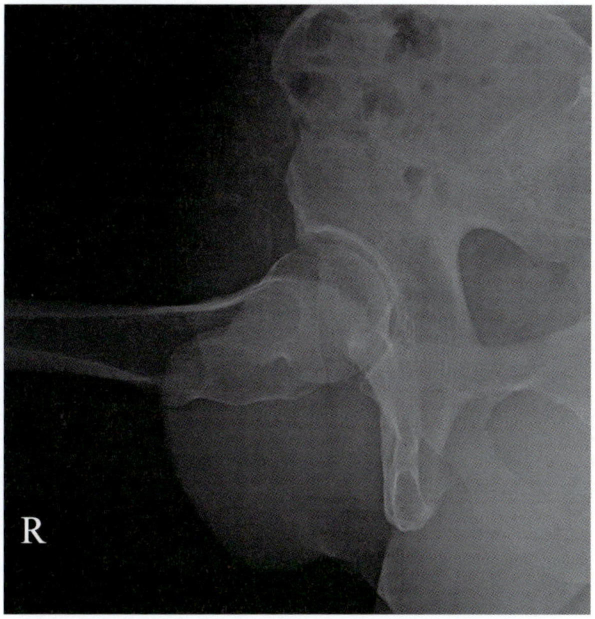

193 그림 150에 대한 설명으로 옳은 것은?

① 한쪽 다리를 벌림하였다.
② 양쪽 엉덩관절 측방향 검사이다.
③ 중심선속은 머리쪽 25°로 입사한다.
④ 엉덩관절의 골절환자에게 시행한다.
⑤ 엉덩관절의 Translateral 검사법이다.

Lauenstein법: 한쪽 다리를 abduction하여 수직입사한다. 엉덩관절부의 골절이 없는 경우 시행한다.

그림 151

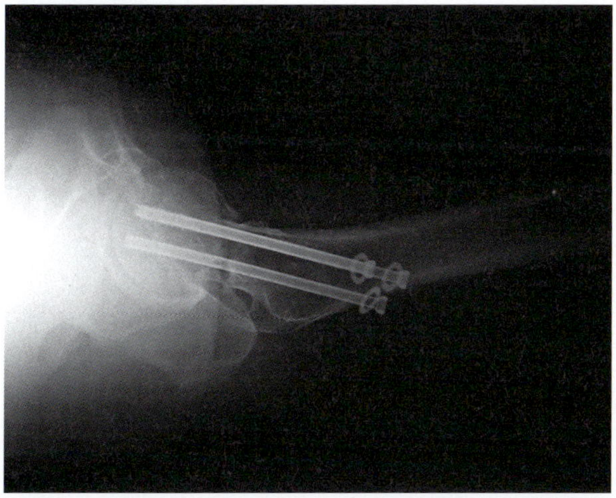

194 그림 151 엉덩관절의 Translateral 검사법에 대한 설명으로 옳은 것은?

① 격자를 사용할 수 없다.
② 검사쪽 다리를 벌림한다.
③ 검사쪽 다리를 15~20° 외선시킨다.
④ 상수용체와 넙다리뼈목이 평행이 되도록 한다.
⑤ 중심선속은 넙다리뼈목을 향해 다리쪽 25°로 입사한다.

중심선속은 넙다리뼈목 장축에 수직입사 한다. 외상, 수술전후 환자에게 시행하고, 검사시 "Cut off" 현상을 주의해야 한다.

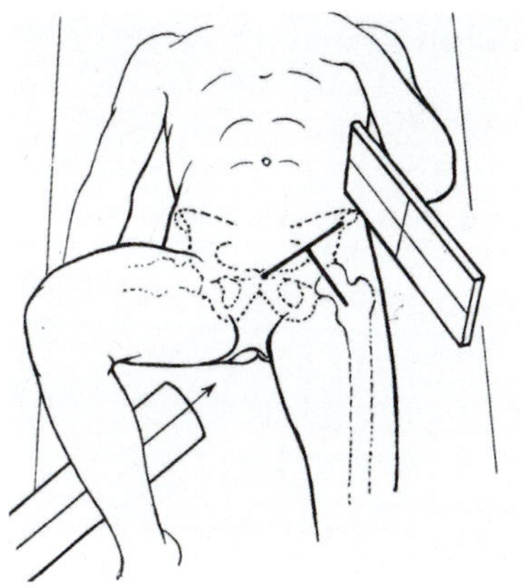

그림 152

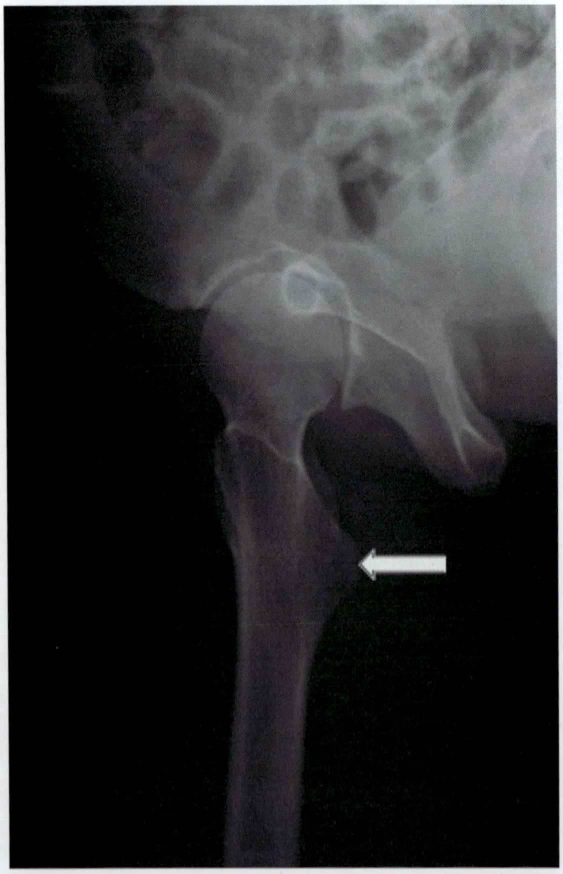

195 그림 152는 변형 Hickey법으로 검사한 한쪽 엉덩관절 측방향 영상이다. 중심선속의 방향으로 옳은 것은?

① 수직입사
② 머리쪽 5°
③ 다리쪽 5°
④ 머리쪽 25°
⑤ 다리쪽 25°

Hip lateral
• Bi-lateral : Frog - leg
• Uni-lateral : Lauenstein법, Hickey법
• Trans-lateral: inferosuperior axiolateral
* 변형 Hickey법: femoral neck이 상수용체 종축에 평행하게 몸을 돌리고 중심선을 머리쪽 25도로 입사한다.

196 그림 152의 화살표한 부위의 해부학적 명칭으로 옳은 것은?

① 큰돌기
② 가시돌기
③ 작은돌기
④ 넙다리뼈목
⑤ 큰궁둥패임

변형 Hickey 법: 넙다리뼈목과 작은돌기의 겹침을 줄일 수 있다.

197 다리쪽으로 중심선을 입사한 영상으로 옳은 것은?

①

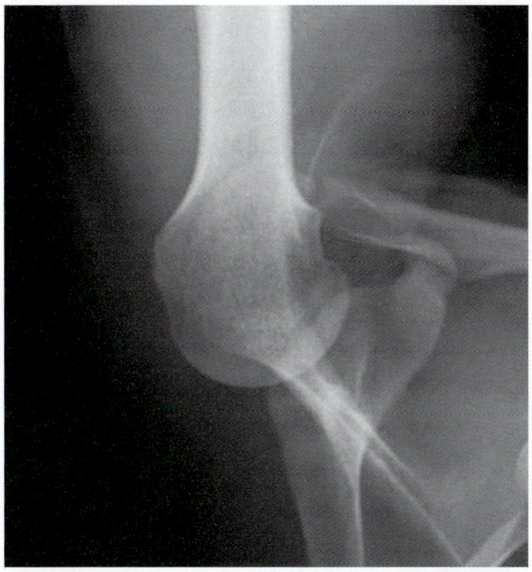

②

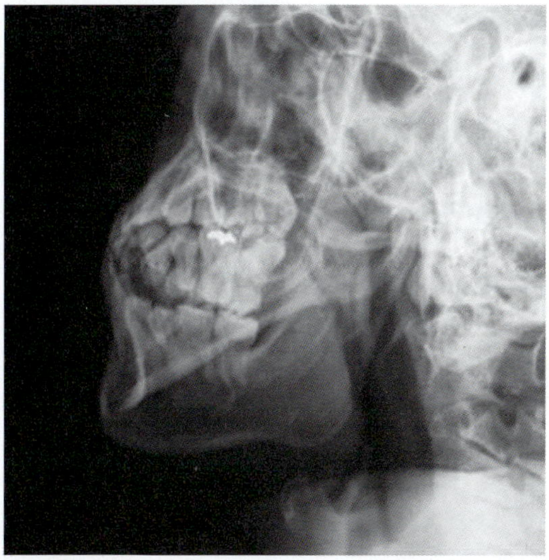

③

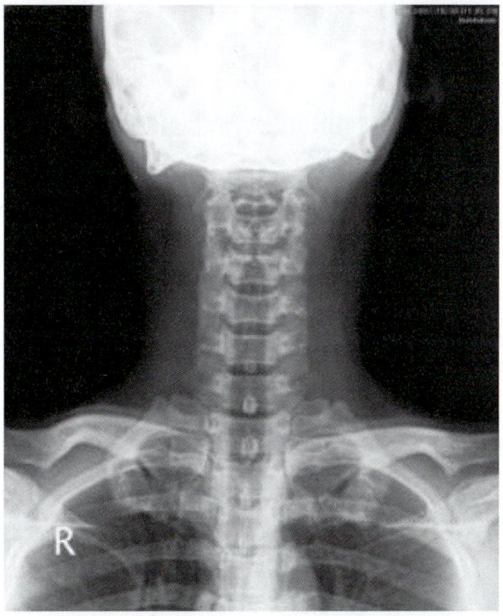

④

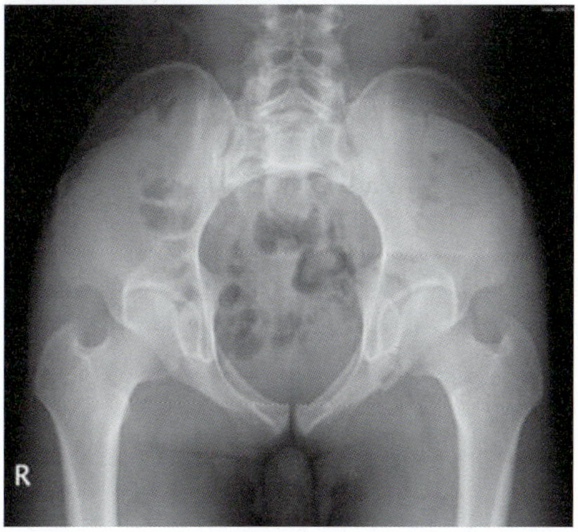

⑤

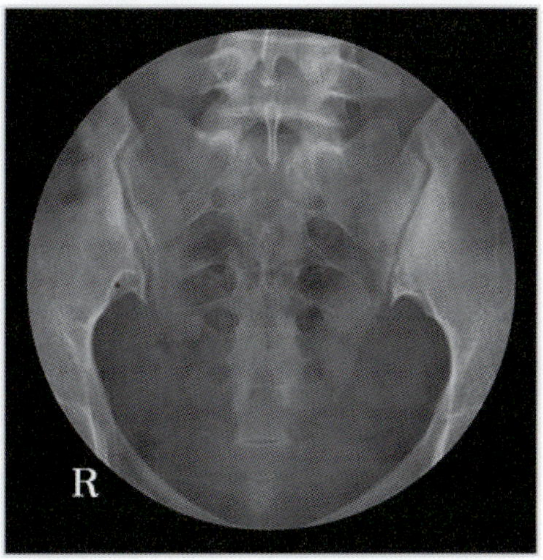

① - Shoulder stryker notch - 머리쪽 10도
② - Mandible axiolateral - 머리쪽 25도
③ - C-spine AP - 머리쪽 15도
④ - Pelvis inlet - 다리쪽 25도
⑤ - Sacrum AP - 머리쪽 15도

그림 153

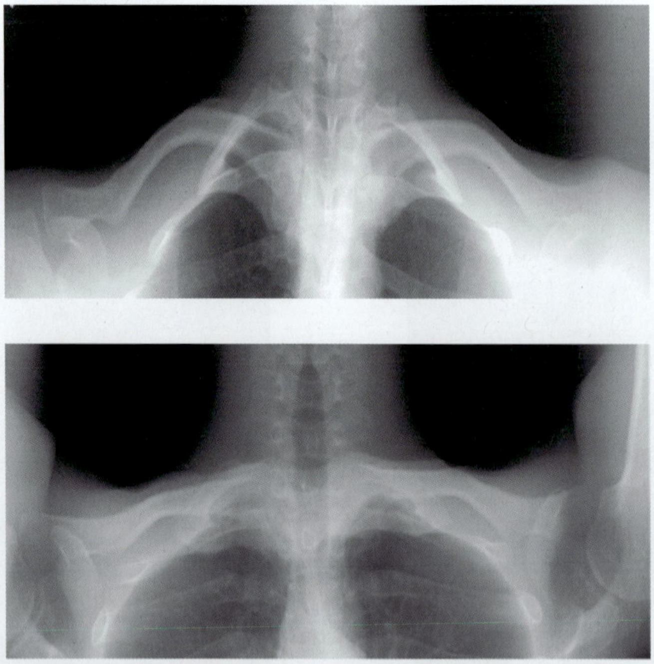

198 **그림 153**은 Serendipity method(40 degree cephalic tilt view)와 Hobb's method 영상이다. 주요 관찰 부위는?

① 갈비관절 ② 봉우리위팔관절 ③ 봉우리빗장관절
④ 목-등뼈관절 ⑤ 복장빗장관절

Serendipity method(40 degree cephalic tilt view)

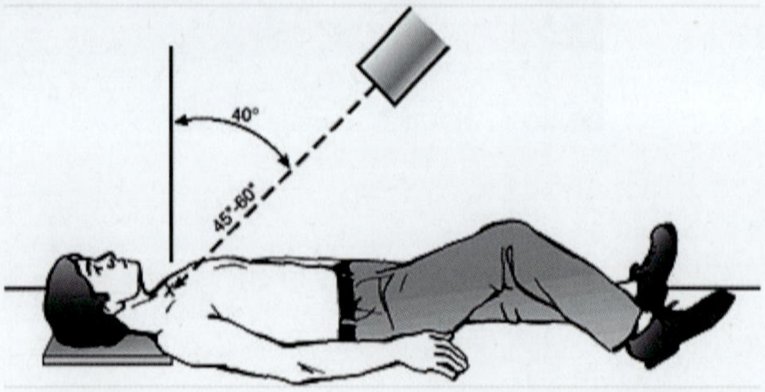

Hobb's method

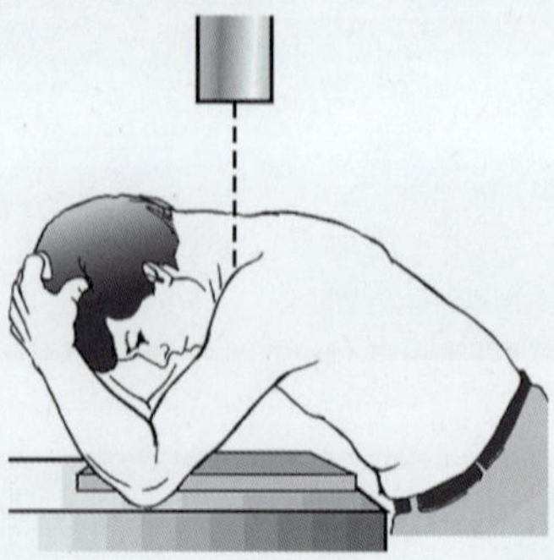

그림 154

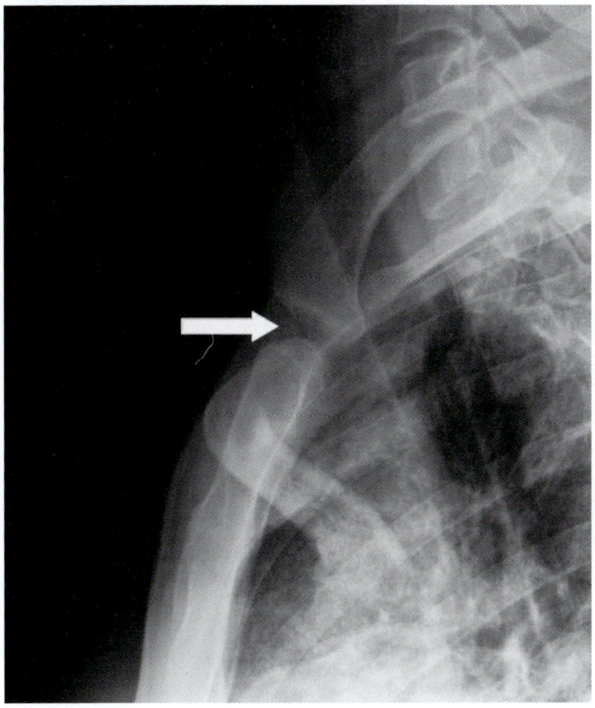

199 **그림 154** 화살표한 부위의 해부학적 명칭은?

① 기관
② 칼돌기
③ 목아래패임
④ 복장빗장관절
⑤ 어깨봉우리빗장관절

S – C joint lateral 검사(Kurzbauer법)은 복장빗장관절 뿐만 아니라 기관, 폐첨부도 관찰할 수 있다.

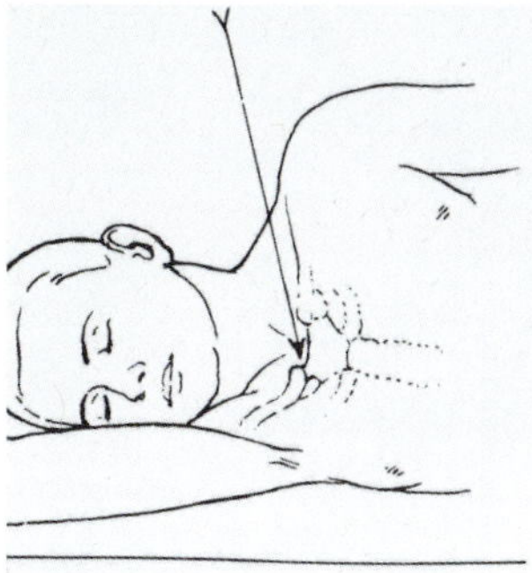

200 **그림 154**의 중심선속의 방향으로 옳은 것은?

① 수직입사
② 머리쪽 15°
③ 머리쪽 35°
④ 다리쪽 15°
⑤ 다리쪽 35°

Kurzbauer법: 호흡은 들숨(inspiration)후 멈추고 S – C joint(jugular notch level) 를 향해 Caudal 15°로 입사한다.

그림 155

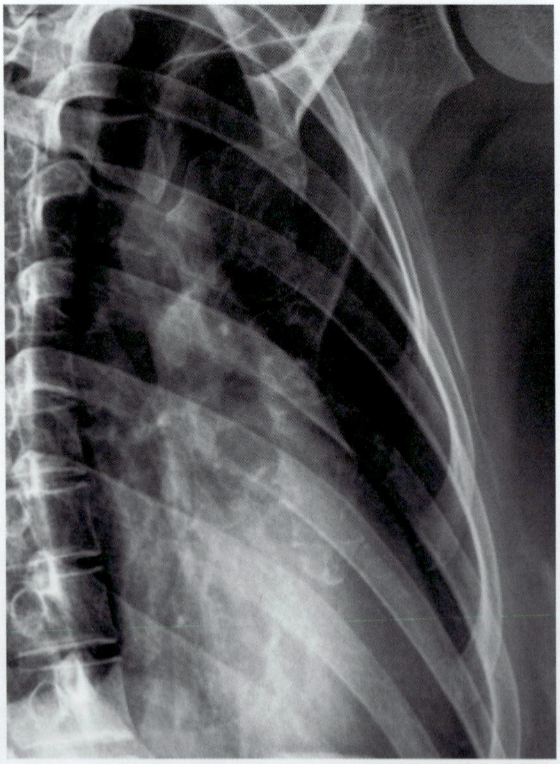

201 **그림 155**는 복장뼈 사방향 영상이다. 호흡법 이용시 검사조건 방법은?

① 관전류를 낮추고, 조사시간을 짧게 한다.
② 관전류를 낮추고, 조사시간을 길게 한다.
③ 관전류를 높이고, 조사시간을 짧게 한다.
④ 관전류를 높이고, 조사시간을 길게 한다.
⑤ 관전압을 낮추고, 조사시간을 짧게 한다.

호흡운동법은 복장뼈에 중복되는 폐혈관과 늑골의 음영을 분산시킬 수 있다.

202 **그림 155**에서 가장 좋은 영상을 얻기 위한 복장뼈 영상의 자세는?

① PA ② RAO ③ RPO
④ LAO ⑤ LPO

심장음영 내에 복장뼈를 투영시키고, 늑골을 확대시켜 음영을 흐리게 하기 위해 근접검사를 한다.

그림 156

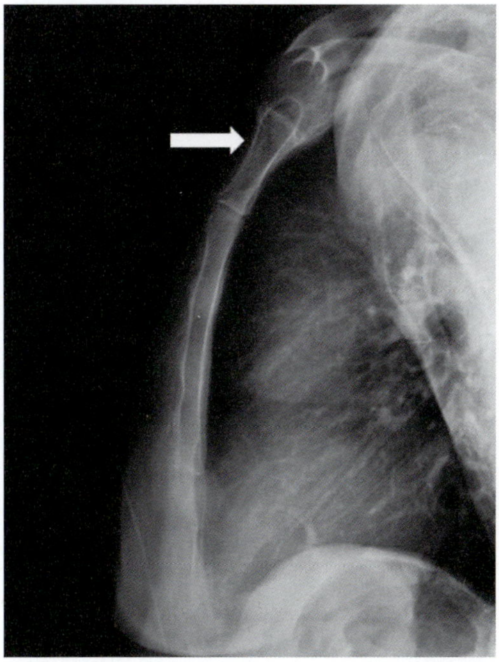

203 **그림 156** 화살표한 부위의 해부학적 명칭은?

① 칼돌기
② 복장뼈자루
③ 목아래패임
④ 복장뼈몸통
⑤ 복장빗장관절

복장뼈(sternum) 측방향(lateral projecion) 영상으로 확대 방지를 위하여 원거리(SID=180 cm)검사를 한다.

204 **그림 156**의 복장뼈 영상의 자세와 호흡 방법으로 옳은 것은?

① RAO – 들숨
② RAO – 날숨
③ Lateral – 들숨
④ Lateral – 날숨
⑤ PA – 얕은 호흡

페야와 복장뼈의 대조도를 상승시키기 위해 호흡은 들숨(inspiration) 후 멈춘다.

그림 157

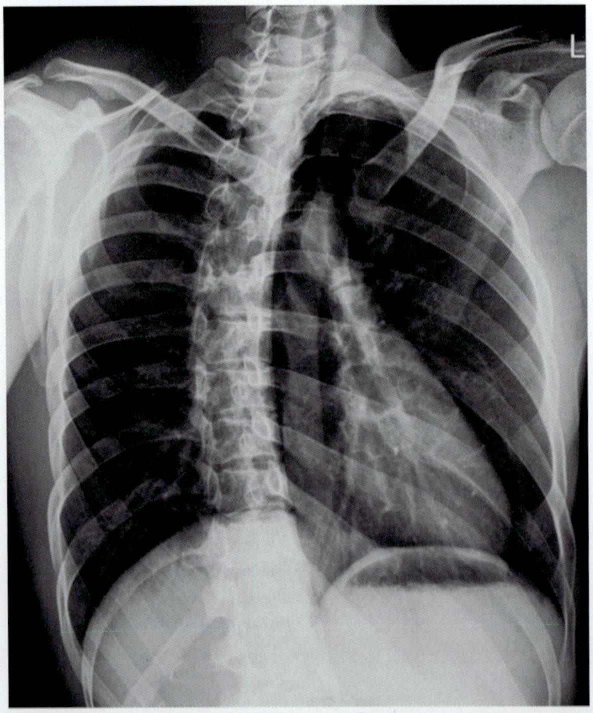

205 **그림 157** 갈비뼈 사방향 검사에 대한 설명으로 옳지 않은 것은?

① 고관전압(100 kVp 이상)을 사용한다.
② 오른쪽 갈비뼈 검사시 환자자세는 RPO, LAO로 한다.
③ 왼쪽 갈비뼈 검사시 환자자세는 LPO, RAO로 한다.
④ 가로막 위쪽 갈비뼈 검사시 호흡은 들숨 후 멈춘다.
⑤ 가로막 아래쪽 갈비뼈 검사시 호흡은 날숨 후 멈춘다.

갈비뼈 검사의 경우 Short Scale contrast를 이용한 검사를 한다.

그림 158

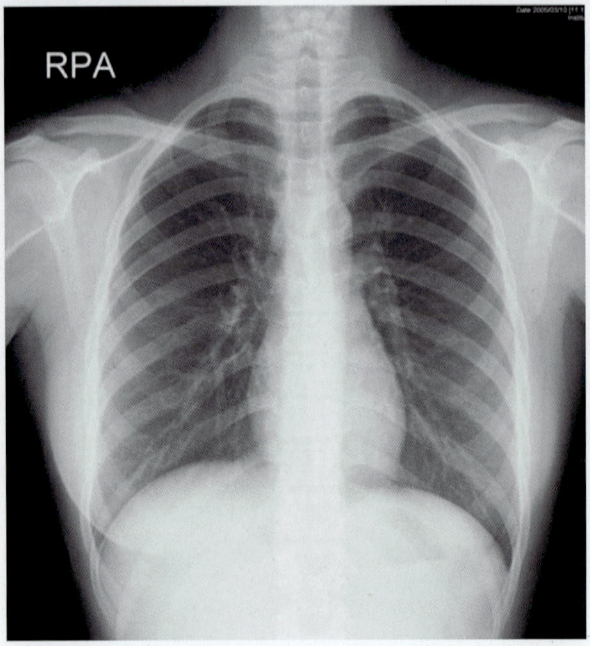

206 **그림 158** 가슴 후전방향 검사에 대한 설명으로 옳지 않은 것은?

① 격자를 사용한다.
② 원거리(SID=180 cm) 검사를 한다.
③ 고관전압(100 kVp 이상) 검사를 한다.
④ PA projection이 AP projection보다 심장음영 확대가 크다.
⑤ 어깨뼈가 폐야와 겹치지 않도록 어깨를 상수용체면에 밀착시킨다.

Chest PA는 long scale contrast의 영상을 얻기 위해 고관전압 검사를 한다.

그림 159

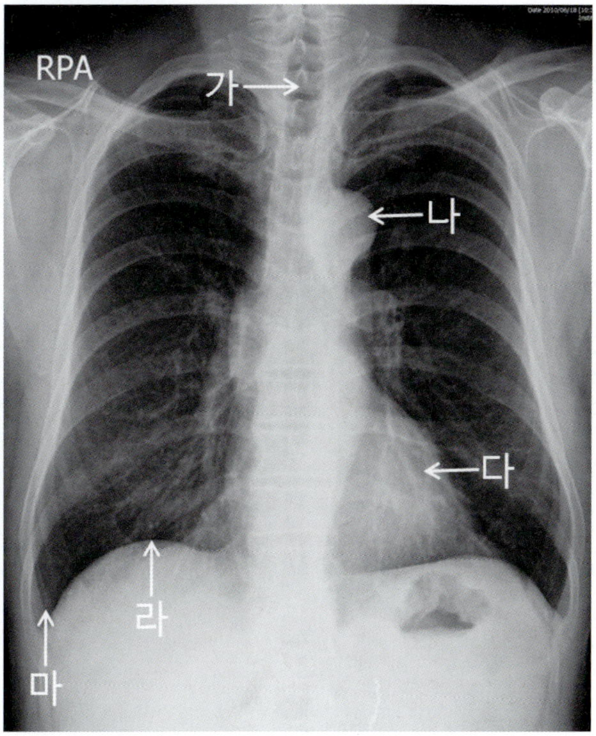

207 **그림 159** 해부학적 명칭이 옳은 것은?

① 나 – Hilum
② 다 – Stomach
③ 라 - Peritoneum
④ 가 – Esophagus
⑤ 마 – Costophrenic angle

가 – Trachea, 나 – Aortic arch
다 – Heart, 라 – Diaphragm

그림 160

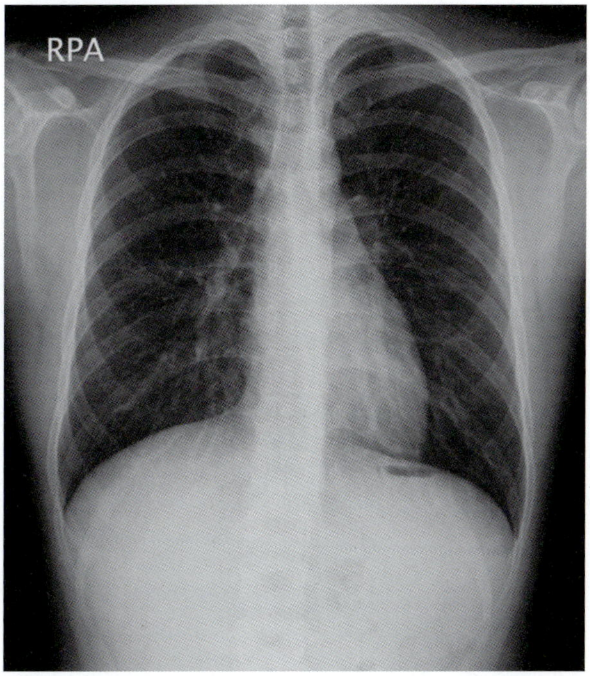

208 **그림 160**과 같이 하나의 영상에 밀도 차이가 큰 종격구조와 폐야구조물들을 최대한 나타낼 수 있는 방법으로 가장 적당한 것은?

① 조사야를 줄인다.
② 저관용도 필름을 이용한다.
③ 검사 노출시간을 길게 한다.
④ 원거리(SID=180 cm) 검사를 한다.
⑤ 고관전압(100 kVp 이상) 검사를 한다.

long scale contrast 영상이 필요하다.

그림 161

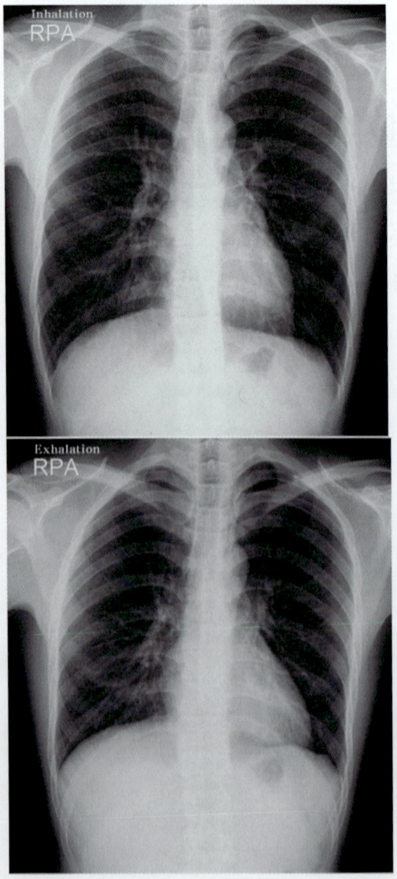

209 **그림 161**은 동일환자의 가슴후전 영상이다. 들숨과 날숨 시에 모두 검사함으로써 진단이 용이한 경우는?

① 폐렴
④ 폐결핵
② 기관지염
③ 공기가슴증
⑤ 심실잔떨림

들숨과 날숨 두번 검사하는 경우는 pneumothorax, foreign body, excursion of diaphragm

그림 162

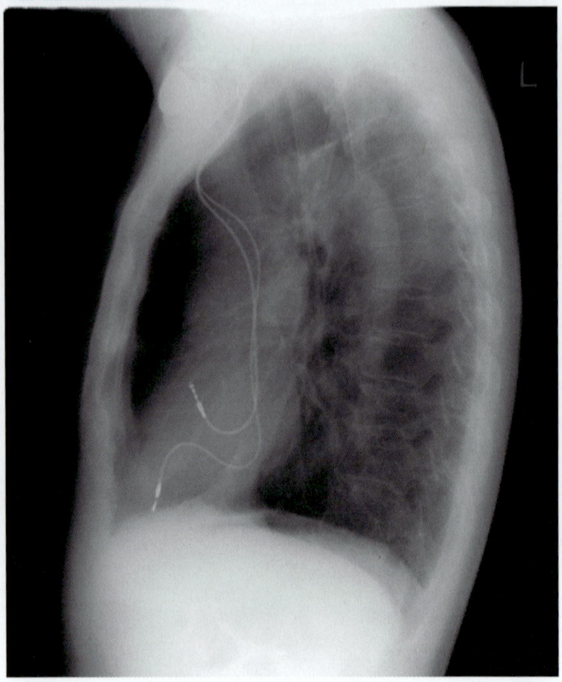

210 **그림 162** 가슴 측방향 검사에 대한 설명으로 옳은 것은?

① 근거리(SID=100 cm) 검사를 한다.
② 인공판막을 삽입한 환자의 영상이다.
③ 척추뼈 뒤에 있는 갈비뼈가 겹쳐져 보여야 한다.
④ 폐야가 Short scale contrast상태로 나타나야 한다.
⑤ 허파문부가 사진 중앙에 나타나야 한다.

Pacemaker를 부착한 환자의 영상이다.

그림 163

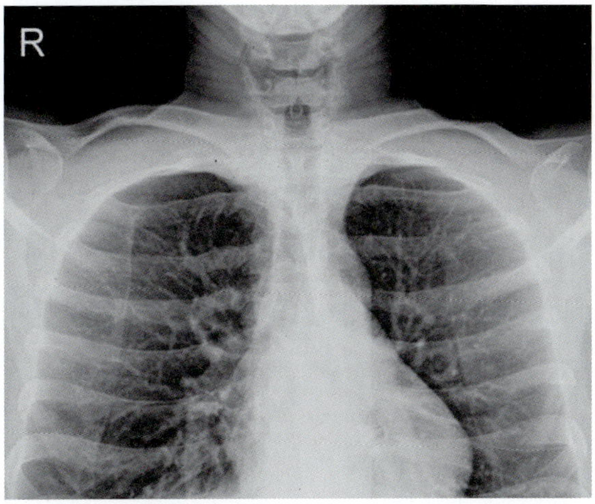

211 **그림 163**에 대한 설명으로 옳은 것은?

① Defecography
② Kyphotic position
③ 호흡은 날숨 후 멈춘다.
④ 근거리(SID = 100 cm) 검사를 한다.
⑤ 빗장뼈가 겹쳐지지 않은 허파꼭대기를 관찰한다.

Apicography(lordotic position): 빗장뼈가 겹쳐지지 않은 허파꼭대기를 잘 보기 위해 들숨 후 검사한다.

그림 164

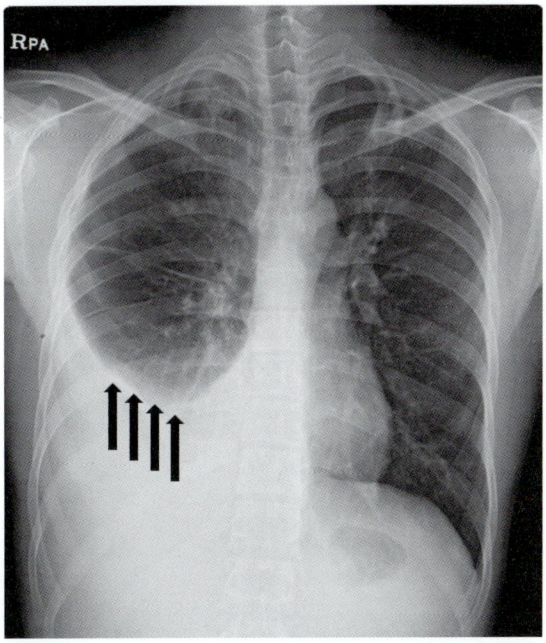

212 **그림 164** 화살표가 가리키는 것과 연관이 깊은 것은?

① 폐렴
② 폐결핵
③ 기관지염
④ 가슴막삼출
⑤ 공기가슴증

213 **그림 164**에서 발견된 질환의 정확한 진단을 위해 추가적으로 시행할 수 있는 검사법으로 가장 적절한 것은?

① Apicography
② Rt. Oblique projection
③ Lt. Oblique projection
④ Rt. Decubitus projection
⑤ Lt. Decubitus projection

오른쪽 폐야의 가슴막삼출액(pleural effusion) 확인

그림 165

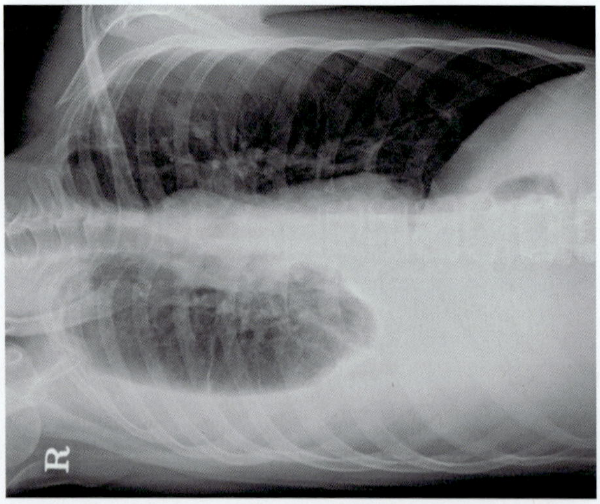

214 그림 165에 대한 설명으로 옳은 것은?

① 호흡은 날숨 후 멈춘다.
② 바로 누운 수평방향 검사이다.
③ 중심선속은 다리쪽 30°로 입사한다.
④ 흉곽 내의 수면상을 검사하기 위하여 시행한다.
⑤ Cut off 현상이 발생할 우려가 있으므로 격자를 사용할 수 없다.

옆으로 누운 수평방향 검사이다(lateral decubitus projection).

그림 166

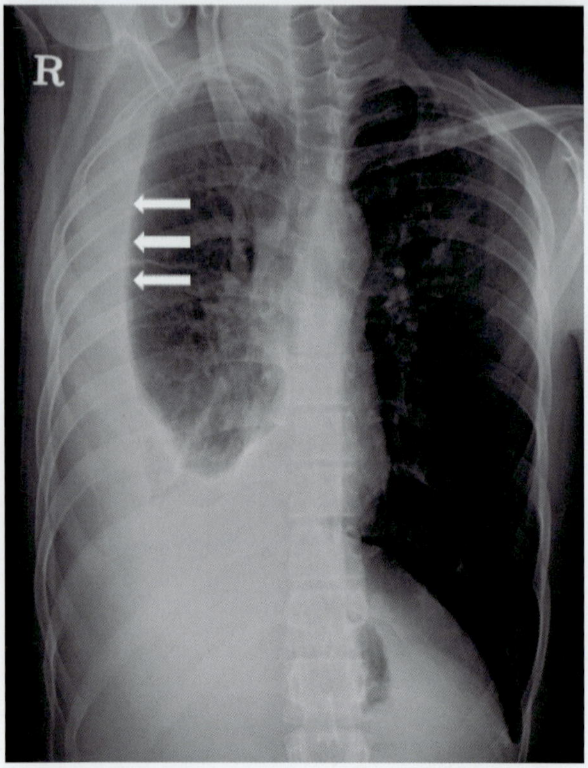

215 그림 166의 검사자세로서 옳은 것은?

① Trendelenburg
② Dorsal decubitus
③ Ventral decubitus
④ Rt. lateral decubitus
⑤ Lt. lateral decubitus

화살표 – 오른쪽 흉곽 내의 수면상(air-fluid level)

그림 167

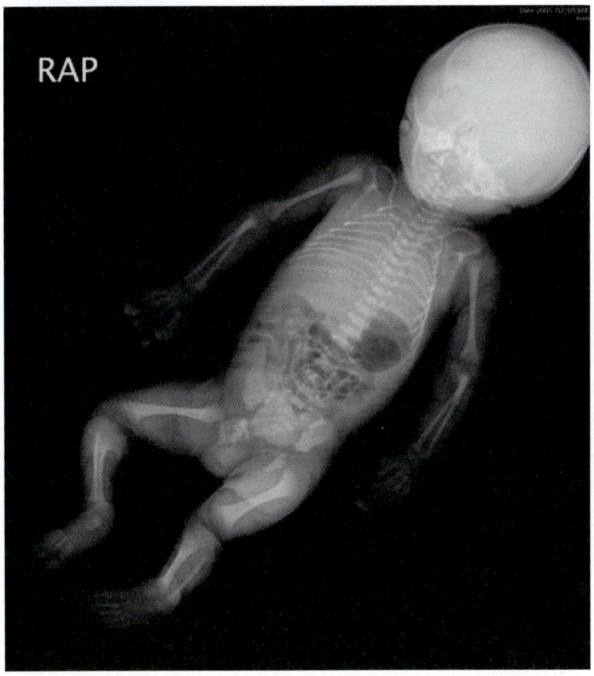

216 그림 167 검사법의 명칭은?

① Pelvimetry

② Fetography

③ Genitography

④ Infantography

⑤ Salpingography

Infantography(영아 전신검사): 신생아의 부분적인 기형 관찰 및 사산아의 사인규명을 목적으로 가능한 전신을 다 포함시켜 검사한다. 최근에는 신생아의 전반적인 상태 파악을 위해 흉부와 복부만을 선택하여 검사하기도 한다.(복부를 많이 가리지 않게 하며 생식선 차폐를 한다.)

그림 168

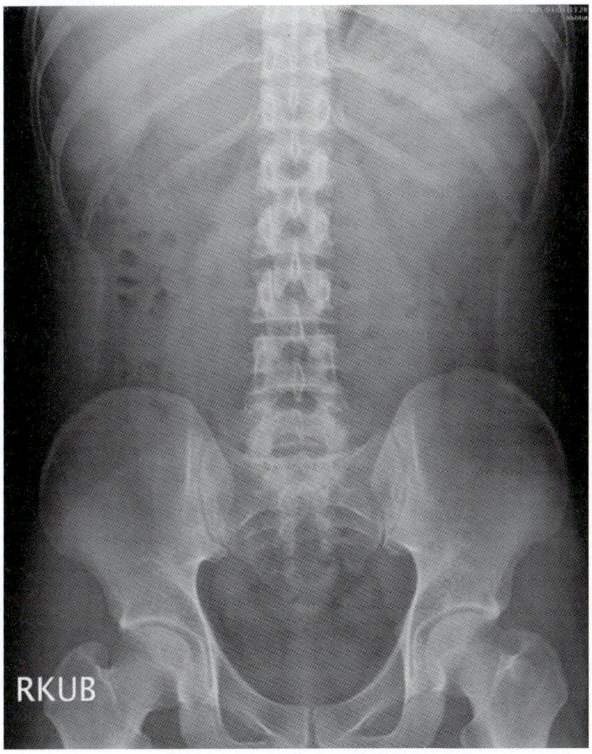

217 그림 168 KUB 영상에서 사진상에 반드시 포함되어야 하는 해부학적 구조물은?

① 위

② 요도

③ 비장

④ 가로막

⑤ 두덩결합

KUB : Kindney, Ureter, Bladder

- 돌(stone), 석회화(calcification) 진단이 가능하다.
- 콩팥(kidney), 허리근(psoas muscle)의 형태를 식별할 수 있어야 한다.
- 경정맥신우조영술(IVP)을 시행하기 전에 환자의 전처치 유무를 확인하기 위한 검사이다.

그림 169

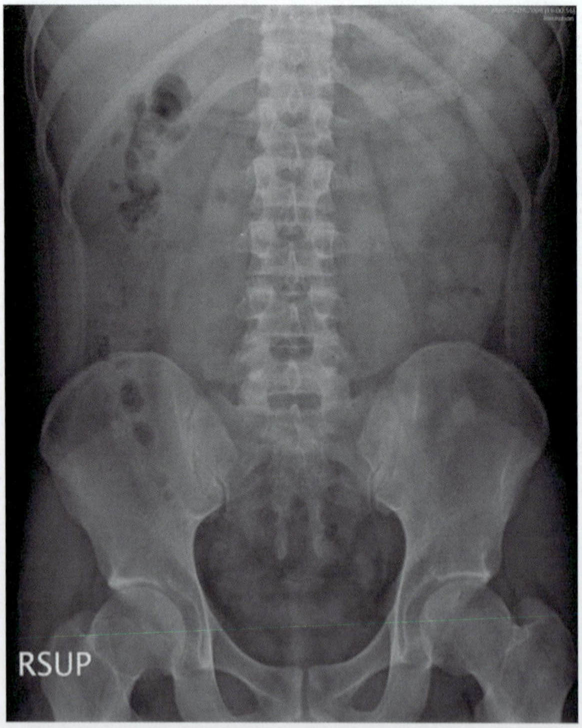

218 **그림 169** 복부 누운 자세 영상에 대한 설명으로 옳은 것은?

① 호흡은 들숨 후 멈춘다.
② 가로막이 포함되어야 한다.
③ 요관의 형태가 식별되어야 한다.
④ 방광의 농도가 구별되어야 한다.
⑤ 허리근의 형태가 식별되어야 한다.

복부 단순 검사의 Check point
- 간, 신장, 허리근의 형태가 식별되어야 한다.
- 바깥쪽 배벽(abdominal wall) 지방층의 색조가 나타나야 한다.
- 방광의 농도는 소변이 차 있는 경우에 약간 구별된다.

그림 170

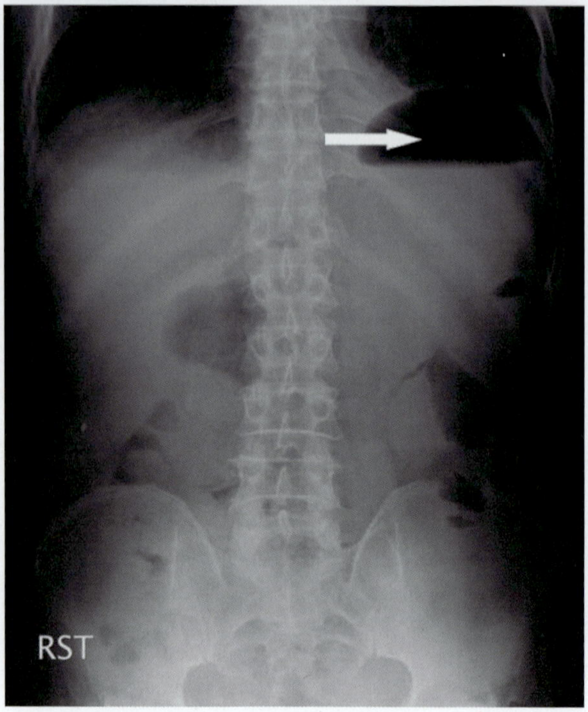

219 **그림 170** 복부 선자세 영상에 대한 설명으로 옳은 것은?

① 호흡은 들숨 후 멈춘다.
② 가로막이 포함되어야 한다.
③ 화살표는 장 내 천공에 의한 gas이다.
④ 상수용체중심을 엉덩뼈능선 높이에 맞춘다.
⑤ 누운 자세 검사에 비해 노출조건을 감소시킨다.

화살표는 위장관 내 gas를 가리킨다.
- Supine: pubic symphysis포함
- Erect: diaphragm 포함(노출조건 up)

그림 171

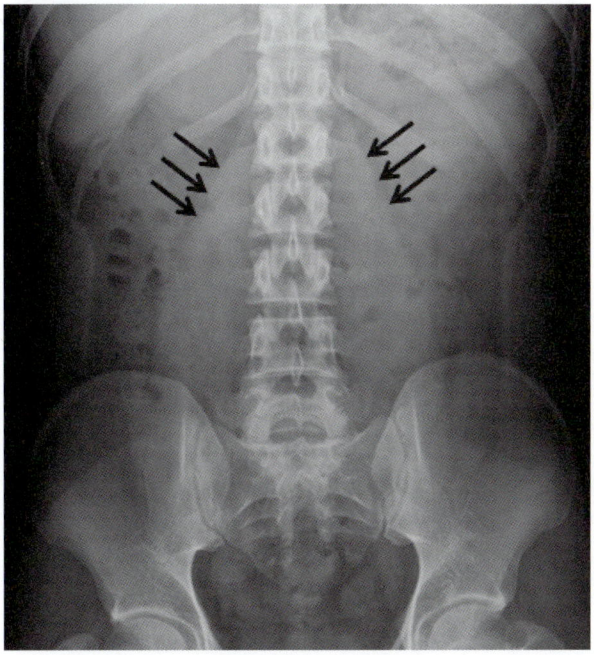

220 **그림 171** 정상인의 복부 영상에서 좌우 대칭으로 묘사되는 화살표한 부위의 해부학적 명칭은?

① 요관
② 비장
③ 배벽
④ 가로막
⑤ 허리근

복부 단순 검사의 Check point
- 허리근(psoas muscle)이 좌우대칭으로 묘사되지 않고 어느 한쪽이 소실되어 보인다면 이상 징후이다.

그림 172

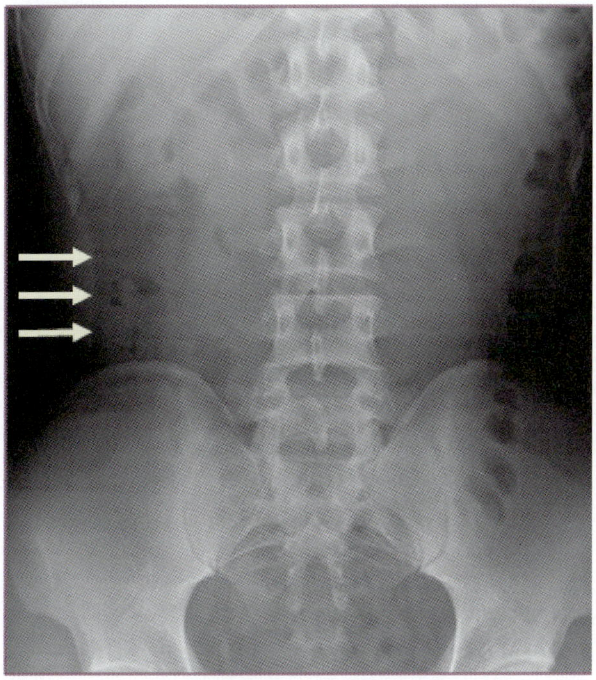

221 **그림 172** 정상인의 복부영상에서 복강의 외벽을 따라 관찰되는(화살표) 지방층 음영의 명칭은?

① Psoas line
② Flank stripe
③ Zebra stripe
④ Kidney outline
⑤ Morison pouch air

복부 단순 검사의 Check point
- 바깥쪽 배벽(abdominal wall) 지방층의 색조가 나타나야 한다.

그림 173

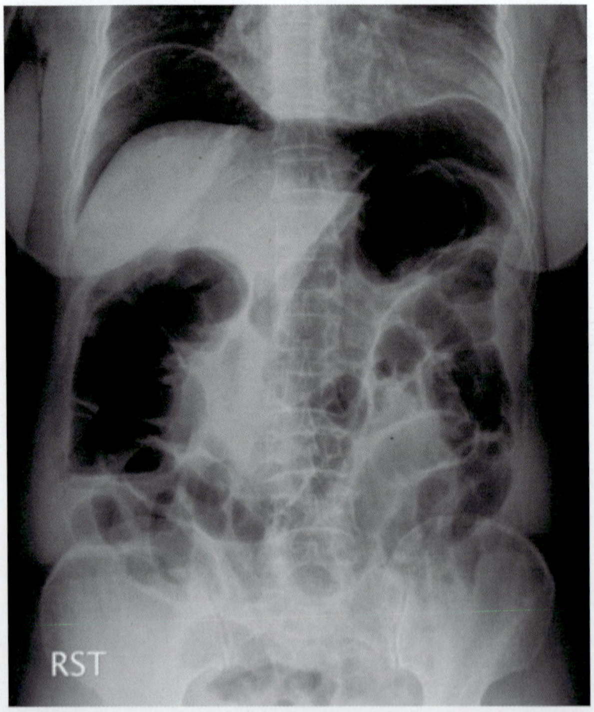

222 **그림 173** 복강내 유리가스를 통해 알 수 있는 상태는?

① 폐렴
② 문맥가스
③ 공기배증
④ 공기담도증
⑤ 공기가슴증

복부(abdomen) 선자세(erect position) 영상으로 양측 subphrenic air가 보이고, bowel 의 inner wall과 outer wall이 모두 보이는 Double wall sign이 관찰되므로 전형적인 pneumoperitoneum 소견이다.

그림 174

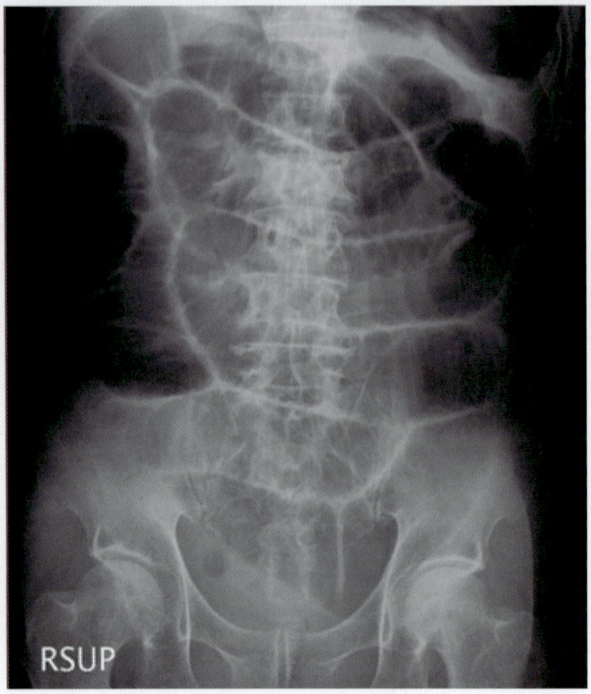

223 **그림 174** 장내 가스패턴 및 팽창정도를 통해 유추해 볼 수 있는 진단명은?

① 문맥가스
② 공기배증
③ 공기담도증
④ 공기가슴증
⑤ 폐색성 장폐색증

심한 small bowel dilatation이 있으며 valvular connoventes가 촘촘하게 관찰되는 것으로 보아 소장에 발생한 ileus이고, proximal small bowel gas가 증가하고 distal portion의 air가 관찰되지 않는 것으로 보아 obstructive ileus의 소견에 합당하다.

그림 175

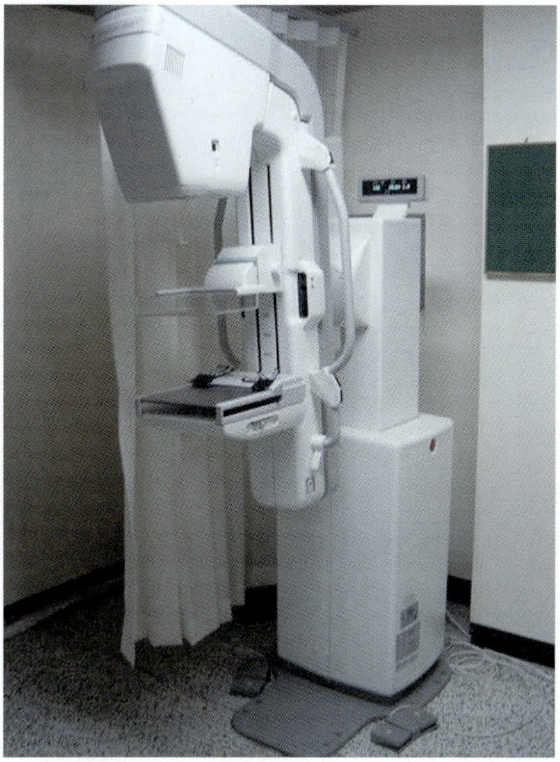

224 **그림 175** 유방 검사 장치의 일반적인 특징으로 옳은 것은?

① 대초점 사용
② 고관전압(100 kVp) 사용
③ Filter 재질로 텅스텐 사용
④ Anode 재질로 몰리브덴 사용
⑤ 엑스선관의 양극쪽 엑스선이 수직으로 입사할 수 있도록 설계

- 일반적인 양극과 여과판 조합은 Mo/Mo
  (anode 물질 : W, Rh, M / filter 물질 : Rh, M, Al)
- 0.1~0.3 mm의 소초점, 저관전압(20~30 kVp) 사용
- Anode heel effect의 응용: 환자의 흉벽쪽에 음극을 놓고 음극쪽 엑스선이 수직으로 입사할 수 있도록 설계

그림 176

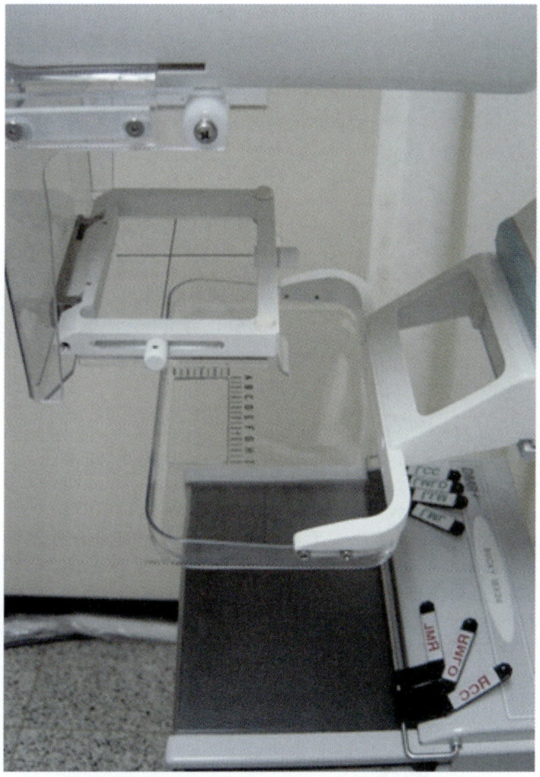

225 **그림 176** 유방 검사에서 유방 압박의 목적으로 옳은 것은?

① 유방조직의 중첩
② 다양한 사진 농도 획득
③ 움직임에 의한 불선예도 증가
④ 피사체-영상면 사이 거리 증가
⑤ 유방을 밀착시켜 기하학적 선예도 증가

유방의 두께를 동일하게 줄여줌으로써 피사체-영상면 사이 거리가 감소하여 중첩되는 유방조직을 분리시키고 균등한 사진 농도를 얻을 수 있다. 또한 산란선과 움직임에 의한 불선예도가 감소하여 대조도와 기하학적 선예도가 증가한다.

그림 177

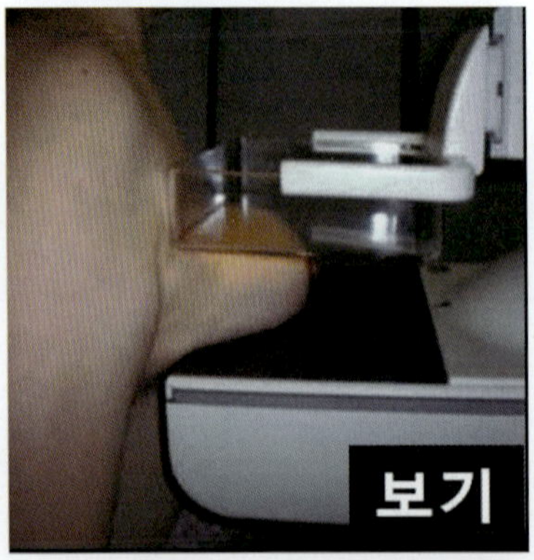

226 **그림 177** 보기의 자세로 검사한 영상으로 옳은 것은?

①

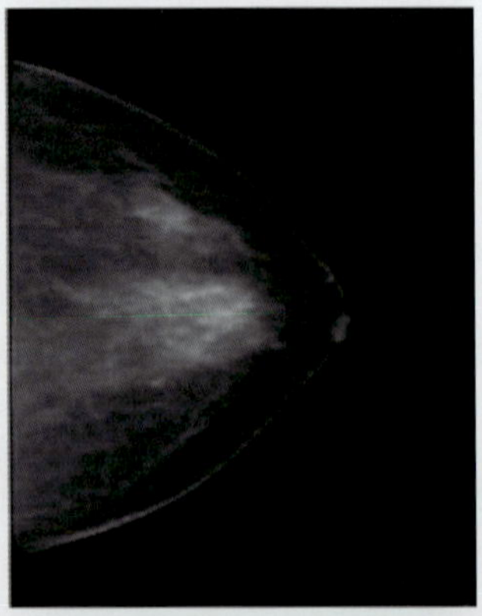

②

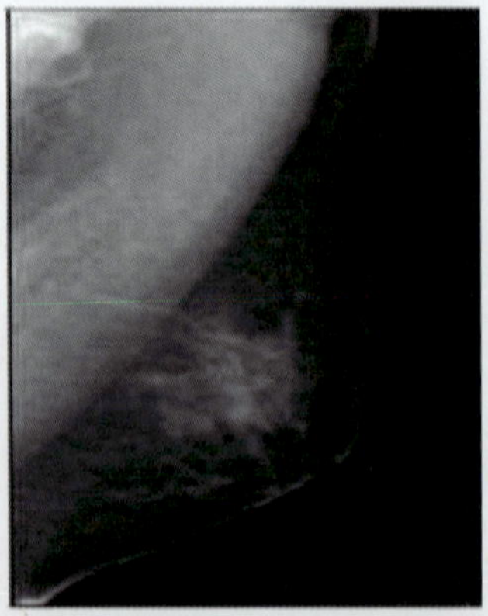

③

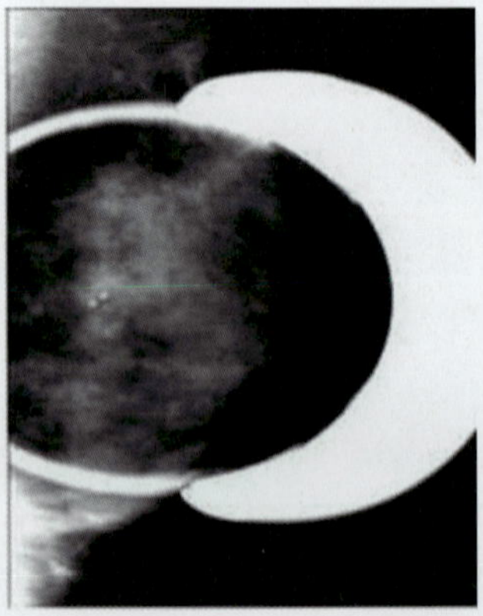

④

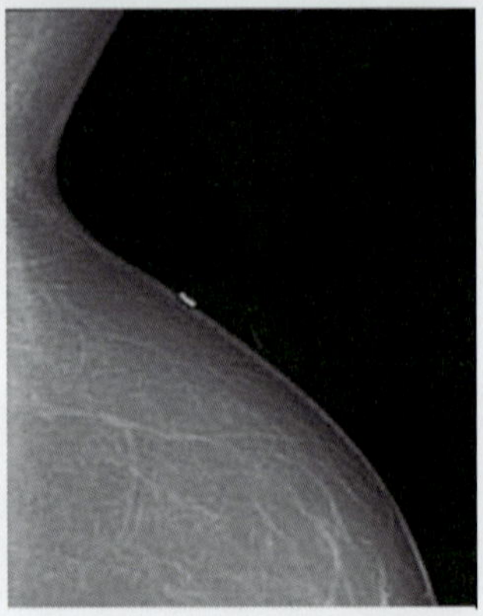

⑤

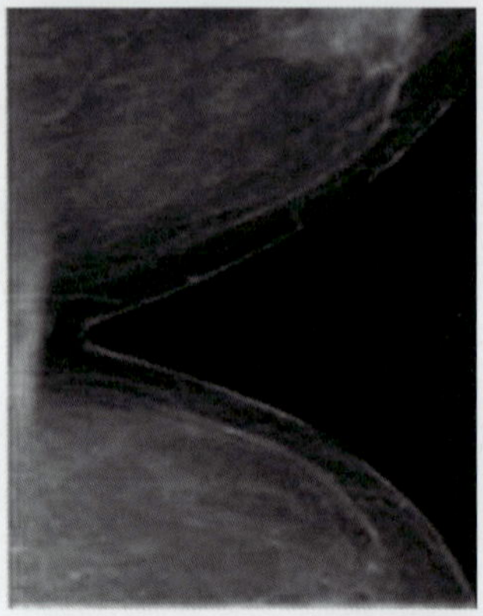

유방의 기본 검사법: 상하방향 검사법(craniocaudal projection; CC), 내외 사방향 검사법(mediolateral oblique projection; MLO)

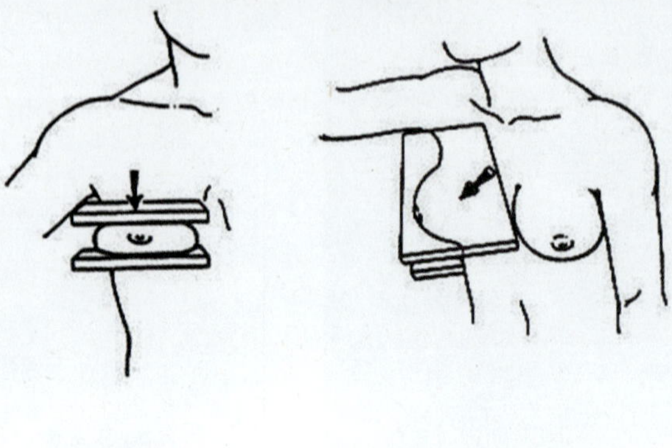

그림 178

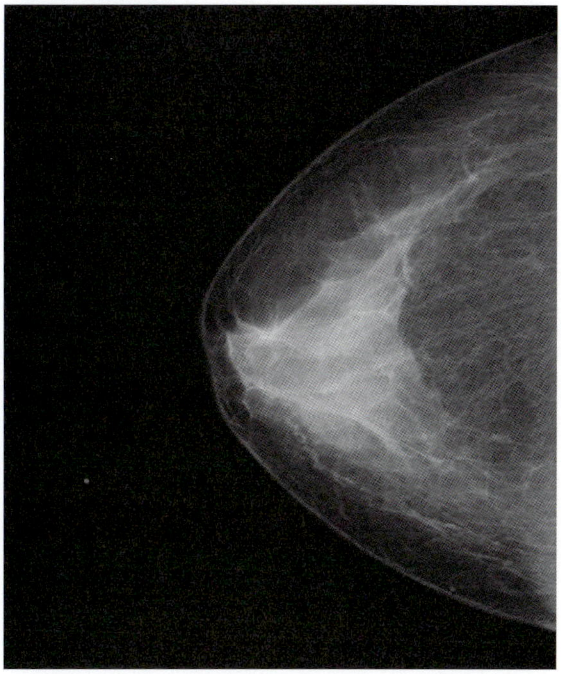

227 그림 178 유방 상하방향 검사법에 대한 설명으로 옳은 것은?

① 젖샘뒤지방이 포함되어야 한다.
② 유방하 주름이 포함되어야 한다.
③ 큰가슴근을 펼쳐서 유두후방선 밑까지 포함시킨다.
④ 큰가슴근이 역삼각형으로 직선 또는 볼록하게 보여야 한다.
⑤ 큰가슴근의 하단이 유두후방선과 같거나 더 아래로 보여야 한다.

유두의 측면상이 가운데에 나타나야 하며, 유방의 안쪽 조직과 젖샘뒤 지방이 포함되어야 한다.

그림 179

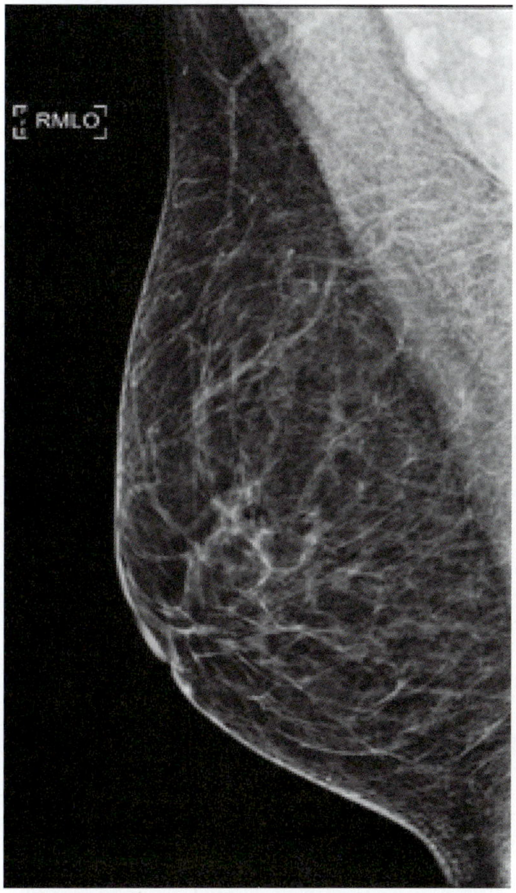

228 그림 179 유방 내외 사방향 검사법에 대한 설명으로 옳은 것은?

① 유두 정면상이 나타나야 한다.
② 젖샘뒤지방이 포함되어야 한다.
③ 유방하 주름이 포함되어야 한다.
④ 반대편 유방이 일부 포함되어야 한다.
⑤ 유두가 유방조직 속에 포함되어야 한다.

유두가 유방조직과 겹치지 않아야 하며, 큰가슴근이 유두후방선(유두에서 흉벽을 향해 직각으로 그은 선) 밑에까지 포함되도록 하고 유방하 주름이 펼쳐져서 사진에 포함되어야 한다.

그림 180

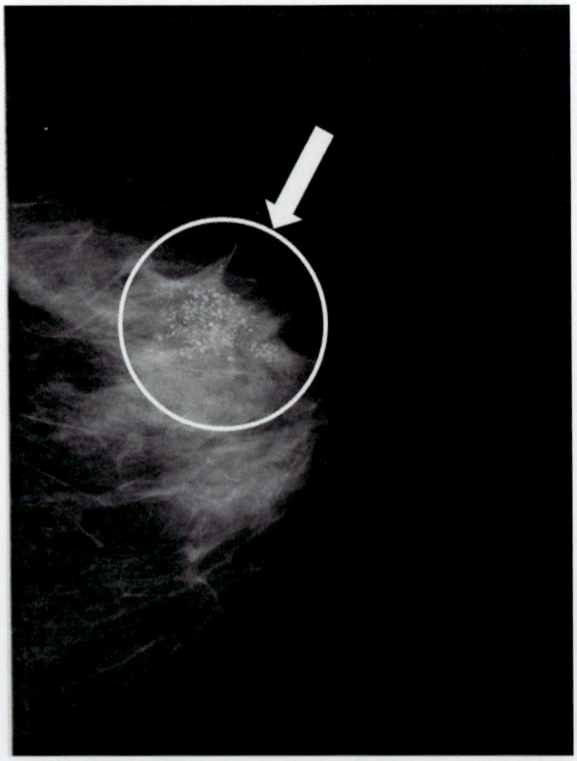

229 **그림 180** 화살표가 가리키는 병변을 가장 효과적으로 검사하는 방법은?

① Roll view
② Cleavage view
③ Tangential view
④ Axillary tail view
⑤ Magnification view

기본검사 후 병변에 적합한 추가검사시행

그림 181

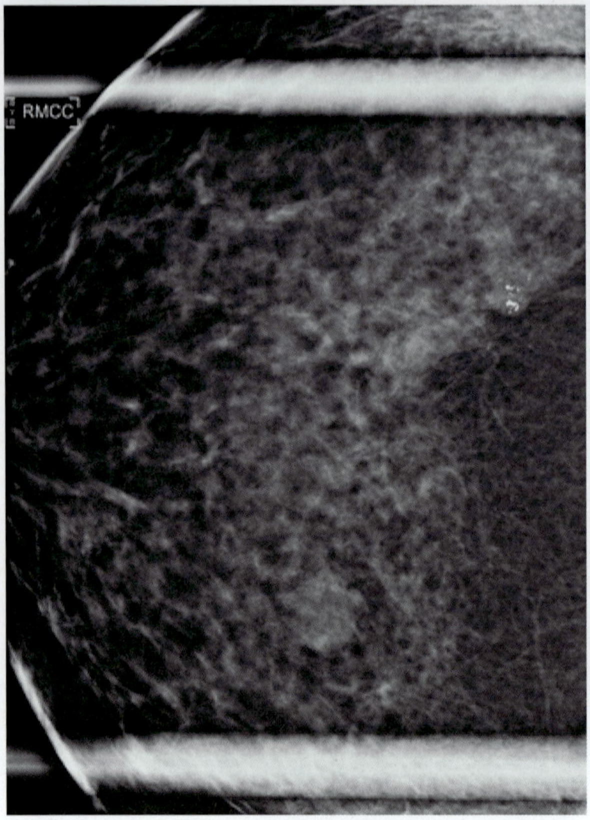

230 **그림 181** 유방 확대 검사법에 대한 설명으로 옳은 것은?

① 격자를 사용한다.
② 검사 노출시간이 짧아진다.
③ Galactography와 병행한다.
④ 미세초점(0.1~0.2 mm)을 사용한다.
⑤ 공기층에 의해 산란선이 증가한다.

공기층(air gap)에 의해 산란선이 감소하고 노출시간이 길어지므로 grid를 사용하지 않는다. 환자의 움직임에 의한 불선예도를 줄여야 하며 부분 압박검사와 병행한다.

그림 182

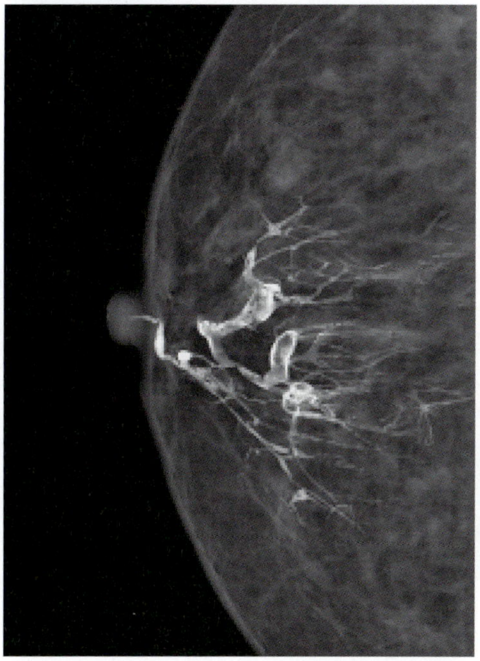

231 그림 182 검사법의 명칭은?

① Sialography
② Genitography
③ Galactography
④ Needle localization
⑤ Stereotactic biopsy

유관조영 검사(Galactography or Ductography): 수용성 조영제를 유관에 주입하여 실시하는 검사로 조영제의 유출을 방지하기 위해 압박하지 않는다.

그림 183

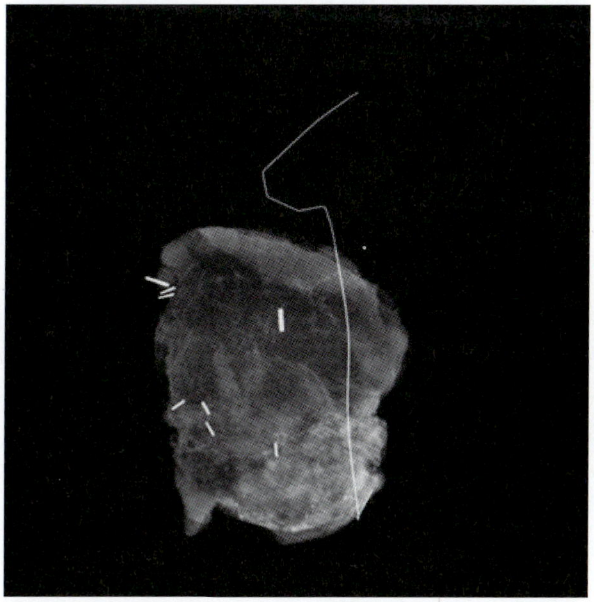

232 그림 183의 Specimen 영상과 관련이 깊은 검사명은?

① 확대 검사
② 유관조영 검사
③ 상하방향 검사
④ 내외 사방향 검사
⑤ 와이어 위치결정술

233 Needle Localization의 순서로 옳은 것은?

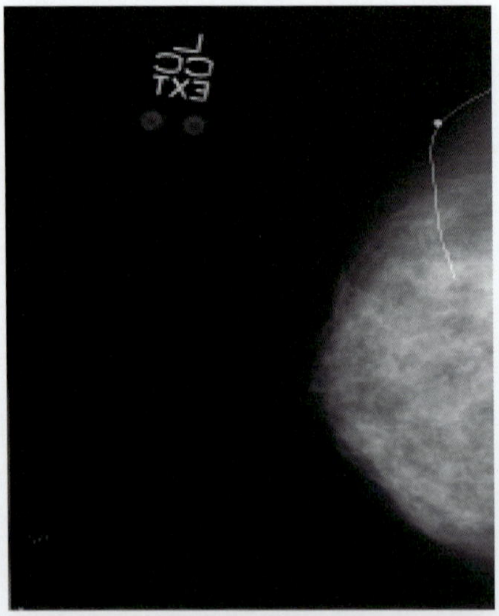

(가)

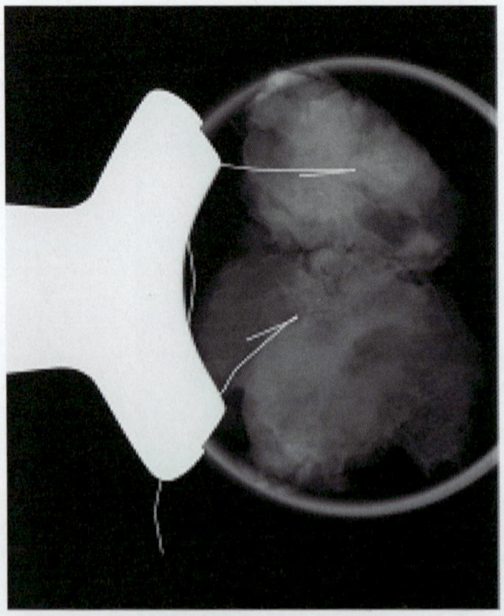

(나)

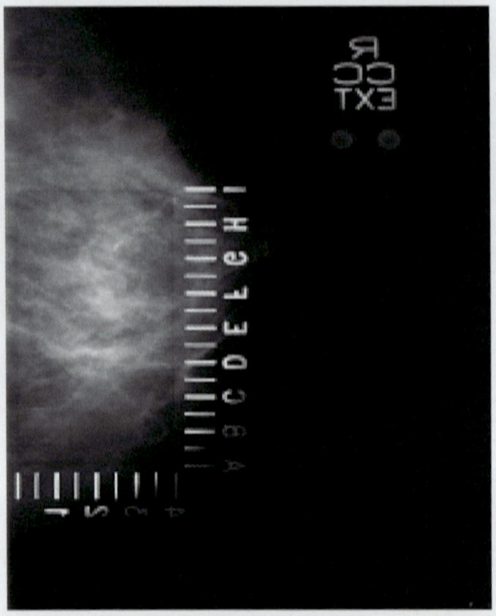

(다)

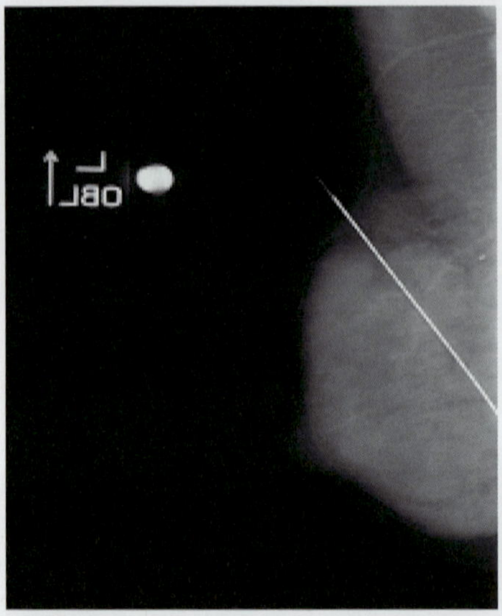

(라)

① 가-나-다-라　② 나-다-라-가　③ 다-라-가-나
④ 다-가-라-나　⑤ 다-나-가-라

(가) Needle 제거후 wire만 검사한 영상
(나) Specimen 영상
(다) Grid paddle을 이용하여 검사한 영상
(라) Needle의 위치를 확인하기 위한 영상

234 Implant Displacement(Eklund projection)와 관련이 깊은 영상은?

①
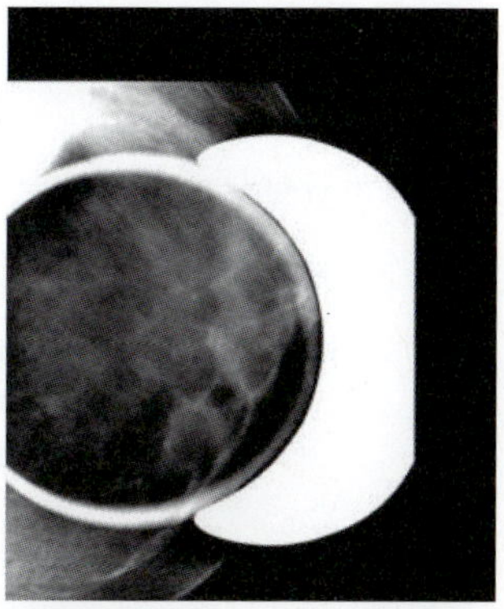

②
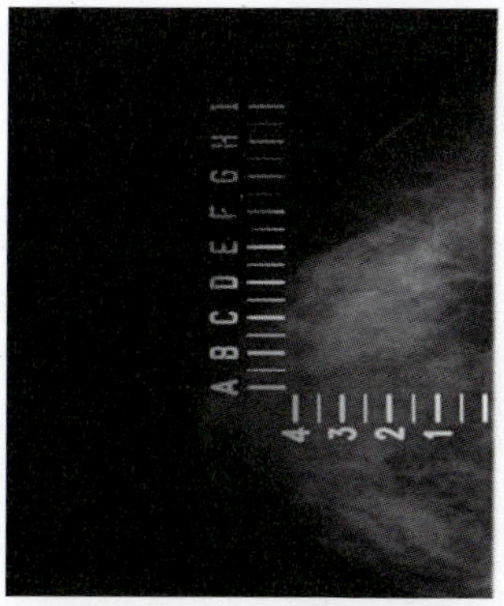

③
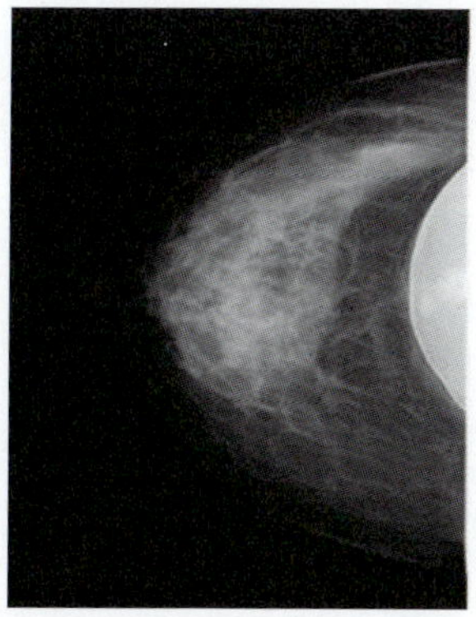

④
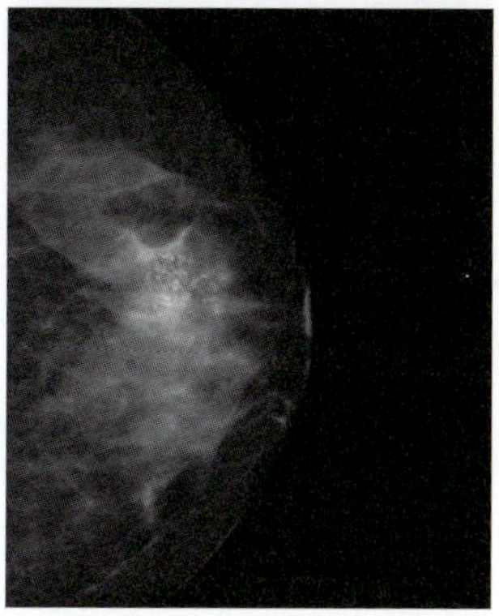

⑤
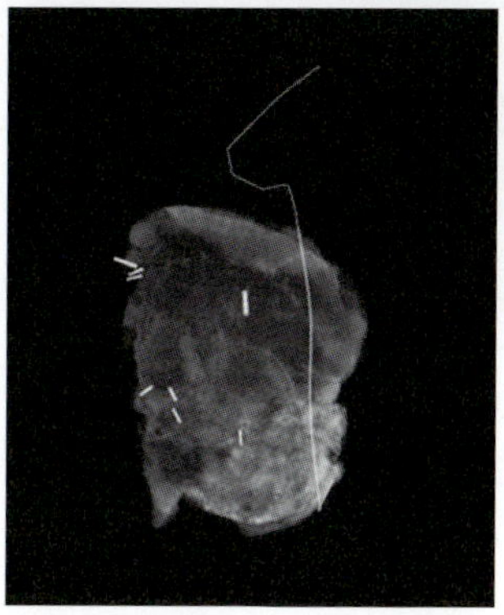

보강첨가물 분리 검사법(Implant Displacement): Eklund modification view라고도 하며, 유방 확대 수술을 한 경우 보형첨가물을 뒤로 밀면서 유방조직을 앞으로 당겨서 압박하여 검사한다.

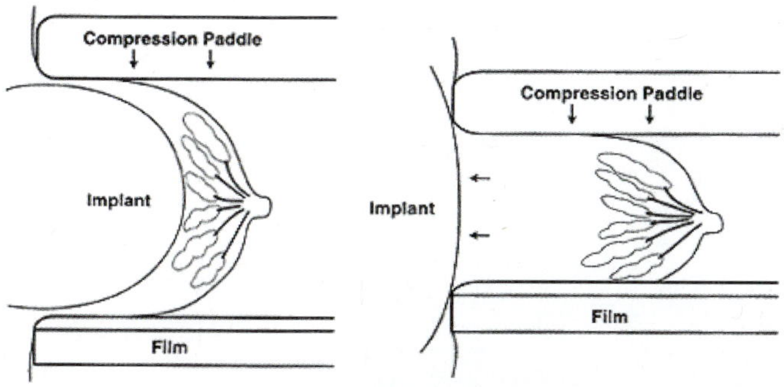

그림 184

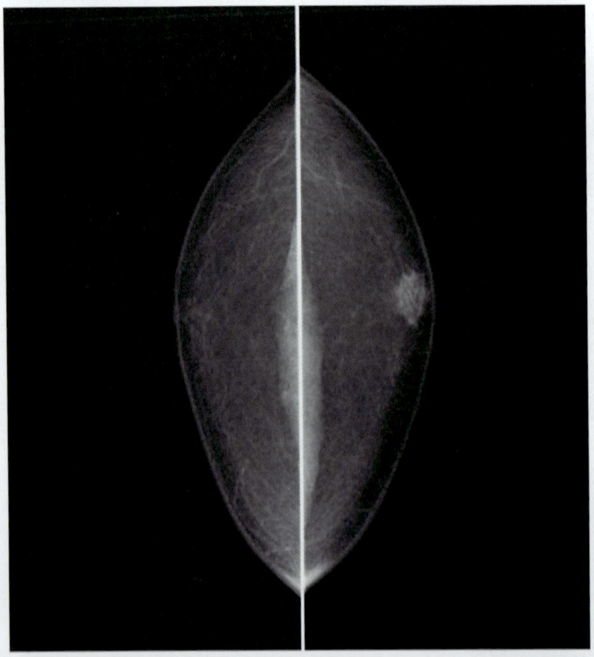

235 **그림 184**에 대한 설명으로 옳은 것은?

① 클레오파트라 영상이다.
② 새가슴 여성의 90° 측면영상이다.
③ Cone down하여 압박 검사한 영상이다.
④ 척추 후만곡증 여성의 하상방향 영상이다.
⑤ 여성형 유방을 가진 남성의 상하방향 영상이다.

남성의 유방에서는 유선조직을 관찰할 수 없다.
클레오파트라 검사(Cleopatra view)는 유방의 액와단을 포함한 유방의 외측면을 나타낸다.(=Axillary tail view)

그림 185

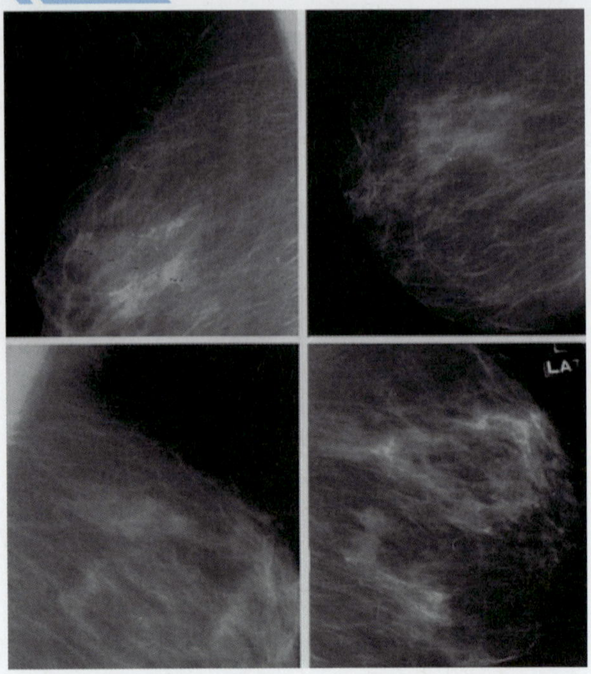

236 **그림 185**와 같이 유방이 클 경우 시행하는 검사법은?

① 확대 검사법
② 유곽 검사법
③ 상하방향 검사법
④ 부분압박 검사법
⑤ 모자이크 검사법

그림 186

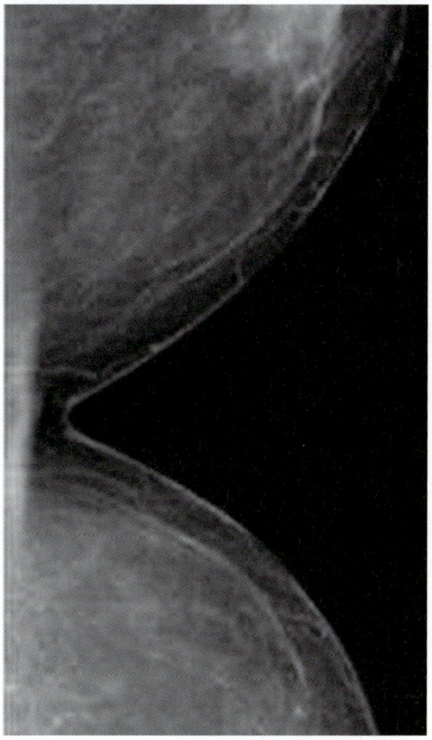

237 그림 186과 같이 병소 부위가 양쪽 유방 사이의 깊은 곳에 위치해 있을 때 적용되는 검사법은?

① Roll view
② Cleavage view
③ Tangential view
④ Axillary tail view
⑤ Eklund modification view

유곡 검사법(Cleavage view; CV): Valley view, Double breast method 라고도 한다.

그림 187

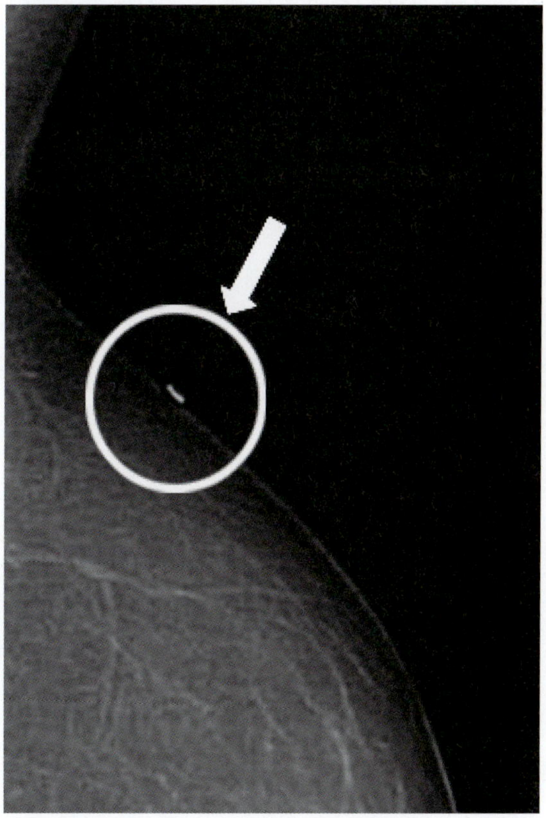

238 그림 187과 같이 유방 실질이 아닌 피부 가까이에 의심부분이 있을 때 적용하는 검사법은?

① Roll view
② Cleavage view
③ Tangential view
④ Axillary tail view
⑤ Eklund modification view

접선방향 검사법(Tangential view; TAN): 만져지는 병소가 젖샘조직(유선조직) 주위에 있어서 불명확하거나, Calcification이 피부에 있는 것인지 확인하기 위해 금속마커를 병소 부위에 부착하고 검사한다.

그림 188

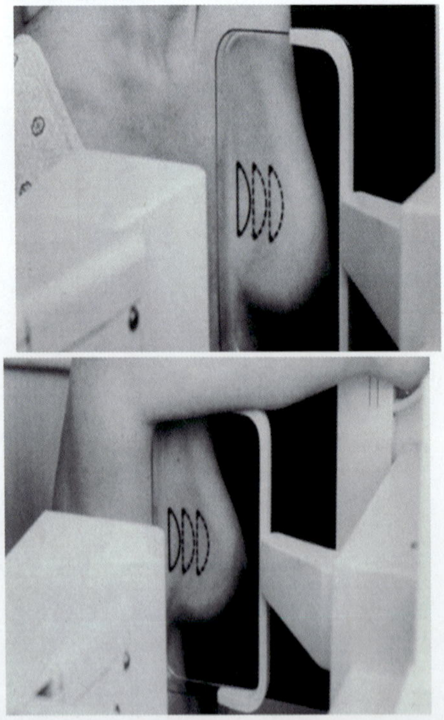

239 **그림 188**과 같이 추가적으로 90° 측면 검사를 시행하는 경우가 아닌 것은?

① 기본 Screening의 경우
② MLO 검사가 어려운 경우
③ 최근에 흉부 외과수술을 한 경우
④ 비정상적으로 복장뼈가 움푹 들어간 환자의 경우
⑤ 유방의 실질(parenchyma)을 관찰하고자 할 경우

90도 내외(외내)방향 검사법(ML or LM): 추가검사법

그림 189

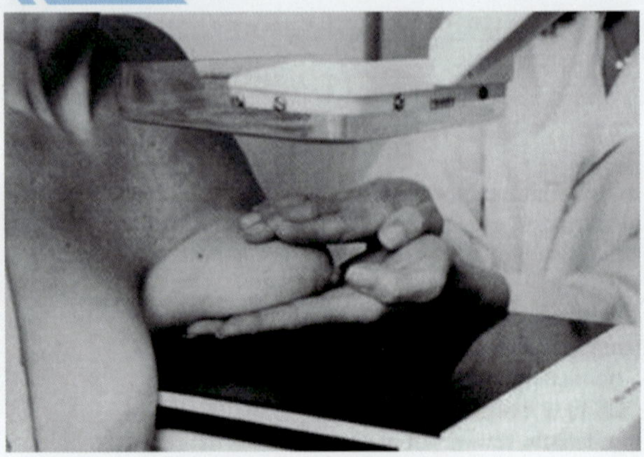

240 **그림 189**와 같이 비정상조직을 확인하기 위해 유방을 비틀며 검사하는 검사의 명칭은?

① Roll view
② Valley view
③ Cleavage view
④ Cleopatra view
⑤ Eklund modification view

겹쳐진 유방조직을 분리시키기 위한 추가검사법

그림 190

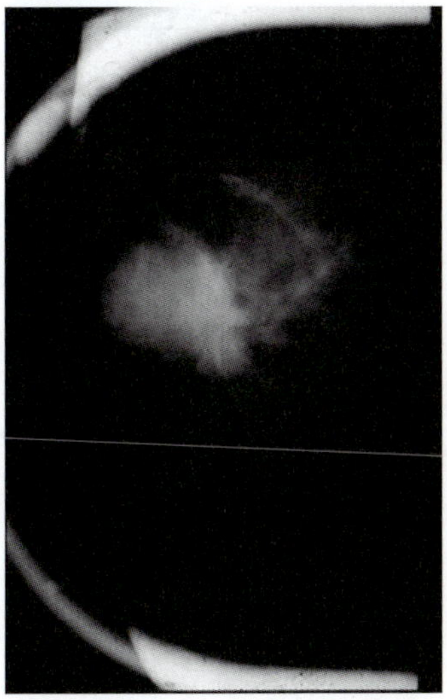

241 그림 190 부분압박 영상에 대한 설명으로 옳은 것은?

① 미세 석회화의 구분이 어렵다.
② 겹쳐진 구조는 분리하기가 어렵다.
③ Tumor margin에 대한 분석은 어렵다.
④ 확대검사와 같이 병용하여 사용할 수 없다.
⑤ 유방후면의 작은 종괴도 효과적으로 압박할 수 있다.

병소가 진짜인지 확인하기 위해 더 강한 압박으로 병소와 유방 조직을 분리시켜 검사한다. (확대검사법과 병행)

그림 191

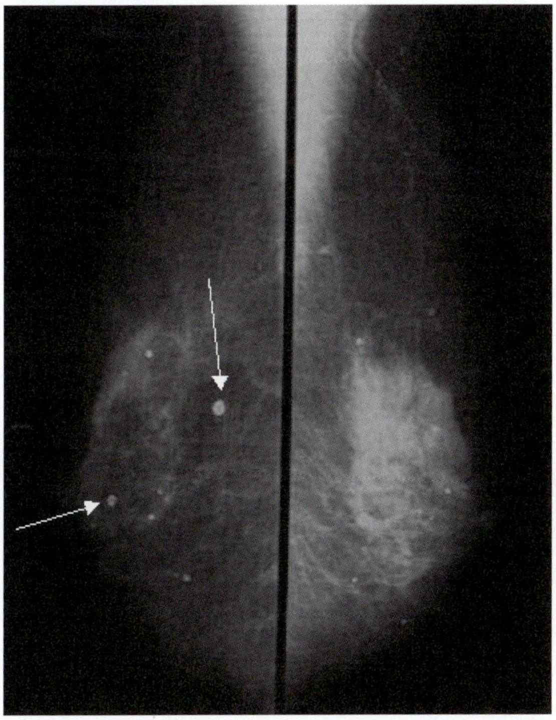

242 그림 191 화살표가 가리키는 것은?

① 석회화
② 양성종양
③ 악성종양
④ 현상액에 의한 artifact
⑤ 필름-증감지 내의 artifact

그림 192

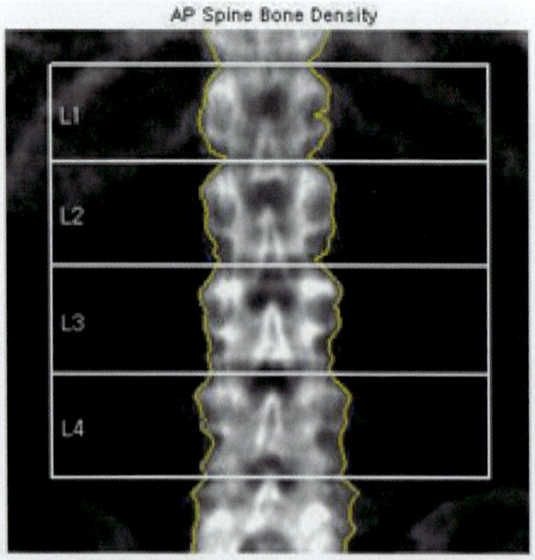

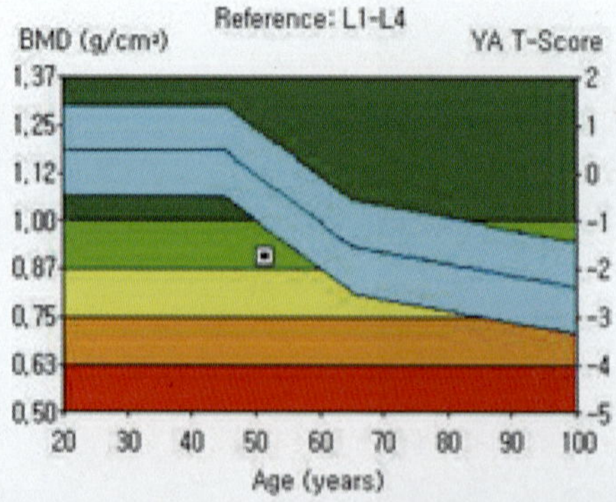

Region	BMD[1] (g/cm²)	Young-Adult[2] (%)	T-Score	Age-Matched[3] (%)	Z-Score
L1	0.812	76	-2.1	78	-1.9
L2	0.874	77	-2.1	79	-1.9
L3	1.011	89	-1.0	91	-0.8
L4	0.906	81	-1.8	83	-1.6
L1-L2	0.845	77	-2.1	79	-1.9
L1-L3	0.906	82	-1.7	84	-1.5
L1-L4	0.906	81	-1.7	83	-1.6
L2-L3	0.946	84	-1.5	86	-1.3
L2-L4	0.931	83	-1.6	84	-1.4
L3-L4	0.957	85	-1.4	87	-1.2

243 그림 192의 검사 전 확인사항으로 옳은 것은?

① 금식 여부 확인한다.
② 당뇨병 유무 확인한다.
③ 심장질환 유무 확인한다.
④ 조영제 사용 유무 확인한다.
⑤ 당일 초음파 검사 시행 여부 확인한다.

골밀도(BMD) 검사: 조영제가 뼈나 연부조직에 흡수되어 골밀도 측정값에 영향을 줄 수 있음

그림 193

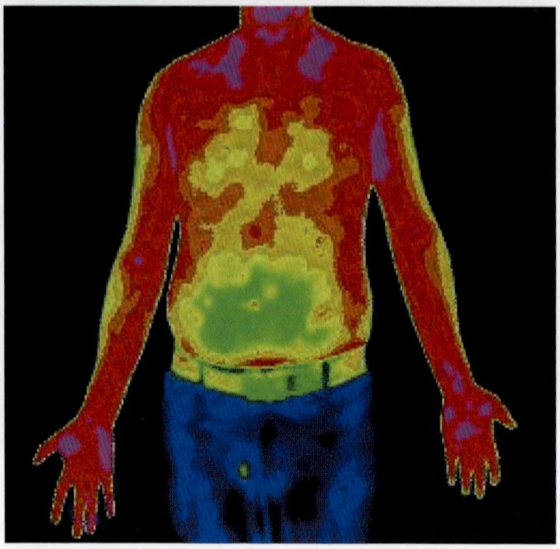

244 그림 193의 검사 전처치로 옳은 것은?

① 검사전 금연
② 검사전 금식
③ 검사전 관장
④ 검사전 스트레칭
⑤ 검사전 병소부위 로션 마사지

열진단법(thermography): 인체에서 방출되는 열을 탐지하여 체표면에서의 분포를 나타냄으로써 질병을 관찰하는 방법으로, 검사전 체온을 안정시켜야 한다.

STEP 01

| 방사선영상검사 | 해답

1. 5)	2. 5)	3. 1)	4. 5)	5. 2)	6. 3)	7. 1)	8. 3)	9. 3)
10. 2)	11. 4)	12. 5)	13. 5)	14. 5)	15. 3)	16. 5)	17. 5)	18. 5)
19. 5)	20. 3)	21. 2)	22. 3)	23. 2)	24. 3)	25. 4)	26. 2)	27. 2)
28. 2)	29. 1)	30. 3)	31. 2)	32. 4)	33. 3)	34. 2)	35. 3)	36. 5)
37. 3)	38. 5)	39. 5)	40. 2)	41. 1)	42. 5)	43. 5)	44. 2)	45. 3)
46. 3)	47. 5)	48. 2)	49. 2)	50. 3)	51. 3)	52. 3)	53. 3)	54. 4)
55. 3)	56. 1)	57. 1)	58. 3)	59. 4)	60. 3)	61. 5)	62. 4)	63. 3)
64. 4)	65. 3)	66. 3)	67. 3)	68. 4)	69. 5)	70. 4)	71. 3)	72. 5)
73. 2)	74. 3)	75. 4)	76. 2)	77. 4)	78. 2)	79. 4)	80. 2)	81. 4)
82. 2)	83. 2)	84. 3)	85. 5)	86. 1)	87. 4)	88. 5)	89. 2)	90. 3)
91. 4)	92. 4)	93. 5)	94. 3)	95. 4)	96. 3)	97. 5)	98. 2)	99. 2)
100. 2)	101. 5)	102. 1)	103. 3)	104. 1)	105. 3)	106. 4)	107. 2)	108. 3)
109. 5)	110. 5)	111. 1)	112. 3)	113. 4)	114. 4)	115. 4)	116. 2)	117. 1)
118. 3)	119. 4)	120. 4)	121. 5)	122. 5)	123. 5)	124. 2)	125. 3)	126. 1)
127. 2)	128. 5)	129. 3)	130. 4)	131. 4)	132. 2)	133. 4)	134. 2)	135. 2)
136. 5)	137. 2)	138. 5)	139. 5)	140. 2)	141. 3)	142. 2)	143. 3)	144. 5)
145. 4)	146. 5)	147. 3)	148. 3)	149. 5)	150. 2)	151. 1)	152. 5)	153. 2)
154. 3)	155. 3)	156. 1)	157. 4)	158. 5)	159. 1)	160. 3)	161. 4)	162. 3)
163. 4)	164. 3)	165. 1)	166. 5)	167. 3)	168. 4)	169. 4)	170. 5)	171. 2)
172. 2)	173. 4)	174. 3)	175. 2)	176. 3)	177. 3)	178. 5)	179. 1)	180. 1)
181. 3)	182. 4)	183. 4)	184. 2)	185. 2)	186. 5)	187. 4)	188. 5)	189. 4)
190. 5)	191. 2)	192. 1)	193. 1)	194. 4)	195. 4)	196. 3)	197. 4)	198. 5)
199. 4)	200. 4)	201. 2)	202. 2)	203. 2)	204. 3)	205. 1)	206. 4)	207. 5)
208. 5)	209. 4)	210. 3)	211. 5)	212. 4)	213. 4)	214. 4)	215. 4)	216. 4)
217. 5)	218. 5)	219. 2)	220. 5)	221. 2)	222. 3)	223. 5)	224. 4)	
225. 5)	226. 1)	227. 1)	228. 3)	229. 5)	230. 4)	231. 3)	232. 5)	
233. 3)	234. 3)	235. 5)	236. 5)	237. 2)	238. 3)	239. 1)	240. 1)	
241. 5)	242. 1)	243. 4)	244. 1)					

투시조영검사

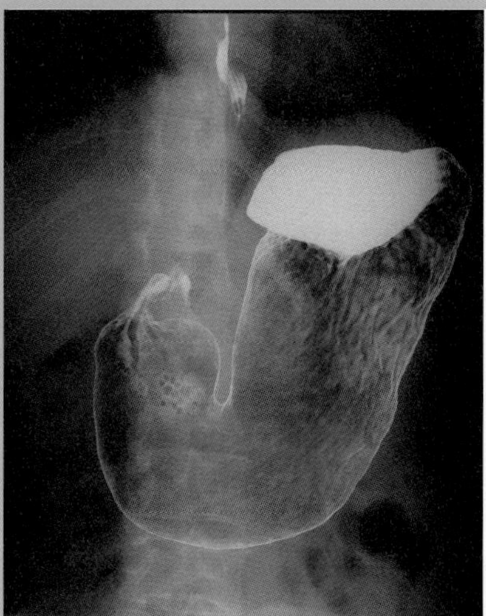

2

Fluoroscopic Radiography

기본적으로 알아두어야 할 사항

투시조영술은 영상증배관(I.I)과 TV Camera System 및 모니터를 이용하여 가시적으로 영상을 확인하면서 spot 검사하는 검사법이다(최근에는 flat panel detector를 장착한 DR/DF 장비의 출현으로 영상증배관을 대신하고 있음). 즉, 투시(fluoroscopy) 하에 조영제를 주입하여 순간적으로 저격 검사를 시행하는 검사법으로 정의할 수 있다. 투시조영 분야는 통상 소화기계(gastric intestinal tract), 간담도계(hepatobiliary tract), 비뇨기계(urinary tract), 생식기계, 호흡기계 등(others)으로 구분할 수 있다.

I G·I tract

소화기계통(Gastrointestinal series)은 $BaSO_4$ 현탁액을 이용하여 검사하는 식도(esophagus), 위(stomach), 작은창자(소장, small bowel : duodenum, jejunum, ileum), 큰창자(대장, large bowel)를 의미한다.

$BaSO_4$는 장벽(bowel wall)에 코팅(coating)되는 특성을 이용하는데 $BaSO_4$의 농도(W/V%, W/W%)에 따라 병변진단에 많은 영향을 끼친다.

$$BaSO_4 \text{ 농도희석법 } W/V\% = \frac{\text{바륨의 무게}}{\text{현탁액의 총량}} \times 100$$

이것은 $BaSO_4$ 100 g에 물의 양이 얼마만큼 포함되어 있는지를 의미하며, 이 농도 희석법에 의해서 코팅력(costing power)이 결정된다.

소화기계 조영술의 목적은 곁주머니(게실, diverticulum), 암종(carcinoma), 궤양(ulcer), 살버섯(폴립, polyp), 폐쇄(obstruction), 정맥류(varices) 등 많은 질환을 진단하는데 있다.

1. 식도조영검사(Esophagography)

식도는 인두에서 위에 이르는 약 25 cm 가량의 기관으로서 반지연골(윤상연골)부, 기관지분기부, 가로막(횡격막) 통과부 등의 생리적 협착(physiological narrowing) 부위가 있다.

식도는 자율적인 연동(peristalsis)가 강하기 때문에 신속한 검사가 필요하며 경우에 따라 동적 검사(dynamic study)가 이루어지기도 한다.

식도조영검사는 특별한 전처치없이 single 및 double contrast AP, LAO, RAO, lateral projection으로 진행하는데 특히 Holzknecht space와 식도 상부의 대동맥활(대동맥궁)에 의한 압박만곡상 관찰은 RAO projection이 진단에 중요하다.

2. 위장조영검사(UGI series)

검사방법으로는 이중조영법(double contrast method), 점막법(mucosal relief method), 충만법(filling method), 압박법(compression method) 등이 있는데 혼합해서 병행하고 있다.

UGI series는 전날 오후 대개 9시 이후부터 검사당일까지 금식(NPO)을 요하며 대표적인 position은 다음과 같다.

① Supine position: 위바닥(위저부, fundus)을 제외한 위 전체를 이중조영으로 잘 관찰할 수 있으며 이중조영에 있어 가장 기본적인 position

② Erect: 위의 전체적인 형태 및 모양, 가장자리(변연)의 함몰 등을 가장 잘 관찰할 수 있음

③ RPO(Schatzki's position): 위바닥(fundus), 식도위결합부(E·G junction), high body 등을 이중조영으로 관찰하기 위한 position

④ LPO(Hampton's position): 샘창자(십이지장, duodenum), 작은굽이(소만, lesser curvature), 큰굽이(대만, greater curvature), antrium 등을 이중조영으로 진단하기 위한 position

⑤ Compression: 압박은 점막주름을 펴서 바륨의 함몰, 확산, 주름의 집중 등으로 병변을 진단하는 방법으로 강·약을 혼합하여 반복적으로 압박

* 이중조영 및 압박촬영에서 위소구역(위소구, area gastrica)을 잘 묘사하도록 시행해야 함.

3. 소장조영검사(Small bowel series)

작은창자(소장)는 샘창자(십이지장, duodenum), 빈창자(공장, jejunum), 돌창자(회장, ileum)로 구성된 6~7 m 정도의 긴 관으로 음식물에서 영양소를 얻어내는 기능을 가지며 파상적인 연동운동과 분절운동을 한다. 검사의 전처치는 UGI series와 동일하며 연동(peristalsis)운동이 bowel과 bowel의 겹침이 많기 때문에 고관전압검사를 실시한다.

소장조영검사는 경구법(oral method), 고위관장법(enteroclysis), tube 삽입법(tube insertion method), 완전역행성 검사법 등이 있으나 임상에서 완전역행성 검사법은 거의 시행하지 않는다.

① Oral method: 황산바륨($BaSO_4$) 200~300 ml를 경구복용 후 30분 단위로 검사하는 방법으로 소장의 기능을 잘 관찰할 수 있으나 검사시간의 지연과 질(quality)의 저하가 단점

② Enteroclysis: 소장의 염증 및 mass가 의심되고 영양흡수 부족으로 운동 장애가 있는 환자를 대상으로 duodenal catheter를 샘창자빈창자결합부(D-J junction)까지 삽입한 후 투시하에 바륨과 하제(methylcellulose)를 이용해 이중조영으로 단시간 내에 검사를 종료하는 검사법

③ Tube insertion method: 주로 소장 폐쇄, 협착 환자에 시행되며 특별히 고안된 M-A tube를 코를 통해 샘창자(duodenum)에 삽입한 후 수은의 무게와 연동(peristalsis)운동에 의하여 위치 확인 및 가스, 분비물 등을 배액(drainage)시키는데 목적이 있음.

4. 대장조영검사(Colon study)

큰장자(대장)는 1.5~1.8 m의 길이를 가진 소화관으로 주로 수분을 흡수하는 기능을 가지며 Busi point, Hirsch point, Cannon ring, Payer-Strauss point, Balli point, Moultier point, Rossi point 등

7개의 physiological constrition을 가지고 있다.

대장조영검사에서는 전처치가 매우 중요하다. 전처치로 관장을 실시하며 검사전날 저녁부터 당일 검사시작 전까지 금식(NPO)을 요한다. 대장조영술은 spot 검사, 이중조영 supine, prone, erect, both decubitus, Chassard-Lapine projection 등을 검사하는 데, 각각의 position을 구별할 수 있어야 하며, 부위별 해부학적 구조도 알아야 한다. 조영제는 대체로 임상에서 60~70 W/V%를 많이 이용한다.

5. 배변조영검사(Defecography)

배변조영검사는 곧창자(직장)와 항문의 기능적 평가 및 구조적인 이상을 진단한다. 검사방법은 lateralsitting position으로 rest, squeezing, straining, defecation, post-defecation projection을 시행한다. 전처치는 다소 차이가 있지만 대략 검사당일 금식(NPO)과 검사 2~3시간 전 좌약주입 후 시행한다.

Ⅱ Hepatobiliary tract

투시를 이용한 간·쓸개계통(간·담도계) 검사에는 크게 담도조영검사(cholangiography)와 중재적 시술(interventional treatment)로 나눌 수 있다. 과거에는 주로 조영제를 주입하면서 투시하에 조영술을 시행하여 병변을 진단한 후 수술에 임하였으나 근래에는 stone removal, drainage catheter insertion, stent insertion, duct dilatation 등 중재적 시술로서 치료에 임하고 있다.

1. 담도조영검사(Cholangiography)

1) 경구 담낭조영검사(Oral cholecystography)

조영제 주입 후 12시간의 이완상과 지방식(fat meal) 30분의 수축상을 관찰하기 위한 검사법으로 최대의 목적으로는 담낭의 기능(function)을 알아보기 위함이다.

2) 수술 중 담도조영검사(Operation cholangiography)

쓸개(담낭, GB) 및 쓸개길계통(담도계, biliary tract)의 stone, mass, 기타 질환 등으로 수술을 요할 때 시행하는 검사로 수술실에서 통상 mobile을 이용하여 시행한다.

3) T-tube cholangiography(Post operation cholangiography)

수술 중 삽입해 놓은 T-tube(tube)를 통해 조영제를 주입하면서 Oddi 조임근(괄약근)의 개구상태, 잔류담석의 유무, 수술의 성공여부를 확인하기 위하여 시행한다.

* 수술 후 10일(근래: 7일) 정도 경과 후 시행하며 특별한 전처치가 필요 없음.

4) 경피경간 담도조영검사(PTC: Percutaneous transhepatic cholangiography)

폐쇄성 황달 환자를 대상으로 ERCP시 진단이 안될 경우에 시행하나 천자(puncture)의 부담과 조영제 통과(passage)가 안되는 단점으로 인하여 PTC 만으로 종료하지 않고 거의 PTBD로 이어지고 있다.

5) 내시경적 역행성 담·이자관(췌관) 조영검사(ERCP: Endoscopic retrograde cholangiopancreatoaphy)

쓸개길(담도) 및 이자관(췌관)의 병리적 상태 등을 진단하기 위하여 샘창자(십이지장) 내시경을 이용, 시행하는 검사로 수기의 발달과 함께 단독으로 시행하기보다 ERBD, ENBD, stone lithotripsy, removal, duct dilatation 등 중재적 시술을 병행하여 시행함으로써 쓸개길(담도), 이자관(췌관) 질환에 획기적인 전기를 이루었다.

6) 기타 IVC, DIC 등은 거의 시행하지 않는다.

2. 중재적 시술(Interventional treatment)

담도질환의 치료 추세
- 과거: Cholangiography → Operation
- 근래: Cholangiography → Interventional treatment → Operation → Interventional treatment

1) 경비적 담즙배액술(ENBD: Endoscopic nasobiliary drainage)

폐쇄성 황달환자를 주대상으로 ERCP를 하면서 drainage catheter를 쓸개길(담도) 내에 삽입하여 쓸개즙(담즙)을 배액함으로써 감황시켜 주는 외류법(external drainage)이다. 이는 다른 검사나 수술을 위한 일시적인 시술이라 하겠다.

2) Stent insertion(ERBD: Endoscopic retrograde biliary drainage)

ENBD가 drainage catheter를 이용한 담즙 배액술인 반면 ERBD는 stent를 삽입시켜 영구적, 반영구적 담즙배액을 목적으로 시행하는 내류법(internal drainage)이다. Biliary stent에는 plastic stent와 metallic stent가 사용되고 있다.

3) 경피경간 담즙배액술(PTBD: Percutaneous transhepatic biliary drainage)

폐쇄성 황달(Obstructive jaundice) 환자를 대상으로 ERCP를 이용한 ENBD, ERBD의 효과가 미약한 경우, 또는 실패시 주로 시행하는 외류법(external drainage)로 puncture 후 dilator로 tract를 넓힌 다음, drainage catheter를 삽입하여 감황시켜 주는 시술이다.

4) 결석 제거술(Stone removal)

통상 1 cm 이하 stone의 경우 십이지장경, 담도경 등을 이용하여 유두괄약근 절개술(EST)을 한 후, basket catheter나 balloon catheter로 duodenum 또는 몸 밖으로 적출(extraction)시키지만, 1 cm 이상의 large stone의 경우 쇄석술(lithotripsy)를 이용하여 stone을 작게 부순 후 basket 또는 balloon catheter로 제거시킨다. 쇄석술의 종류에는 체외충격과 쇄석술(ESWL), 전기 수압식 쇄석술(EHL) mechanical lithotripsy가 많이 이용되고 있다.

5) 그 외 Oddi 괄약근 기능검사, 세포진검사, 조직검사 등을 ERCP와 병행하여 시행하고 있다.

Ⅲ Urinary tract

1) 비뇨기계 조영술은 검사방법에 따라 여러 명칭으로 구분하지만 조영제를 정맥주사하여 생리학적 검사를 위한 배설성 경정맥성 요로조영술과 상부 검사를 위한 puncture(AGP), 요관삽입(RGP) 및 요도, 방광에 직접 조영제를 주입하는 검사법(RGU, Cystography, VCUG 등)으로 구분할 수 있다.
2) 신우조영술(pyelography)의 경우 IVP, DIP, RSP 등이 있고, 콩팥깔때기(신우), 콩팥술잔(신배)에 조영제 집적(filling)이 안되는 경우(기능이 없는 경우) 보통 RGP를 시행한다. RGP로도 진단에 필요한 영상획득에 실패할 경우 AGP를 시행하여 콩팥깔때기(신우), 콩팥술잔(신배)과 폐쇄(obstruction) 등을 진단한다.
3) 비뇨기계 조영술의 경우 요로감염(urinary tract infection)에 유의 하여야 하며 환자의 노출부분이 많은 검사이므로 각별한 주의가 필요하다.

Ⅳ Others

1. 자궁난관조영검사(HSG: Hysterosalpingography)

여성 불임 진단을 목적으로 시행하는 대표적인 검사법으로 환자 자세는 lithotomy position을 취하며 AP, both oblique, delay projection을 시행한다.

2. 정낭조영검사(Seminal vesiculography)

정관(Seminal duct)에 조영제를 주입하여 남성 불임을 진단하기 위한 검사법이다.

3. 후두조영검사(Laryngography), 기관지조영검사(Bronchography)

유용성 조영제를 이용한 호흡기계 조영술로 전처치 및 후처치에 유의하여야 한다. 전처치는 6시간 이상 금식(NPO) 및 lidocaine spray로 인후부 국소마취를 시행하며, 후처치는 역시 6시간 이상 금식(NPO)실시 및 기침을 많이 하게 하여 가래를 제거시켜야 한다.

* 근래 CT, MRI 등으로 인해 자주 시행하고 있지 않다.

4. 척수강조영검사(Myelography)

L3~L4를 기준으로 지주막 하강에 puncture하여 조영제를 주입한 후 시행하는 검사로 CT, MRI의 보급으로 많이 시행하지 않음.

* Myelography 후 CT촬영을 시행할 경우 조영제에 의한 artifact를 방지하기 위하여 통상 90~120분 정도 경과 후 CT검사를 한다.

5. 침샘조영검사(Sialography)

침샘조영검사는 턱밑샘(악하선, submandibular gland), 혀밑샘(설하선, sublingual gland), 귀밑샘(이하선, parotid gland) 등의 결손, 확장, 협착 등에 의한 염증, 종양, stone을 진단하는 데 목적이 있다. 또한 spot 촬영 후 사과, 레몬 등 신음식을 주입하여 배출기능(배출검사)을 알아본다.

6. 기타

관절강조영검사(Arthrography), 누낭조영검사(Dacryocystography), 샛길조영검사(Fistulography), 추간판조영검사(Discography), 비디오투시 연하조영검사(VFSS: Video Fluoroscopic Swallowing Study), 질조영검사(Vaginography), 해면조영검사(Cavernosography) 등이 있다.

그림 01

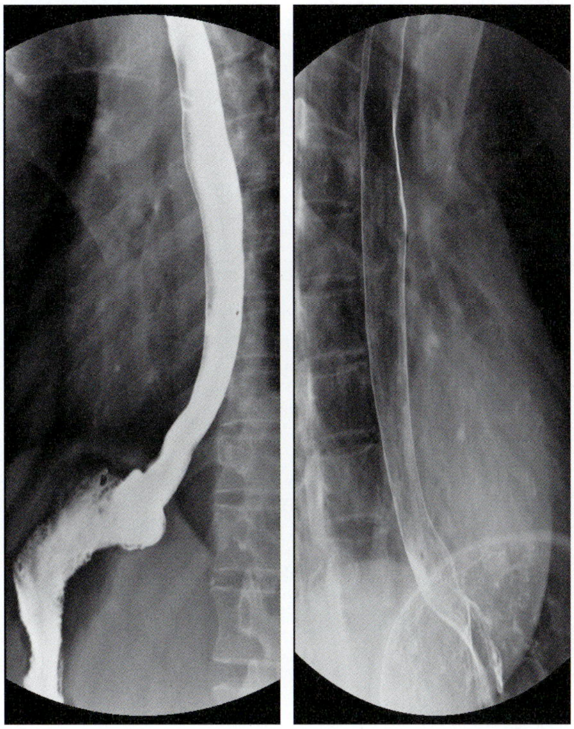

(가) (나)

001 그림 1의 검사명은?

① 척수조영술(Myelography)
② 후두조영술(Laryngography)
③ 샛길조영술(Fistulography)
④ 식도조영술(Esophagography)
⑤ 인두조영술(Pharyngography)

002 그림 1 (나)는 심장과 척추 사이의 Holzknecht space에 식도를 위치시켜 검사한 영상이다. 환자의 자세는?

① LAO ② RAO ③ RPO
④ Supine ⑤ Prone

Esophagography는 특별한 전처치없이 single/double contrast AP, LAO, RAO, Lateral Projection으로 검사를 진행하며 필요에 따라 동적 검사가 이루어지기도 한다. RAO(LPO)자세를 취하면 심장과 척추사이의 Holzknecht space에 식도를 위치시켜 조영제로 충만된 식도전체 윤곽을 관찰할 수 있고, 대동맥궁에 의한 압박만곡상을 얻을 수 있다.

그림 02

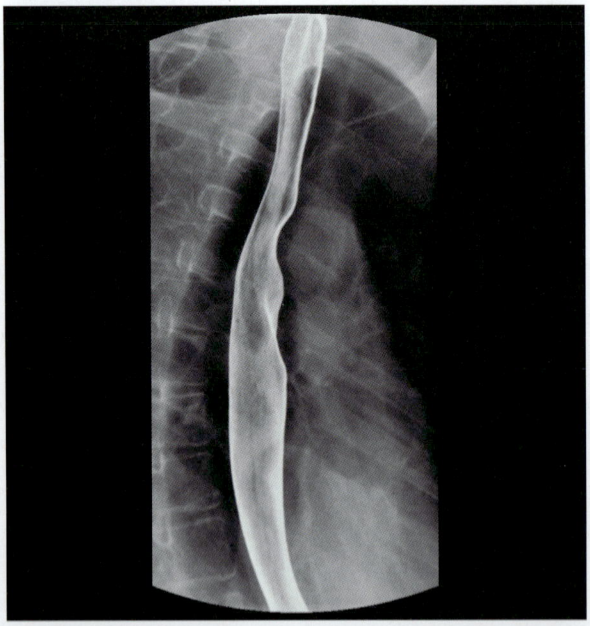

003 그림 2에 대한 설명으로 옳은 것은?

① 기관지 조영검사이다.
② 협착환자에게 적용한다.
③ Single contrast 영상이다.
④ 미세 병변을 잘 관찰할 수 있다.
⑤ 주로 margin의 관찰이 용이하다.

Esophagography는 $BaSO_4$ 현탁액과 air를 이용해서 single과 double contrast method로 시행하는데, 미세병변을 관찰하기 위해서는 double contrast method를, margin과 swelling의 진단을 위해서는 single contrast method를 주로 시행한다.

그림 03

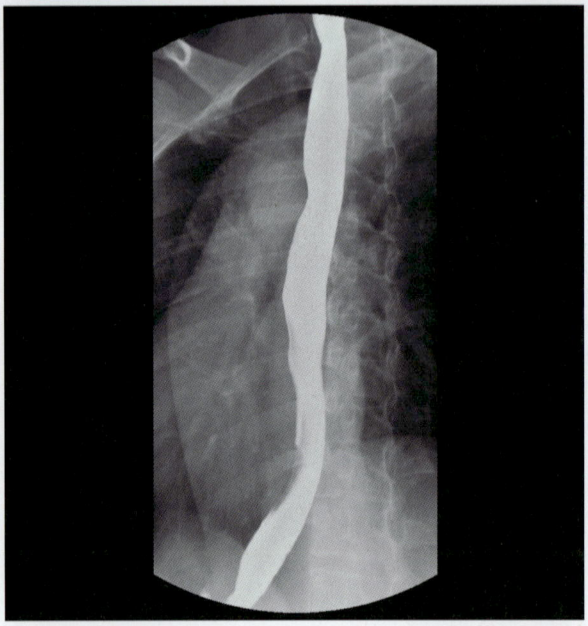

004 그림 3에 대한 설명으로 옳은 것은?

① 이중조영상이다.
② 12시간 이상 금식시킨다.
③ 식도의 윤곽이 잘 관찰된다.
④ 수용성 요오드 조영제를 사용하였다.
⑤ 점막의 미세 병변의 진단이 가능하다.

$BaSO_4$ 현탁액만 먹고 시행한 Esophagography Single contrast 영상으로 점막의 미세병변 진단보다는 식도 전체의 윤곽을 관찰하기에 용이하며 특별한 전처치가 필요 없다.

그림 04

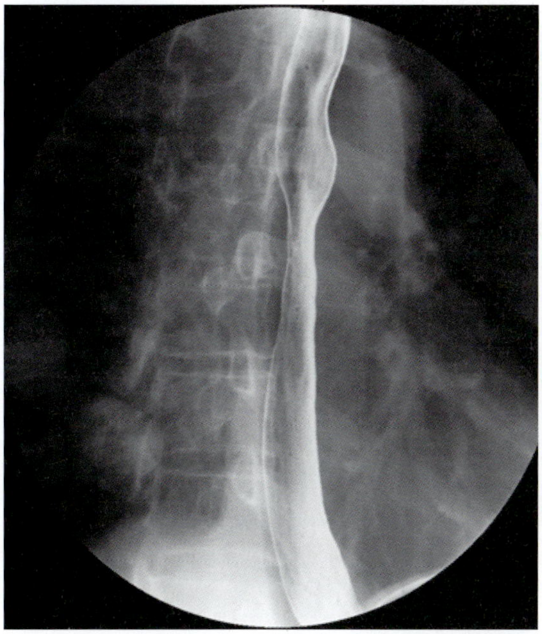

005 **그림 4**에 대한 설명으로 옳은 것은?

① 발포제 섭취
② RPO Position
③ Single contrast
④ 저 점도의 조영제 사용
⑤ 검사 전 부드러운 음식 섭취

발포제를 섭취하면 점막의 미세 병변 진단이 가능하다.

그림 05

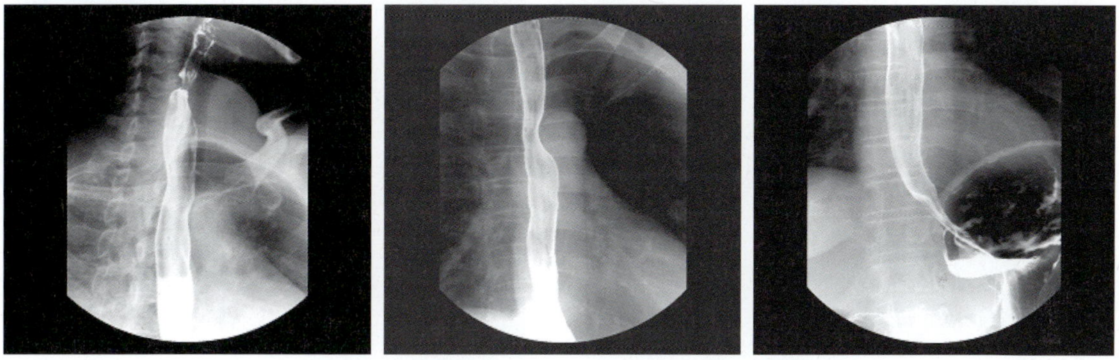

(가) (나) (다)

006 **그림 5**에서 식도의 생리적 협착부위에 대한 설명으로 옳은 것은?

① (가) 가로막에 의한 협착이 잘 묘사된다.
② (나) 대동맥궁에 의한 협착이 잘 묘사된다.
③ LAO자세로 검사시 대동맥궁에 의한 협착 관찰이 용이하다.
④ (다) 윤상연골부(인두와 식도 이행부)의 협착이 잘 묘사된다.
⑤ 식도의 생리적 협착부위 관찰에는 Compression method(압박법)이 유용하다.

Esophagus의 생리학적인 협착 부위는 경구로부터 15 cm, 25 cm, 40 cm 부위에 위치한다.
- 제1협착부위: 윤상연골부(인두와 식도 이행부) C6 level
- 제2협착부위: 대동맥궁과의 교차에 의한 좌연의 협착 T4~T5 level
- 제3협착부위: 가로막(diaphragm)에 의한 협착 T11 level

그림 06

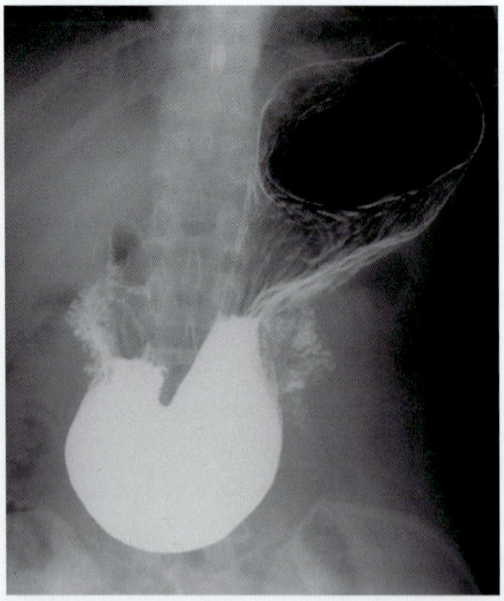

(가)

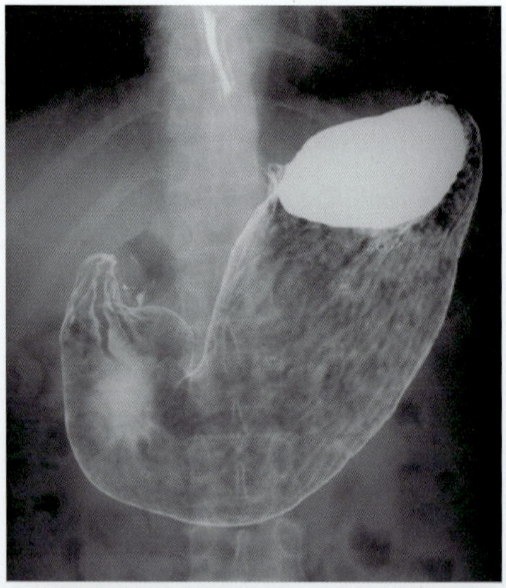

(나)

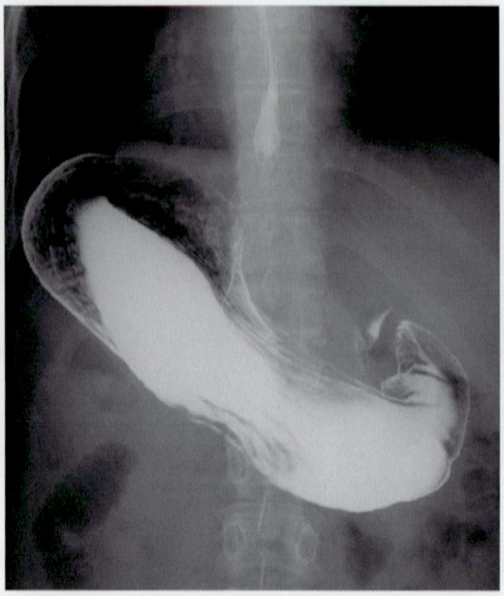

(다)

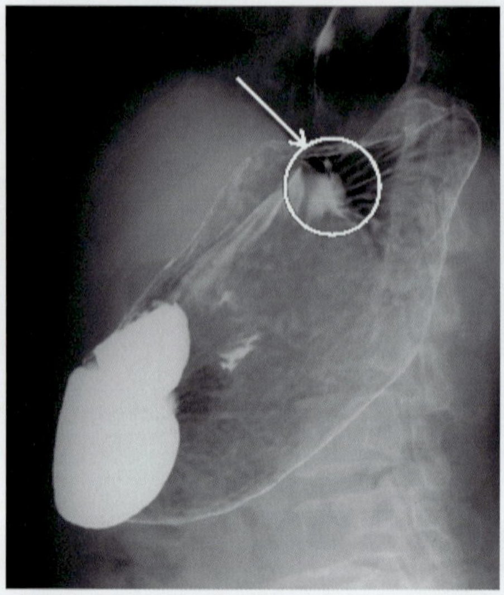

(라)

007 **그림 6**은 위장조영검사를 시행한 것이다. 후벽의 진단이 용이한 검사로 옳게 묶인 것은?

① 가, 나 ② 가, 다 ③ 나, 라
④ 가, 라 ⑤ 다, 라

(가) Erect (나) Supine (다) Prone (라) RPO

008 **그림 6**에서 전체적인 형태, 조영제의 적당량 여부를 평가하는데 필요한 영상은?

① 가　② 가, 나　③ 다, 라
④ 라　⑤ 가, 다

작은굽이부분(소만부)의 shape가 "U"를 형성하도록 촬영하여야 한다.

009 **그림 6**에서 이중조영으로 위바닥과 식도위결합부, 위몸통 상부를 관찰하기 위한 영상은?

① 가, 나　② 나, 다　③ 다, 라
④ 가, 라　⑤ 라

RPO(Schatzki's position)

010 **그림 6**의 위장조영술에서 이중조영 및 압박술에 있어 (　　)가(이) 잘 묘출되어야 진단가치가 높다. 괄호에 알맞는 것은?

① Air　② Muscle　③ Serosa
④ Submucosa　⑤ Gastric area

위장조영술의 quality를 평가할 때 지표로 삼고 있을 정도로 중요하다.

011 **그림 6** (라)의 화살표 부위의 해부학적 명칭은?

① Antrium　② Pylorus portion　③ Lesser curvature
④ Greater curvature　⑤ Esophagogastric junction

그림 07

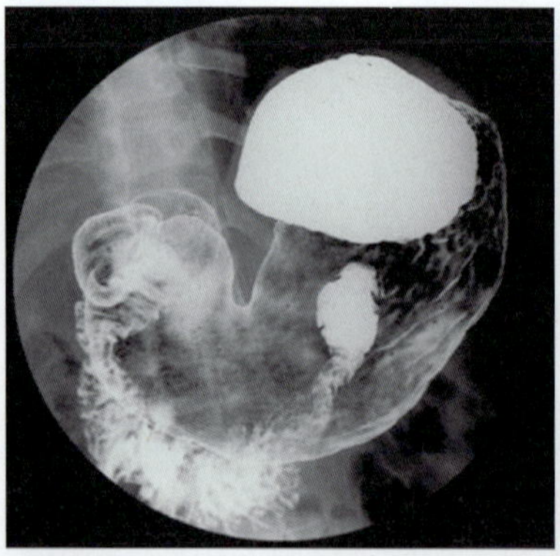

(가)

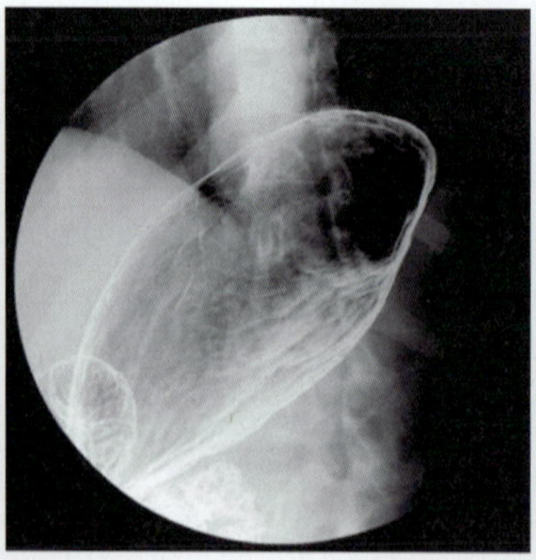

(나)

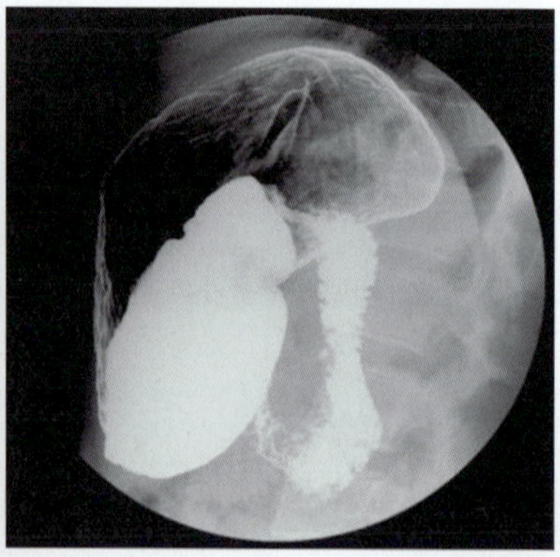

(다)

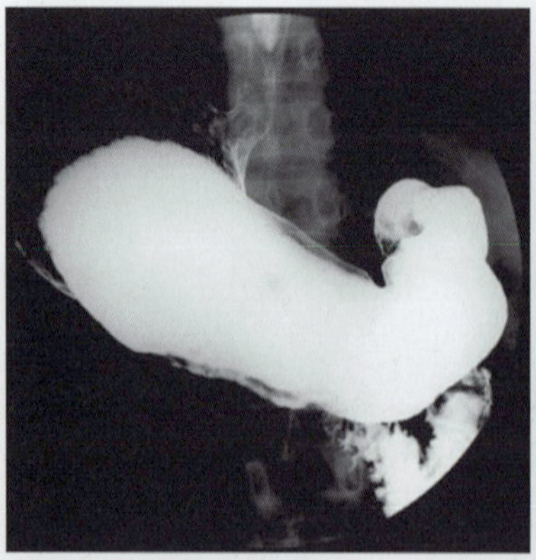

(라)

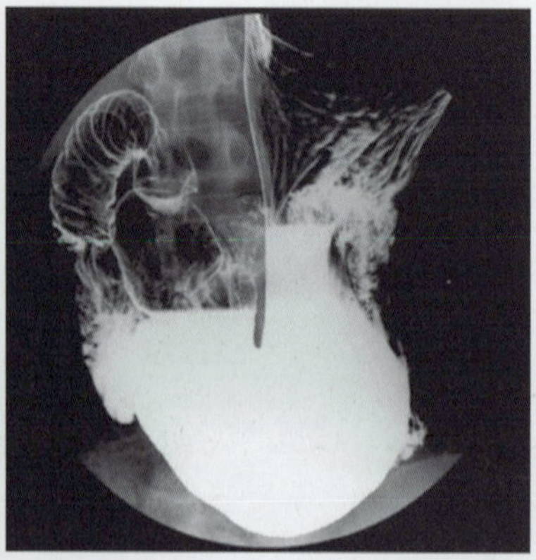

(마)

012 **그림 7**에서 LPO(Hampton's position)로 검사한 영상은?

① 가 ② 나 ③ 다
④ 라 ⑤ 마

013 **그림 7**에서 RPO(Schatzki's position)로 검사한 영상은?

① 가 ② 나 ③ 다
④ 라 ⑤ 마

RPO(Schatzki's position): 위바닥(fundus), 식도위결합부(E. G junction), 위몸통 상부를 관찰
LPO(Hampton's position): 샘창자(duodenum), 작은/큰굽이(lesser/greater curvature), Antrium 관찰

014 **그림 7**에서 Filling method로 엎드린 자세로 검사한 영상은?

① 가 ② 나 ③ 다
④ 라 ⑤ 마

그림 08

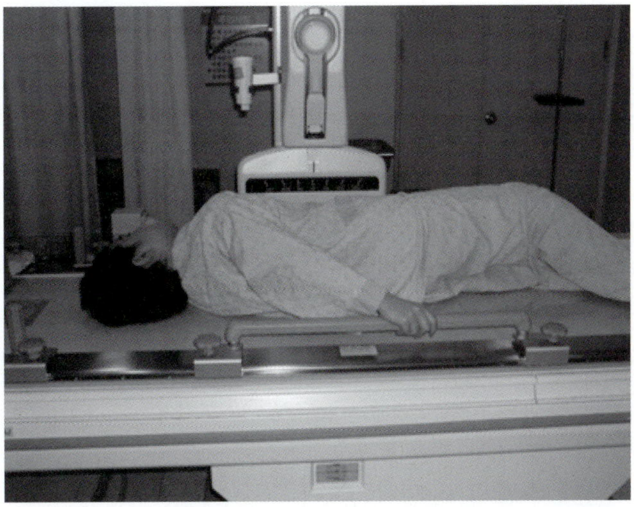

015 **그림 8**의 검사자세에 적합한 영상은?

①
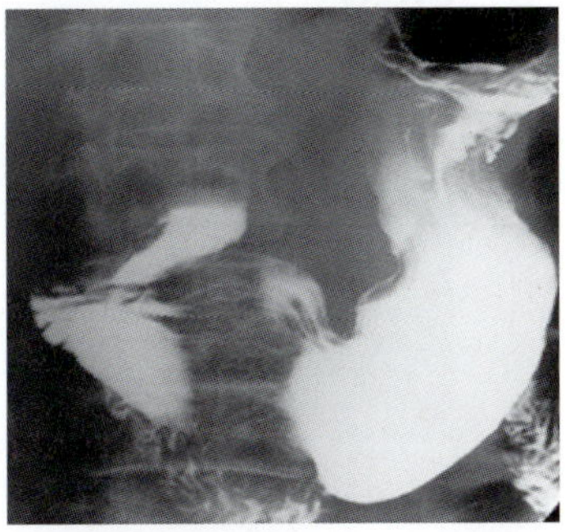

②
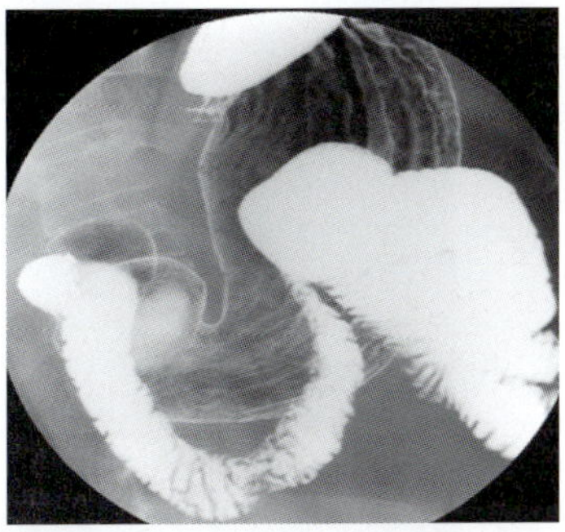

③
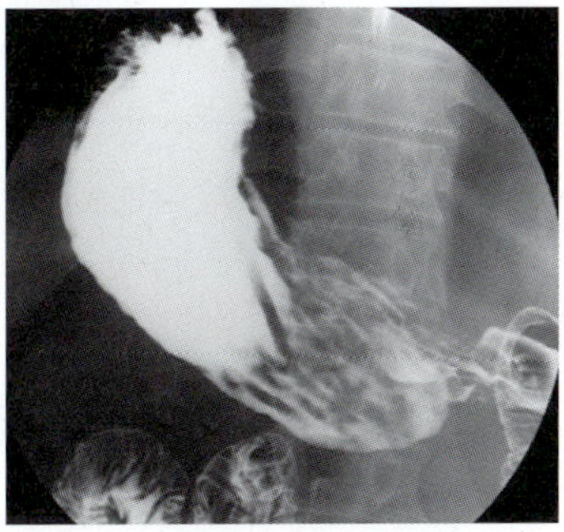

④
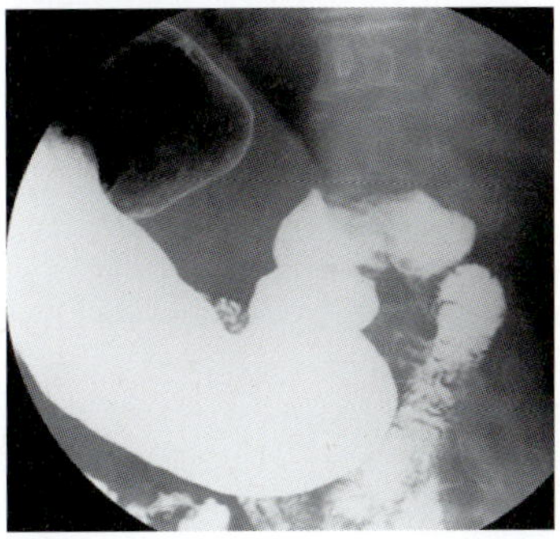

⑤
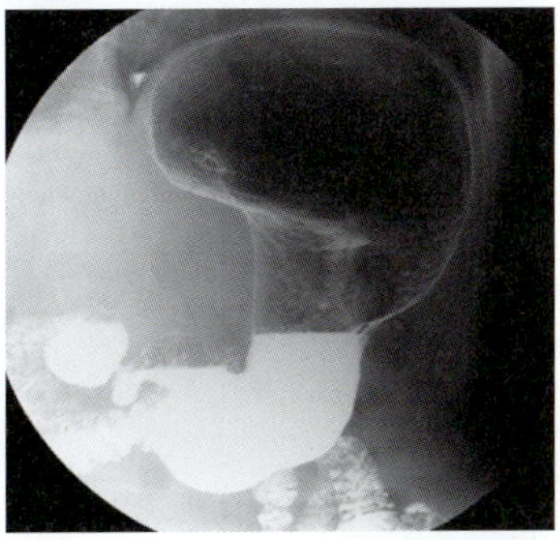

그림 09

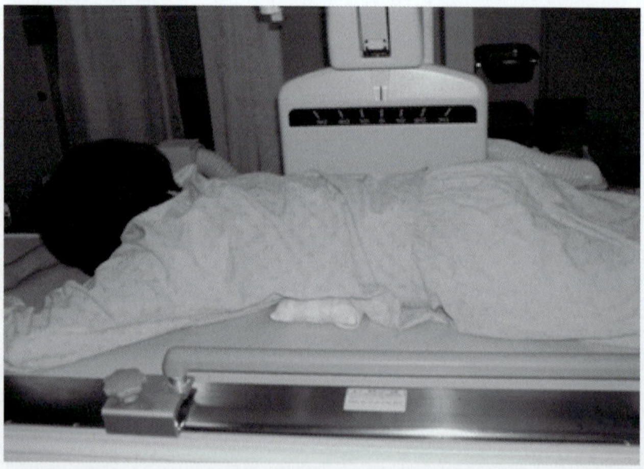

016 **그림 9**의 검사자세에 적합한 영상은?

① 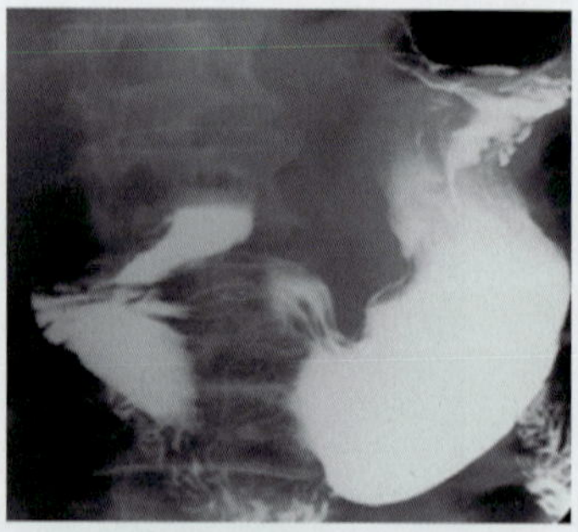
② 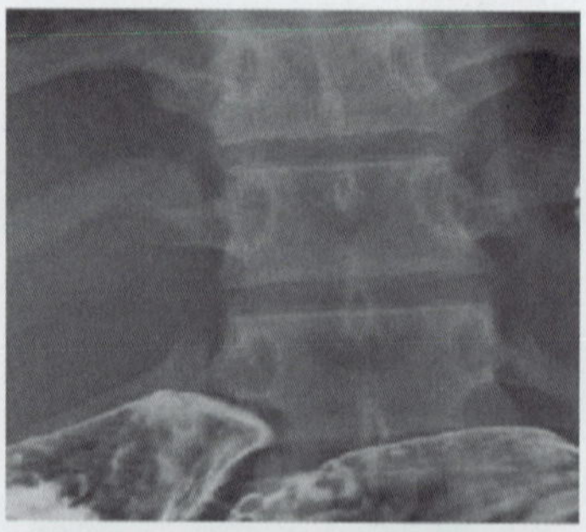
③ 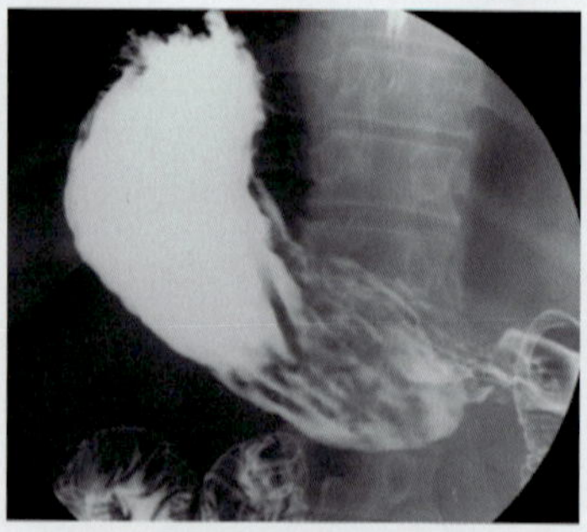
④ 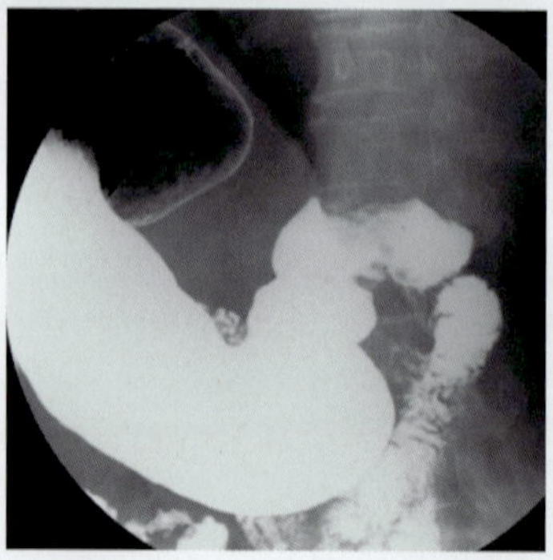
⑤ 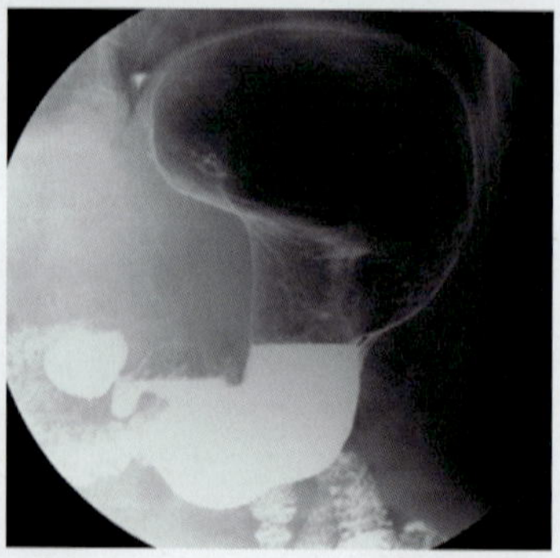

그림 10

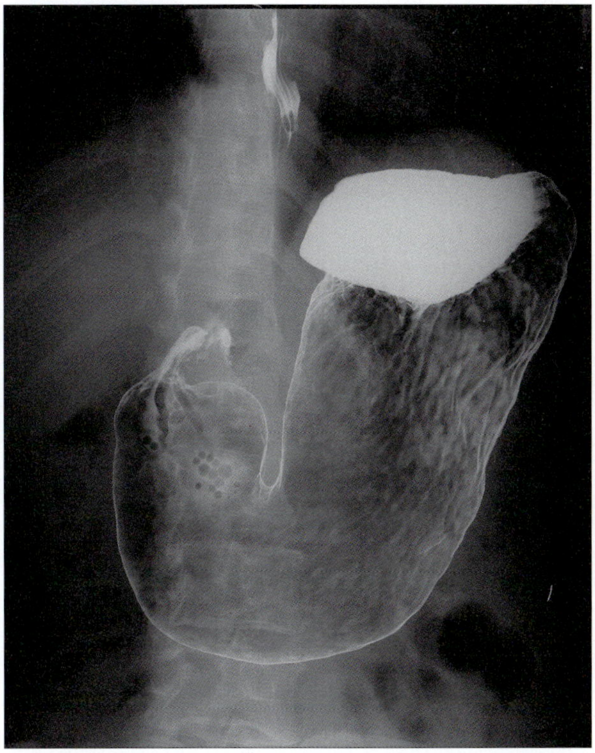

017 그림 10의 검사자세로 옳은 것은?

① RPO
② LPO
③ RAO
④ LAO
⑤ Erect

Hampton's projection의 환자자세는 LPO position으로 wide gastric angle을 유지해야 하며, 전벽보다는 후벽의 미세병변 진단에 용이하다.

그림 11

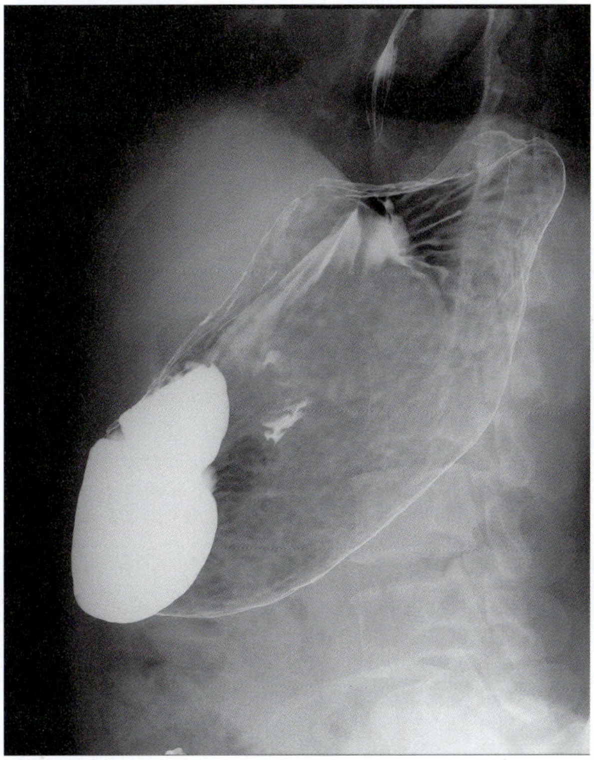

018 그림 11의 검사자세로 옳은 것은?

① RPO
② LPO
③ RAO
④ LAO
⑤ Erect

Schatzki's position: 위바닥(fundus), 식도위결합부(E. G junction), 위몸통 상부를 관찰

그림 12

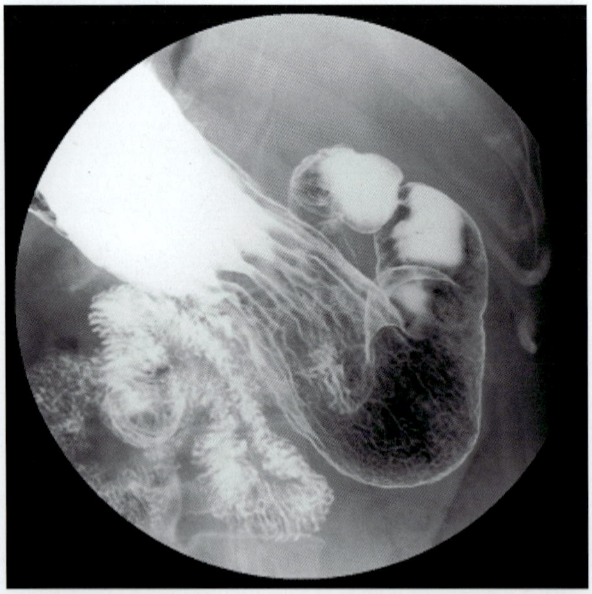

019 그림 12의 검사자세로 옳은 것은?

① RPO
② LPO
③ RAO
④ LAO
⑤ Erect

UGI series의 prone double contrast method이다. 환자의 자세는 약간 LAO position을 취하게 하고 table을 head down시켜 검사한다. Anterior wall의 미세한 병변의 진단이 용이하며, 모든 검사법과 마찬가지로 위소구역(위소구, area gastrica)이 잘 묘출되도록 검사해야 한다.

020 그림 12에 대한 설명으로 옳은 것은?

① 위장 후벽의 진단
② 위몸통 상부의 관찰
③ Table의 Head up유지
④ 위소구역의 묘출
⑤ 식도위결합부의 관찰

전벽의 미세병변 진단

그림 13

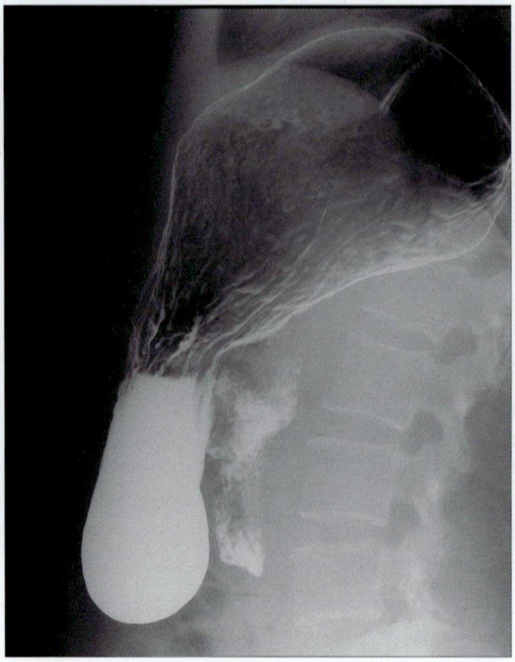

021 그림 13에 대한 설명으로 옳은 것은?

① 위바닥의 단순조영상
② 모패임의 이중조영상
③ 복부에 압박용 패드 삽입
④ 위장의 앞, 뒤벽 변연의 진단
⑤ Wide gastric angle이 형성되도록 자세 조정

Rt. lateral position: 위바닥(fundus)을 제외한 위장 전체 충만상

그림 14

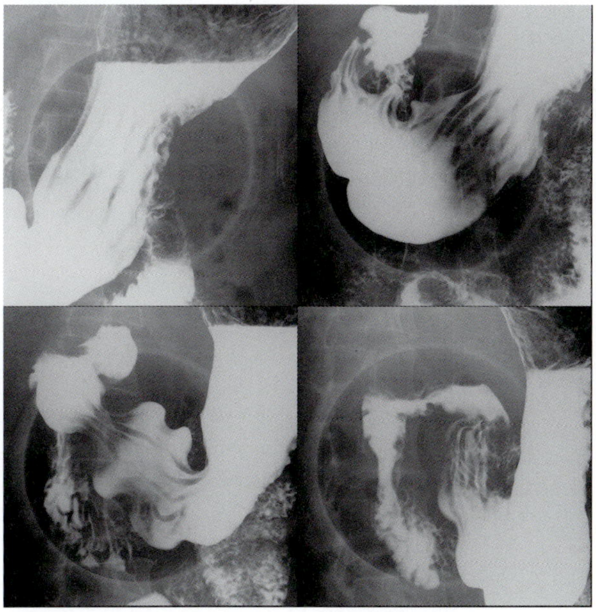

022 그림 14의 검사기법으로 옳은 것은?

① Flow technique
② Filling technique
③ Mucosal technique
④ Compression technique
⑤ Shallow breathing technique

Compression technique: Gastric area가 잘 묘출되도록 압박하여 점막의 미세병변 진단

그림 15

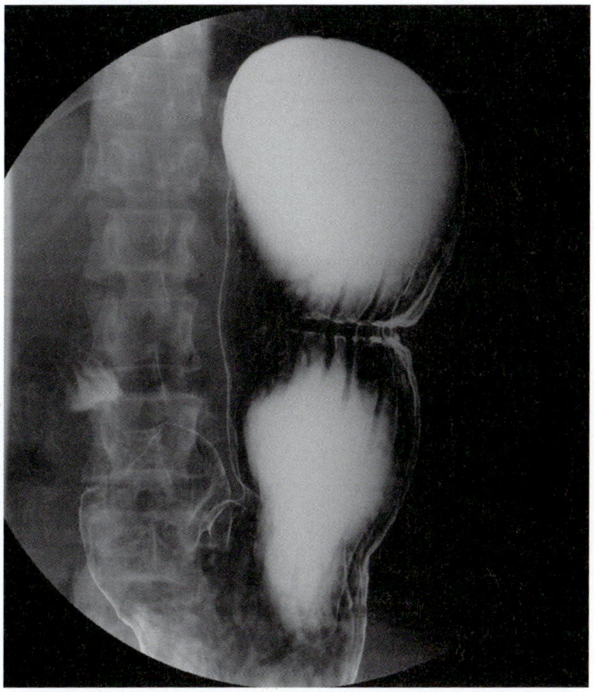

023 그림 15의 진단명으로 옳은 것은?

① 위염
② 게실
③ 위암
④ 위궤양
⑤ 위하수증

위하수증(gastroptosis): 위가 정상위치를 넘어서 배꼽아래까지 길게 늘어진 병태. 위의긴장과 운동이 약해져 소화능력이 떨어지고 위 내용물을 장으로 내려보내는 힘도 약해져 음식 섭취량이 많아지면 위가 거북해진다.

그림 16

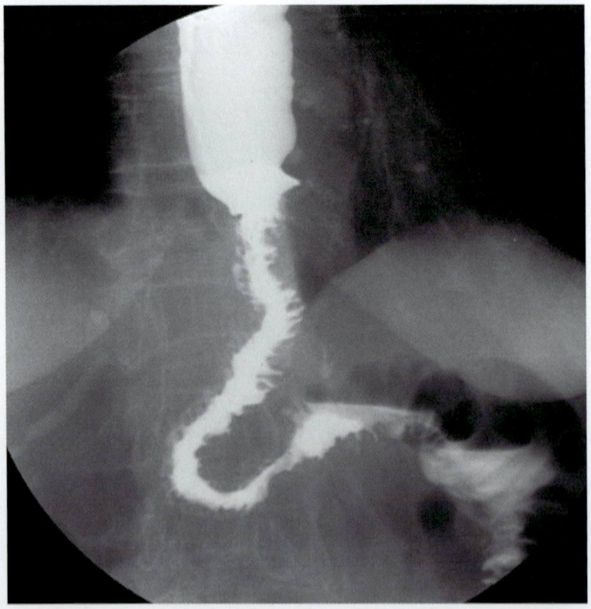

024 **그림 16**은 위전절제술을 시행한지 1주일 만에 위장조영검사를 시행한 영상이다. 영상에 대한 설명으로 옳은 것은?

① 발포제 투여
② 문합부위의 누출 확인
③ 암세포의 잔존 여부 확인
④ 큰창자의 유착 여부 확인
⑤ 농도가 낮은 황산바륨 현탁액 사용

위장 수술 후 1주일 이내의 UGI series는 병변의 유무보다는 수술 부위의 leakage나 fistula 등을 확인하기 위한 목적으로 요오드 혼합 수용성조영제(gastrografin)를 복용하면서 시행한다.

그림 17

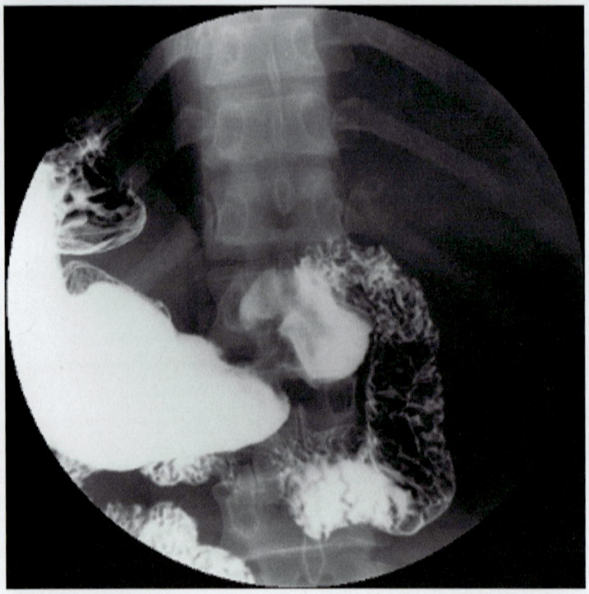

025 **그림 17**에 대한 설명으로 옳은 것은?

① 점막법이다.
② 특별한 전처치가 없다.
③ 특별한 후처치가 없다.
④ 환자자세는 supine이다.
⑤ 샘창자구역을 진단하기 위함이다.

십이지장의 병변을 진단하기 위한 Hypotonic duodenography이다.

그림 18

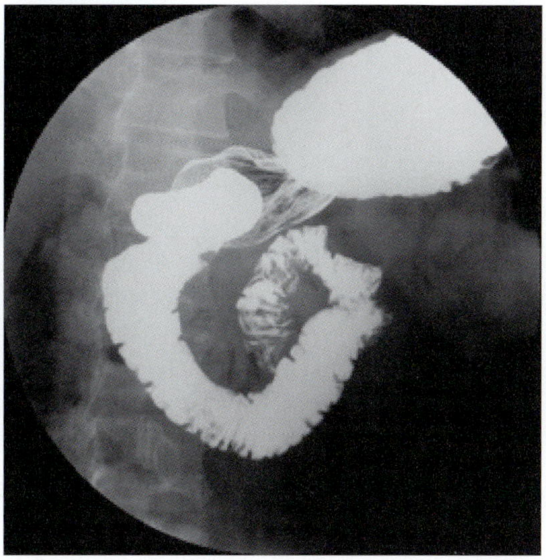

(가)

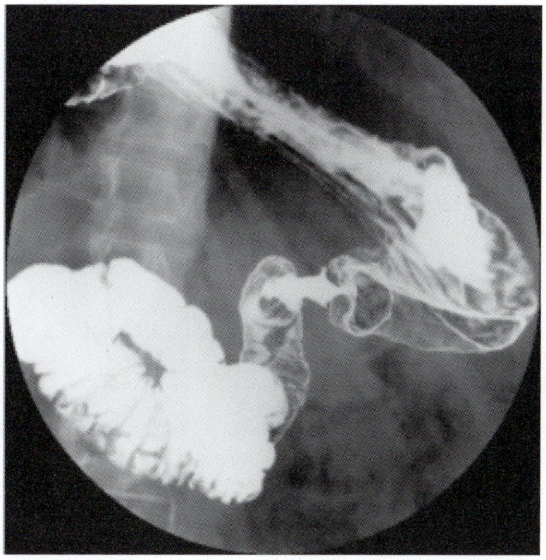

(나)

026 그림 18은 샘창자의 조영술을 시행한 것이다. 영상에 대한 설명으로 옳은 것은?

① 검사전 금식은 필요 없다.

② 검사전 연동운동 억제제를 투여한다.

③ A는 RAO position, B는 LPO position

④ Pancreatic tail과 proximal CBD의 병변 진단

⑤ 섬유성 하제인 Methylcellulose를 경구투여하여 이중조영상을 얻는다.

십이지장의 병변을 진단하기 위한 Hypotonic duodenography이다. 검사 15분전 진경제(부스코판, 글루카곤 등)를 근육주사하여 십이지장이 저긴장 상태로 유지하도록 한다. 진경제는 UGI검사시 조영제가 샘창자로 넘어가 위장과 샘창자의 바륨이 중복되는 것을 방지하기 위하여 사용되기도 한다.

그림 19

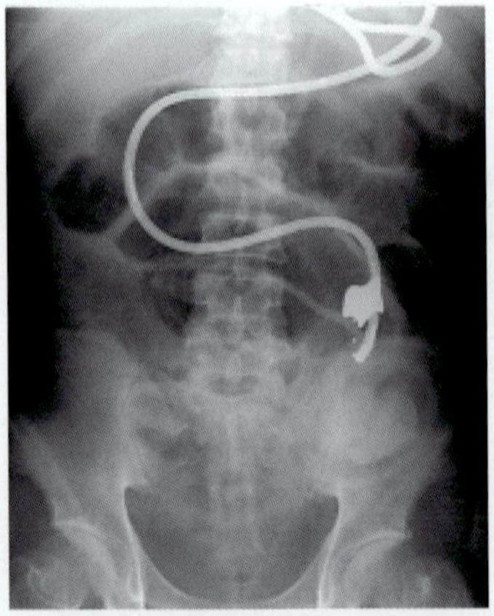

(가)

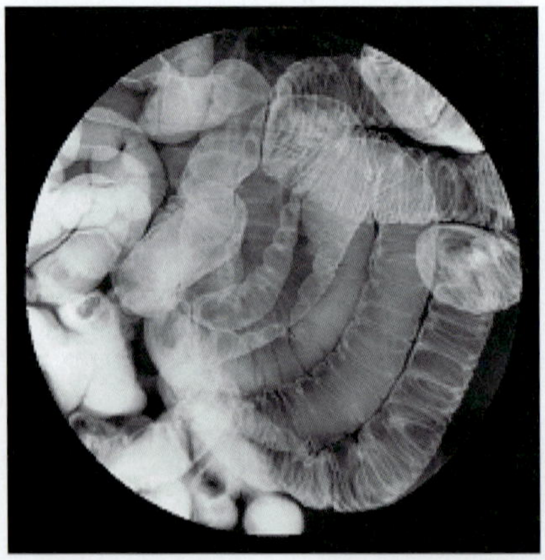

(나)

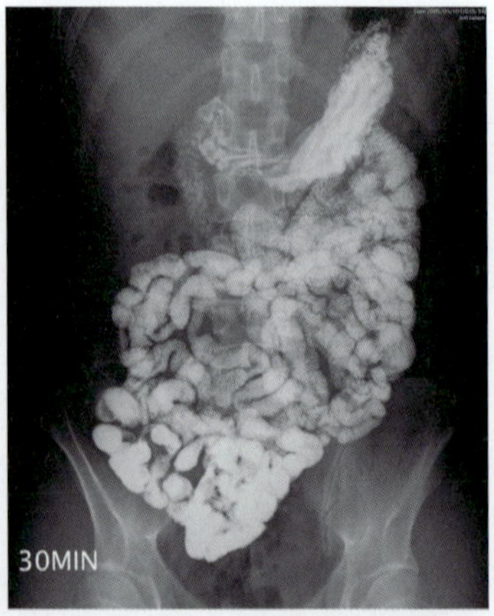

(다)

027 그림 19는 소장검사법이다. (가)에서 사용된 튜브 명칭은?

① L-tube ② M-A tube ③ Enema tube
④ Nelatone tube ⑤ Duodenal catheter

Tube insertion method(intubation examination): 소장 폐색이 의심되는 환자에게 수은강을 주입한 M-A tube를 삽입하여 수은의 무게와 연동운동에 의해 폐색부위까지 도달하면 조영제를 주입하며 위치 확인 및 가스, 분비물 배액을 한다.

028 그림 19 (나)의 검사명은?

① Enteroclysis ② Ba. Reduction ③ Small bowel series
④ Intubation examination ⑤ Hypotonic duodenography

(가) Tube insertion method(intubation examination) (다) S.B.S

029 그림 19 (다)에 대한 설명으로 옳은 것은?

① 폐색 부위의 확인 및 drainage를 목적으로 실시한다.
② 완전역행성으로 경구투여가 불가능한 환자에 실시한다.
③ Selink tube를 이용하여 미세병변을 진단하기 위해 실시한다.
④ 지연촬영을 통한 작은창자의 통과이상, 기능변화를 관찰하기 위해 실시한다.
⑤ 창자와 창자간 겹침에 의한 진단력 저하를 방지하기 위해 저관전압 검사를 실시한다.

Small bowel series(S.B.S): 경구법으로 15, 30, 60, 90분 등의 지연 검사를 하여 작은창자의 통과시간, 기능적 변화, 운동력을 관찰한다. 연동운동에 의한 흐림을 방지하고 long scale contrast를 형성하며, 환자의 피폭선량을 경감시키기 위해 고관전압검사를 시행한다.

그림 20

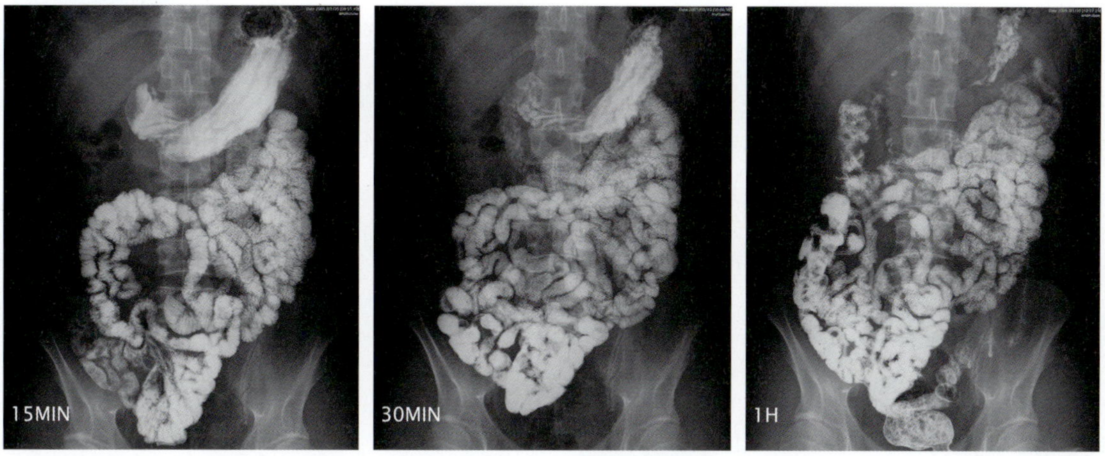

030 **그림 20**의 검사자세로 옳은 것은?

① Erect ② Prone ③ Supine
④ Rt. decubitus ⑤ Lt. decubitus

압박효과를 얻기 위해 가능하면 엎드려서 검사한다.

그림 21

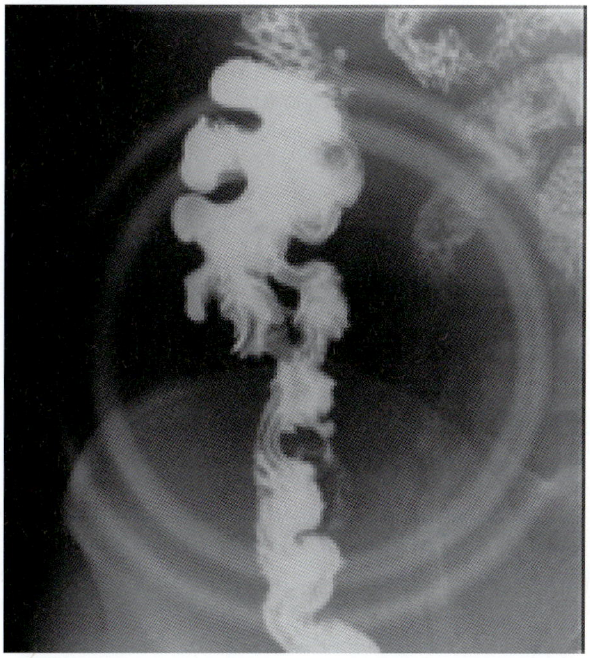

031 **그림 21**의 압박검사부위로 옳은 것은?

① Duodenal bulb
② Ileocecal valve
③ Splenic flexure
④ Hepatic flexure
⑤ Gastroesophageal junction

Small bowel series(S.B.S)의 최근 경향은 바륨과 Methylcellulose를 경구투여하여 15, 30, 60, 90, 120분 등 시간대별로 엎드려서 검사한다. IC valve가 관찰될 때 압박검사 후 종료한다.

그림 22

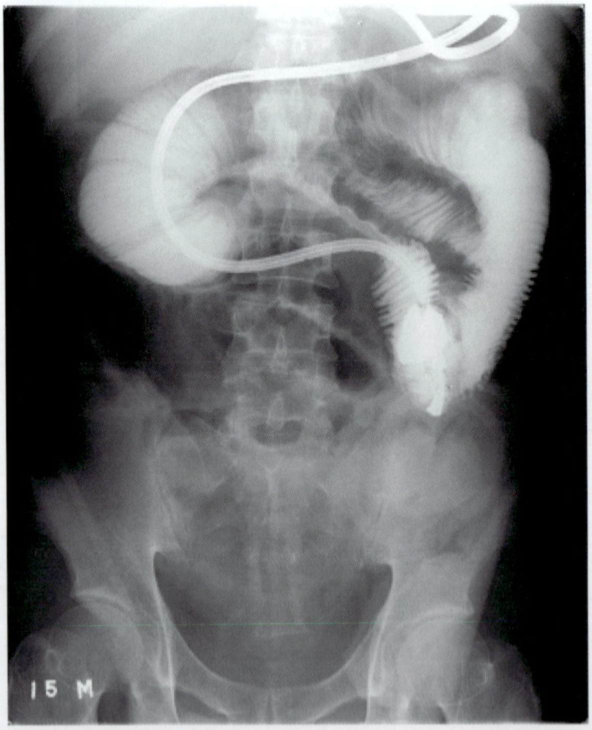

032 그림 22의 검사대상으로 옳은 것은?

① 장운동부족 환자
② 장중첩 소아 환자
③ 작은창자의 폐색 환자
④ 경구로 조영제를 투여할 수 없는 환자
⑤ 작은창자의 미세병변 관찰이 목적인 환자

Tube 삽입법은 작은창자의 obstruction 환자를 대상으로 M-A tube를 이용하여 시행하는 검사법이다. 수술전 작은창자(소장)의 Gas 및 분비물을 제거하고, obstruction 부위의 확인을 위해 시행한다.

그림 23

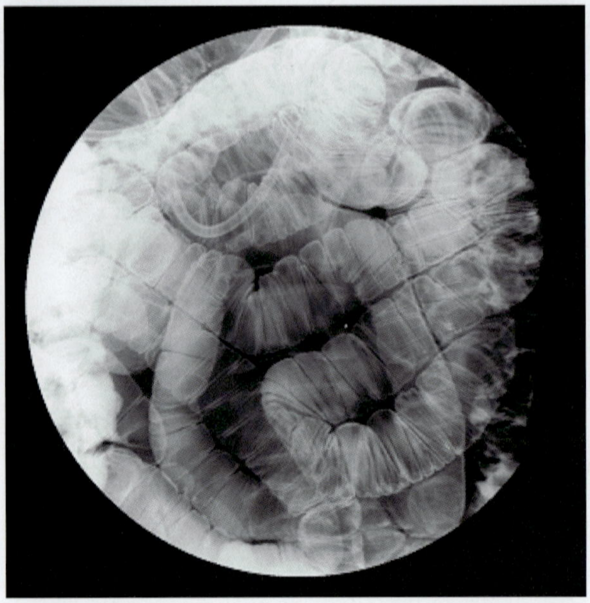

033 그림 23의 검사법에 대한 설명으로 옳은 것은?

① 비침습적 검사
② 조영제의 경구 투여
③ Miller-Abbott tube 사용
④ 작은창자의 운동성 기능 평가
⑤ Methylcellulose와 황산바륨현탁액을 이용한 이중조영법

Enteroclysis(고위관장법): Selink tube를 코를 통해 밀어 넣어 Methylcellulose와 바륨현탁액을 이용하여 단시간 내에 검사를 종료할 수 있고, 미세병변 진단에 효과적이다. 다만, 환자나 술자의 피폭선량이 증가되고 작은창자(소장)의 기능을 진단하기 어려운 단점이 있다.

그림 24

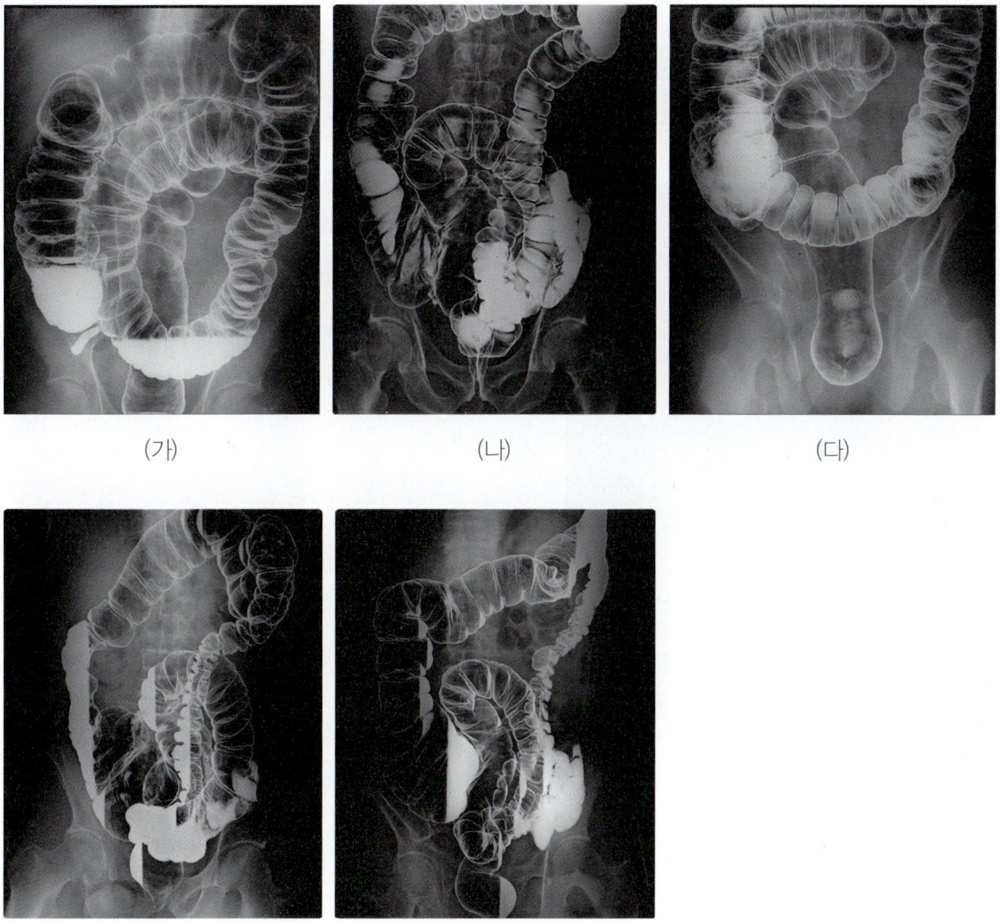

(가) (나) (다)

(라) (마)

034 그림 24의 검사명은?

① Enteroclysis ② Ba. Reduction ③ Small bowel series

④ Colon transit time study ⑤ Double contrast colon study

Air와 Barium을 이용한 이중조영법이다.

035 그림 24 (가)~(마) 영상의 환자자세로 옳은 것은?

① 가 – Erect position ② 나 – Prone position

③ 다 – Supine position ④ 라 – Lt. lateral Decubitus position

⑤ 마 – Rt. lateral Decubitus position

나 : Supine position
다 : Prone position 에서 엑스선을 다리쪽으로 30도로 입사한 영상이다.(TCTV view: thirty caudal tilting view)
– Rectum, rectosigmoid junction을 진단하기 위한 Chassard-Lapine method와 유사
라 : Rt. lateral decubitus position
마 : Lt. lateral Decubitus position

그림 25

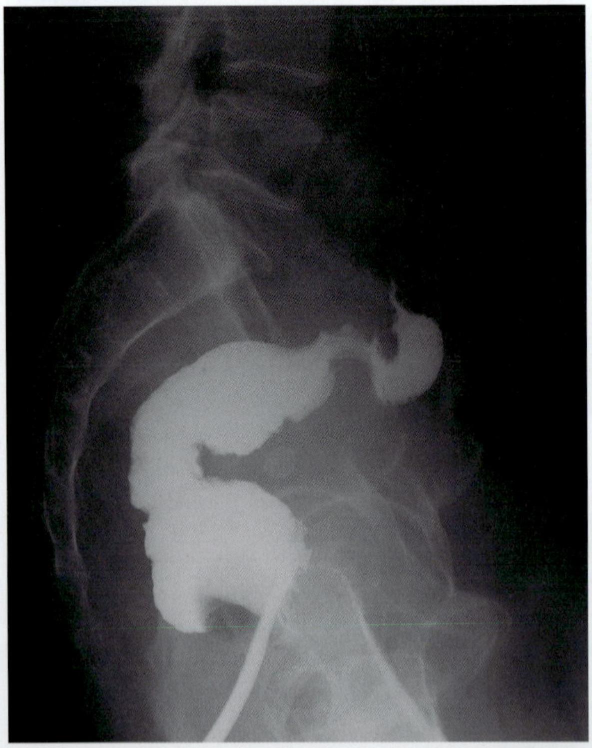

036 **그림 25**는 대장조영검사시 Enema tip을 삽입하고 조영제를 주입하기 시작하는 영상이다. 환자 자세의 명칭으로 옳은 것은?

① Sim's position
② Fowler's position
③ Trendelenburg's position
④ Dorsal recumbent position
⑤ Ventral recumbent position

Sim's position : 관장하는 자세. 위쪽 팔은 앞으로, 아래쪽 팔은 뒤로, 그리고 아래쪽 다리는 무릎을 꺾어 대퇴가 허리에 오도록 하여 옆으로 누운 자세이다.

그림 26

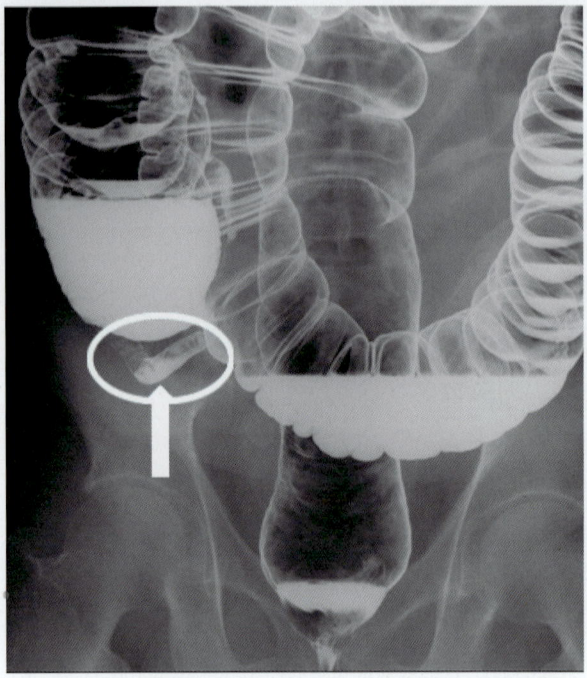

037 **그림 26**에서 화살표 부위의 해부학적 명칭은?

① 곧창자
② 막창자꼬리
③ 구불잘록창자
④ 돌막창자판막
⑤ 내림잘록창자

Erect position으로 막창자꼬리(충수돌기)가 잘 관찰되어지고 있다.

그림 27

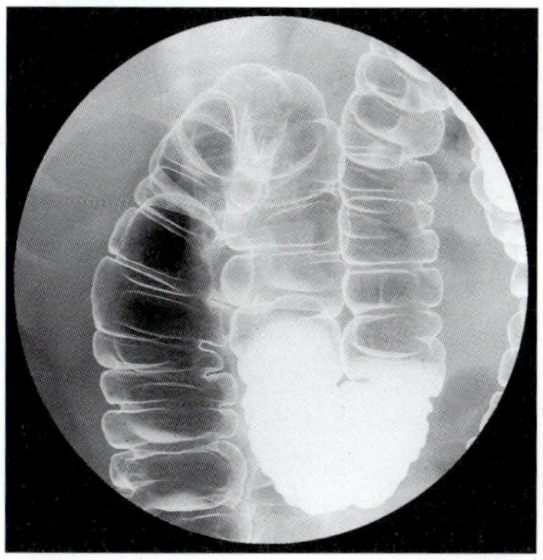

(가)

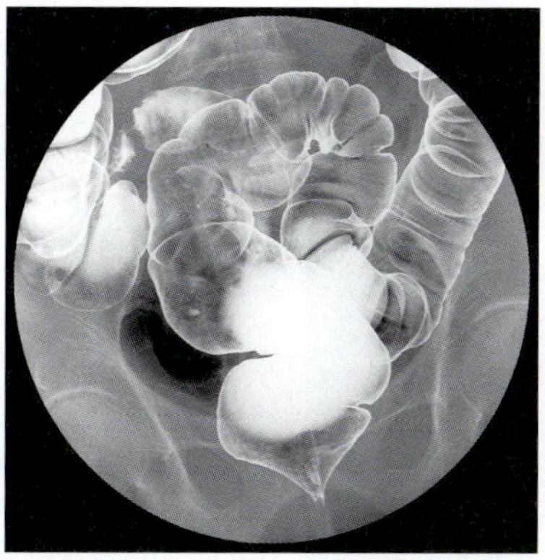

(나)

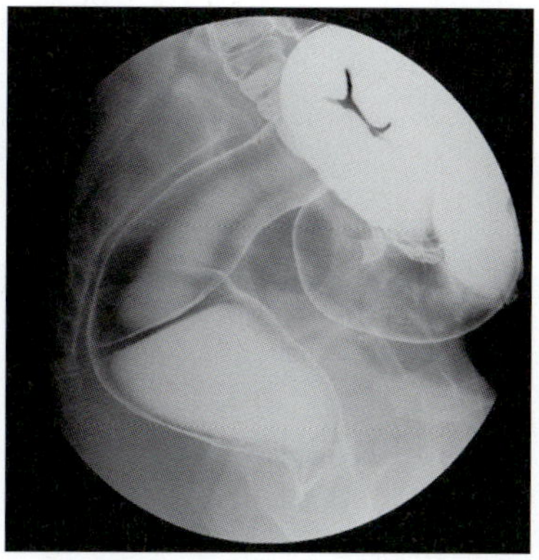

(다)

038 **그림 27**은 대장조영검사 영상이다. (가)-(나)-(다) 환자의 자세로 옳은 조합은?

① Supine-Erect-Prone
② Erect-Prone-Supine
③ LPO-Prone-Lt. Lateral
④ LPO-Supine-Lt. Lateral
⑤ RPO-Supine-Lt. Lateral

039 **그림 27**의 (다)에서 주로 관찰하고자 하는 부위는?

① Rectum
② Hepatic flexure
③ Splenic flexure
④ Ascending colon
⑤ Descending colon

(가) LPO: Hepatic flexure
(나) Supine: Rectosigmoid junction
(다) Lt. Lateral: Rectum

그림 28

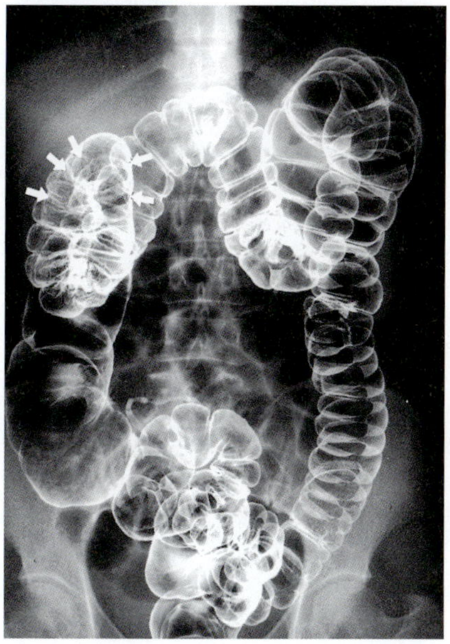

040 **그림 28**에서 화살표한 곳을 겹치지 않게 검사하기 위한 환자의 자세는?

① RPO
② LPO
③ Prone
④ Rt. down decubitus
⑤ Lt. down decubitus

Hepatic flexure를 잘 펼쳐서 보이도록 검사하려면 LPO position을 취해야 한다.

그림 29

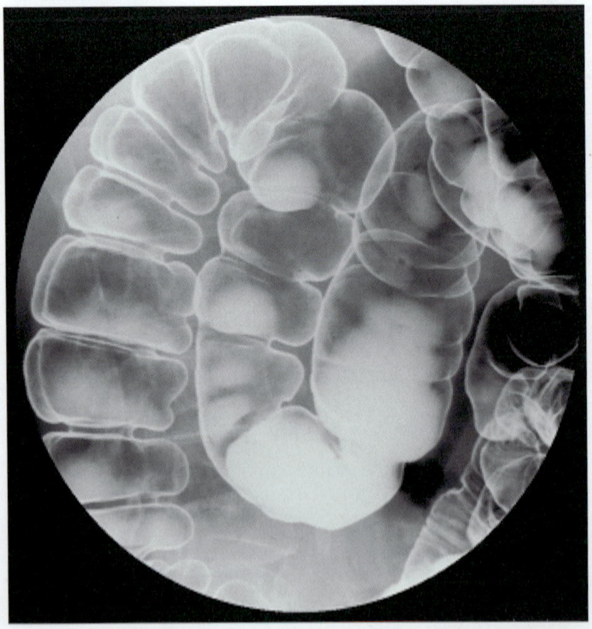

041 그림 29는 어느 부위를 진단하기 위함인가?

① Cecum
② Sigmoid colon
③ Splenic flexure
④ Hepatic flexure
⑤ Transverse colon

Table을 거상시키면서 환자자세를 LPO로 유지시킨 영상이다.

그림 30

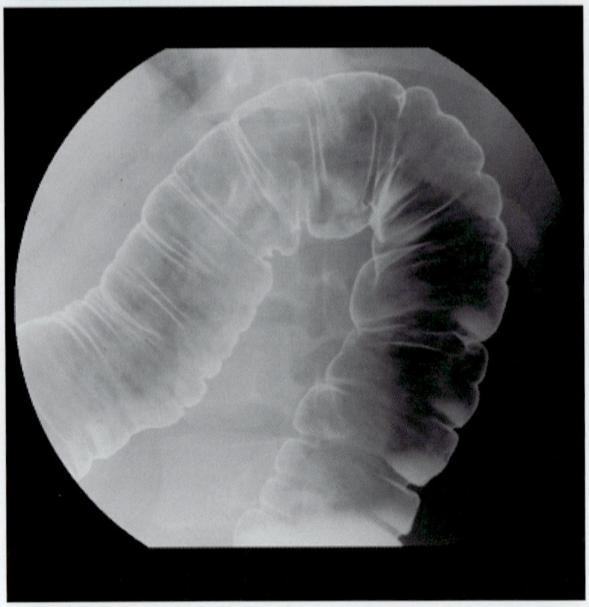

042 그림 30은 어느 위치에서 얻어지는가?

① LPO
② RPO
③ RAO
④ AP axial
⑤ PA upright

그림 31

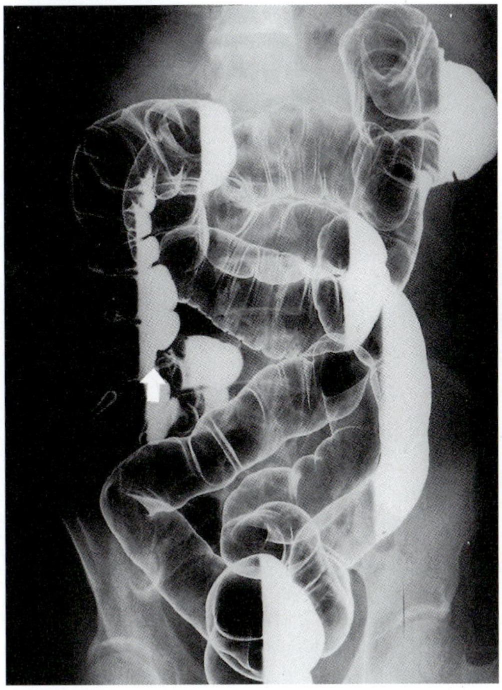

043 그림 31의 환자 자세로 옳은 것은?

① Rt. oblique
② Lt. oblique
③ Dorsal decubitus
④ Rt. down decubitus
⑤ Lt. down decubitus

Colon study의 Lt. down decubitus projection: 오름창자의 바깥쪽, 내림창자의 안쪽이 진단 point이다.

044 그림 31에서 화살표 부위의 해부학적 명칭은?

① Duodenal bulb
② Ileocecal valve
③ Splenic flexure
④ Hepatic flexure
⑤ Gastroesophageal junction

그림 32

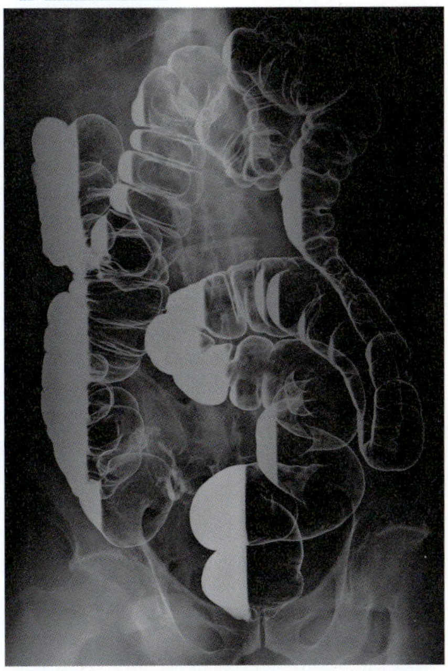

045 그림 32에 관한 설명으로 옳은 것은?

① Single contrast 영상이다.
② 내림창자의 안쪽진단이 용이하다.
③ 오름창자의 바깥쪽진단이 용이하다.
④ Air-barium fluid level이 관찰된다.
⑤ Rectum의 후벽을 잘 관찰할 수 있다.

Colon study의 Rt. down decubitus projection: 오름창자의 안쪽, 내림창자의 바깥쪽이 진단 point이다.

그림 33

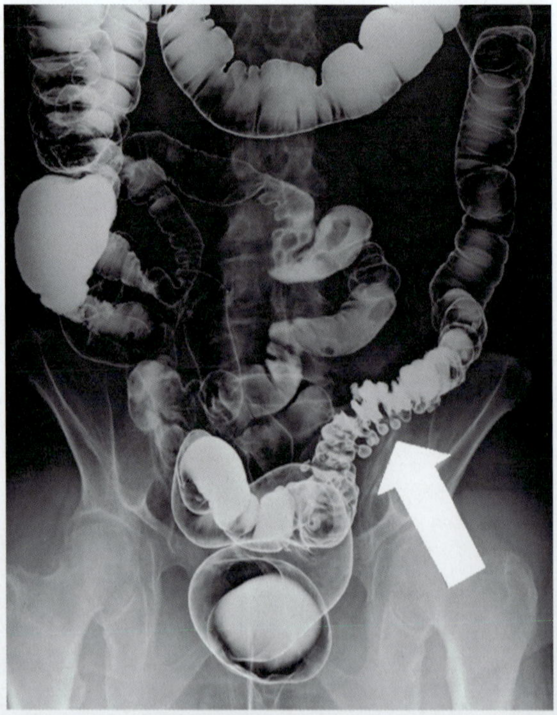

046 **그림 33**에서 화살표 부위의 해부학적 명칭은?

① 곧창자
② 구불잘록창자
③ 내림잘록창자
④ 오름잘록창자
⑤ 가로잘록창자

Prone position에서 caudal 30도로 입사한 영상이다. 특별히 Sigmoid colon을 잘 보기위해 RAO position으로 검사하기도 한다.

047 **그림 33**에서 화살표 부위의 대장벽에 생긴 주머니모양으로 미루어 볼 때 가능한 진단명은?

① 암
② 용종
③ 천공
④ 게실
⑤ 장중첩

신체 주요기관의 벽에 생기는 작은 주머니. 식도·소장·대장 등에 주로 생기며 대장에 생길 때 종종 문제가 된다. 장내용물이 대장에 생긴 낭 속으로 들어가면 낭이 대장벽 밖으로 더욱더 튀어나오게 되는데, 이런 상태를 게실증이라고 하며 증상은 없다.

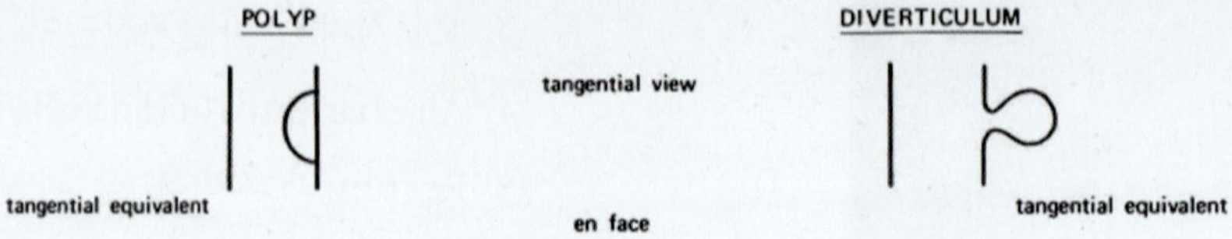

그림 34

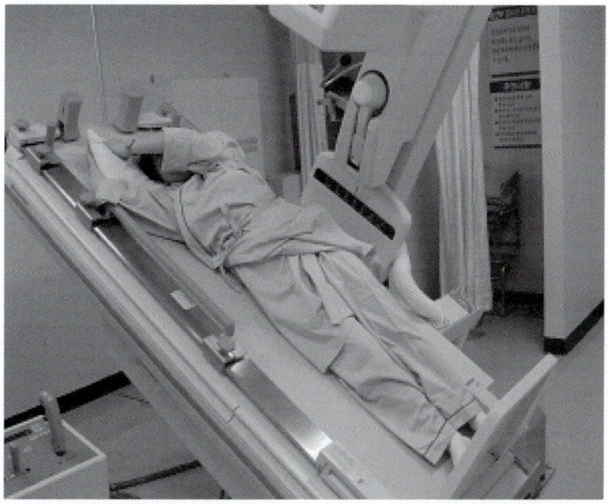

048 **그림 34**의 환자 자세는 어느 부위를 검사하기 위한 것인가?

①

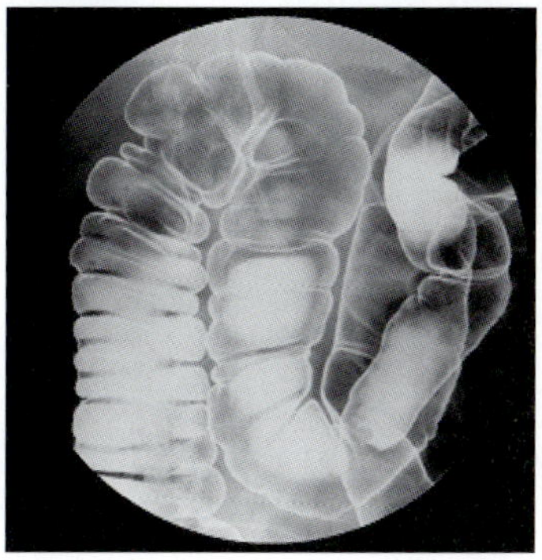

②

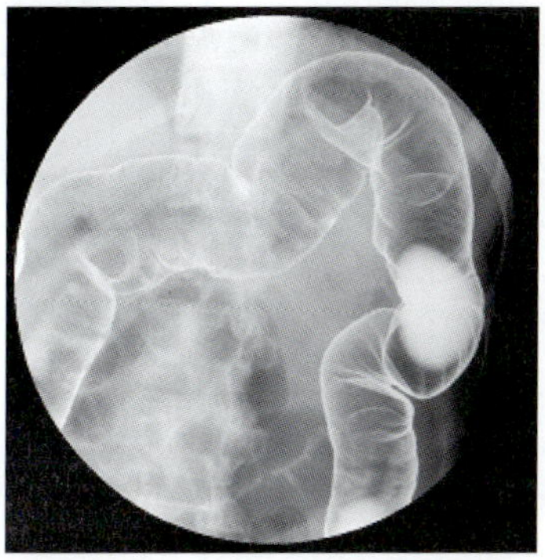

③

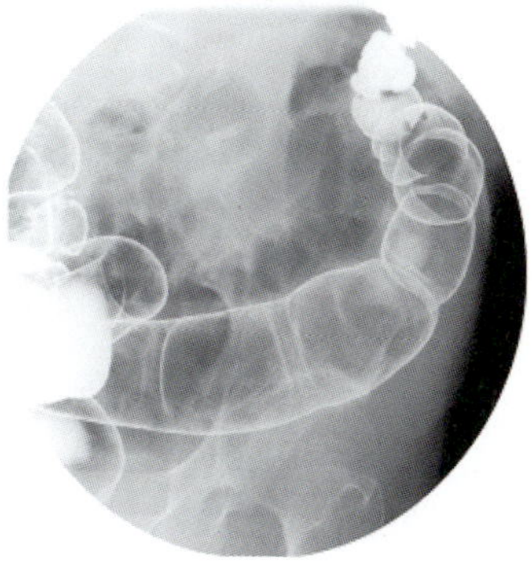

④

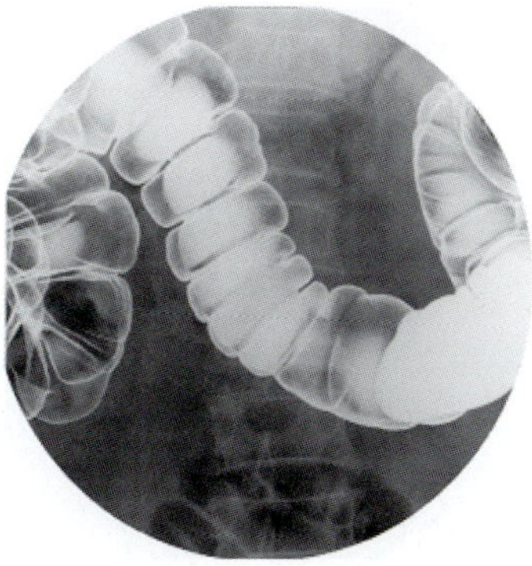

⑤

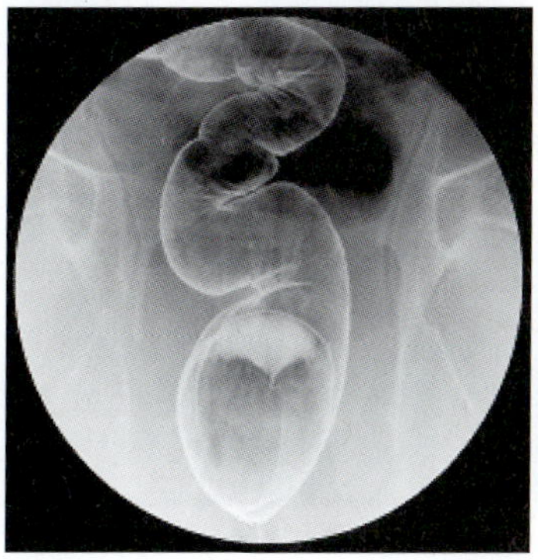

검사대를 거상시키면서 환자자세를 RPO로 유지시켜 검사한 것으로 보아 splenic flexure를 진단하기 위함이다.

그림 35

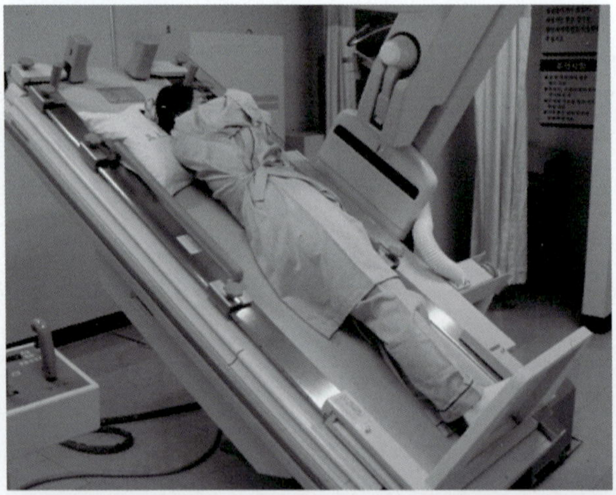

049 **그림 35**의 대장조영검사 중 보기의 자세와 일치하는 영상은?

①

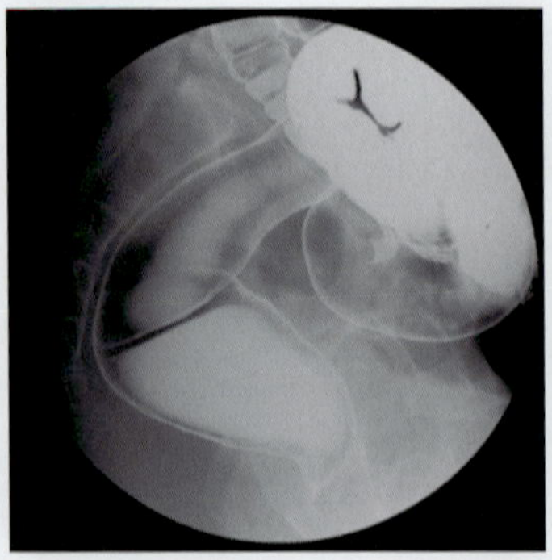

②

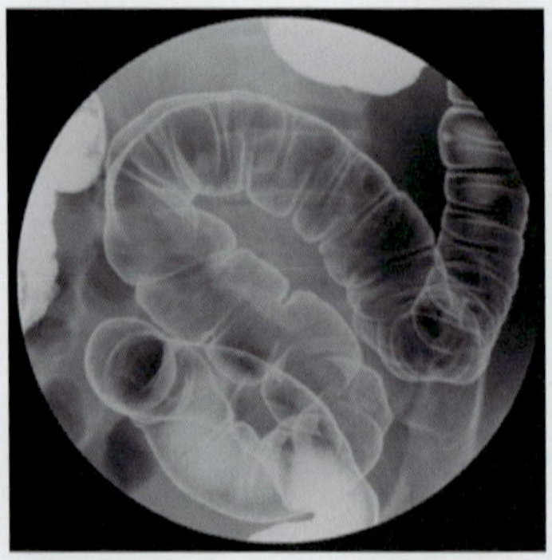

③

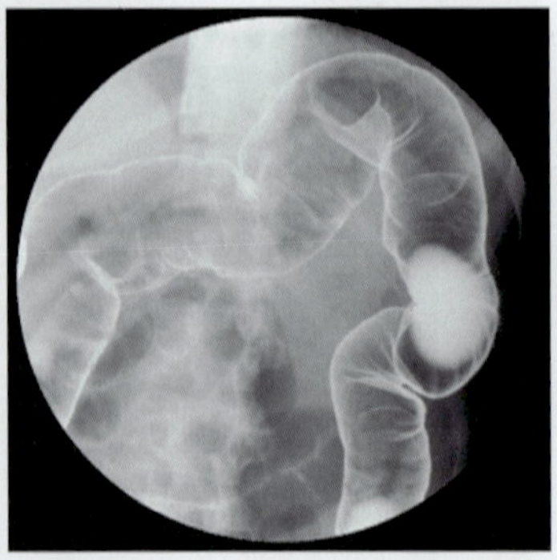

④

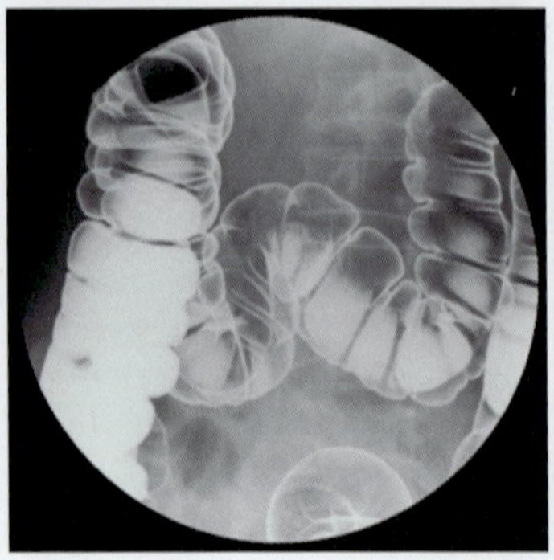

⑤

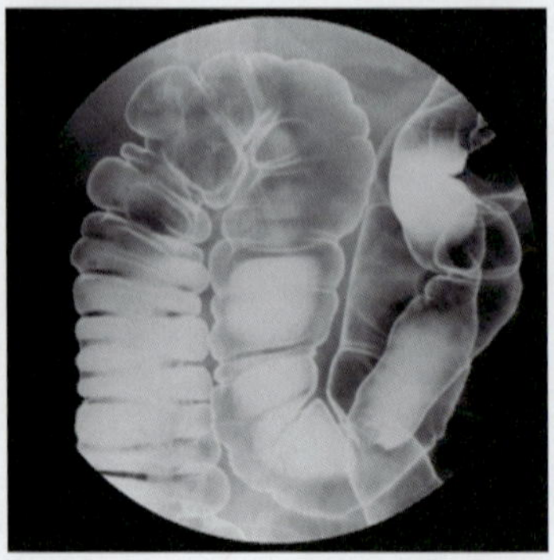

검사대를 거상시키면서 환자자세를 LPO로 유지시켜 검사한 것으로 보아 Hepatic flexure를 진단하기 위함이다.

그림 36

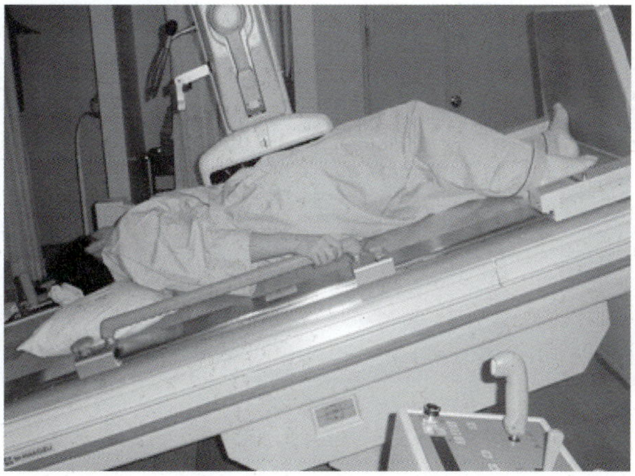

050 **그림 36**의 대장조영검사 중 보기의 자세와 일치하는 영상은?

①

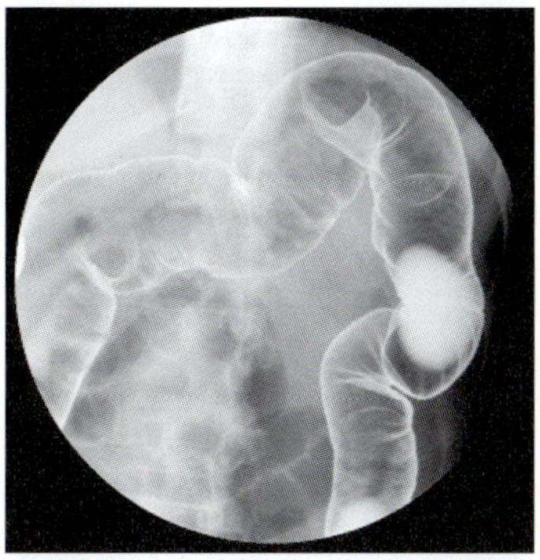

②

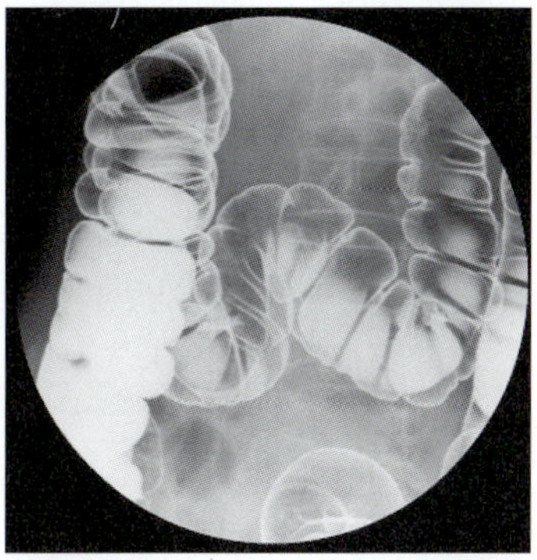

③

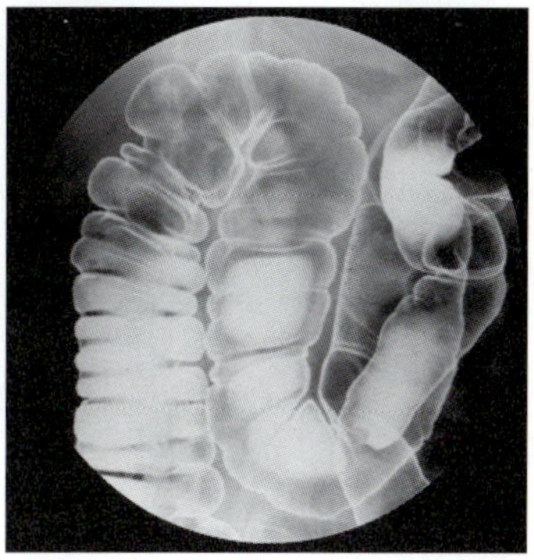

④

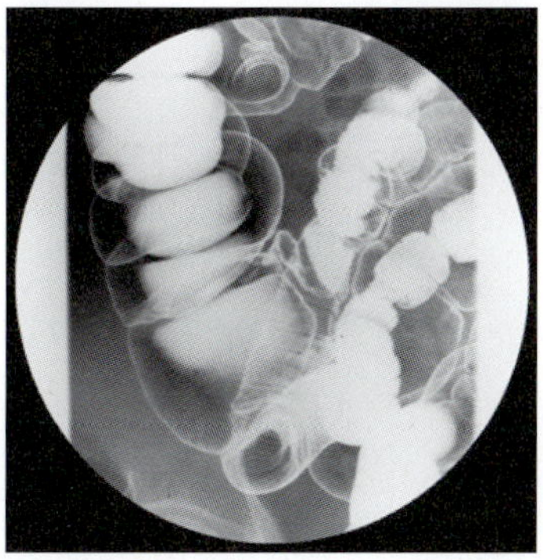

⑤

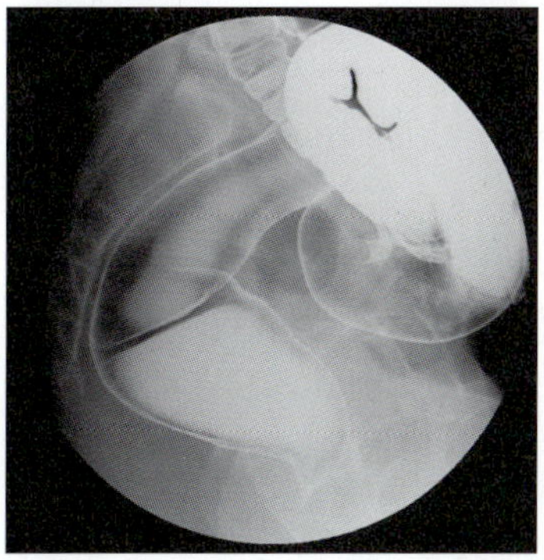

검사대를 head down시키면서 환자자세를 LPO로 유지시켜 검사한 것으로 보아 Ileocecal valve를 진단하기 위함이다.

그림 37

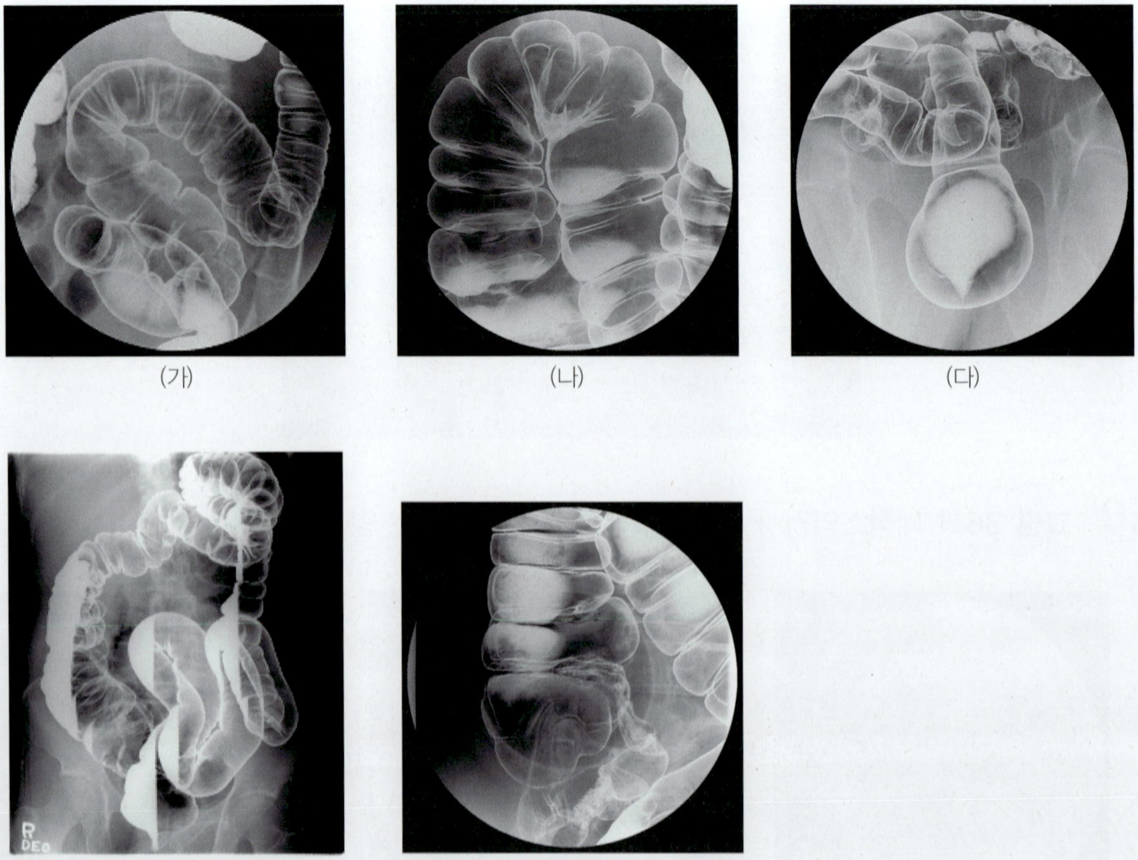

(가) (나) (다) (라) (마)

051 그림 37 (가) ~ (마) 영상의 환자자세로 옳은 것은?

① 가 – Erect position

② 나 – RPO position

③ 다 – Chassard – Lapine position

④ 라 – Lt. lateral Decubitus position

⑤ 마 – Rt. lateral Decubitus position

가 : Sigmoid colon을 진단하기 위한 LPO position
나 : Hepatic flexure를 진단하기 위한 LPO position
다 : Rectum, rectosigmoid junction을 진단하기 위한 Chassard-Lapine method
라 : Rt. lateral decubitus position
마 : I-C valve를 진단하기 위한 Head down LPO position

그림 38

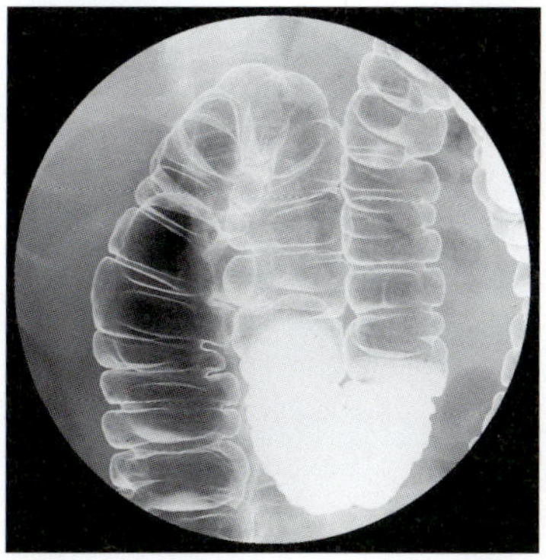
(가)

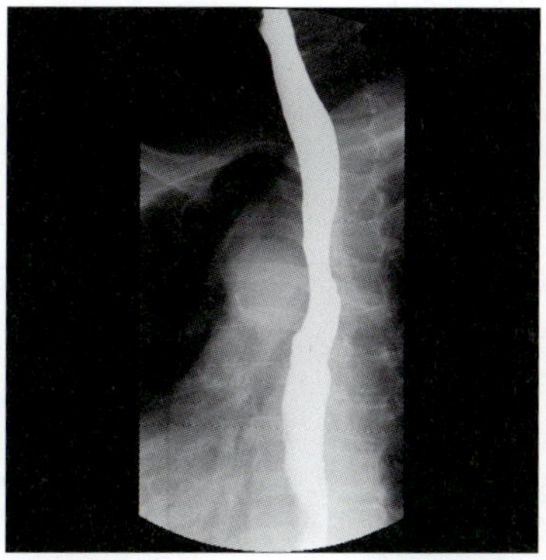
(나)

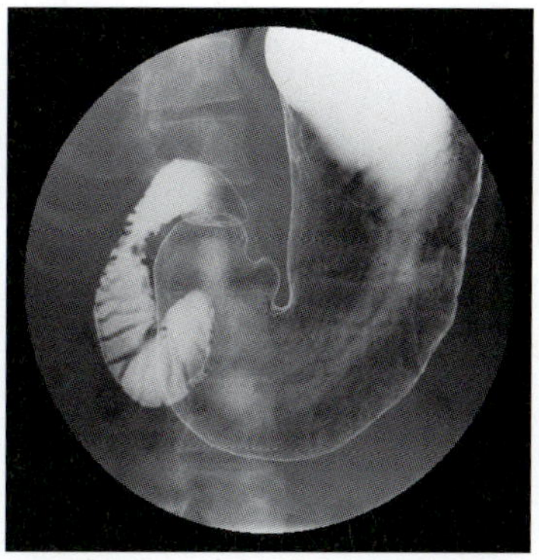
(다)

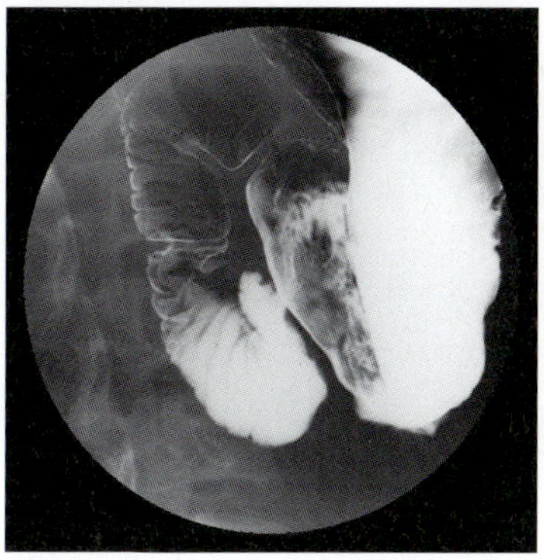
(라)

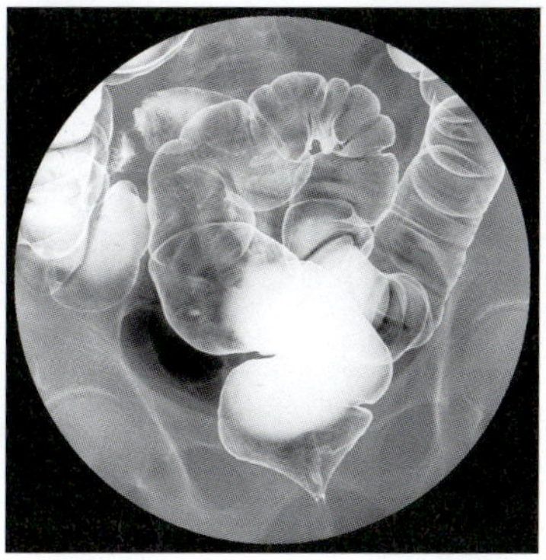
(마)

052 **그림 38** (가)~(마) 영상의 환자 자세로 옳은 것은?

① 가 – RPO position
② 나 – LAO position
③ 다 – LPO position
④ 라 – LAO position
⑤ 마 – Erect position

그림 39

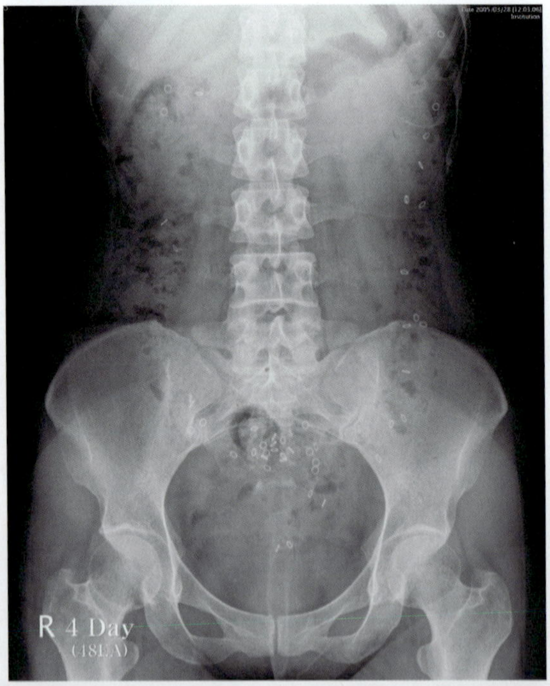

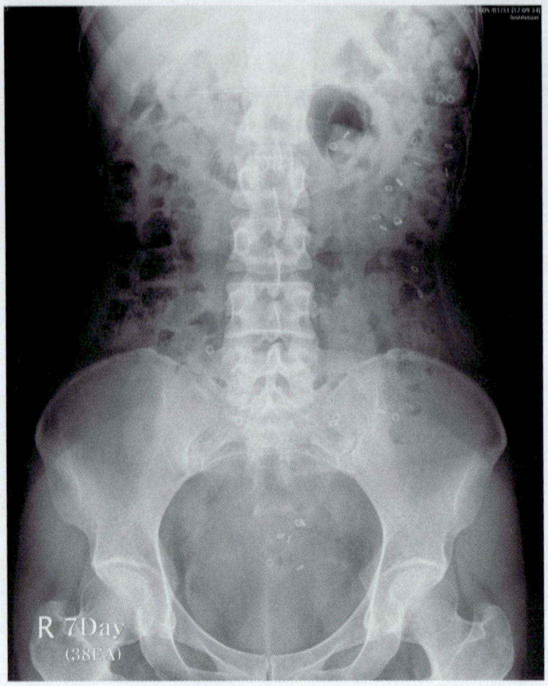

053 **그림 39**에 대한 설명으로 옳은 것은?

① 고위관장 검사
② 항문직장각 평가 검사
③ 역행성 대장 통과 검사
④ 대장 통과시간 측정 검사
⑤ 금속성 사슬 방광 조영 검사

CTTS(Colon Transit Time Study): 방사선비투과성의 링을 경구로 3일 동안 투여한 다음 4일째, 7일째 검사하면서 대장 전체의 기능적인 측면을 진단하는 검사법이다. 진단은 복부를 일정한 구역으로 3등분하여 시간과 숫자를 함수값으로 산정하여 기능의 이상유무를 판별한다.

- 목적: 변비(constipation) 정도 측정, 장기능 이상 유무 확인
- 전처치: 관장 및 하제 복용 금지
- 준비물: Radiopaque maker(sitzmark), 3 capsule(24개 Ring/1cap)
- 검사방법
  ① 검사 예약 3,2,1일전 같은시간: 각각일 1cap 경구 투여
  ② 검사(4일째): Simple Abdomen 검사
  ③ 검사(7일째): Simple Abdomen 검사

그림 40

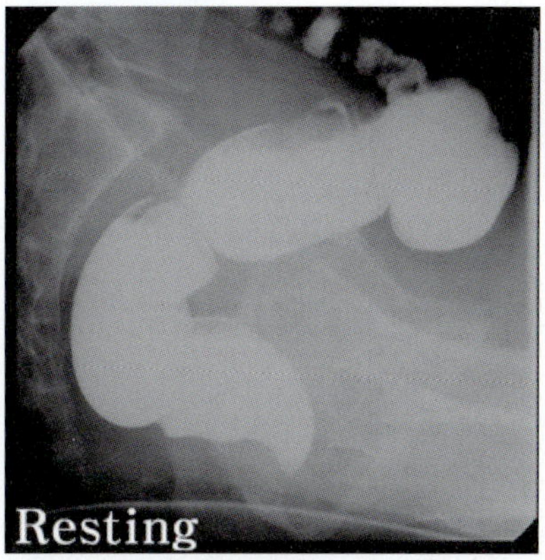

(가)

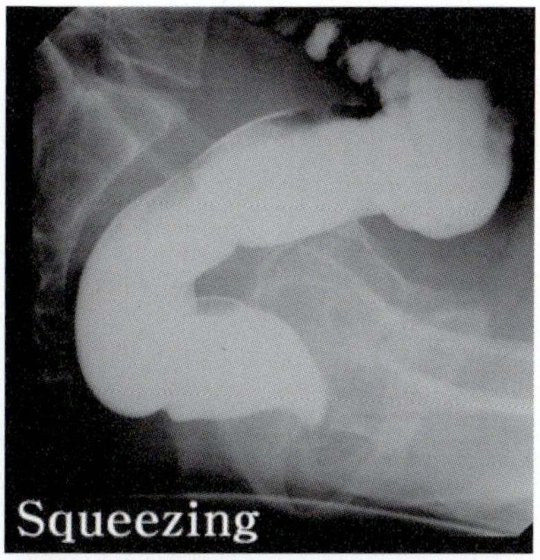

(나)

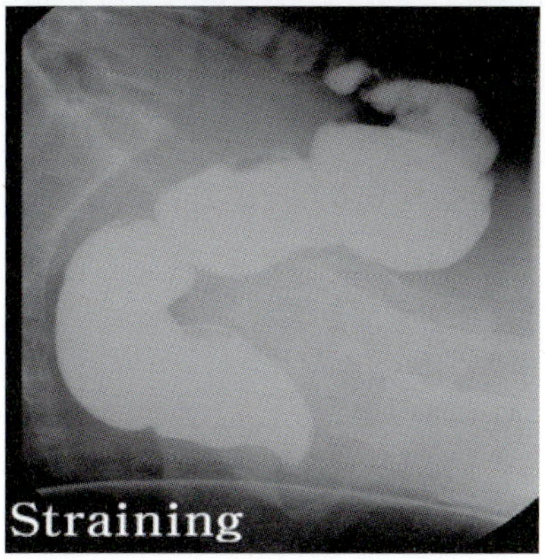

(다)

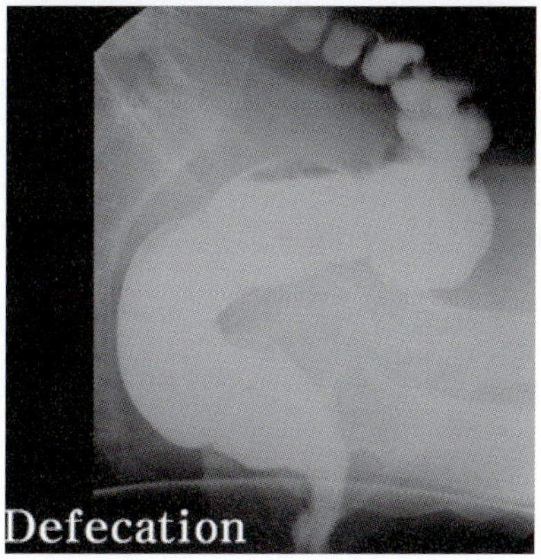

(라)

054 그림 40의 검사명은?

① 질조영검사
② 대장조영검사
③ 배변조영검사
④ 대장통과시간검사
⑤ 배설성요도조영검사

055 그림 40의 검사순서로 옳은 것은?

① (가)-(나)-(다)-(라)
② (가)-(다)-(나)-(라)
③ (나)-(다)-(가)-(라)
④ (나)-(가)-(라)-(다)
⑤ (다)-(나)-(가)-(라)

Defecography(배변조영술): 변비, 배변 후 불쾌감, 항문과 직장의 기능 평가 등을 목적으로 시행. 변이 직장을 통해 항문으로 나올 때 근육등의 항문 기능에 이상이 있는지 확인하기 위해 환자가 측면자세로 좌변기에 앉아 투시를 하며 배변과정을 관찰하는 검사법이다. 조영제로는 전분과 혼합된 thick $BaSO_4$ 현탁액을 이용한다.

① Resting: 편안한 상태
② Squeezing: 항문을 오무려 배변을 참는 상태
③ Straining: 대변은 나오지 않으면서 아랫배에 힘 준 상태
④ Defecation(evacuation): 아랫배에 힘을 주고 배출하는 상태

그림 41

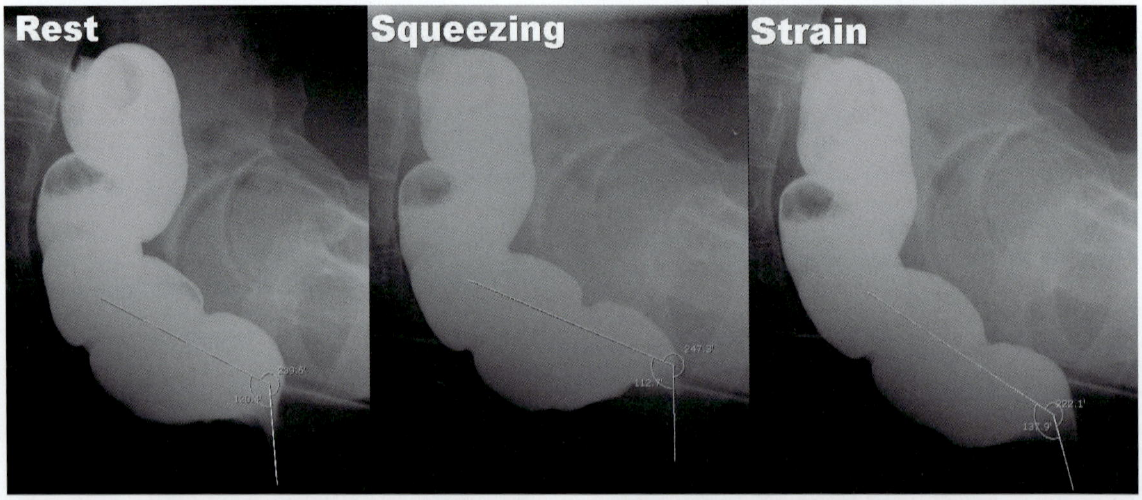

056 그림 41의 검사목적은?

① 곧창자 내 미세병변을 진단하기 위함이다.
② 치료를 겸한 중재적 시술을 위해 실시한다.
③ 곧창자와 항문의 기능을 평가하기 위함이다.
④ 곧창자의 형태학적 진단을 목적으로 시행한다.
⑤ 큰창자 전체의 병변진단을 위한 전 단계로써 실시한다.

Defecography는 곧창자와 항문의 항문직장각(ARA)기능을 평가하기 위함이고, CTTS는 큰창자 전체의 기능을 진단하기 위한 검사라는 차이점이 있다.

※ ARA(AnoRectal Angle) 항문직장각도 진단

정상 각도

상 태	ARA
Rest	90° (70°~140°)
Squeezing	75° (75°~90°)
Strain	135° (110°~180°)

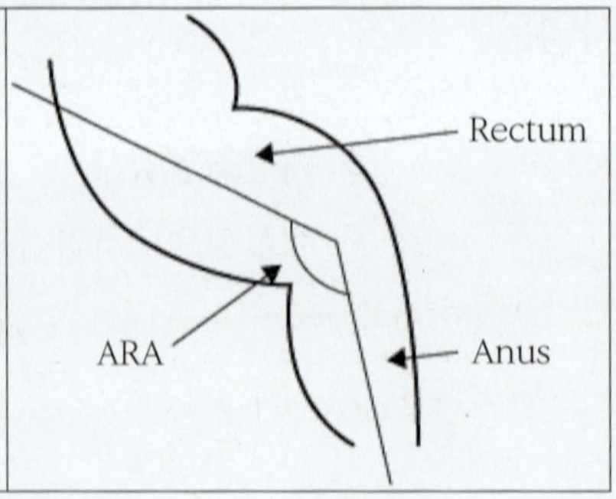

그림 42

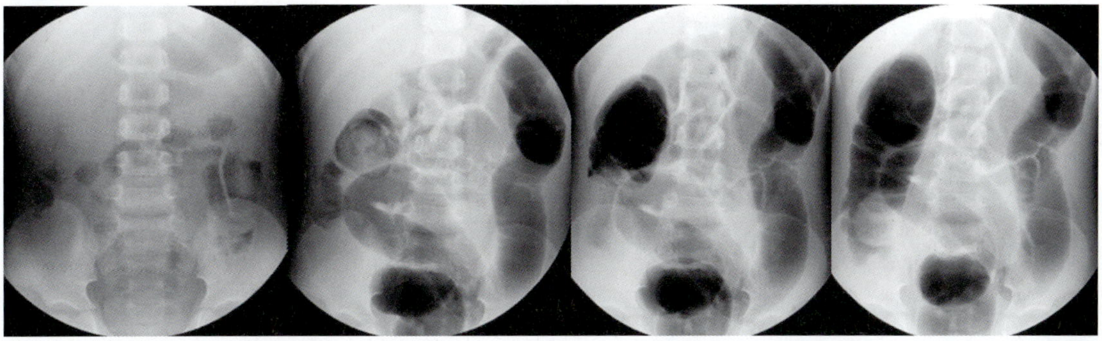

057 그림 42에 대한 설명으로 옳은 것은?

① 대장내시경에 의한 장천공 영상이다.
② 공기정복술에 의한 장중첩증 검사이다.
③ 수술 후에 시행하며, 반복 시행해야 한다.
④ 바륨정복술보다 천공에 의한 부작용이 크다.
⑤ 황산바륨 사용시보다 뚜렷한 영상이 형성된다.

Intussusception은 상부의 장이 하부의 장으로 망원경모양으로 말리는 현상으로 2세 이하의 영아에서 다발하며, 여아보다는 남아에서 흔하고 원인은 대부분 미상이다. 장중첩증의 치료로는 48시간을 넘지 않았을 경우 reduction이 효과적이며 3회이상 시행하지 않는다. 근래 주를 이루는 것은 Air reduction으로 바륨정복술에 비해 천공에 의한 부작용이 작지만, 시각적 효과는 미약하다.

그림 43

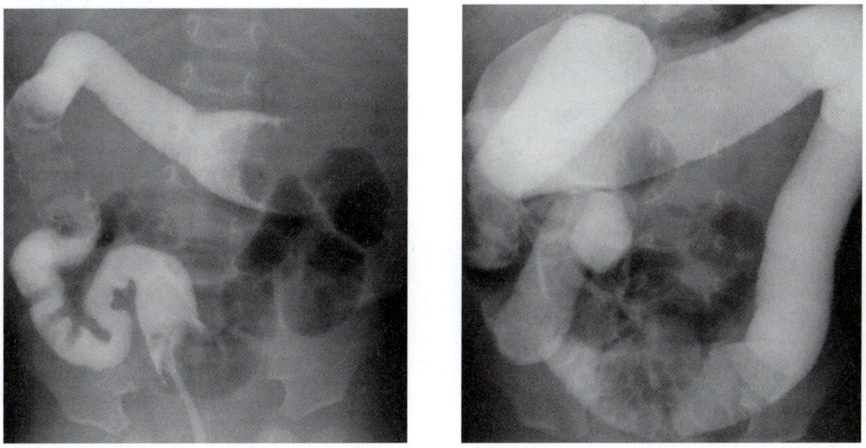

058 그림 43은 시술전, 후의 영상이다. 진단명은?

① 암 ② 용종 ③ 천공
④ 게실 ⑤ 장중첩

Intussusception reduction의 기법 중 황산바륨현탁액을 사용하여 시행한 영상으로 2세 이하의 남아에게 번번히 발생한다. 하부의 장이 상부의 장 속으로 말려들어간 형태로서 바륨현탁액을 밀어 넣어 장이 풀린 것을 알 수 있다.

그림 44

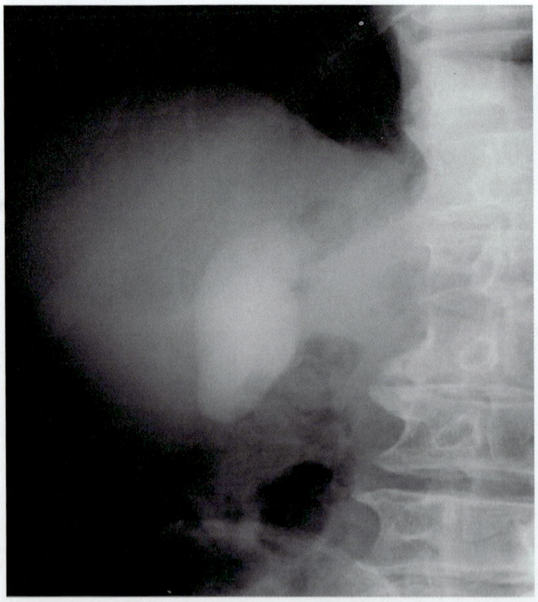

059 그림 44의 검사 목적은?

① 쓸개결석 진단
② 쓸개길암 진단
③ 쓸개용종 진단
④ 쓸개의 기능 진단
⑤ 쓸개계통 형태학적 진단

Oral cholecystography의 궁극적인 목적은 조영제 복용 후 12시간의 충만상과 지방식 투여 후 30여 분의 수축상을 통하여 담낭의 농축과 배설기능(이완과 수축)을 진단하기 위함이다(최근에는 조영제의 품절로 소멸됨).

그림 45

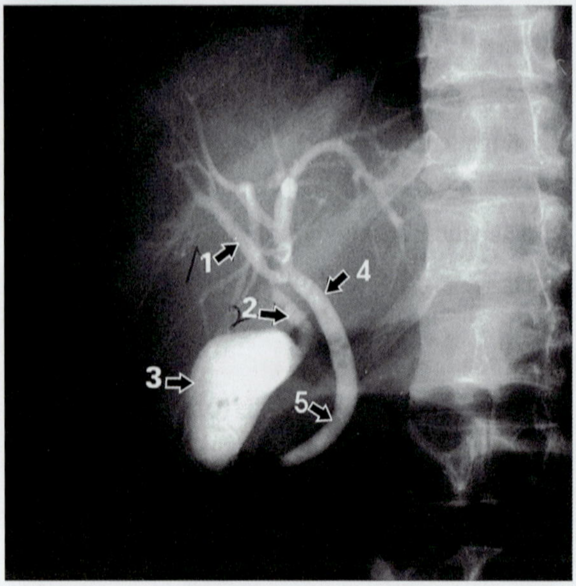

060 그림 45에서 해부학적 명칭의 연결이 옳은 것은?

① 1 – Extrahepatic duct
② 2 – Common hepatic duct
③ 3 – Ampulla of vater
④ 4 – Cystic duct
⑤ 5 – Common bile duct

1번 IHD, 2번 Cystic duct, 3번 Gall bladder, 4번 CHD, 임상에서는 CHD와 CBD를 합쳐 CBD라고 총칭하기도 한다.

그림 46

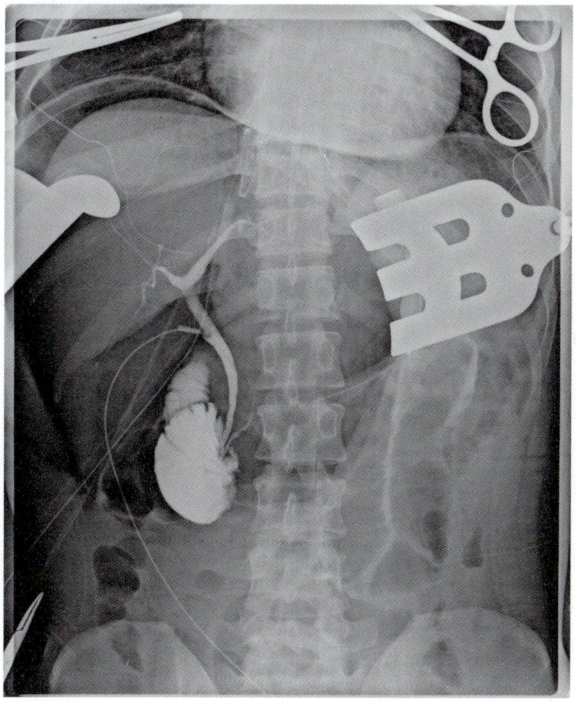

061 **그림 46**의 검사법에 대한 설명이 옳은 것은?

① 감염에 주의해야 한다.
② 통상 투시하에 시행한다.
③ 수술 후 담도조영술이다.
④ 자세 변경하면 효과적이다.
⑤ 레이저 복강경시술과 함께 시행한다.

그림 47

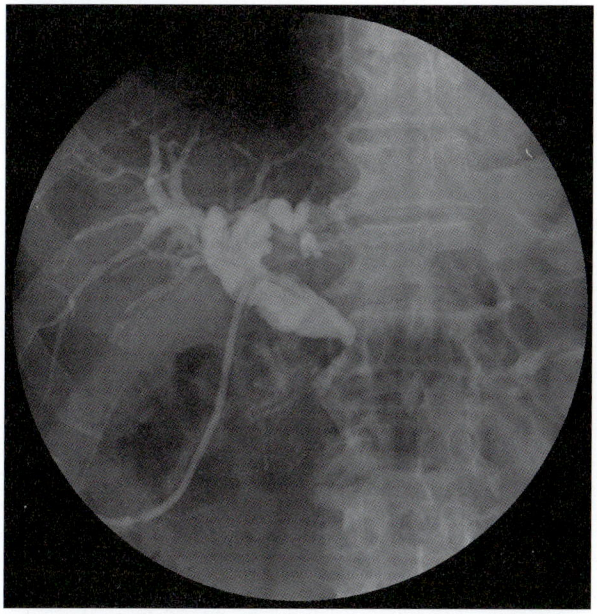

062 **그림 47**에 대한 설명이 옳은 것은?

① PTC 영상
② PTBD 영상
③ 수술 전 담도조영상
④ 쓸개의 이상유무 진단
⑤ 수술의 성공여부 진단

T-tube cholangiography
(post operative cholangiography)

그림 48

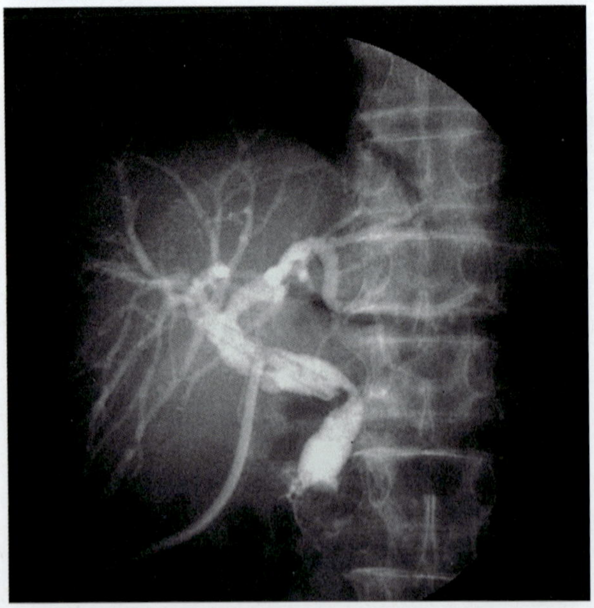

063 그림 48의 검사명은?

① T-담관조영술
② 수술 중 담도조영술
③ 경피경간 담도조영술
④ 경피경간 담즙배액술
⑤ 내시경적 역행성 담췌관조영술

T자 모양의 튜브가 쓸개관 내 위치

064 그림 48의 검사 목적은?

① 쓸개돌 제거술이다.
② 폐쇄성 황달에 대한 감황 시술이다.
③ 쓸개길 및 이자관의 병리적 상태를 진단한다.
④ 수술 전 쓸개길 이상유무를 확인하기 위함이다.
⑤ 수술 후 쓸개길 이상유무를 확인하기 위함이다.

잔류담석의 크기, 위치, 존재유무를 위해 검사시 환자의 체위를 변화시킨다. protocol은 head down에서 AP, both oblique, lateral projection과 Erect에서 AP, both oblique, lateral projection이다.

065 그림 48의 검사 시기는?

① 수술 전
② 수술 중
③ 수술 후
④ 수술 전후
⑤ 상관없다.

그림 49

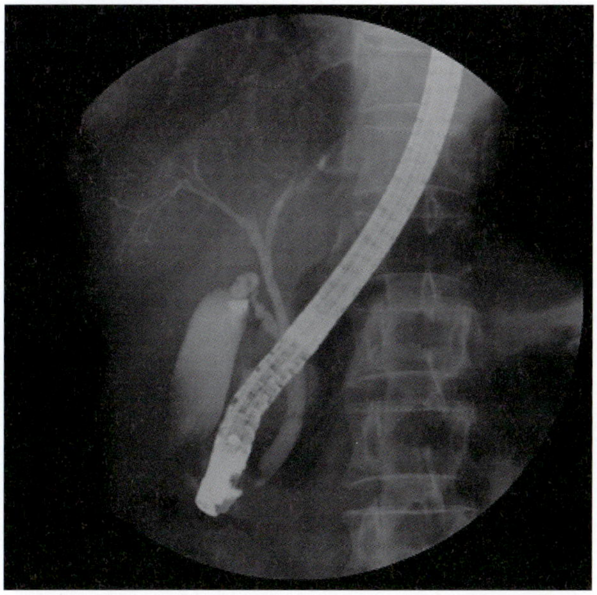

066 그림 49의 검사명이 옳은 것은?

① 돌제거술
② 샛길조영술
③ 내시경적 유두괄약근 절개술
④ 내시경적 역행성 쓸개관조영술
⑤ 내시경적 역행성 이자관조영술

ERC(Endoscopic Retrograde Cholangiography)

그림 50

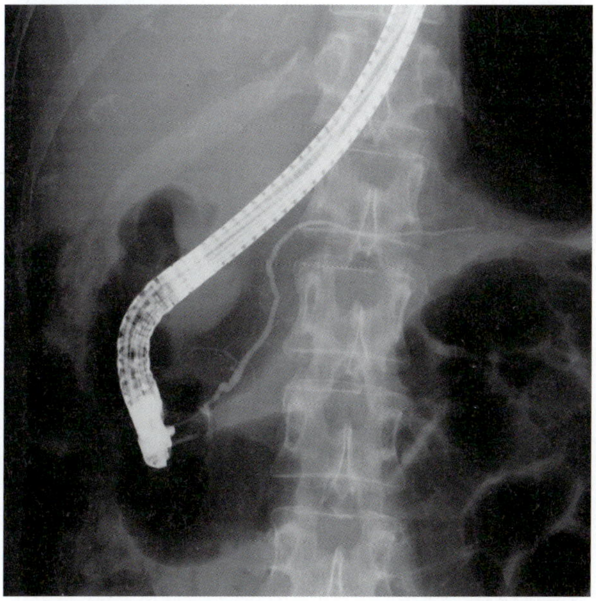

067 그림 50의 검사명이 옳은 것은?

① 돌제거술
② 샛길조영술
③ 내시경적 유두괄약근 절개술
④ 내시경적 역행성 쓸개관조영술
⑤ 내시경적 역행성 이자관조영술

ERP(Endoscopic Retrograde Pancreatography): 이자관(췌관)이 잘 묘출되어 있다.

그림 51

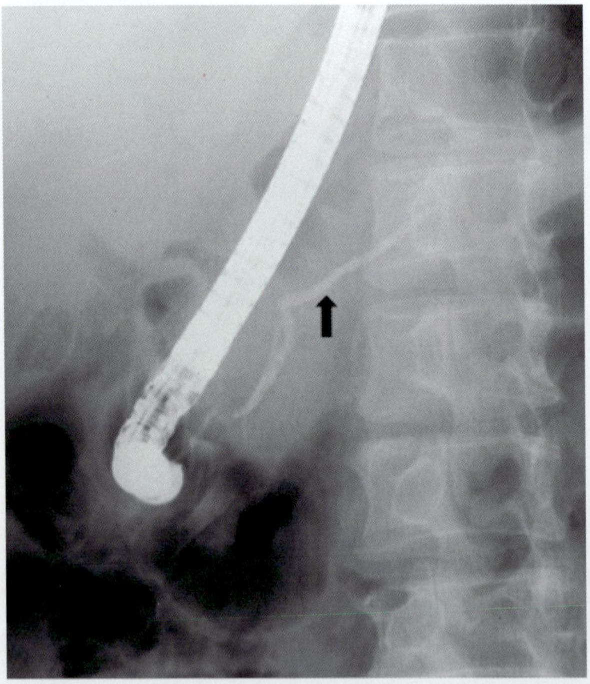

068 그림 51 화살표부위의 해부학적 명칭은?

① CBD
② CHD
③ Cystic duct
④ Pancreatic duct
⑤ Intrahepatic duct

ERP 영상으로 이자관(췌관)이 조영되고 있다.

그림 52

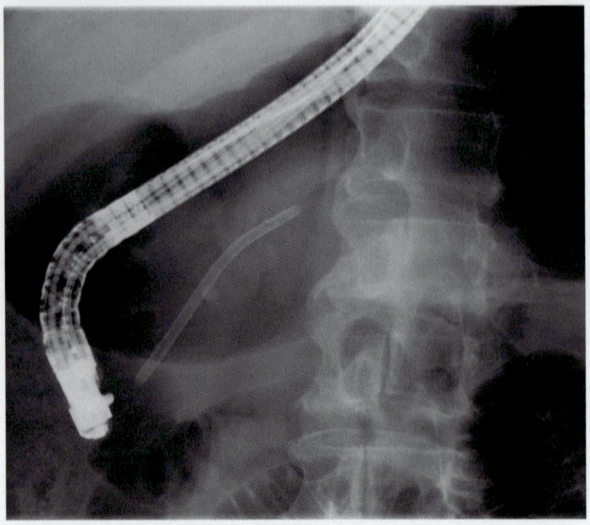

069 그림 52에 설치한 기구는?

① Filter
② Plastic stent
③ Metallic stent
④ Basket catheter
⑤ Balloon catheter

이자관에 stent를 삽입하는 시술이다.

그림 53

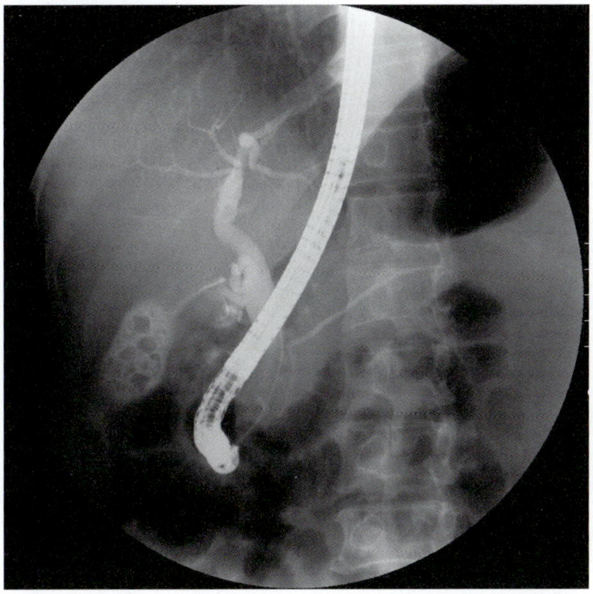

070 **그림 53**의 검사명으로 옳은 것은?

① ERCP
② ERBD
③ ENBD
④ ERPD
⑤ PTBD

ERCP(Endoscopic Retrograde Cholangiopancreatography)는 ERC와 ERP가 합쳐진 용어로 쓸개관과 이자관의 질환 및 협착, 쓸개돌 유무를 효과적으로 관찰할 수 있다.

그림 54

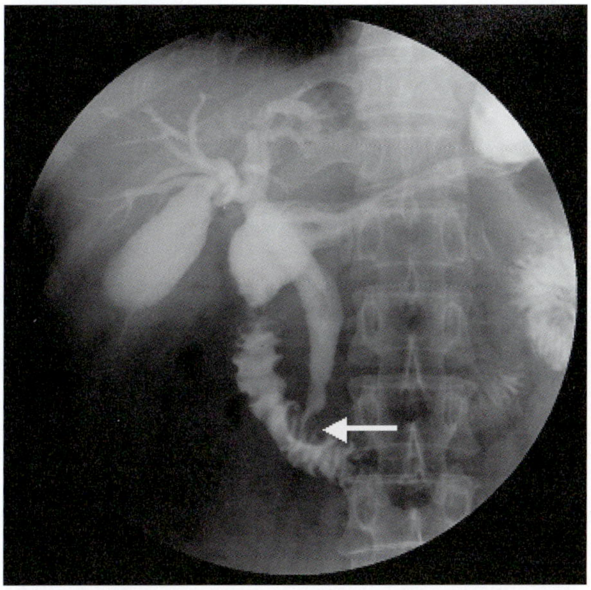

071 **그림 54**는 ERCP로 그림의 화살표 부위에 암을 진단하였다. ERCP 외에 가장 효과적으로 진단할 수 있는 방사선학적 검사법은?

① 소장조영검사
② 튜브조영검사
③ 경구담낭조영검사
④ 상부위장관조영검사
⑤ 저긴장성십이지장조영검사

샘창자 2nd portion의 융기성 병변의 감별은 저긴장성십이지장조영술이 유용하다.

그림 55

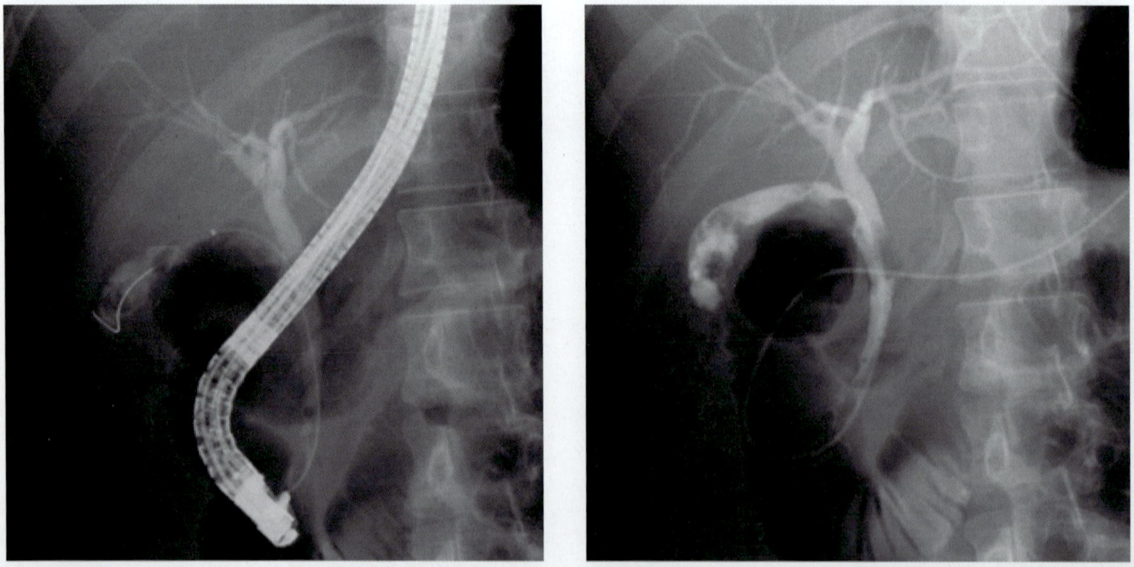

072 그림 55의 검사명으로 옳은 것은?

① ERCP ② ERBD ③ ENBD
④ ERPD ⑤ PTBD

ENBD(Endoscopic Nasobiliary Drainage): 쓸개관 내 배액관을 삽관하여 코를 통해 쓸개즙을 배액하는 외류법 시술

073 그림 55에 대한 설명이 옳은 것은?

① 외류법 ② 쓸개돌 제거술 ③ 스텐트 삽입술
④ 풍선카테터 확장술 ⑤ 쓸개즙을 체내로 배출

내류법(Internal drainage): ERBD
외류법(External drainage): ENBD, PTBD

그림 56

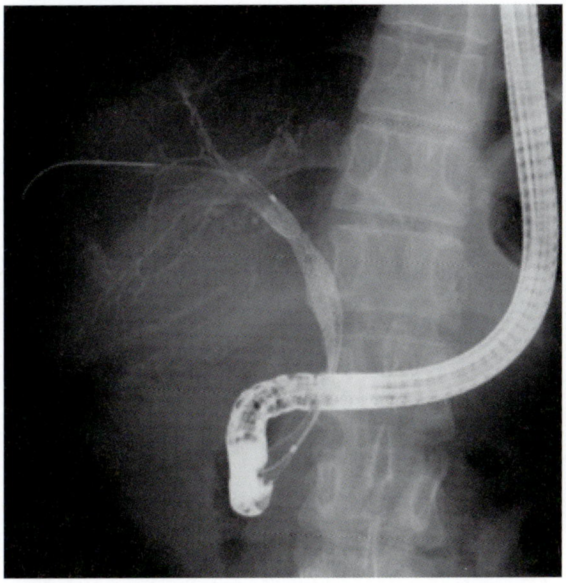

(가)

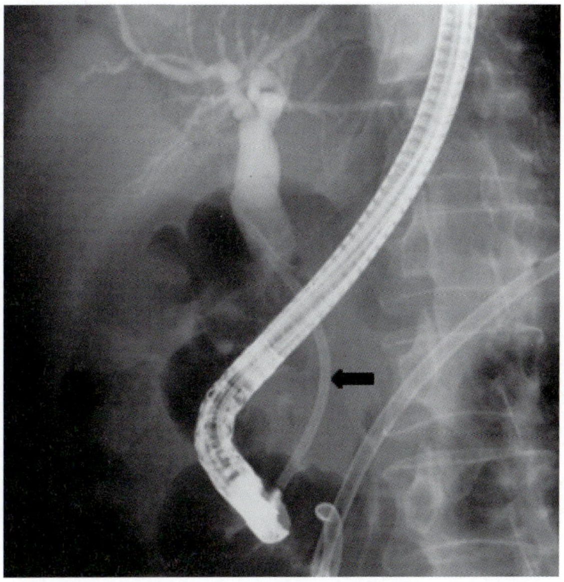

(나)

074 그림 56의 검사명이 옳은 것은?

① ERCP
② ERBD
③ ENBD
④ ERPD
⑤ PTBD

ERBD(Endoscopic Retrograde Biliary Drainage): 쓸개관내 협착 부위에 스텐트를 설치하여 쓸개즙을 샘창자로 원활히 유입되게 하기 위한 내류법 시술

075 그림 56의 (나)에서 화살 표시된 기구의 명칭은?

① Filter
② Dilator
③ Plastic stent
④ Metallic stent
⑤ Basket catheter

(가)는 Metallic Stent를, (나)는 Plastic stent를 삽입한 ERBD 영상이다.

그림 57

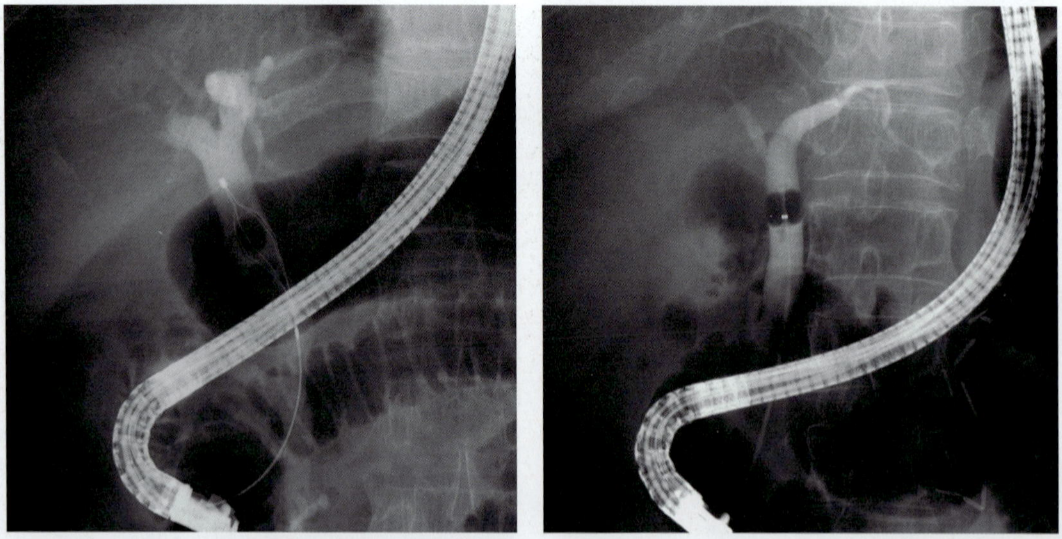

(가) (나)

076 그림 57 시술의 목적이 옳은 것은?

① 결석 제거 ② 담관 확장 ③ 거대결석 분쇄
④ 폐쇄성 황달 감황 ⑤ 조임근(괄약근) 이완

Stone Removal: Basket catheter와 ballon catheter를 이용한 중재적 시술이다.

077 그림 57에서 사용된 기구 명칭이 옳은 것은?

① (가) → Balloon catheter (나) → Filter
② (가) → Basket catheter (나) → PTBD catheter
③ (가) → Basket catheter (나) → ENBD catheter
④ (가) → Balloon catheter (나) → Basket catheter
⑤ (가) → Basket catheter (나) → Balloon catheter

그림 58

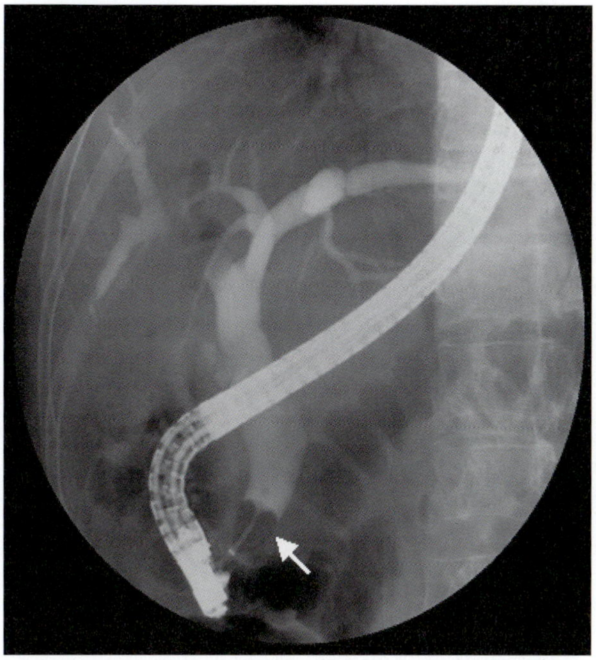

078 **그림 58**에서 화살표가 지시하는 기구의 명칭은?

① Filter
② Guide wire
③ Balloon catheter
④ Basket catheter
⑤ Duodenofiberscope

Stone removal용 catheter의 명칭으로 cholangiography를 시행할 때도 종종 이용된다.

그림 59

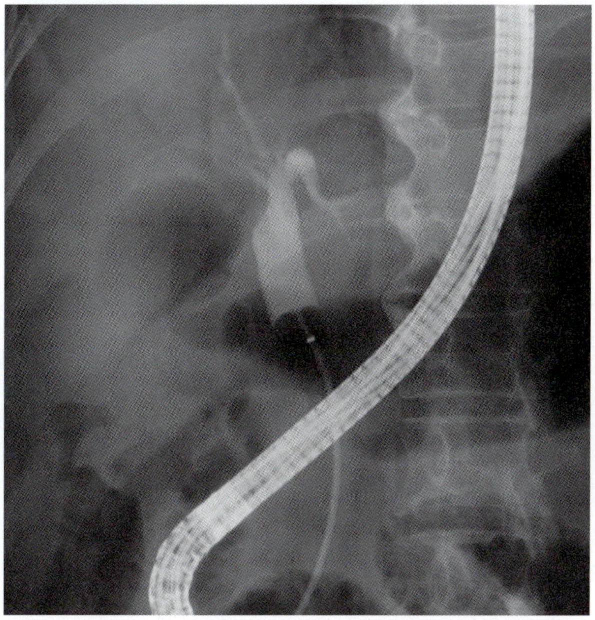

079 **그림 59**에 관한 설명이 옳은 것은?

① ENBD라고 한다.
② 쓸개길 확장을 위해 시행한다.
③ 담즙배액을 목적으로 시행한다.
④ Basket catheter를 이용하였다.
⑤ 정확한 담도 조영술과 결석 유무를 알기 위해서 시행한다.

Basket Catheter와 병행하여 결석을 제거하기 위한 목적으로 시행하며, 때에 따라서는 쓸개길(담도)의 distal portion을 막아 조영제의 passage를 방지함으로써 cholangiography를 성공적으로 시행하기 위한 목적으로도 balloon catheter를 사용한다.

그림 60

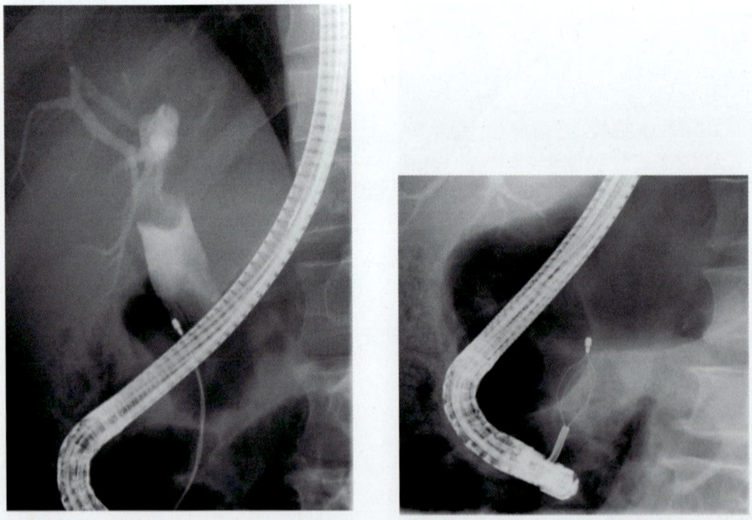

080 **그림 60**에 대한 설명이 옳은 것은?

① 감황을 목적으로 시행한다.
② 거대결석을 분쇄하는 시술이다.
③ 전기수압식 쇄석술이라고 한다.
④ 폐쇄성 황달 환자를 대상으로 한다.
⑤ 미세한 결석을 제거하기 위한 시술이다.

Mechanical lithotripsy는 large stone을 작게 부수기 위한 중재적 시술이다.

그림 61

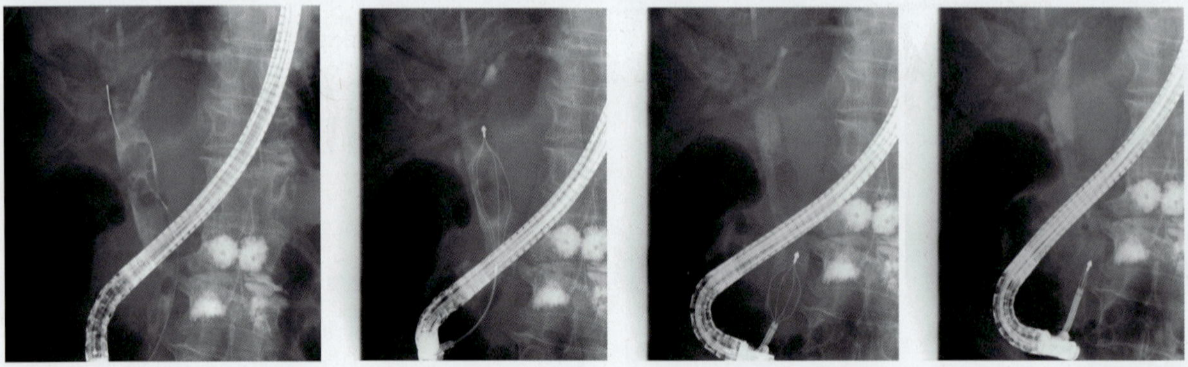

081 **그림 61** 시술의 목적으로 옳은 것은?

① 수술여부를 결정하기 위해 실시한다.
② 결석을 작게 부수어 적출하기 위함이다.
③ 결석을 확고하게 포획하기 위한 시술이다.
④ 폐쇄성 황달을 감황시키기 위한 시술이다.
⑤ ERCP 검사 중 담석의 유무확인을 보기 위함이다.

Biliary stone의 lithotripsy procedure의 일종으로 Mechanical lithotripsy라고 한다.

그림 62

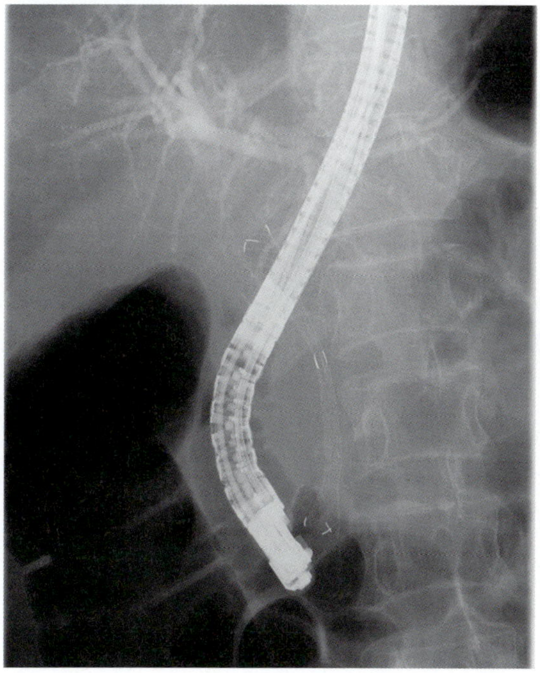

082 **그림 62**의 검사를 시행하면서 EST를 시행하였다. 후처치로 옳은 것은?

① 6시간 NPO
② 9시간 NPO
③ 12시간 NPO
④ 24시간 NPO
⑤ 48시간 NPO

EST(Endoscopic Sphincterotomy)는 일종의 수술이므로 최소한 24시간 이상 NPO를 시켜야 하며, 부작용을 대비하여 시술 후 1~2일 정도 예의 주시해야 한다.

그림 63

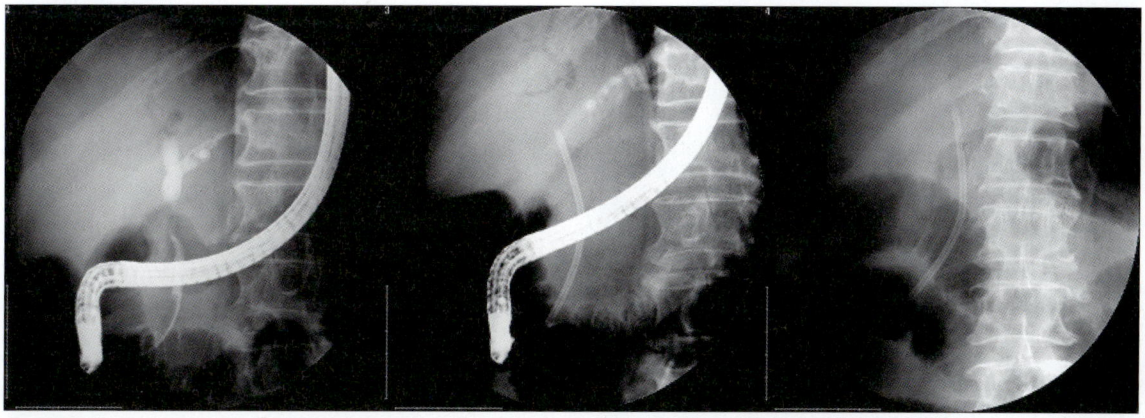

083 **그림 63**의 시술명이 옳은 것은?

① ERBD
② ENBD
③ PTBD
④ Balloon dilatation
⑤ Mechanical lithotripsy

십이지장경을 이용하여 역행성으로 plastic stent를 삽입하는 과정이다.

그림 64

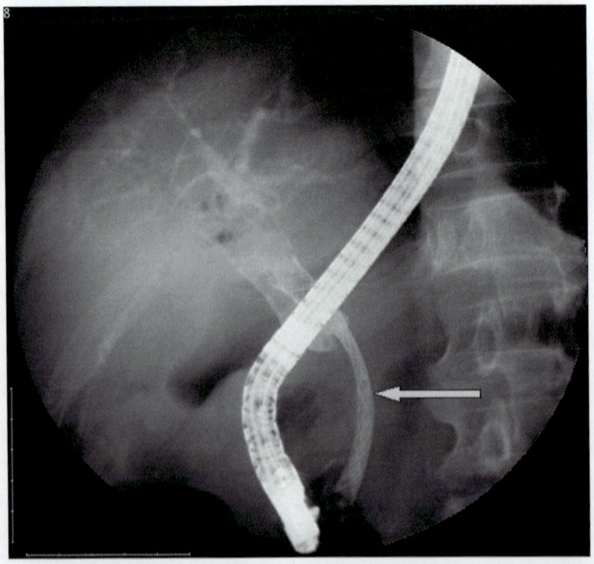

084 **그림 64**에서 화살표시한 부위의 기구 명칭은?

① Filter
② Metallic stent
③ ENBD catheter
④ Basket catheter
⑤ Balloon catheter

ERBD procedure로서 사용한 stent는 구경의 확장이 가능한 재질이다.

그림 65

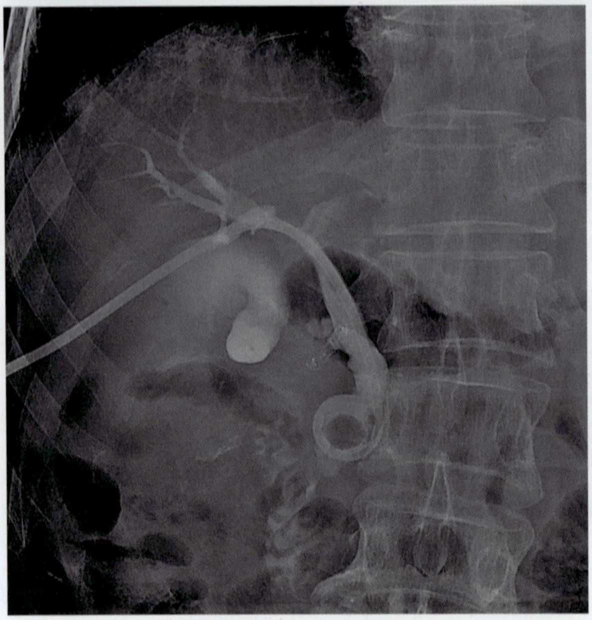

085 **그림 65**은 중재적 시술의 한 종류이다. 옳은 것은?

① 내류법이다.
② 역행성의 시술이다.
③ 비침습적인 시술이다.
④ 결석제거 목적의 시술이다.
⑤ 폐쇄성 황달 환자를 대상으로 한다.

PTBD(Percuteneous Transhepatic Biliary Drainage): 폐쇄성 황달 환자를 대상으로 ERCP를 이용한 ENBD, ERBD의 효과가 미약한 경우, 또는 실패시 주로 시행하는 외류법 시술. 영상에서 CBD에 위치한 pig tail catheter를 통해 쓸개즙을 체외로 배출시키는 것을 확인할 수 있다.

그림 66

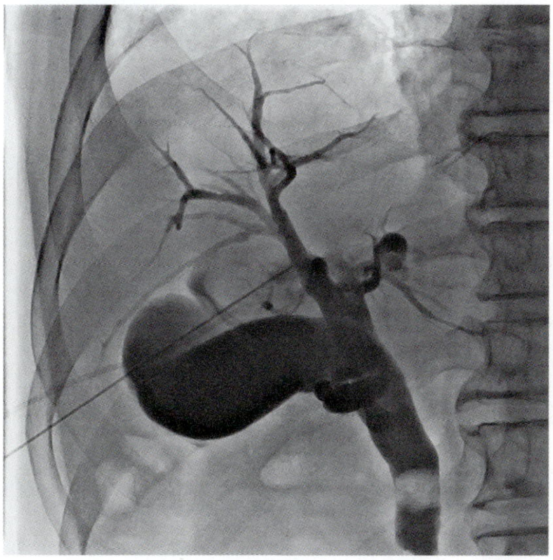

086 그림 66의 검사명이 옳은 것은?

① AGP
② PTC
③ PTBD
④ ERCP
⑤ Balloon dilatation

PTC(Percutaneous Transhepatic Cholangiography): Chiba needle로 hepatic duct를 천자하여 조영제를 주입한다. 위치 및 이상유무 확인 후 drainage catheter를 삽입하여 PTBD를 시행한다.

그림 67

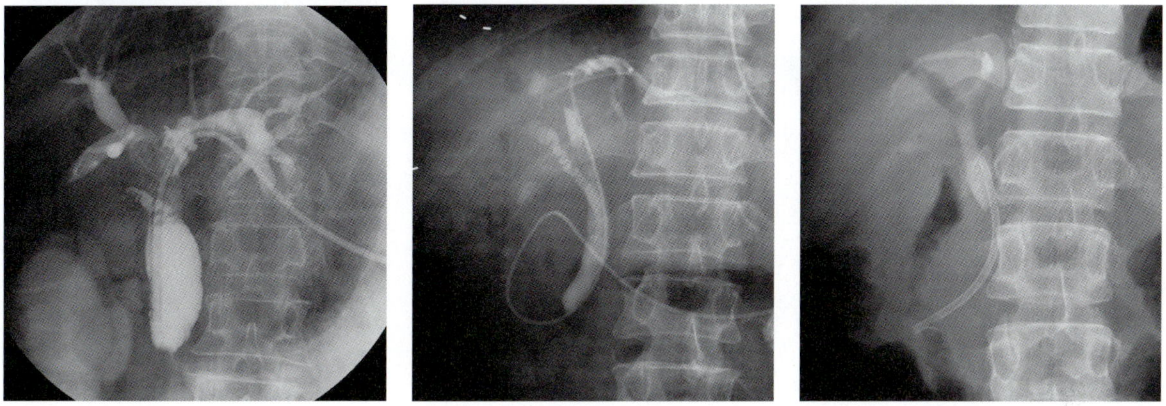

(가) (나) (다)

087 그림 67의 공통적인 목적은?

① 쓸개길 진단이 목적이다.
② Stone을 부수기 위함이다.
③ Stone의 치료를 하기 위함이다.
④ 협착 부위를 넓혀 주기 위함이다.
⑤ 폐쇄성 황달을 감황시켜 주기 위함이다.

"가"는 PTBD(외류법), "나"는 ENBD(외류법), "다"는 ERBD(내류법)이다.

088 그림 67에서 외류법을 나열한 것은?

① 가, 나
② 나, 다
③ 나, 라
④ 다, 가
⑤ 가, 나, 다

그림 68

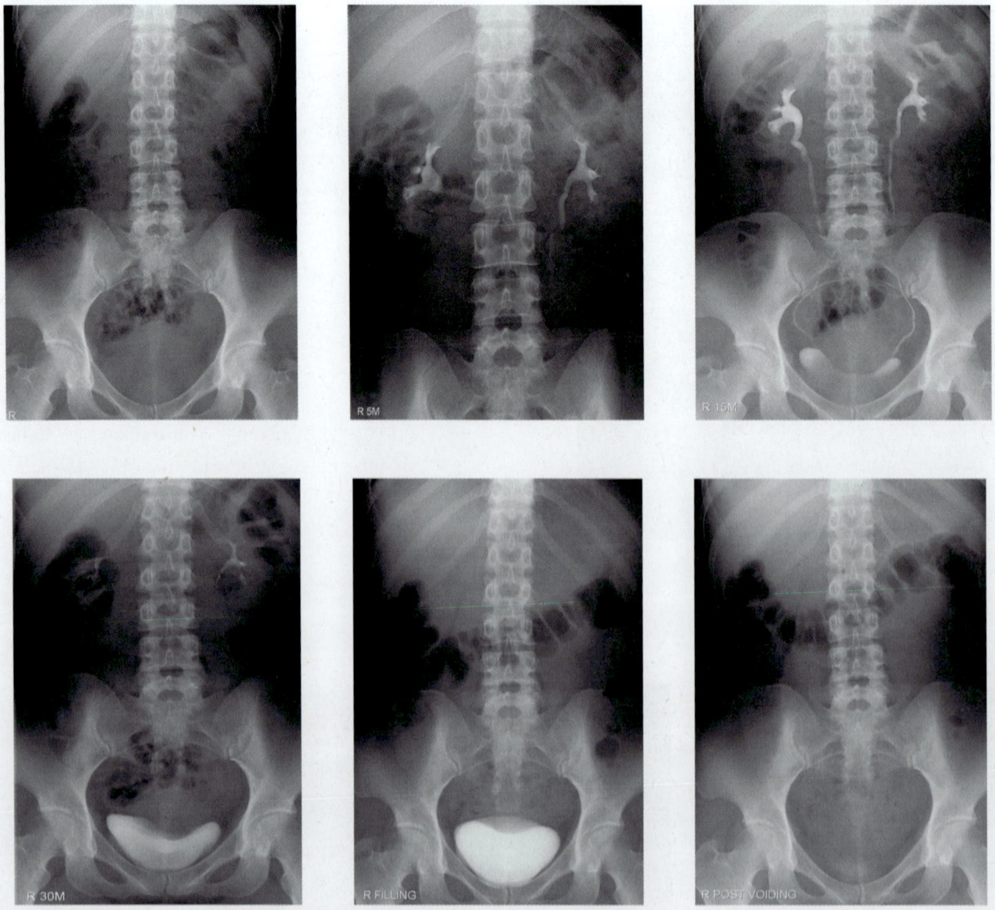

089 **그림 68**의 검사명이 옳은 것은?

① AGP(Antegrade Pyelography)
② IVP(Intravenous Pyelography)
③ RGP(Retrograde Pyelography)
④ DIP(Drip Infusion Pyelography)
⑤ RSP(Rapid Sequence Pyelography)

그림 69은 scout을 촬영한 다음 조영제를 vein으로 주입하여 5분, 15분, 30분, Filling, Post voiding projection을 검사한 영상이다.

그림 69

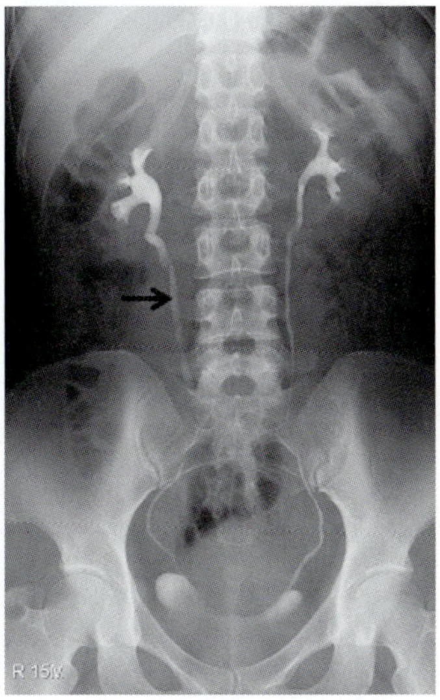

090 **그림 69**에 대한 설명이 옳은 것은?

① 이온성의 조영제를 사용한다.
② 요도의 진단이 가능하다.
③ 지연상으로 방광의 용적을 진단하기 위해 시행한다.
④ 검사 전 탈수를 방지하기 위해 수분을 공급한다.
⑤ 조영제 투입후 15분경에 distal ureter compression을 제거하면서 검사한다.

그림 69는 IVP 15분 영상으로 콩팥(신장)의 기능이 없는 경우는 시행 자체가 불가능하다. 비이온성 조영제(성인 60 kg 기준 30 ml)를 사용하며, 전처치는 12시간 이상 NPO와 하제를 투여하여 관장을 시행하고, 조영제 희석을 방지하기 위하여 수분을 제한(단, 고령 환자는 관장 지양)해야 한다.

091 **그림 69**의 화살표시한 부위의 해부학적 명칭은?

① 요관
② 요도
③ 큰콩팥잔
④ 작은콩팥잔
⑤ 콩팥깔때기

그림 70

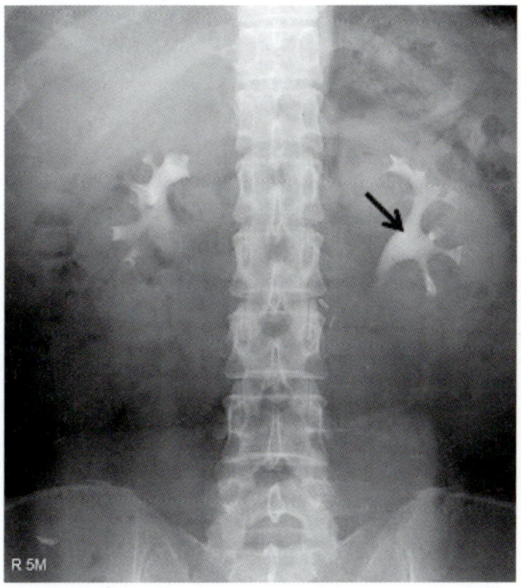

092 **그림 70**의 IVP 5분 영상의 주요 관찰 부위로는?

① 요관
② 요도
③ 방광
④ 콩팥깔때기
⑤ 요관깔때기이음부

IVP의 시간대별 진단 목적은 다소의 차이가 있다. 5분은 kidney, 15분은 kidney와 ureter, 25분은 bladder의 일부까지 진단할 목적으로 시행한다.

093 **그림 70**의 화살표시한 부위의 해부학적 명칭은?

① 큰콩팥잔
② 콩팥속질
③ 작은콩팥잔
④ 콩팥깔때기
⑤ 요관깔때기이음부

그림 71

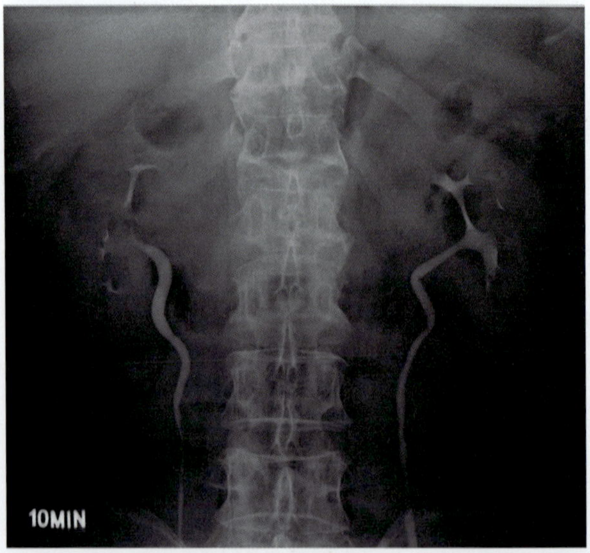

094 **그림 71**의 검사를 시행하기 전에 반드시 확인하여야 할 항목은?

① 가족력
② 통증 위치
③ 혈뇨 유무
④ 혈액 응고 반응
⑤ eGFR(사구체여과율) 수치

eGFR(사구체여과율)이 60 ml/min미만인(혈청 크레아티닌 수치가 상승된 경우) 환자에게 요오드 조영제를 사용할 경우 신독성 위험이 증가할 수 있으므로 IVP, Enhanced CT 검사 전 반드시 확인이 필요하다. 가돌리늄 조영제를 사용하는 MRI의 경우에도 신원성 전신 섬유증(NSF)의 발생 위험이 있으므로 각별히 주의를 요한다.

그림 72

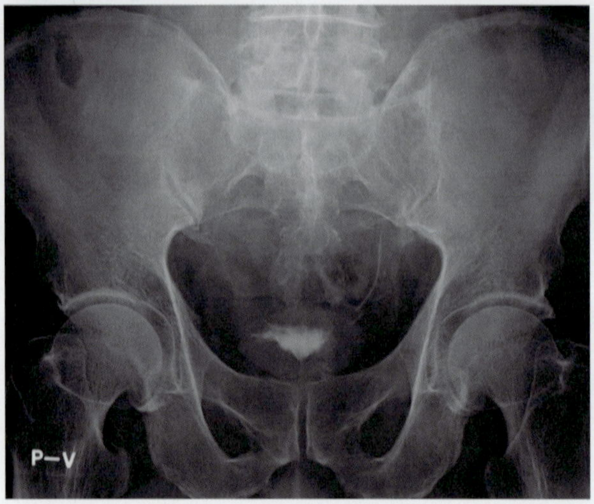

095 **그림 72**에 대한 설명이 옳은 것은?

① Nephrogram 영상이다.
② 정낭조영검사 영상이다.
③ 자궁난관조영검사 영상이다.
④ 조영제를 역행성으로 주입한 영상이다.
⑤ IVP 검사에서 방광을 비우고 검사한 영상이다.

IVP 검사에서 post voiding 영상이다.

그림 73

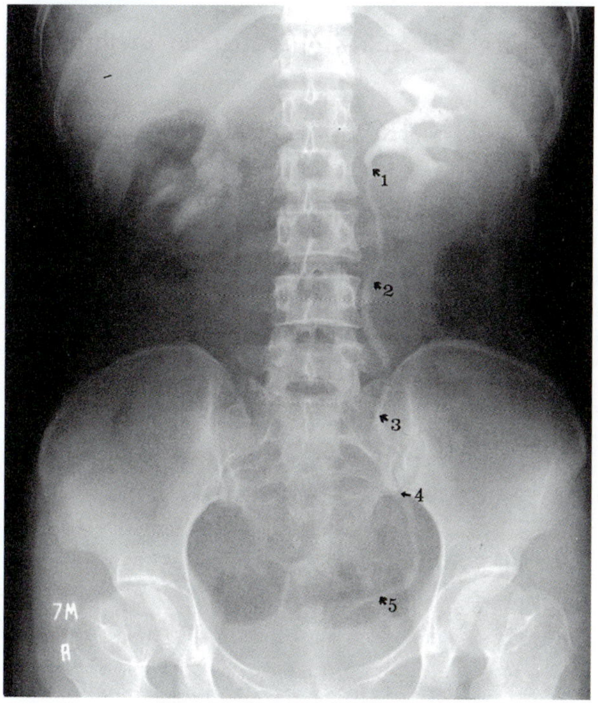

096 **그림 73**에서 요관방광이행부에 해당하는 곳은?

① 1
② 2
③ 3
④ 4
⑤ 5

그림 74

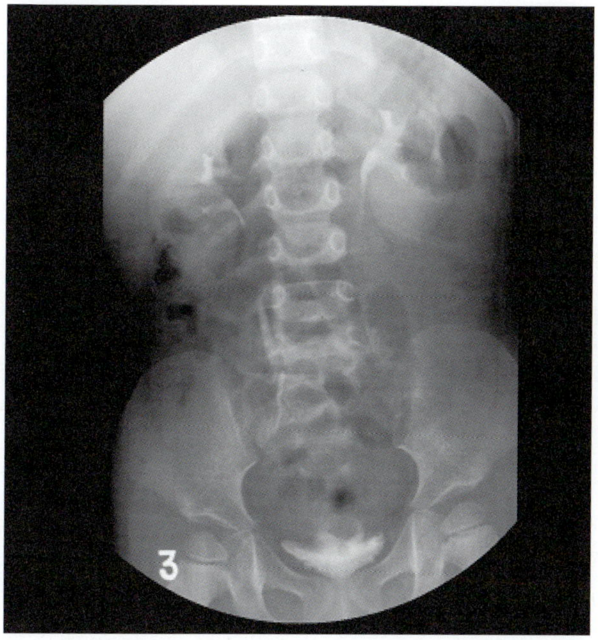

097 **그림 74**은 소아환자의 조영제 주사 후 3분 영상이다. 검사명으로 옳은 것은?

① DIP
② IVP
③ RSP
④ RGP
⑤ VCUG

소아환자나 고혈압환자에게 적용하는 검사로 통상 1분, 3분, 5분, 7분, 10분, 15분 검사 후 종료한다.

그림 75

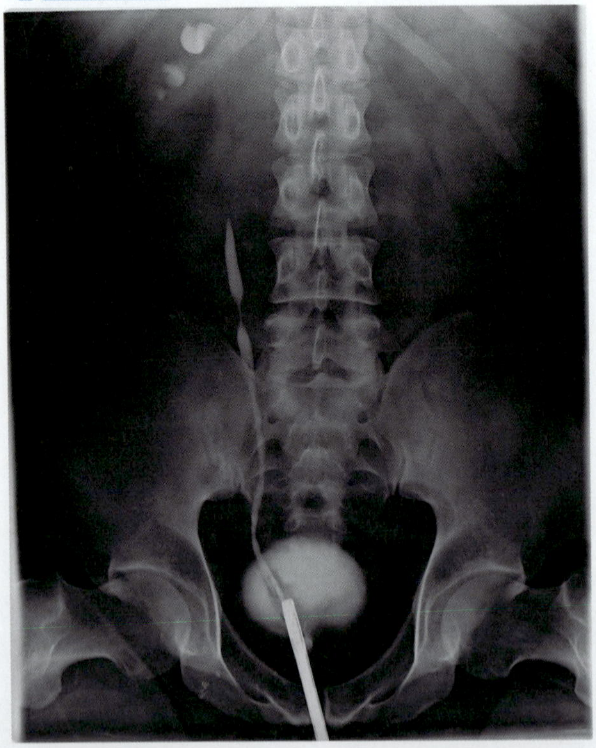

098 **그림 75**에서 조영제 주입경로는?

① 정맥
② 동맥
③ 경구
④ 요도
⑤ 직접천자

RGP: Urethra를 통해 방광경과 catheter를 삽입하여 조영제를 주입한다.

그림 76

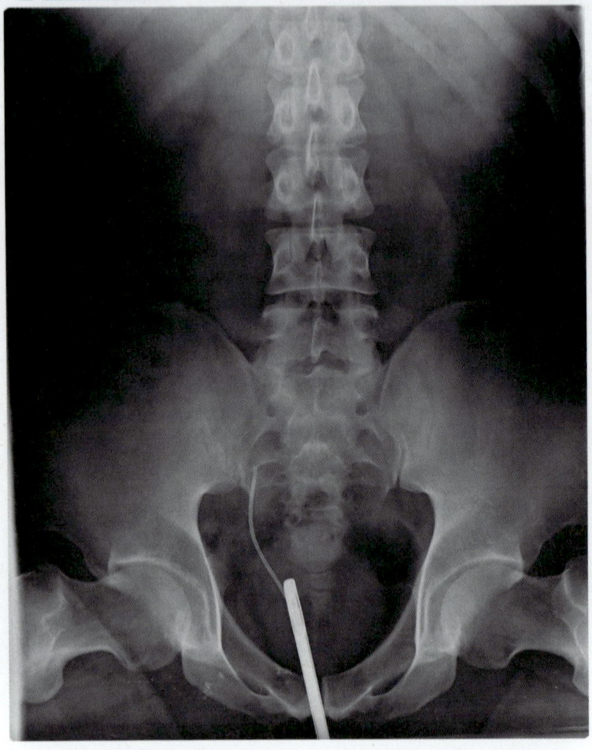

099 **그림 76**은 역행성신우조영검사이다. 검사 목적은?

① 요관의 위치
② 요관의 길이
③ 환자의 전처치 유무
④ 조영제의 부작용 검사
⑤ 카테터의 정확한 삽입위치

그림 77

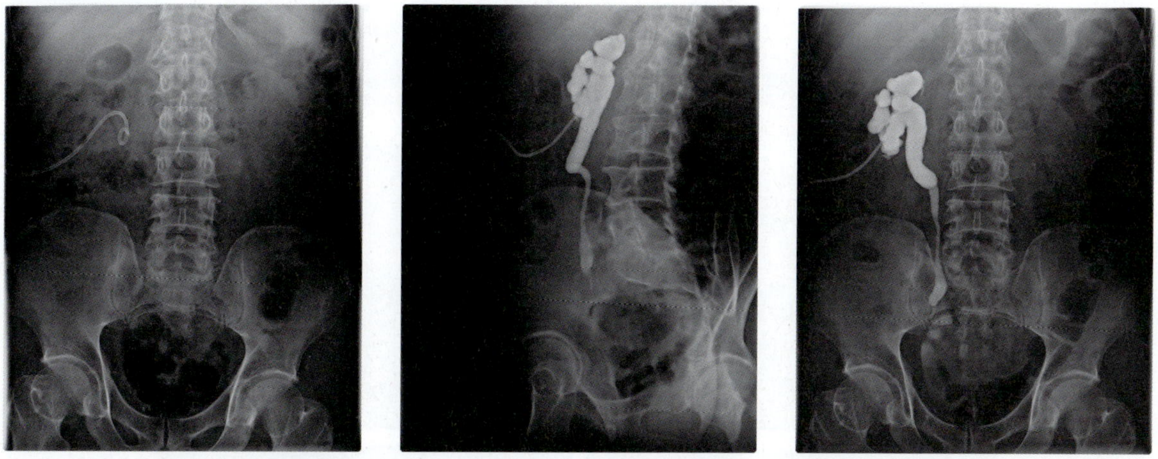

100 그림 77의 검사명이 옳은 것은?

① 점적 신우조영검사
② 하행성 신우조영검사
③ 역행성 신우조영검사
④ 경정맥 신우조영검사
⑤ 신속주입 신우조영검사

RGP는 방광경을 요도를 통하여 삽입한 다음 guide wire와 catheter를 이용하여 조영제를 주입하면서 시행하는 조영술이다. IVP로 진단이 불가능한 경우에 주로 시행한다. 반면, AGP는 IVP(DIP, RSP)로 조영제 집적이 안되고 RGP로도 접근이 어려운 경우에 PCN을 거쳐 삽입된 catheter를 통해 조영제를 주입하면서 시행하는 검사이다.

101 그림 77에 관한 설명이 옳은 것은?

① 역행성신우조영검사이다.
② PTBD 시술로서 감황이 목적이다.
③ 배액을 목적으로 실시하는 중재적 시술이다.
④ 통상 요로감염이 의심되는 환자에게 실시한다.
⑤ㄴ IVP 검사에서 조영제 집적이 안되고 RGP를 시행해도 효과 없을 때 시행한다.

AGP는 IVP나 RGP로 진단이 어려운 환자가 주요 대상이며, 다른 시술을 위한 전단계로 시행하는 경우가 있으나, 이를 일컬어 중재적 시술이라고 명하지 않는다.

그림 78

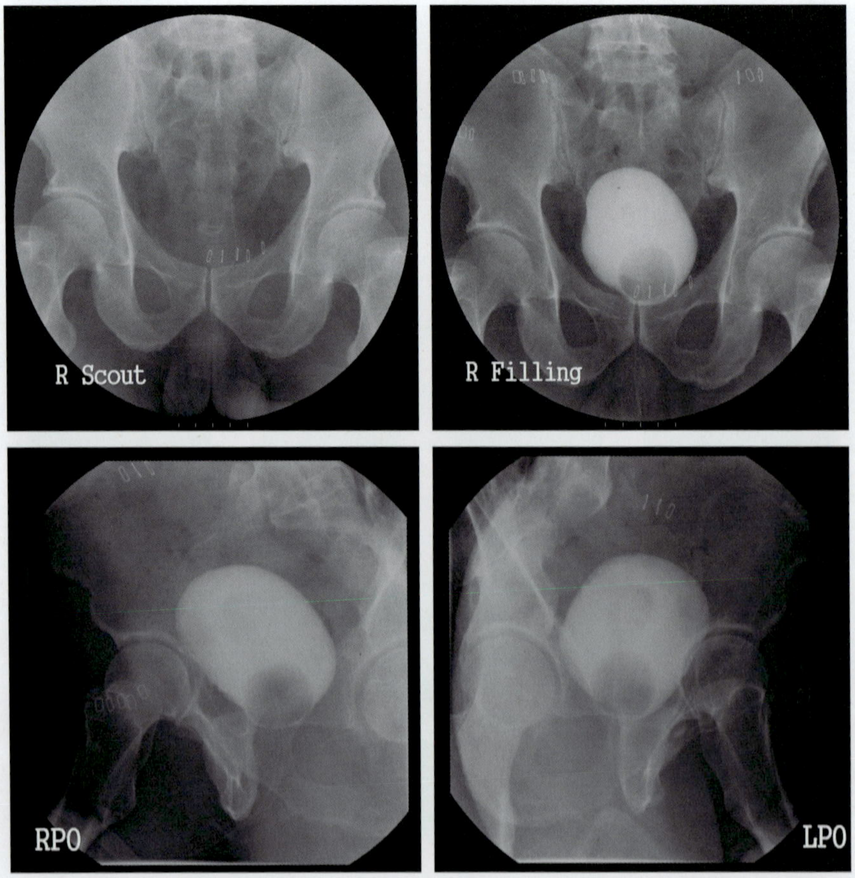

102 그림 78의 검사명이 옳은 것은?

① 방광조영검사
② 경정맥 신우조영검사
③ 역행성 요도조영검사
④ 역행성 신우조영검사
⑤ 배설성 방광요도조영검사

방광조영검사(Cystography): Scout 검사 후 역행성으로 조영제를 주입하며 방광이 충만되면 AP, RPO, LPO 검사를 한다.

그림 79

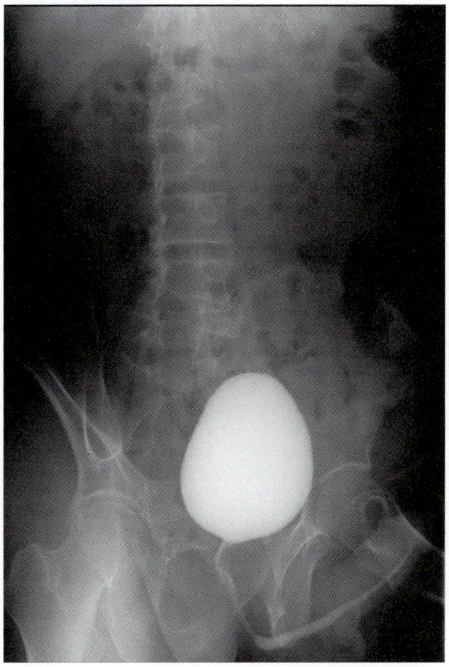

103 **그림 79**의 검사명이 옳은 것은?

① 방광조영검사
② 역행성 신우조영검사
③ 역행성 요도조영검사
④ 금속사슬 방광조영검사
⑤ 배설성 방광요도조영검사

VCUG는 조영제를 희석하여 역행성으로 주입한 다음 시행하는데, 주입하는 조영제의 양은 500 ml이며, polyballoon Catheter를 이용한다. protocol은 조영제 주입 후 AP, both oblique projection을 시행하고 소변을 보면서 AP, both oblique projection을 시행함으로써 검사를 종료한다. 검사목적은 요도, 방광, 소변역류를 진단하는데 있다.

그림 80

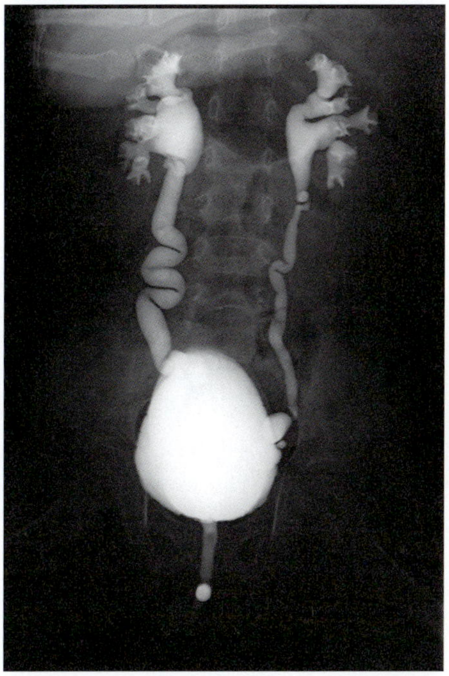

104 **그림 80**은 소아의 요도를 통해 조영제를 주입하여 검사한 결과 얻은 영상이다. 검사 목적은?

① 요실금
② 정맥돌
③ 기형종
④ 요관 폐쇄
⑤ 방광요관 역류

방광요관 역류(reflux)의 주요인은 요로감염이다.

그림 81

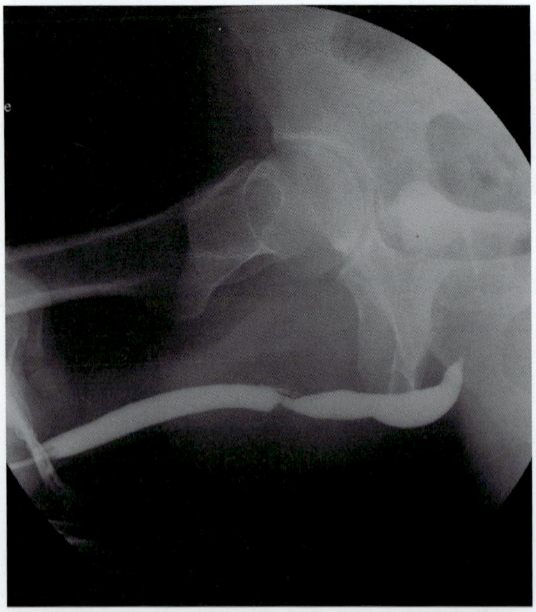

105 그림 81의 검사명이 옳은 것은?

① 방광조영검사
② 역행성 신우조영검사
③ 역행성 요도조영검사
④ 배설성 방광요도조영검사
⑤ 금속사슬 방광조영검사

그림 81의 검사명은 RGU로 distal urethra를 clamping한 다음, urethra를 최대한 신전시킨 상태에서 희석한 수용성 조영제(약 50 ml)를 urethra를 통하여 주입하면서 AP, oblique projection을 시행한다.

그림 82

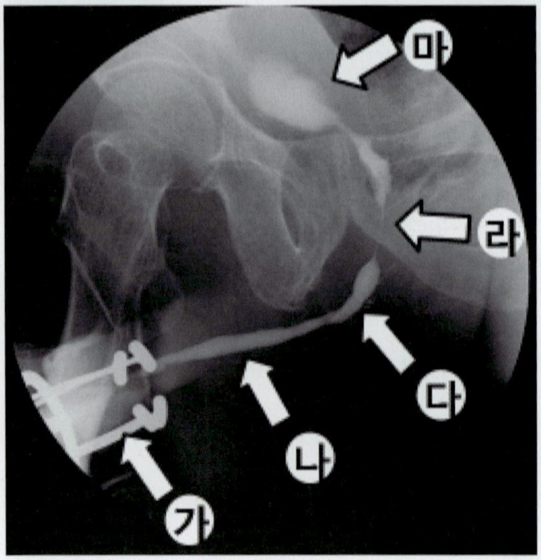

106 그림 82 영상에서 화살표시한 부위의 명칭은?

① (가) : Speculum
② (마) : Seminal vesicle
③ (라) : Prostatic portion
④ (다) : Cavernous portion
⑤ (나) : Membranous portion

(가) : urethrographic clamp (나) : cavernous portion
(다) : membranous portion (마) : bladder

그림 83

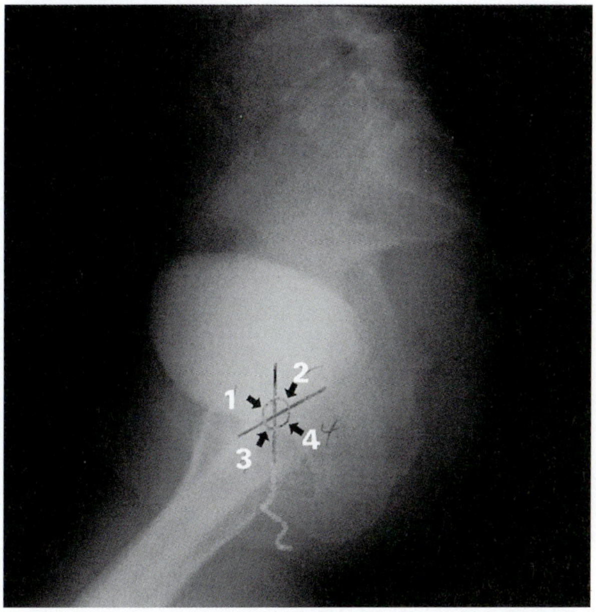

107 그림 83의 검사명이 옳은 것은?

① 방광조영검사
② 정낭조영검사
③ 역행성요도 조영검사
④ 금속사슬 방광조영검사
⑤ 배설성 방광요도조영검사

108 그림 83의 검사는 어떤 것을 진단할 수 있는가?

① 혈뇨 ② 빈뇨 ③ 야뇨증
④ 요실금 ⑤ 배뇨곤란

109 그림 83에서 화살표시한 사항 중 진단적 가치가 가장 높은 각도는?

① 1 ② 2 ③ 3
④ 4 ⑤ 1, 4

Metallic chain cystography는 압박성 요실금증을 진단하기 위한 목적으로 시행하여, 희석한 수용성 조영제 300 ml를 역행성으로 주입한 다음, AP와 lateral position에서 Rest, Stress projection을 시행한다. 진단적 가치는 PUVA이다.

그림 84

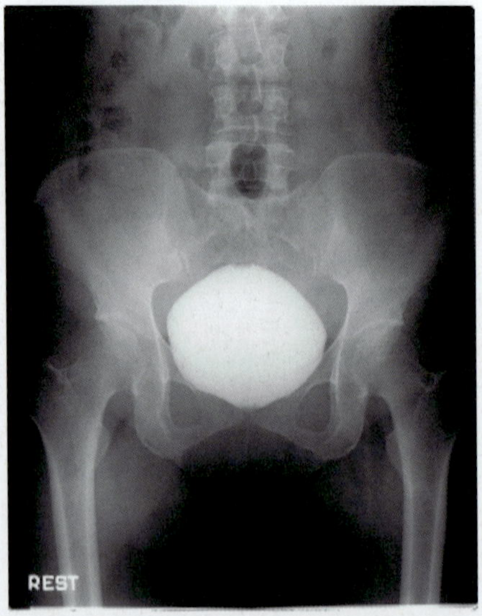

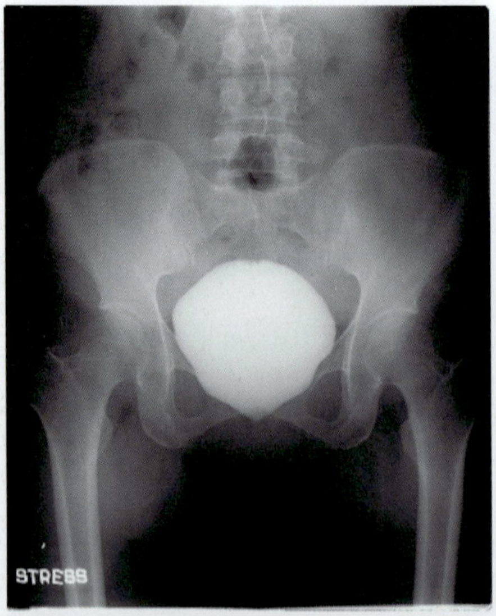

110 그림 84의 검사에 대한 설명이 옳은 것은?

① 방광조영술이다.
② 배설성방광요도조영술이다.
③ 요로감염 관찰이 목적이다.
④ PUVA를 측정하여 평가한다.
⑤ 압박성요실금증을 진단하기 위함이다.

Metallic chain cystography의 단점을 보완하기 위하여 시행되는 검사법으로 수용성 조영제 300 ml를 주입한 다음, 환자를 erect시켜 AP 및 lateral position에서 각각 Rest, Stress projection을 시행하여 urethrovesical junction의 flat base와 neck open 정도, 두덩결합(치골결합) 하부(inferior margin)와의 distance를 측정하여 type별(0, Ⅰ, Ⅱa, Ⅱb, Ⅲ)로 분류한다.

그림 86

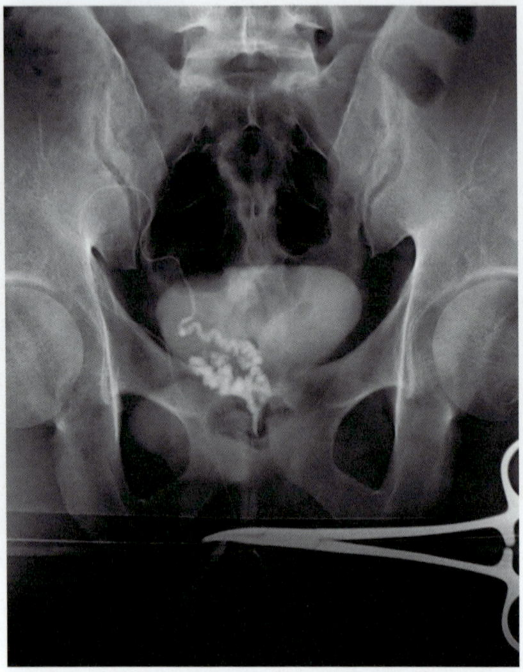

111 그림 85의 검사명이 옳은 것은?

① 방광조영검사
② 정낭조영검사
③ 역행성요도 조영검사
④ 금속사슬 방광조영검사
⑤ 배설성 방광요도조영검사

그림 86

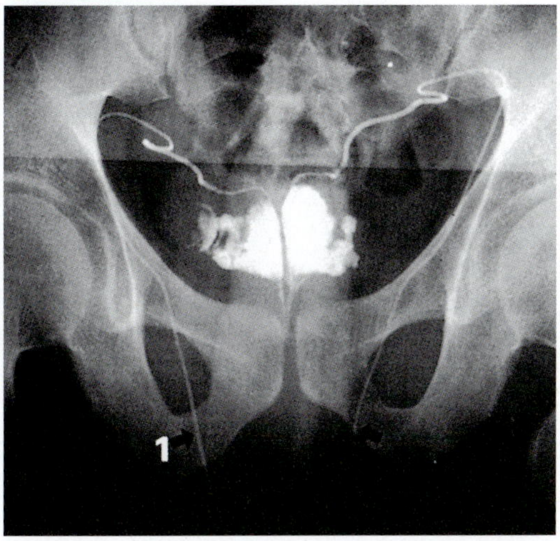

(가)

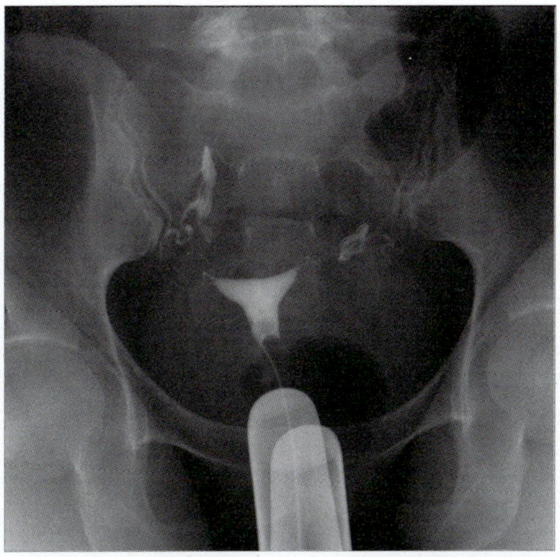

(나)

112 그림 86의 공통적인 검사목적은?

① 산아제한 ② 다산진단 ③ 불임진단
④ 태아 성감별 ⑤ 미혼 남성 및 여성 대상 임신 가능성 진단

113 그림 86 (가)의 화살표 부위 ①의 해부학적 명칭은?

① Urethra ② Ovi duct ③ Vas deferens
④ Seminal vesicle ⑤ Corpus cavernosa

남성 생식기계 모식도

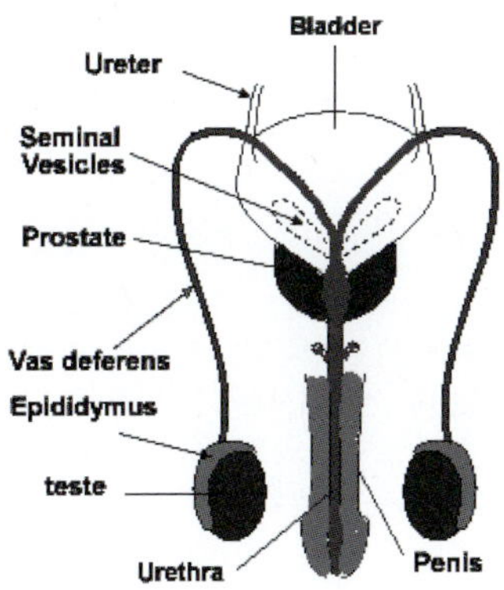

114 그림 86 (나)의 검사에서 환자자세가 옳은 것은?

① Sim's position ② Hampton position ③ Lithotomy position
④ Trendelenburg position ⑤ Chassard-Lapine position

그림 87

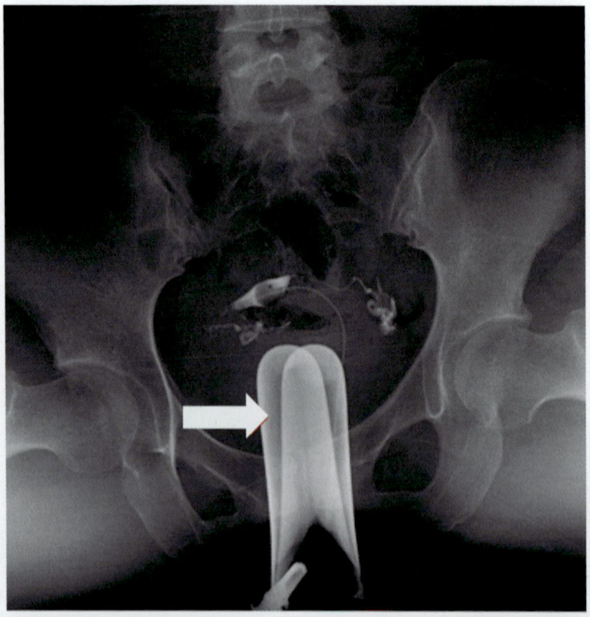

115 **그림 87**의 화살표시한 기구의 명칭은?

① Forcep
② Speculum
③ Tenaculum
④ Foly catheter
⑤ Urethrographic clamp

자궁난관 조영검사(HSG: Hysterosalpingography)에서 사용되는 오리주둥이 같이 생긴 기구이다.

그림 88

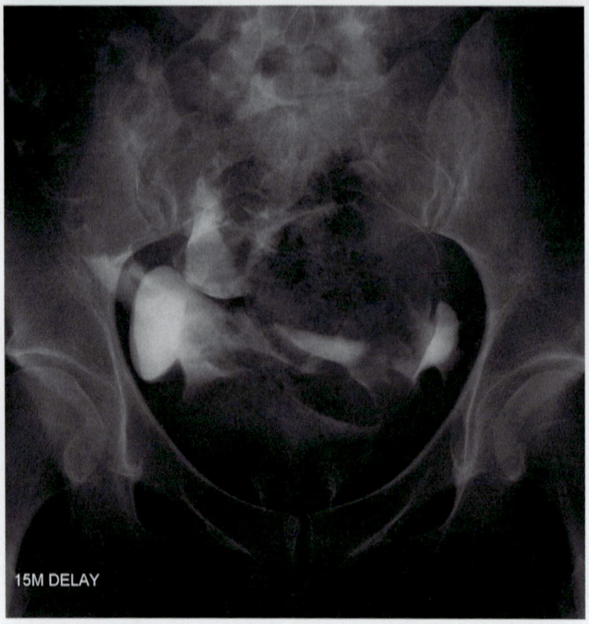

116 **그림 88**에 대한 설명이 옳은 것은?

① 누공조영 지연촬영상이다.
② 반드시 Lithotomy 자세를 취한다.
③ 복원전 환자를 대상으로 시행한다.
④ Uterus의 형태를 진단하기 위한 영상이다.
⑤ 복강내로 조영제가 퍼져나가는 것을 진단하기 위함이다.

HSG의 진단 목적은 형태학적인 측면과 기능적인 측면으로 구분할 수 있는 데, 지연검사는 기능적인 측면을 염두해 두고 접근해야 한다. 그림 89은 15분 지연상이므로 반드시 Lithotomy 자세를 취할 필요는 없다.

그림 89

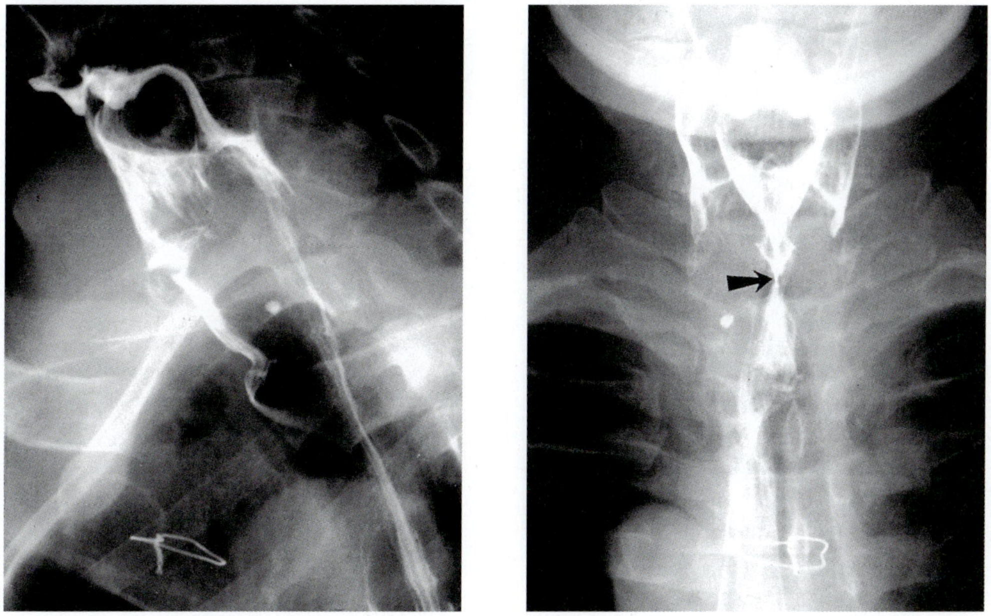

(가) (나)

117 그림 89의 검사명은?

① 척수조영술(Myelography)
② 샛길조영술(Fistulography)
③ 후두조영술(Laryngography)
④ 식도조영술(Esophagography)
⑤ 인두조영술(Pharyngography)

118 그림 89의 조영제 주입에 관한 설명이 옳은 것은?

① 조영제를 삼켜서는 안 된다.
② 조영제를 입안에 분무한 후 검사한다.
③ 조영제를 넣어 직접 후두를 coating한다.
④ 기관지 내시경을 이용하여 조영제를 주입한다.
⑤ Catheter를 이용하여 반듯이 누운자세에서 시행하여야 한다.

검사 후 6시간 이상 금식시키면서 기침을 하게 한다. 근래 CT의 활성화와 유용성 조영제의 품절로 인하여 거의 시행되지 않고 있다.

119 그림 89 (나)에서 화살표한 곳의 해부학적 명칭은?

① 후두실
② 이상와
③ 후두개
④ 가성대
⑤ 진성대

그림 90

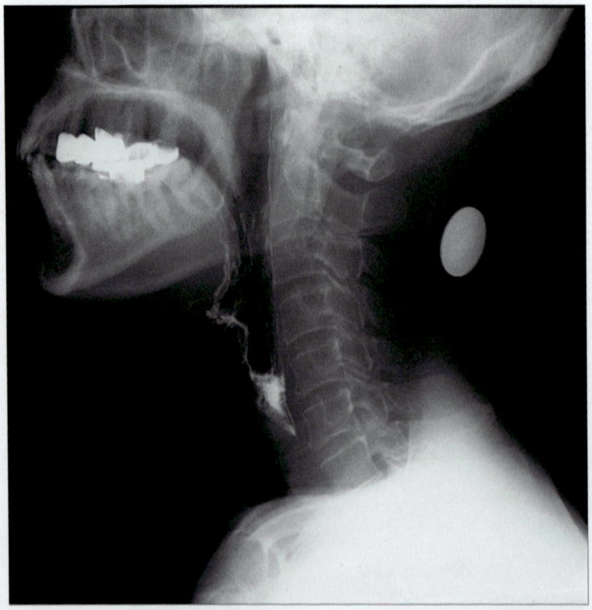

120 **그림 90**은 뇌졸중 환자를 대상으로 음식물의 정상적인 섭취가 가능한지 알아보기 위해 시행한 검사이다. 검사명은?

① 침샘조영검사
② 샛길조영검사
③ 인두조영검사
④ 기관지조영검사
⑤ 비디오투시 연하조영검사

바륨과 음식물을 혼합하여 삼킴 과정을 투시 검사하여 비디오테이프에 기록하는 방사선 검사법. 뇌졸중 등의 뇌손상 후 회복기 환자에게 주로 시행한다.

121 **그림 90**의 삼킴 도중 음식물 기도흡인이 나타나는 경우의 주요 원인이 옳은 것은?

① 위장 기능 감소
② 침샘 분비 기능 감소
③ 소장 연동운동 기능 감소
④ 후두개의 후두 폐쇄기능 감소
⑤ 혀의 운동기능과 협응 능력 감소

후두개(epiglottis)는 후두 입구를 덮고 있어 음식물이 후두와 기관으로 들어가지 못하게 하는 뚜껑모양의 연골성 구조이다. 혀의 운동기능과 협응 능력이 감소되면 음식이 구강 내 잔류되는 경향이 있다.

그림 91

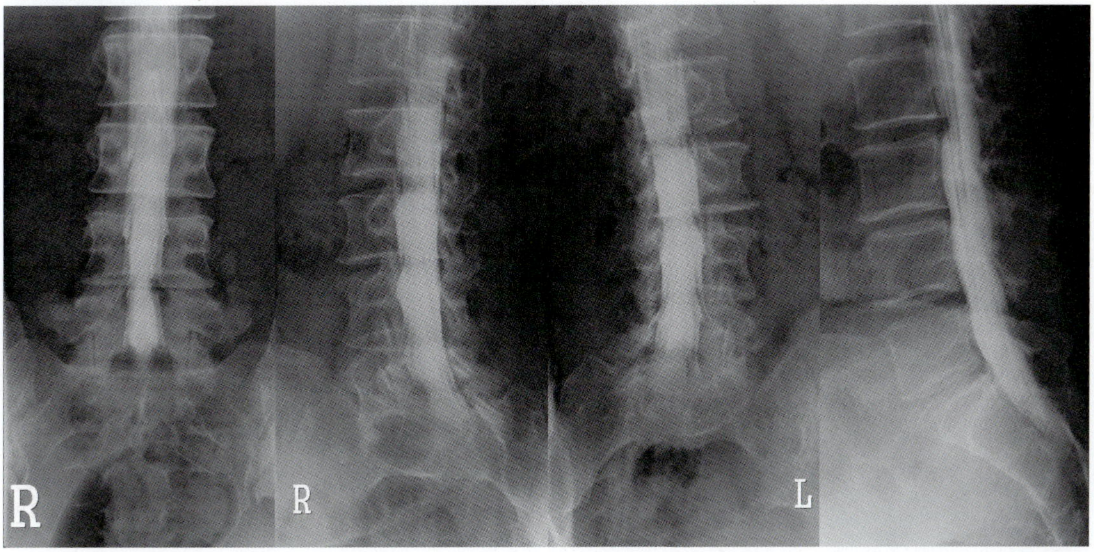

122 **그림 91**의 검사명은?

① 척수조영술
② 샛길조영술
③ 후두조영술
④ 식도조영술
⑤ 인두조영술

123 **그림 91**의 검사 후 90 ~ 120분 정도 지난 다음 척주 CT 검사를 실시하였다. 설명이 옳은 것은?

① 척수조영 검사 후 환자의 안정을 위하여
② 조영제가 완전히 장으로 배설된 후 검사하기 위하여
③ 다른 조영제를 병행하여 CT검사를 시행해야 하므로
④ 척수조영 검사 후 조영제에 의한 artifact를 줄이기 위해서
⑤ 조영제가 주입된 상태에서 검사가 지연되면 CT number의 계산이 안되므로 이를 방지하기 위해

그림 92

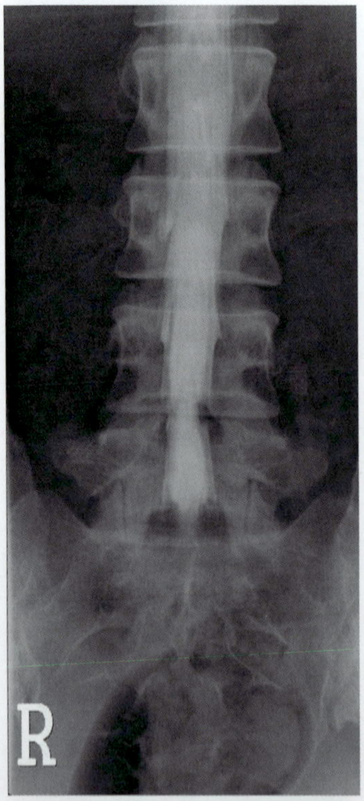

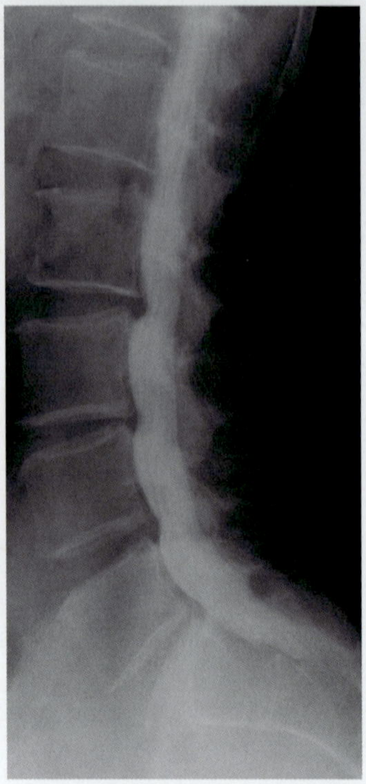

124 **그림 92**의 조영제 주입을 위한 천자부위는?

① Epidural space
② Subdural space
③ Arachnoid space
④ Subarachnoid space
⑤ Internal disc space

Myelography는 lateral position에서 L3-L4 사이의 subarachnoid space를 천자하여 조영제를 주입한다. 최근에 주로 사용하는 수용성 조영제는 체내흡수가 빠르고 신경근 영상을 얻는데 우수하다.

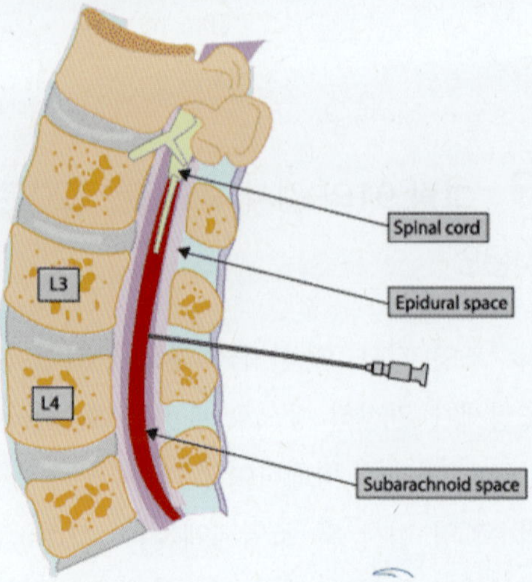

그림 93

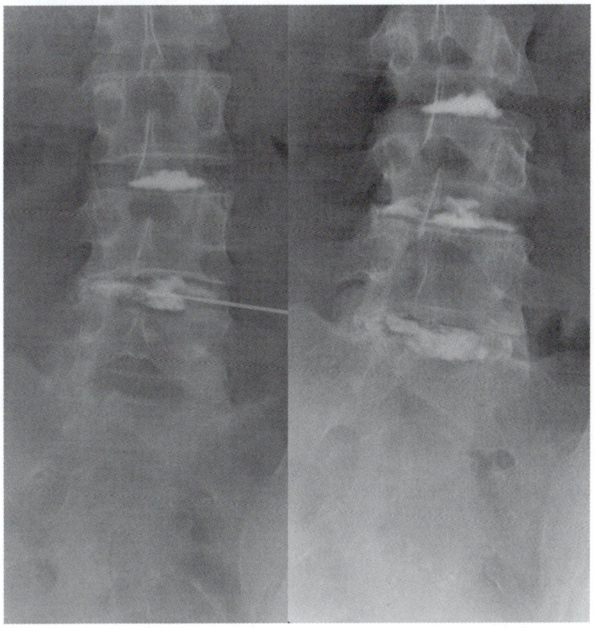

125 그림 93의 검사명이 옳은 것은?

① 침샘조영검사
② 샛길조영검사
③ 추간판조영검사
④ 척수강조영검사
⑤ 관절강조영검사

추간판조영검사(Discography): 천자 침을 disc내에 삽입하고 소량의 조영제를 주입하여 추간판의 상태를 검사한다.

그림 94

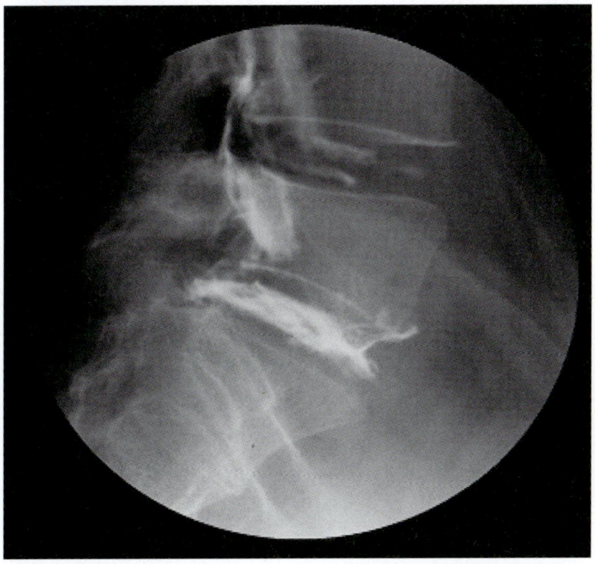

126 그림 94에 대한 설명으로 옳은 것은?

① 신경근의 이상유무를 진단
② Internal disc lesion의 진단
③ 환자의 자세는 바로 누운 자세를 취한다.
④ 대조도를 높이기 위해 유용성 조영제를 사용
⑤ L3–L4 사이의 subarachnoid space를 천자하여 조영제를 주입

추간판조영검사(Discography): 수용성 조영제를 보고자 하는 disc에 주입한다. 과거에 척수강조영검사시 사용하던 유용성 조영제는 지주막하강으로부터 체내로의 흡수가 안되므로 검사 후 조영제를 제거해야 하는 번거로움이 있었다.

그림 95

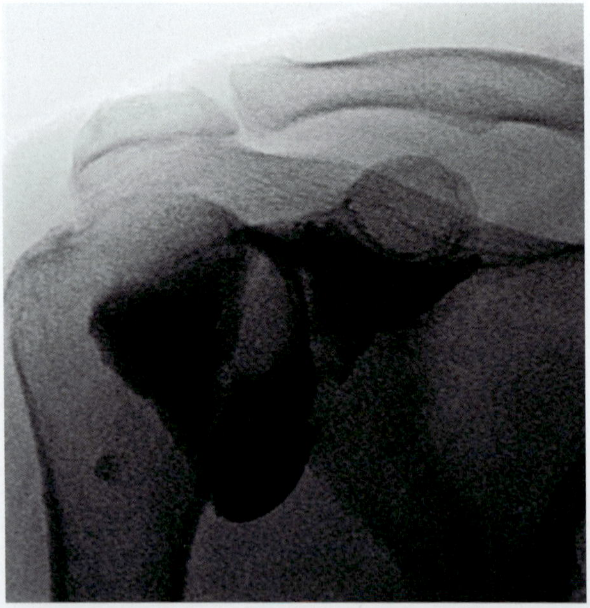

127 그림 95의 검사명이 옳은 것은?

① 샛길조영검사
② 척수강조영검사
③ 엉덩관절강조영검사
④ 무릎관절강조영검사
⑤ 어깨관절강조영검사

관절강조영검사(Arthrography): Hip, Knee, Ankle, Wrist, Shoulder 등 다양한 관절강에 적용되며, 투시 및 초음파 유도하에 조영제를 주입하고 CT, MRI 등의 검사를 시행하기도 한다.

그림 96

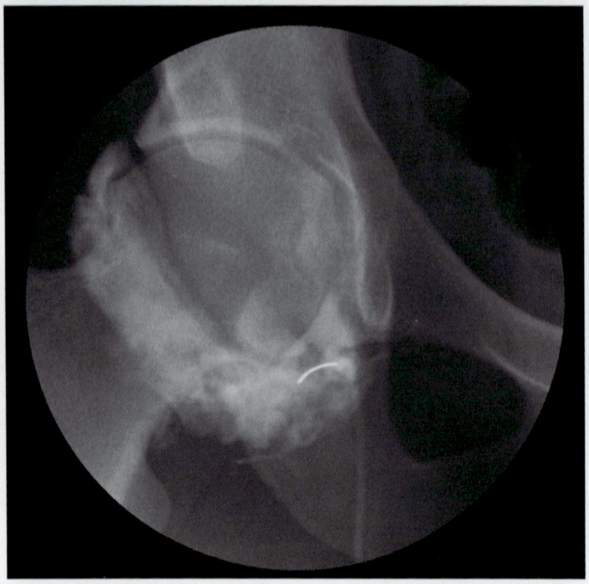

128 그림 96에 대한 설명이 옳은 것은?

① 전처치는 검사 전 12시간 NPO시킨다.
② Fistulography로서 누공을 잘 볼 수 있다.
③ 고주파를 이용하므로 비침습적인 검사이다.
④ 수용성 조영제를 주입하여 흐름을 관찰한다.
⑤ 반달판의 손상, 연골 및 관절극에서의 상태를 진단하기 위해 시행한다.

그림 97

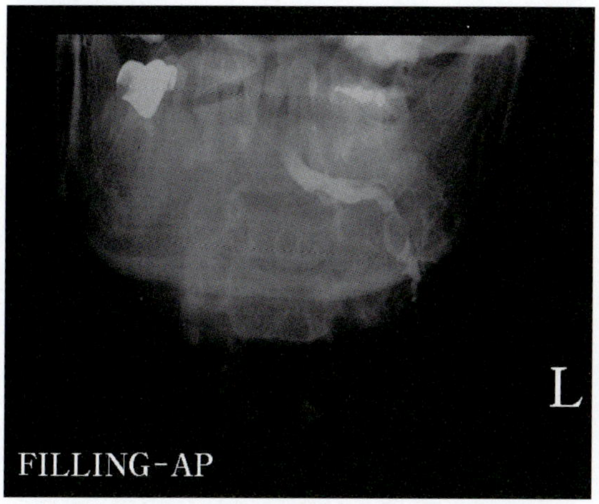

(가)

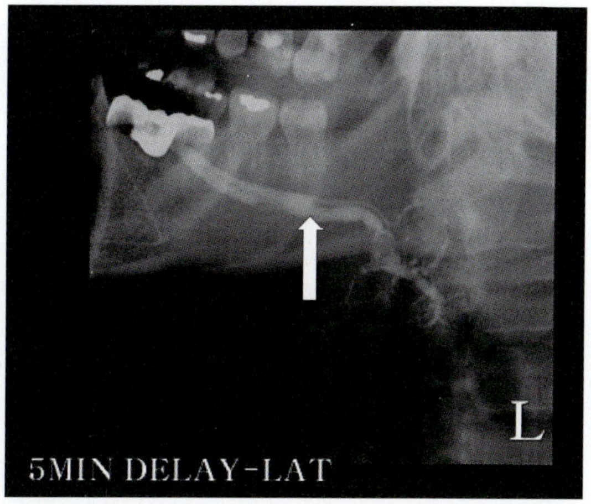

(나)

129 그림 97의 검사명이 옳은 것은?

① 침샘조영검사
② 샛길조영검사
③ 누낭조영검사
④ 해면조영검사
⑤ 관절강조영검사

조영제를 침샘관에 주입하여 침샘의 이상유무를 확인

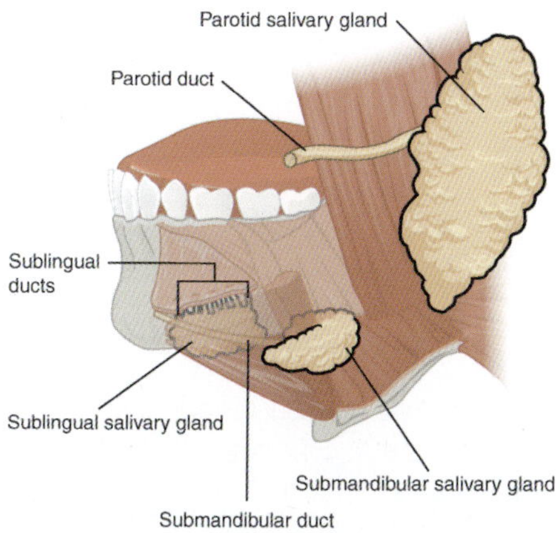

130 그림 97 (나)의 화살표시한 부위의 해부학적 명칭은?

① 귀밑샘관
② 이하선관
③ 혀밑샘관
④ 코눈물관
⑤ 턱밑샘관

귀밑샘(parotid gland): Stensen's duct를 개구
턱밑샘(submandibular gland): Wharton's duct와 개구
혀밑샘(sublingual gland): Rivinus duct를 이루고 1~2개는 Wharton's duct와 연결

131 그림 97 (나)의 검사 시에 레몬, 사과 등 신맛의 음식을 주입하는데, 설명이 옳은 것은?

① 검사 전후 계속 사용한다.
② 검사 후에 주입하여 배출기능을 알아본다.
③ 검사 전에 주입하여 duct를 깨끗이 비운다.
④ 검사 종료 후 1시간 지난 시점에서 투여한다.
⑤ 검사 도중에 주입하여 duct 내 조영제 코팅이 잘 되도록 한다.

Sialography는 형태학적 진단과 기능적인 진단의 두 가지 측면을 고려한다. 기능적인 측면의 진단은 spot 검사를 종료한 다음, 신음식을 주입 후 시행한다.

그림 98

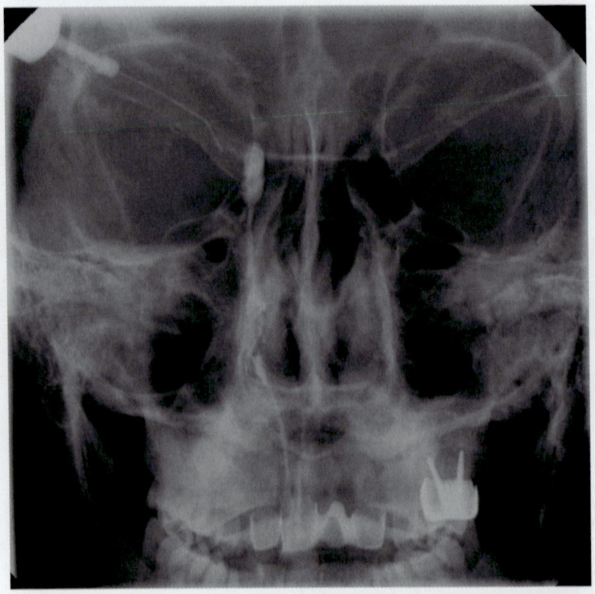

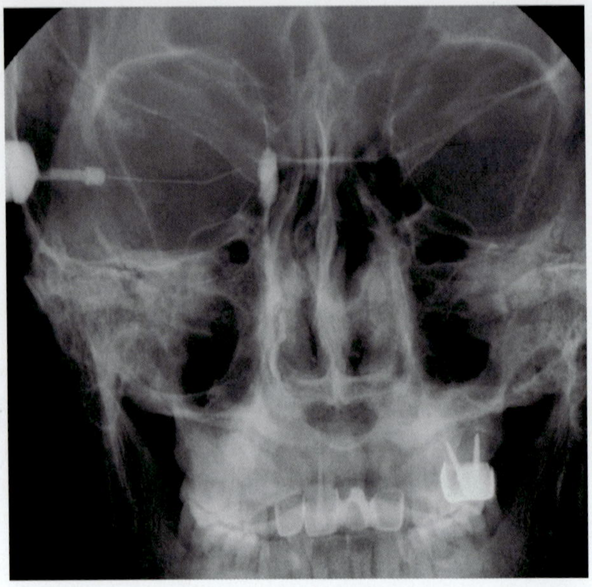

132 그림 98의 검사명이 옳은 것은?

① 침샘조영검사
② 샛길조영검사
③ 해면조영검사
④ 누낭조영검사
⑤ 관절강조영검사

조영제를 상루소관(superior canaliculus), 하루소관(inferior canaliculus)에 주입하여 눈물길의 이상유무를 확인

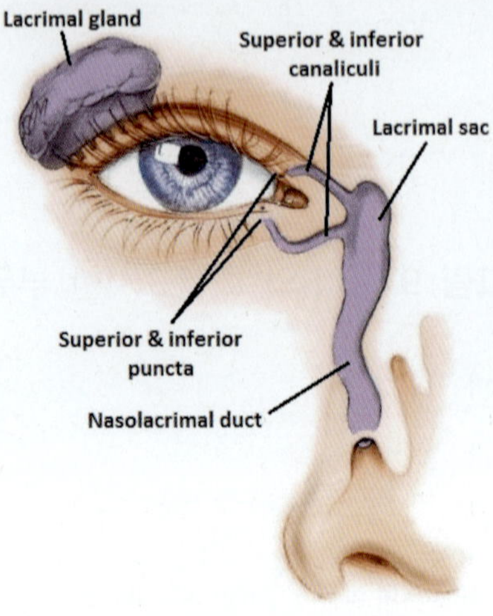

그림 99

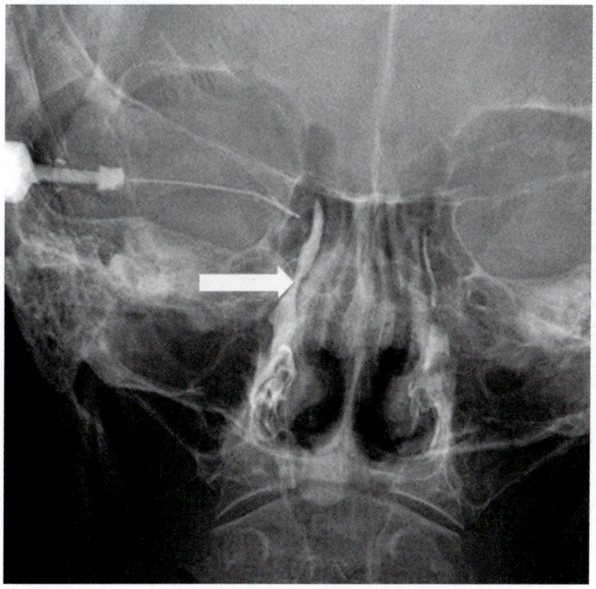

133 **그림 99**의 화살표시한 부위의 해부학적 명칭은?

① 귀밑샘
② 눈물샘
③ 하루소관
④ 상루소관
⑤ 코눈물관

코눈물관(Nasolacrimal duct): 눈물 주머니에서 상악골의 안을 지나서, 하비도의 앞부분까지 통하는 관으로 길이는 약 1.5 cm이다.

134 **그림 99**의 조영제 주입을 위한 puncture site로 옳은 것은?

① 귀밑샘
② 눈물샘
③ 하루소관
④ 코눈물관
⑤ 눈물주머니

누낭조영검사(Dacryocystography)시 조영제는 미세한 크기의 Punctal needle을 상루소관(superior canaliculus), 하루소관(inferior canaliculus)에 각각 주입한다. 그림 100의 puncture site는 하루소관(Inferior canaliculus)이다.

그림 100

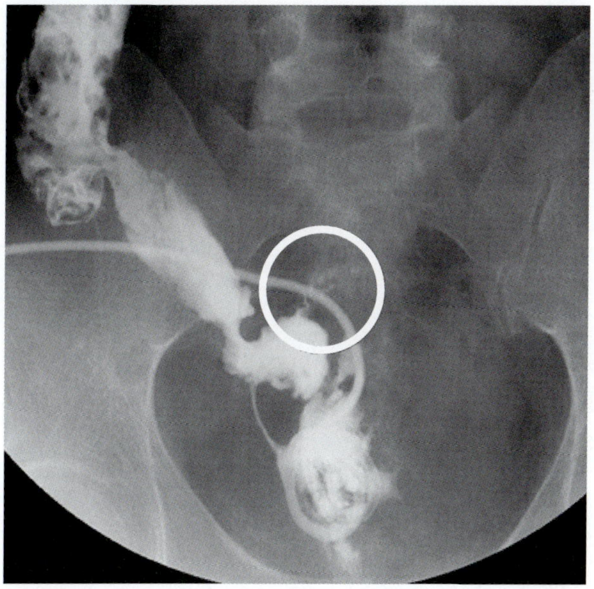

135 **그림 100**의 소장말단부에 설치한 카테터를 통해 조영제를 주입하였더니 동그라미 표시한 부위에서 비정상적인 조영제 흐름이 관찰되었다. 검사명은?

① 배변조영검사
② 샛길조영검사
③ 해면조영검사
④ 누낭조영검사
⑤ 관절강조영검사

샛길조영검사(Fistulography): 인체 조직(주로 위장관 부위)에 비정상적으로 연결된 샛길(누공, fistula)이나 누출이 있을시 그 tract를 확인하는 검사

그림 101

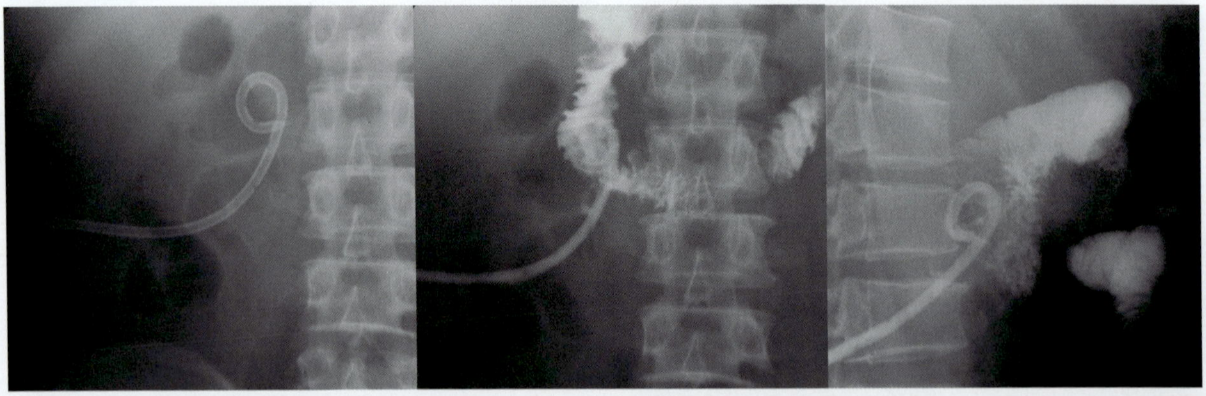

136 그림 101의 Right anterior pararenal space에 삽입한 catheter를 통하여 조영제를 주입하였더니 Duodenum의 조영제 진행이 관찰되었다. 알 수 있는 것은?

① Fistula
② Abcess
③ Leakage
④ Obstruction
⑤ Calcification

누[공](Fistula): 조직에 존재하는 특정 크기와 깊이를 갖는 관모양 통로. 발생과정에서 원래 폐쇄되어야 할 것이 그대로 남아 있는 기형상태의 것(예: 식도기관루, 보탈로관개존증, 새루 등)과 염증이나 외상 등의 결과로 생긴 것(예: 농루, 치루 등)으로 크게 구별된다.

그림 102

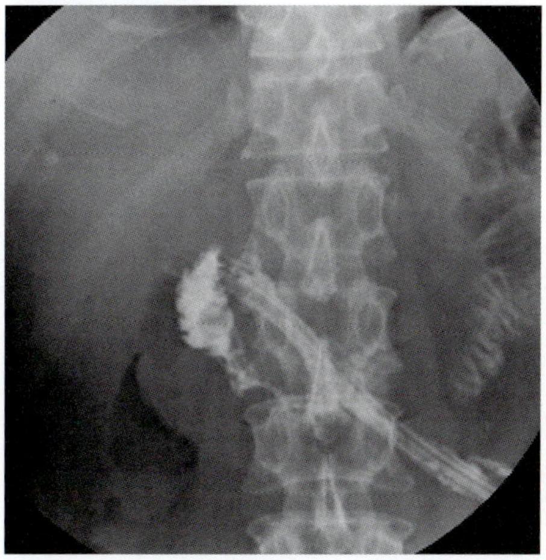

(가)

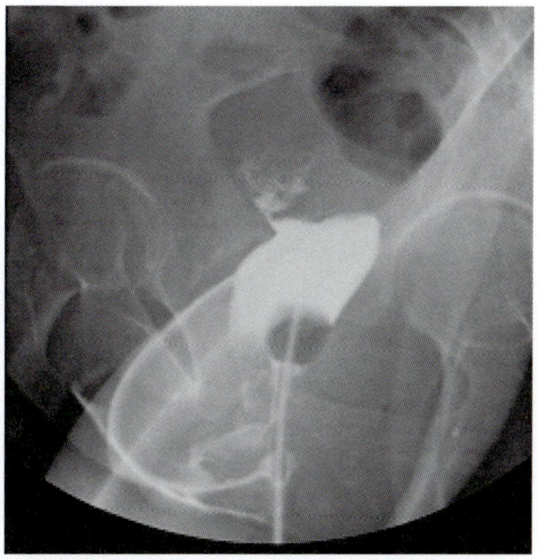

(나)

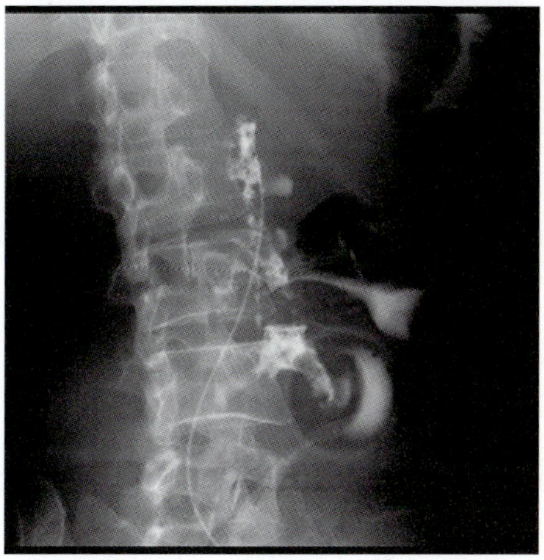

(다)

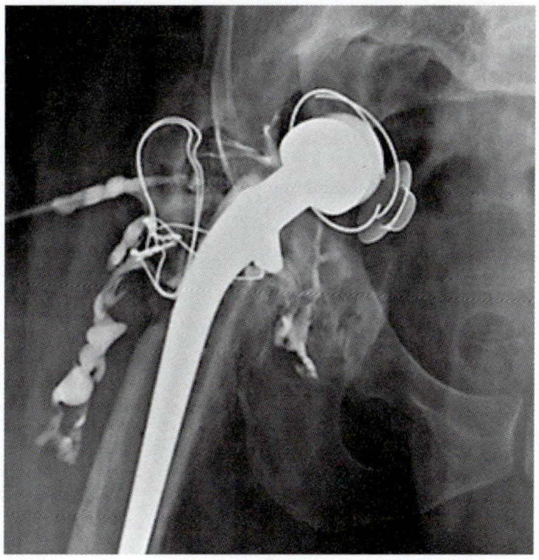

(라)

137 **그림 102**의 공통된 검사명은?

① 배변조영검사

② 샛길조영검사

③ 누낭조영검사

④ 해면조영검사

⑤ 관절강조영검사

STEP 02

| 투시조영검사 | 해답

1. 4)	2. 2)	3. 4)	4. 3)	5. 1)	6. 2)	7. 3)	8. 1)	9. 5)
10. 5)	11. 5)	12. 1)	13. 2)	14. 4)	15. 2)	16. 3)	17. 2)	18. 1)
19. 4)	20. 4)	21. 4)	22. 4)	23. 5)	24. 2)	25. 5)	26. 2)	27. 2)
28. 1)	29. 4)	30. 2)	31. 2)	32. 3)	33. 5)	34. 5)	35. 1)	36. 1)
37. 2)	38. 4)	39. 1)	40. 2)	41. 4)	42. 2)	43. 5)	44. 2)	45. 4)
46. 2)	47. 4)	48. 2)	49. 5)	50. 4)	51. 3)	52. 3)	53. 4)	54. 3)
55. 1)	56. 3)	57. 2)	58. 5)	59. 4)	60. 5)	61. 1)	62. 5)	63. 1)
64. 5)	65. 3)	66. 4)	67. 5)	68. 4)	69. 2)	70. 1)	71. 5)	72. 3)
73. 1)	74. 2)	75. 3)	76. 1)	77. 5)	78. 3)	79. 5)	80. 2)	81. 2)
82. 4)	83. 1)	84. 2)	85. 5)	86. 2)	87. 5)	88. 1)	89. 2)	90. 5)
91. 1)	92. 4)	93. 4)	94. 5)	95. 5)	96. 5)	97. 3)	98. 4)	99. 5)
100. 2)	101. 5)	102. 1)	103. 5)	104. 5)	105. 3)	106. 3)	107. 4)	108. 4)
109. 4)	110. 5)	111. 2)	112. 3)	113. 3)	114. 3)	115. 2)	116. 5)	117. 3)
118. 3)	119. 5)	120. 5)	121. 4)	122. 1)	123. 4)	124. 4)	125. 3)	126. 2)
127. 5)	128. 5)	129. 1)	130. 5)	131. 2)	132. 5)	133. 54)	134. 3)	135. 2)
136. 1)	137. 2)							

중재적 시술 및 혈관조영검사

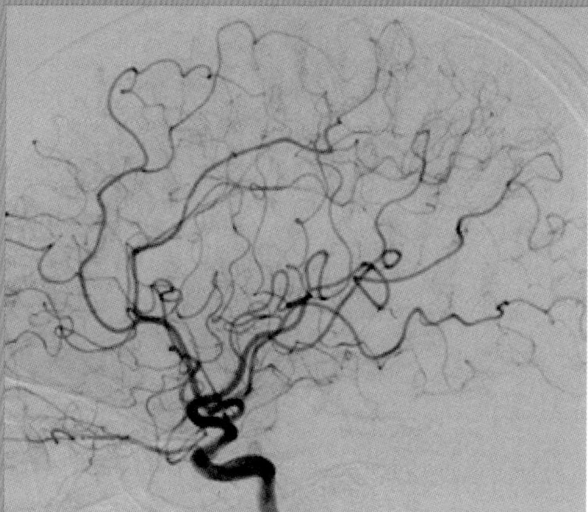

3

Angiography & Intervention

I 중재적 시술 및 혈관조영검사

1. 혈관조영 검사의 개요

순환계는 크게 혈관계와 림프계로 구별할 수 있는데, 혈관계는 펌프작용으로 심장에서 분출된 혈액을 각 조직까지 운반하는 동맥계와 조직에서 심장으로 혈액을 되돌려 운반하는 정맥계로 구분한다.

혈관조영술은 이러한 혈관의 방사선학적 검사를 총칭하며, 조영제의 주입방법과 검사혈관의 명칭에 따라 여러 가지 검사법으로 분류한다.

2. 중재적 시술의 개요

방사선 영역의 각종 영상진단법이 치료에 응용되는 것을 중재적 시술이라 부르고 있으며 이는 "방사선 진단의 치료적 응용"으로 정의할 수 있는데 그 범위는 점차 넓어지고 있다.

중재적 시술은 크게 혈관계와 비혈관계 분야로 나눈다.

1 뇌혈관계

1. 뇌혈관조영술(Neurovascular angiography)

1) 뇌혈관조영술(Transfemoral cerebral angiography: TFCA)

두부, 안면, 두피(scalp) 부위의 기형(anomalies), 혈전(thrombosis), 동맥경화(atherosclerosis), 동맥자루(동맥류, aneurysm), 동정맥기형(arteriovenous malformation: AVM), 동정맥샛길(동정맥루, arteriovenous fistula: AVF), 종양의 진단 및 수술 그리고 중재적 시술 전·후에 시행한다.

2) 척수혈관조영술(Spinal angiography)

주로 넙다리동맥을 천자하여 전후 척수동맥을 선택적으로 혈관조영하여 척수 동정맥기형, 혈관종, 종양, 추간판 탈출이나 혈관 폐색으로 인한 허혈성 병변, 척수나 척수 수질 내 출혈, 부종 정도 등을 진단하기 위하여 시행한다.

3) 아래바위정맥 호르몬검사 (Inferior petrosal sinus sampling: IPSS)

아래바위정맥 호르몬검사는 양측넙다리정맥을 천자하고 카테터를 이용하여 IVC, SVC, jugular vein을 통해 IPS까지 진입시켜 venography를 한 후 카테터가 정위치됐으면 hormon sampling을 실시하여 cushing disease에서 뇌하수체 종양과 이소성 종양(ectopic tumor)과의 감별 및 수술 전 미세종양의 정확한 위치 확인을 위하여 시행한다.

4) Wada test

1948년 Wada에 의해 처음으로 시도된 시술로써 약물치료로 조절이 되지 않는 관자엽(측두엽) 간질(temporal lobe epilepsy: TLE)환자를 대상으로 한다. ICA wada검사를 하기 전 뇌혈관조영을 먼저 시행하여 혈관의 이상여부를 확인한 후, 카테터를 이용하여 Wada 검사(약물을 이용한 신경학적 검사)를 시행한다. Wada 검사는 관자엽(측두엽) 절제술을 시행하기 전에 언어 및 기억장애 등 수술 후 합병증을 방지하기 위한 목적이다.

5) Occlusion balloon tolerance test

수술 후 폐색해야 하는 혈관을 occlusion balloon 카테터를 이용하여 임시로 occlusion tolerance test를 시행한 후 신경학적 이상여부를 관찰하기 위함이다. 동맥자루(동맥류)의 치료 전 검사뿐 아니라 skull base surgery를 비롯한 두경부의 수술 전 기능적 검사, 수술도중 혈류를 20분 이상 차단할 가능성이 있는 환자의 경우에 시행한다.

2. 뇌혈관계 중재적 시술

1) 뇌동맥자루 코일 색전술(cerebral aneurysm coil embolization)

두개강내 출혈이 외상없이 지주막 하강 내에서 일어난 경우를 자발성 지주막하출혈(subarachonoid hemorr-hage, SAH)이라고 한다. 이러한 자발성 지주막하출혈의 원인이 되는 뇌동맥자루를 미세카테터(micro catheter)을 통해 코일(coil)을 삽입하여 치료하는 중재적 시술이다.

2) 뇌혈관과다종양의 혈관색전술(Tumor embolization)

수막종(meningioma) 등의 과다 혈관종양에서 수술 전 혈관분포를 감소시키기 위해 PVA(Polyvinyl alcohol; contour; particle)와 같은 입자성 색전물질을 사용하여 색전한다. 이는 수술시 출혈을 감소시켜 수술적 제거를 용이하게 해주고, 경막 유착 부위에 괴사를 일으켜 종양재발을 감소시키는데 목적이 있다.

3) 출혈을 동반하는 뇌동정맥기형의 색전술(Embolization of AVM)

뇌동정맥기형은 선천적인 혈관기형으로 동맥과 정맥 사이에 정상적으로 있어야 할 모세혈관의 이행 없이 동맥에서 직접 정맥으로 이행하는 경우를 말하며 혈관기형 내에서 출혈이 일어난 부분을 미세카테터로 찾아간 다음 색전물질을 주입하여 기형혈관의 크기를 줄이고 수술의 위험성을 낮추기 위한 중재적 시술이다.

4) 경동맥해면정맥샛길 색전술(Carotid-cavernous fistula: CCF)

해면정맥샛길(해면정맥루)은 주로 외상에 의한 직접성이 많은데 해면정맥굴이 지나는 벽이 찢어져 동맥과 정맥 사이의 비정상적인 교통이 일어나는 질환으로 이탈성 풍선을 이용하여 색전하는 중재적 시술이다.

5) 스텐트삽입술(Stent insertion)

좁아진 뇌혈관 부위에 스텐트를 삽입하여 혈관벽을 넓게 유지시켜 혈류량을 늘리는 중재적 시술이다.

6) 혈전용해술(Thrombolysis)

카테터를 통해 혈전용해제를 주입하여 뇌경색의 크기를 줄이고자 혈전용해술이 시행된다. 중대뇌동맥의 경우 초기 3~4시간 내에 혈관 재계통이 이루어져야 치료효과가 높다고 보고되고 있다.

7) 경막동정맥샛길 색전술(Dural arteriovenous fistula embolization)

경막동정맥샛길(경막동정맥루)은 동맥과 경막정맥굴 및 수막정맥 사이에 다발성 교통이 생기는 질환으로 대부분 경막정맥굴의 부분적 혹은 완전한 혈전성 폐쇄로 생기는 후천성 병변으로 알려져 있다.

2 심혈관계

1. 혈관조영술

1) 심장 카테터삽입술(Cardiac catheterization)

심장내 압력, 산소포화도의 측정, 심장의 비정상적인 통로의 확인 및 치료 등의 전단계로 시행한다. 환자의 심장상태를 평가하는데 필요한 검사법이다.

2) 심장(관상)동맥조영술(Coronary angiography)

허혈성 심질환의 진단에 가장 중요한 검사로 심장동맥(관상동맥, coronary artery)의 해부학적인 협착 정도를 정확히 평가할 수 있다. 왼심실 기능 및 심장동맥 병변정도의 관계를 이해할 때도 중요한 지침이 될 수 있는 검사이다. 또한 심장동맥 우회로 수술(coronary artery bypass graft: CABG) 및 심장동맥혈관성형술(percutaneous transluminal coronary angioplasty: PTCA)의 전, 후 단계로 시행한다.

3) 심실조영술(Ventriculography)

좌/우심실중 평가하고자 하는 심실에 카테터를 삽입하고 조영제를 주입하여 검사한다. 이때 카테터의 위치는 심실의 정중앙에 위치해야 한다.

4) 허파동맥조영술(Pulmonary angiography)

넙다리정맥(femoral vein)을 천자하여 검사하고자 하는 허파동맥의 기시부(main pulmonary trunk)에 catheter tip을 고정하고 조영제를 주입하며, 허파종양, 허파동맥 질환, 허파동맥 출혈(bleeding) 및 협착(stenosis), 폐암의 전이 유무를 진단하기 위하여 시행한다.

2. 중재적 시술

1) 심장동맥질환이란 심장동맥에 죽상동맥경화증(atheriosclerosis)으로 인해 임상적으로 협심증, 심근경색증, 급사(돌연사)의 세 가지 중 하나의 양상으로 나타나는 것을 말한다.

심장동맥질환의 치료방법중 하나인 관상동맥중재적 시술은 좁아진 부위를 풍선으로 확장시켜주는 관상동맥혈관성형술(percutaneous transluminal coronary angioplasty: PTCA)과 스텐트를 설치하는 관상동맥스텐트삽입술이 있다. 그 외 Rotablator device를 이용하여 동맥경화에 의한 죽종(기름찌꺼기) 등을 칼날로 깎아내는 회전죽상경화 조직절제술(atherectomy)과 레이저 등으로 제거하는 방법도 있다.

2) 선천성 기타 심장질환 중재적 시술

심실중격결손(Ventricular septal depect: VSD), 동맥관 개존(Patent ductus arteriosus: PDA) 심실방중격결손(Arterial septal depect: ASD), 폐동맥협착(Pulmonary stenosis: PS) 등과 승모판협착(Mitral stenosis: MS) 등

3. 기타

1) 전기생리화학 검사(Electrophysiologic study, EPS)

방실전도계의 기능, 부정맥의 발생기전과 치료법의 선택, 동결절 기능측정, 원인을 알 수 없는 실신의 원인 규명과 심장정지 후 소생환자에서 원인조사 등의 방법으로 이용되는 검사법이다.

2) 혈관내 초음파(Intravascular Ultrasound: IVUS)

혈관조영술은 혈관조영에 필수적인 검사이지만 혈관벽이나 플라크의 형태, 협착이나 폐쇄의 원인, 혈관주위 구조등에 대한 정보를 알 수 없다. 반면에 IVUS는 양적정보(혈관직경, 혈관둘레, 협착정도)와 질적정보(정상혈관벽층, 플라크 성분, 혈전의 특성)등을 알 수 있고 실시간 재현이 가능하다.

3 복부계

1. 복부 혈관조영술(Abdominal angiography)

1) 배대동맥조영술(복부대동맥조영술, Abdominal aortography)

넙다리동맥(대퇴동맥)을 천자하여 catheter tip을 celiac axis보다 3~4 cm 상방에 위치시켜 조영제를 주입하여 검사하는 방법이다. 배대동맥의 대동맥자루, 동맥경화, 협착, 혈전, 대동맥박리 등의 진단과 중재적 시술의 전후 평가를 위해 시행하며 또한 다카야수 동맥염 등의 진단과 콩팥동맥(신동맥)의 위치 및 개수 등을 파악하기 위해서도 시행한다.

2) 복강동맥조영술(Celiac arteriography)

복강동맥은 T_{12}~L_1 위치의 배대동맥에서 전방으로 기시하여 대개 inferior direction을 가지면서 온간동맥, 지라동맥, 왼위동맥으로 분지된다. 수술이 불가능한 간세포암의 간동맥화학색전술에서 가장 많이 시행되며 그 외에 위장관출혈, 지라종양, 이자질환 등을 진단하기 위해 시행한다.

3) 위창자동맥조영술(Superior mesentric arteriography: SMA)

SMA는 Celiac artery의 2 mm~2 cm 아래에서 약간 우측으로 배대동맥과 같이 주행하며 작은창자(소장)와 우측대장, 가로결장(횡행결장)의 우측 1/3까지 혈액을 공급한다. 작은창자(소장)의 출혈, 작은창자(소장) 및 오름결장(상행결장)의 종양 및 혈관 자체의 질환, 또한 간동맥화학색전술을 시행하기 전 문맥의 개통 상태를 확인하기 위해 시행하는 경우가 대부분이다.

4) 아래창자동맥조영술(Inferior mesentric arteriography: IMA)

IMA는 L3 높이에서 대동맥의 전좌방향으로 분포하는데 가로결장(횡행결장)의 좌측 2/3, 내림결장(하행결장), S상결장, 곧창자(직장)의 일부에 혈액을 공급한다. 이 부위의 종양, 혈관의 출혈 또는 중재적 시술 전, 후 단계 검사로 시행한다.

5) 콩팥동맥조영술(Renal arteriography)

Renal artery는 L_1−L_2 사이의 높이에서 좌우로 대동맥으로부터 직접 분지한다. 먼저 배대동맥조영을 시행한 다음 콩팥동맥(신동맥) 조영술을 시행한다. 콩팥동맥협착에 의한 콩팥혈관성고혈압, 콩팥종양, 중재적 시술의 전 후 평가를 위해 시행되며 그밖에 혈뇨, 콩팥동맥자루, 동정맥기형, 외상 등으로 인한 출혈 등에서도 시행한다.

6) 문맥조영술(Portography)

주문맥(Main portal vein)은 길이 8 cm, 직경 9~14 mm이며 주로 위창자간막정맥(상장간막정맥), 아래창자간막정맥, 지라정맥, 왼위정맥이 유입한다. 넙다리동맥을 천자하여 catheter를 splenic artery 또는 SMA의 기시부에 위치시켜 혈관조영하여 지연상을 얻거나 혹은 Chiba needle을 이용하여 경피경간으로 portal vein을 직접 천자한 후 검사한다. 주로 문맥 고혈압(Portal hypertension), 간문맥의 형태 및 주행상태, 혈전 등을 진단하기 위해 시행한다.

2. 복부혈관계 중재적 시술

1) 간동맥화학색전술(Transcatheter arterial chemoembolization : TACE)

간세포암(Hepatocellular carcinoma: HCC)에 영양을 공급하는 간동맥에 catheter를 삽입하고 항암제와 색전 물질을 혼합 주입하여 허혈성 변화를 유도함으로써 간암 조직을 괴사시키는 시술이다. 아직까지 간암치료에 있어 가장 유용하고 많이 이용되는 치료방법 중 하나이다.

2) 간문맥색전술(Portal vein Embolization)

간의 악성종양 환자를 대상으로 광범위한 간절제 시행 전 절제할 간엽의 portal vein을 선택적으로 혈류를 차단하는 시술이다. 이는 남아있는 정상 간엽의 비대(compensatory hypertrophy)를 유도하여 수술 후 간부전을 예방하고 빠른 회복을 목적으로 한다.

3) 기관지동맥색전술(Bronchial artery Embolization)

객혈은 기관지 질환이나 허파 질환의 합병증 가운데 하나로 양이 적은 급성일 경우, 대부분 24시간 이내에 멈추거나 특별한 처치 없이 서서히 소실되지만, 다량 객혈의 경우 출혈자체나 질식에 의한 사망률이 매우 높다. 기관지 동맥색전술은 다량 객혈이나 만성적 객혈, 만성 허파질환이나 허파기능 장애 등에 의해 수술이 불가능한 환자에 coil 등을 이용한 중재적 시술이다.

4) 하대정맥필터삽입술(IVC filter insertion)

하지의 심부정맥 혈전에 의해 발생하는 허파전색증을 방지할 목적으로 아래대정맥의 콩팥정맥 하부에 IVC필터를 삽입하는 시술이다.

5) 경정맥간내문맥간정맥단락술(Transjugular intrahepatic portosystemic shunt : TIPS)

문맥고혈압에 의한 식도정맥류 출혈환자에서 간정맥과 문맥 사이에 금속스텐트를 이용하여 인공적으로 통로를 만들어줌으로써 문맥고혈압을 낮추는 시술이다.

6) 중심정맥카테터삽입술(Central venous catheter insertion)

장기간 항암제, 항생제 등 약물공급과 혈액채취가 필요한 환자의 경우 말초혈관을 이용하면 오래가지 못하고 그 부위 혈관에 손상을 가져와 새로운 정맥을 이용한다. 이러한 불편을 해소하기 위해 안정적인 주사선을 확보하여 환자에게 고통을 덜어주기 위한 목적으로 시행한다.

7) 경피경관혈관성형술(Percutaneous transluminal angiography: PTA)

혈관의 협착이나 폐쇄로 인하여 혈류가 감소한 환자에서 임상증상 등이 있는 경우 확장용 풍선을 이용하여 혈관의 내경을 넓히고 혈류를 증가시키기 위해 시행한다.

8) 스텐트삽입술(Stent insertion)

풍선을 이용한 혈관성형술 후 다시 혈관이 좁아지거나 폐쇄되는 경우 이를 보완하기 위해 혈관 내 스텐트삽입술을 시행한다. 최근에는 스텐트 설치 후의 문제점인 내막증식과 죽상경화증의 진행으로 인한 스텐트의 혈전증과 재협착을 줄이기 위해 스텐트 표면에 항증식제제를 코팅한 약물방출스텐트(drug eluting stent)가 개발되어 사용하고 있다.

4 사지혈관계

1. 사지 혈관조영술(peripheral angiography)

1) 상지동맥조영술(Upper extremity arteriography)

넙다리동맥(대퇴동맥)을 천자하여 카테터를 검사 측 빗장뼈아래동맥(빗장밑동맥)에 위치시키고 bolus chase plus를 이용하여 연속적으로 상지동맥을 검사하는 방법이다. 상지의 동정맥기형, 가성동맥자루, 종양 등에서 중재적 시술 전후 평가를 위해 시행되며 외상에 의한 혈관의 손상여부, 동맥경화증 등에 의한 협착 및 폐쇄 등에서도 시행한다.

2) 하지동맥조영술(Lower extremity arteriography)

넙다리동맥(대퇴동맥)을 천자하여 카테터를 온엉덩동맥(common iliac artery)의 분지부 위쪽 2~3 cm에 위치시키고 bolus chase plus를 이용하여 연속적으로 하지동맥을 혈관조영하는 방법이다. 하지의 죽상동맥경화증에 의한 협착 및 폐쇄, 분만 후의 출혈, 자궁근종, 동정맥기형 등에서 중재적 시술 전후 평가를 위해 시행되며 하지종양의 혈관분포, 외상에 의한 혈관손상, 버거병 등에서의 혈관의 상태 등을 확인하기 위해 시행한다.

3) 상지정맥조영술(Venography of upper extremity)

검사측 머리정맥(cephalic vein) 혹은 내 자쪽피부정맥(medial antecubital vein)을 천자하고 조영제를 수동주입하여 상지정맥을 관찰한다. 만성신부전 환자에서 혈액투석을 위해 조성한 동정맥샛길

(AVF)의 협착의 중재적 시술 전후 평가를 위해 시행되는 경우가 대부분이며 그 외 상지의 혈전에 의한 협착, 부종, 정맥염 등에서 시행한다.

4) 하지정맥조영술(Venography of Lower extremity)

하지정맥조영은 심부정맥 혈전증(Deep vein thrombosis: DVT)에 의한 부종과 통증 등의 증상이 있는 환자에서 중재적 시술 전후 평가를 위해 시행하는 경우가 대부분이다.

5 비혈관계 중재적 시술(Nonvascular interventional procedure)

1. 간담도계

1) 경피경간쓸개즙배액술(Percutaneous Transhepatic Biliary Drainage: PTBD)

PTCD(Percutaneous Transhepatic Cholangio Drainage)라고도 하며 수술이 불가능한 악성담도 폐쇄나 간 담도계의 결석으로 인한 담즙 배액에 문제가 있는 환자를 대상으로 한다. 체외로 tube를 삽입하여 일시적으로 담즙을 배출시킴으로써 담관 내 압력을 감소시켜 환자의 증상을 호전시키기 위해 시행하는 시술이다.

2) 경피경간담석제거술(Percutaneous biliary stone removal)

수술 후 설치된 T-tube를 이용하거나 PTBD 시행 후 설치되어 있는 배액관을 통하여 stone basket으로 간 내에 있는 담석을 제거하는 시술이다.

3) 경피적쓸개즙배액술(Percutaneous Cholecystostomy)

급성쓸개염(급성담낭염)의 원인은 다양하지만, 치료는 쓸개 절제를 원칙으로 하고 있다. 그러나 쓸개 절제술을 시행할 수 없는 응급환자에서 쓸개루술을 통하여 환자를 안정시킨 후 쓸개절제술을 시행하기 위한 중재적 시술이다. 온담관(총담관)의 폐쇄로 인한 쓸개즙배액 및 쓸개결석 치료를 위한 경로를 만들기 위해 tube를 삽입하여 체외로 배출한다.

6 비뇨기계

1) 경피적신루설치술(Percutaneous Nephrostomy : PCN)

물콩팥증(수신증), 요관결석(ureter stone), 협착 등으로 인해 배뇨가 불가능한 환자를 대상으로 한다. 배액관을 삽입하여 urine drainage 뿐만 아니라 stone 제거, 요관 stent 설치, 협착부위 확장 등의 중재적 시술을 위한 경로를 확보하기 위해 시행한다.

2) 요관스텐트삽입술(Ureteral stent insertion)

양성협착이나 악성종양 등에 의해 요관협착이 발생한 경우, 경피적 신루술 경로를 이용하여 깔때기(신우)에서 방광까지 D-J stent를 삽입한다. 신부전증을 예방하고 소변의 자연배뇨를 유도하여 환자의 삶의 질을 향상시키기 위해 시행된다.

7 기타

1) 식도풍선확장술(Esophageal balloon dilatation)

식도협착으로 인하여 음식물을 섭취할 수 없을 때 식도 내 좁아진 부위를 balloon catheter로 넓혀 주어 음식물이 개통할 수 있도록 해주는 일시적 목적의 시술이다.

2) 식도스텐트삽입술(Esophageal stent insertion)

식도협착으로 인하여 음식물을 섭취할 수 없을 때 좁아진 부위를 balloon catheter로 확장시킨 후, stent를 삽입하여 음식물이 개통할 수 있도록 해주는 장기적 목적의 시술이다.

3) 위루설치술(Gastrostomy)

식도폐쇄나 뇌 이상으로 환자가 입을 통하여 음식물을 삼킬 수 없는 경우 경피적으로 feeding tube를 설치하는 시술이다.

4) 비루관풍선확장술(Nasolacrimal Balloon Dilatation)

눈물관(누관, Naso lacrimal duct)의 부분적인 협착으로 인한 유루증 환자에게 balloon catheter를 이용하여 협착된 부위를 넓혀주기 위한 목적으로 시행하는 시술이다.

5) 비루관스텐트삽입술(Nasolacrimal Stent Insertion)

눈물관의 폐색으로 인한 유루증 환자에게 stent를 설치하여 폐색된 부위의 눈물이 흐를 수 있도록 해주는 시술이다.

6) 배액술(Drainage procedure) : 카테터·관삽입술 및 교환술을 말한다.

- 경피적 농양배액술(Percutaneous Catheter Abcess Drainage : PCD)
  전신마취를 하기 힘든 고령이나 전신상태가 좋지 않은 환자, 최근 수술한 환자 등에 유용하며, 근래에는 젊은 환자에게도 수술의 대체 방법으로 시행한다. 비교적 시술이 용이하며, 덜 침습적이어서 수술보다 유병률과 사망률이 낮고 합병증도 적은 장점이 있다.

그림 01

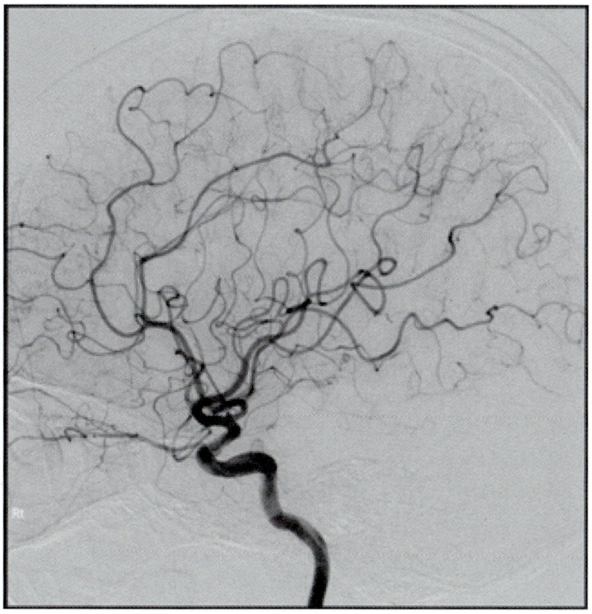

001 그림 1에 관한 설명이 옳은 것은?

① 온목동맥조영상이다.
② 얼굴동맥이 관찰된다.
③ 앞대뇌동맥이 관찰된다.
④ 넙다리 정맥을 천자한다.
⑤ 뇌막에 혈류를 공급한다.

속목동맥조영술(internal carotid angiography)에서는 앞대뇌동맥, 중간대뇌동맥, 눈동맥, 앞맥락동맥 등이 관찰되고, 경우에 따라서 뒤교통동맥을 통하여 뒤대뇌동맥이 관찰되기도 한다.

그림 02

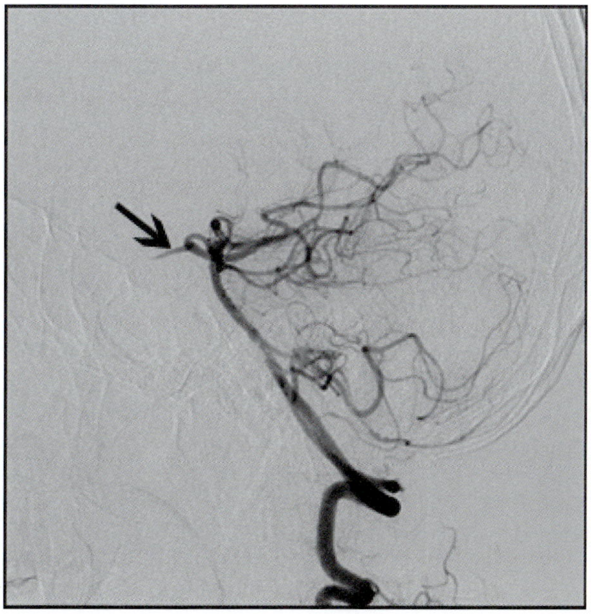

002 그림 2에서 화살표 부위로 연결되는 혈관은?

① 온목동맥과 뒤대뇌동맥
② 속목동맥과 뒤대뇌동맥
③ 오른쪽과 왼쪽 척추동맥
④ 오른쪽과 왼쪽 앞대뇌동맥
⑤ 앞대뇌동맥과 중간대뇌동맥

앞교통동맥(anterior communicating artery): 왼쪽, 오른쪽 앞대뇌동맥을 연결하는 가장 짧은 뇌혈관동맥
뒤교통동맥(posterior communicating artery): 속목동맥과 뒤대뇌동맥 연결하는 동맥

003 그림 2에 관한 설명이 옳은 것은?

① 뒤통수동맥이 관찰된다.
② 소뇌에 혈류를 공급한다.
③ 카테터의 길이는 65cm이다.
④ 카테터의 끝은 온목동맥에 위치한다.
⑤ 조영제의 양은 초당 20 ml씩 총 50 ml를 주입한다.

그림 03

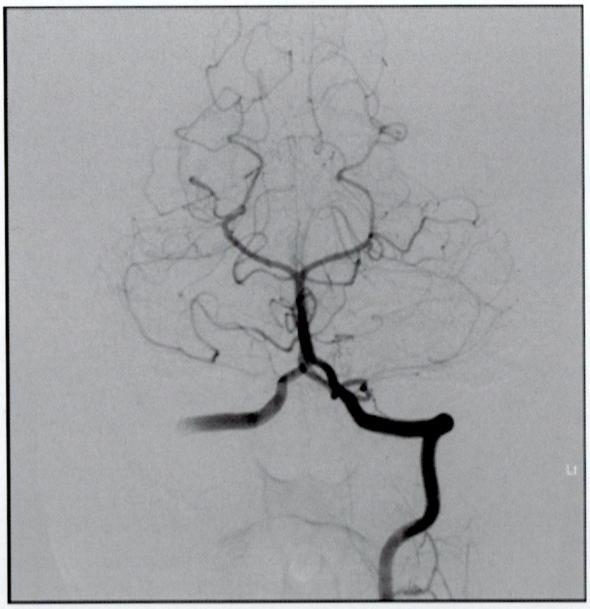

004 그림 3에 관한 설명이 옳은 것은?

① 눈동맥이 관찰된다.
② 위소뇌동맥이 관찰된다.
③ 앞대뇌동맥이 나타나 있다.
④ 척수와 뇌막에 혈류를 공급한다.
⑤ 영상의 혈관은 바위부분의 목동맥관을 통과한다.

척추동맥(vertebral artery)는 양쪽 빗장밑동맥(subclavian artery)에서 기시하며 경질막을 지나 뇌바닥동맥(basilar artery)으로 합쳐진 후 다시 양쪽 뒤대뇌동맥(posterior cerebral artery)으로 나누어진다.

그림 04

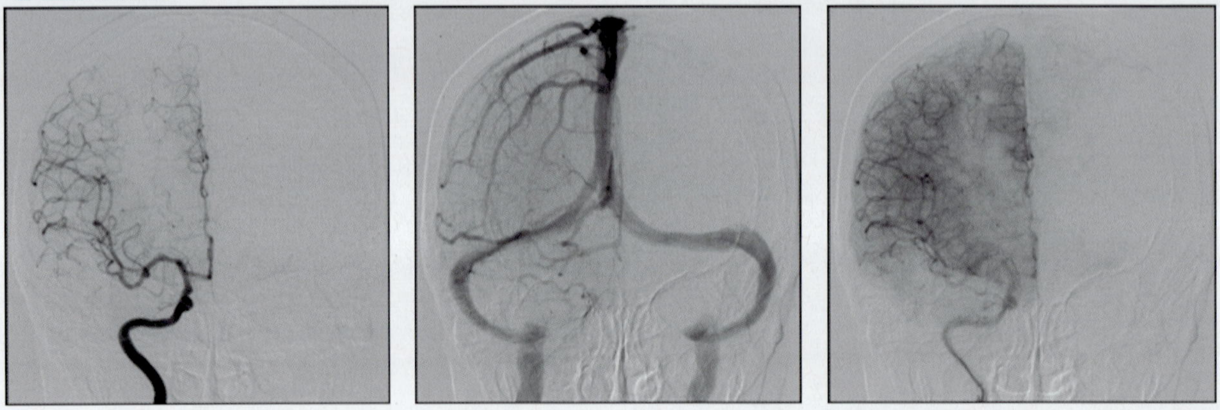

(가) (나) (다)

005 그림 4의 조영순서가 옳은 것은?

① (가)-(나)-(다)
② (가)-(다)-(나)
③ (나)-(가)-(다)
④ (나)-(다)-(가)
⑤ (다)-(나)-(가)

뇌혈관의 조영은 동맥상-모세혈관상-정맥상의 순으로 조영된다.

그림 05

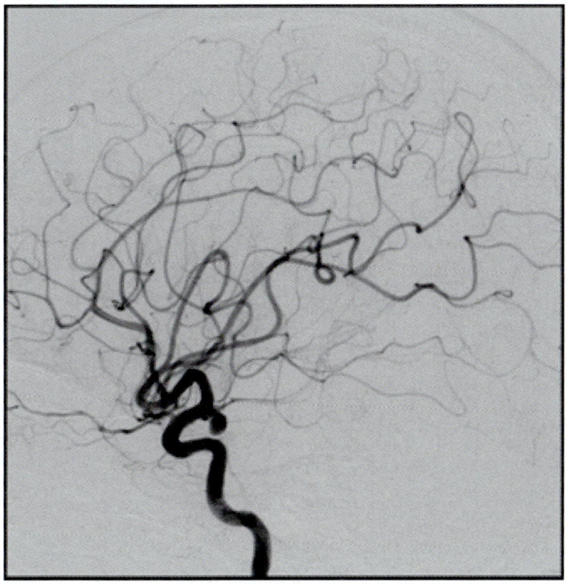

006 그림 5에서 뇌동맥자루의 위치는?

① 척추동맥
② 온목동맥
③ 뒤대뇌동맥
④ 뒤교통동맥
⑤ 중간대뇌동맥

뇌동맥자루(cerebral aneurysm)는 뇌혈관의 어느 곳에서나 발생할 수 있는데 앞교통동맥에서 가장 많이 발생하고 뒤교통동맥, 중간대뇌동맥, 속동맥분지, 뇌바닥동맥분지 순으로 발생한다.

그림 06

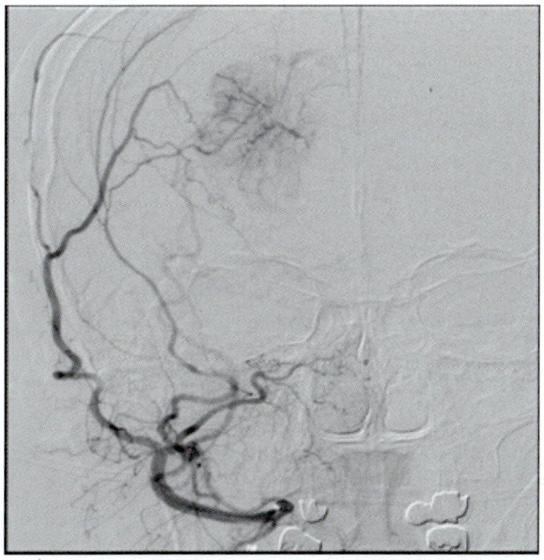

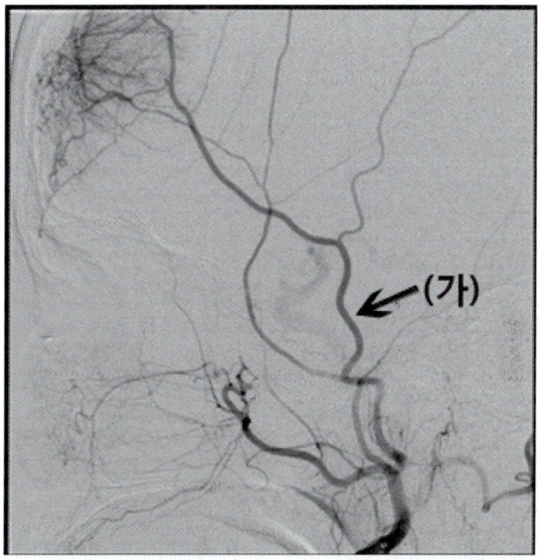

007 그림 6에 관한 설명이 옳은 것은?

① 정맥상이 관찰된다.
② (가)는 뒤통수동맥이다.
③ 관찰되는 질환은 뇌수막종이다.
④ 앞대뇌동맥에 혈류를 공급한다.
⑤ 카테터의 끝은 속목동맥에 위치시킨다.

뇌수막종(meningioma): 뇌나 척수를 에워싸고 있는 수막에서 발생하며, 성장이 느리고 뇌종양의 약 20%를 차지한다. 주로 뇌의 상부, 볼록한 부분에 발생하지만 뇌막이 있는 곳 어디서나 발생할 수 있어서 척수에 있는 뇌막에서도 발생한다. 또한 대부분은 완치가 가능한 종양이다.

그림 07

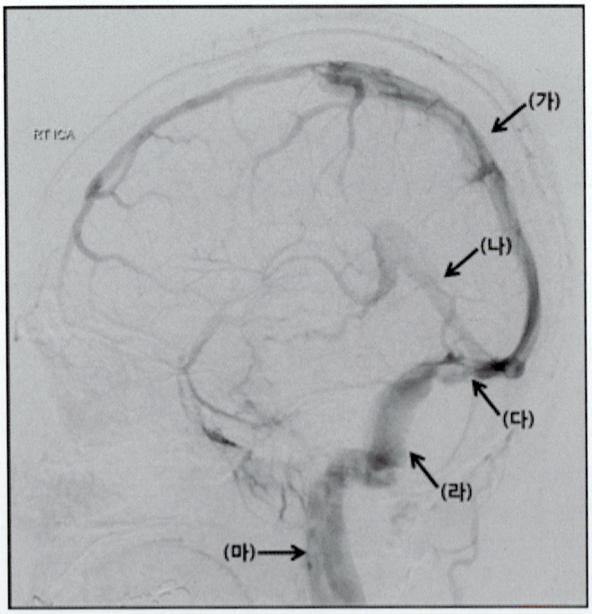

008 **그림 7**에서 화살표와 혈관의 조합이 옳은 것은?

① (다) – 갈렌정맥
② (라) – 구불정맥굴
③ (마) – 가로정맥굴
④ (가) – 해면정맥굴
⑤ (나) – 위시상정맥굴

그림 08

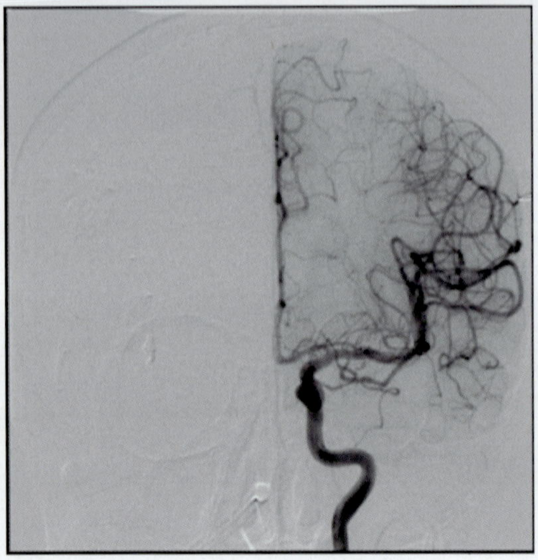

(가)

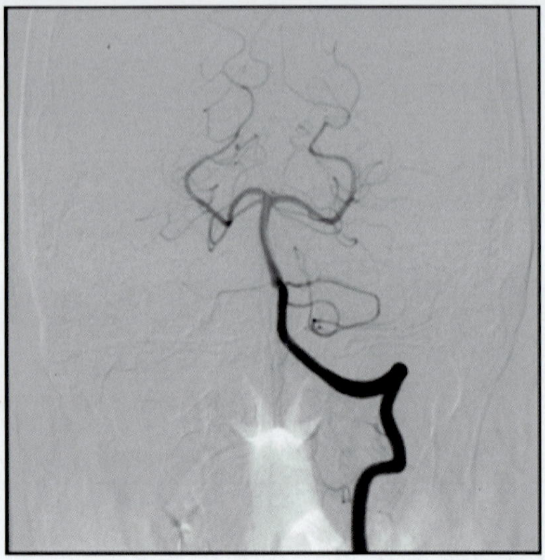

(나)

009 **그림 8**에 대한 설명이 옳은 것은?

① 영상 (가)는 바깥동맥조영상이다.
② 영상 (가)는 소뇌에 혈류를 공급한다.
③ 영상 (나)는 뒤대뇌동맥이 나타나 있다.
④ 영상 (나)는 중간대뇌동맥이 잘 나타나 있다.
⑤ 영상 (나)는 눈동맥과 얼굴동맥이 잘 관찰된다.

(가)는 속목동맥조영술, (나)는 척추동맥조영술이다.

그림 09

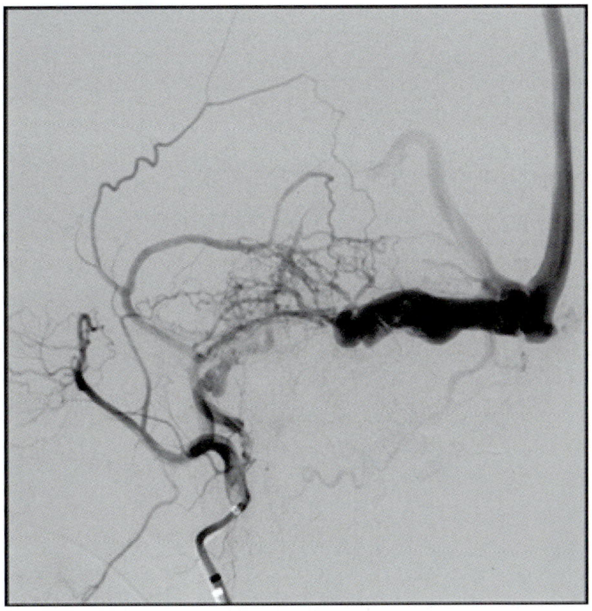

010 그림 9에 나타난 뇌혈관 질환은?

① 뇌수막종
② 모야모야병
③ 뇌동맥자루
④ 뇌동맥 협착
⑤ 경질막동정맥샛길

경질막동정맥샛길(dural arteriovenous fistula): 동맥과 경질막정맥굴 및 수막정맥 사이에 다발성 교통이 생기는 질환으로 경질막정맥굴의 부분 또는 완전한 혈전적 폐쇄로 인해 발생한다.

그림 10

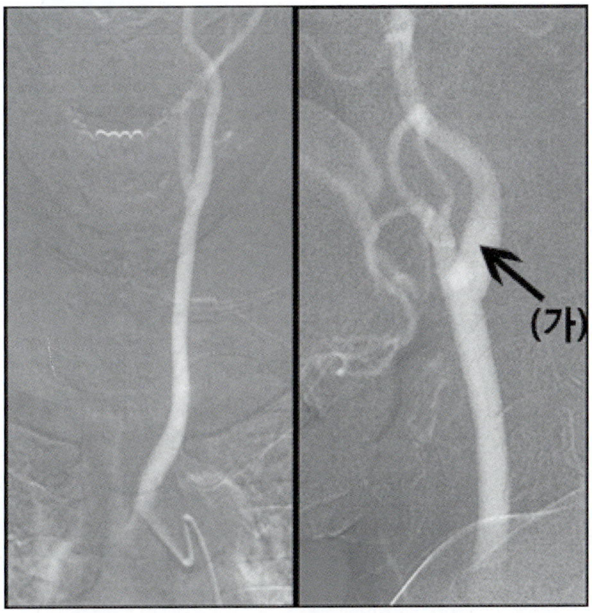

011 그림 10에 관한 설명이 옳은 것은?

① 노출부족 영상이다.
② road map영상이다.
③ 척추동맥이 관찰된다.
④ 바깥목동맥은 보이지 않는다.
⑤ 카테터 끝의 위치는 왼쪽 빗장밑동맥이다.

road mapping(혈로지도화)
혈관 내 카테터를 삽입하여 조영제를 주입하면서 얻은 혈관상을 DSA 한 것으로 이 영상을 이용하여 카테터를 혈관벽의 손상 없이 선택적으로 원하는 혈관에 삽입하는데 매우 유용하다.
road mapping은 조영상과 흑백이 반전된 영상으로 투시상의 DSA상이라고 표현할 수 있다.

012 그림 10에서 혈관 (가)의 명칭은?

① 척추동맥
② 뇌바닥동맥
③ 속목동맥
④ 온목동맥
⑤ 바깥목동맥

온목동맥은 갑상샘연골 상부($C_{4\sim5}$ level)에서 속목동맥(ICA)과 바깥목동맥(ECA)으로 분지되며 두개강 내로 들어가기 전 속목동맥은 뒤쪽이며 외측에 위치한다.

그림 11

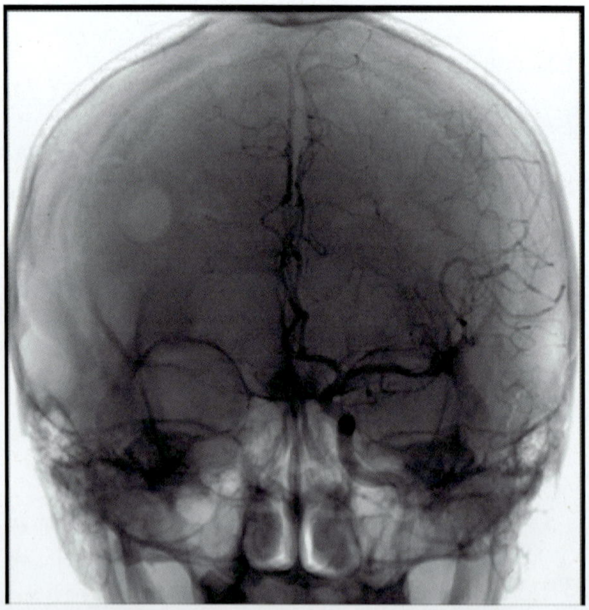

013 그림 11에 관한 설명이 옳은 것은?

① 뇌바닥동맥이 분지한다.
② 앞교통동맥이 관찰된다.
③ 소뇌에 혈류를 공급한다.
④ 감산기법을 이용한 영상이다.
⑤ 중간뇌막동맥이 나타나 있다.

속목동맥조영상이다.

그림 12

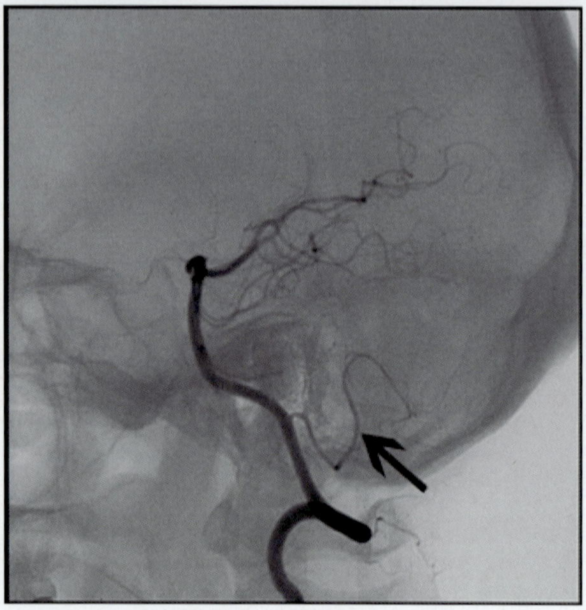

014 그림 12에서 화살표한 혈관의 명칭은?

① 뇌바닥동맥
② 뒤통수동맥
③ 뒤대뇌동맥
④ 위소뇌동맥
⑤ 뒤아래소뇌동맥

앞아래소뇌동맥(anterior inferior cerebellar artery, AICA)는 뇌바닥동맥에서 분지하고, 뒤아래소뇌동맥(posterior inferior cerebellar artery, PICA)는 척추동맥에서 분지한다.

그림 13

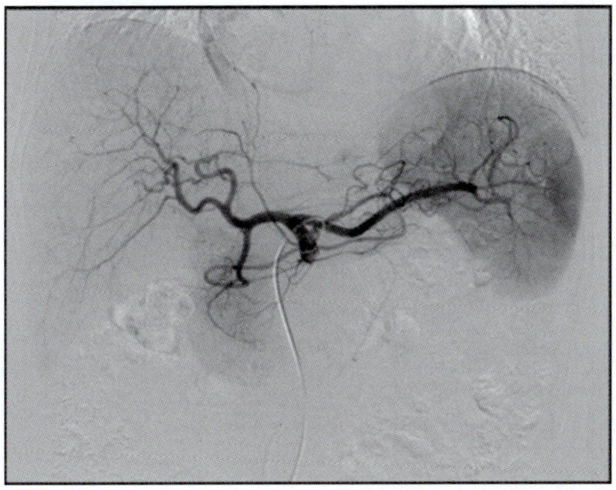

015 그림 13의 검사명이 옳은 것은?

① 콩팥동맥조영술
② 복강동맥조영술
③ 지라동맥조영술
④ 위샘창자동맥조영술
⑤ 위창자간막동맥조영술

복강동맥조영술(celiac arteriography)에서는 온간동맥과 지라동맥이 동시에 나타난다.

016 그림 13에서 카테터 끝의 위치는?

① 복강동맥
② 지라동맥
③ 배대동맥
④ 온간동맥
⑤ 위창자간막동맥

그림 14

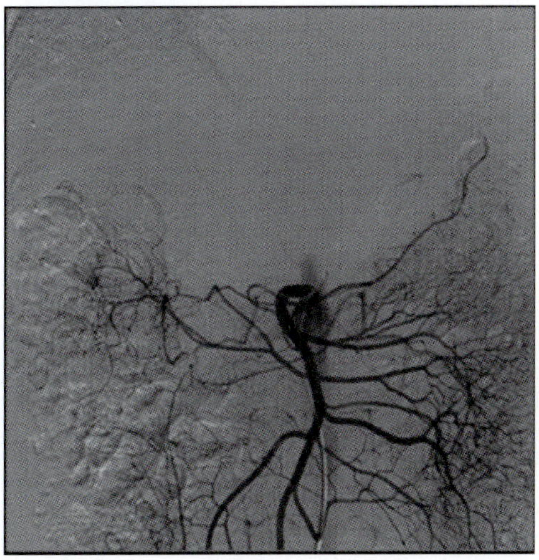

017 그림 14에 관한 설명이 옳은 것은?

① pig-tail 카테터를 사용한다.
② 왼구불창자동맥이 관찰된다.
③ 아래창자간막동맥조영술이다.
④ 곧창자혈관의 출혈을 평가한다.
⑤ 간동맥화학색전술을 하기 전에 시행한다.

018 그림 14에서 혈류를 공급하는 장기는?

① 위
② 지라
③ 곧창자
④ 빈창자
⑤ 구불창자

위창자간막동맥의 분지: 앞(뒤)아래이자샘창자동맥, 빈창자동맥, 돌창자동맥, 돌잘록창자동맥, 오른잘록창자동맥

그림 15

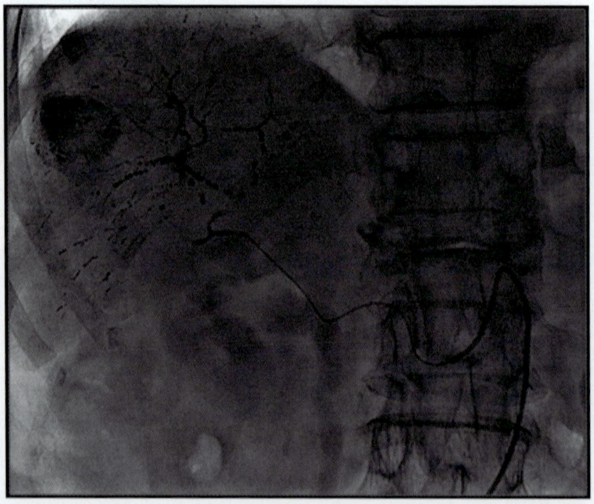

019 그림 15의 시술명은?

① 혈전용해술
② 문맥색전술
③ 혈관성형술
④ 간동맥화학색전술
⑤ 목정맥통과간내문맥정맥단락술

간동맥화학색전술(TACE):
간은 이중으로 혈액을 공급받는 장기로서 정상적인 간은 간동맥에서 약 25%, 문맥에서 약 75%의 혈류를 공급받는다. 그러나 간세포암은 간동맥에서 90% 이상 혈류공급을 받기 때문에 간동맥의 혈류를 차단하면 간세포암은 괴사하게 된다. 이러한 원리로 간암에 영양을 공급하는 간동맥에 항암제와 색전 물질을 혼합하여 주입하는 시술이다. 시술 전 위창자간막동맥조영술을 실시하여 지연상에서 문맥의 개통상태를 확인해야 한다.

020 그림 15의 시술에 관한 설명이 옳은 것은?

① 넙다리정맥을 천자한다.
② 액체 색전물질을 사용한다.
③ 간절제를 대상으로 하는 시술이다.
④ 시술 전 위창자간막동맥조영술을 시행한다.
⑤ 정상 간조직은 문맥으로부터 25%의 혈류를 공급받는다.

그림 16

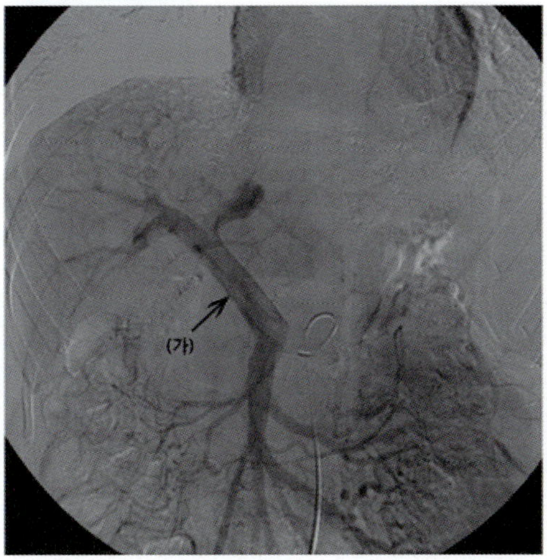

021 **그림 16**에서 천자부위와 카테터의 끝의 위치가 옳은 것은?

① 넙다리동맥–문맥
② 넙다리동맥–간동맥
③ 넙다리정맥–간정맥
④ 넙다리정맥–복강동맥
⑤ 넙다리동맥–위창자간막동맥

022 **그림 16**에서 (가)의 명칭은?

① 문맥
② 간정맥
③ 간동맥
④ 온쓸개관
⑤ 위창자간막동맥

그림 17

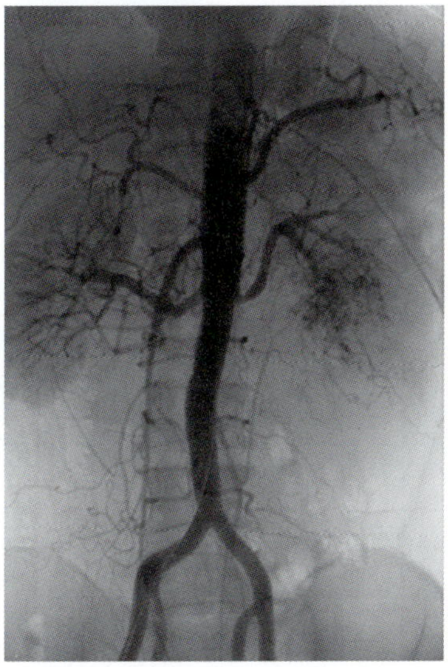

023 **그림 17**에서 1차로 분지하는 혈관은?

① 지라동맥
② 고유간동맥
③ 바깥엉덩동맥
④ 위샘창자동맥
⑤ 아래창자간막동맥

배대동맥의 분지
1차 분지: 복강동맥, 위창자간막동맥, 콩팥동맥, 아래창자간막동맥, 온엉덩동맥
배대동맥조영술에서는 주로 pigtail catheter를 사용한다.

024 **그림 17**에 사용된 카테터는?

① HN
② NIH
③ Cobra
④ Pig–tail
⑤ Simmons

그림 18

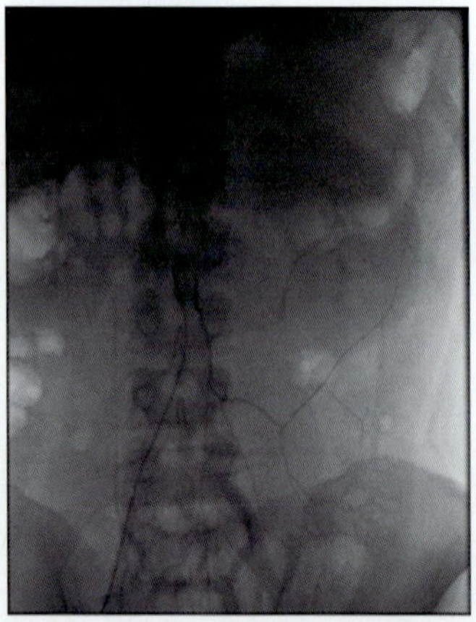

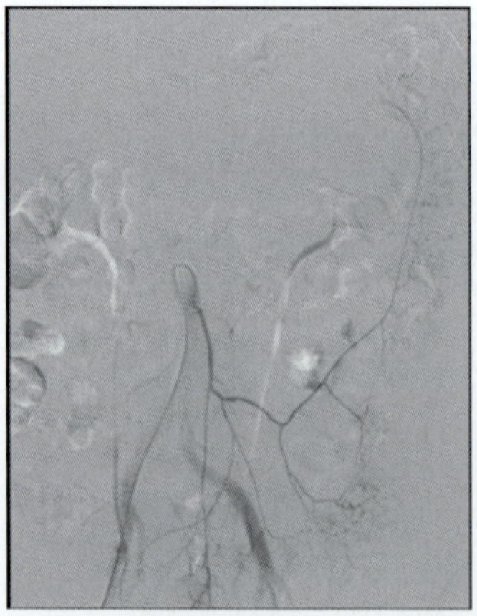

025 그림 18의 검사명은?

① 콩팥동맥조영술
② 복강동맥조영술
③ 비장동맥조영술
④ 위샘창자동맥조영술
⑤ 아래창자간막동맥조영술

그림 19

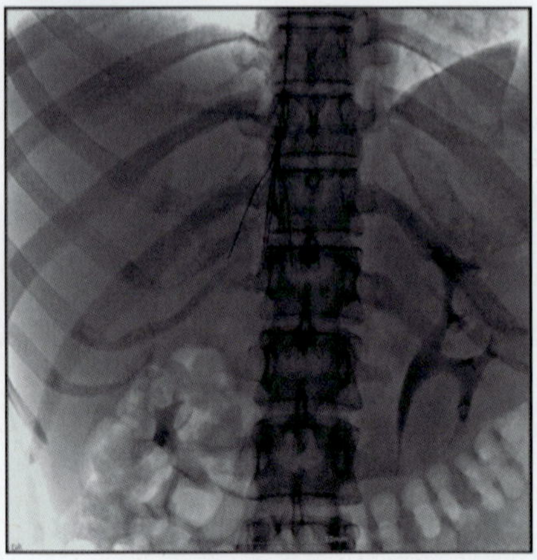

026 그림 19의 중재적 시술의 목적은?

① 혈류량 감소
② 혈전생성 억제
③ 혈관의 내강 확보
④ 콩팥동맥 협착예방
⑤ 허파동맥의 색전증 예방

027 그림 19에 설치된 기구의 명칭은?

① 코일　② 필터　③ 스텐트
④ 바스켓　⑤ 풍선카테터

아래대정맥 필터설치술(inferior vena cava filter insertion):
깊은 정맥 혈전증(Deep vein thrombosis)으로 인한 허파동맥색전증(pulmonary embolism)을 예방 또는 진행을 최소화시키기 위해 콩팥정맥 아래에 금속형 망(필터)을 설치하는 시술이다.

그림 20

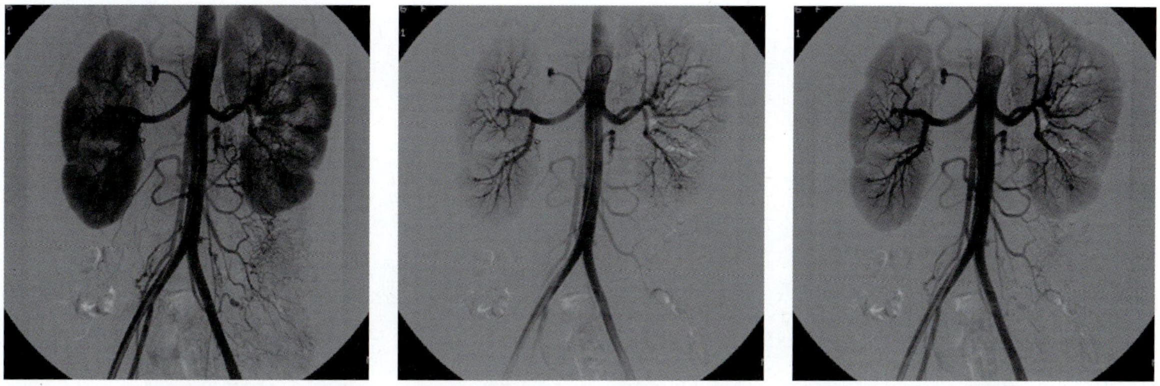

(가) (나) (다)

028 그림 20의 조영순서가 옳은 것은?

① (가)–(나)–(다)
② (가)–(다)–(나)
③ (나)–(가)–(다)
④ (나)–(다)–(가)
⑤ (다)–(나)–(가)

그림 21

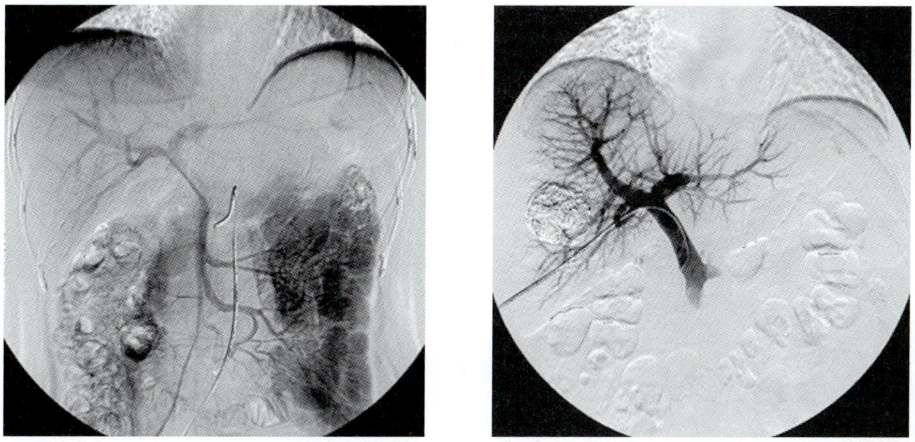

(가) (나)

029 그림 21에 대한 설명이 옳은 것은?

① (나)는 간문맥의 조영상이다.
② (나)는 간정맥의 조영상이다.
③ (가)는 간동맥이 잘 나타나 있다.
④ (가)는 정맥을 천자하여 얻은 상이다.
⑤ (나)는 동맥을 천자하여 얻은 상이다.

(가) 위창자간막동맥조영술의 지연상으로 문맥이 관찰된다.
(나) 경피경간적으로 간문맥을 직접 천자하였다.

그림 22

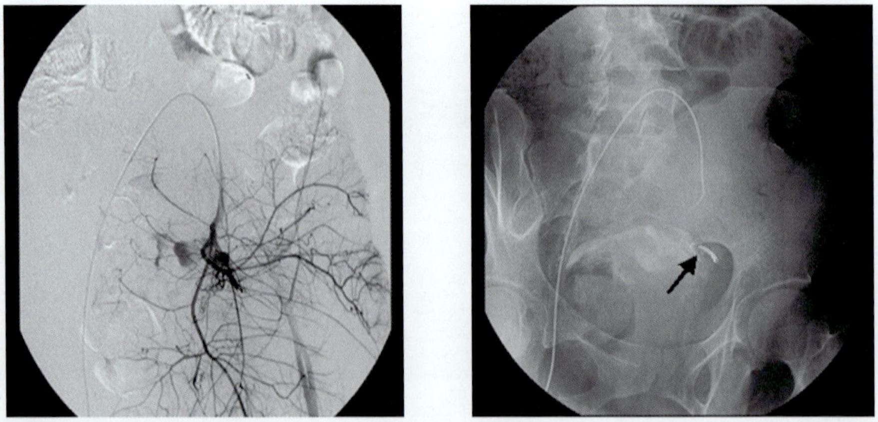

030 그림 22의 중재적 시술에 관한 설명이 옳은 것은?

① 혈전제거술 ② 필터설치술 ③ 혈관색전술
④ 항암제 주입 ⑤ 동정맥단락성형술

출혈영상으로 코일(화살표)을 이용하여 색전술을 시행한 영상이다.
혈관색전술의 목적:
1) 출혈부위 지혈 목적 (위장관 출혈, 기관지동맥 출혈 등) 2) 수술 전 수술부위 공급혈관 차단 목적(문맥색전술 등)
3) 간세포암의 공급혈관 차단 목적(간동맥화학색전술) 4) 혈관자체의 병변(동맥자루, 동정맥기형, 동정맥샛길 등)의 치료 목적

그림 23

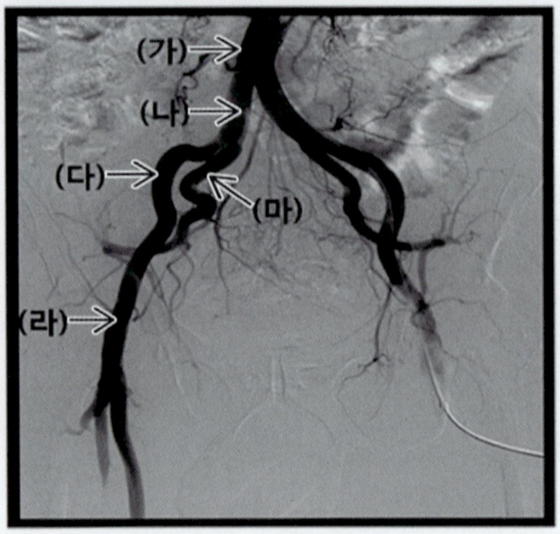

031 그림 23에서 동맥조영검사를 시행할 때 천자부위가 옳은 것은?

① (가)
② (나)
③ (다)
④ (라)
⑤ (마)

바깥엉덩동맥에서 넙다리동맥을 통해 다리 혈관으로 분포
넙다리동맥 천자이유: 직경이 크면서 피부가까이 위치하여 천자하기 좋으며 부작용이 적다.

032 그림 23에서 골반내로 혈액을 공급하는 혈관은?

① (가) ② (나) ③ (다)
④ (라) ⑤ (마)

속엉덩동맥(internal iliac artery)은 골반의 내장과 근육 등에 혈액을 공급한다.

그림 24

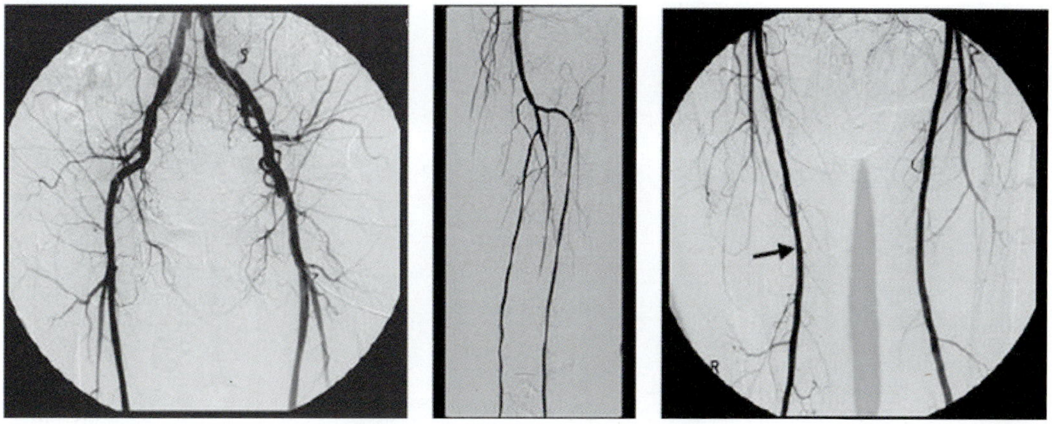

033 그림 24에 대한 설명이 옳은 것은?

① 상지동맥조영술이다.
② 넙다리정맥을 천자한다.
③ Judkins 카테터를 사용한다.
④ 혈관의 협착이나 폐쇄 등을 진단한다.
⑤ 아래대정맥필터설치술 이전에 시행한다.

Judkins 카테터는 심장동맥조영검사 시 주로 사용되며 다리동맥조영술의 경우 양측검사 시 Pigtail 카테터, 다리편측검사시 Cobra, Omniflush 카테터 등을 사용한다.

034 그림 24에서 화살표한 혈관의 명칭은?

① 오금동맥
② 속엉덩동맥
③ 바깥엉덩동맥
④ 깊은넙다리동맥
⑤ 얕은넙다리동맥

그림 25

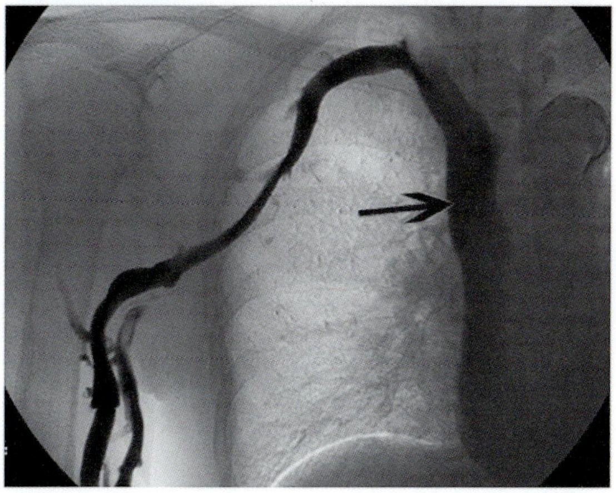

035 그림 25에서 화살표한 혈관의 해부학적 명칭은?

① 위대정맥
② 기관지정맥
③ 오름대동맥
④ 빗장밑동맥
⑤ 팔머리동맥

그림 26

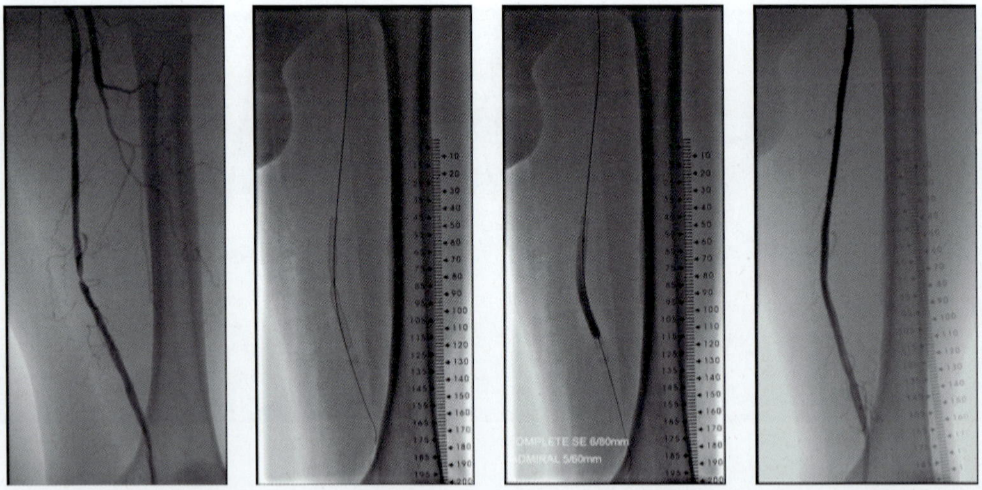

(가) (나) (다) (라)

036 그림 26의 시술 순서가 옳은 것은?

① (가)-(나)-(다)-(라)
② (가)-(다)-(라)-(나)
③ (나)-(다)-(가)-(라)
④ (나)-(라)-(다)-(가)
⑤ (나)-(다)-(라)-(가)

얕은넙다리동맥에(superficial femoral artery, SFA) 협착이나 폐쇄가 있는 환자에게 시행하는 시술로 풍선(balloon)이나 스텐트(stent)를 이용하여 혈관을 확장시킨다. 최근에는 약물방출 풍선이나 스텐트를 사용하기도 한다.

037 그림 26에 사용된 시술기구로 옳은 것은?

① 스텐트, 코일
② 필터, 풍선카테터
③ 미세카테터, 필터
④ 미세카테터, 스텐트
⑤ 풍선카테터, 스텐트

그림 27

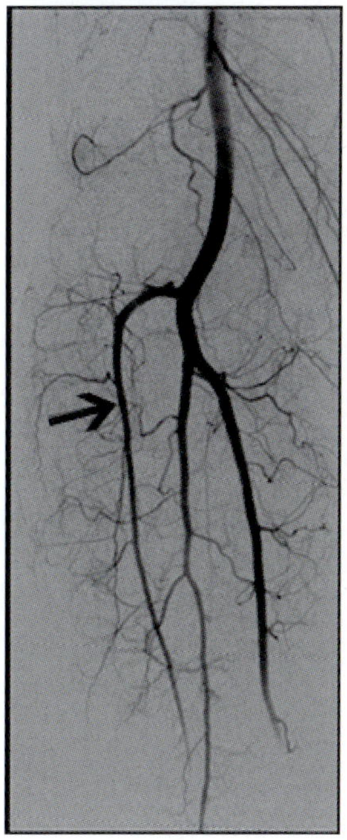

038 **그림 27**의 혈관조영술에 관한 설명이 옳은 것은?

① 넙다리동맥을 천자한다.
② NIH 카테터를 사용한다.
③ 오금동맥은 관찰되지 않는다.
④ 다리정맥의 혈전이 관찰된다.
⑤ 화살표의 혈관은 종아리동맥이다.

무릎아래동맥조영술로 앞정강동맥(anterior tibial artery), 뒤정강동맥(posterior tibial artery), 종아리동맥(peroneal artery)이 관찰된다.

그림 28

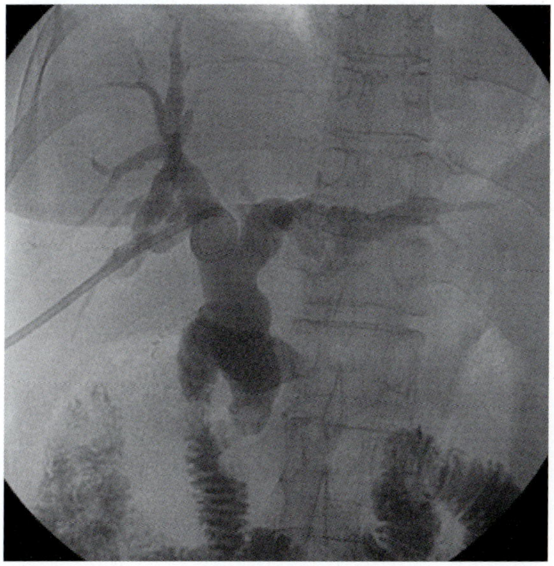

039 **그림 28**의 시술명은?

① 경피적신루설치술
② 경피적농양배액술
③ 경피적위루설치술
④ 경피경간쓸개즙배액술
⑤ 경피경간간문맥조영술

경피경간쓸개즙배액술(percutaneous transhepatic biliary drainage, PTBD): 수술이 불가능한 폐색성 황달의 치료에 효과적이고 경피적으로 배액관을 삽입하여 체외로 담즙을 배출시킴으로써 수술 전 환자의 증상을 호전시킨다. 그 외 쓸개관내 담석제거, 생검 등을 위한 이차적인 치료 및 진단을 위한 경로를 확보하기 위해 시행된다.

040 **그림 28**에 사용된 카테터의 용도는?

① 배액용 카테터
② 폐색용 카테터
③ 확장용 카테터
④ 안내용 카테터
⑤ 혈관조영용 카테터

그림 29

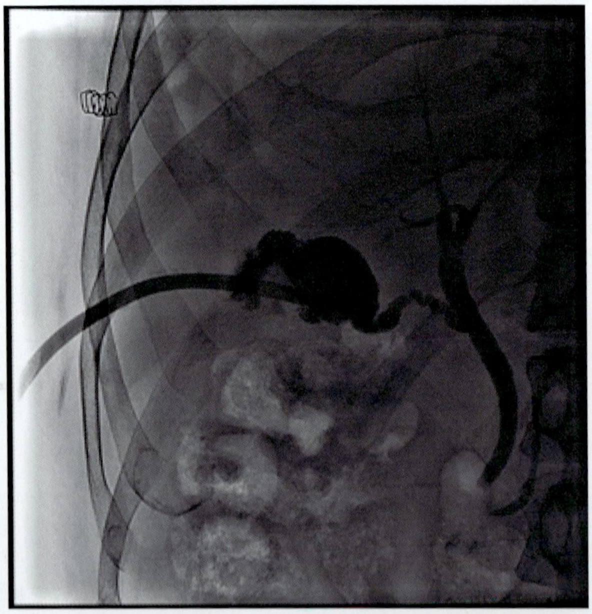

041 **그림 29**에서 카테터가 삽입된 위치는?

① 문맥
② 쓸개
③ 간정맥
④ 온간관
⑤ 온쓸개관

그림 30

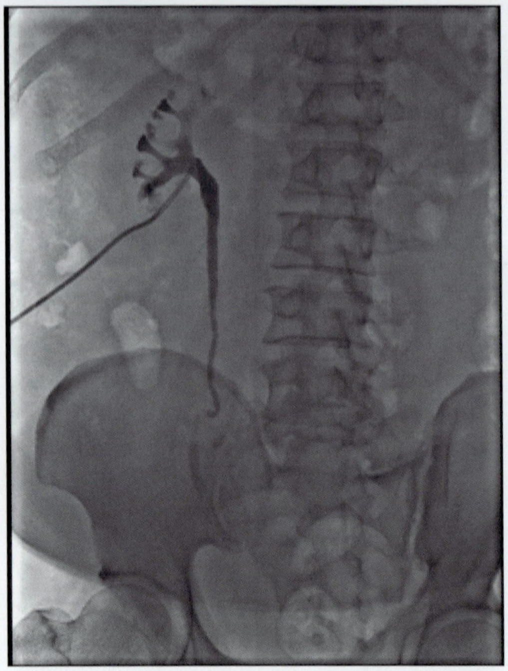

042 **그림 30**과 관계 있는 시술명은?

① 경피적신루술
② 콩팥동맥조영술
③ 경정맥신우조영술
④ 요관스텐트설치술
⑤ 경피적쓸개즙배액술

경피적신루술(percutaneous nephrostomy, PCN):
경피적으로 콩팥에 배액용 카테터를 삽입하여 소변을 체외로 배출시키는 시술이다.

그림 31

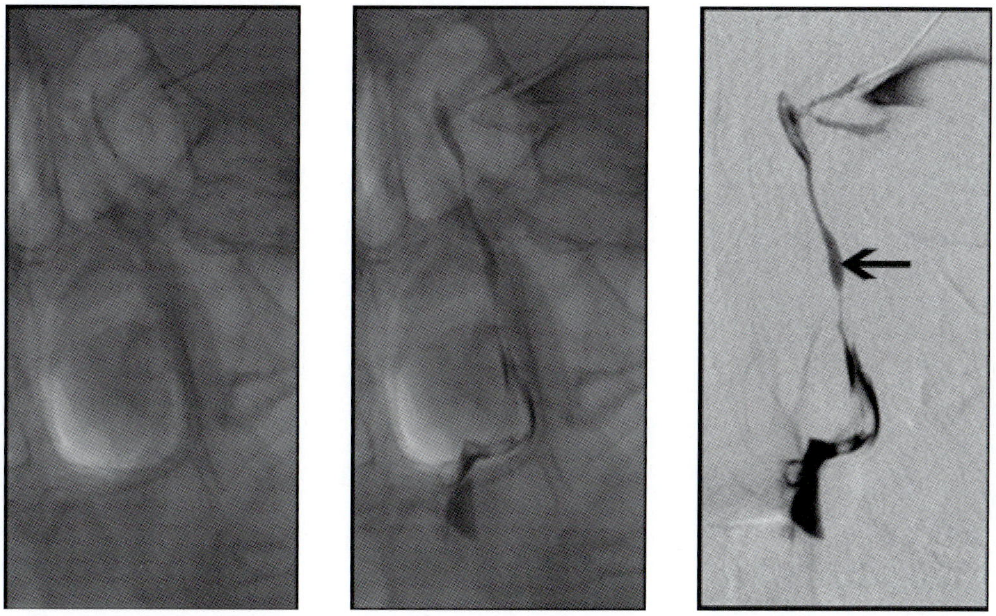

043 그림 31의 검사 목적은?

① 인·후두부의 협착 또는 폐쇄 유무 확인
② 침샘배출계의 협착 또는 폐쇄 유무 확인
③ 코곁동굴계의 협착 또는 폐쇄 유무 확인
④ 눈물샘배출계의 협착 또는 폐쇄 유무 확인
⑤ 부신피질자극호르몬 배출계의 협착 또는 폐쇄 유무 확인

눈물주머니조영술(Dacryocystography): 눈물흘림증(유루증, epiphora)을 치료하기전 눈물샘배출계의 협착이나 폐쇄 여부를 확인하는 검사이다.

044 그림 31에서 화살표한 부위의 해부학적 명칭은?

① 눈물샘
② 코눈물관
③ 눈물소관
④ 눈물주머니
⑤ 안쪽눈구석

그림 32

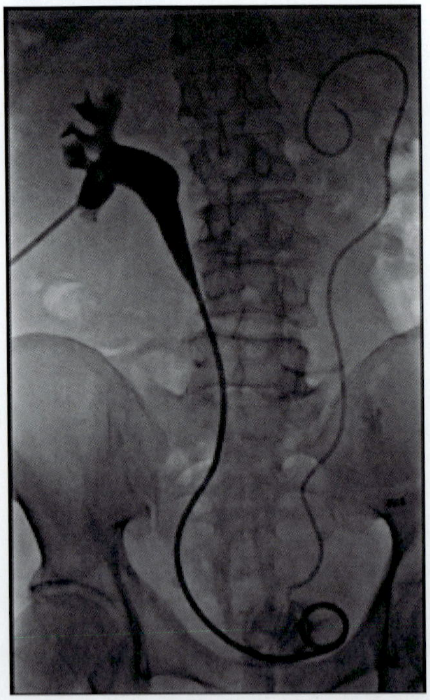

045 그림 32의 시술명은?

① 방광돌제거술
② 경피적신루술
③ 콩팥농양배액술
④ 요관스텐트설치술
⑤ 경피적쓸개즙배액술

요관스텐트설치술(ureter stent insertion): PCN을 설치한 후 물콩팥증(수신증, hydronephrosis)이 충분히 완화된 후 시행한다.
적응증: 수술 후 요관 협착, 비뇨기계 결핵, 요관돌(ureter stone)에 의한 요관(ureter)의 협착이나 폐쇄

그림 33

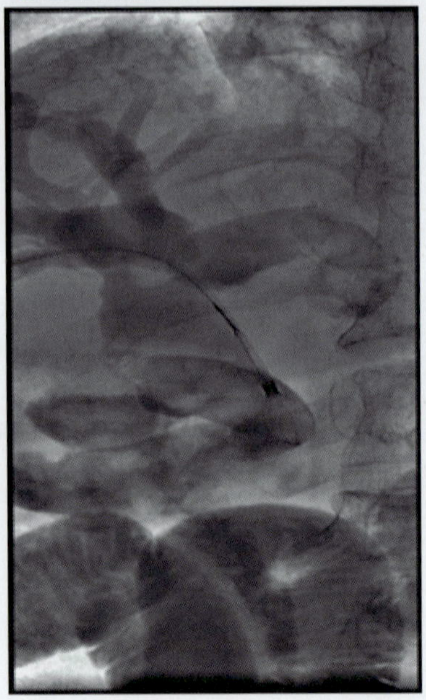

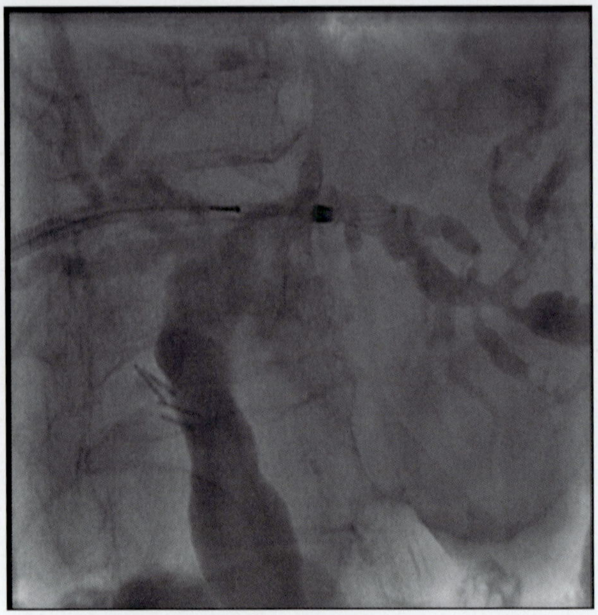

046 그림 33의 시술에 관한 설명이 옳은 것은?

① 쓸개관의 폐쇄
② 쓸개관 스텐트 설치
③ 경피적 쓸개즙 배액
④ 경피적 쓸개관 확장
⑤ 경피적 쓸개돌 제거

경피적쓸개돌제거술(biliary stone removal): PTBD의 경로를 통하여 쓸개관 내 돌을 제거하는 시술로 stone basket이나 balloon catheter를 사용한다.

그림 34

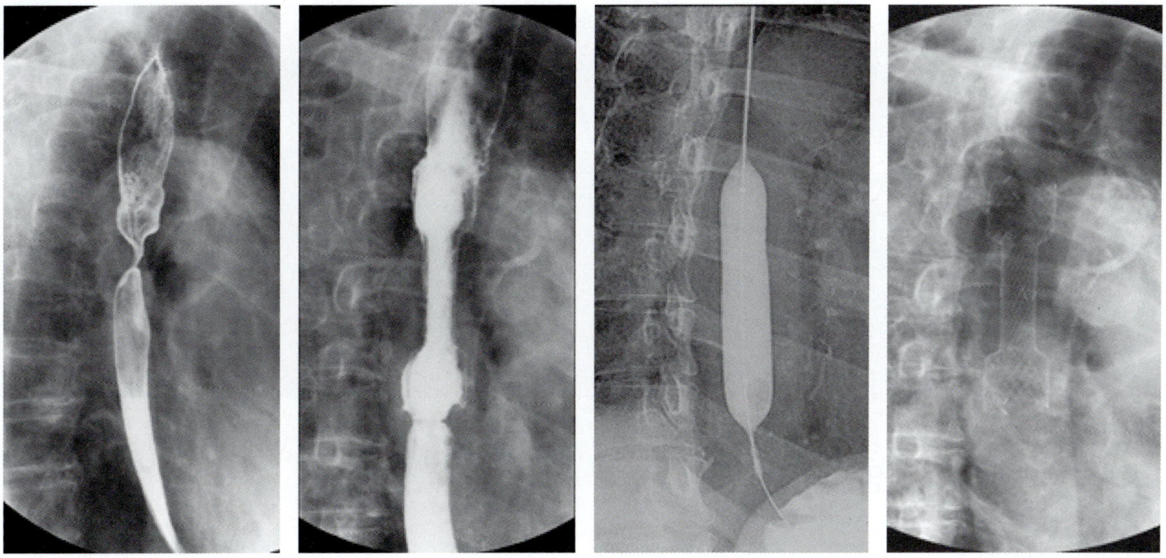

(가) (나) (다) (라)

047 **그림 34**의 중재적 시술을 시행한 부위는?

① 식도 ② 허파 ③ 심장
④ 기관지 ⑤ 가슴대동맥

식도암환자의 90%에서 연하곤란 증상동반, 스텐트설치술은 수술이 불가능하거나 방사선치료 후 식도협착의 경우 연하곤란을 간단하고 신속하게 해결할 수 있는 방법이다.

048 **그림 34**의 시술순서가 옳은 것은?

① (가)-(나)-(다)-(라) ② (가)-(다)-(나)-(라) ③ (가)-(다)-(라)-(나)
④ (나)-(라)-(다)-(가) ⑤ (나)-(다)-(라)-(가)

그림 35

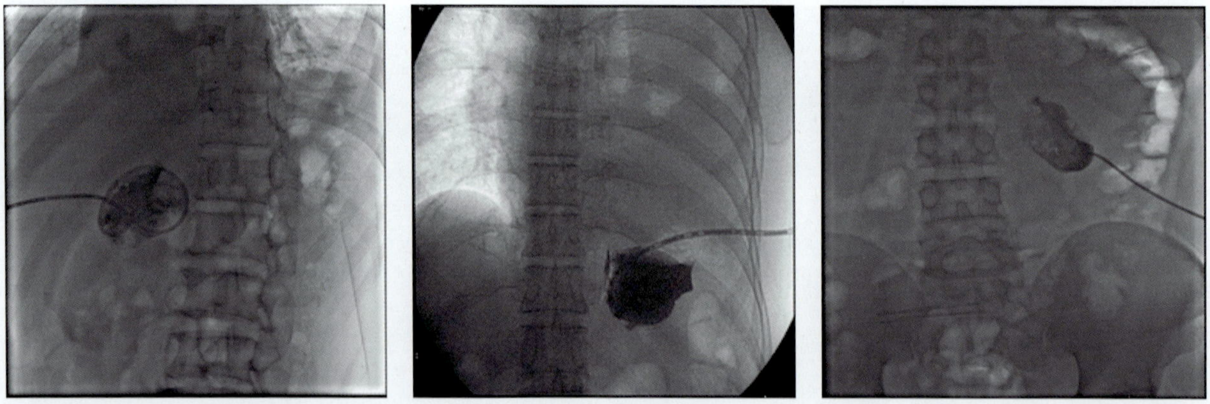

049 그림 35의 시술명은?

① 경피적신루설치술
② 경피적위루설치술
③ 경피적농양배액술
④ 경피적쓸개즙배액술
⑤ 위샘창자풍선확장술

경피적 농양배액술(Percutaneous Catheter Abscess Drainage: PAD 또는 PCD)
전신마취를 하기 힘든 고령이나 전신상태가 좋지 않은 환자, 최근 수술한 환자 등에 유용하며, 젊은 환자에게도 수술의 대체 방법으로 시행한다. 비교적 시술이 용이하며, 덜 침습적이어서 수술보다 유병률과 사망률이 낮고 합병증도 적은 장점이 있다.
18~22G의 chiba neddle로 피부를 천자한 후 안내 철사를 따라 배액용 카테터를 삽입한다.

050 그림 35에서 공통적으로 사용된 시술재료는?

① 미세카테터
② 풍선카테터
③ 안내카테터
④ 배액용카테터
⑤ 혈관조영술용카테터

그림 36

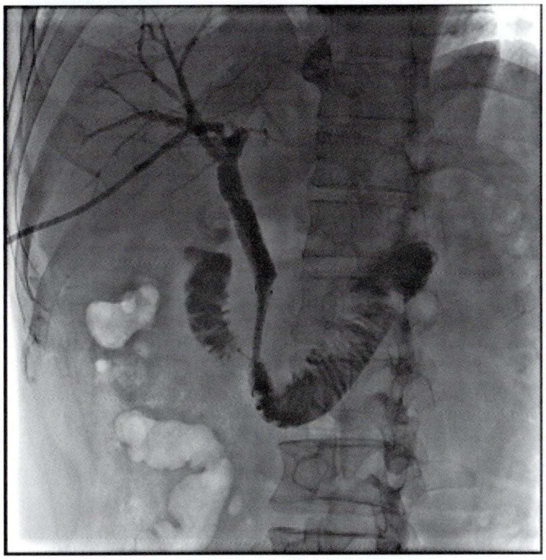

051 그림 36에서 설치된 시술재료는?

① 코일
② 필터
③ 스텐트
④ 바스켓
⑤ 풍선카테터

종양 등에 의해 쓸개관이 협착 또는 폐쇄된 경우 스텐트를 설치하여 쓸개관을 확장시켜 쓸개즙 배설이 용이하도록 하는 시술이다.

052 그림 36과 같은 중재적 시술재료를 설치하는 목적은?

① 쓸개관의 확장
② 혈관의 출혈 방지
③ 쓸개관의 돌 제거
④ 좁아진 혈관의 확장
⑤ 혈전에 의한 폐색 방지

그림 37

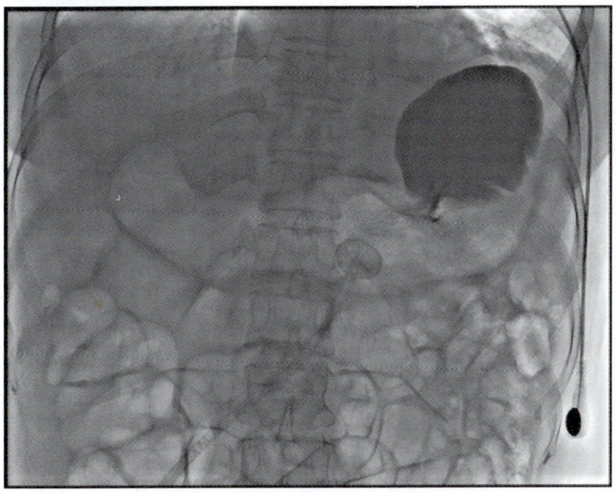

053 그림 37의 시술명이 옳은 것은?

① 위루설치술
② 농양배액술
③ 쓸개즙배액술
④ 왼심실조영술
⑤ 위샘창자확장술

음식을 삼키지 못하는(연하장애 등) 환자의 영양공급을 위해 경피적으로 위를 천자하여 tract를 만들어 주는 시술이다.

그림 38

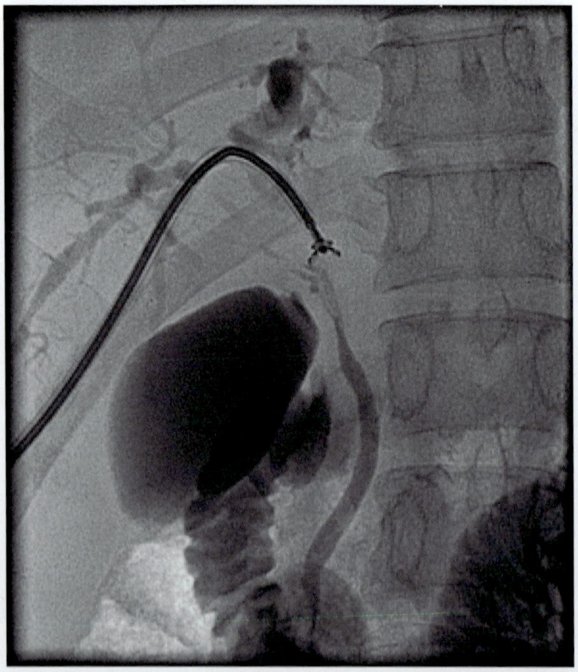

054 **그림 38**의 시술명은?

① 쓸개관확장술
② 쓸개관생검술
③ 경피적담석제거술
④ 쓸개관스텐트설치술
⑤ 경피적고온알콜주입술

쓸개관생검술(biopsy): PTBD tract를 통해 biopsy forcep을 이용하여 쓸개관의 조직을 얻어내는 시술이다.

그림 39

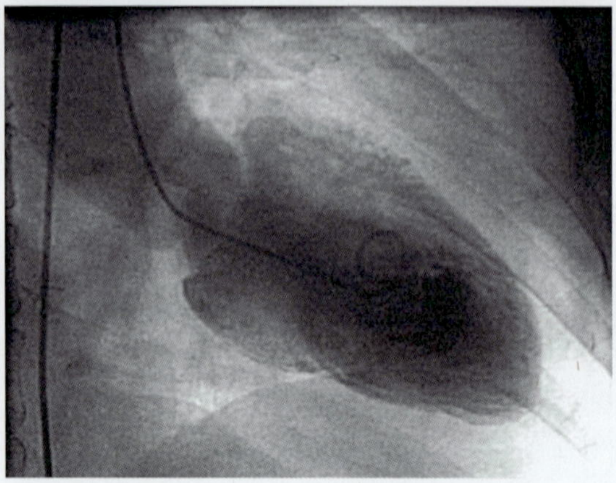

055 **그림 39**은 어느 부위를 검사한 영상인가?

① 왼심방
② 왼심실
③ 오른심방
④ 오른심실
⑤ 허파동맥

그림 40

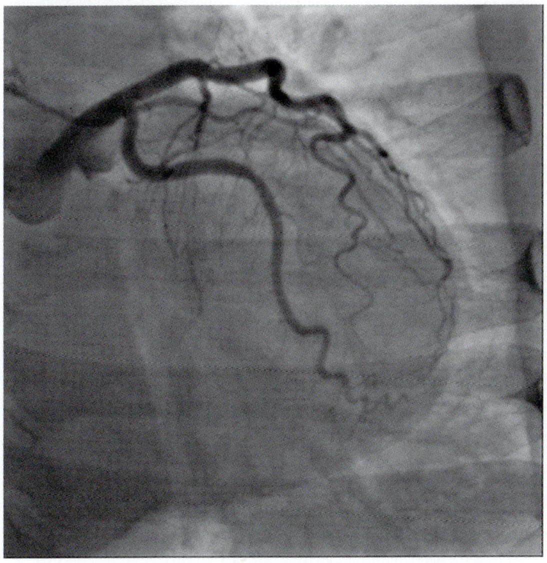

056 그림 40의 검사명은?

① 콩팥동맥조영술
② 지라동맥조영술
③ 심장동맥조영술
④ 허파동맥조영술
⑤ 기관지동맥조영술

그림 41

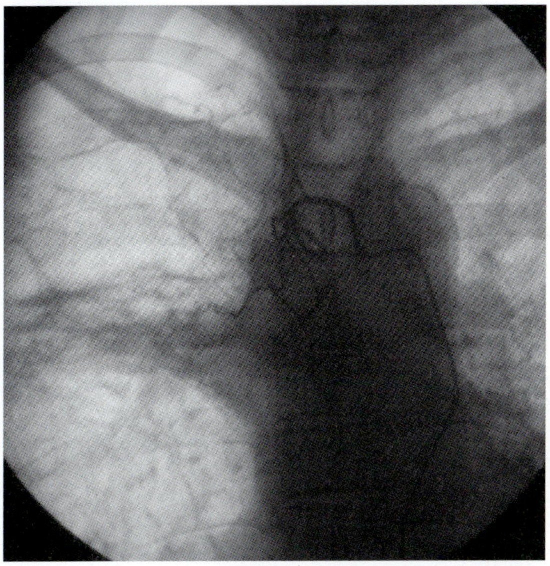

057 그림 41에서 조영된 혈관의 명칭은?

① 심장동맥
② 허파동맥
③ 내유동맥
④ 기관지동맥
⑤ 갈비사이동맥

객혈(hemoptysis)이 있는 환자에게 색전술을 시행하기 전 기관지동맥조영술을 시행하여 출혈부위를 확인

그림 42

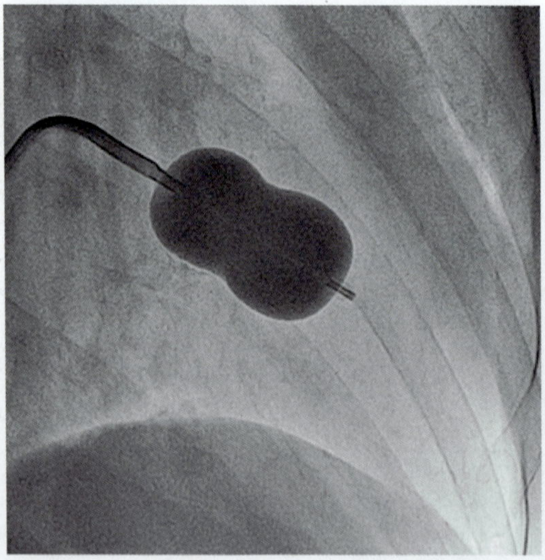

058 그림 42의 시술명은?

① 폐동맥성형술 ② 심박기설치술 ③ 승모판성형술
④ 대동맥축착성형술 ⑤ 동맥관개존폐쇄술

승모판 협착증(mitral stenosis)는 류마티스성 판막 질환의 가장대표적인 예로 선진국에서는 유병률이 낮으나 퇴행성 승모판막 질환은 꾸준히 존재하는 실정이다. 승모판 협착증의 대부분은 급성 류마티열의 후유증으로 발생하며, 치료방법에는 내과적인 치료와 풍선 카테터를 이용한 중재적 시술이 있다.

059 그림 42의 시술 시 접근경로가 옳은 것은?

① 넙다리동맥 – 대동맥 – 대동맥판막 – 왼심실
② 넙다리동맥 – 대동맥 – 왼심실 – 승모판막 – 왼심방
③ 넙다리정맥 – 아래대정맥 – 오른심방 – 삼첨판막–오른심실
④ 넙다리정맥 – 아래대정맥 – 오른심방 – 왼심방 – 승모판막 – 왼심실
⑤ 넙다리정맥 – 아래대정맥 – 오른심방 – 오른심실 – 허파동맥판막 – 허파동맥

그림 43

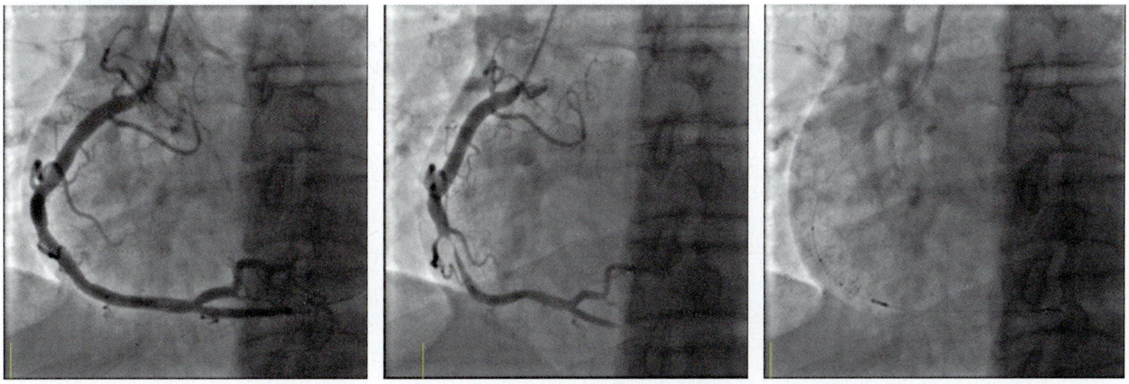

(가) (나) (다)

060 그림 43에 관한 설명이 옳은 것은?

① 심장혈관성형술 ② 승모판협착성형술 ③ 회전죽상반절제술
④ 경피적판막성형술 ⑤ 부정맥의 고주파절제술

심장혈관성형술은 풍선카테터와 스텐트를 이용하여 좁아진 심장혈관을 확장시키는 시술이다.

061 그림 43의 시술 순서가 옳은 것은?

① (가)–(나)–(다) ② (가)–(다)–(나) ③ (나)–(가)–(다)
④ (나)–(다)–(가) ⑤ (다)–(가)–(나)

그림 44

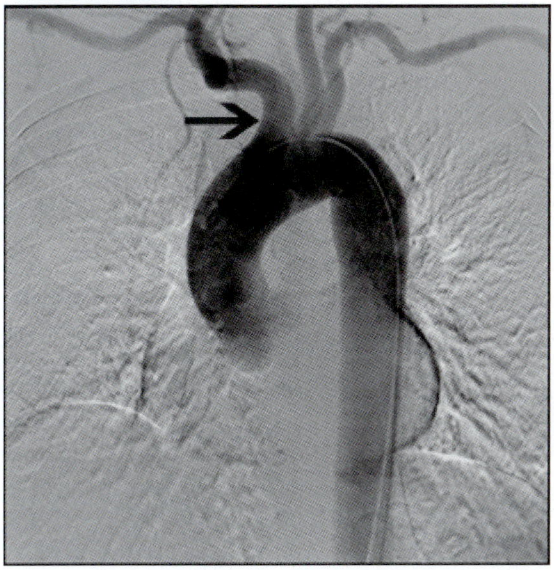

062 그림 44에서 화살표 한 혈관의 명칭은?

① 온목동맥
② 속목동맥
③ 심장동맥
④ 팔머리동맥
⑤ 빗장밑동맥

대동맥활(aortic arch)에서는 팔머리동맥, 왼온목동맥, 왼빗장밑동맥이 1차로 분지한다.

그림 45

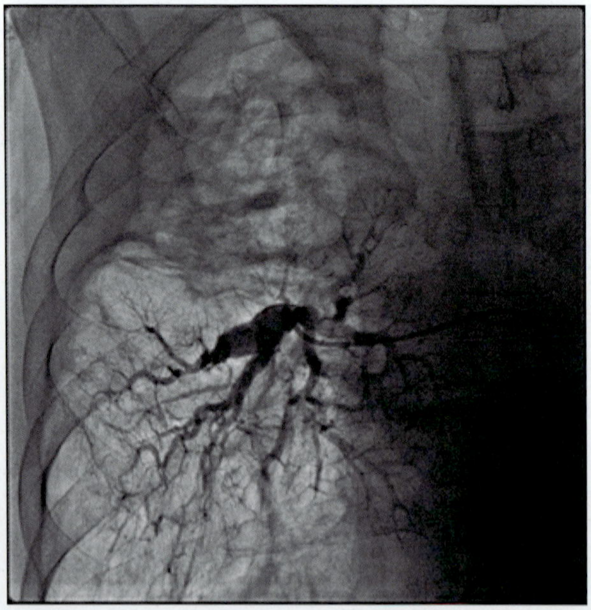

063 그림 45의 검사 부위는?

① 간동맥
② 허파동맥
③ 콩팥동맥
④ 심장동맥
⑤ 기관지동맥

그림 46

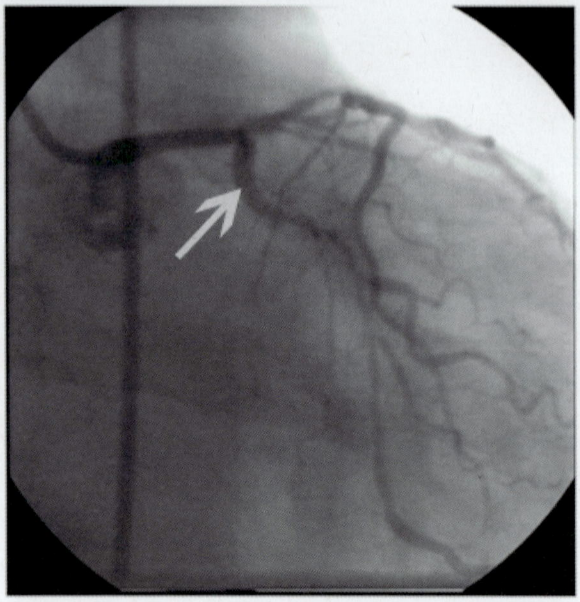

064 그림 46에서 화살표 한 혈관의 해부학적 명칭은?

① 왼심장동맥
② 왼휘돌이가지
③ 오른심장동맥
④ 왼앞내림가지
⑤ 뒤심실사이가지

그림 47

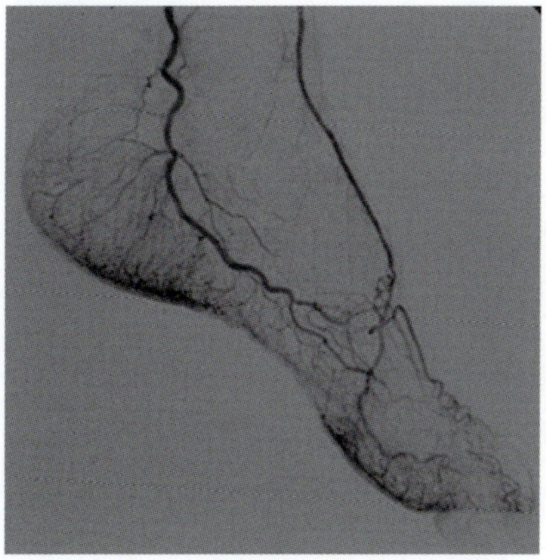
(가)

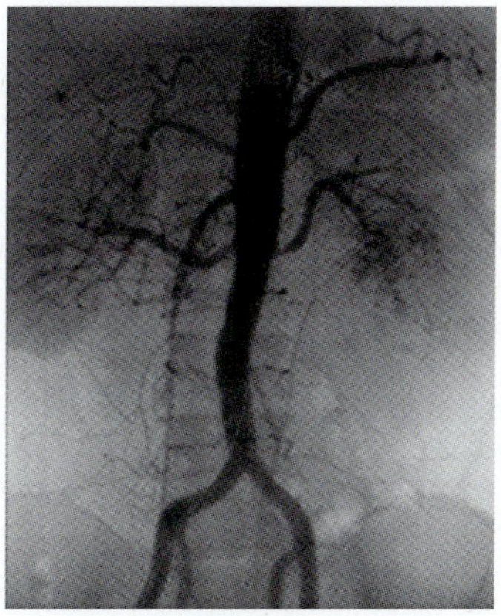
(나)

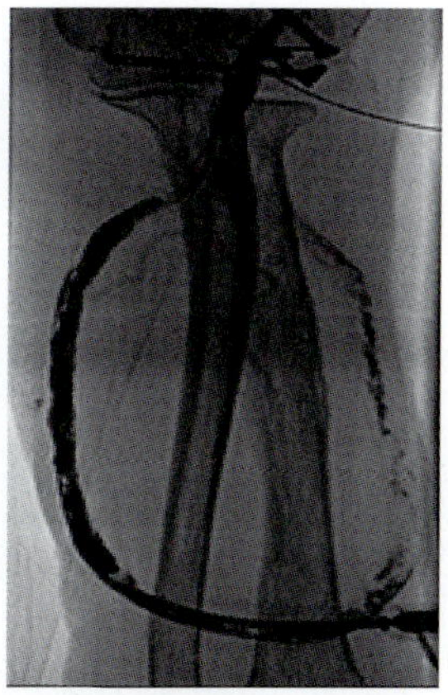
(다)

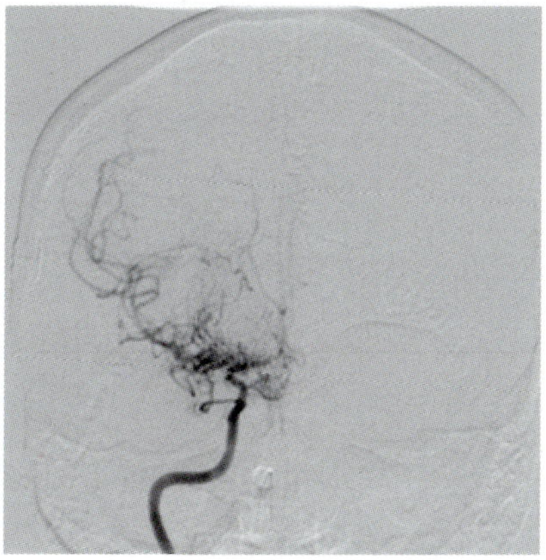
(라)

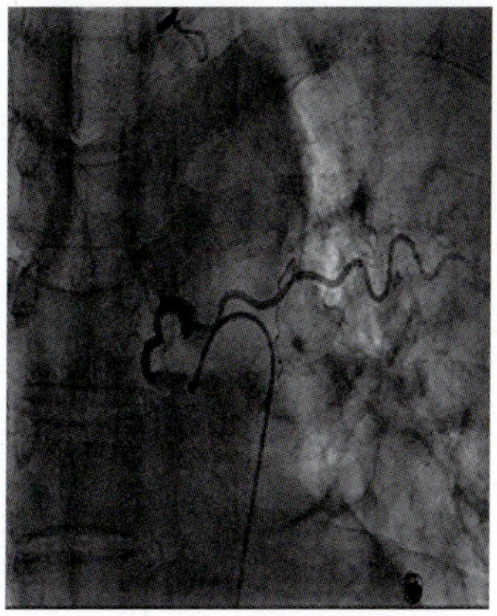
(마)

065 **그림 47** 중 모야모야병이 관찰되는 검사는?

① (가) ② (나) ③ (다)
④ (라) ⑤ (마)

모야모야병(Moya-moya disease): 속목동맥의 원위부(distal)가 점차 좁아지면서 앞대뇌동맥과 중간대뇌동맥가지 확장되어 병소가 있는 부위의 혈류량 부족으로 다른 혈관으로부터 측부순환(collateral)을 형성하는 질환이다.

그림 48

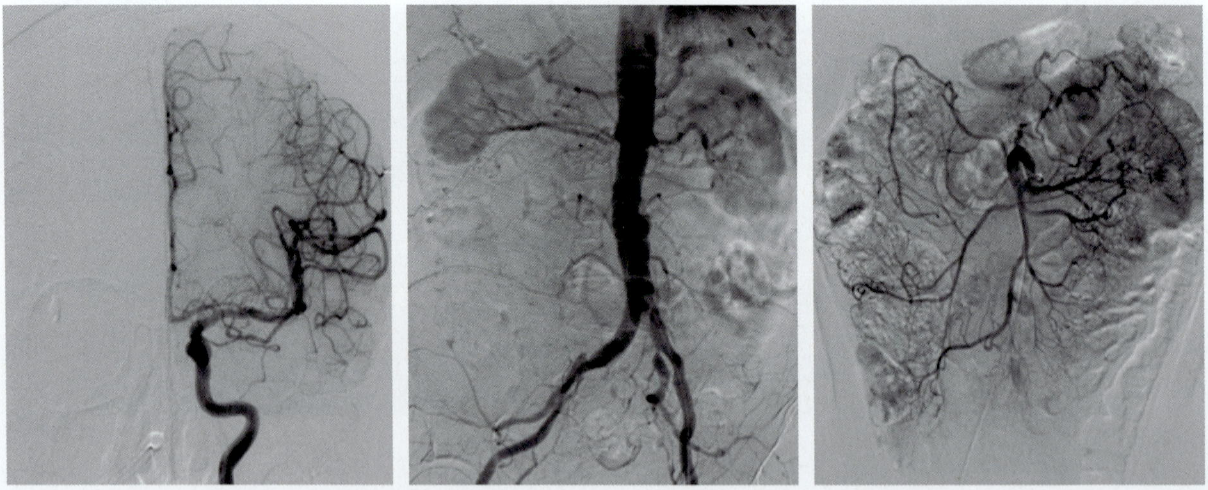

(가) (나) (다)

066 **그림 48**에서 혈관조영술 시 조영제의 양이 많은 순서대로 나열한 것은?

① (가)-(나)-(다)
② (가)-(다)-(나)
③ (나)-(다)-(가)
④ (나)-(가)-(다)
⑤ (다)-(가)-(나)

조영제의 양은 혈관의 어느 부위냐에 따라 조금씩 차이가 난다.
가슴대동맥, 배대동맥: 20~25 cc/sec, 총 주입량 40~50 cc
복강동맥, 위장간막동맥: 4~6 cc/sec, 총 주입량 30~35 cc
뇌혈관: 3~5 cc/sec, 총 주입량 7~9 cc/sec

그림 49

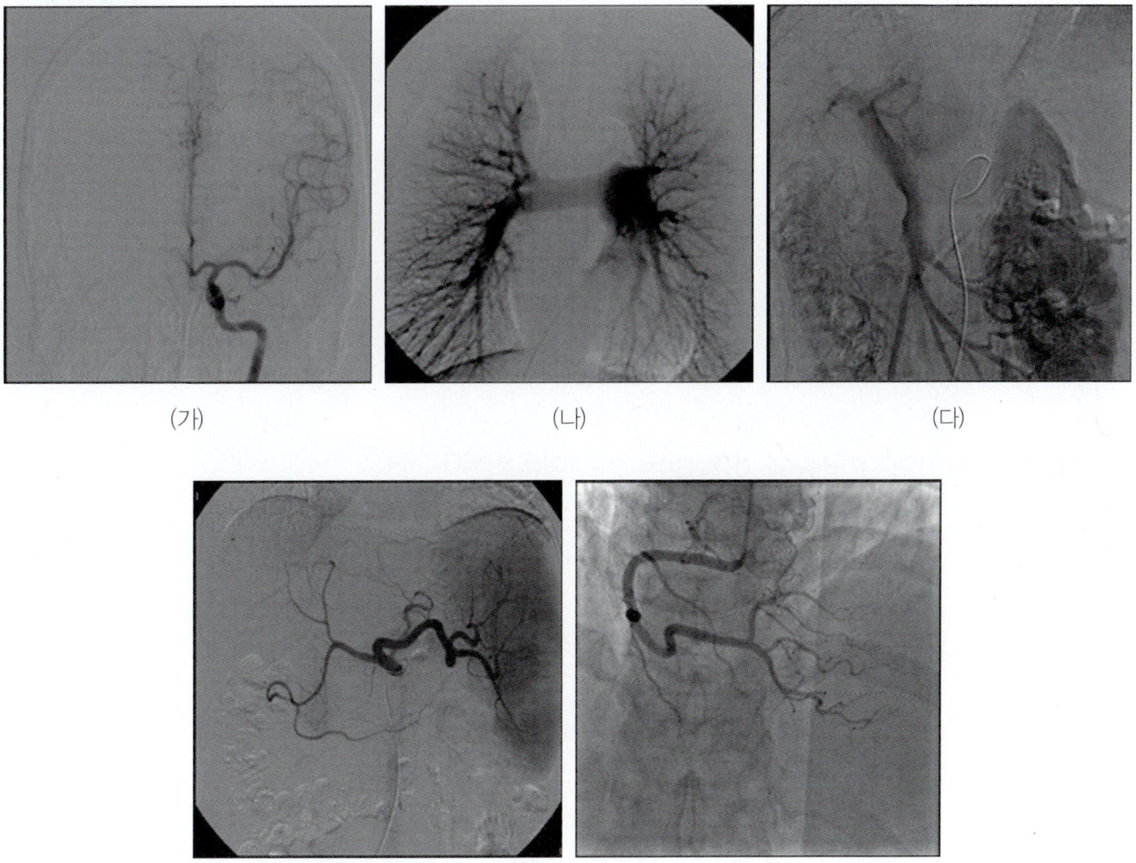

(가) (나) (다) (라) (마)

067 그림 49에서 천자부위가 다른 것은?

① (가)　② (나)　③ (다)
④ (라)　⑤ (마)

대부분의 동맥조영검사는 동맥을 천자하여 조영술을 시행하나 허파동맥조영술은 넙다리정맥을 천자한다.

그림 50

(A) (B) (C) (D) (E)

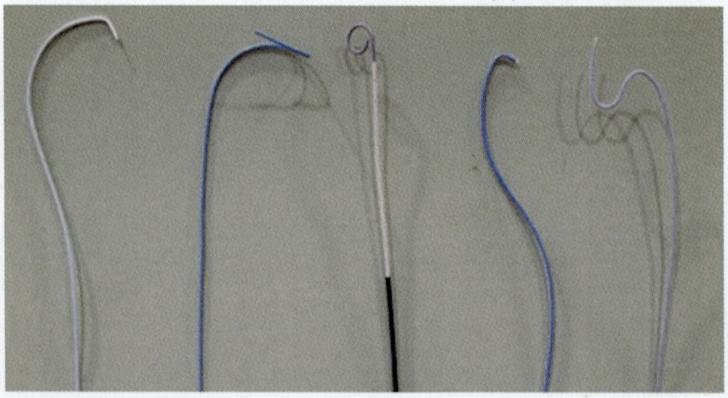

068 **그림 50** (마)의 조영술에 이용되는 카테터는?

① (A) ② (B) ③ (C)
④ (D) ⑤ (E)

Cobra: 기관지 동맥, 콩팥동맥, 엉덩동맥
Pigtail: 대동맥
HN_3: 뇌혈관동맥(CCA, VA)
Yashiro: 복강동맥, 위(아래)창자간막동맥
Judkins: 심장동맥

그림 51

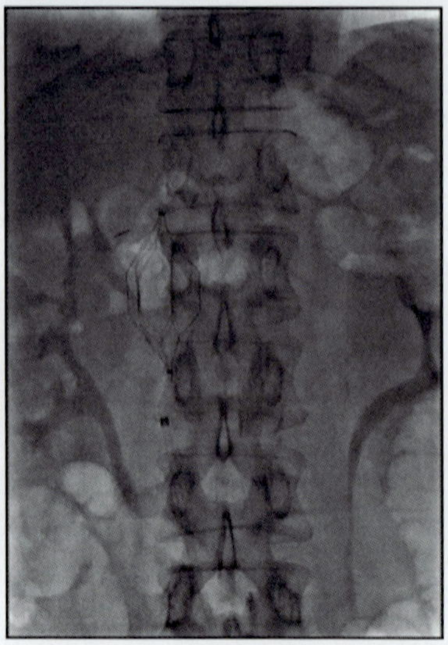

069 **그림 51**에 관한 설명이 옳은 것은?

① 설치 후 제거가 불가능하다.
② 콩팥정맥 위에 필터를 설치한다.
③ 아래대정맥의 색전증을 예방한다.
④ 깊은 정맥 혈전증환자에 시행된다.
⑤ 배대동맥의 혈류를 확보하기 위함이다.

070 **그림 51**의 천자 부위는?

① 속목동맥 ② 속목정맥 ③ 아래대정맥
④ 넙다리동맥 ⑤ 넙다리정맥

아래대정맥필터설치술(IVC filter insertion)의 천자부위는 속목정맥 또는 넙다리정맥을 주로 천자하며 경우에 따라서는 오금정맥을 천자 하기도 한다.

그림 52

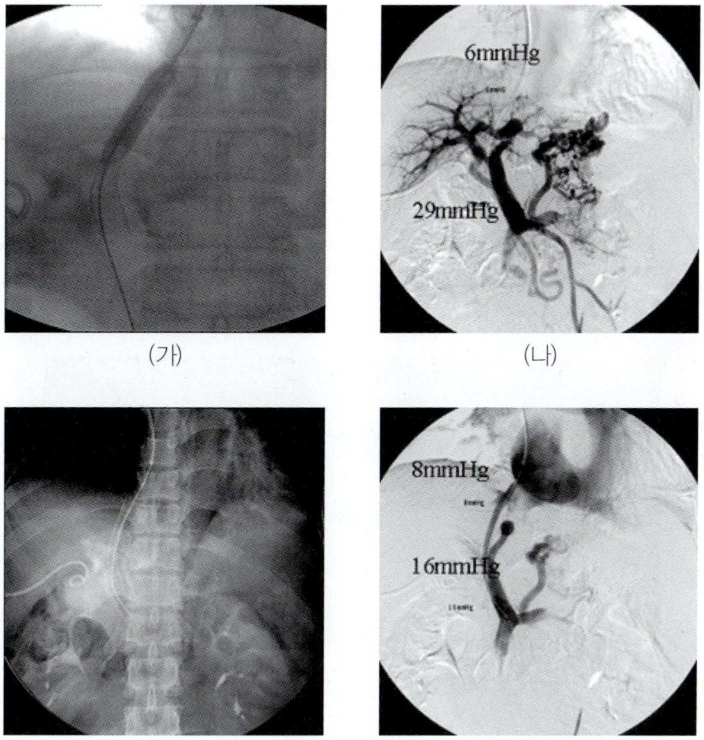

(가) (나) (다) (라)

071 그림 52에 관한 설명이 옳은 것은?

① 문맥의 풍선확장시술이다.
② 문맥의 혈압을 높이는 시술이다.
③ 넙다리정맥을 천자한다.
④ 간 절제술이 예정된 환자에 시행된다.
⑤ 식도나 위 정맥류 출혈의 조절목적으로 시행한다.

072 그림 52의 스텐트가 설치된 위치는?

① 간정맥과 문맥 사이
② 간정맥과 간동맥 사이
③ 콩팥정맥과 콩팥동맥 사이
④ 아래대정맥과 위대정맥 사이
⑤ 콩팥정맥과 아래대정맥 사이

073 **그림 52**의 시술 순서가 옳은 것은?

① (가)-(나)-(다)-(라) ② (가)-(다)-(나)-(라) ③ (나)-(가)-(다)-(라)
④ (나)-(라)-(가)-(다) ⑤ (다)-(나)-(가)-(라)

목정맥통과 간내문맥정맥단락술(TIPS)
외과적인 단락술을 대체할 수 있는 방법으로 간경화가 진행되면 문맥혈류의 저항 증가로 인해 문맥고혈압이 발생하며 그 합병증으로 위 식도정맥류 등이 발생, 위 식도정맥류 치료 시 속목정맥(internal jugular vein)을 통하여 간정맥에서 간 실질에 새로운 통로를 만들어 문맥과 연결한 후 금속 스텐트를 삽입하여 단락(shunt)을 만들어 문맥고혈압을 낮추는 시술이다.

그림 53

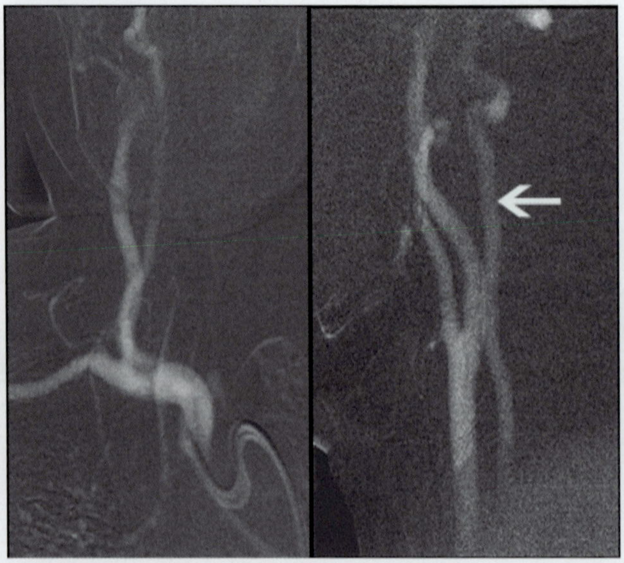

(A) (B)

074 **그림 53**는 정면상(AP)과 측면상을 동시에 얻은 영상이다. 카테터 끝의 위치(A)와 화살표가 가리키는 혈관의 명칭(B)이 옳은 것은?

① (A) 온목동맥, (B) 척추동맥
② (A) 팔머리동맥, (B) 척추동맥
③ (A) 팔머리동맥, (B) 온목동맥
④ (A) 빗장밑동맥, (B) 속목동맥
⑤ (A) 빗장밑동맥, (B) 바깥목동맥

그림 54

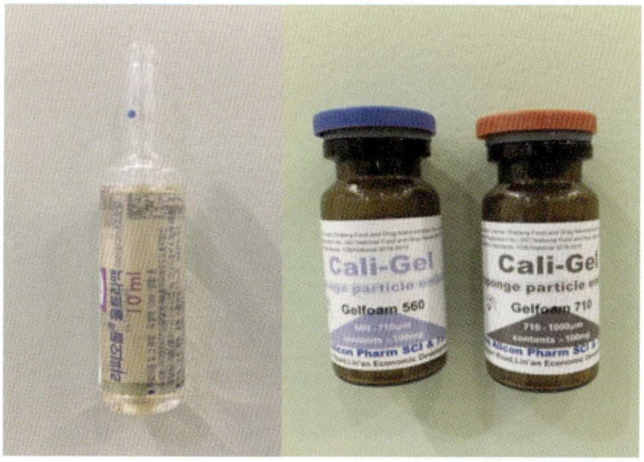

075 **그림 54**과 같은 시술재료를 사용하는 중재적 시술은?

①

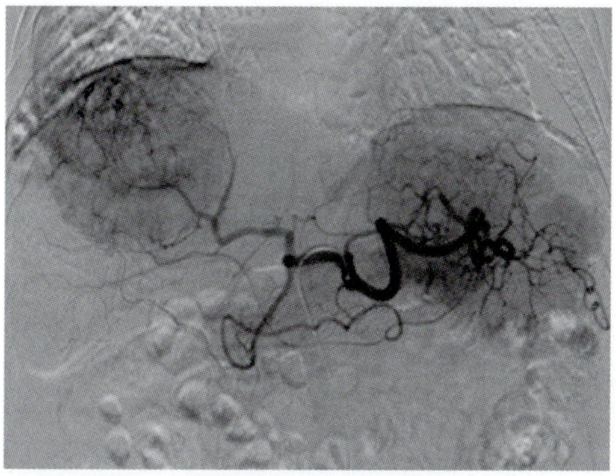

②

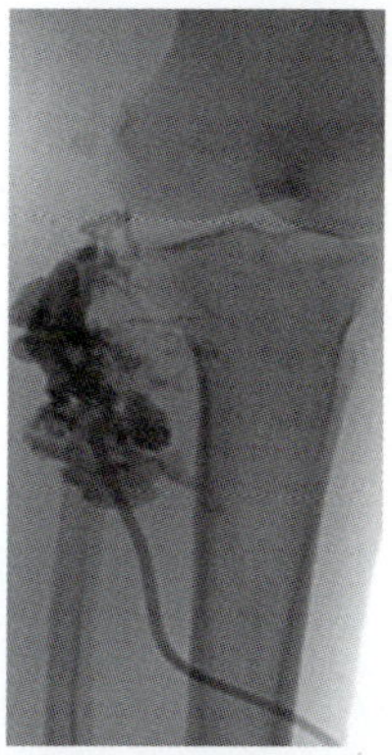

③

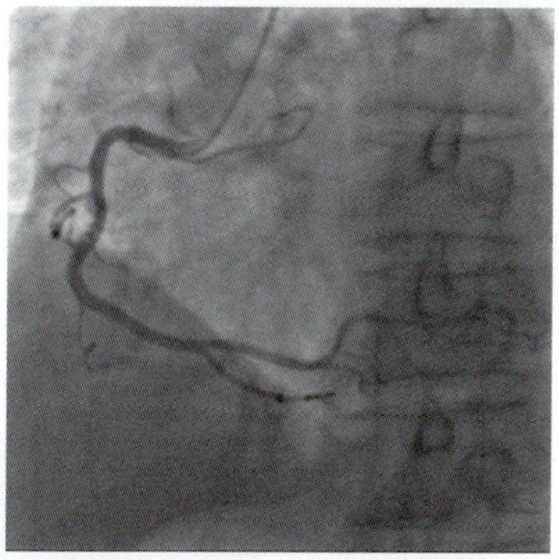

④

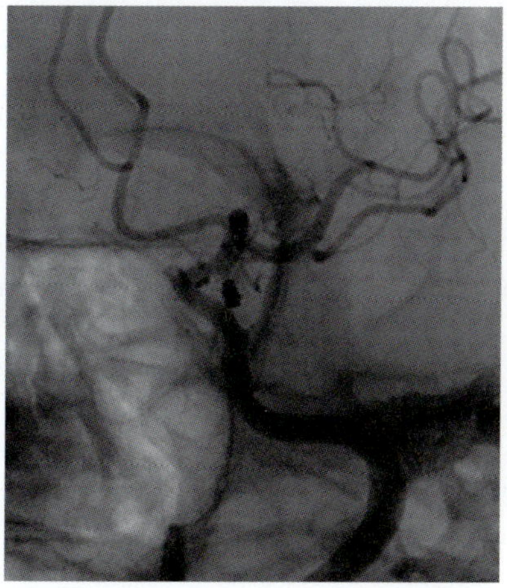

⑤

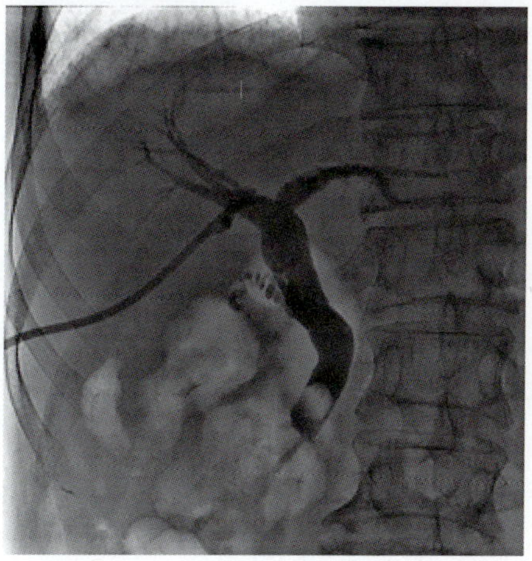

리피오돌(lipiodol): 간동맥화학색전술에서 사용하는 색전물질로 항암제와 혼합하여 사용하며 경우에 따라 젤폼을 사용하기도 한다.

그림 55

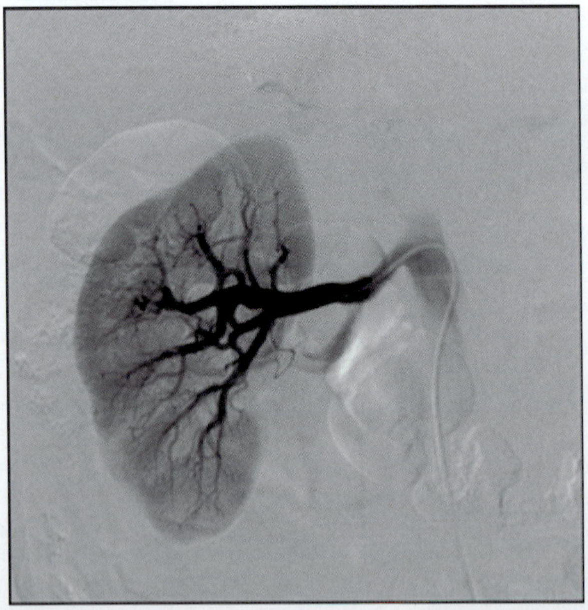

076 그림 55의 검사명은?

① 문맥조영술
② 간동맥조영술
③ 콩팥동맥조영술
④ 지라동맥조영술
⑤ 허파동맥조영술

그림 56

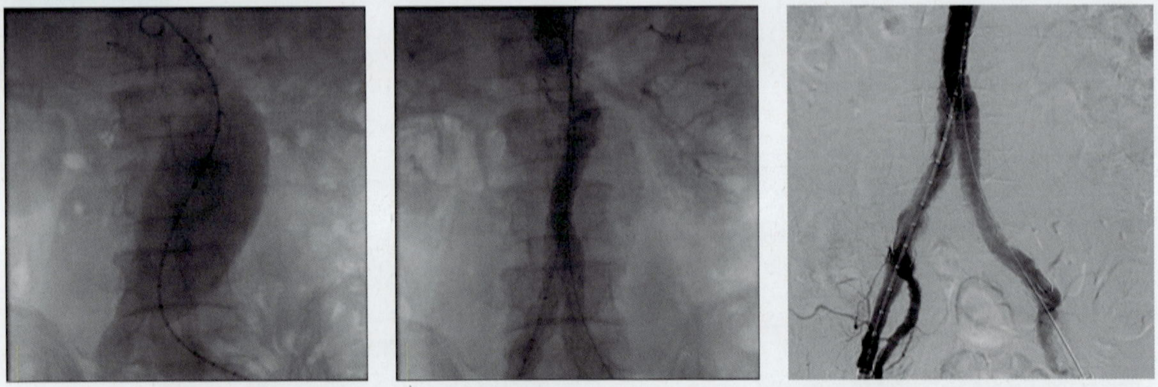

077 그림 56의 시술에 관한 설명이 옳은 것은?

① 혈전 용해제를 사용한다.
② 아래대정맥의 정맥류가 관찰된다.
③ Stent-graft를 삽입하는 시술이다.
④ 양쪽 넙다리 정맥을 모두 천자한다.
⑤ 혈관의 직경이 3 cm 이상일 경우 시행한다.

078 그림 56의 중재적 시술에 사용되는 재료는?

① 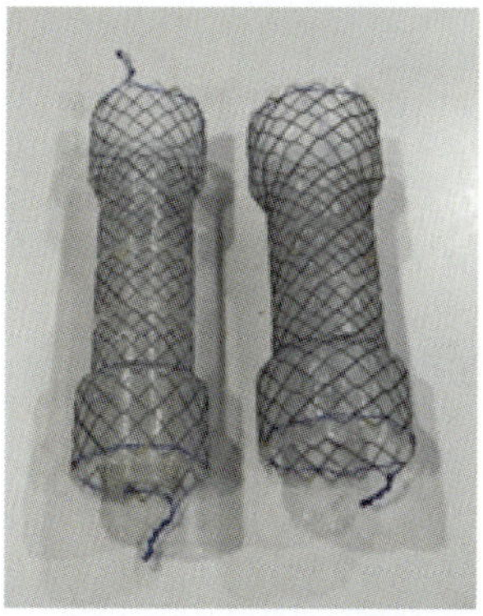

② 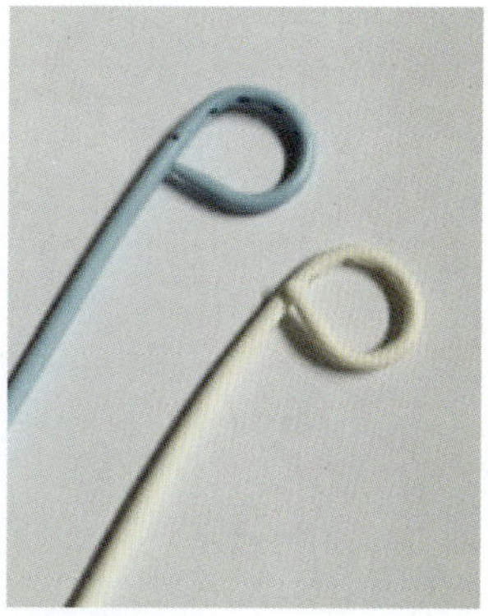

③ 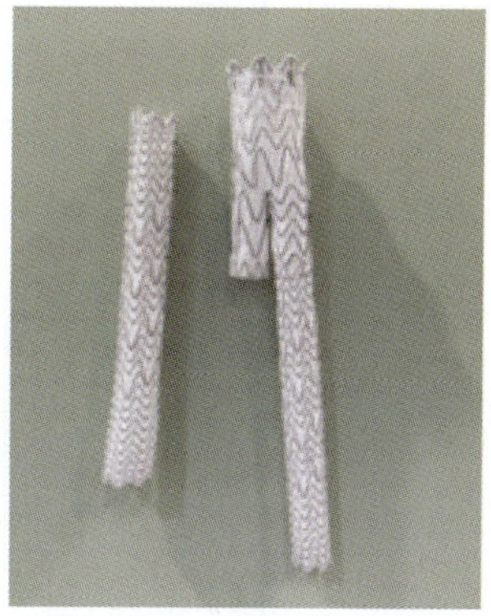

④ 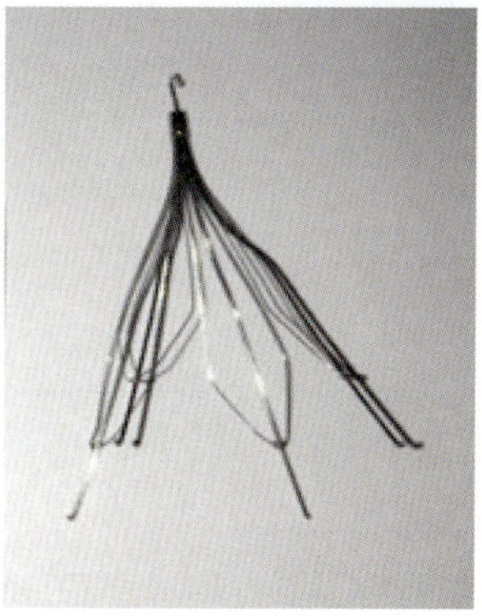

⑤ 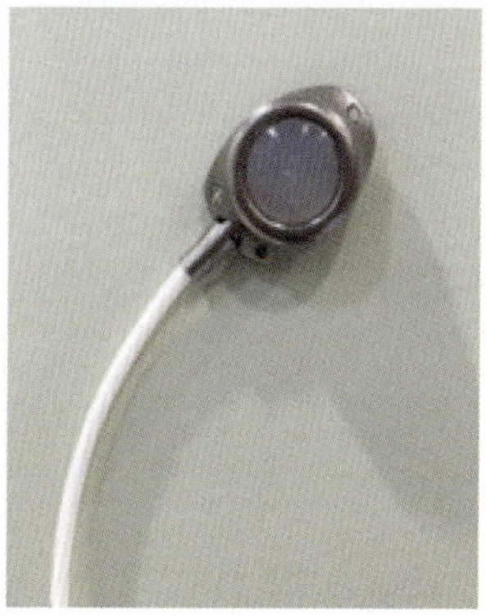

그림 57

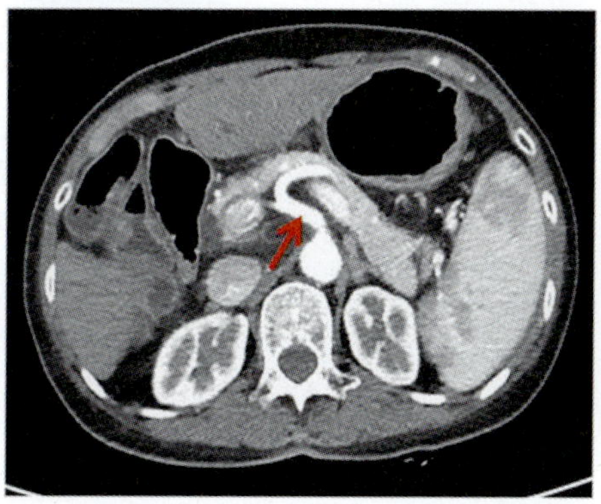

(가)

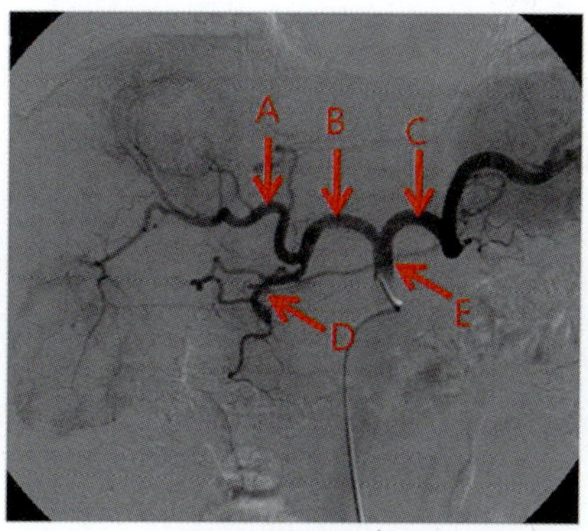

(나)

079 그림 57에서 (가)의 화살표가 가리키는 혈관이 혈관조영술(나)에서의 위치는?

① A ② B ③ C
④ D ⑤ E

(가)는 CT영상으로 화살표의 혈관은 복강동맥(celiac artery)이다.

그림 58

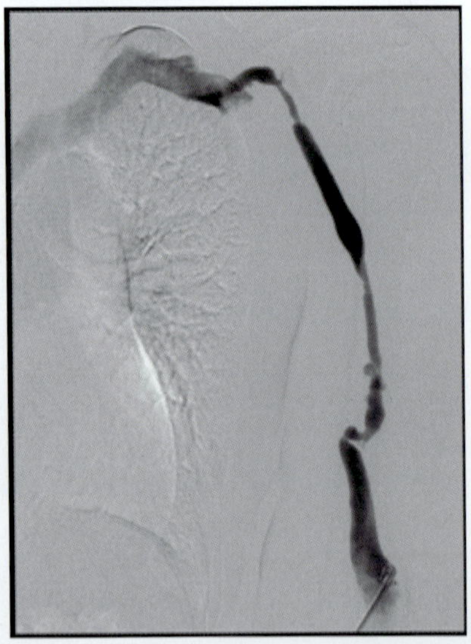

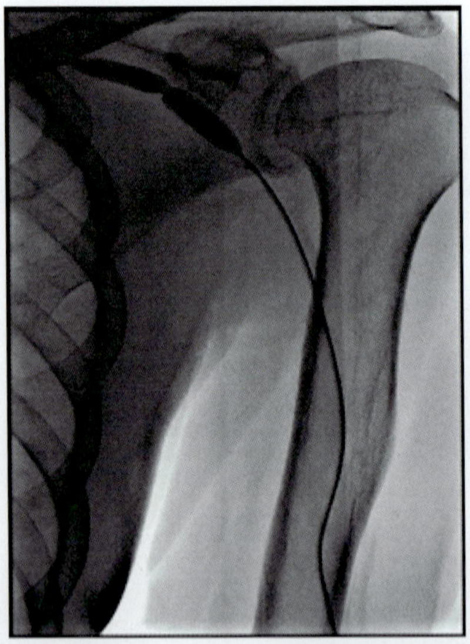

080 그림 58의 시술에 사용된 기구의 용도는?

① 약물주입 ② 혈관의 확장 ③ 혈관의 폐색
④ 혈류의 역류 방지 ⑤ 다량의 조영제 주입

경피적혈관성형술(Percutaneous Transluminal Angioplasty, PTA): 혈관협착 또는 폐쇄로 인하여 혈류가 감소한 환자에 혈류를 증가시킬 목적으로 좁아진 혈관에 풍선을 이용하여 혈관을 확장 또는 재개통시키는 시술로서 외과적 수술을 대치할 수 있는 방법으로 널리 이용되고 있다.

그림 59

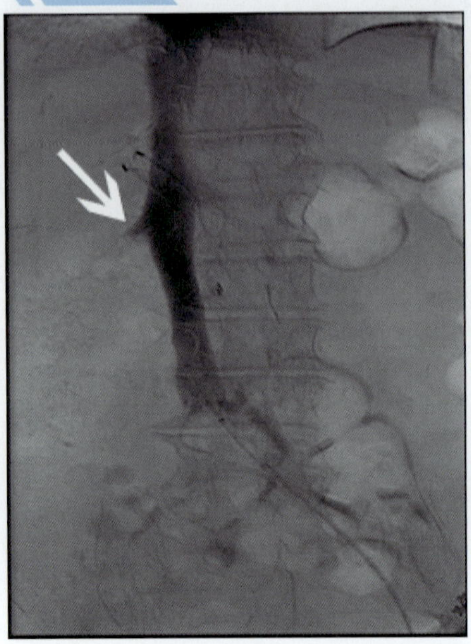

081 그림 59은 필터설치술 시행 전의 혈관조영상이다. 화살표한 혈관의 명칭은?

① 간문맥
② 간정맥
③ 간동맥
④ 콩팥정맥
⑤ 콩팥동맥

아래대정맥필터설치술(IVC filter insertion)을 시행하기 전 아래대정맥조영술을 실시하여 콩팥정맥의 위치를 확인하고 콩팥정맥 아래에 필터(filter)를 설치한다.

그림 60

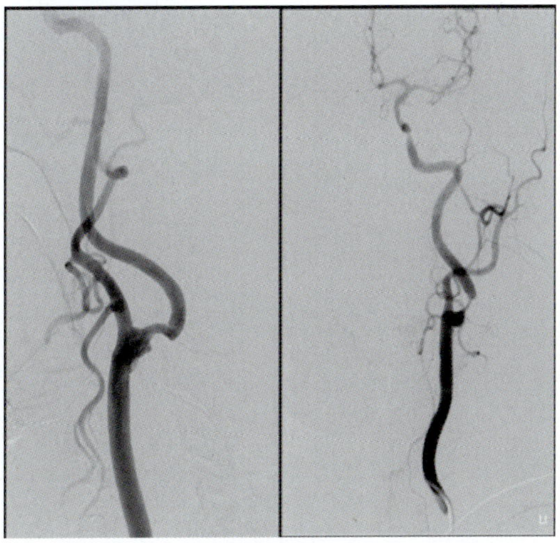

082 그림 60의 중재적 시술에 필요한 기구는?

①

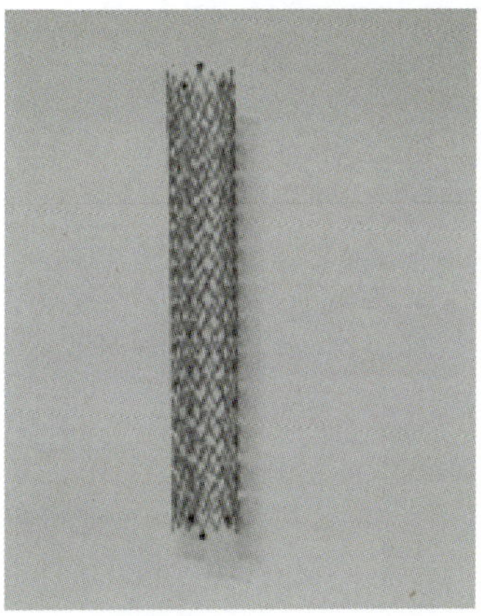

②

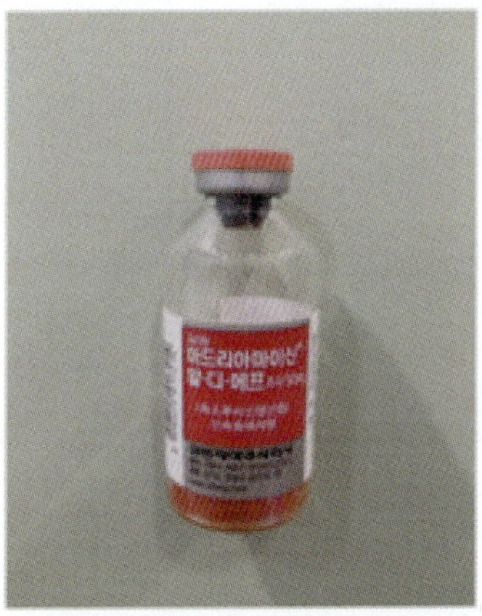

③

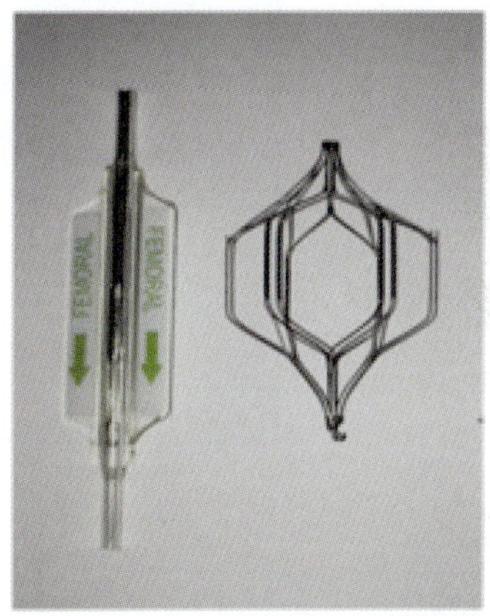

④

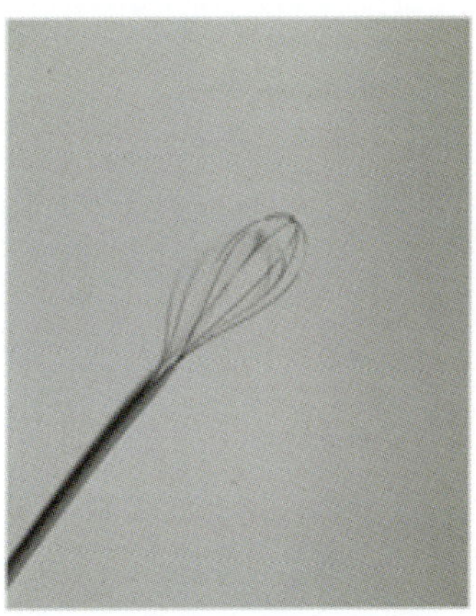

⑤

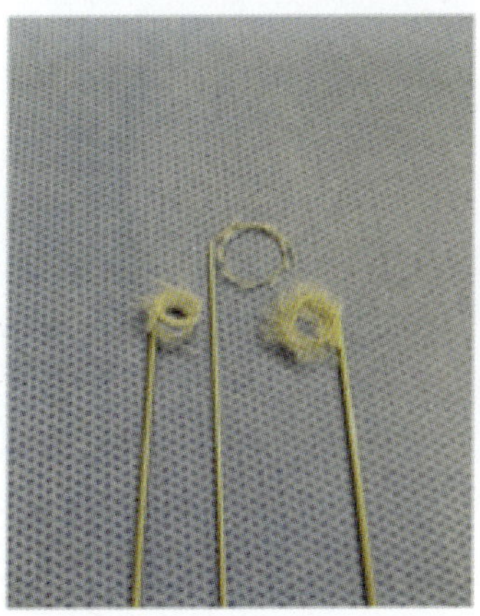

그림 61

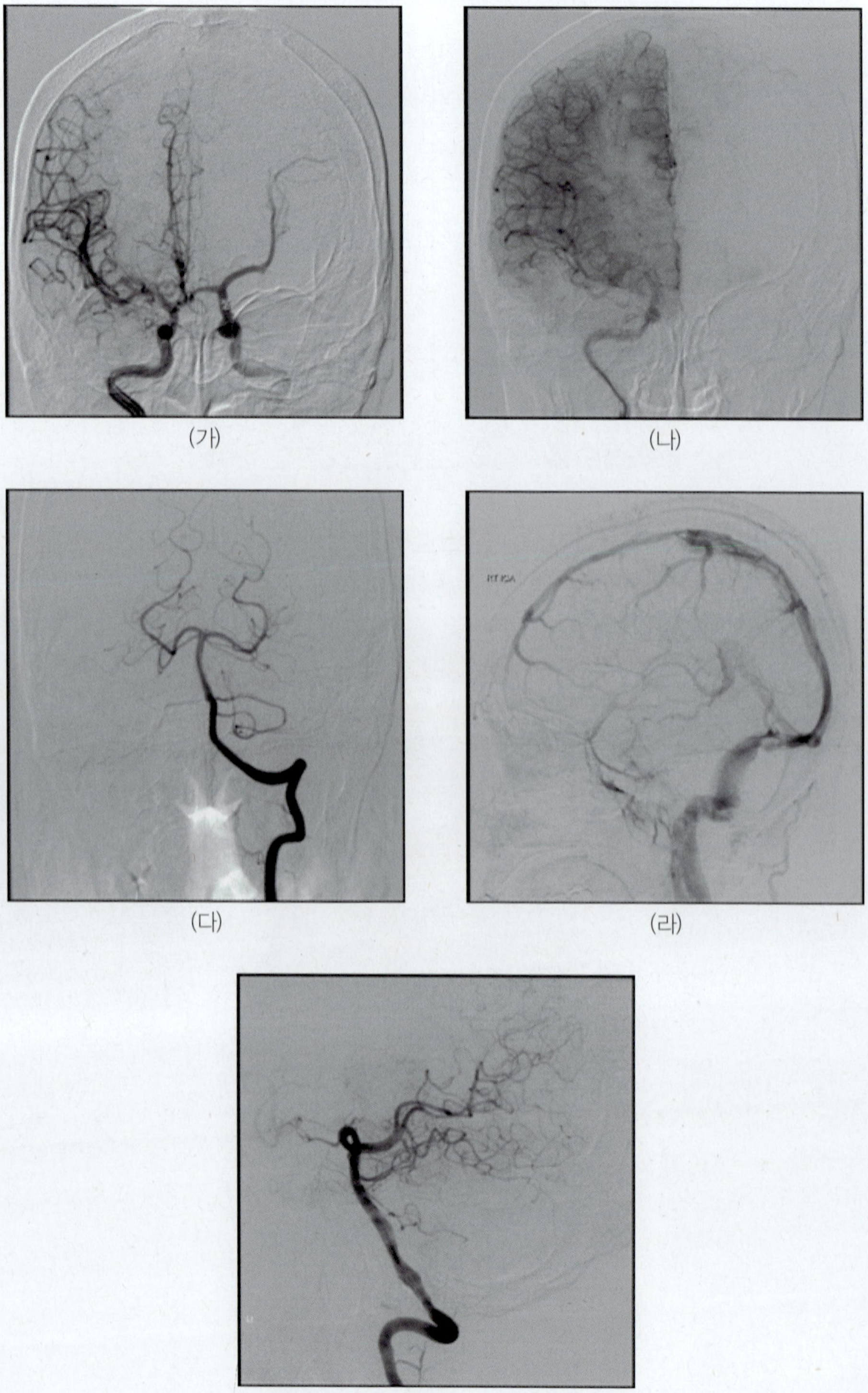

(가) (나) (다) (라) (마)

083 그림 61의 설명이 옳은 것은?

① (가)-온목동맥 정면상
② (나)-속목동맥 측면상
③ (다)-척추동맥 측면상
④ (라)-속목동맥 지연상
⑤ (마)-속목동맥 정면상

그림 62

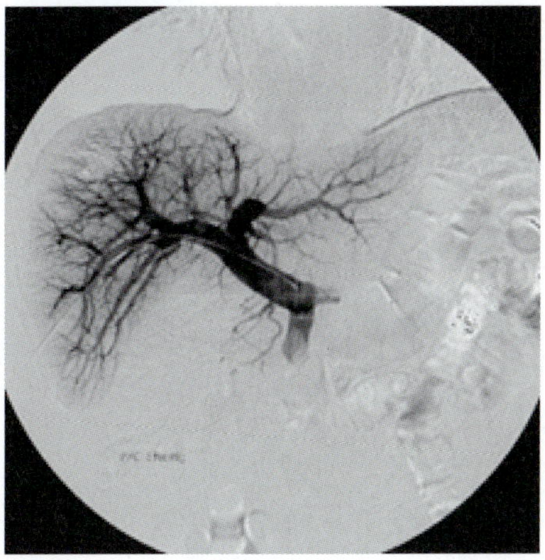

(가)

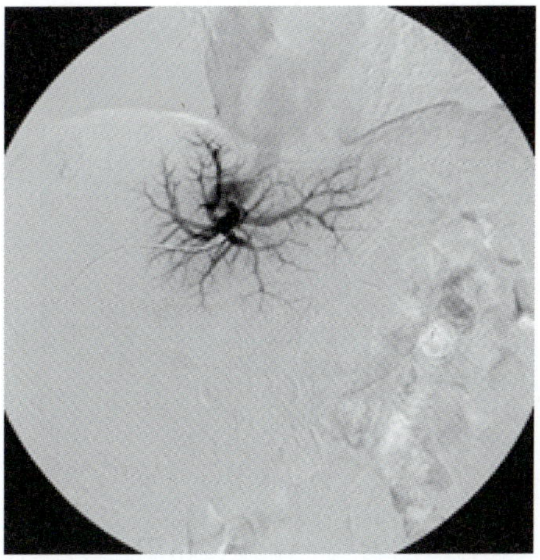

(나)

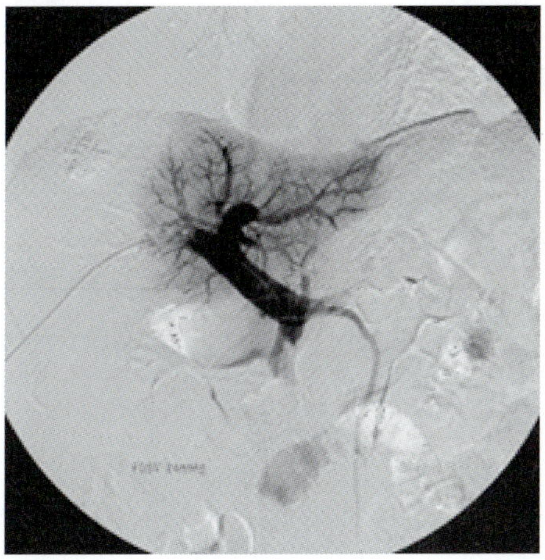

(다)

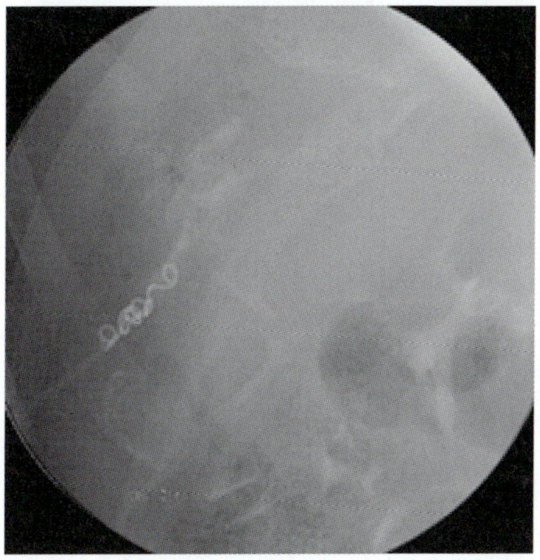

(라)

084 그림 62의 설명이 옳은 것은?

① 넙다리동맥을 천자한다.
② 스텐트로 간문맥을 확장한다.
③ 코일로 간동맥을 색전한다.
④ 광범위한 간절제 수술 전 시행한다.
⑤ 수술시간의 연장 목적으로 시행한다.

문맥색전술(portal vein embolization, PVE):
광범위한 간절제술이 시행될 환자에서 수술의 안정성을 높이기 위해서 시행되는 시술이다.
절제할 간부위의 문맥혈류를 차단하여 그 부위를 위축시키고 수술 후 남게 되는 간엽의 비대(2주후 약 40% 확대)를 유도할 뿐 아니라 수술 후 발생하는 문맥혈류 및 압력의 증가를 수술 전에 경험하게 해준다.

085 그림 62의 시술순서로 옳은 것은?

① (가)-(나)-(다)-(라)
② (가)-(다)-(나)-(라)
③ (나)-(라)-(다)-(가)
④ (라)-(가)-(나)-(다)
⑤ (라)-(나)-(다)-(가)

그림 63

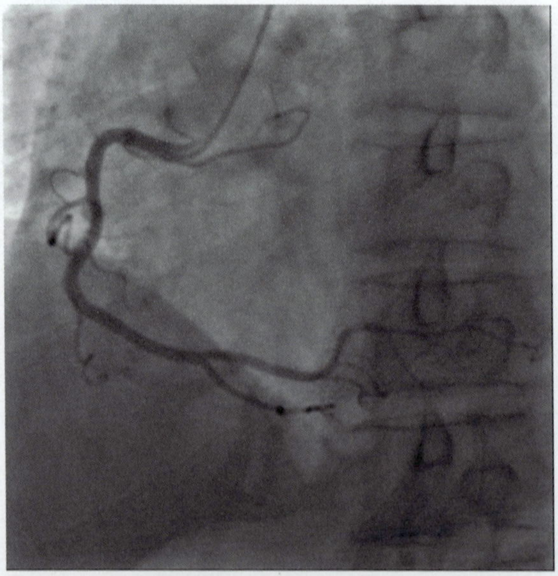

086 **그림 63**과 같은 영상이 나타나는 엑스선관의 각도는?

① LAO 30도, Caudal 0도
② RAO 30도, Caudal 30도
③ RAO 45도, Cranial 30도
④ LAO 30도, Caudal 30도
⑤ LAO 30도, Cranial 30도

그림 64

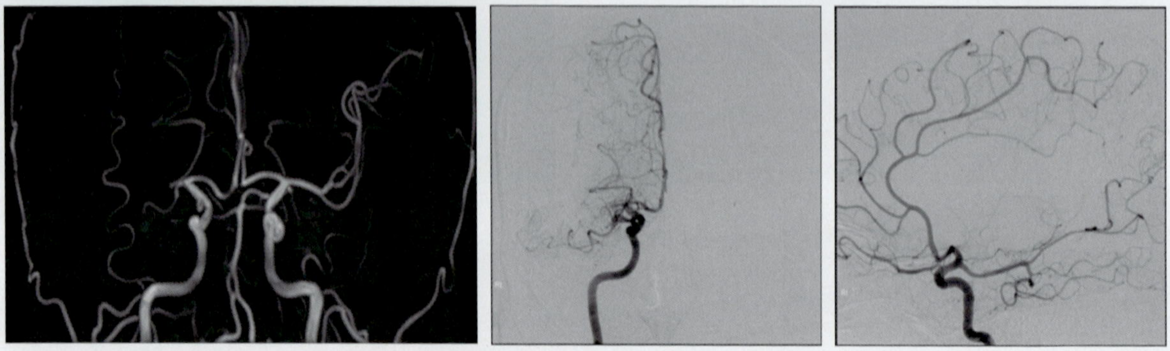

087 **그림 64**에서 공통적으로 관찰되는 질환은?

① 뇌종양
② 뇌동맥자루
③ 동정맥기형
④ 뇌혈관의 출혈
⑤ 뇌혈관의 폐색

그림 65

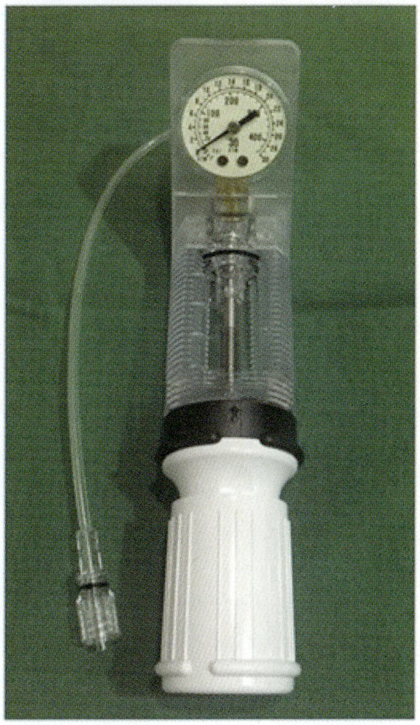

088 **그림 65**에 나타난 중재적 시술기구의 용도는?

① 혈류량 측정
② 풍선의 확장
③ 혈관 내 압력측정
④ 조영제의 자동주입
⑤ 색전물질 등의 약물 주입

Inflation device: 풍선카테터(balloon catheter)를 확장시키는 기구

그림 66

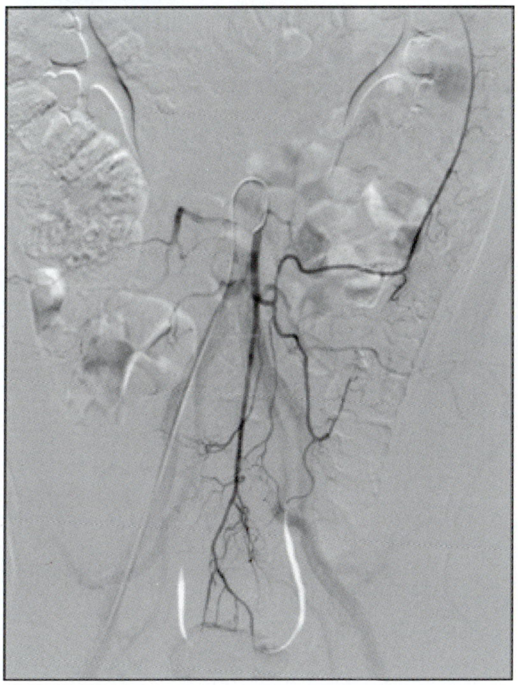

089 **그림 66**에서 혈류를 공급하는 장기는?

① 돌창자
② 빈창자
③ 샘창자
④ 구불잘록창자
⑤ 오름잘록창자

아래창자간막동맥의 분지
왼잘록창자동맥, 구불잘록창자동맥, 위치핵동맥, 모서리동맥 등

그림 67

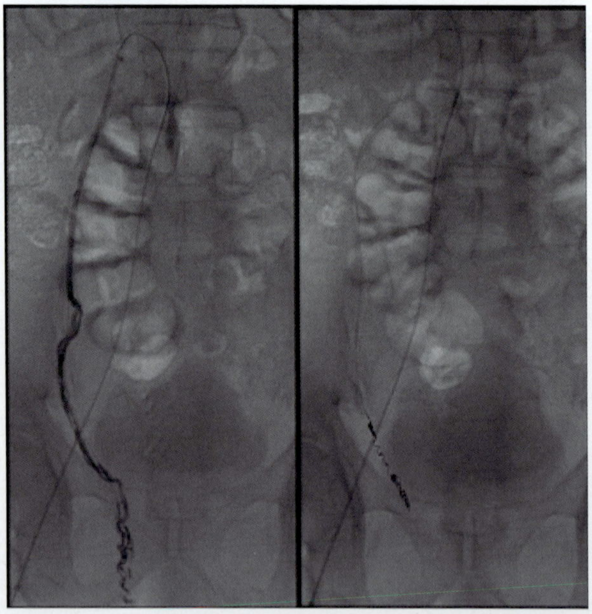

090 그림 67에서 조영된 부위의 명칭은?

① 요관
② 고환정맥
③ 아래대정맥
④ 속엉덩동맥
⑤ 바깥엉덩 정맥

남성의 고환동맥, 여성의 난소동맥은 대동맥에서 직접 분지하여 모세혈관을 거쳐 생식샘정맥(gonadal vein)을 형성한다. 콩팥정맥의 압력이 상승하면 콩팥정맥의 혈류가 생식샘정맥으로 역류하여 압력이 상승하면서 정맥자루가 발생한다. 정계정맥류 색전술(varicocele embolization)은 콩팥정맥에서 생식샘정맥으로 혈류가 역류하는 것을 막는 시술이며 주로 코일을 사용하여 색전한다.

091 그림 67의 중재적 시술과 관련 있는 재료는?

①
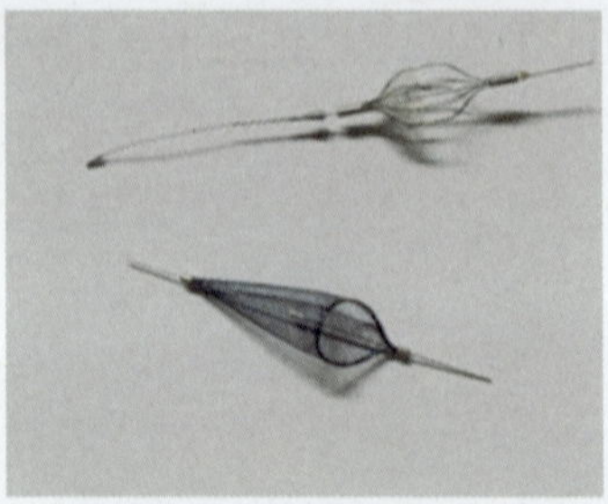

②
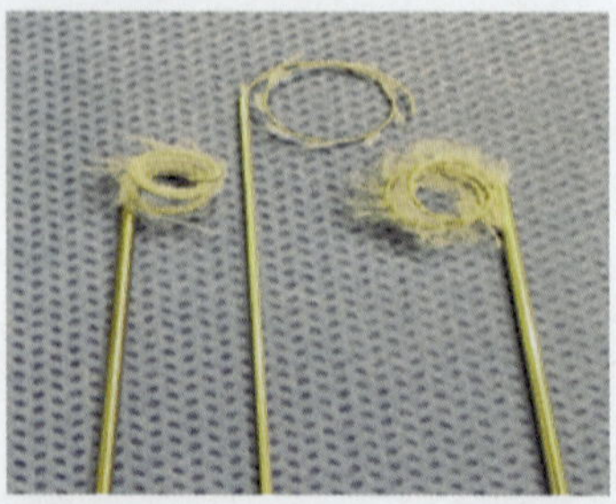

③
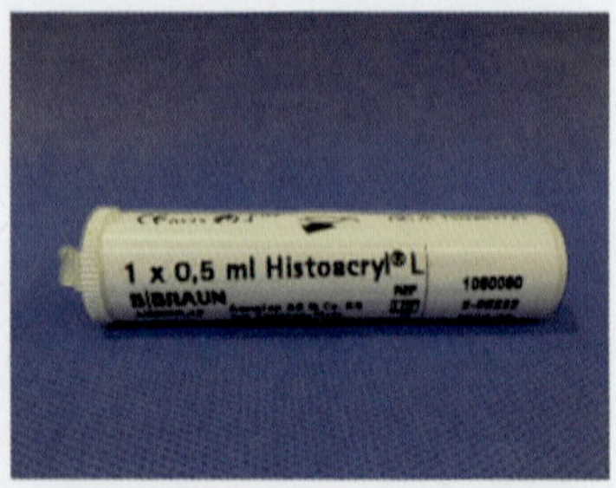

④
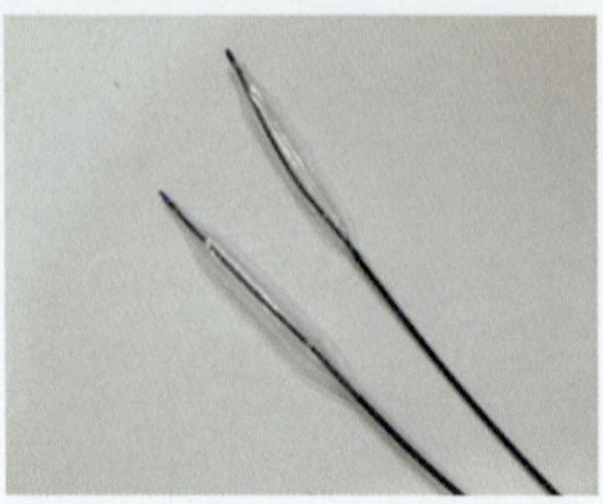

⑤
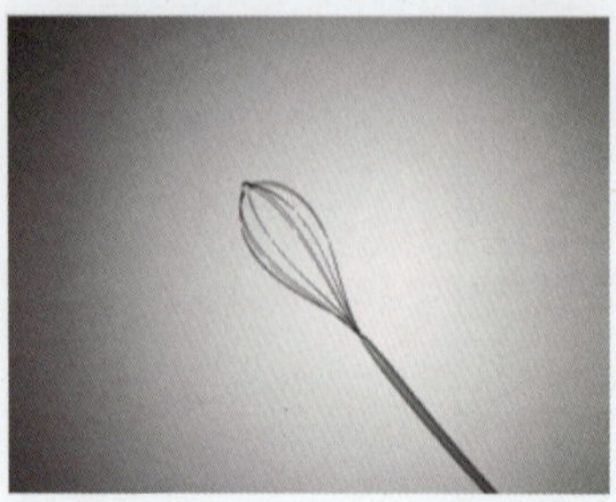

그림 68

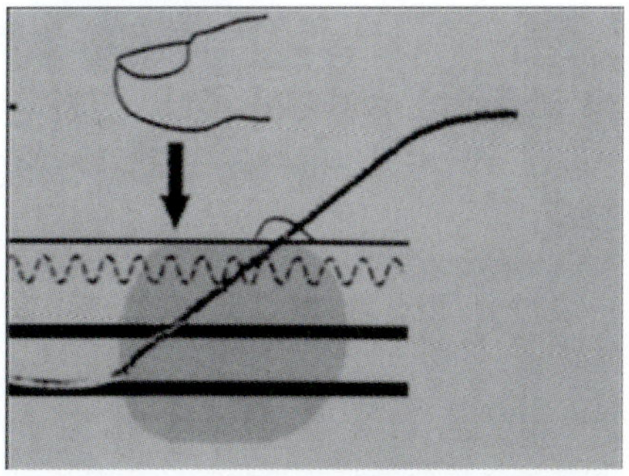
(가)

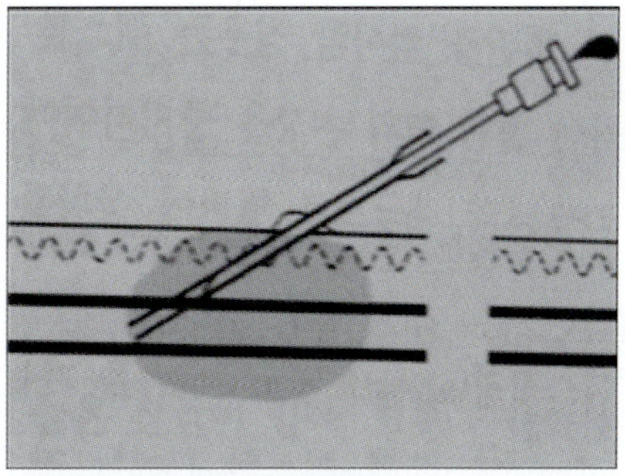
(나)

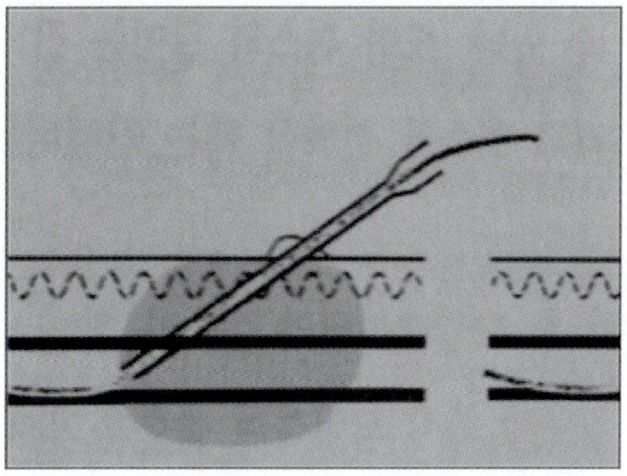
(다)

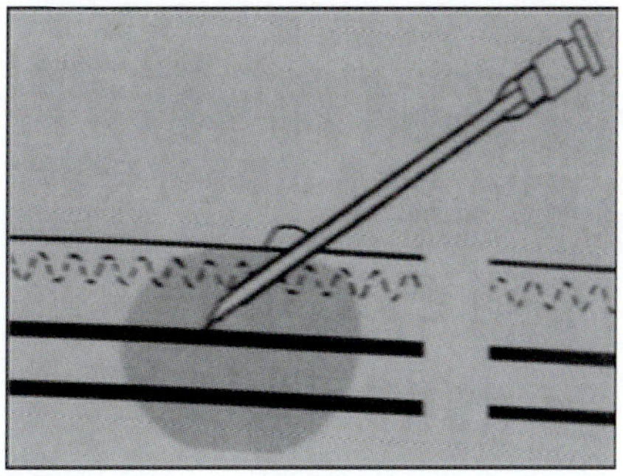
(라)

092 **그림 68**은 셀딩거 천자법이다. 순서가 옳은 것은?

① (가)-(나)-(다)-(라)
② (가)-(다)-(나)-(라)
③ (나)-(라)-(다)-(가)
④ (라)-(가)-(나)-(다)
⑤ (라)-(나)-(다)-(가)

셀딩거 천자법(Seldinger method) :
셀딩거침은 내침와 외침으로 구성된다. 대상혈관을 촉지하고 셀딩거침으로 천자를 한 후 천자된 것을 확인하고 내침을 제거한다. 외침을 통해 안내철심(guide wire)를 삽입하고 외침을 제거한다.

그림 69

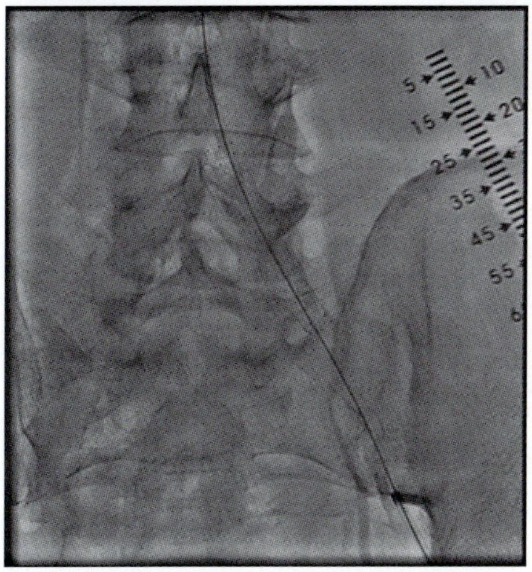

093 **그림 69**의 중재적 시술에 관한 설명이 옳은 것은?

① 혈전용해제를 사용한다.
② 시술반대측 부위를 천자한다.
③ 시술한 부위는 온엉덩동맥이다.
④ 폐색용 풍선카테터를 사용한다.
⑤ 허파동맥의 색전증을 방지하기 위해 시행한다.

그림 70

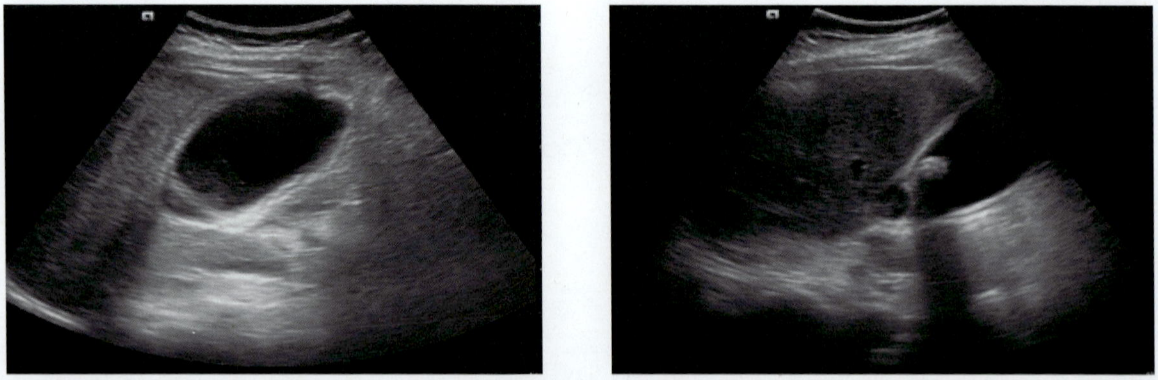

094 **그림 70**과 관계 있는 중재적 시술은?

①
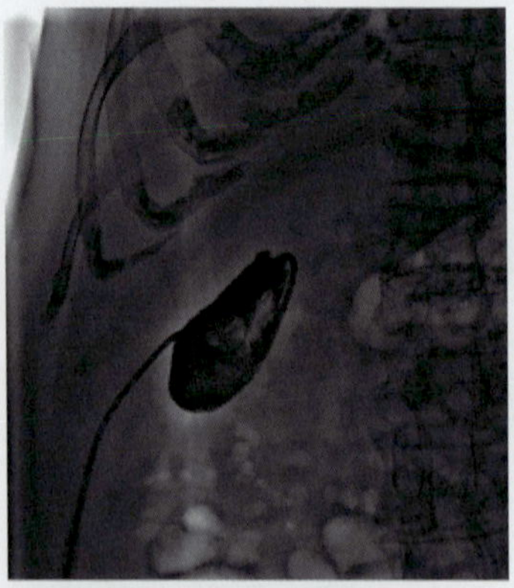

②
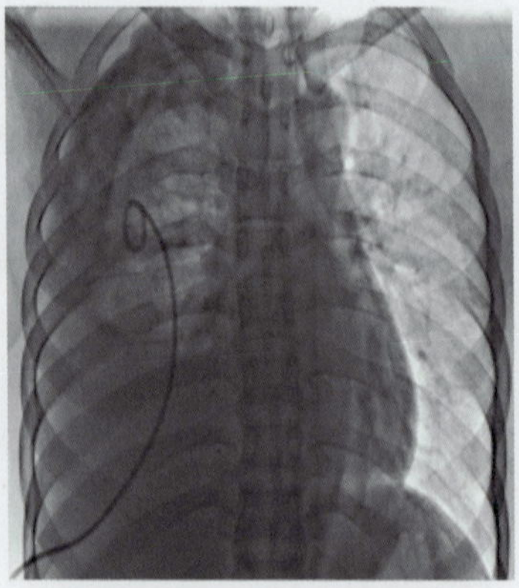

③
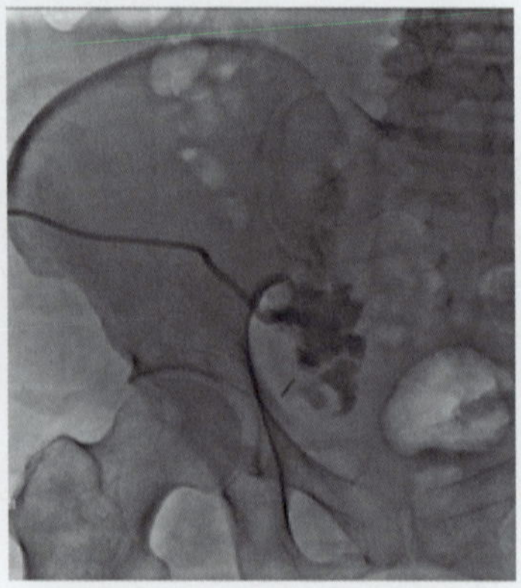

④
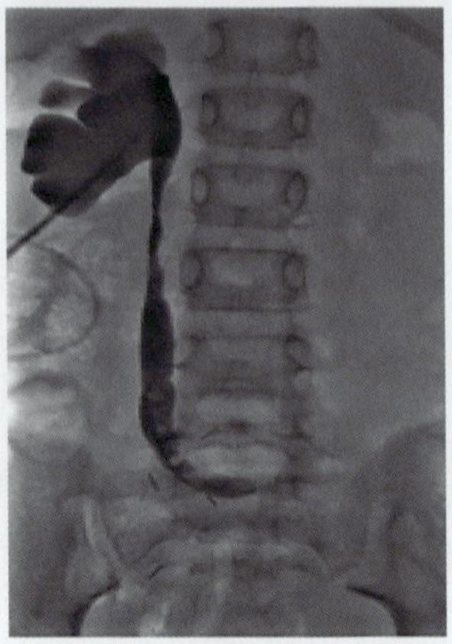

⑤
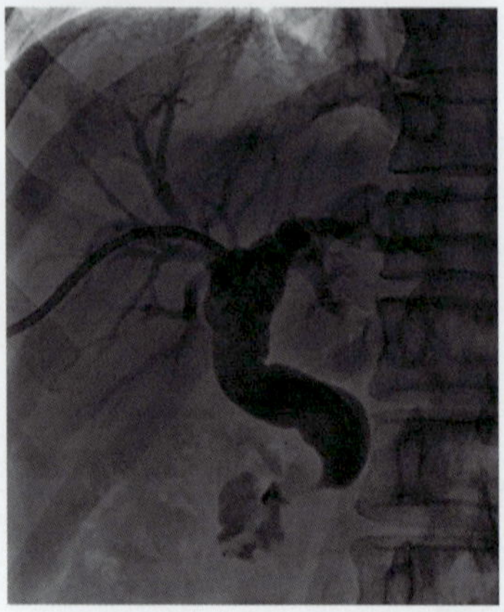

초음파검사는 쓸개(gall bladder)를 검사한 영상이다.

그림 71

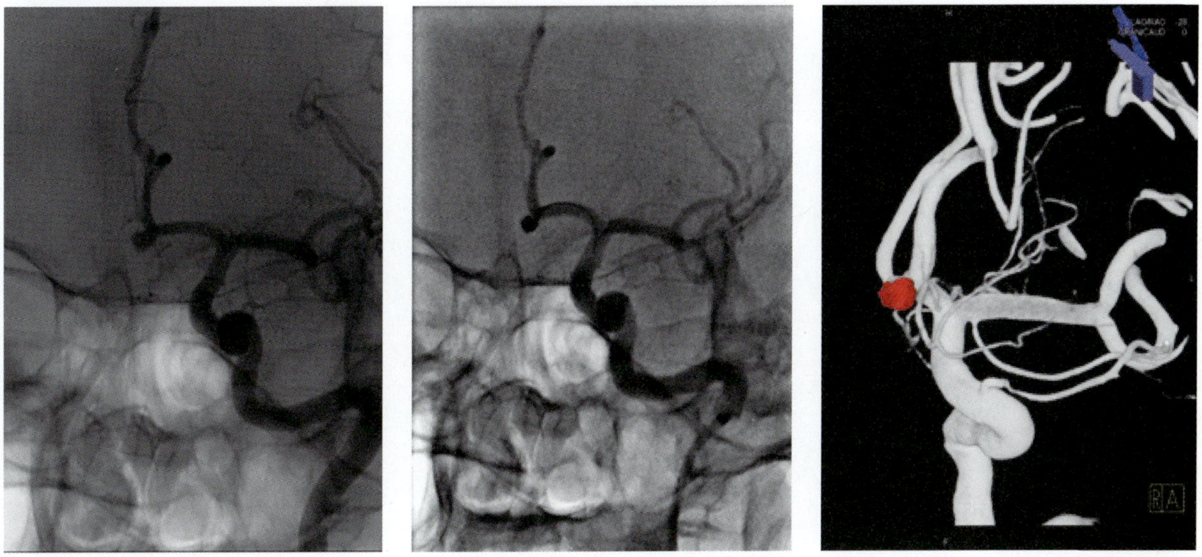

095 **그림 71**의 중재적 시술에서 사용된 재료가 옳은 것은?

① 스텐트, 젤폼
② 코일, 미세카테터
③ 코일, 폐색용풍선
④ 스텐트, 폐색용 풍선
⑤ PVA, 미세카테터

뇌동맥자루 코일색전술(cerebral aneurysm coil embolization):
뇌동맥자루는 혈관이 꽈리모양처럼 부풀어 올라 생기는 것으로 파열이 되어 증상을 나타내기 전까지는 증상을 거의 느끼지 못하다가 파열이 되면 심각한 신경학적 증상을 호소한다.
뇌동맥자루는 외과적 수술법과 중재적 시술인 혈관내 치료법으로 치료가 가능하며, 특히 혈관내 치료법인 코일 색전술은 분리형코일과 미세카테터 등을 이용하여 뇌동맥자루를 치료한다.

그림 72

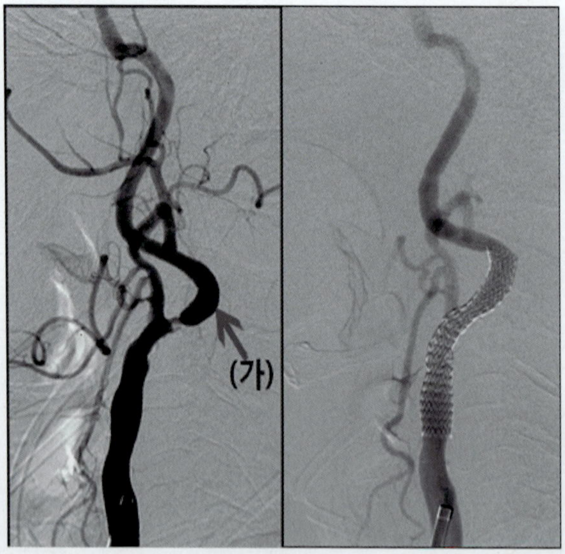

096 그림 72의 중재적 시술과 관계 있는 것은?

① 혈전제거술
② 혈전용해술
③ 뇌동맥자루색전술
④ 속목동맥스텐트설치술
⑤ 넙다리동맥풍선확장술

097 그림 72의 시술에 관한 설명이 옳은 것은?

① (가)는 바깥목동맥이다.
② 뇌출혈 예방을 목적으로 한다.
③ 카테터의 끝은 속목동맥이다.
④ 50% 이상 협착이 있을 경우 시행한다.
⑤ 혈류의 흐름을 원활하게 하기 위한 시술이다.

속목동맥 협착증(carotid stenosis)이 발생하면 뇌혈류의 감소로 인해 뇌졸중(stroke)이 발생 가능.
협착이 관찰되는 혈관에 stent를 삽입 후 혈관을 확장시켜 뇌로 가는 혈류의 흐름을 원활하게 하여 뇌허혈증이나 뇌경색의 예방 및 치료를 한다.

그림 73

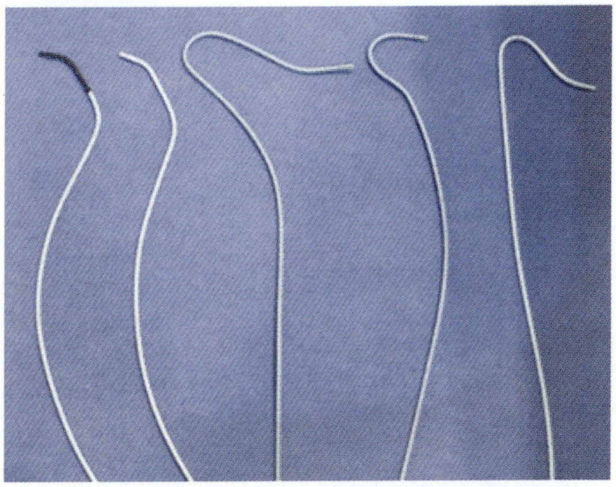

098 **그림 73**과 같은 카테터를 사용하는 검사는?

①

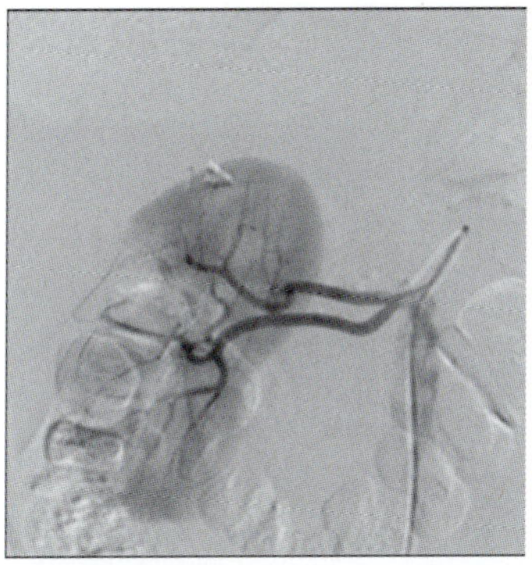

②

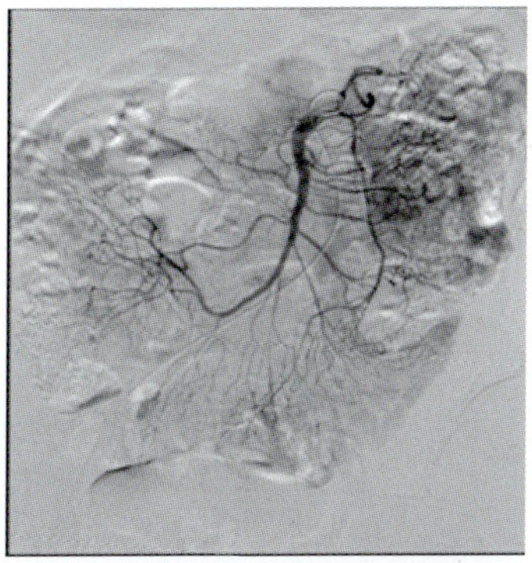

③

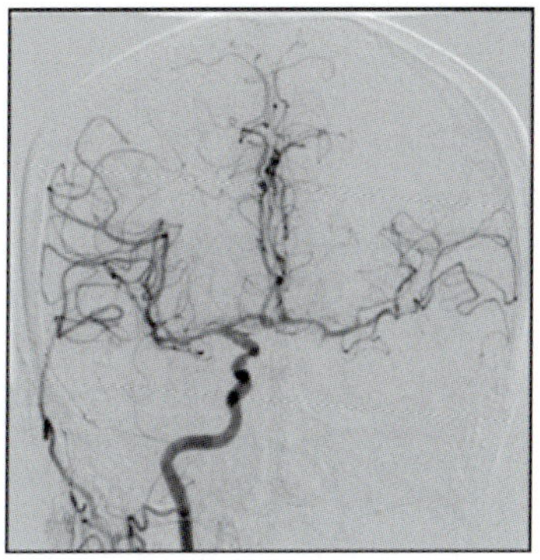

④

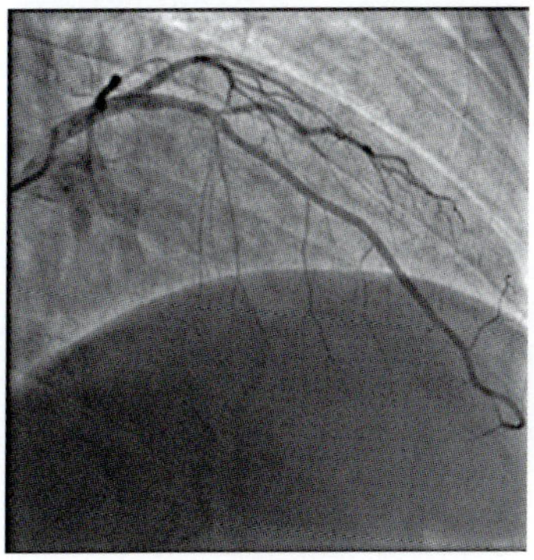

⑤

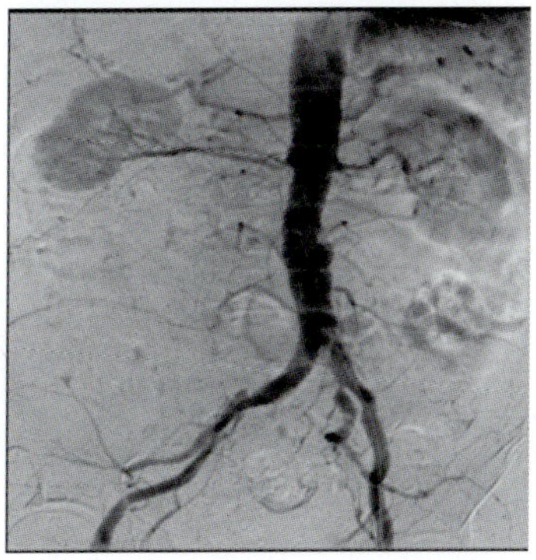

그림 74

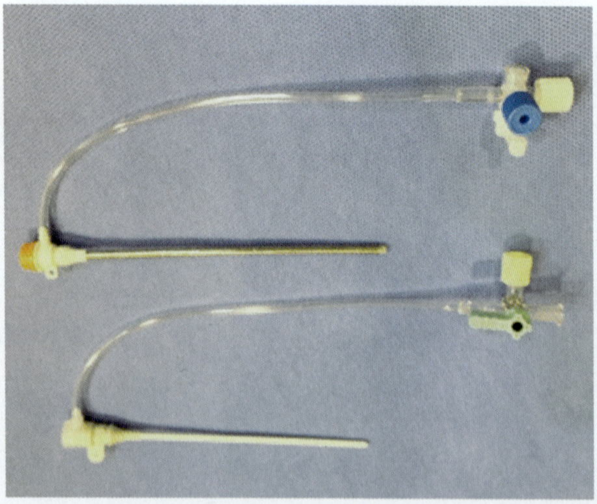

099 **그림 74**과 같은 시술기구에 관한 설명이 옳은 것은?

① 유도카테터이다.
② 약물주입이 불가능하다.
③ 비혈관계에는 사용하지 않는다.
④ 천자 부위를 확장시키는 역할을 한다.
⑤ 카테터의 이동으로 인한 혈관을 보호한다.

그림 75

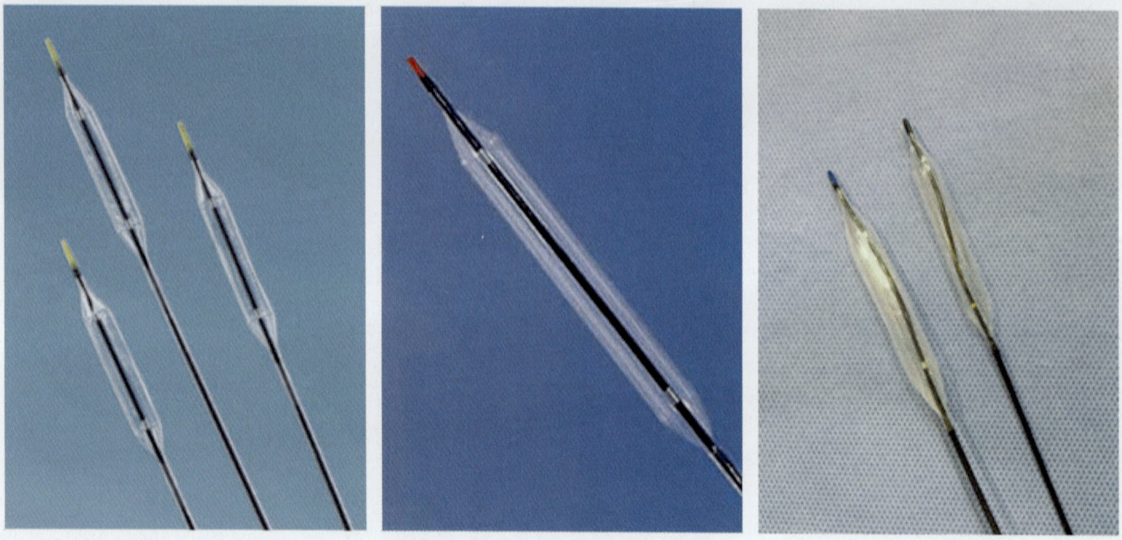

100 **그림 75**과 같은 시술기구의 사용 목적은?

① 혈전용해제 주입
② 혈전의 이탈 방지
③ 대동맥에 다량의 조영제 주입
④ 혈관 및 쓸개관 협착 부위의 확장
⑤ 혈관색전술 시 색전물질이 정상범위로 침범 방지

STEP 03

| 중재적 시술 및 혈관조영검사 | 해답

1. 3) 2. 2) 3. 2) 4. 2) 5. 2) 6. 4) 7. 3) 8. 4) 9. 3)
10. 5) 11. 1) 12. 3) 13. 2) 14. 5) 15. 2) 16. 1) 17. 5) 18. 4)
19. 4) 20. 4) 21. 5) 22. 1) 23. 5) 24. 4) 25. 5) 26. 5) 27. 2)
28. 4) 29. 1) 30. 3) 31. 4) 32. 5) 33. 4) 34. 5) 35. 1) 36. 1)
37. 5) 38. 1) 39. 4) 40. 1) 41. 2) 42. 1) 43. 4) 44. 2) 45. 4)
46. 5) 47. 1) 48. 3) 49. 3) 50. 4) 51. 3) 52. 1) 53. 1) 54. 2)
55. 2) 56. 3) 57. 4) 58. 3) 59. 4) 60. 1) 61. 4) 62. 4) 63. 2)
64. 2) 65. 4) 66. 3) 67. 2) 68. 4) 69. 4) 70. 5) 71. 5) 72. 1)
73. 3) 74. 2) 75. 1) 76. 3) 77. 2) 78. 3) 79. 5) 80. 2) 81. 4)
82. 1) 83. 4) 84. 4) 85. 1) 86. 1) 87. 5) 88. 2) 89. 4) 90. 2)
91. 2) 92. 5) 93. 3) 94. 1) 95. 2) 96. 4) 97. 5) 98. 3) 99. 5)
100. 4)

초음파영상검사

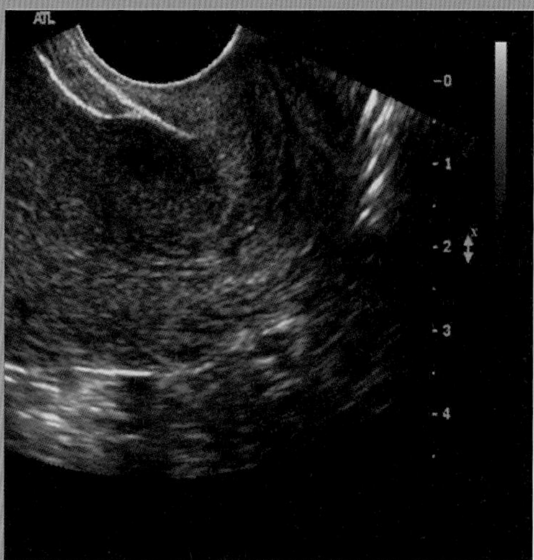

4

Sonography

I 초음파의 물리적 특성

1. 음의 본질(Nature of Sound)

1) 음의 정의(Definition of sound)

일반적으로 "소리란 청각기관에서 받아들여진 감각"(Sound is the sensation perceived by the sense of hearing)으로 정의할 수 있으나, 이것은 너무 제한적인 가청음만을 나타내는 한정적인 정의이므로, 의료에서의 음의 정의는 "소리란 매질 내에서 압력파에 의해 전달되어지는 기계적 에너지(Sound is mechanical energy transmitted by pressure waves in a material medium)이다"라고 정의한다. 이것은 일반적인 가청음 외에 외음역(Infra sound), 지진파, 초음파 등 모든 음을 포괄적으로 나타내는 정의이다.

2) 음의 근원(Source of sound)

음이 발생하는 것은 음원의 진동(vibration)에 의해 발생하며, 진동횟수(단위 시간당)에 의해 음의 고·저가 결정된다. 즉 진동이 빠를수록 고음이 되며, 진동이 느릴수록 저음이 된다.

3) 파동(Wave motion)

발생된 음이 매질을 통하여 일정한 속도로 전파 되어 나가는 음파의 움직임을 말하는 것으로, 음파는 움직임이 매우 빠르기 때문에 음파를 시각적으로 가시화 한다는 것은 불가능하다. 파동의 특성을 쉽게 알 수 있는 것으로 물결 모양을 예로 들면, 파동이란 조용한 수면에 물건을 던져서 일어나는 물결과 같은 것으로 이해할 수 있다. 이때 발생한 물결파는 수면과 물의 밀도에 의해서 영향 받은 속도로 바깥쪽으로 퍼져 나간다. 음파가 공기 중에서 전파되어 나갈 때는 공기 중의 기온과 기압에 영향을 받는다.

이때 전달되는 파는 매질내의 입자들의 실질적인 이동이 없이, 단지 입자들의 진동(vibration)만으로 에너지를 전달한다. 그 예로 물에 떠있는 종이배를 파동을 발생시키면 상하로 움직일 뿐 파동이 지나가면 그 자리에 있는 것으로 증명할 수 있다.

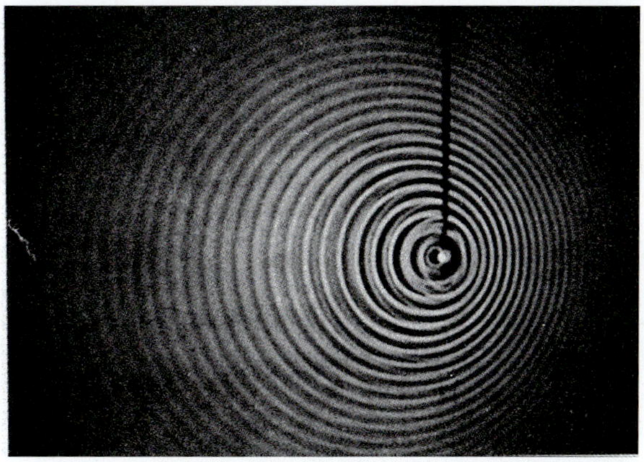

그림 5-1. 잔잔한 호수에 물건을 던졌을 때 발생하는 물결 형태(수면파)

표 5-1은 파의 종류를 기계적인 파와 전자기파로 분류하여 나타낸 것이다.

표 5-1. 2가지 형태의 파(Two type of waves)

기계적인 파(Mechanical wave)	전자기파(Electromagnetic wave)
파도(Ocean wave) 지진파(Seismic wave) 음파(Sound wave)	라디오파(Radio waves) 방사선(X-rays) 빛(Light)

4) 종파와 횡파(Longitudinal waves and Transverse waves)

a. 종파(Longitudinal waves): 음원에서 발생된 파가 음원에서 먼 쪽으로 전파되어 나갈 때 매질 내 입자의 움직임(vibration)이 음의 전달 방향과 같은 형태(Particles of the medium move in the same direction as the wave travels) 의 파동을 말하며, 모든 형태의 음파는 종파이며 일반적으로 연부조직을 효과적으로 투과할 수 있다.

b. 횡파(Transverse waves): 음원에서 발생된 파의 진행방향에 대해 매질 내 입자의 진동 방향이 수직상태(Particles of the medium move in a direction perpendicular to that of the wave.)인 파동을 말하며 대표적인 것으로 전자기파를 들 수 있으며, 강철 같은 고체 물질을 따라서 쉽게 전파되지만, 연부조직은 효과적으로 전파하지 못한다.

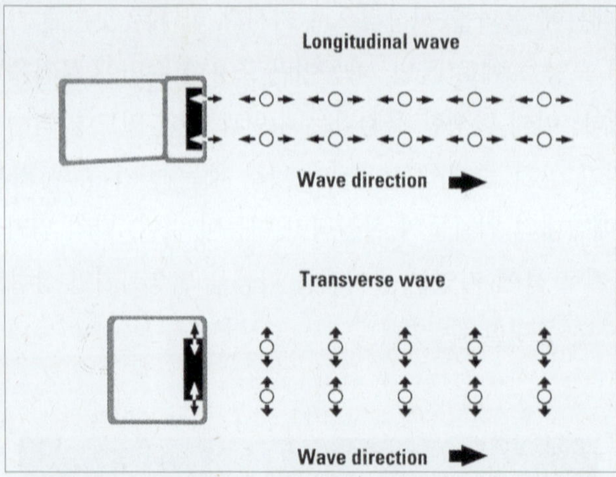

그림 5-2. 종파와 횡파. 종파는 파의 이동방향과 매질 내 입자의 진동방향이 평행하고, 횡파는 이동방향에 대해 매질 내 입자가 수직으로 움직인다.

5) 압축과 이완(Compression and Rarefactions)

음파는 진동 에너지의 영향을 받아서 음원에서 먼 곳으로 매질 속을 이동하는데, 음파가 발생되는 순간 매질 속 분자의 스냅사진을 볼 수 있다면 다음 그림 5-3과 같을 것이다. 즉, 음원의 전·후방 운동(vibration)은 매질의 입자를 밀고, 당기게 되며 인접한 입자를 계속 밀고 당기게 되는데, 입자가 밀려서 밀도가 약간 높은 부분을 압축영역(Compression region)이라 하고, 입자가 당겨져서 흩어진 곳은 매질은 밀도가 약간 낮게 되는데 이 부분을 이완영역(Rarefaction region)이라 한다.

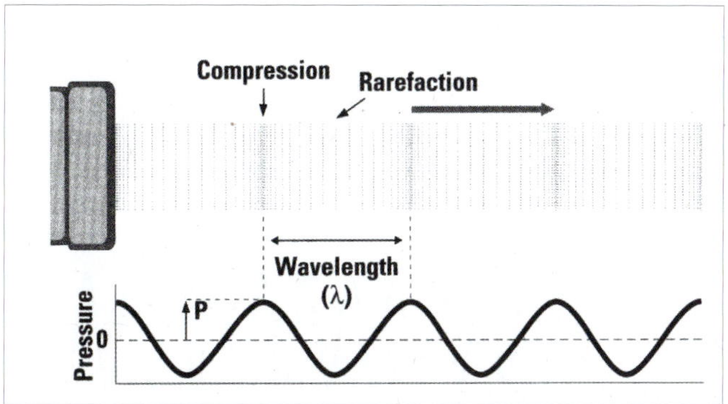

그림 5-3. 압축과 이완(Compression & Rarefaction). 매질내의 파동의 움직임을 순간적으로 표현한 그림으로 밀도가 높은 부분을 압축영역, 밀도가 낮은 부분을 이완영역이라 한다. 아래 그림은 위의 압축과 이완영역을 sign curve 형태로 나타낸 것으로 음의 파장은 λ, 압력의 크기는 P로 표현한다.

2. 음향 변수(Acoustic variables)

음의 전파에 양적 변화를 일으키는 요인을 말하는 것.

음압(pressure), 밀도(density), 온도(temperature), 입자운동(particle motion) 등이 있으며, 이와 관련된 파의변수(parameters of a wave)로 주파수(frequency), 주기(period), 파장(wave length), 진폭(amplitude), 강도(intensity), 전파속도(propagation speed) 등이 있다.

1) Frequency(주파수)

음의 주파수는 1초당 음원의 진동수에 의해 결정된다. 음원이 한번 진동하면 완전한 한 개의 사이클을 형성한다. 즉, 1Hz란 음원이 1초에 한번 진동하였음을 나타낸다.

- Unit: Hz, kHz, MHz

1 Hz = 1 cycle/sec

$$f = \frac{c}{\lambda}$$

f: 주파수(frequency)

c: 음속(speed of sound)

λ: 파장(wavelength)

2) Period(주기)

한 개의 완전한 cycle이 형성되는데 소요되는 시간, 즉 음원이 한번 진동하는데 소요되는 시간을 말한다.

- Unit: sec, μsec

$$T = \frac{1}{f}$$

T: 주기(period)

f: 주파수(frequency)

주기와 주파수는 역수 관계(Period is inverse of the frequency)이다(그림 5-4). 주파수가 증가함에 따라 주기는 감소한다. 즉, 주파수가 2배이면 주기는 1/2, 주파수가 3배이면 주기는 1/3로 감소한다.

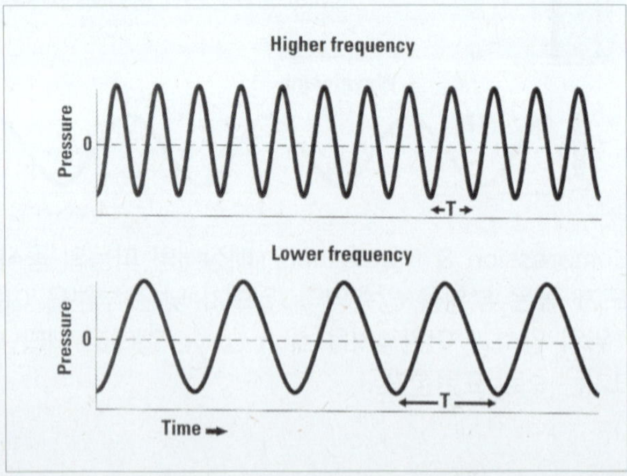

그림 5-4. 고주파수와 저주파수의 비교. 낮은 주파수에서 주기(T)의 값이 커진다.

예제) 음파의 주파수가 10 cycle/sec인 경우 주기(period)는?

$$T = \frac{1}{f} = \frac{1}{10\text{cycle/sec}} = 0.1\ \text{sec}$$

예제) 주기가 1㎲인 경우 주파수는?

$$f = \frac{1}{T} = \frac{1}{0.000001\text{sec}} = 1{,}000{,}000\ \text{cycle/sec} = 1\ \text{Mcycle/sec} = 1\ \text{MHz}$$

3) 파장(Wavelength)

파장이란 음파의 사이클 형태에서 최고치와 최고치, 최저치와 최저치, 또는 각 대응되는 지점까지의 거리를 말하는 것으로, 완전한 한 개 파형의 길이개념이다. 즉 파동에서 음원이 한번 진동할 때 음파가 이동한 거리를 나타낸다.

음파의 파장을 λ로 표현하며, 주파수(f)와 매질 내 음속(c)에 의해 결정된다.

- Unit: m, mm

$$\lambda = \frac{c}{f}$$

λ: 파장(wavelength)
c: 매질 내 음속(speed of sound in medium)
f: 주파수(frequency)

음의 파장은 식에서와 같이 주파수에 반비례하기 때문에 주파수가 증가할수록 파장은 짧아진다.

예제) 주파수가 2 MHz인 초음파의 연부조직 내에서의 파장은?

(연부 조직내 음의 속도는 1,540 m/sec이다.)

$$\lambda = \frac{c}{f} = \frac{1540\,\mathrm{m/sec}}{2 \times 10^6\,\mathrm{sec}} = 0.00077\ \mathrm{m/u} = 0.77\ \mathrm{mm}/\mu\mathrm{s}$$

연부조직내의 음속이 1,540 m/s이므로 상기 식을 이용하여 간략하게 표현하면, 연부조직내의 파장 λ_{st}는

* $\lambda_{st} = \frac{1.54\,\mathrm{mm}}{\mathrm{f\,(MHz)}}$로 나타낼 수 있다.

λ_{st}: 연부조직내의 파장(wavelength in soft tissue, mm)

f : 주파수(frequency, MHz)

4) Amplitude and Intensity(진폭과 강도)

① 진폭(Amplitude)

: 음파에서 정상치(normal value)를 기준으로 하였을 때 음파의 최대증가(or 감소)값을 진폭이라 한다.

② 강도(Intensity)

: 음의 강도는 음속의 면적에 대한 출력의 크기로, 출력이란 transducer에서 매질 속으로 전파되는 음파의 energy를 말한다.

• unit: $\mathrm{W/cm^2}$

$$\mathrm{I} = \frac{P^2}{2\rho c}$$

I: 음의 강도(intensity of sound)

P: 힘(power)

ρ: 매질의 밀도(density of the medium)

c: 음속(speed of sound)

5) 출력(Power)

출력이란 음파의 세기와 관련이 있으며, 전체 음속으로 전파되는 에너지의 세기를 말하며, 음파가 매질을 투과함에 따라 감소(decrease)한다. 출력에 영향을 미치는 인자는 음원의 진폭으로 진폭의 크기를 조절함으로서 출력의 세기를 조절할 수 있다.

• Unit: watts(W)

출력은 진폭과 직접적으로 관계가 있어 진폭이 증가함에 따라 출력도 같이 증가하며, 출력은 진폭의 자승에 비례한다.

예제) 음파의 진폭이 3배일 경우 출력은?

출력은 진폭의 자승에 비례하기 때문에 $3^2 = 9$

즉, 진폭이 3배로 증가하면 출력은 9배로 증가한다.

6) 음의 속도(Speed of sound)

어떤 매질에서의 음속은 일차적으로 매질의 특성에 의해서 결정된다. 매질의 특성은 각 물질이 가지고 있는 고유한 특성, 즉 각 매질의 경도와 밀도에 의한다. 음파가 매체를 통과하는 속도를 파의 전파속도(propagation speed)라 한다.

일반적인 음의 전파속도는 주파수와 파장의 곱으로 산출한다.

- 전파속도(m/sec) = 주파수(Hz) × 파장(m)

연부조직과 액체상태에서의 종파의 음속은 다음의 식과 같이 매질의 밀도에 반비례하고 경도에 비례한다.

$$C = \sqrt{\frac{B}{\rho}}$$

C: 음의 속도(the speed of sound, m/sec)

B: 체적 탄성률(Bulk)

ρ : 매질의 밀도(density, g/cm^3, kg/cm^3)

① 매질 내에서 음속

음의 속도는 주파수와 상관없이 동일한 매질 내에서는 항상 같은 속도를 갖는다(표 5-2 참조).

표 5-2. 매질 내에서의 음의 속도

Material	Sound speed (m/s)
Air	330
Mercury	1,450
Water	1,480
Brain	1,520
Soft tissue	1,540
Liver	1,550
Kidney	1,560
muscle	1,580
Lead	2,400
Aluminum	6,400

연부조직에서의 평균음속을 표현하면 다음과 같다.

- 연부조직에서의 평균음속

  1,540 m/s

  154,000 cm/s

  0.154 cm/μs = 1.54 mm/μs

② 음의 속도 변화 인자

a. 매질의 상태: 기체 〈 액체 〈 고체

b. 매질의 경도(stiffness)

c. 매질의 밀도(density)

d. 매질의 압축성(compressibility), 탄성특성(elasticity)

e. 매질의 점도(viscosity)

f. 온도(temperature)

3. 초음파(Ultrasound)

1) 초음파(Ultrasound)란?

음파는 음원의 진동수에 따라 다양하게 분리되어진다. 그림 5-5와 같이 음파는 주파수에 따라 20 Hz 이하인 외음파(infrasound), 20~20,000 Hz인 가청음(audible sound), 20,000 Hz 이상인 초음파(ultrasound)로 분류한다.

즉 초음파란 가청음 영역을 넘어선 음파, 즉 주파수가 20,000 Hz 이상인 음파를 통칭하여 초음파라 한다. 진단 초음파 영역에서는 1 MHz 이상 30 MHz까지 범위의 주파수를 이용한다.

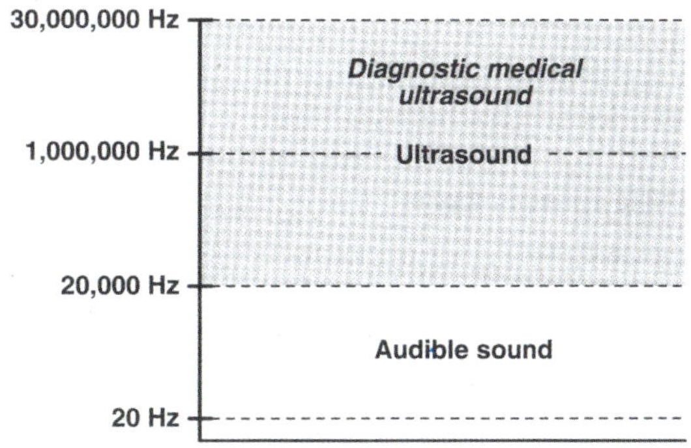

그림 5-5. 주파수에 따른 음파의 분류

2) 펄스초음파(Pulsed echo Ultrasound)

초음파의 종류에는 혈류속도, 방향측정 등의 혈류 검사, Doppler 초음파검사시 이용하는 연속파(Continuous wave)초음파와 음파의 짧은 pulse를 사용하여 임상에서 사용하여 일반 진단의 대부분 차지하는 펄스파(Pulsed wave)초음파가 있다. 연속초음파는 영상을 만들 수 없기 때문에 임상진단에서는 펄스 초음파를 이용한다.

(1) 거리방정식(The Range equation)

변환기(transducer)에서 발생된 pulse가 매질을 투과하여 매질사이의 경계면에서 반사를 일으키면, 이 반사된 echo signal이 transducer로 검출되는데, 이때 transducer에서 생성된 pulse와 검출된 echo signal 사이의 시간을 측정함으로서 변환기와 매질내 반사경계면 사이의 거리(transducer-to-interface distance)를 알 수 있다(그림 참조).

$$T = \frac{2D}{c}$$

T: 펄스의 왕복시간(go-return time)

D: 반사체까지의 거리(reflector distance)

c: 음속(speed of sound in medium)

즉, $\text{반사체거리} = \text{음속} \times \frac{\text{go-returntime}}{2}$, $D = c \times \frac{T}{2}$

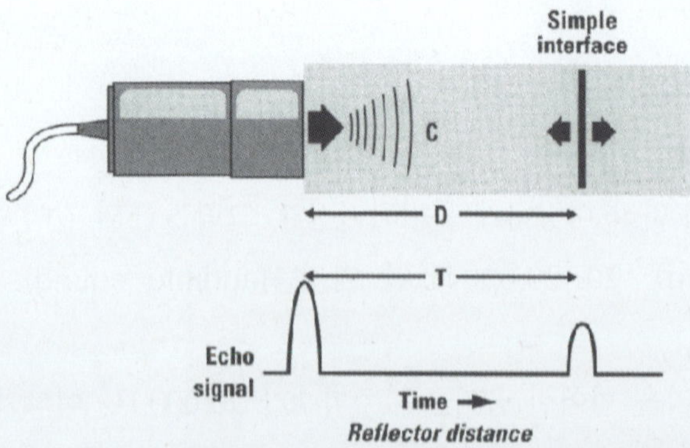

그림 5-6. 펄스초음파에서의 반사체 거리와 시간의 관계

거리방정식을 이용하여 소리의 속도와 시간 정보를 거리변환에 사용함으로써, 반사체의 정확한 위치를 monitor에 표시할 수 있다.

- 연부조직에서 음속 = 1,540 m/sec = 0.154 cm/㎲이므로

  연부조직 내에서의 반사체의 거리 $= 0.154\ \text{cm}/\mu s \times \frac{\text{go-returntime}}{2}$

  $= 0.077\ \text{cm}/\mu s \times \text{go-return time}$

  $= 0.77\ \text{mm}/\mu s \times \text{go-return time}$

예제) 연부조직 1 cm 깊이에 있는 반사체의 펄스 왕복시간(go-return time)은?

$10\ \text{mm} = 0.77\ \text{mm}/\mu s \times \text{go-return time}$

$\therefore \text{go-return time} = \frac{10}{0.77} = 13\ \mu s$

예제) 변환기(transducer)에서 담낭 후벽까지의 펄스 왕복시간(go-return time)이 90 ㎲이다. 후벽까지의 거리는?

$\frac{90}{13} \fallingdotseq 7\ \text{cm}$

표 5-3. 연부조직에서의 펄스왕복시간 (speed of sound = 1,540 m/sec)

반사체의 거리(Distance to reflector)	펄스왕복시간(go-return time)
1 cm	13 μs
5 cm	65 μs
10 cm	130 μs
20 cm	260 μs

(2) 펄스 반복 주파수(Pulse repetition frequency: PRF)

압전변환기에서 1초당 발생하는 펄스의 수(number of acoustical pulses transmitted per second)

- unit: Hz, kHz, MHz

(3) 펄스 반복 주기(Pulse repetition period: PRP, PP)

한개의 펄스가 시작되면서부터 다음펄스가 발생될 때까지의 시간(the time from the beginning of a pulse to the beginning of the next one)으로 펄스주파수와 역수 관계이다.

- unit: s, μs

$$PRP = \frac{1}{PRF(MHz)}$$

(4) 공간 펄스 길이(Spatial pulse length: SPL)

pulse가 시작해서 끝나는 지점까지의 거리

$$SPL = Cycles\ in\ pulse \times wavelength$$

$$SPL_{st} = \frac{Cycles in pulse \times 1.54}{f(MHz)}$$

SPL_{st}: spatial pulse length in soft tissue

f: frequency (MHz)

(5) 펄스 지속시간(Pulse duration: PD)

하나의 pulse가 발생하기 시작하여 끝날 때 까지 소요되는 시간(the time from the beginning of the pulse to the end of the same pulse)

$$PD = cycles\ in\ pulse \times period$$

$$PDst(\mu s) = cycles\ in\ pulse \times period(\mu s)$$

$$= cycles\ in\ pulse / frequency(MHz)$$

(6) 충격계수(Duty factor: DF)

펄스파(pulse-echo) mode에서 transducer는 검사의 전체 시간에서 작은 비율의 펄스만을 만들어 낸다. 환자를 검사할 때, transducer는 대부분의 시간을 조직으로부터 반사되어 나오는 정보를 가진 echo를 "listening"하는 데에 대부분의 시간을 소모한다. 즉, transducer는 짧은 펄스(short-pulse)를 만들기 위해 전자적으로 빠르게 on-off가 전환되는데, 이때 on 되는 시간은 off 되는 시간보다 매우 짧다(off 시간이 99.9% 이상).

충격계수(Duty factor)는 펄스지속시간(pulse duration)과 펄스주기(pulse repetition period)의 비율로 실제로 초음파 energy를 만드는 시간을 백분율로 나타낸 것이다.

DF = Pulse duration / Pulse repetition period

표 5-4. 초음파의 대표적인 펄스주파수, 펄스주기, 충격계수(Typical PRF, PRP, DF in ultrasound)

Mode of operation	PRF	PRP	DF(PD ; 1㎲)
M-Mode Real-time imaging Pulse Doppler	500/s 2,000~4,000/s 4,000~12,000/s	2ms 500~250㎲ 250~83㎲	0.05 0.002~0.004 0.004~0.012

4. 초음파와 물질과의 상호작용

1) 반사(Reflection)

서로 다른 음향저항(acoustic impedance)을 가진 2종류의 매질 간의 경계면(interface)에서 초음파는 일부는 투과하고 일부 Energy는 반사한다. 이때, 반사파의 크기는 경계면의 음향저항(acoustic impedance) 차이에 의해 결정된다. 따라서 매질간의 밀도차가 클수록 음향저항 차이가 큰 경계면을 형성하기 때문에 반사파가 증가한다.

초음파의 반사율을 결정하는 인자는,

- 조직의 음향저항
- 초음파의 입사각도

(1) 음향 저항(Acoustic impedance)

음에 대한 매질의 저항을 말하며, 매질의 음향저항은 각 매질의 밀도(density, ρ)와 음속(speed of sound, c)에 의해 결정된다.

즉, Impedance $(Z) = \rho \cdot c$

Unit ; $kg/m^2/sec$ = rayl

1 rayl = 1 $kg/m^2/sec$

impedance 차이에 의한 반사는 두 물질간의 경계면(interface)에서 발생하며, 경계면의 차이가 클수록, 즉 물질 간의 밀도차이나 음속차이가 클수록 impedance 차이가 크고, 따라서 반사 echo가 많이 발생한다.

예를 들면, 정상 간(normal Liver)의 echo texture는 균일하게 회색조로 나타난다. 그러나, 지방간(Fatty liver, fat infiltration in liver)인 경우나 간경화(Liver cirrhosis)일 때의 echo texture 변화를 보면 지방층에 의한 경계면이 증가하여 반사가 많아져서 간의 표면에 가까운 지방부위는 반사 echo가 많아 평소보다 밝게 표시되며, 후방은 급격하게 초음파 에너지가 감쇠되어 어둡게 보인다.

또, 초음파검사시 젤(gel)을 바르는 이유도 probe(transducer)와 피부(skin) 모공 속의 공기층에 의한 acoustic impedance를 줄임으로 해서 초음파가 전반사 되는 것을 막기 위함이다.

(2) 수직입사에 의한 반사(Perpendicular sound beam incidence)

초음파의 반사 에너지는 초음파의 입사각에 따라 각기 다르며, 수직입사에 의한 반사가 가장 강한 반사에코를 갖는다. 수직입사에 의한 반사파의 강도는 다음의 식으로 나타낼 수 있다.

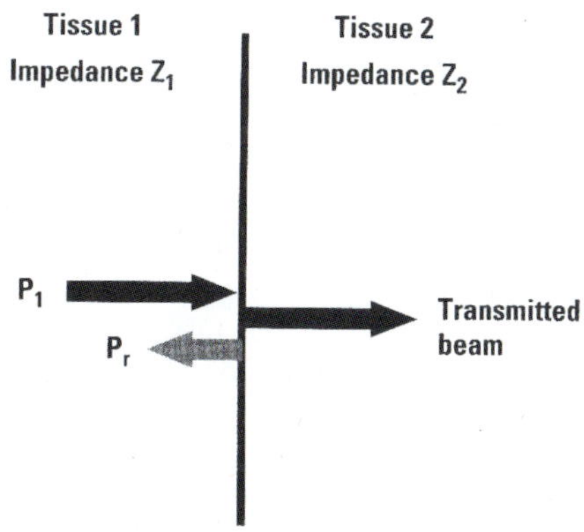

그림 5-7. 수직입사에 의한 반사와 투과. 입사파(Pi)에 대해 가장 강한 반사파(Pr)가 형성된다.

$$R = \frac{P_r}{P_i} \times 100 = \frac{Z_2 - Z_1}{Z_2 + Z_1} \times 100$$

R: 반사 진폭계수 (amplitude reflection coefficient, %)

P_i: 입사 진폭압력(incident pressure amplitude)

P_r: 반사 진폭압력(reflected pressure amplitude)

Z_1: 입사측 음향저항(impedance on the proximal side)

Z_2: 투과측 음향저항(impedance on the distal side)

예제) 흉벽을 통해 폐를 초음파검사 할 경우의 초음파 반사는?

흉벽(chest wall)과 폐(Lung)의 경계 면에서의 초음파 반사(R)는, 흉벽은 근육을 이루어져 1.70 MRayls의 음향저항을 갖고, 폐 내에는 공기가 차 있어 음향저항 값이 0.0004 MRayls의 음향저항 값을 갖고 있어 다음과 같이 계산되어진다.

$$R=\left(\frac{1.70-0.0004}{1.70+0.0004}\right)\times 100 = \frac{1.6996}{1.7004}\times 100 = 99.9(\%)$$

즉, 99.9%의 초음파가 반사되고 0.1%만이 투과하기 때문에 폐의 초음파 영상을 얻을 수 없다.

2) 굴절(Refraction)

초음파가 매질의 경계 면에 수직이 아닌 사방향으로 입사(non perpendicular sound beam incidence)할 경우에 두 매질의 밀도 차에 의해 음속(sound beam)의 진행방향이 바뀌는 것을 말한다. 즉, 굴절현상이 발생하기 위해서는, 초음파 선속(sound beam)이 사방향으로 입사하거나, 두 매질의 밀도 차이에 의해 음속(speed of sound)이 변화하는 경우가 있다.

굴절의 양은 Snell의 법칙(Snell's law)으로 계산할 수 있다. 스넬의 법칙은 입사된 선속의 방향과 투과되어 굴절된 음의 진행방향, 그리고 두 매질의 음속과의 관계를 다음의 식으로 규정하고 있다.

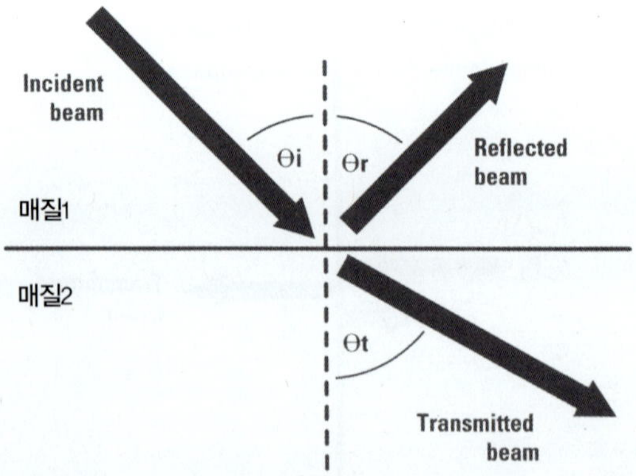

그림 5-8. Snell's law

$$\sin\ \theta t/\sin\ \theta I = C_2/C_1 \qquad \sin\theta t = \frac{C_2}{C_1}\ \sin\theta i$$

C_1: 매질 1에서의 음속

C_2: 매질 2에서의 음속

θi: 입사각

θt: 굴절각

스넬의 법칙을 이용하여 입사선속의 방향을 가지고 정확하게 투과되는 선속의 방향을 계산하거나, 경계면을 중심으로 두 매질 간의 전파속도를 계산하는 데 이용한다.

3) 감쇠(Attenuation)

음파가 매질을 통과할 때 진폭(amplitude)과 강도(intensity)가 감소하게 되는 것. 즉, 흡수와 산란, 반사등으로 인한 음파 energy의 손실을 의미한다.

(1) 감쇠의 원인(Sources of attenuation)

음파의 감쇠 원인은 매질의 경계면에서의 반사(reflection)와 산란(scattering) 그리고 흡수(absorption) 등이 있다. 흡수란 초음파의 운동에너지가 열에너지로 바뀌는 현상(conversion of acoustical energy into heat)을 말하는 것으로 연부조직에서의 감쇠 원인 중 가장 큰 요인으로 전체 감쇠의 80% 이상이 흡수에 의해 일어나고 있다.

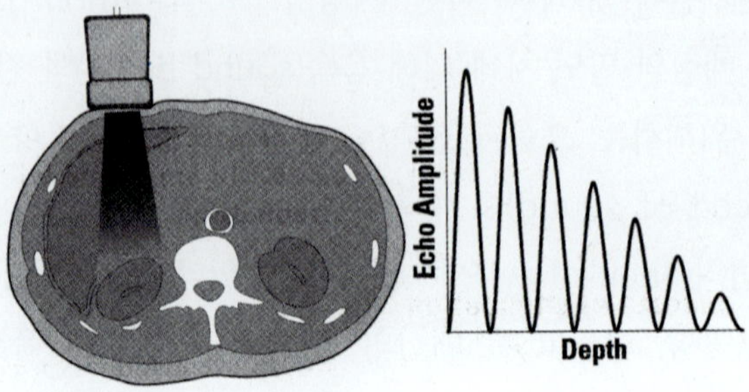

그림 5-9. 감쇠의 모식도. 음파가 인체 내를 투과하면서 진폭이 점차 작아진다.

(2) **감쇠 계수**(Attenuation coefficient)

조직 내에서 음파가 단위 길이 당 감쇠되는 정도

- Unit: dB/cm

Attenuation(dB) = α(dB/cm) × d(cm)

α: 감쇠계수(Attenuation coefficient)

d: 투과거리(distance)

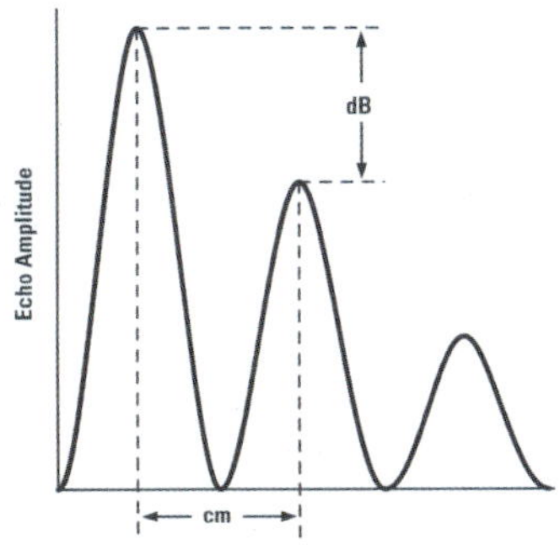

그림 5-10. 감쇠계수

연부조직에서의 감쇠는,

Attenuation(dB) = 주파수(MHz) × 통과거리(cm)로 나타낸다.

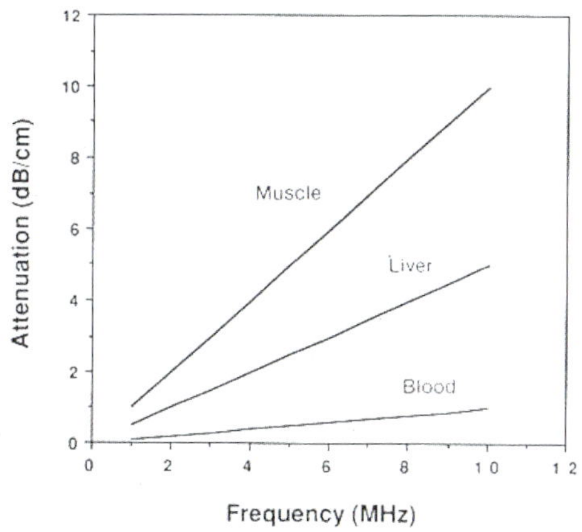

그림 5-11. 주파수와 감쇠의 관계. 연부조직에서의 감쇠는 주파수에 비례하여 발생한다.

4) 산란(Scattering)

초음파가 매질 사이의 경계면에서 반사될 때 반사면이 거울같이 평편하면 정반사(specular reflection)가 일어나지만, 반사면이 요철 상태를 이루고 있으면 초음파가 사방으로 흩어지는 산란현상이 발생한다. 또 초음파의 파장보다 작은 물체의 경계면에서 반사되는 echo에 의해서 발생한다.

음파의 산란은 반사와는 다르게 입사각과 무관하며, 이때의 산란강도는 산란체의 크기와 소리의 주파수에 의해 영향을 받는다. 즉, 산란은 산란체의 크기가 작을수록, 주파수가 높을수록 많이 발생하며 특히 산란은 주파수의 4제곱에 비례하므로 고주파수의 transducer를 사용하면 좋은 영상을 얻을 수 있다.

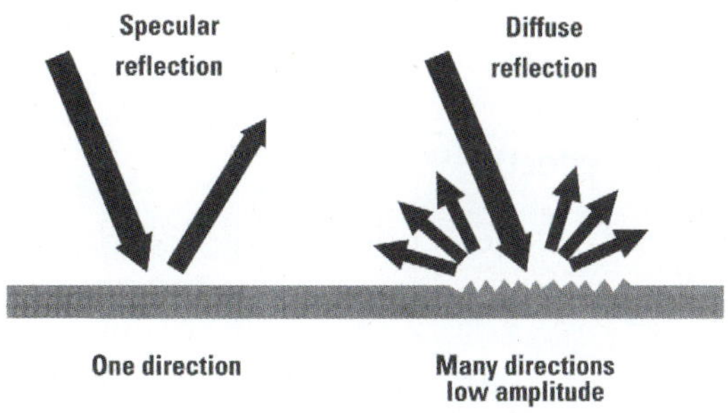

그림 5-12. 정반사와 요철면에서의 산란

Ⅱ 초음파 변환기의 특성 (Properties of Ultrasound Transducer)

1. 초음파 변환기의 구조(Transducer construction)

초음파 변환기의 구조는 그림과 같이 인체의 표면에 닿는 부분의 절연체 또는 결합층(Insulator cover or Matching layer)이 있고 그 안쪽으로 접지전극(Ground electrode), 압전물질(Piezoelectric material), 내측전극(Live electrode), 흡음층(Backing block) 그리고 이것을 감싸서 초음파가 밖으로 새지 못하게 하는 초음파 방음체(Acoustic insulator)와 초음파 장비 본체와 연결되는 동축케이블(Coaxial cable) 등으로 구성되어 있다(그림 5-13 참조).

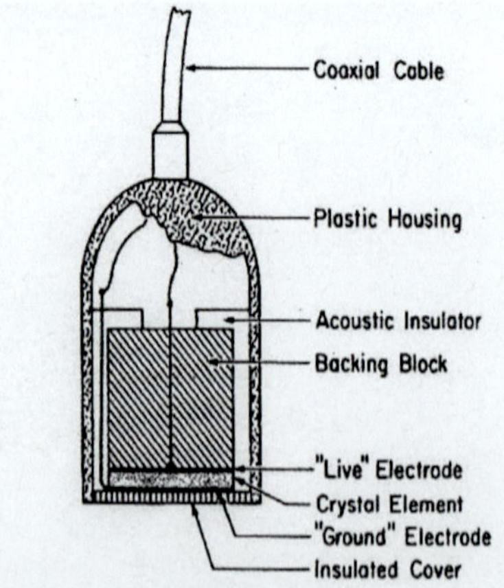

그림 5-13. 초음파 변환기(Transducer)의 기본 구성도

초음파변환기의 역할은 전기에너지(electrical energy)를 음향에너지(acoustic energy)로 바꾸어 조직 속으로 투과시킨 후 되돌아오는 반사 음향에너지(acoustic energy)를 전기에너지(electrical energy)로 바꾸는 역할을 한다(그림 5-14 참조).

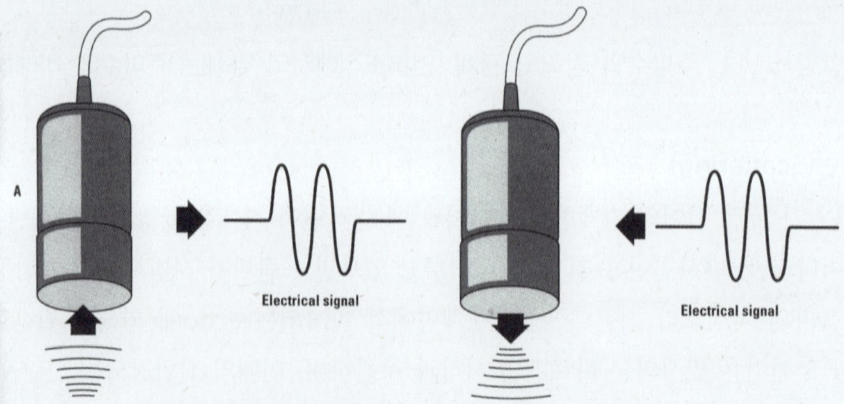

그림 5-14. 초음파 변환기의 역할. 전기에너지를 음향에너지로 음향에너지를 전기에너지로 바꾸는 역할을 한다.

2. 초음파의 발생

1) 압전효과(The piezoelectric effect)

압전효과는 1880년 Pierre and Jacques curie에 의해 석영 결정의 표면에 수직으로 힘이 가해지면 전기적 하전을 띄는 사실이 발견되어 최초로 학계에 보고되었다. 즉, 압전효과란 압전특성을 갖는 결정에 압력을 가했을 때 그 결정이 하전을 띄게 되고 또 이 결정에 전압이 가해지면 결정의 용적이 변화를 일으키는 현상을 말한다(그림 5-15 참조).

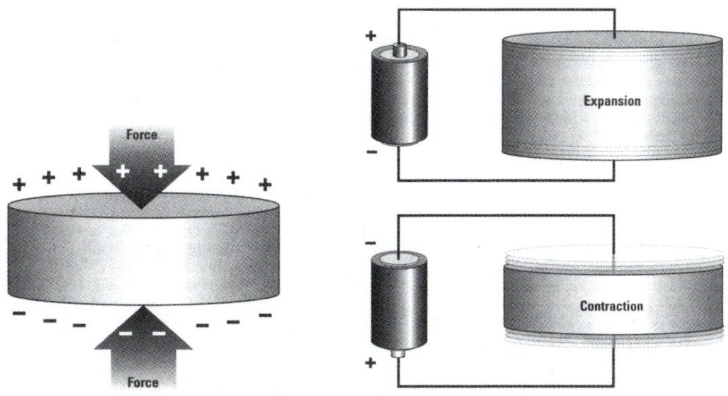

그림 5-15. 압전효과와 반압전효과(Piezoelectric effects and reverse piezoelectric effects)

2) 큐리온도(Curie temperature)

초음파를 발생하고 검출하기 위해서는 압전물질이 하전을 띄어야 한다. 즉, 극성(+, −의 성질)을 띄고 있어야 하는데 이 성질을 분극(分極 : polarization)이라 하며 압전물질을 가열하여 특정 온도를 넘게 되면 탈분극 상태가 되어 이 극성을 잃게 된다. 이렇게 극성을 잃게 할 수 있는 온도를 Curie 온도라 하며, 대표적인 압전물질인 압전세라믹(PZT)의 경우는 큐리온도가 365℃이다. 따라서 초음파변환기에 열을 가하면 안 된다.

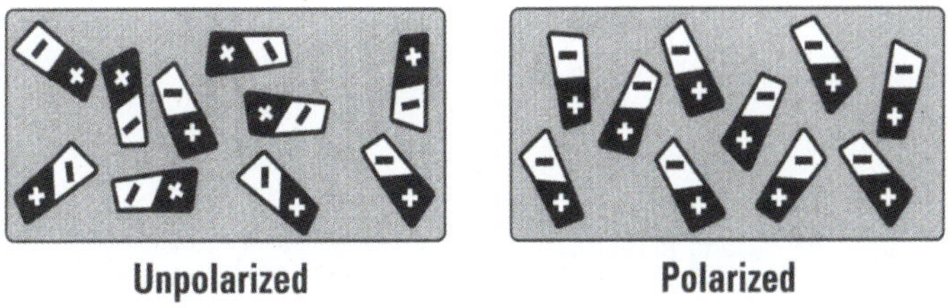

그림 5-16. 탈분극과 분극(unpolarized and polarized)

3) 공진주파수(Resonance frequency)

초음파 변환기는 공진주파수를 갖고 있는데, 이것은 초음파 변환기가 전기적 에너지를 기계적 진동으로 변환시키는 가장 효과적인 주파수를 말한다.

공진주파수는 압전물질의 두께에 의해 결정된다. 압전물질의 두께가 얇으면 파장이 짧아지고, 파장이 짧아지면 발생하는 초음파의 주파수가 높아지므로 높은 공진주파수를, 압전물질의 두께가 두꺼우면 낮은 공진주파수를 발생한다.

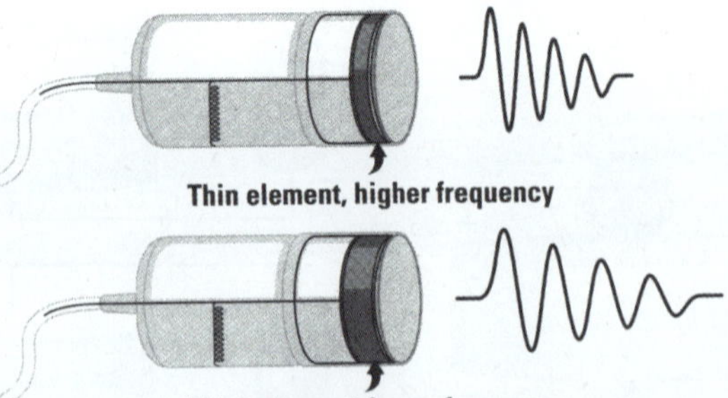

그림 5-17. 압전물질의 두께와 공진주파수의 관계

4) 압전결정의 품질인자(Quality factor of piezoelectric cystal)

펄스 초음파의 발생은 펄스형 변환기의 내부에 있는 흡음층(backing block)에 의해 펄스의 길이가 짧거나 길어지게 된다. 즉, 흡음층에 의해 발생된 짧은 펄스는 둔탁한 소리를 갖고 있어 단일 주파수가 아닌 넓은 주파수 대역폭(wide frequency bandwidth)을 가진다. 즉, 주파수 대역폭은 발생된 주파수의 분산을 측정한 것으로 그림과 같이 짧은 펄스 일수록 대역폭이 커짐을 알 수 있다.

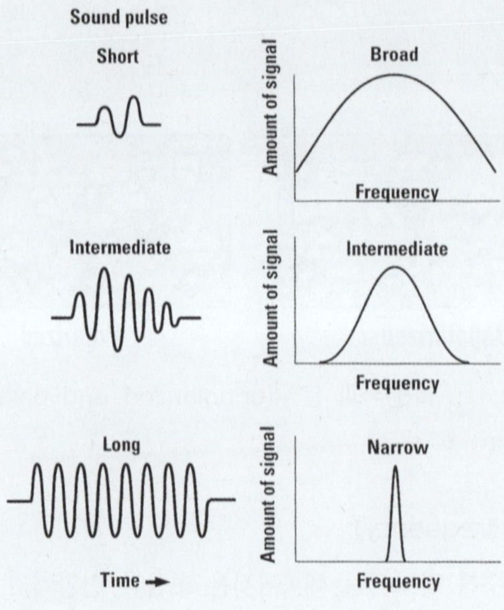

그림 5-18. 펄스의 길이와 주파수 대역폭의 관계. 짧은 펄스일수록 넓은 주파수 대역폭을 갖는다.

(1) 음파의 순수성

압전결정에 의한 초음파 발생은 다양한 주파수의 초음파가 발생한다.

즉, 3.5 MHz transducer에서 2.5~4.5 MHz 사이의 초음파가 발생하는데 이같은 범위를 bandwidth (대역폭)라 하며, 필요주파수와의 비를 Q-factor라고도 한다.

- Q-factor 값이 높다는 것은 긴 펄스의 초음파, 즉 연속파에 가까운 음으로 순수한 초음파라 할 수 있으며 narrow bandwidth주파수를 발생한다는 것으로 이것은 음의 발신효율이 높은 초음파 변환기이다. 그러나 Q-factor 값이 낮으면 wide bandwidth 주파수가 발생되는 것으로 짧은 펄스로 인해 수신효

율이 양호한 초음파 변환기를 나타낸다.

(2) **음의 지속시간**

음파의 시작에서 진동이 완전히 끝나는 시간 간격을 여운시간(ring down-time)이라 한다. 즉, 여운시간은 곧 펄스의 길이를 나타내는 것으로, 여운시간이 긴 압전결정은 높은 Q-인자를 갖는 결정으로 Doppler 초음파에 적합하며, 낮은 Q-인자를 갖는 결정은 영상 초음파에 적합하다.

3. 초음파 선속의 특성(Transducer beam characteristics)

1) 초음파 선속의 지향성(Beam directivity)

대부분의 가청음(audible sound)의 음원은 점 음원(point source)으로 여기서 발생된 음파 에너지는 모든 방향으로 방사된다.

그러나 의료용 변환기(medical transducer)에서 발생한 초음파 선속은 하여 매우 지향적(very directional)인 특성을 갖고 있다.

2) 근거리 영역과 원거리 영역(Near field and far field)

(1) **근거리 영역**(Near field = Fresnel zone)

초음파 선속이 초음파변환기에서 방출되어 축 방향의 한 점으로 약간 좁아지는 부분까지의 영역으로 transducer 표면에서부터 이곳까지의 길이를 근거리 음장의 길이(Near-field length, NFL)이라 한다.

NFL은 transducer element의 직경(diameter)과 발생된 초음파의 파장(wavelength)에 의해 다음의 식으로 결정된다.

즉, $NFL = \frac{d^2}{4\lambda}$

d: transducer element diameter

λ: ultrasound wavelength

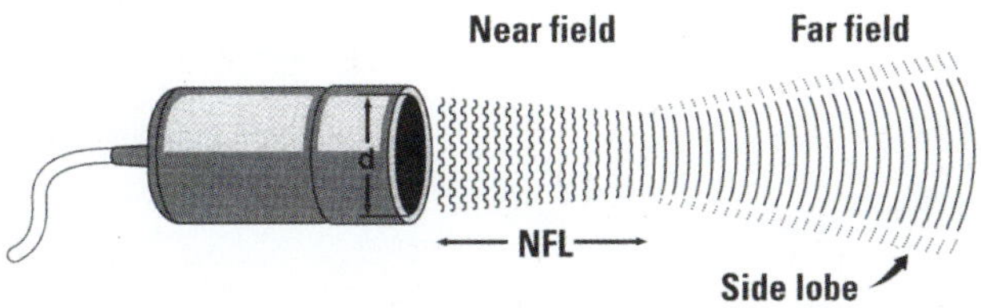

그림 5-19. 초음파 선속의 도해

(2) **원거리영역**(Far field = Fraunhofer zone)

초음파 선속에서 근거리영역을 지나면서 초음파 선속이 확산되기 시작하는데 이 영역을 원거리영역(far field)이라 한다(그림 참조). 원거리 영역에서의 선속의 확산은 초음파의 파장과 변환기의 직경크기에 따라 달라진다.

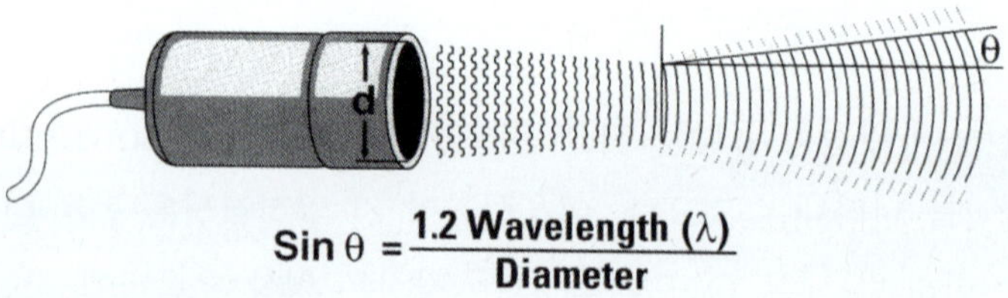

그림 5-20. 원거리영역에서의 초음파 확산

원거리 영역(far field)에서 음이 확산되는 각도는 다음의 식으로 나타낼 수 있다.

$$\sin\theta = \frac{1.2 \times \text{wavelength}(\lambda)}{\text{Diameter of transducer}(d)}$$

λ: 초음파 파장(wavelength)

d: 초음파변환기의 직경

즉 초음파변환기의 크기와 주파수의 관계는,

a. 같은 크기의 변환기인 경우 NFL의 길이는 주파수와 비례한다.

b. 원거리 영역에서의 초음파 확산은 같은 크기의 변환기인 경우 주파수와 반비례관계를 갖는다.

c. 주파수가 같을 경우 변환기의 직경이 클수록 NFL이 증가한다.

d. 같은 주파수일 경우 원거리에서의 초음파확산은 변환기의 크기에 반비례한다.

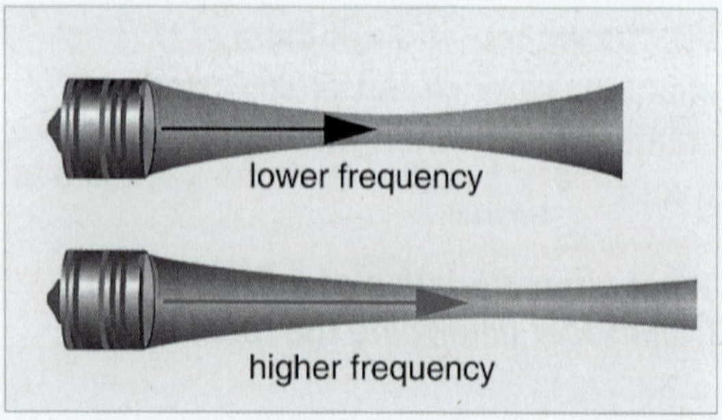

그림 5-21. 변환기의 크기가 같을 경우 주파수와 NFL, 초음파 선속의 확산과의 관계

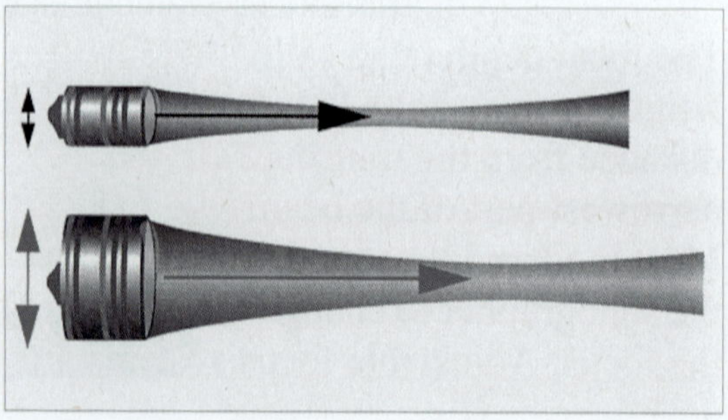

그림 5-22. 주파수가 같고 변환기의 크기가 다를 경우 NFL, 초음파 선속의 확산과의 관계

Ⅲ 초음파 기기의 사용 (Instrumentation of Ultrasound equipment)

1. 초음파 진단장치의 조정

초음파 영상의 어느 특정 부위에서 발생한 반사신호(reflected echo)의 강도와 량은 매우 다양하여, 특정 깊이에 위치한 부분을 잘 나타나게 하려면 다른 부위의 영상을 잃어버리는 경우가 있다.

이러한 불균형을 방지하기 위해 각 깊이가 다른 곳의 반사신호 강도를 보정 해 주는 장치가 필요하다.

1) 수신 강도 조절(Gain control)

전체적으로 수신된 신호가 약한 echo signal을 monitor에 나타나게 하기 위해 증폭시키는 것 (= overall gain control)을 말한다.

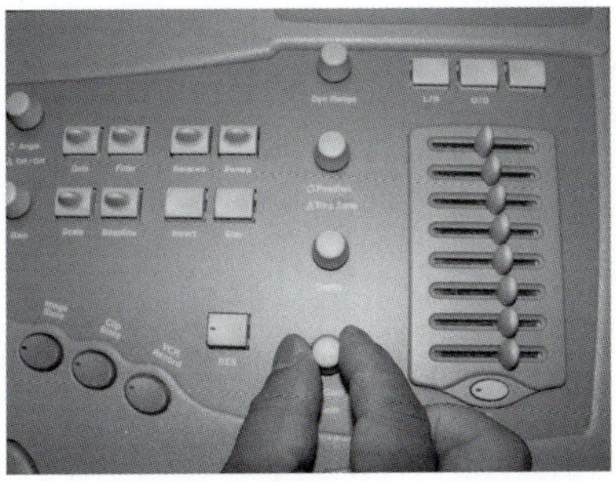

그림 5-23. Gain 조절(Acuson, Sequia 512)

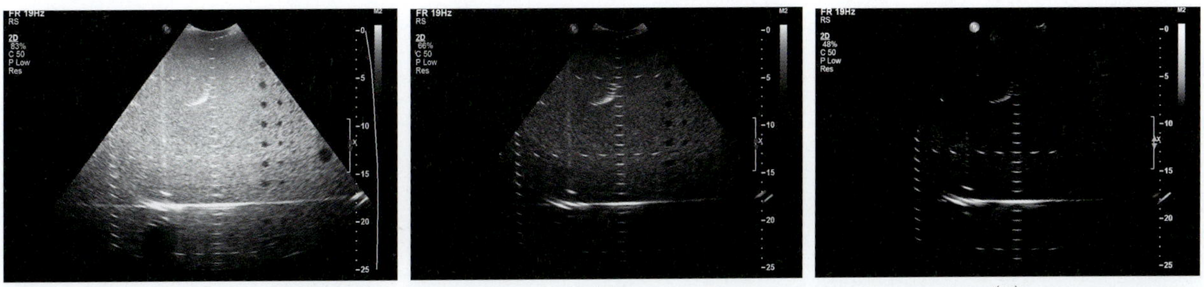

(A) (B) (C)

그림 5-24. Gain 조절. 좌로부터 Gain 이 높은 경우(A), 적절한 경우(B), 낮은 경우(C)

2) 시간-수신 강도 보정 조절(Time-gain compensation(TGC) control)

동일한 구조물의 반사체 일지라도 초음파변환기에서 먼 거리의 반사체에 의한 반사신호는 가까운 거리의 반사체 보다 약한 신호를 나타낸다. 때문에 동일한 반사체일 경우에는 그림과 같이 동일한 반사신호가 나타나도록 거리에 따른 echo의 강도를 보정해 주는 것을 말한다. 초음파 장비의 TGC Knobs를 이용하여 조절한다.

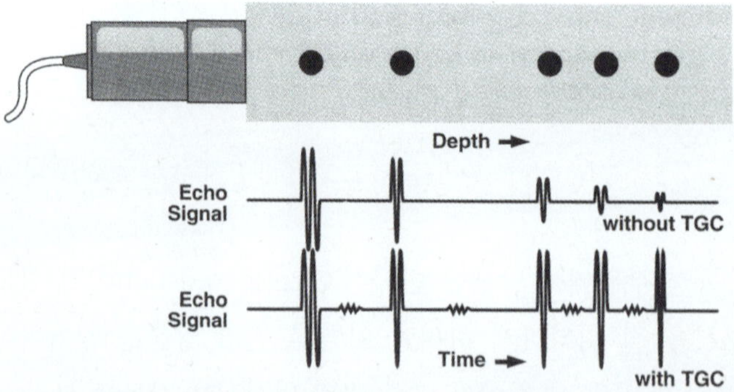

그림 5-25. TGC control. 동일한 반사체인 경우 깊이에 따라 각기 다른 반사신호를 보인다(위). TGC 조절로 동일한 반사신호를 나타나게 조절한다.(아래)

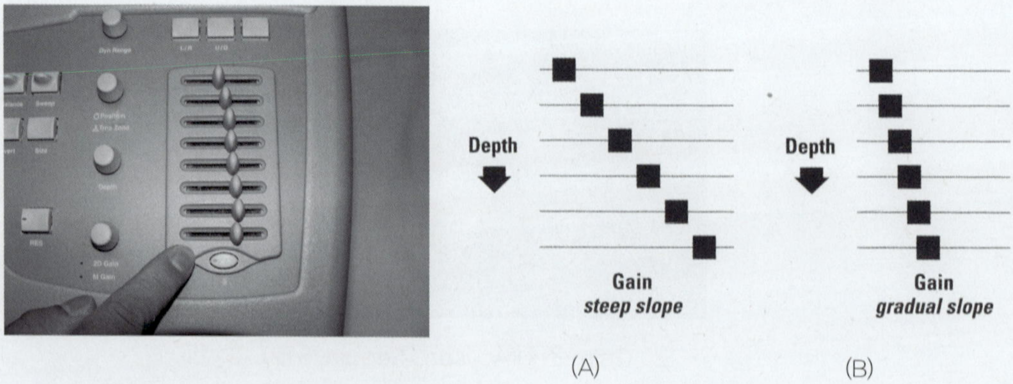

그림 5-26. TGC Knobs의 조절(Acuson, Sequia 512). 고주파수인 경우(A)와 저주파수인 경우(B)의 조절

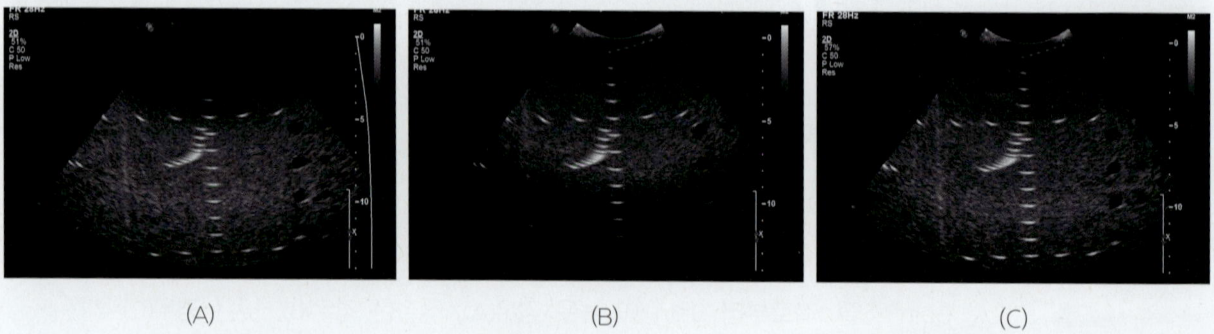

그림 5-27. TGC 조절영상. 근거리 TGC가 잘못된 경우(A)와 원거리조절이 잘못된 경우(B), TGC조절이 적절한 경우(C)

3) 동적영역(Dynamic Range, DR)조절

초음파 echo 강도의 범위를 지정해 주는 장치로 수신된 초음파 중 불필요한 부분을 제거하고 세분화 시키거나 결합시키는 기능을 한다. DR을 넓게 하면 약한 신호부터 강한 신호까지 넓은 범위의 신호를 모니터에 표시할 수 있어 관용도가 높은 영상이 되며, DR을 좁게 하면 특정 범위의 신호를 밝기차이가 크게 모니터에 표시할 수 있기 때문에 농도차가 강한 영상이 된다.

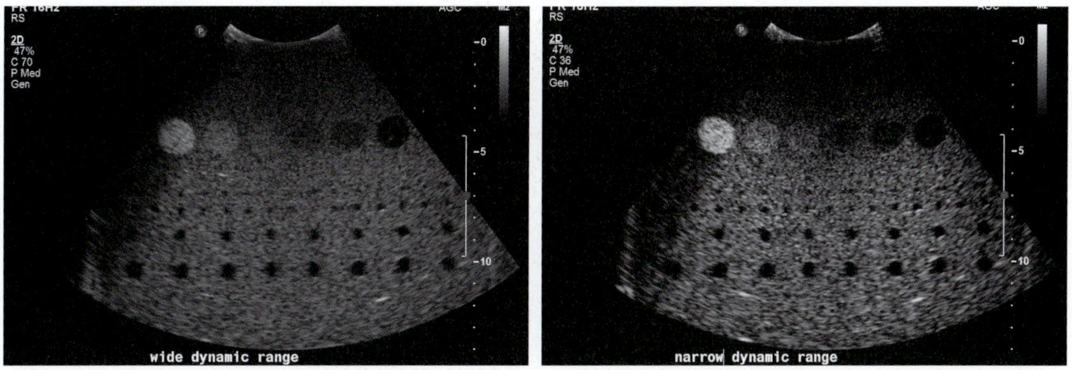

(A) (B)

그림 5-28. Dynamic range 차이에 따른 영상. wide dynamic range(A)와 narrow dynamic range(B)

4) 주변 증강(Edge enhancement)조절

반사 신호의 주변(edge)을 강조하는 영상 처리기법으로 장기의 윤곽을 뚜렷하게 하여 계측 등을 쉽게 한다.

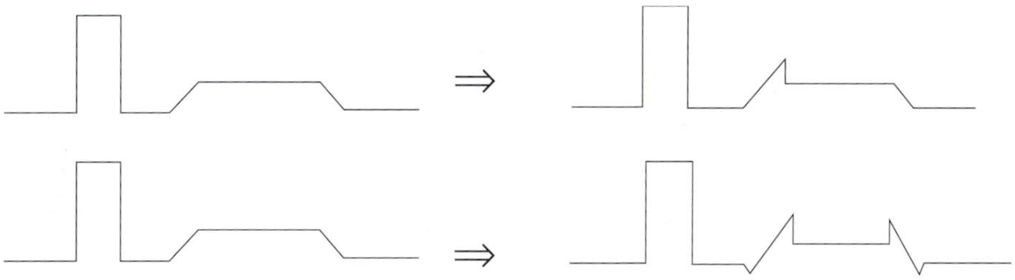

그림 5-29. Edge enhancement의 원리 모식도

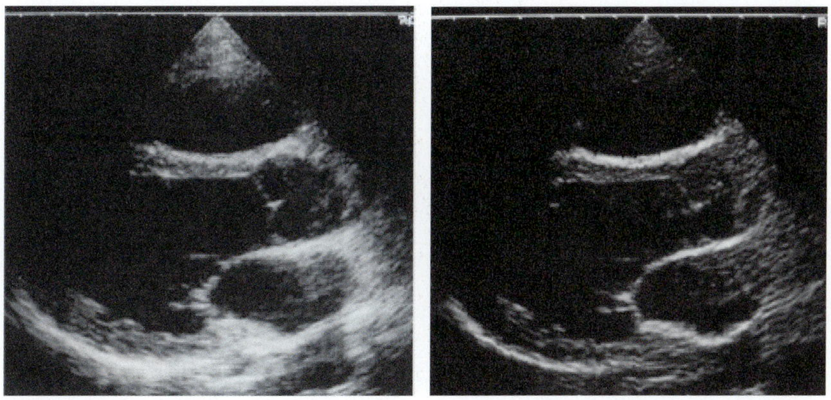

(A) (B)

그림 5-30. Edge enhancement를 하지 않은 영상(A)과 Edge enhancement를 시행한 영상(B)

2. 화면수 조절(Frame control)

1) 지속도 조절(Persistence control)

초음파 장비의 모니터에 나타나는 영상을 보다 균일한 영상을 얻기 위해 시간에 따른 화면 전환을 평균화 하는 작업으로 주사전후의 화면을 종합하여 부드럽게 보여지도록 하는 것을 말하며, Frame average라고도 한다.

- persistence가 높을 경우: 부드러운 영상으로 나타나며 움직이지 않거나 천천히 움직이는 장기. 즉 유방, 갑상선등의 검사에 유용하다.
- persistence가 낮을 경우: 빠르게 움직이는 장기 예를 들면 심장의 초음파검사 등에 유용하다.

2) 선밀도(Line density)와 화면 발생률(Frame rate)

선밀도(line density)란 한 화면(field of view, FOV)에서 수직선의 수를 말하는 것으로, 선밀도가 높다는 것은 수직선의 수가 많은 것으로 영상의 해상력이 높아진다.

화면 발생률은 1초당 화면에 전시되는 영상의 수를 말하는 것으로 동영상을 위해서는 최소한 16 frame/sec의 frame rate가 필요하다.

선밀도와 frame rate는 서로 반비례 관계에 있기 때문에 움직임이 많지 않은 성인의 복부 검사시인 경우에는 frame rate를 줄이고 line density를 높여서 영상의 질을 좋게 하고, 심장 같은 빨리 움직이는 장기의 검사시에는 frame rate를 높이고 line density를 줄여서 움직임에 의한 blurring을 감소시킴으로서 보다 정확한 검사를 할 수 있다.

3) Cine-loop

초음파검사 중 transducer의 동작을 멈추면 정지된 화면보다 선행된 50~200개의 화면이 자동으로 기억되어 이것을 검사자가 원하는 대로 재생해 볼 수 있는 것.

빠르게 움직이는 물체(심장, 태아 운동), 소아 검사에 유용하다.

3. 기타 조절

1) 영상의 크기 및 형태(frame size, shape) 조절

frame size를 작게(깊이와 넓이) 할수록 공간해상도가 좋아지거나 frame rate가 올라가게 되므로 특정 해부학적 구조물 관찰에 필요한 장치로, frame size 조절은 전체 영상의 깊이나 넓이를 조절할 수 있고, 한 영상에서 관심부위(Region of interest: ROI)를 따로 조절할 수도 있다.

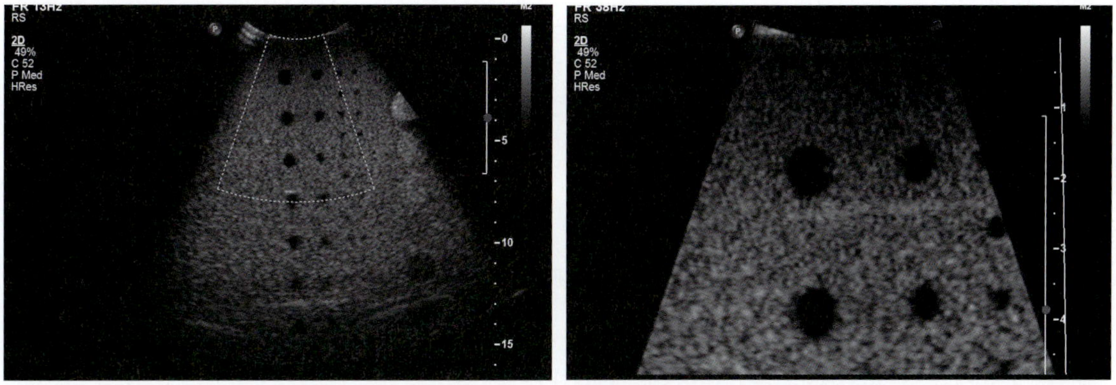

(A) (B)

그림 5-31. 원영상(A)과 관심 부위를 확대한 영상(B)

2) 초점(focusing) 조절

실시간 초음파 영상에서 초점의 깊이, 숫자를 조절하는 것으로서 초점의 숫자를 증가시키면 초음파 선속이 전체적으로 집속이 되어 측방향 해상도가 좋아지고 음의 강도도 강해지지만, 화면 발생률이 떨어지게 된다.

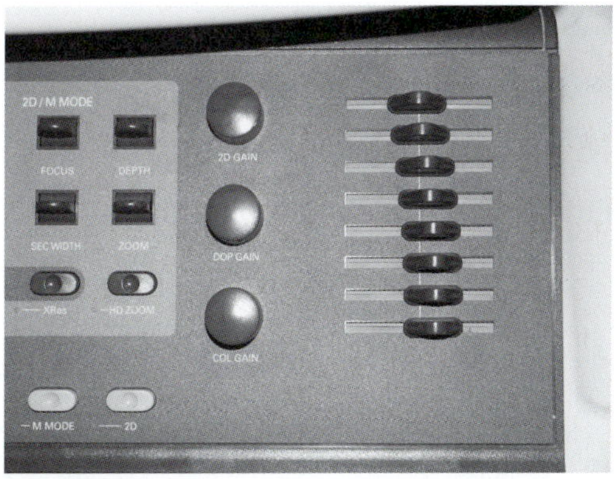

그림 5-32. TGC control, Gain control, Focus, Zoom, Depth 조절 (Philips, HDI 5000)

4. 초음파 장비를 취급시 주의사항

1) 탐촉자에 고열을 가하면 탈분극(depolarization) 현상이 발생하여 압전결정이 압전특성을 잃게 되어 사용할 수 없게 되므로 고열 소독을 하면 안된다.
2) 탐촉자 표면이 벗겨지게 되면 열 발생의 위험이 있기 때문에 주의하여야 한다.
3) 탐촉자를 싸고 있는 케이스가 갈라지거나 깨지게 되면(Crack) 누전 위험이 있다.
4) 탐촉자가 연결된 케이블을 꼬거나 구부리면 예민도가 떨어지고, 화면에 잡음신호(전기적 잡음, electrical noise)가 많아진다.
5) 탐촉자 표면은 아주 예민하므로 젤리가 말라붙지 않도록 항상 전용 크리너를 사용하고, 부드러운 종이나 수건으로 닦아준다.
6) 초음파 기기에는 항상 일정한 전류가 들어오도록 하는 것이 장비의 전기적 안정과 수명 연장에 좋다.

Ⅳ 초음파 영상의 표현과 허상 (Description of sonographic appearance and Image artifacts)

1. 초음파 영상의 허상(Artifacts)

1) 초음파 진단 장치의 기본 가정(Basic assumptions of acoustic imaging system)

- 초음파는 항상 직진한다.
- 반사체는 항상 초음파 선속 축 상에 위치한다.
- 반사체의 거리를 측정하기 위한 초음파 음속은 항상 1,540 m/sec로 일정하다.
- B-mode 영상에서 반사의 강도는 오직 반사체에서의 반사정도만을 나타낸다.
- 영상 단면은 매우 얇다.
- 초음파는 반사체에 수직으로 입사하여 transducer로 되돌아온다.

2) Artifacts의 정의

초음파 영상의 Artifacts란 영상에 잘못표현 되어 나타나는 제 현상

3) Artifacts의 형태

- 사실이 아님(Not real)
- 영상에 나타나지 않음(Not present on the image)
- 크기나 형태가 맞지 않음(Incorrect size or shape)
- 위치나 밝기가 부정확(Improper location or brightness)

4) Artifact의 원인

- 초음파 장치의 design에 기본가정에 대한 위반사항이 포함
- 영상 조회장치의 기본가정에 대한 위반
- 장치의 오작동
- 장치의 부적합
- 초음파와 조직 간 물리적 특성에 의한 것
- 술자의 검사기술, 조절장치의 조정 미숙에 의한 것.

5) Artifact의 종류

(1) Axial and Lateral resolution

초음파와 연부조직 사이의 물리적 현상으로 인해 발생하며, 가까이 있는 반사체가 하나로 나타나 보인다.

① Axial resolution

초음파 선속의 주축을 따라 많은 구조물 들이 분포하여 있으나, 가까이 있는 구조물이 영상에서는 한 개의

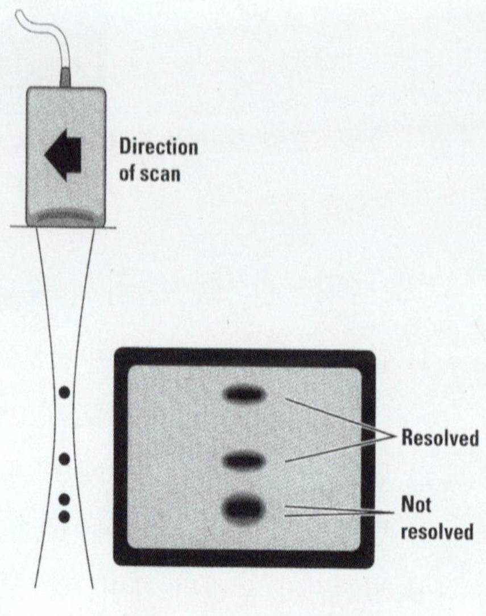

그림 5-33. 초음파의 축방향해상력(거리분해능). 초음파의 펄스길이(SPL)의 1/2보다 가까이 인접한 구조물은 분리되어지지 못하여 한 개의 구조물로 나타난다.

반사체로 나타나는 현상(그림 5-34).

일반적으로 SPL/2와 같으며, 임상적으로 0.3에서 1.0 mm의 값을 갖는다.

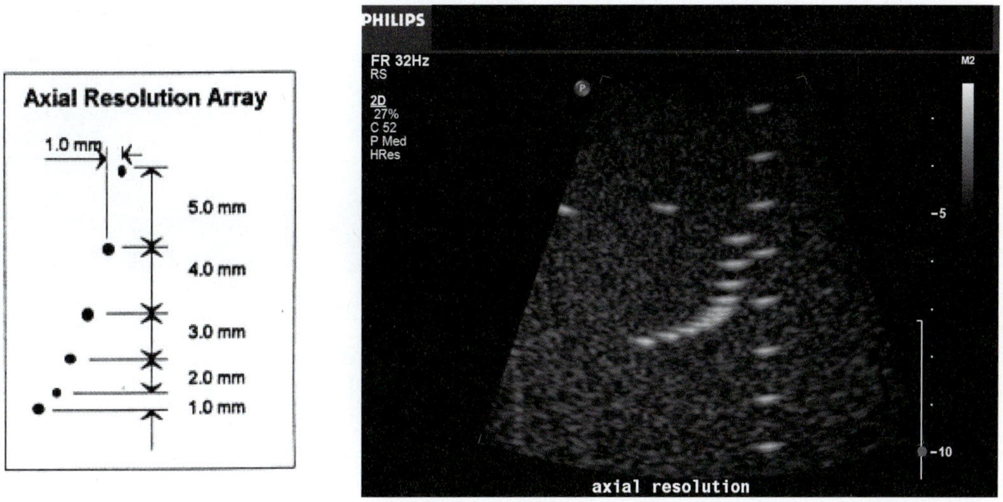

(A) (B)

그림 5-34. axial resolution. QA phantom의 target의 배치도(A)와 scan한 영상(B) 인접한 target가 분리되어 보이는 것으로 해상력을 표시한다. 영상에서는 축방향분해력은 2 mm이다.

② Lateral resolution

초음파 선속의 주축(main axis of sound beam)에 대해 수직으로 가까이 위치한 많은 반사체들이 하나의 반사체로 보이는 현상(그림 5-35)

초음파 선속 폭과 같으며, 영상의 깊이에 따라 각기 다르다. 임상적으로는 2~10 mm의 값을 가지며, 초음파 음을 집속(focusing)함으로서 개선할 수 있다

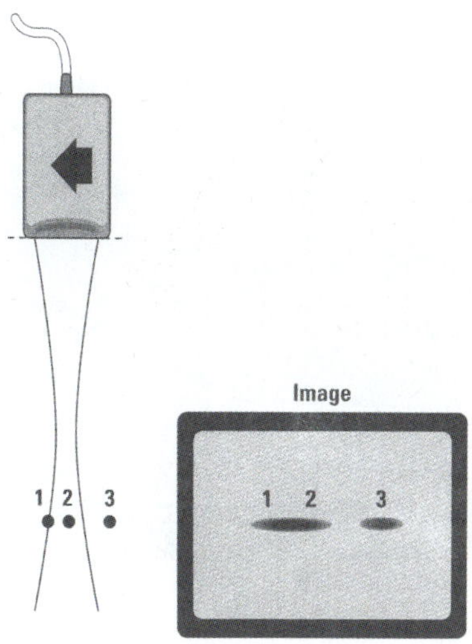

그림 5-35. lateral resolution. 2번과 3번 target은 구별이 되어 보이지만 초음파 선속 폭보다 가까이 인접한 1번과 2번 targets는 구별이 되질 않는다.

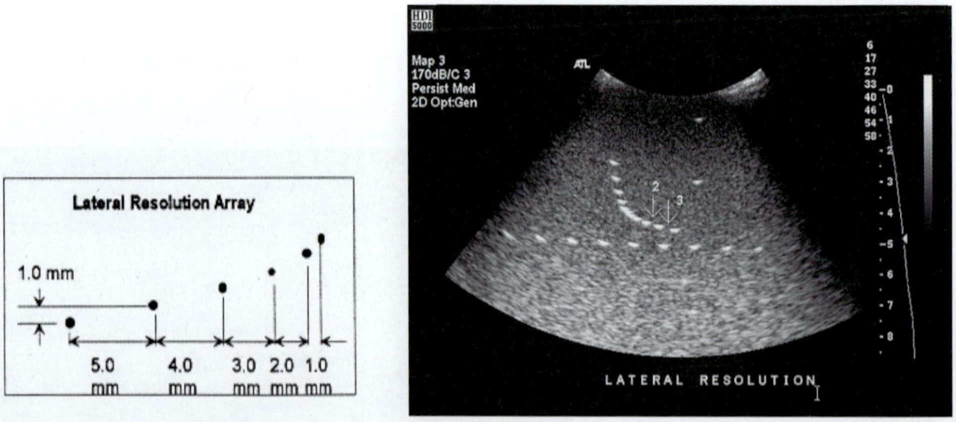

(A) (B)

그림 5-36. lateral resolution. target의 배치도(A)와 scan한 영상(B)에서 → 3, 2는 분리되어 보이지만 그 이하는 분리되어 보이지 않는다. 영상에서 → 측방해상력은 4 mm이다.

(2) Acoustic speckle

초음파가 매질 내에 입사하면 입자를 구성하고 있는 무수히 많은 반사체들에 의해 반사가 일어나는데, 그 반사체들은 반사체 자체가 너무 작기 때문에 산란체(scatterer)로서 나타나며, 매질의 도처에 산란체들이 불규칙적으로 너무 많거나 적게 존재하기 때문에 일반적으로 각각의 산란체로서의 역할을 하지 못하기 때문에 초음파 영상에서 각각을 구별해 낼 수 없다.

일반적으로 초음파 영상에서 점(dot)으로 나타나는 반사 신호들은 대체로 산란체들의 그룹에 의한 신호들이 합성된 것으로, 이러한 산란체들이 초음파 영상에 작은 점들의 형태로 나타나는 것을 스페클(speckle)이라 한다.

B-mode 초음파 영상에 나타나는 기관이나 조직 등이 점(dot)들의 집합 형태로 배열되어 나타나는 것을 영상의 texture라고 하며, 임상적으로 영상의 texture는 반사체의 크기에 따라 각기 "coarse echoes", "grainy echoes", "fine echoes" 등과 같은 용어로 표현한다.

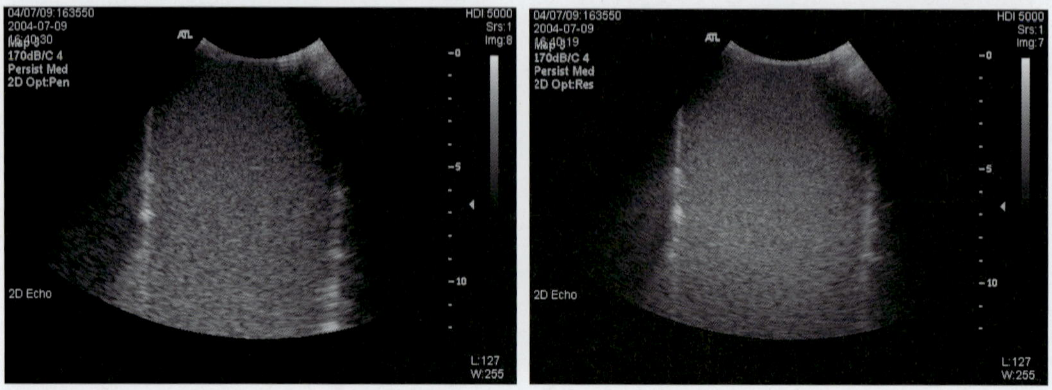

(A) (B)

그림 5-37. speckle pattern. 2 MHz의 영상(A)과 4 MHz의 phantom 영상(B). 2 MHz 영상에 비해 4 MHz 영상이 더 고운 입자형태(fine echo texture)를 보인다.

(3) **다중반사**(Reverberation)

강한 경계면(Interface)을 갖는 두 개 이상의 반사체가 축 방향에 대해 전·후로 인접해 있을 때 그 사이에 초음파가 입사하여 두 반사체 사이에서 반사가 계속 왕복(ping-pongs)되어 영상에 일정한 간격으로 점점 약해지는 영상이 이어져서 나타나는 현상(그림 5-38)

① Reverberations within metallic objects(Comet-tail artifact)

Sound pulse가 조직 내의 metallic object, 예를 들면 foreign body or biopsy needle 등으로 인해 ringing and reverberation의 결과 발생한다. 혜성꼬리와 같은 모양의 artifact가 발생

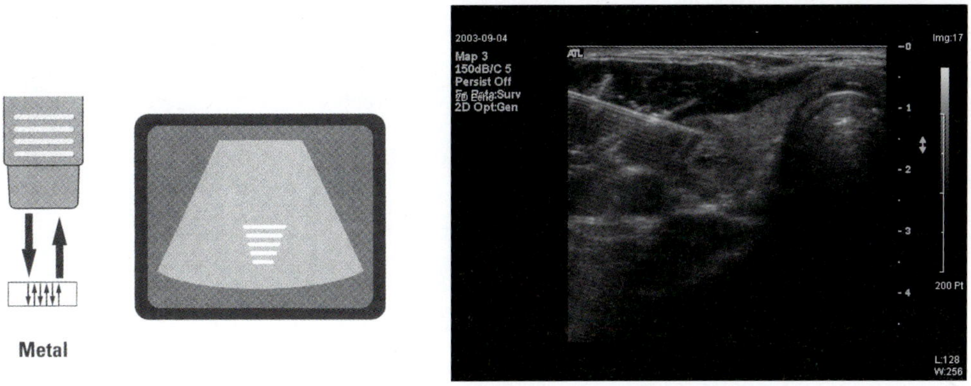

(A) (B)

그림 5-38. reverberation(comet-tail) artifact의 발생원리(A)와 갑상선 조직검사시 주사바늘(biopsy needle)에 의해 발생한 다중반사 artifacts(B)

② Reverbrations within gas-bubbly stuff(Ring-down artifact)

작은 공기방울(small bubbles)이나 국소적인 액체 성분이 존재하는 곳의 interface에서 발생된다. 예를 들면 diaphragm, larynx and pharynx, bowel, the wall of the gallbladder 등에서 발생하며 comet-tail artifact의 발생과 거의 유사하다.

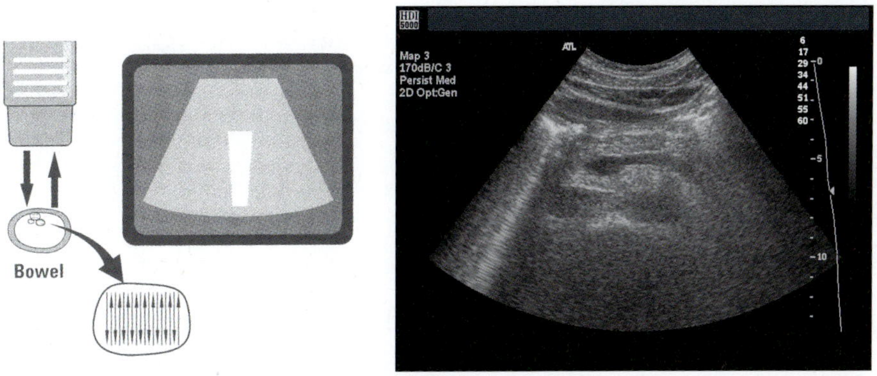

(A) (B)

그림 5-39. reverberation(ring down) artifact의 발생원리(A)와 췌장의 두부앞쪽 십이지장 내의 공기에 의한 다중반사 artifacts 현상(B)

(4) 굴절허상(Refraction artifact)

초음파가 음속이 다른 두 매질 사이를 통과할 때 경계면에서 굴절로 인해 반사체의 위치가 실제 위치에서 벌어나 보이는 현상(그림 5-40)

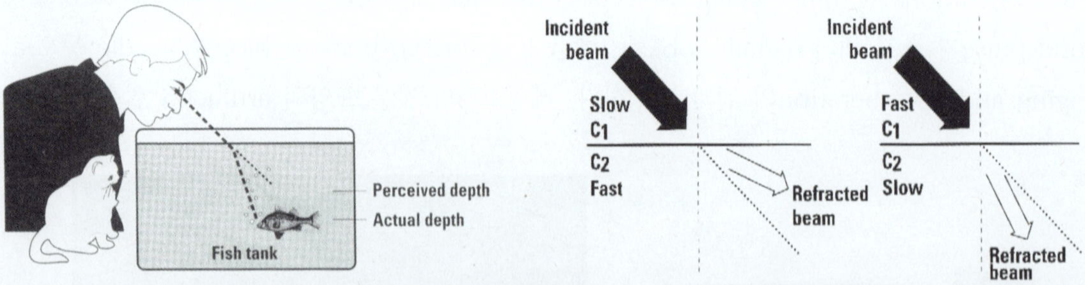

그림 5-40. refraction artifact의 원리

* 렌즈효과(Lens effect): Linear probe로 상복부 횡주사시 SMA(superior mesenteric artery)와 Abdominal aorta 또는 그림과 같이 초기의 G-sac이 2중으로 보이는데 이는 복직근과 복막 전방의 지방이 lens 모양을 하고 있어 초음파 beam이 굴절하여 2중으로 보이는 현상(그림 5-41)

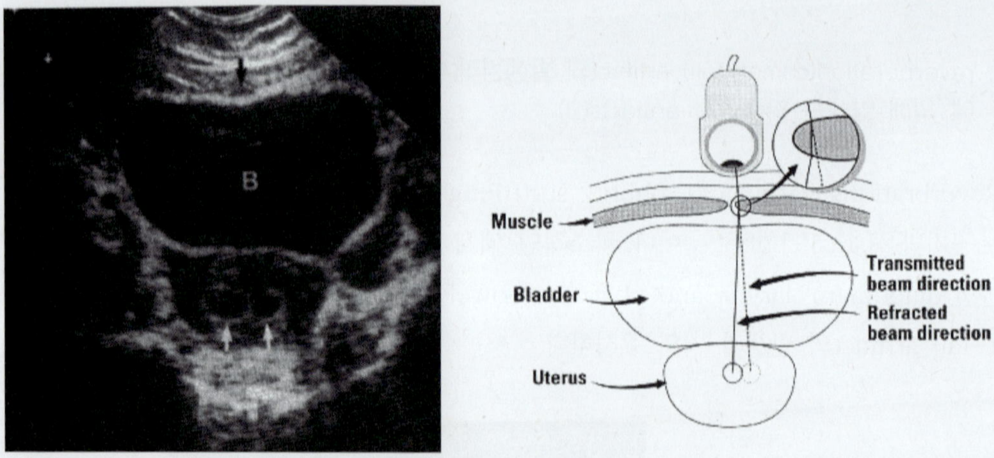

그림 5-41. 굴절에 의한 lens effect

(5) 음영허상(Shadowing artifact)

초음파가 조직 내의 어떤 부위에서 갑자기 흡수되거나, 또는 강한 반사체에 의해 대부분 반사되어 초음파 에너지가 급격히 감약되어 흡수체나 반사체의 후방에 검은 그림자가 나타나는 현상(= posterior acoustic shadowing: 후방음향음영)으로 G·B stone, Renal stone 등의 후방에 검은 그림자가 나타나는 현상을 말한다.

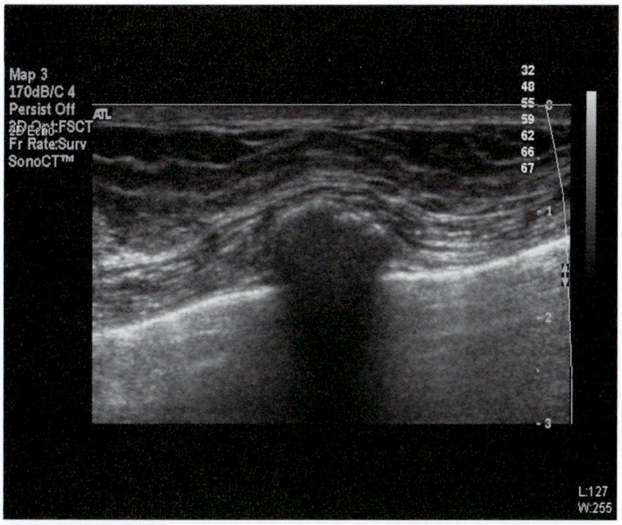

그림 5-42. Breast sono상에 나타난 늑골에 의한 Shadowing artifact

(6) 증강(Enhancement)

초음파가 조직을 통과할 때, 낭성물질과 같은 감약이 비정상적으로 적게 일어나는 부위를 통과할 때, 감약이 정상적으로 이러나지 않음에 따라 많은 양의 초음파가 투과되어 반사체 후방에서 반사 echo가 증가하여 밝게 보이는 현상(= posterior acoustic enhancement)과 초음파의 물리적 특성으로 주위 조직과의 밀도차이로 초음파의 진행방향이 바뀌어서 집속현상으로 초음파 선속이 강해짐으로 후방에서 반사 echo가 강해짐으로서 발생하기도 한다.

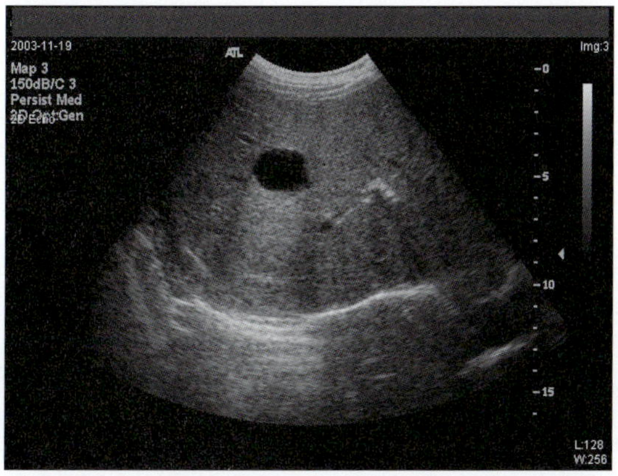

그림 5-43. 간내 낭종(cyst)의 후방에 나타나는 enhancement

(7) 거울효과(Mirror effect)

초음파가 강한 반사체(interface)를 만나면 굴절보다 입사각과 같은 각의 반사 echo가 형성되어 경계면 내의 region이 경계면 밖에 있는 것처럼 보이는 현상(그림 5-44)

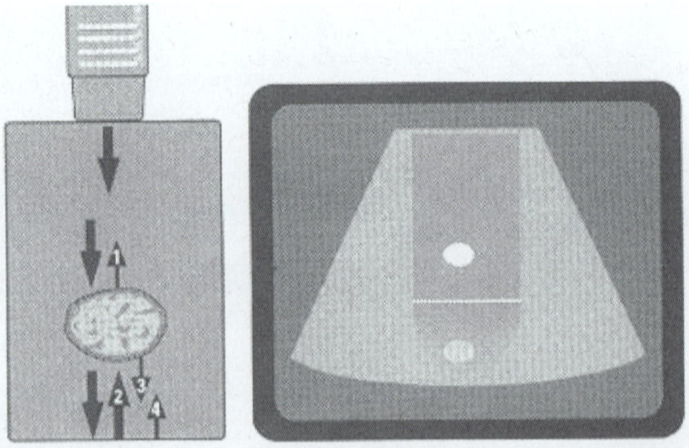

그림 5-44. mirror effect의 형성 원리

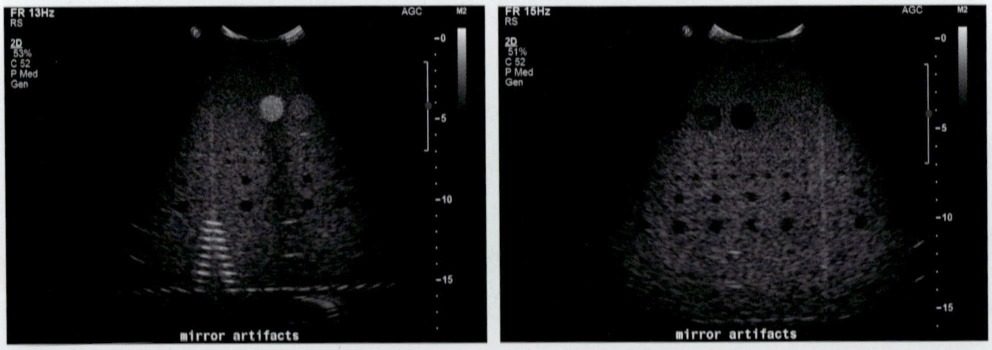

그림 5-45. mirror artifact. 초음파 QC용 phantom을 주사한 영상으로 화살표 부위의 target는 phantom 내부의 target가 경면 효과에 의해 phantom 바깥 부위에 나타난 영상이다.

(8) 음속(Speed of sound)의 차이에 의한 Artifact

초음파 장치는 연부조직 내에서의 초음파 음속이 항상 1,540 m/sec인 것으로 설정하여 제작되어 있다. 그러나 인체 내의 구성 물질은 다양하기 때문에 실제로는 다양한 음속이 발생할 수 있다.

예를 들면, 특정부분 내에서의 음속이 연부조직 내의 음속보다 빠를 경우 반사체의 위치는 실제의 위치보다 가깝게 나타날 것이고, 반대로 특정부위 내에서의 음속이 연부조직 내의 음속보다 느릴 경우에는 반사체의 위치가 실제 위치보다 멀게 나타난다.

이것은 음속의 변화를 초음파 장치가 감지하지 못함으로 인하여 발생하는 Artifact이다.

예) • Liver 안에 hyperechoic mass가 있을 경우에 뒤쪽의 diaphragm이 실제 위치에서 벗어나 보이는 현상(displaced)

• Silicon이 들어있는 Breast scan시 Silicon 내에서의 음속이 주변의 연부조직보다 음속이 느리기 때문에 뒤쪽의 구조물들이 실제 위치보다 더 멀게 보인다.

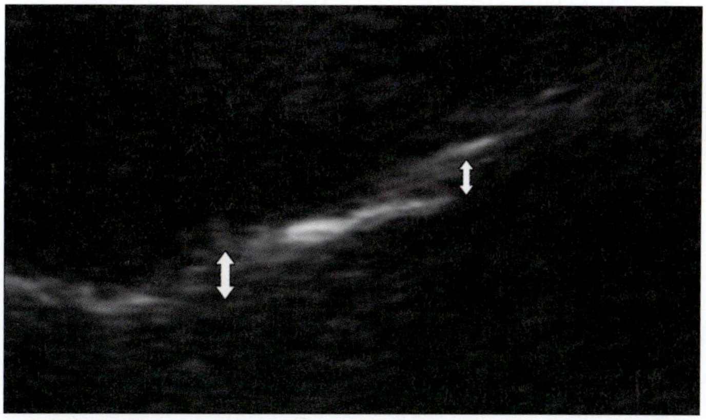

그림 5-46. 음속 차이에 의한 artifacts. 간 내의 지방 mass에 의한 초음파의 전파속도 차이로 인해 후방에 있는 횡격막이 끊어져 보인다.

(9) **측엽에 의한 허상**(Side lobe artifact)

초음파 beam이 probe의 압전결정에서 직각으로 방사되는데 이를 main lobe(주엽)이라 하고 그 주위에 여러 개의 side lobe(측엽)가 있다. 이 side lobe가 강도는 약하지만(주엽의 1/100) 강한 반사체에 수직에 가까운 각도로 side lobe가 입사하는 경우에 probe로 강한 반사 echo가 검출되어 main lobe의 경로 내에 반사체가 있는 것처럼 발생한다.

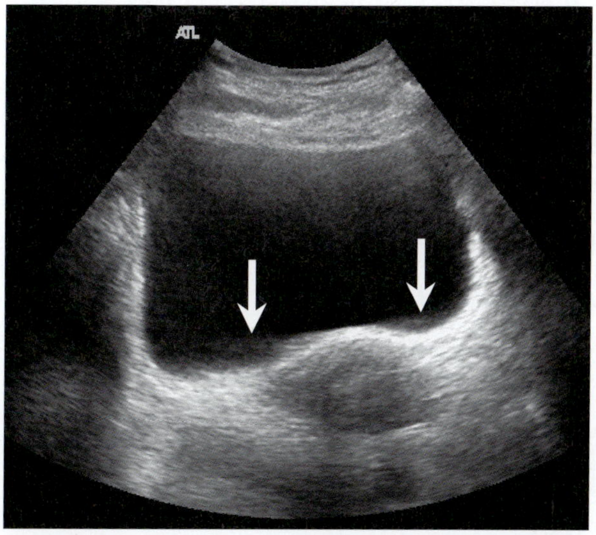

그림 5-47. Side lobe에 의한 artifacts. 방광의 하면에 side lobe에 의한 slude 모양의 artifacts(화살표)

(10) Grating lobe artifacts

Grating lobe란 array transducer에서만 발생하는 artifact로 transducer가 렌즈 구경을 통하여 일정한 간격을 두고 작은 독립된 elements로 배열되어 있기 때문에 발생하는 것으로, 초음파의 파장과 elements 사이의 간격으로 인해 transducer 표면에서 방출되는 beam의 각도에 따라 잘 이해될 수 있으며, 그 형태를 예상할 수 있다.

Grating lobe는 진폭과 element 사이의 간격을 작게 하여 main lobe axis의 영향을 줄이면 감소시킬 수 있다. 때문에 장비를 제작하는 제작자들은 elements의 폭을 파장의 $\frac{1}{2}$ 이하로 하여 제작한다(예를 들면, 5 MHz 초음파의 파장은 0.3 mm이므로 이 경우에는 0.15 mm 이하의 elements width가 요구된다).

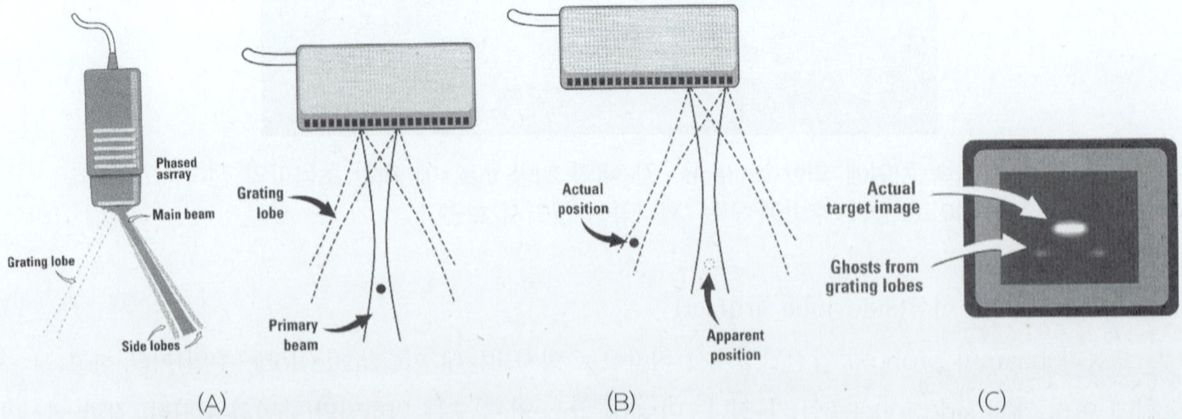

그림 5-48. grating lobe artifact. phased array transducer로부터의 grating lobes와 반사체의 영상에서 나타나는 이들의 효과에 대한 그림

A. 여기에서 반사체는 array beams들 중의 하나에 위치한다.

B. beam axis는 우측으로 이동하지만 반사체는 grating lobe에 의해 반사파가 생기게 된다. 이 반사신호는 main beam에서 발생한 것처럼 표시되어 진다.

C. 실제 영상과 grating lobe에 의해 생기는 두 개 이상의 허상을 포함한 반사체의 영상이 생긴다.

(11) 단편 두께에 의한 허상(Slice thickness artifact)

초음파 선속의 단편두께(Slice thickness)에 따라 동일한 영상이 다르게 나타나는 현상.

예를 들면, 혈관 내에 이물질이 찬 모양으로 나타나는 경우나 담낭 뒤쪽의 십이지장이 담낭 내로 돌출하여 담낭 내 결석으로 오인되는 경우 등

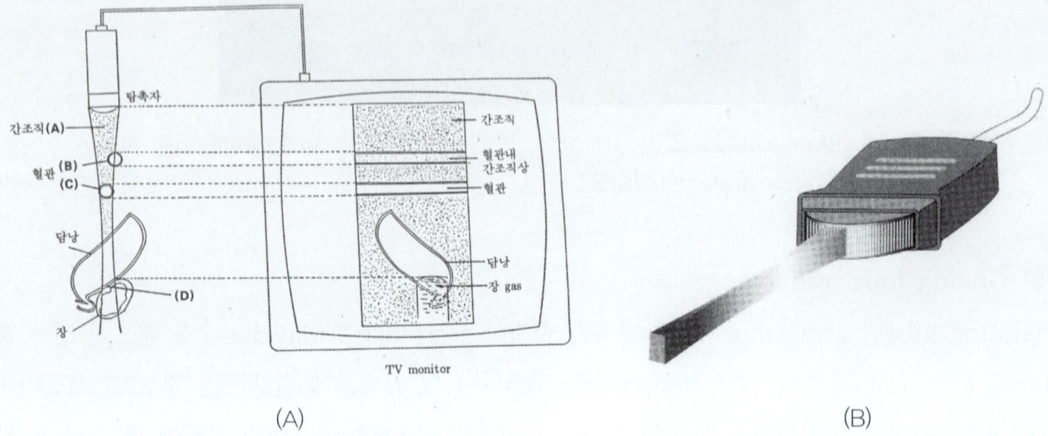

그림 5-49. 단편 두께 artifact의 발생 원리 모식도(A). Array probe에서 발생한 단일 beam의 단면을 보면 입체 형태를 띠고 있음을 알 수 있다(B).

V 산과 영역에서의 기본 초음파검사

1. 산전 초음파검사의 시행 시기

임신 중 시행되는 초음파검사의 시행 시기에는 아직 확실하게 정해진 원칙은 없으며, 임상적으로 이상이 의심되는 경우에는 언제나 시행할 수 있다.

다만 아무런 이상이 없다고 임상적으로 판단되는 경우에는 다음과 같은 계획에 따라 초음파검사를 시행하는 것이 바람직할 것이다.

1) 첫 초음파검사는 월경예정일이 지나 처음 병원을 방문하였을 때 시행하여 임신 여부를 확인하고, 자궁외 임신이나 포상기태가 아닌 것도 확인하게 된다.
2) 임신 18~22주 사이에 시행하는 초음파검사는 태아기형 여부, 다태임신 여부 등을 확인하고, 태반의 위치나 태령을 평가한다.
3) 임신 32~34주를 전후하여 시행하는 초음파검사는 태아의 성장, 크기 및 태반의 위치 등을 파악한다.
4) 최근 기형이나 염색체 이상의 조기 진단을 위해 임신 일삼분기(1st trimester) 말 (11~14주)에 목덜미투명(Nuchal translucency)과 코뼈길이(nasal bone)를 측정한다.

그 밖에도 임상적으로 추적관찰이 필요하다고 인정되는 경우에는 언제든지 검사를 시행하여 임신부와 태아의 건강 평가 및 향후 관리 계획에 도움이 되도록 최선을 다하여야 한다.

2. 탐촉자의 선택(Choice of the Probe)

1) 낮은 주파수의 탐촉자(Low frequency Probe: 3.5~5 MHz)

- 연부조직 투과율이 좋다 – 깊은 부위까지 검사 가능
- 경복부식 검사시
- 임신 주수가 비교적 진행된 경우
- 양수의 양이 많을 경우
- 비만한 산모의 경복부 검사시

2) 높은 주파수의 탐촉자(High frequency Probe: 4~8 MHz)

- 해상력이 우수하다.
- 경질식 검사시
- 작고, 탐촉자에 가까운 구조물 관찰시
- 혈관의 도플러 검사시

3. 산전 초음파검사의 효율적 적응증

1) 임신주수의 확인: 임상적으로 태령이 불확실한 경우나 인공유산, 유도분만 및 반복 제왕절개술의 시행에 앞서 임신 주수의 확인
2) 태아의 성장 확인 및 주기적 평가: 임신성 고혈압성 질환, 당뇨 등 태아의 성장에 영향을 미치는 모성의 상태가 확인된 경우 태아 성장의 평가
3) 임신중 원인 불명의 질 출혈 확인
4) 태위 확인: 태아의 선진부의 확인
5) 다태임신의 확인과 그들 태아 성장의 주기적 확인
6) 임신 중 특별한 수기를 시행코자 할 때: 양수천자술, 융모막 생검, 제대혈 천자, 태아경 검사, 자궁내 수혈, shunt operation, 자궁경관봉축술, external version 등
7) 골반 내 종양의 진단
8) 자궁외 임신의 진단
9) 난포의 성장 발달 관찰
10) 자궁내 피임기구 위치 확인
11) 포상기태가 의심되는 경우
12) 자궁내 태아사망의 진단
13) 자궁 기형의 진단
14) 태아 건강 평가: biophysical profile
15) 분만진통 중 특별한 수기 시행시 관찰: 쌍태 임신시 version/extraction, 태반 용수박리 등
16) 양수량의 측정: 조기양막파수 및 양수 과다, 과소증 확인
17) 태반의 위치 확인 및 추적관찰, 태반 조기박리의 확인
18) 태아기형의 확인 및 추적 관찰(선천성 태아기형의 기왕력이 있는 경우)

4. 임신 기간별 초음파검사 확인 사항

1) 임신 제 1분기(First trimester)

(1) 임신낭의 위치를 확인한다.
(2) 배아를 확인한다.
(3) 두둔길이(CRL, crown-rump length)를 측정한다.
(4) 태아 생존 여부를 확인한다.
(5) 태아 수를 확인한다.
(6) 자궁과 자궁 부속기를 검사한다.

2) 임신 제 2 및 제 3분기(Second and Third trimester)

(1) 태아 수를 확인한다.
(2) 태아 위치를 확인한다.
(3) 태아 생존여부를 확인한다.

(4) 태반의 위치를 확인하고 자궁경관 내구와의 관계를 확인한다.

(5) 양수량(증가, 감소, 정상)에 대해 조사한다.

(6) 양측 두정골 직경(또는 태아 머리둘레)와 대퇴골 길이의 조합을 이용하여 태령을 측정.

임신 제 3 삼분기에는 태아 성장 및 체중을 측정하며, 여기에는 태아 복부 둘레의 측정이 추가되어야 한다.

만약 이전에 시행된 적이 있었으면 측정 간격만큼의 적절한 태아 성장이 있었는가 확인한다.

(7) 자궁과 자궁 부속기를 검사한다.

(8) 가능한 경우 다음의 태아의 해부학적 구조에 대해 관찰하여 이상 유무를 확인토록 한다. 뇌실, 심장 4- chamber view, 척추, 위, 방광, 전복벽에서 제대 부착부위, 신장부위.

5. 태아의 태령과 태아 성장 및 체중 측정 방법

초음파로 임신 주수별 태아 성장을 알 수 있는 여러 지표들의 측정방법은 다양하지만 일반적으로 사용되고 있는 방법을 기술하면 다음과 같다.

1) 양측 마루뼈 직경(BPD : biparietal diameter)

(1) 제 3뇌실(3rd ventricle)과 시상(thalamus)이 보이는 어떠한 단면에서 잡아도 되지만 머리뼈가 서로 대칭적이어야 하고 탐촉자가 머리의 중심축에 수직이어야 한다.

(2) 눈금자의 위는 머리뼈의 외측면에서, 아래는 반대편의 내측면까지 잰다.

(3) 양측 마루뼈 횡경치의 오차는 제 2 삼분기에서 ±5~7일이며, 제 3 삼분기에서는 ±2~3주이다.

(4) 태아 머리가 장두나 단두일 때는 양측 마루뼈 직경만으로는 불충분할 경우에는 양측 마루뼈 직경과 앞뒤머리 직경과의 비율 즉 cephalic index가 추가로 필요하다.

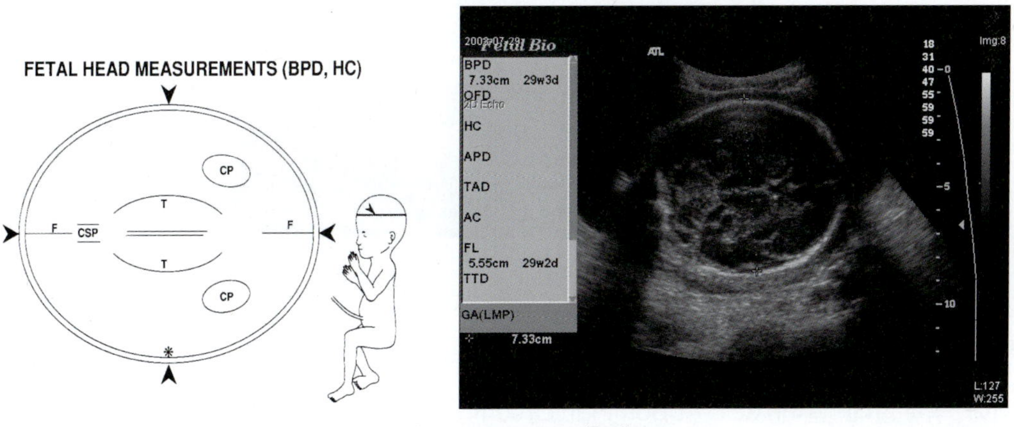

그림 5-50. BPD 측정

2) 태아의 머리뼈 둘레길이(HC : Head circumference)

양측 마루뼈 횡경치와 같은 면에서 측정하며 피부표면이 아닌 머리뼈 외측선을 따라 잰다.

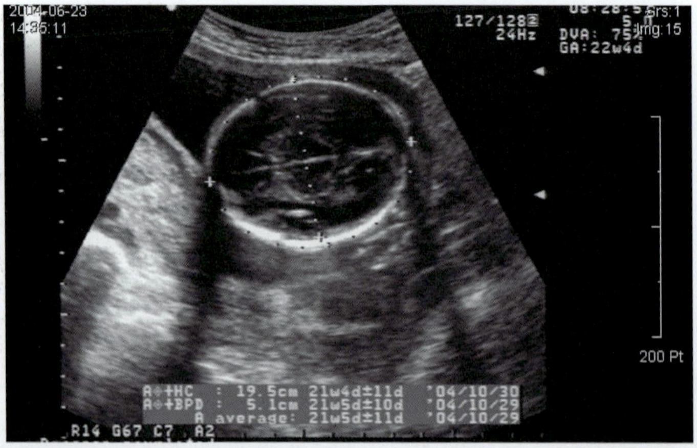

그림 5-51. 태아 두개골 둘레 길이(HC)의 측정. BPD 측정과 동일한 level에서 측정한다.

3) 태아 넙다리뼈 길이(FL : Femur length)

태령 14주 이후부터는 반드시 측정한다.

(1) 탐촉자에 가까운 넙다리뼈를 측정하며 골화된 뼈의 몸통(ossified diaphysis and metaphysis) 사이를 잰다.

(2) 양 끝에 저음영의 epiphysis가 나타날 때, 그 사이에 골화된 부위를 잰다.

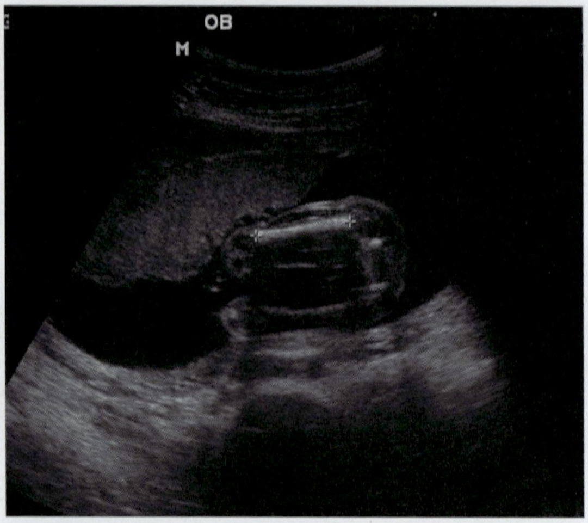

그림 5-52. FL

4. 태아 복부둘레 길이(AC : Abdominal circumference)

(1) 좌, 우 간문맥 정맥이 J자형으로 연결되는 면에서 측정하며 복부 피부 외측선을 따라 잰다.

(2) 제 2,3 삼분기의 복부둘레는 성장 지연과 거대아 진단에 도움이 된다.

(3) 복부둘레가 제태 연령과 차이가 있을 때에는 태아머리 둘레와 복부 둘레의 비를 구한다.

(4) 그 다음에 대개 늑골이 대칭적으로 나타난다.

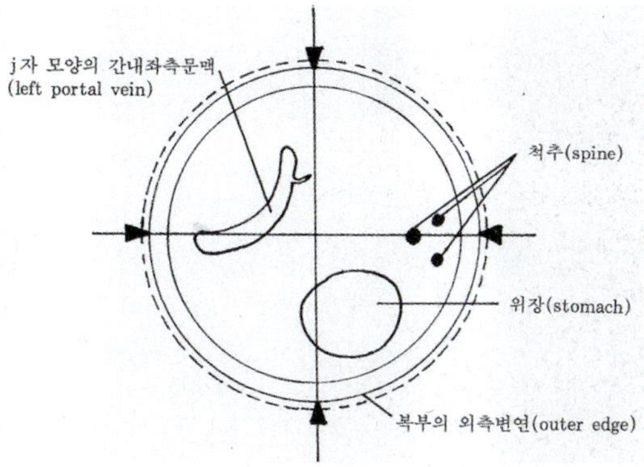

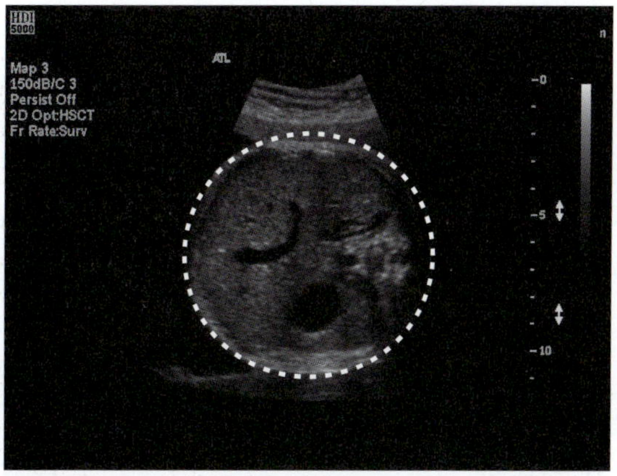

그림 5-53. 태아 복부둘레(abdominal circumference) 측정

5) 제태연령(Fetal age) 추정

머리뼈 둘레길이(Head circumference)와 넙다리뼈 길이(femur length)의 조합이 14주 이후에는 가장 정확하다.

Ⅵ 산과 정밀 초음파검사

1. 검사시기

- 대개 임신 18~22주 사이가 적당하다. (심초음파도)
- 고위험군에서는 11주에서 14주(질초음파로 주기형의 진단)에 가능하다.
- 30주에서 32주(추적관찰) ; 위장관계 질환, 비뇨기계 이상, 뇌수종(hydrocephalus), 연골형성부전증 등

2. 자궁과 부속기

- 산모의 신장을 양쪽 모두 확인하여, 이소성 신장과 임신 중 흔히 발생되는 신우확장(renal pelvic dilatation)을 검사한다.
- 산모의 난소와 나팔관 부위를 간단히 탐촉자로 살피면서 지나간다.
- 자궁의 전체적인 모습을 일견하므로 자궁의 선천성 이상이나 자궁근종의 위치, 크기 등을 파악한다.
- 자궁경부의 확장(funneling)을 검사하고 자궁경관의 길이를 잰다.

3. 태반과 양수량

1) 태반

- 태반의 위치와 자궁경부와의 관계를 관찰하고 기술한다.
- maternal lake, thrombosis 정도를 관찰하고 기술한다.
- 태반의 모양, 크기를 보고 태반의 중아부에서 태반의 두께를 측정한다.
- 제대의 부착 부위를 확인한다.
- 태반의 석회화 정도를 관찰하면서 태반 grading을 한다(태반, 제대, 양수 편 참조).

2) 양수량

- 가장 깊은 곳에서 수직으로 깊이를 재거나(single deepest pocket), 배꼽을 중심으로 4등분하여 amniotic fluid index를 잰다(탐촉자는 산모가 누운 검진대 바닥과 수평을 유지하도록 한다.).
- 이 때 제대는 포함시키지 않는다.

4. 태아의 위치와 태아의 Situs(장기의 위치)

: 먼저 태아의 머리를 찾은 뒤 척추를 보고서 태아의 태위와 태세를 머릿속에 그린다.

- 태아의 위장음영을 보고서 태아의 왼쪽에 제대로 위치하고 있는지 확인한다.
- 이후로는 위장음영을 기준으로 좌우를 판별하면서 검사를 진행하면 된다.

5. 태아의 전체적인 검사 순서

: 초음파의 깊이와 크기를, 관찰하려는 구조가 화면에 가득 차도록 조절한다.

- 머리(머리뼈와 뇌조직)에서 얼굴 – 목 – 척추 – 위장관(위, 간, 담낭) – 부신 및 신장 – 방광 – 외성기 및 항문 – 다리 및 발 – 제대 부착부 – 팔과 손 – 흉부와 심장 순서로 관찰한 후 마지막으로 제대동맥 또는 자궁 동맥 등에서 Doppler로 S/D, RI, PI ratio를 잰다.

6. 검사내용

1) 머리

- 중요한 관찰구조(3): 뇌실(ventricle), 투명사이막공간(cavum septum pellucidum), 소뇌(cerebellum)
- 측정할 구조물

  : BPD(biparietal diameter), OFD(occipitofrontal diameter), 머리둘레(head circumference), 뇌실넓이(ventricular width), 소뇌직경, 대조(cisterna magna), 후두부 피부두께(nuchal skin fold)

2) 얼굴

- 중요한 관찰구조: 양쪽 눈, 콧부리와 위아래 입술 및 아래턱 일부가 나오는 단면상, 옆얼굴
- 측정할 구조물: OOD(outer ocular distance), IOD(inter ocular distance), ocular diameter

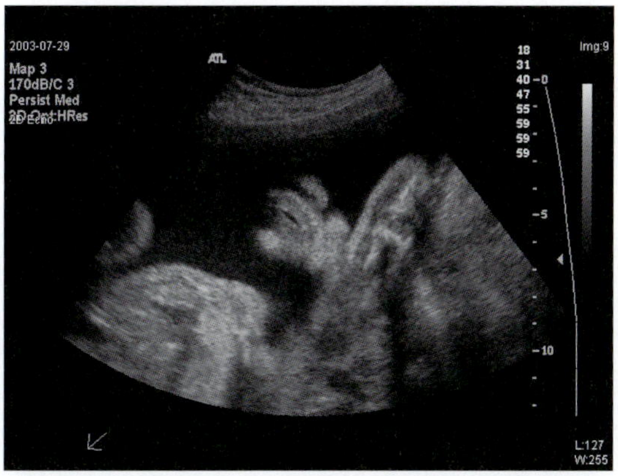

그림 5-65. 태아의 코와 입술(nose and lips)

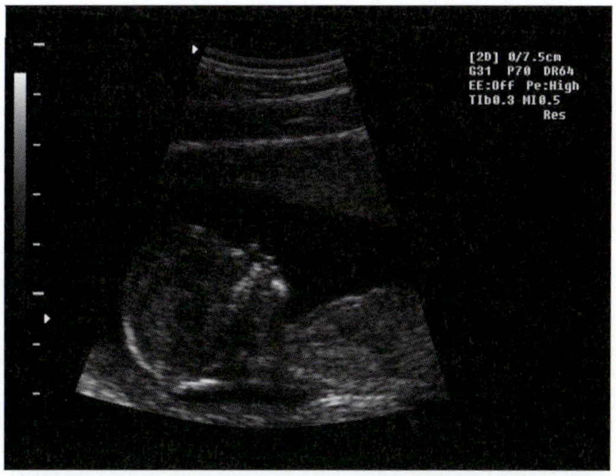

그림 5-66. 태아 안면부의 측면영상(profile view)

3) 목

- 중요한 관찰구조: 머리와 척추가 이루는 각, cord neck

4) 척추

- sagittal view로 길게 척추의 모양을 점검한다.
- coronal view로 lumbo-sacral 부위를 점검한다.
- 목뼈, 등뼈, 허리뼈, 엉치뼈 부위의 transverse view를 각각 관차(U shape)

5) 위장관

- 중요한 구조: 위장 음영의 대략적인 크기, 장관의 확장이나 석회화, 간문맥정맥, 쓸개, 간의 초음파적인 균질성, 척추 왼쪽의 큰동맥과 오른쪽의 아래대정맥(보다 중앙에 위치)
- 측정할 구조물: 복부둘레(abdominal circumference)

6) 부신 및 신장

- 중요한 구조: 부신, 신장의 모양과 대략적인 크기
- 측정할 구조: 신우직경(renal pelvic diameter)

7) 방광

- 중요한 구조: 방광의 크기, 방광을 둘러싸고 나가는 배꼽동맥을 확인한다.

8) 외성기와 항문

- 중요한 구조: 외성기와 가운데가 고음영이고 주변이 anal sphincter로 저음영인 항문

9) 다리와 발

- 중요한 구조: 탐촉자에 가까운 넙다리뼈의 길이를 측정하고 발바닥면을 관찰
- 측정할 구조물: 넙다리뼈(femur), 정강이뼈(tibia), 종아리뼈(fibular), 발바닥 길이

10) 제대 부착부

- 중요한 구조: 방광을 돌아나가는 배꼽동맥과 위에서 내려와서 합쳐지는 배꼽정맥
- omphalocele이나 gastroschisis 유무를 관찰한다.

11) 팔과 손

- 중요한 구조: 한 쪽 팔부터 시작해서 손가락까지 관찰하고 다른 쪽 팔을 관찰
- 측정할 구조: 위팔뼈(humerus), 요골(radius), 척골(ulnar)

12) 가슴과 심장

- 중요한 구조: 가로막, 허파, 심장
- 심장의 관찰
  ① 사방 단면도를 먼저 관찰하고,
  ② 위장관 음영을 보고 심장의 위치(situs)가 올바른지를 확인하고,
  ③ 머리 쪽으로 옮겨서 3 vessel view를 확인 후 약간 내려서 좌심실 유출로와 우심실 유출로를 확인한다.
  ④ 척추를 sagittal view로 관찰하면서 aortic arch view와 ductal arch view를 확인하고 칼라 Doppler로 혈류 흐름과 심중격결손 등을 확인한다.

13) Doppler

- 기본적으로 제대동맥과 자궁동맥의 S/D ratio를 측정한다.
- 필요시 중뇌동맥, 신장동맥, 하행 대동맥, 정맥관 등에서 측정한다.

14) 전체 형태 관찰

- 초음파의 도달 깊이를 충분히 조절하고 태아의 전체적인 모습을 관찰하면서 마무리한다.
- 부분을 관찰하면서 태아의 움직임을 염두에 두고 관찰한다.
- 검사내용을 기형이 없는 태아의 경우 약 30분 전후로 검사시간이 되도록 조절한다.

Ⅶ 초음파의 안전성

초음파의 중요한 생체효과(biologic effect)는 발열작용(thermal effect)과 공동화(cavitation)이다.

1. 발열작용(thermal effect)

1) 초음파가 조직을 통과하여 진행할 때, 흡수된 에너지는 열로 전환된다.
   발열작용은 주파수가 높을수록 증가한다.
2) 발열작용이 41℃로 5분 이상 지속될 때 배아나 태아에게 해를 미칠 수 있다는 보고가 있다.
3) 발열에 의한 작용은 실험동물에서는 신경관 결손증, 작은 안구증과 소두증(microcephaly) 등의 발생에 영향이 있었다.
4) 뼈 조직에서 흡수가 많이 일어난다.
5) 다음과 같은 순서로 발열 작용이 더 많이 발생한다.

B-MODE 〈 M-MODE 〈 color Doppler 〈 pulsed Doppler

6) 아직까지는 현재 사용되는 진단용 초음파기에 의한 생물학적 이상이 확인된 적은 없다. 하지만 배아기에는 불필요한 질초음파 사용시간을 줄이고, 특히 pulsed Doppler 사용은 꼭 필요한 경우에만 시행하도록 한다.

2. 공동화 현상

a. 초음파가 작용된 매질 내에 gas bubble이 생기는 현상을 말한다.

b. 폐의 폐포 같은 gas가 있는 조직에서 발생한다.

c. 자궁내 태아에서는 발생되지 않는다.

3. 현재까지의 발표결과로서는 진단적 초음파 사용으로 인해 산모나 태아에게 생물학적 이상 효과가 발생 했다는 증명된 보고는 없다.

그림 01

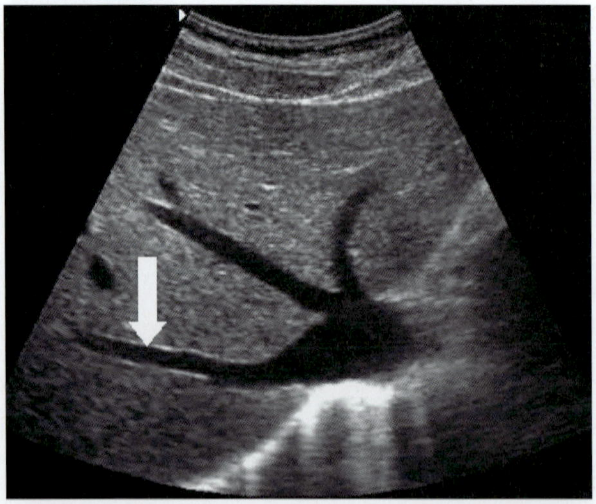

001 그림 1에서 화살표에 대한 설명으로 옳은 것은?

① 간으로 들어오는 혈류 이동
② 우엽을 앞, 뒤로 나누는 기준
③ 우엽을 상, 하로 나누는 기준
④ 간을 좌엽과 우엽으로 나누는 기준
⑤ 혈관 주변의 강한 에코는 간내 담관 자리

간을 갈비밑주사하여 얻은 영상. 우간정맥은 우엽을 전구역(S5,8)과 후구역(S6,7)으로 나누는 기준선이다.

그림 02

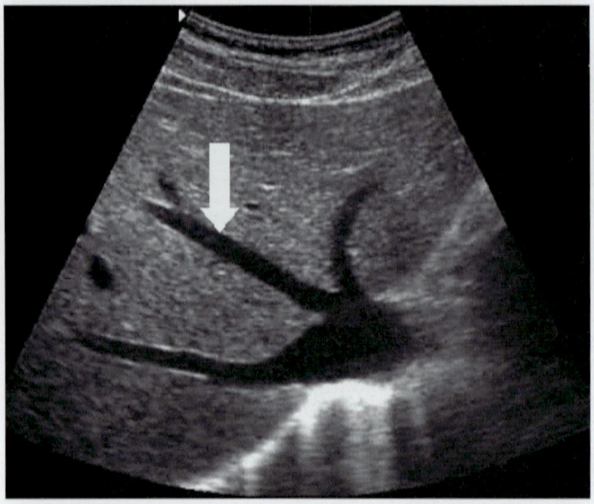

002 그림 2에서 화살표가 가리키는 것은?

① 왼간정맥
② 오른간정맥
③ 아래대정맥
④ 중간간정맥
⑤ 왼문맥 배꼽정맥 부분

그림 03

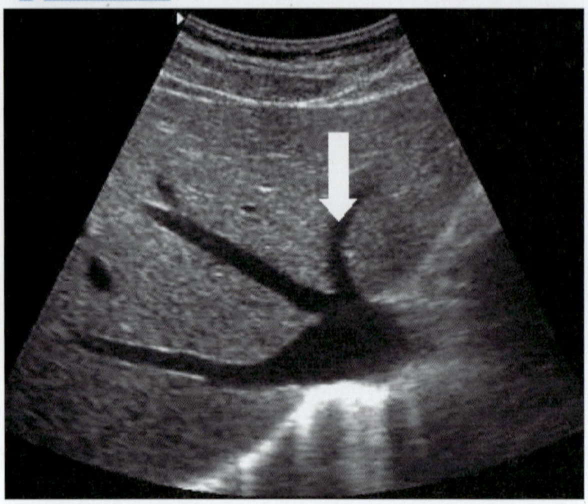

003 그림 3에서 화살표에 대한 설명이 옳은 것은?

① 간에서 나오는 혈류 이동
② 우엽을 앞, 뒤로 나누는 기준
③ 우엽을 상, 하로 나누는 기준
④ 간 좌엽을 상, 하로 나누는 기준
⑤ 간을 좌엽과 우엽으로 나누는 기준

그림 04

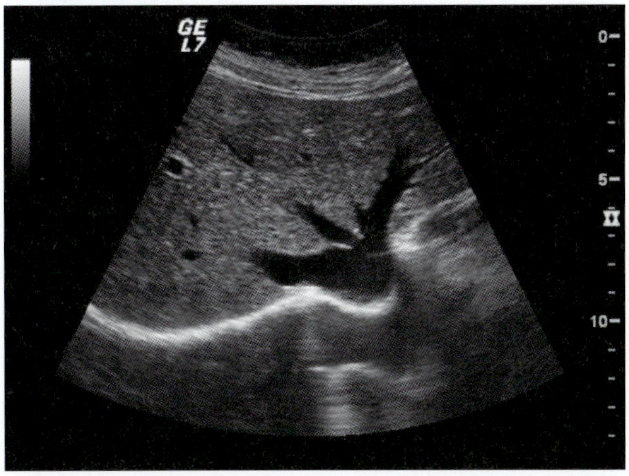

004 그림 4에서 보이지 않는 구역은?

① Segment 2
② Segment 3
③ Segment 4
④ Segment 7
⑤ Segment 8

간을 갈비밑주사하여 얻은 영상. Segment 3는 좌엽의 아래 구역에 해당한다.

그림 05

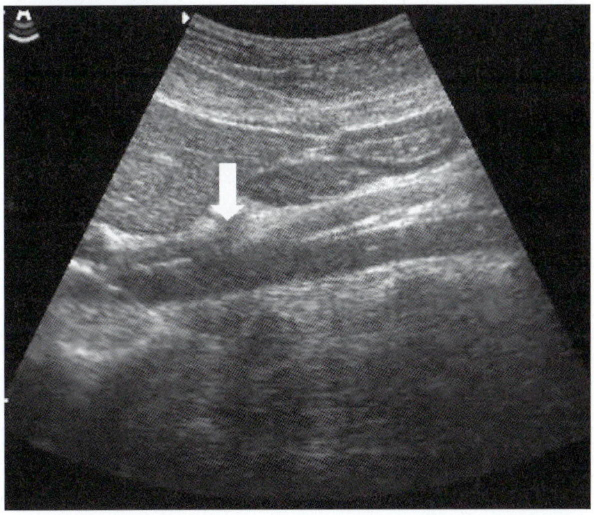

005 그림 5에서 보이지 않는 해부학적 구조물은?

① 췌장
② 위장
③ 식도
④ 대동맥
⑤ 간우엽

배 정중시상면에서 좌측으로 약간 이동하여 얻은 대동맥의 종단영상. 화살표는 복강동맥. 간좌엽이 관찰된다.

그림 06

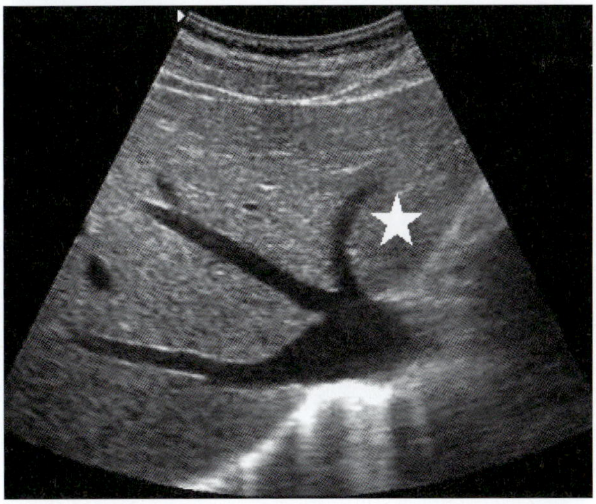

006 그림 6에서 별표가 가리키는 구역은?

① 꼬리엽
② 왼엽안쪽구역
③ 왼엽바깥쪽구역
④ 오른엽뒤구역
⑤ 오른엽앞위쪽구역

그림 07

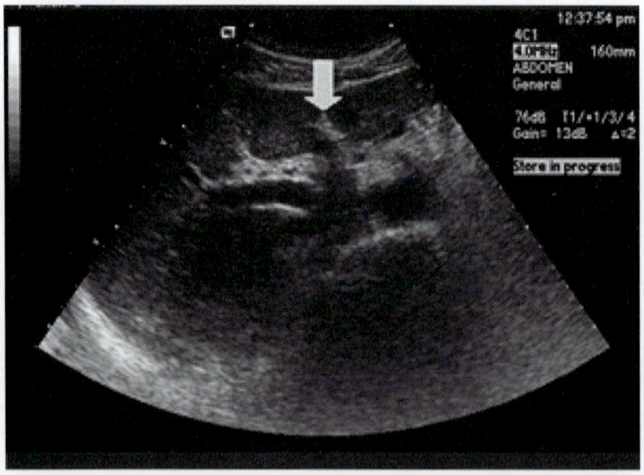

007 그림 7에서 간 왼엽의 중앙에 보이는 높은 반사신호의 구조물은?

① 쓸개
② 원인대
③ 작은그물막
④ 주엽틈새
⑤ 정맥관인대

간좌엽의 횡단 영상. 원인대이며 내측구역과 외측구역을 나누는 기준선이다.

그림 08

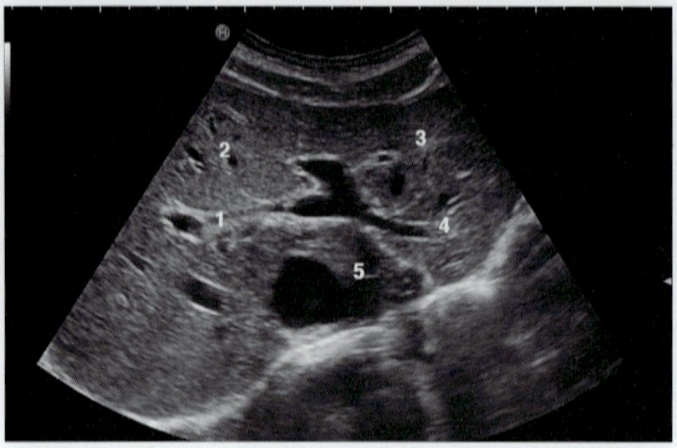

008 그림 8에서 꼬리엽을 가리킨 것은?

① 1
② 2
③ 3
④ 4
⑤ 5

영상의 중앙에 왼문맥수평부분과 왼문맥배꼽정맥 부분이 위치하는 횡단 영상. 하대정맥과 주엽틈새 사이가 꼬리엽이다.

그림 09

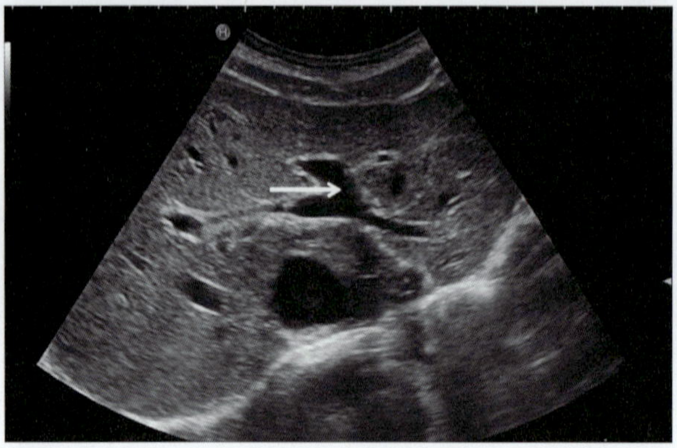

009 그림 9에서 화살표 부위의 해부학 명칭은?

① 오른문맥
② 왼간정맥
③ 중간간정맥
④ 왼문맥수평부분
⑤ 왼문맥배꼽정맥부분

010 지방간의 초음파적 소견으로 옳지 않은 것은?

① 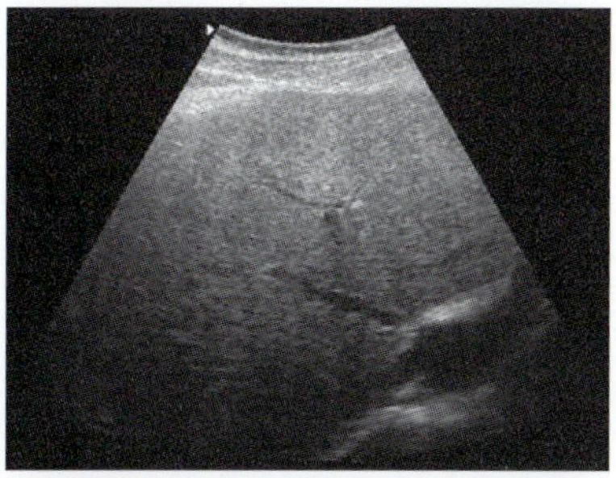
② 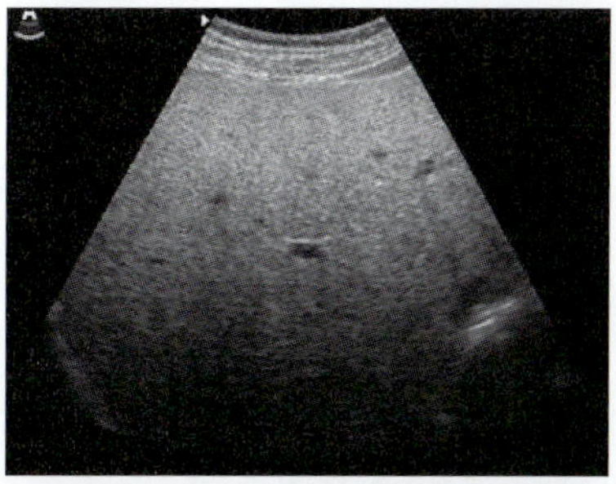
③ 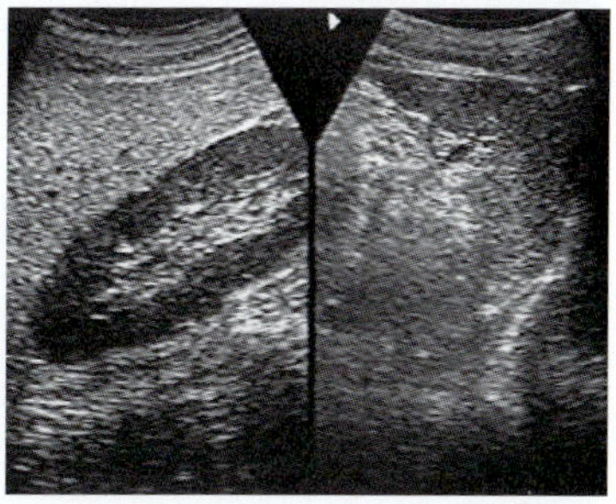
④ 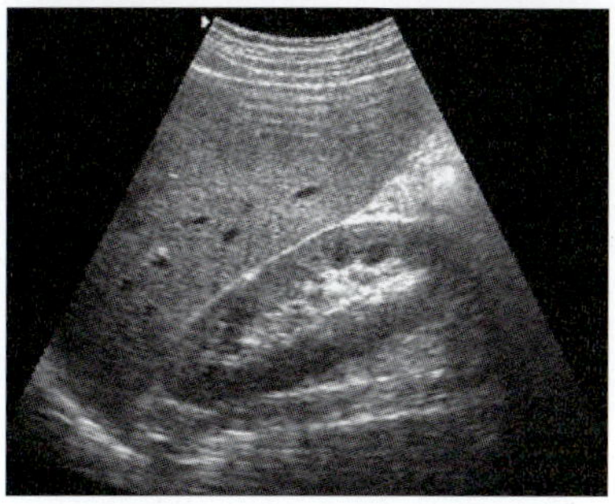
⑤ 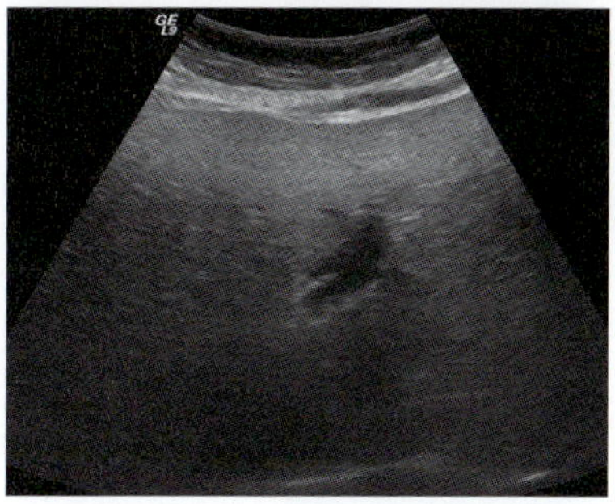

간실질과 콩팥실질의 에코 차이가 없다면 정상소견이다.

011 다음 그림에서 간 경변증일 때 나타나는 초음파 소견으로 옳지 않은 것은?

① 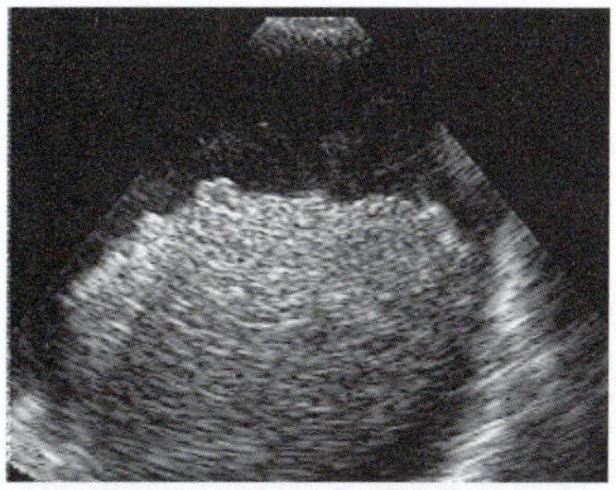
② 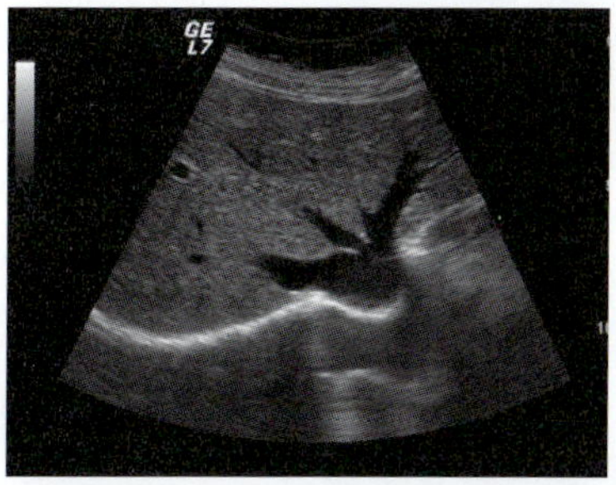
③ 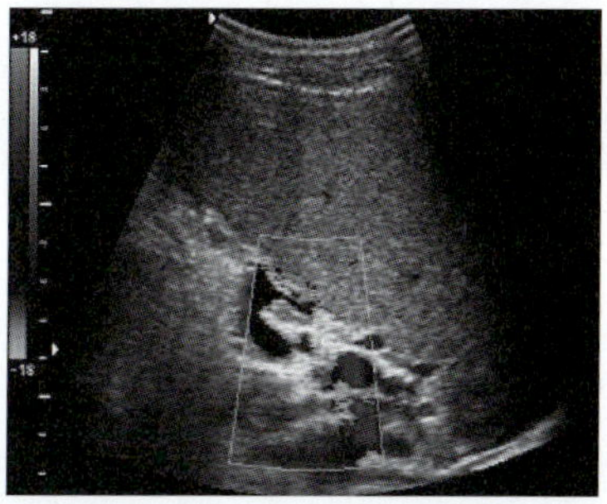
④ 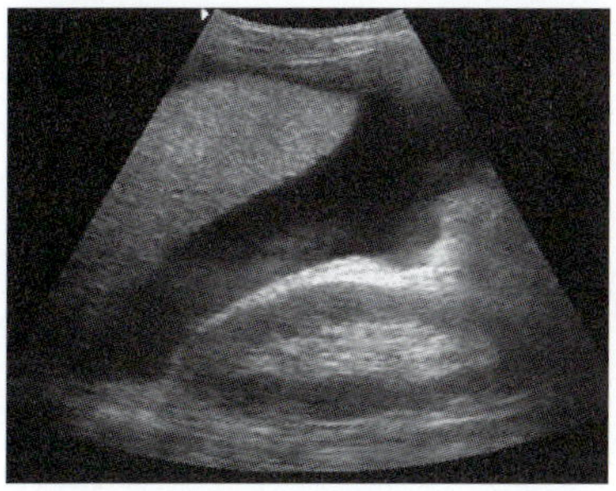
⑤ 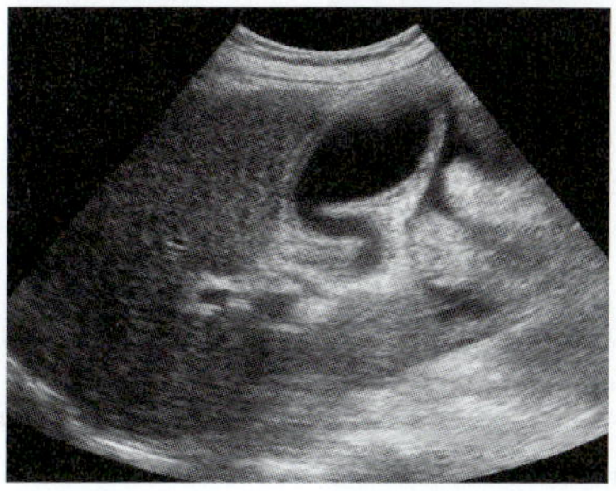

간경변 소견은 간위축, 기친 간실질, 불균질한 간표면, 복수, 비장종대 등

그림 10

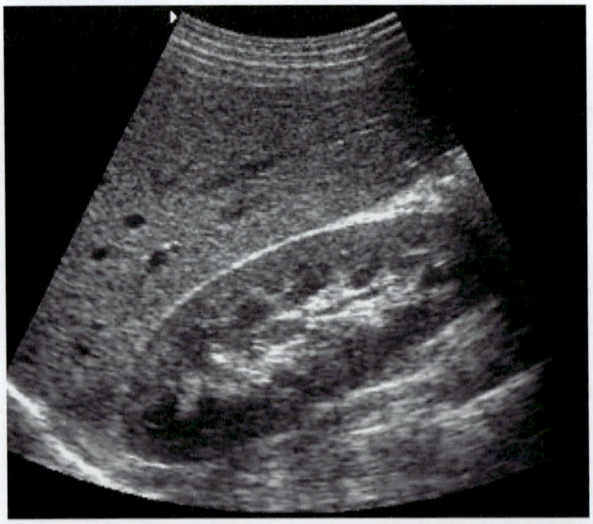

012 그림 10에서 초음파 영상의 특징에 대한 설명이 옳지 않은 것은?

① 타원형 영상은 콩팥이다.
② 오른쪽 콩팥은 간과 함께 나타남
③ 콩팥피막은 높은 에코의 선으로 나타남
④ 간과 콩팥 에코를 비교하기 위한 영상이다.
⑤ 콩팥겉질은 간실질보다 높은 에코로 나타났다.

그림 10. 간과 콩팥의 실질에코를 비교할 수 있는 콩팥 종단 영상이다.

그림 11

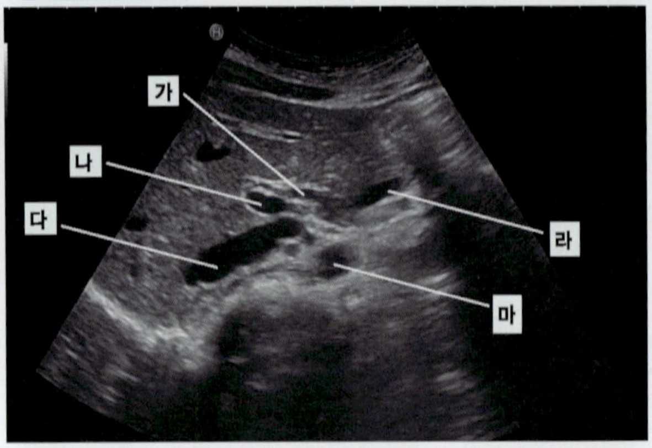

013 그림 11와 같이 영상에 표시된 부위 명칭이 옳은 것은?

① 가: 쓸개관
② 나: 좌간문맥
③ 다: 우간문맥
④ 라: 오른간동맥
⑤ 마: 위창자간막동맥

그림11. 쓸개관과 문맥 하대정맥이 각각 가,나,다 순으로 관찰된다.

그림 12

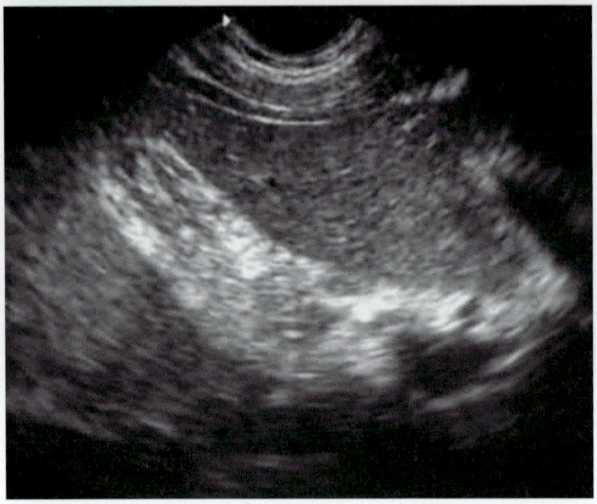

014 그림 12은 쓸개 내 쓸개돌과 가스가 차 있는 영상이다. 샘창자와의 감별을 위한 방법으로 옳은 것은?

① Probe 교체
② 물을 먹게 한다.
③ 자세를 변동시킨다.
④ Buscopan 근육주사
⑤ 지방식을 복용케 한다.

음수법은 위장과 샘창자를 관찰하기 좋은 방법이다.

그림 13

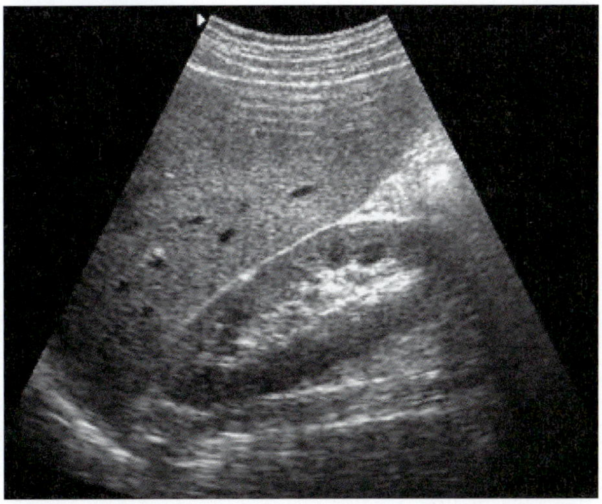

015 **그림 13**의 초음파 영상에서 볼 수 <u>없는</u> 것은?

① 콩팥굴
② 수신증
③ 콩팥겉질
④ 콩팥깔때기
⑤ 간 실질

그림 14

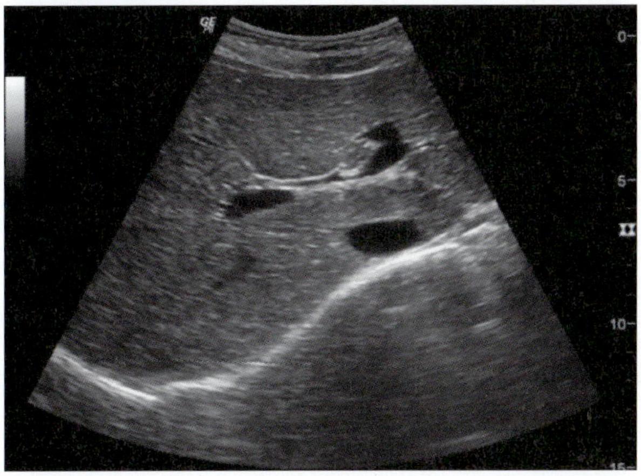

016 **그림 14** 영상에서 보이는 해부학적 구조물이 <u>아닌</u> 것은?

① 가로막
② 낫인대
③ 간 문맥
④ 정맥인대
⑤ 간내 쓸개관

왼문맥수평부분과 왼문맥배꼽정맥 부분이 관찰되는 횡단 영상. 낫인대는 본 영상보다 하부에 위치하는 구조물이다.

그림 15

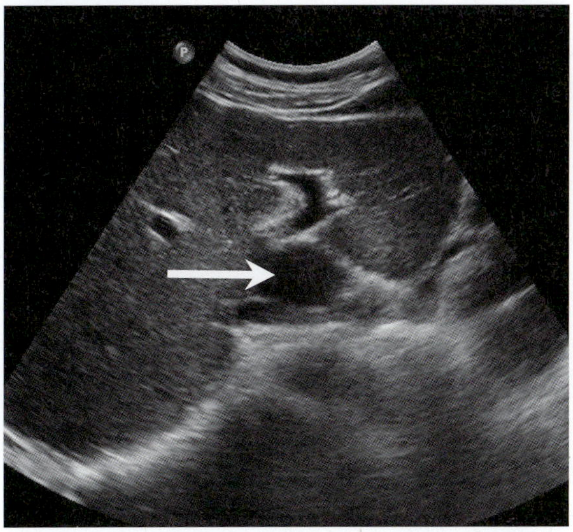

017 **그림 15** 영상의 화살표 부분에 대해 옳은 것은?

① 네모엽이다.
④ 아래대정맥 영상이다.
② 혈류가 많기 때문에 검게 보인다.
③ TGC 조절 잘못으로 인한 현상이다.
⑤ 전방의 해부학적 구조물들에 의한 음의 감쇠로 나타난 현상이다.

그림 15는 그림 14와 매우 유사한 위치의 영상임. 왼문맥수평부분과 왼문맥배꼽정맥 부분 때문에 발생한 소리그림자로 허상이 나타난다.

그림 16

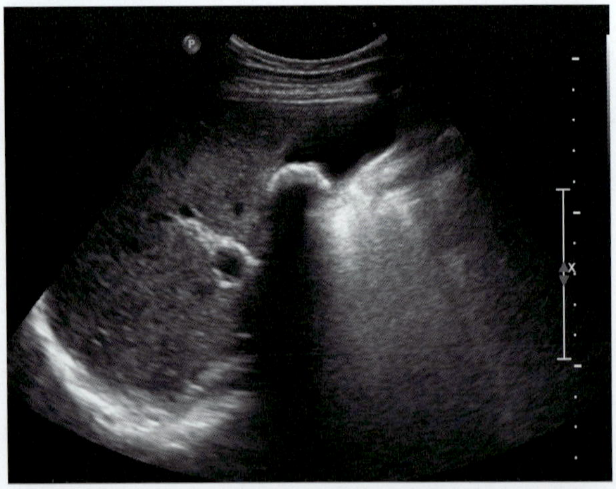

018 **그림 16** 영상에 나타난 질환을 정확히 진단하기 위한 방안은?

① 물을 복용한 후 검사한다.
② 동적영역을 넓게 조절한다.
③ 지방식을 복용시키고 1시간 후에 검사한다.
④ 초점을 병변부위보다 2배 깊은 곳에 맞춘다.
⑤ 환자자세를 좌측와위로 바꾸어 이동유무를 확인한다.

쓸개 내에 담석이 의심되는 영상임. 자세를 변경하여 돌이라면 움직임을 관찰할 수 있다.

그림 17

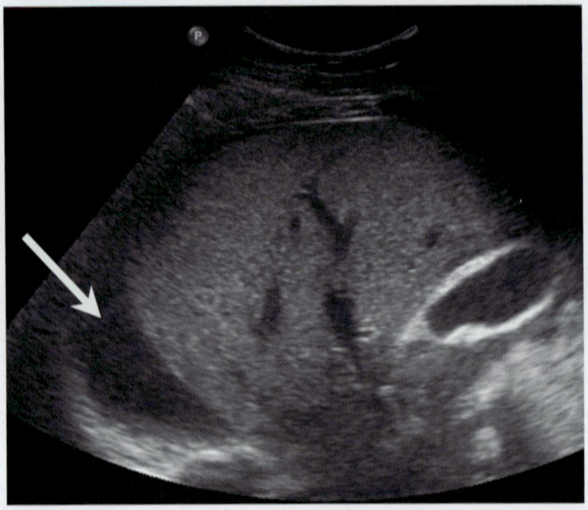

019 **그림 17** 영상에 검게 나타난 부분(화살표)에 관한 설명이 옳은 것은?

① 복수이다.
② 흉수이다.
③ 지방간에 의한 현상이다.
④ 감쇠현상 때문에 발생한 것이다.
⑤ 가로막에서 반사된 음속 때문에 검게 보인다.

화살표는 간과 가로막 사이에 위치하고 있음. 간과 복수가 관찰되는 영상이다.

그림 18

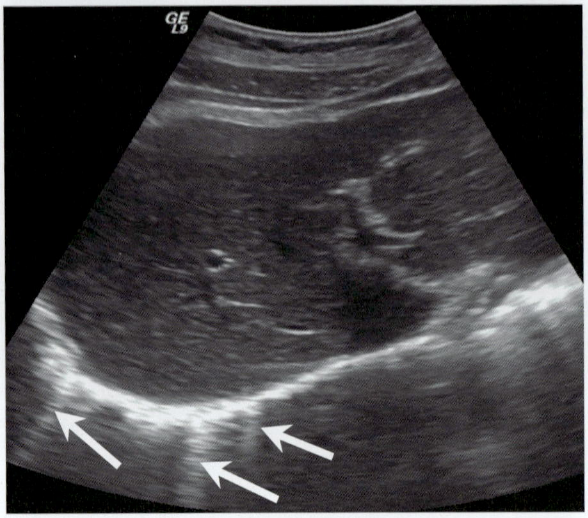

020 **그림 18** 영상에 나타난 인공물 현상(화살표)에 대해 옳지 <u>않은</u> 것은?

① 다중반사 현상이다.
② 음향증강 현상이다.
③ 반사에 의해 발생한다.
④ Ring down 현상이다.
⑤ 음향저항 차이가 큰 곳에서 많이 발생한다.

그림 19

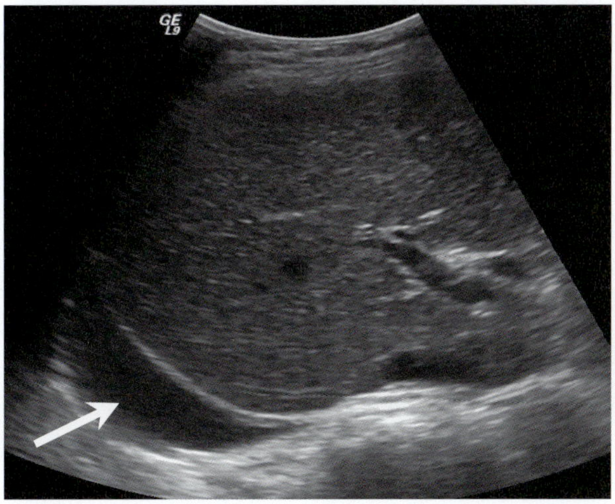

021 **그림 19** 영상의 화살표 부분에 대해 옳은 것은?

① 복수이다.
② 흉수이다.
③ 음의 감쇠로 인해 검게 보인다.
④ 정확한 진단을 위해 선형탐촉자를 사용한다.
⑤ 전방의 가로막에 의한 음의 감쇠로 나타난 현상이다.

간과 붙어있는 가로막과 흉벽 사이에 화살표가 보인다.

022 아래 영상에서 문맥이 나타난 영상이 아닌 것은?

①
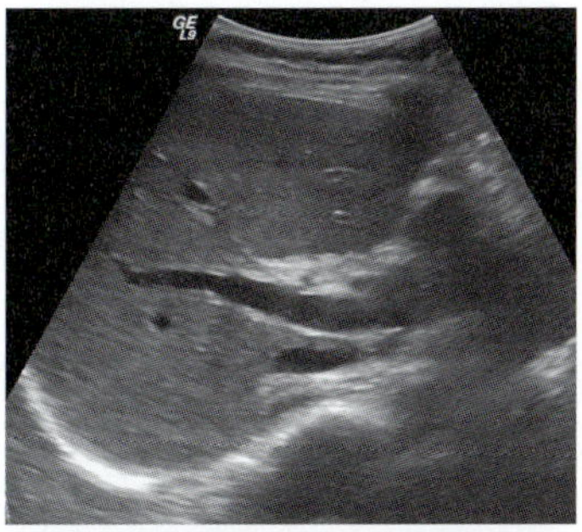

②
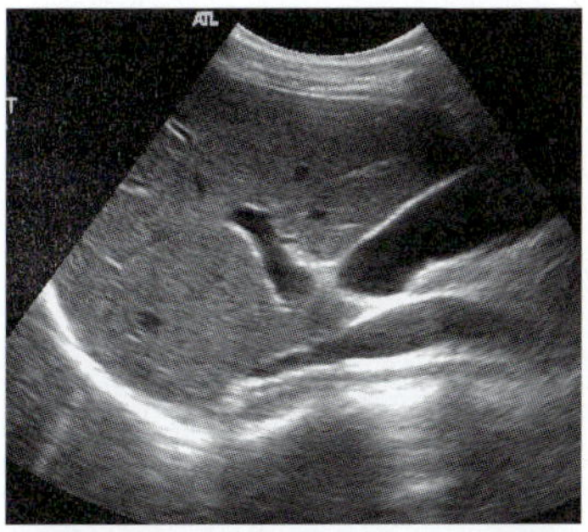

③
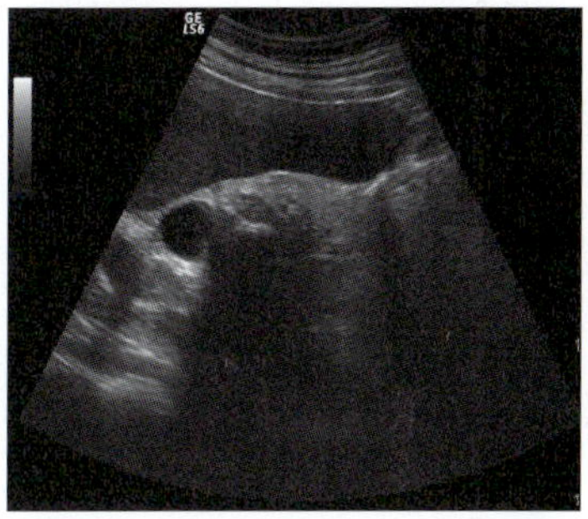

④
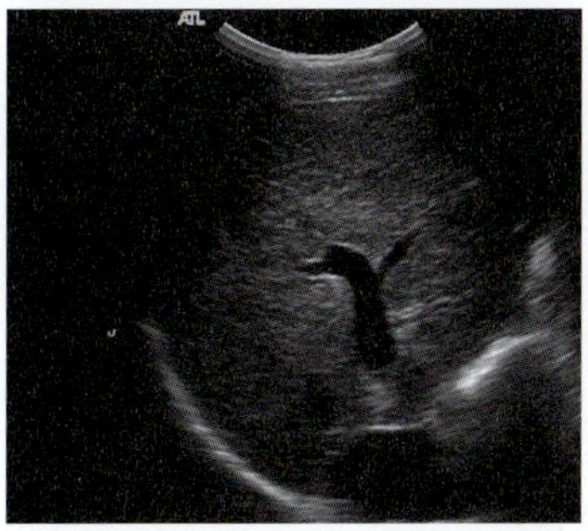

⑤
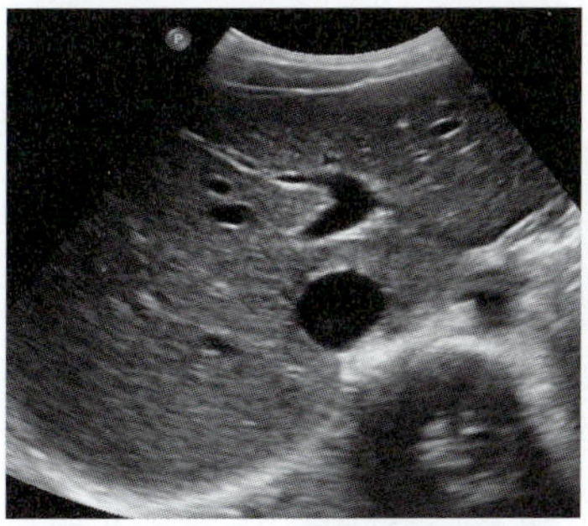

문맥의 특징은 혈관벽에코가 관찰되어야 한다.

그림 20

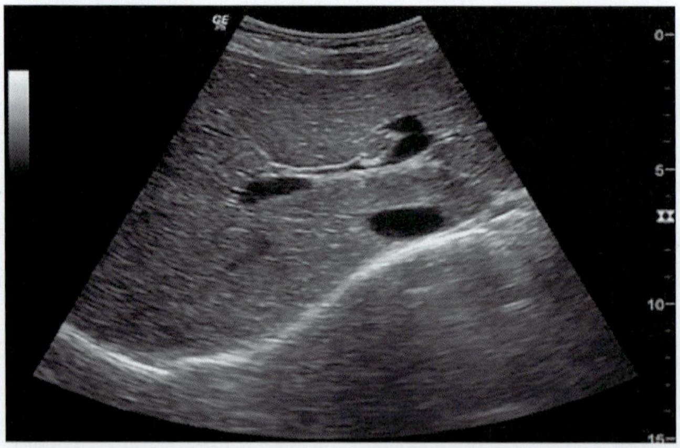

023 그림 20의 영상의 검사방법은?

①

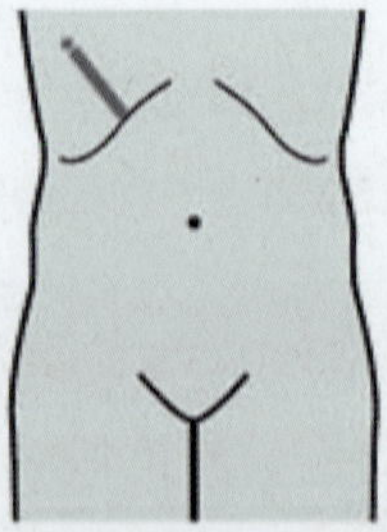

②

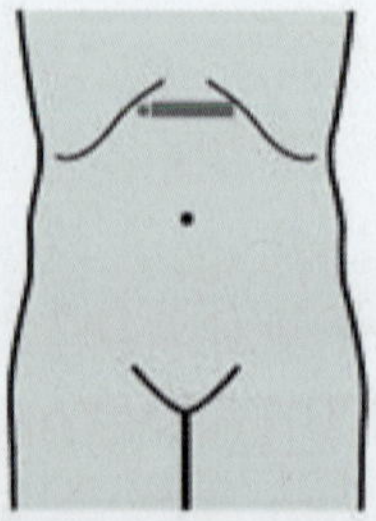

③

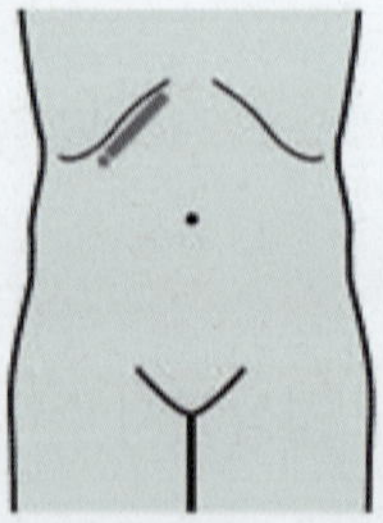

④

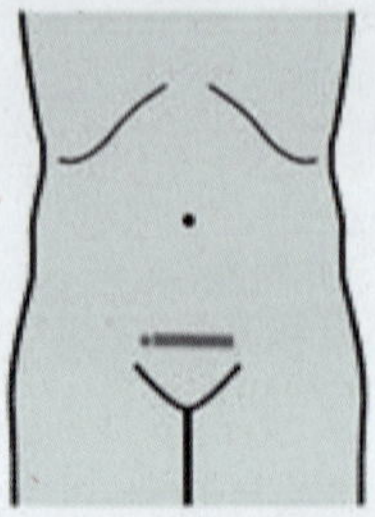

⑤

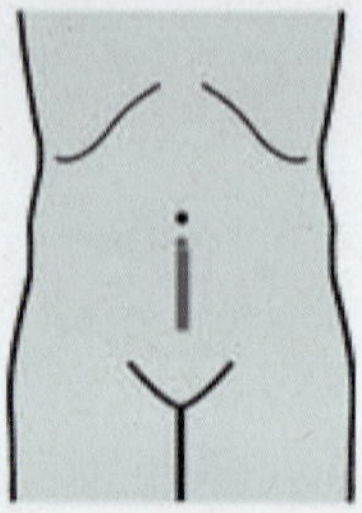

그림 20 하대정맥이 영상의 좌측에 위치하고 있고, 간우엽이 관찰된다.

그림 21

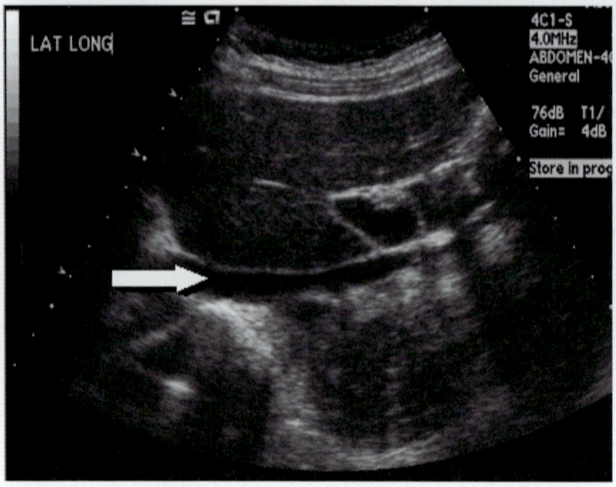

024 그림 21 영상에서 화살표한 구조물에 대한 설명이 옳은 것은?

① 왼심방과 연결된다.
② 간정맥과 연결된다.
③ 간문맥과 연결된다.
④ 위창자간막정맥과 연결된다.
⑤ 배대동맥의 왼쪽에 위치한다.

간과 붙어있는 구조물이 장축으로 관찰되어 하대정맥이고, 종단 영상이다.

그림 22

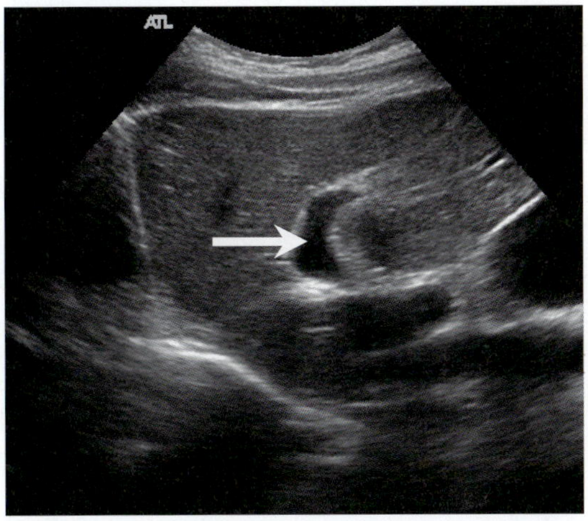

A

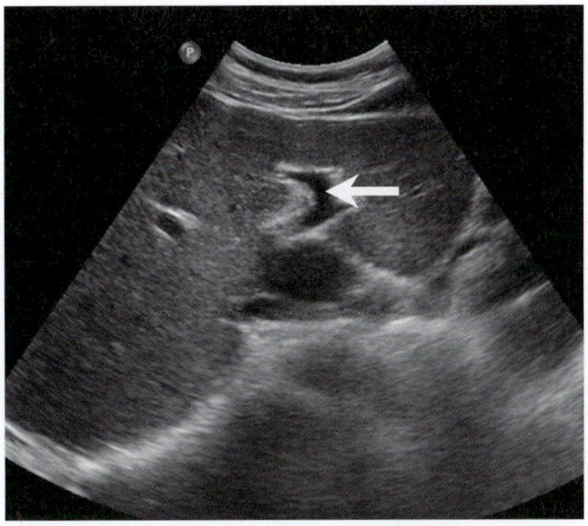

B

025 그림 22 영상에 대한 설명이 옳은 것은?

① B는 intercostal 검사이다.
② A는 transverse 스캔이다.
③ A 화살표는 쓸개의 일부이다.
④ B 화살표 부위는 Main portal vein이다.
⑤ A, B의 화살표는 같은 해부학적 위치이다.

화살표한 구조물의 모두 좌문맥이며 각각 종단 영상과 횡단 영상이다.

그림 23

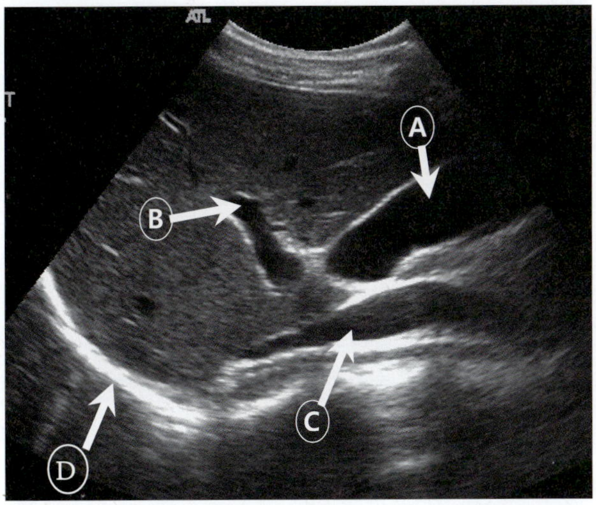

026 그림 23 영상에 대해 옳지 않은 것은?

① A 부분은 쓸개이다.
② 갈비사이 주사영상이다.
③ B 부분은 오른 간정맥이다.
④ C 부분은 아래 대정맥이다.
⑤ D 부분이 밝게 보이는 곳은 가로막이다.

문맥은 벽에코가 있음. B는 문맥이다.

그림 24

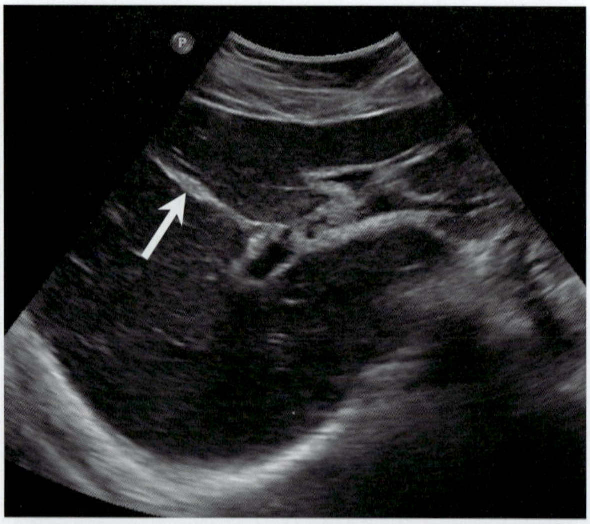

027 **그림 24** 영상에 나타난 고에코의 선상 구조물에 대한 옳지 않은 것은?

① 주엽틈새이다.
② 캔틀리 선과 같은 역할을 한다.
③ 쓸개를 찾는데 지표로 이용한다.
④ 오른엽을 전·후로 나누는 기준이다.
⑤ 중간간정맥과 같은 간구역 구분 역할을 한다.

그림 25

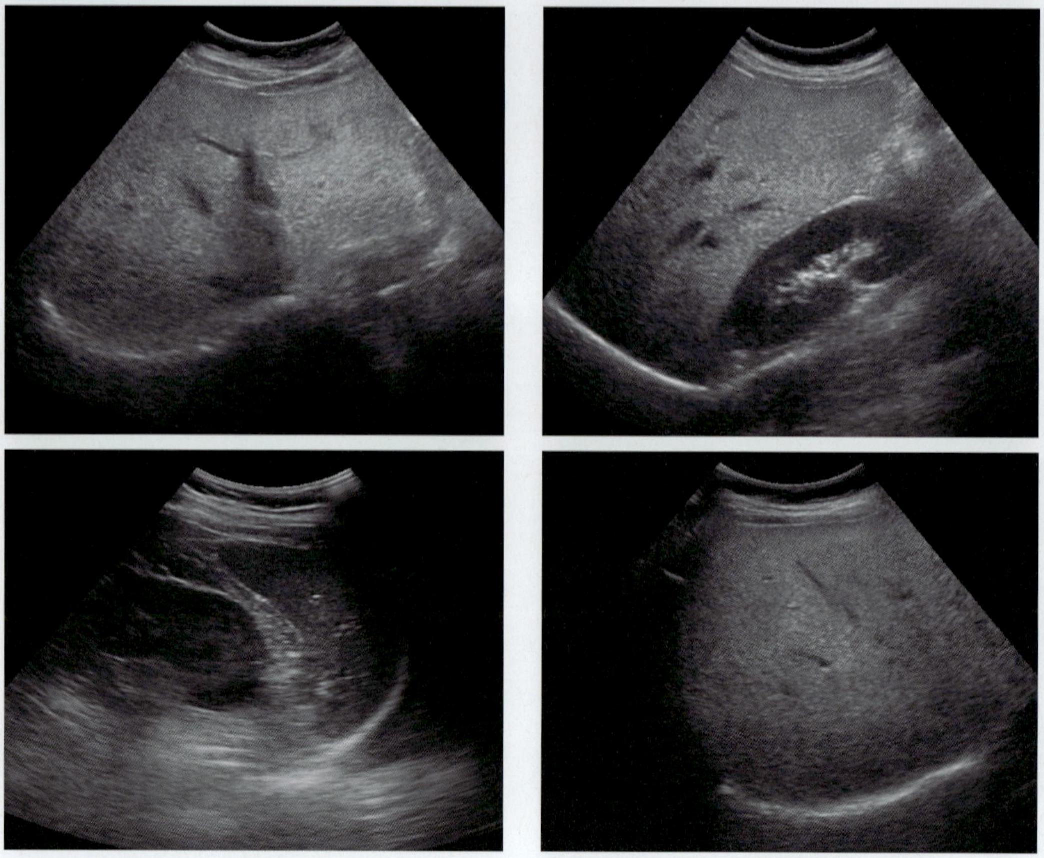

028 **그림 25** 4개의 영상은 같은 초음파 장치로 같은 조건하에서 검사한 동일 환자의 초음파 영상이다. 추정할 수 있는 진단명은?

① 간경변
② 지방간
③ 지라비대
④ 급성간염
⑤ 급성쓸개염

그림 26

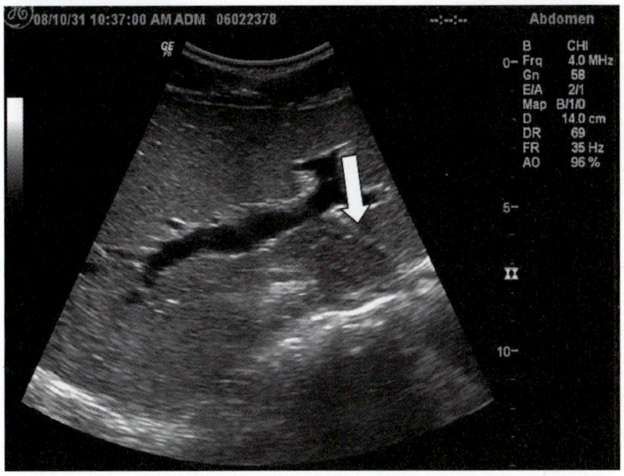

029 **그림 26** 영상의 화살표 한 곳의 설명으로 옳은 것은?

① 간의 왼쪽엽과 오른쪽엽을 구분하는 기준이 되는 구조물
② 왼쪽엽의 꼬리엽과 중간 구역의 경계를 이루는 구조물
③ 왼쪽엽의 꼬리엽과 바깥 구역의 경계를 이루는 구조물
④ 오른쪽엽의 앞경계와 뒤경계의 경계를 이루는 구조물
⑤ 왼쪽엽의 중간 구역과 바깥 구역의 경계를 이루는 구조물

030 아래 영상에서 주사방향이 다른 것과 같지 않은 것은?

① 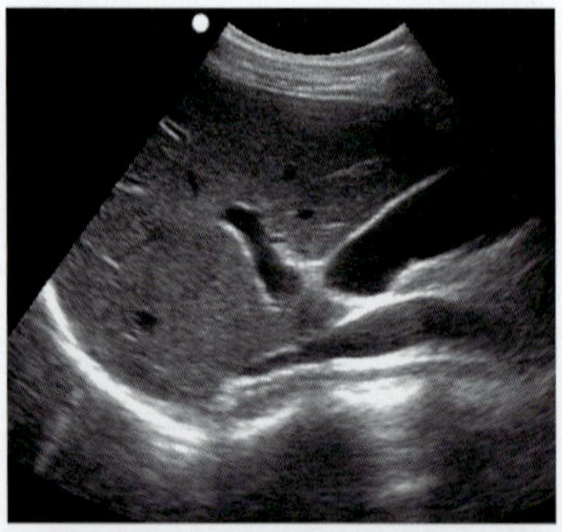

② 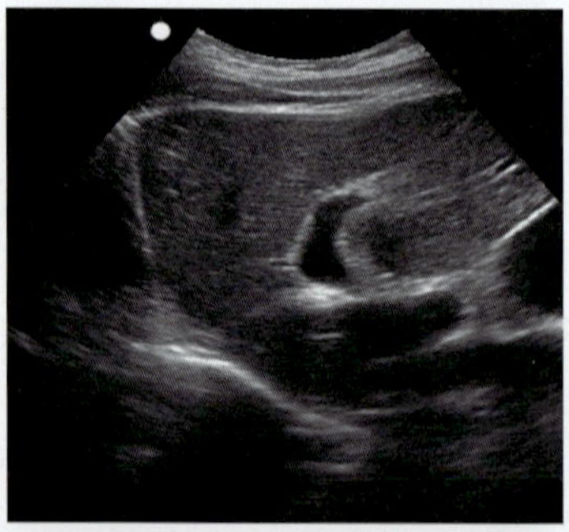

③ 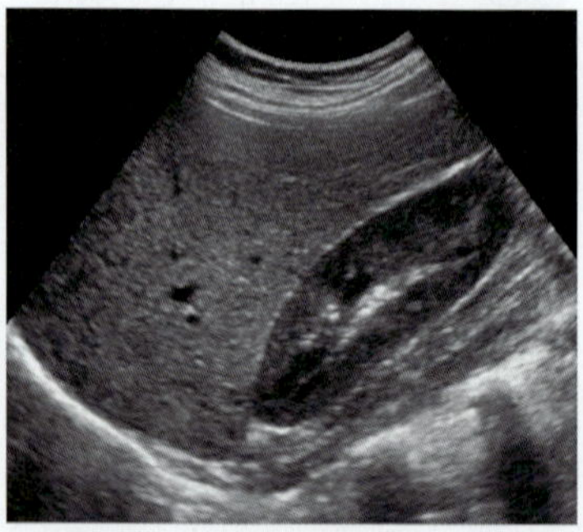

④ 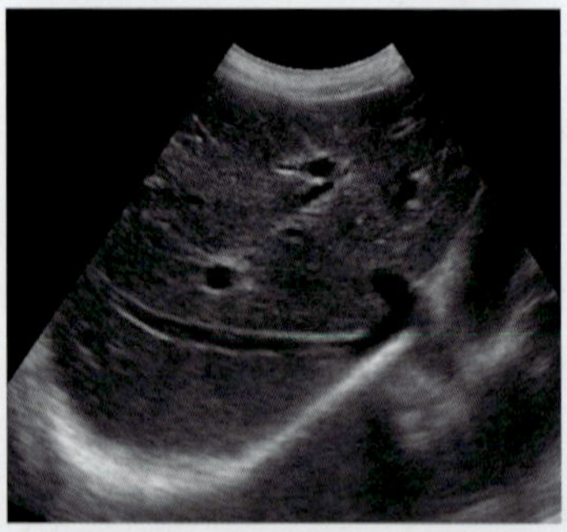

⑤ 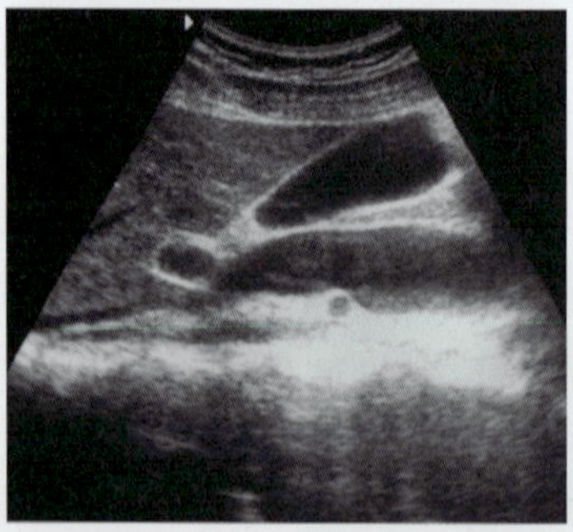

그림 27

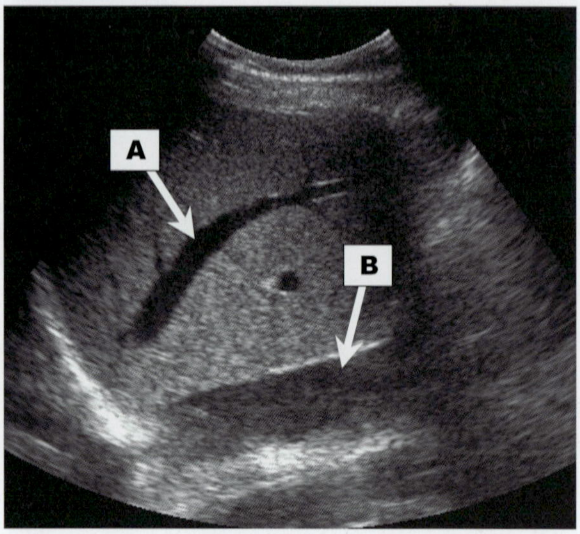

031 그림 27 영상에서 화살표 A와 B 혈관의 해부학 명칭은?

① A: 왼간정맥
B: 배대동맥

② A: 오른문맥
B: 아래대정맥

③ A: 오른간정맥
B: 위대정맥

④ A: 오른간정맥
B: 아래대정맥

⑤ A: 중간간정맥
B: 위대정맥

간과 붙어있는 구조물이 장축으로 관찰되어 하대정맥이고, 종단 영상임. 간내 벽에코가 없는 간정맥이 관찰된다.

그림 28

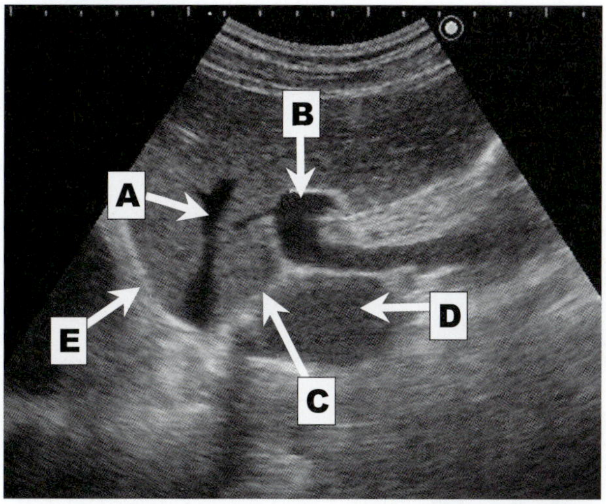

032 **그림 28** 영상에서 각 부위의 해부학 명칭으로 옳지 <u>않은</u> 것은?

① A : 오른앞 문맥
② B : 왼문맥 배꼽정맥부분
③ C : 정맥인대
④ D : 꼬리엽
⑤ E : 가로막

그림 29

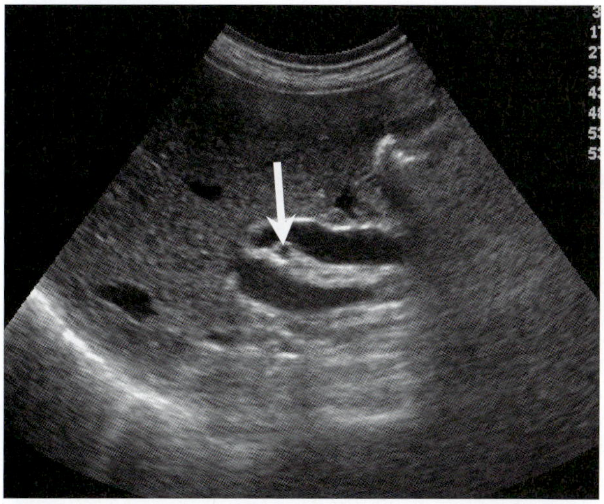

033 **그림 29** 영상에서 화살표 부위 원형 관상 구조물의 해부학 명칭은?

① 쓸개관
② 지라동맥
③ 왼간동맥
④ 오른간동맥
⑤ 위샘창자동맥

034 아래 영상에서 가슴막삼출액이 나타난 것은?

①

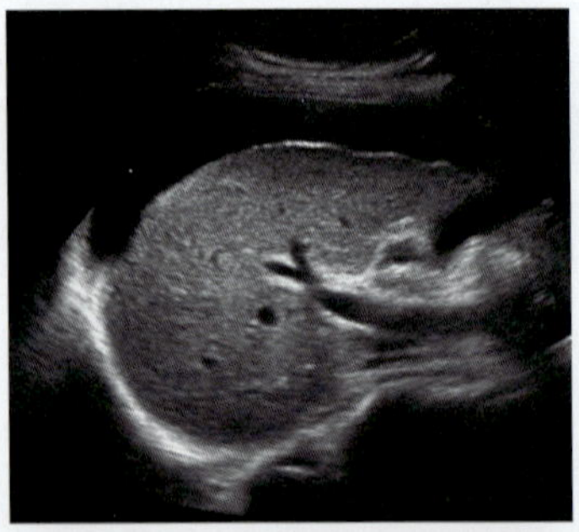

②

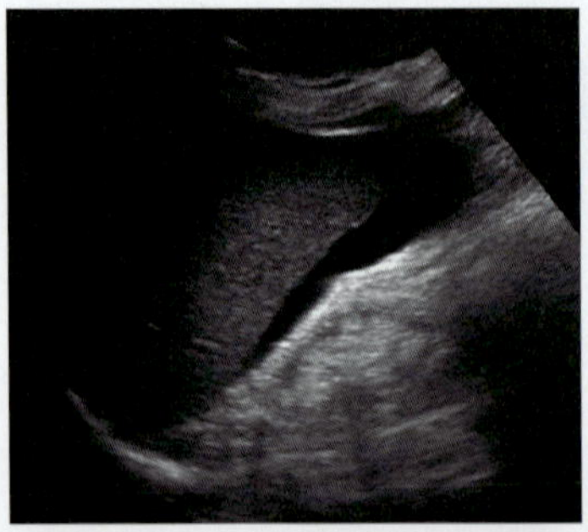

③

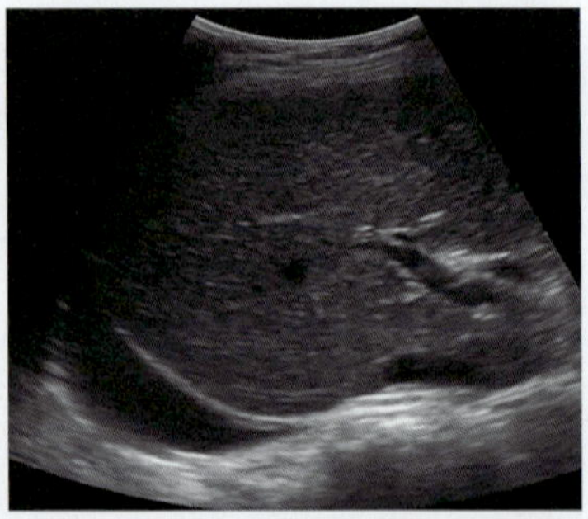

④

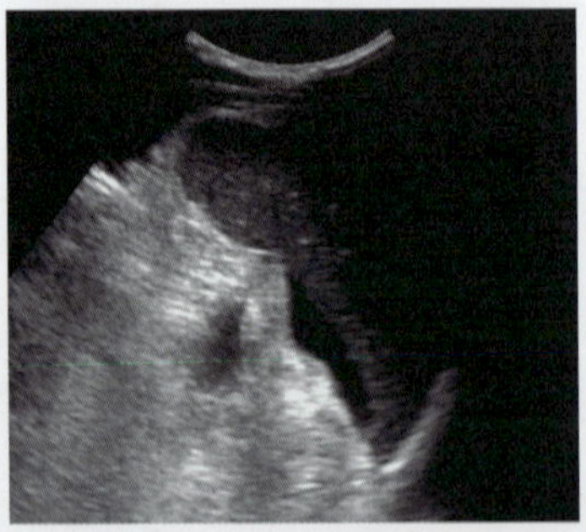

⑤

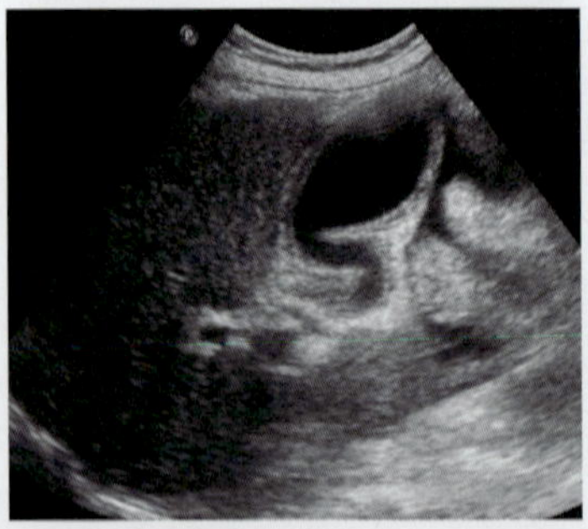

그림 30

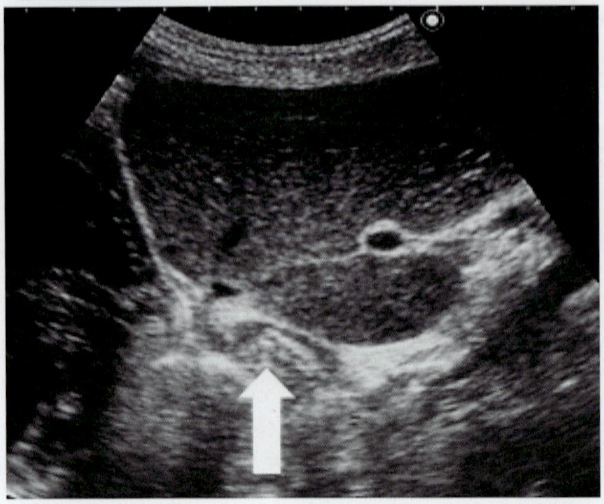

035 **그림 30** 영상에서 화살표 부위의 해부학 명칭은?

① 식도
② 샘창자
③ 가로막
④ 쓸개오목
⑤ 정맥인대

그림 30 좌측간의 종단 영상임. 좌엽과 대동맥 사이에 식도가 위치하는 경우가 많다.

그림 31

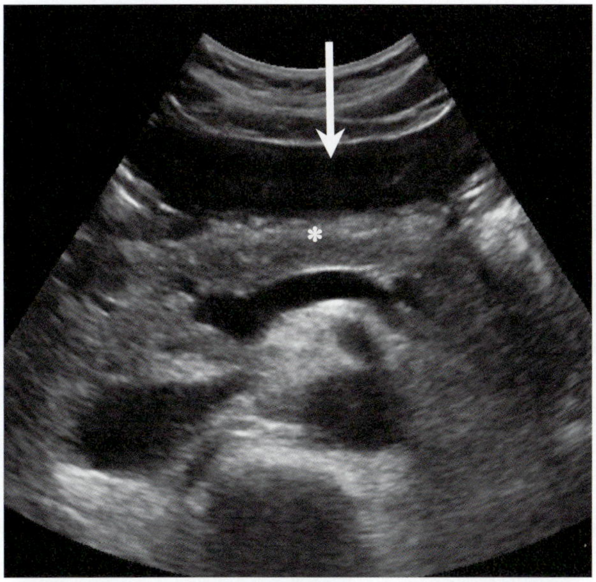

036 **그림 31** 영상은 상복부 중앙을 가로 주사한 것으로 화살표 부위 구조물은 *표 장기를 잘 보기 위한 음향 창 역할을 위해 이용한다. 화살표 부위 구조물의 해부학 명칭은?

① 위
② 이자
③ 샘창자
④ 간 왼엽
⑤ 잘록창자

간을 음향창으로하여 이자를 장축으로 묘출하는 복부 횡단 영상이다.

그림 32

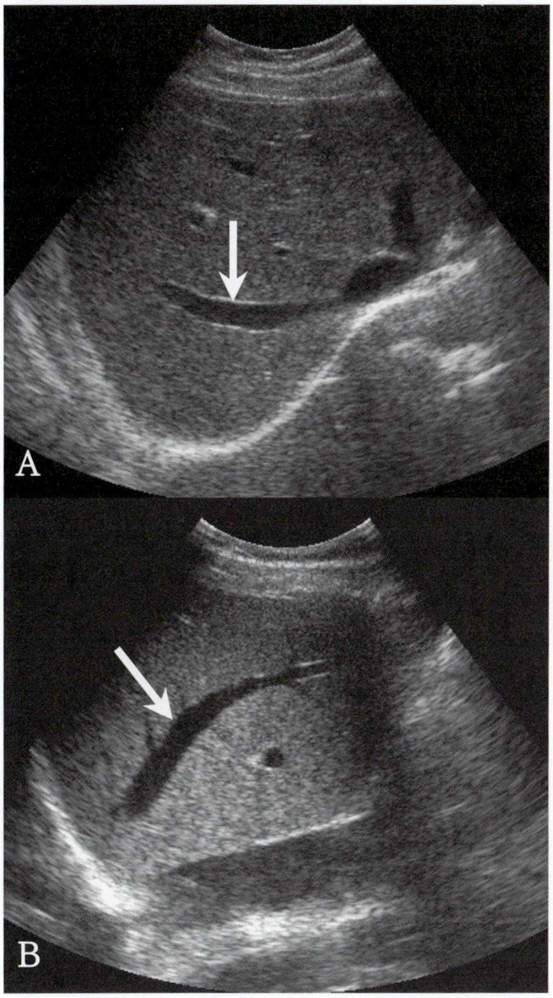

037 **그림 32**에서 A와 B의 영상 주사방법과 화살표 한 부위 혈관의 해부학 명칭으로 옳은 것은?

① A: 갈비밑검사, 중간간정맥
   B: 갈비사이검사, 중간간정맥
② A: 갈비밑검사, 오른간정맥
   B: 갈비사이검사, 오른간정맥
③ A: 갈비사이검사, 중간간정맥
   B: 갈비밑검사, 중간간정맥
④ A: 갈비사이검사, 오른간정맥
   B: 갈비밑검사, 오른간정맥
⑤ A: 가로검사, 오른간정맥
   B: 갈비밑검사, 중간간정맥

그림 33

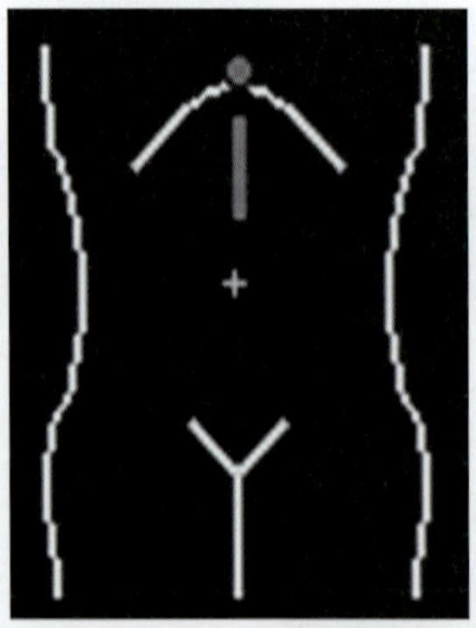

038 **그림 33**과 같이 탐촉자가 위치할 경우 획득되는 영상은?

①
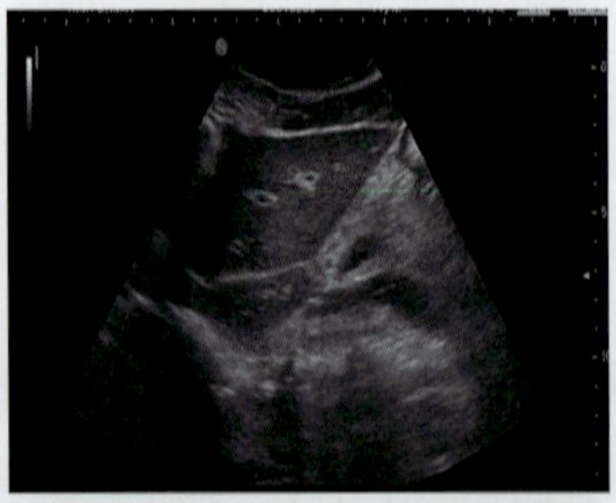

②
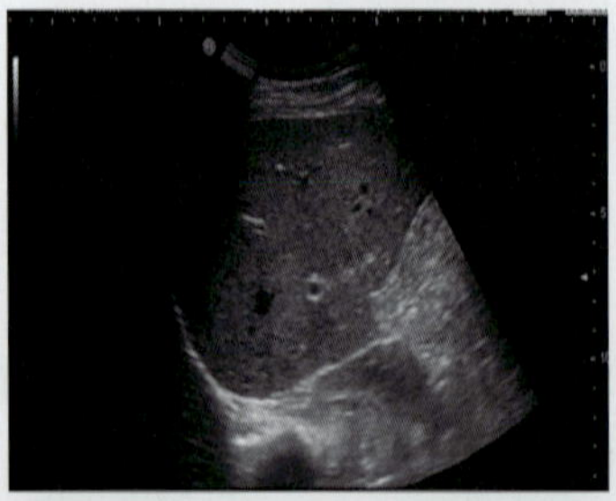

③
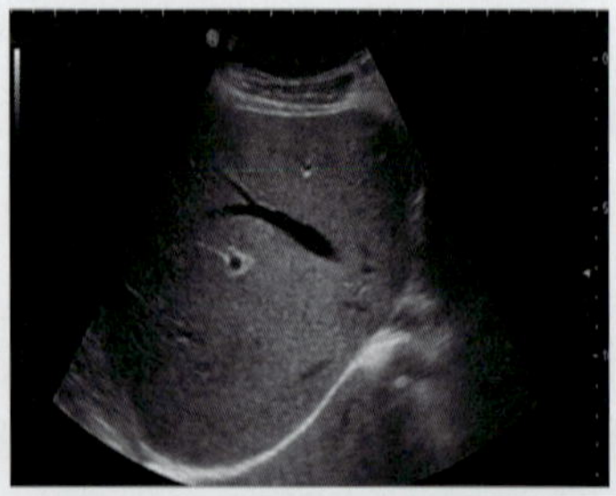

④
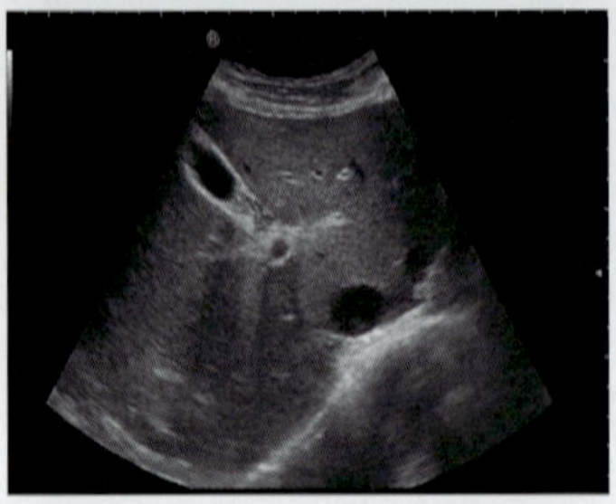

⑤
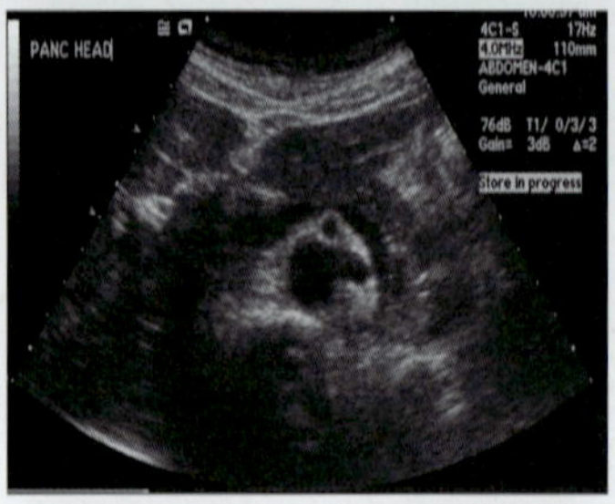

그림 34

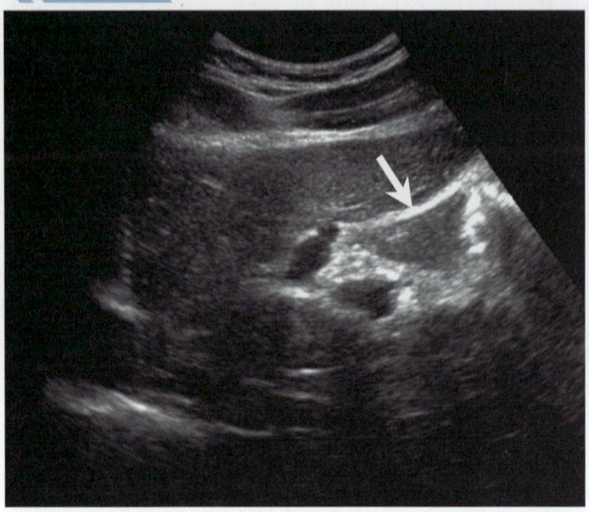

039 **그림 34**은 간 왼엽을 세로로 검사한 영상으로 고에코의 선상 구조물로 나타나는 부위(화살표)의 해부학 명칭은?

① 낫인대
② 간원인대
③ 주엽틈새
④ 정맥인대
⑤ 간내 석회화 음영

간좌엽의 종단 영상이다.

그림 35

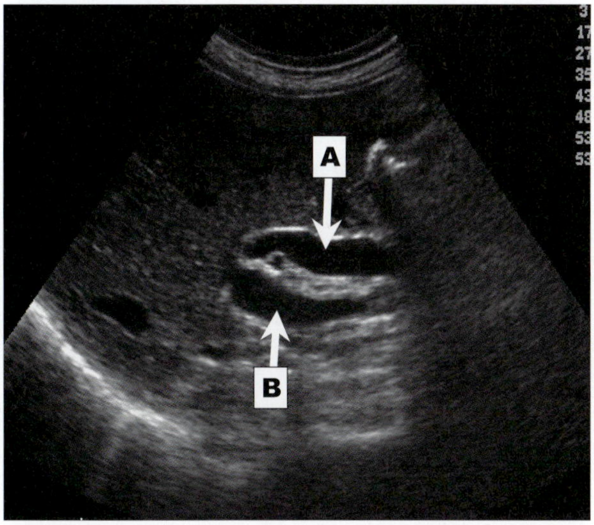

040 **그림 35**는 간 오른엽 중앙 아래부위(간문부)를 11시 방향으로 방시상 세로주사한 영상으로 화살표 부위 관상 구조물 A와 B의 정상 성인에서의 크기는?

① A: 3 mm, B: 7 mm
② A: 5 mm, B: 9 mm
③ A: 7 mm, B: 11 mm
④ A: 9 mm, B: 15 mm
⑤ A: 12 mm, B: 20 mm

그림 36

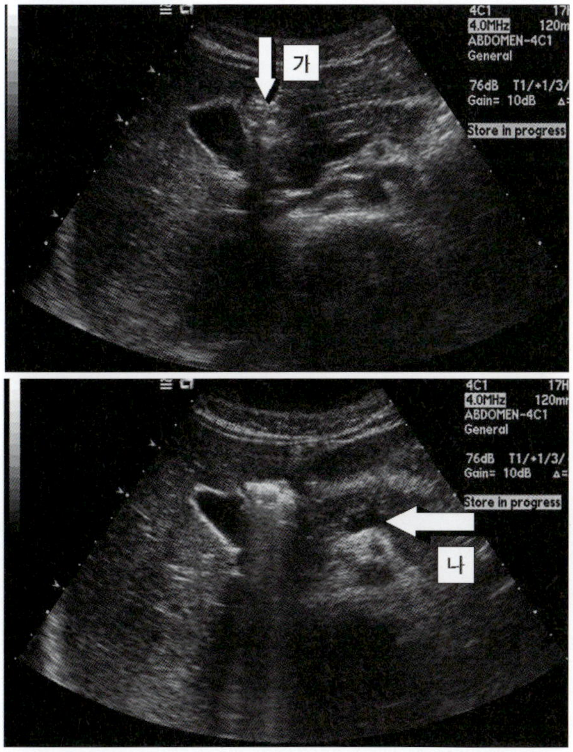

041 **그림 36** 영상은 39세 여자의 복부 초음파 영상이다. 설명이 옳은 것은?

① 이자관이 확장되어 있다.
② 화살표 "가"는 샘창자이다.
③ 간 왼엽의 종단 스캔이다.
④ 간 오른엽의 종단 스캔이다.
⑤ 화살표 "나"는 지라동맥이다.

가는 쓸개 옆에 위치하는 샘창자. 아래영상은 연동운동으로 샘창자내에 가스가 관찰되며 이자의 머리부를 가리고 있다.

그림 37

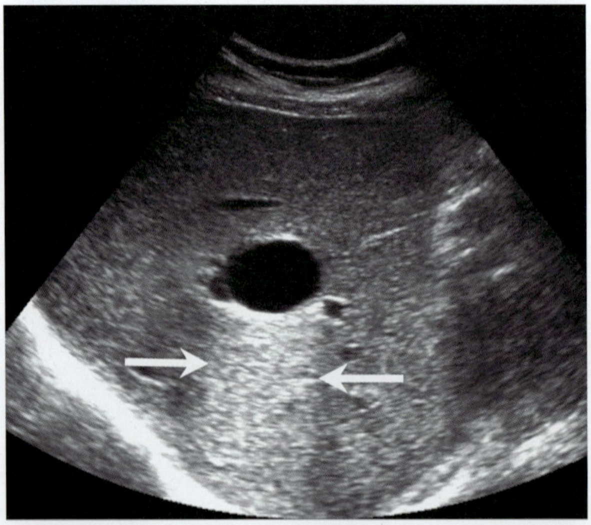

042 그림 37 영상에 대해 옳지 않은 것은?

① 진단에 도움을 주는 현상이다.
② 화살표 부분은 음향증강 현상이다.
③ 음이 집속되면 경계는 더 뚜렷해진다.
④ 간 내에서만 생기는 물리적 현상이다.
⑤ 낭종 내에서 음의 감쇠가 일어나지 않기 때문이다.

간내 낭종에 의한 음향 증강 영상이다.

그림 38

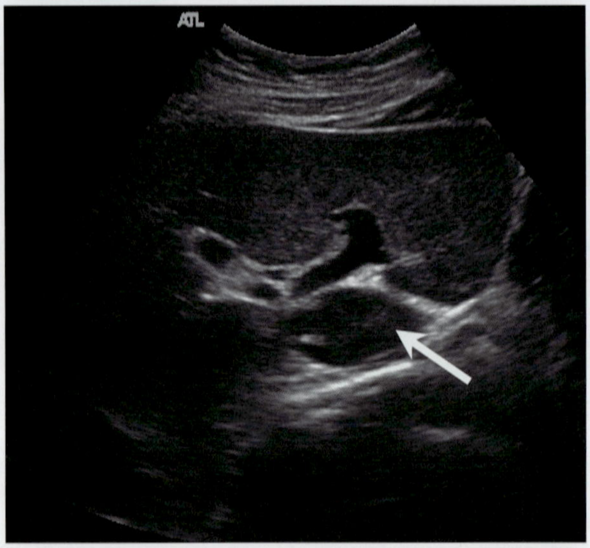

043 그림 38 영상에서 화살표 부위가 주변보다도 어둡게 나타난 물리적 원인은?

① 반사
② 굴절
③ 산란
④ 흡수
⑤ 감쇠

그림 39

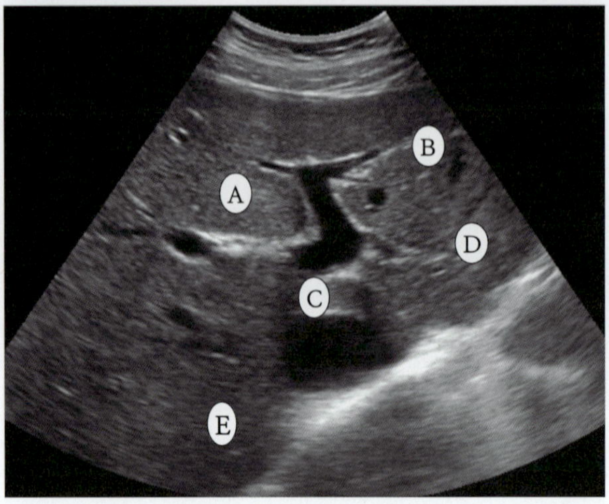

044 그림 39 영상에서 간의 왼가쪽아래구역은?

① A
② B
③ C
④ D
⑤ E

그림 40

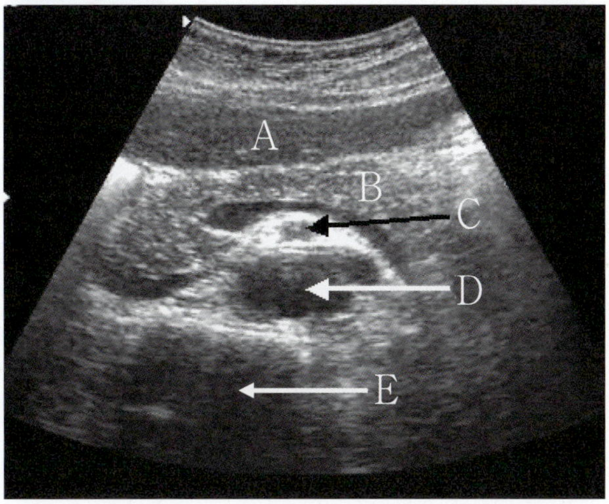

045 그림 40에서 연결로 옳지 않은 것은?

① A : 간
② B : 이자
③ C : 문맥
④ D : 대동맥
⑤ E : 척추

그림 40 간을 음향창으로하여 이자를 장축으로, 복부 횡단을 검사한 영상이다.

그림 41

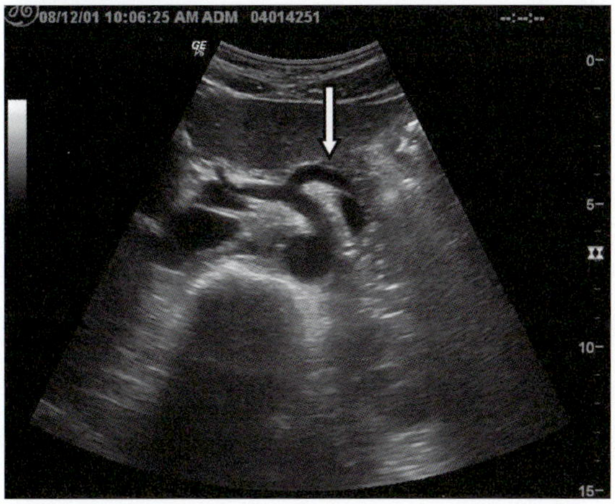

046 그림 41에서 화살표의 혈관은?

① 간문맥
② 간동맥
③ 복강동맥
④ 지라동맥
⑤ 위창자간막 정맥

복부대동맥에서 복강동맥이 나오는 부위의 복부 횡단 영상이다.

그림 42

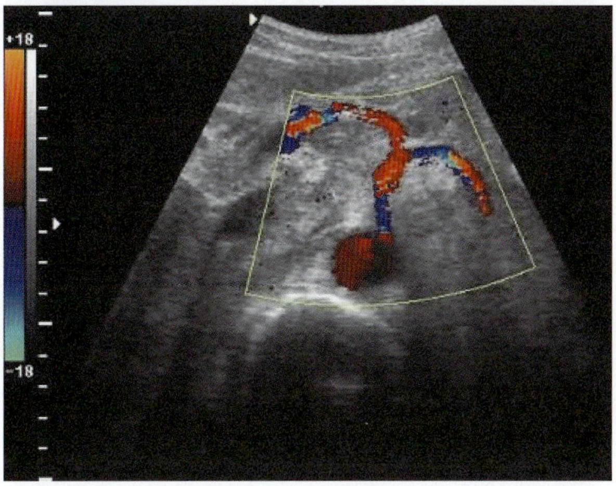

047 그림 42에서 컬러로 보이는 혈관과 관련이 없는 것은?

① 문맥
② 간동맥
③ 복강동맥
④ 지라동맥
⑤ 배대동맥

그림 43

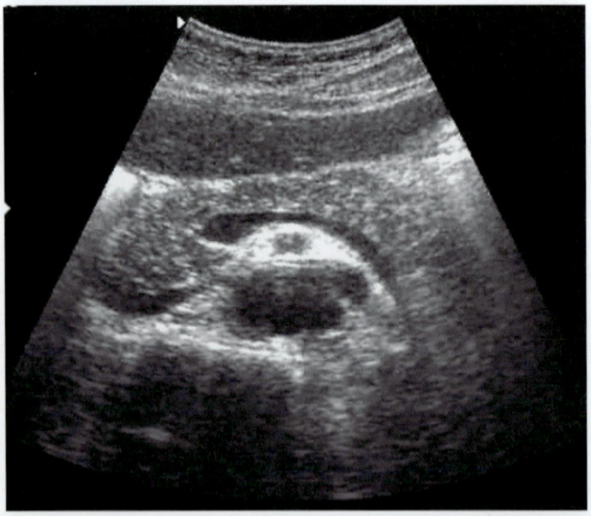

048 **그림 43**에 대한 설명으로 옳지 않은 것은?

① 지라정맥이 잘 보인다.
② 바로누운자세에서 검사 가능
③ Convex Probe로 검사한 것이다.
④ 10 MHz 고주파 탐촉자를 이용한다.
⑤ 검사를 위해 반드시 금식이 필요하다.

그림 44

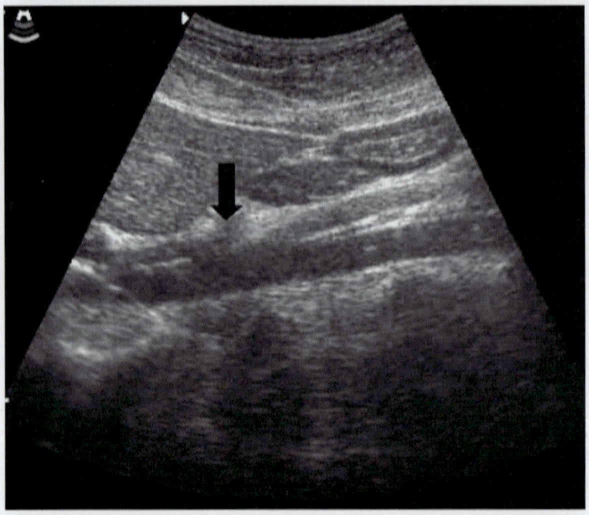

049 **그림 44**에서 화살표로 표시된 혈관은?

① 복강동맥
② 지라동맥
③ 배대동맥
④ 온간동맥
⑤ 위창자간막동맥

그림 45

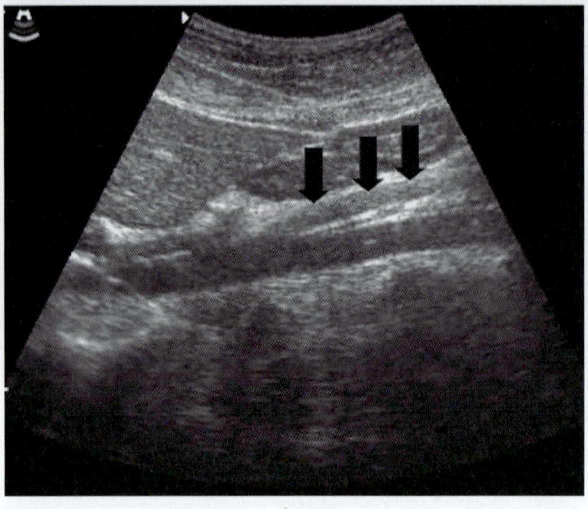

050 **그림 45**에서 화살표로 표시된 혈관은?

① 복강동맥
② 지라동맥
③ 배대동맥
④ 온간동맥
⑤ 위창자간막동맥

그림 46

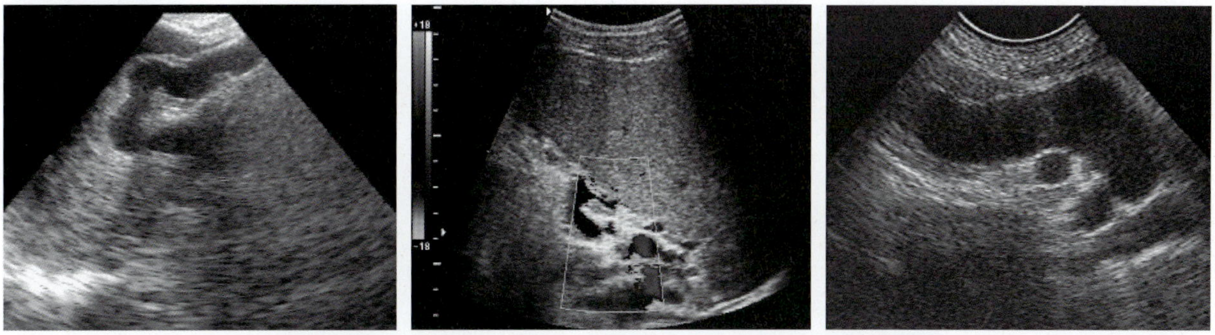

051 **그림 46**와 같이 문맥압 상승 때 보일 수 있는 초음파적 소견으로 옳지 않은 것은?

① 복수의 출현
② 지라의 수축
③ 곁맥관의 출현
④ 식도정맥류 출현
⑤ 배꼽정맥의 재개통

그림 47

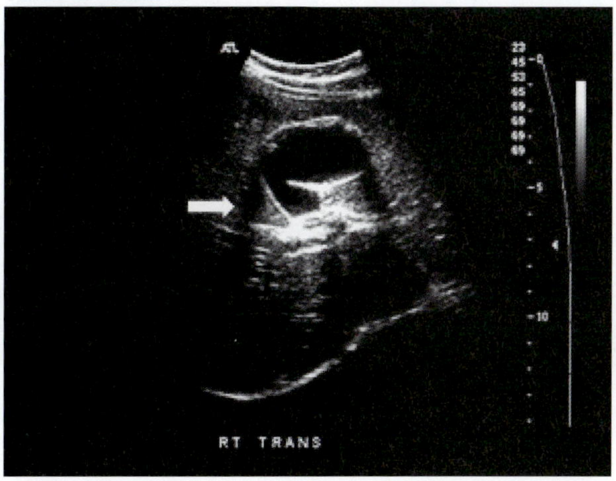

052 **그림 47**의 영상에서 나타난 현상으로 옳지 않은 것은?

① 반사
② 음속차이
③ 주변음영
④ 스넬의 법칙
⑤ 음향저항 차이

간과 담낭이 만나는 부위에서 음속차이에 의한 굴절이 발생하여 그 아래로는 측방음영이 발생한다.

그림 48

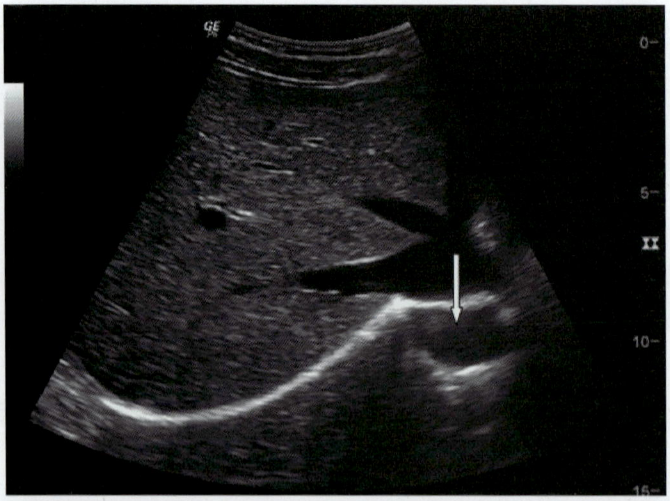

053 **그림 48**에서 화살표 부위 명칭은?

① 거울 허상
② 여운 허상
③ 음속두께 허상
④ 거리오차 허상
⑤ 음향음영 허상

그림 49

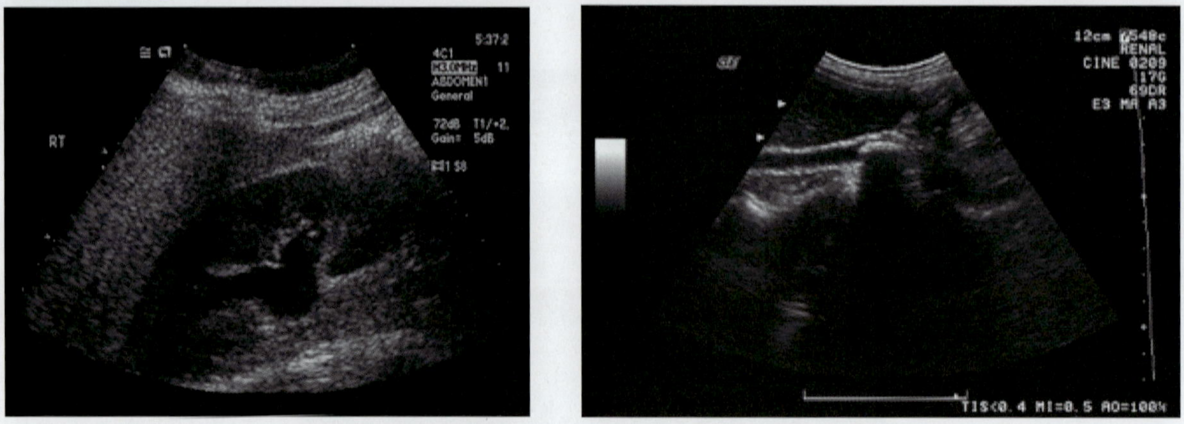

054 **그림 49** 영상에 대해 옳은 것은?

① 급성깔때기콩팥염
② 만성콩팥기능상실
③ 방광-콩팥 역류현상이다.
④ 콩팥정맥 종단주사 영상이다.
⑤ 요도돌에 의한 물콩팥증이다.

물콩팥증 영상과 그 아래로 주행하는 요관 내에 후방음영을 동반한 결석이 관찰된다.

그림 50

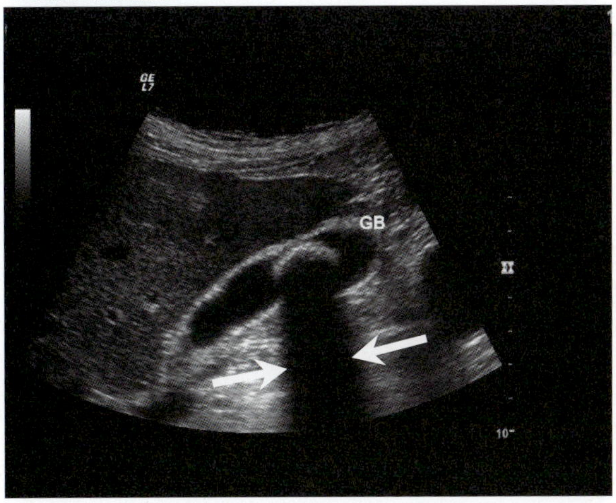

055 **그림 50** 영상에서 화살표 부위에 나타난 인공물에 대하여 옳지 <u>않은</u> 것은?

① 진단에 결정적인 도움을 주는 인공물이다.
② 쓸개돌에 의한 음의 흡수로 인해 발생한다.
③ 쓸개돌과 종양을 구분 할 수 있는 기준이 된다.
④ 쓸개돌에 의해 음이 굴절되어 발생한 인공물이다.
⑤ 쓸개돌에 의한 비정상적인 감쇠에 의한 인공물이다.

그림 51

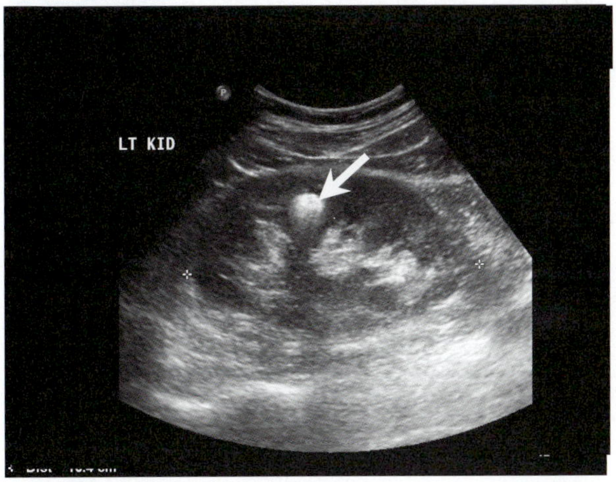

056 **그림 51** 영상에 나타난 왼쪽 콩팥내 병변(화살표)을 보다 선명하게 나타낼 수 있는 방법은?

① 수신이득을 낮춘다.
② 동적영역을 넓게 한다.
③ 화면발생률을 최대로 높인다.
④ 영상의 깊이를 2배로 증가시킨다.
⑤ 초점의 위치를 병변 부위보다 2배 깊은 곳에 맞춘다.

그림 52

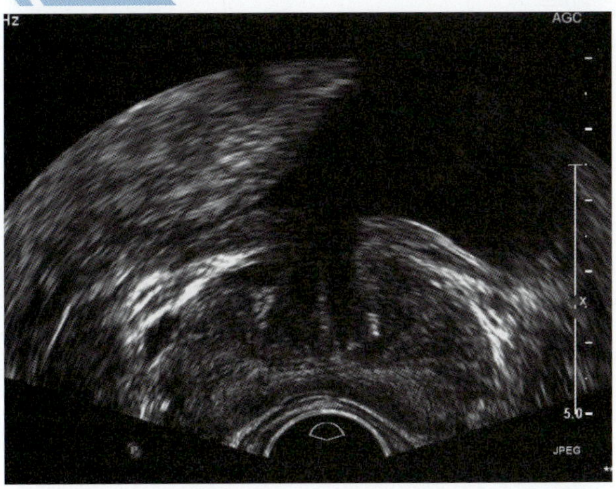

057 **그림 52** 영상에 대한 설명으로 옳은 것은?

① 자궁 영상이다.
② 쇄석위자세에서 검사한다.
③ 영상에 방광이 일부 관찰된다.
④ 12 MHz 이상 고주파 탐촉자 영상이다.
⑤ 전립선의 첨부가 보이는 종단주사 영상이다.

그림52 경직장 전립선 초음파 횡단 영상이다.

그림 53

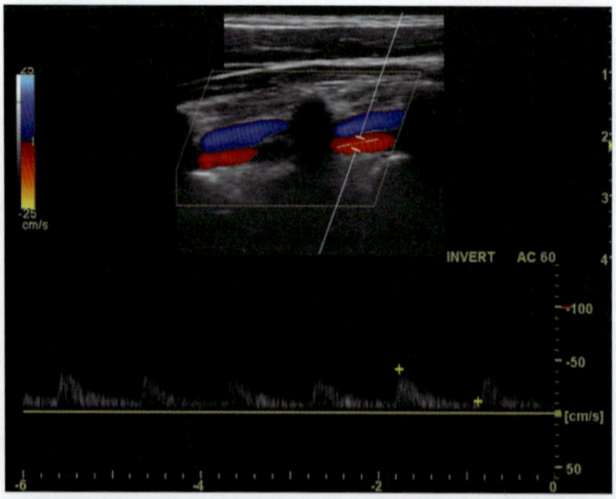

058 **그림 53** 영상에 대한 설명이 옳은 것은?

① 경동맥 검사 영상이다.
② 경정맥 검사 영상이다.
③ 내경동맥 검사 영상이다.
④ 외경동맥 검사 영상이다.
⑤ 추골동맥 검사 영상이다.

동맥과 정맥이 동시에 관찰되며 수신기가 위치한 곳은 동맥임. 중간에 뼈의 음영 때문에 혈관이 분리되어 보이므로 추골동맥이다.

그림 54

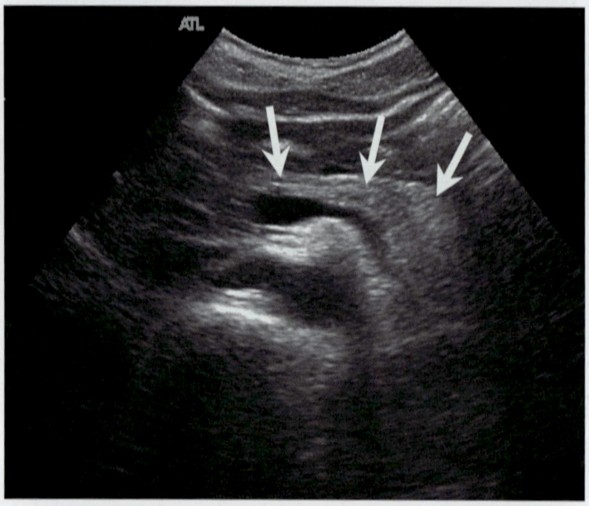

059 **그림 54**은 상복부 횡단주사 영상으로 화살표 부위의 구조물을 검사하기 위한 옳지 <u>않은</u> 것은?

① 때로 반 앉은 자세가 요구된다.
② 지라를 음향창으로 이용하기도 한다.
③ 반드시 6시간 이상 금식이 필요하다.
④ 정확한 진단을 위해 종단주사가 더 효과적이다.
⑤ 이자몸통을 관찰하기 위해 간 왼엽을 음향창으로 이용한다.

그림 55

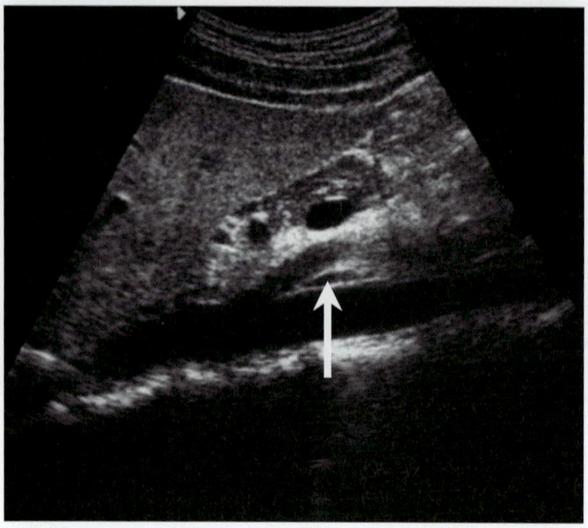

060 **그림 55** 영상의 화살표 부분의 해부학 명칭은?

① 지라정맥
② 왼콩팥정맥
③ 왼콩팥동맥
④ 오른콩팥동맥
⑤ 위창자간막동맥

복부대동맥과 위창자간막동맥 사이에 화살표는 정맥이다.

그림 56

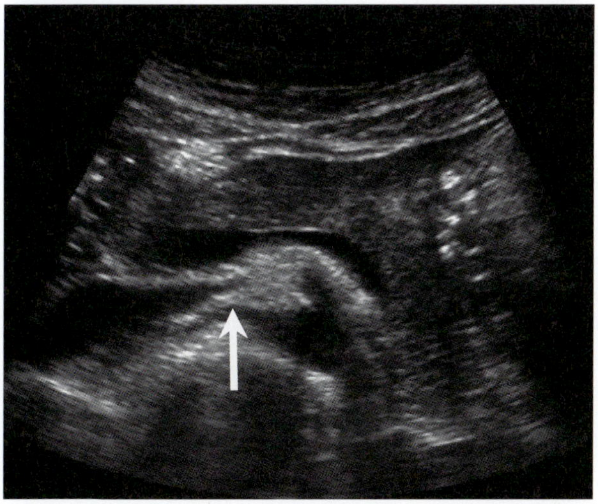

061 **그림 56**는 상복부 가로주사 영상으로 화살표 부분의 해부학적 명칭은?

① 복강동맥
② 왼콩팥동맥
③ 오른콩팥정맥
④ 오른콩팥동맥
⑤ 위창자간막동맥

그림 57

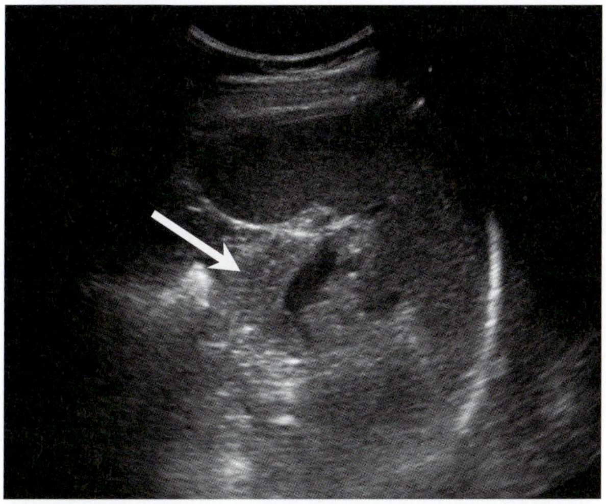

062 **그림 57**은 왼 상복부 갈비사이 주사 영상으로 화살표 부위의 해부학 명칭은?

① 지라
② 지라문
③ 덧지라
④ 위몸통
⑤ 이자꼬리

그림 58

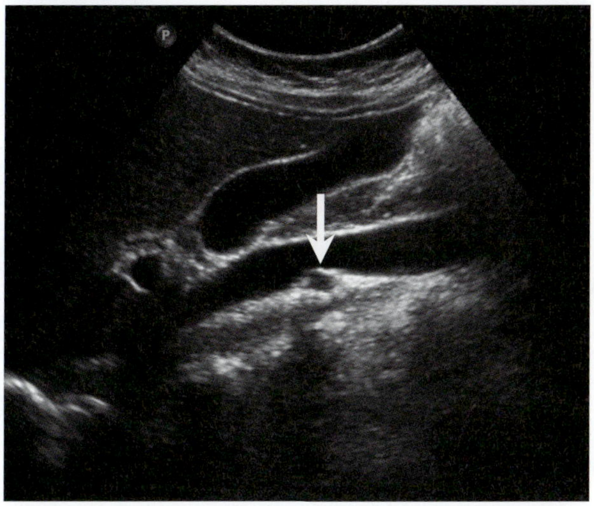

063 **그림 58**에서 화살표 부위 관상 구조물의 해부학 명칭은?

① 왼콩팥동맥
② 왼콩팥정맥
③ 오른콩팥동맥
④ 오른콩팥정맥
⑤ 오른간동맥

두께가 일정하지 않은 구조물은 하대정맥으로 화살표는 콩팥동맥이다.

그림 59

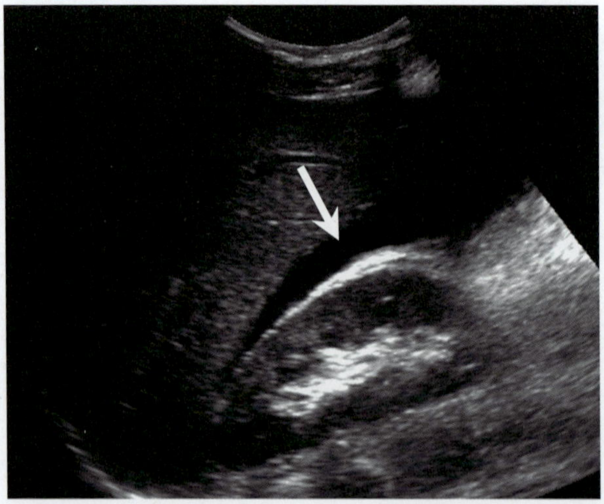

064 **그림 59** 영상에 검게 나타난 부위의 해부학 명칭은?

① Cul-de-sac

② Douglas pouch

③ Rathke's pouch

④ Morison's pouch

⑤ Hartmann's pouch

그림 60

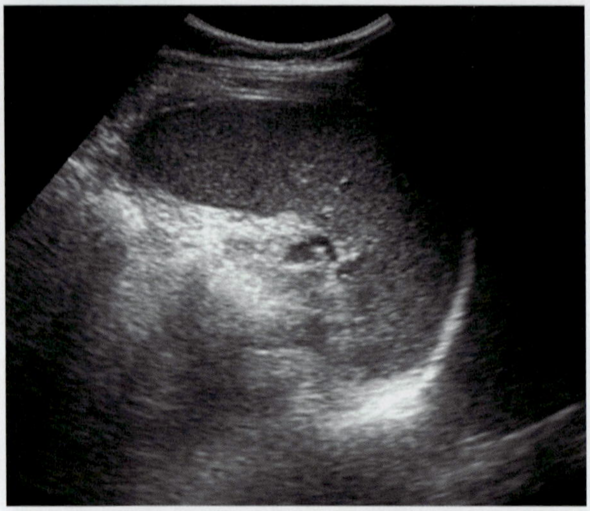

065 **그림 60** 영상에 나타난 장기를 검사하는데 대한 옳지 <u>않은</u> 것은?

① 왼갈비사이 주사로 검사한다.

② 옆으로 누운 자세에서도 검사한다.

③ 심호기 상태에서 검사하는 것도 좋다.

④ 전체 형태를 나타내기 위해서는 볼록탐촉자가 유용하다.

⑤ 이자머리를 관찰하는 음향창 역할을 한다.

비장을 관찰하는 좌늑간사이 영상은 이자머리가 보이지 않는다.

066 다음 영상에 나타난 인공물 발생 기전이 다른 하나는?

①
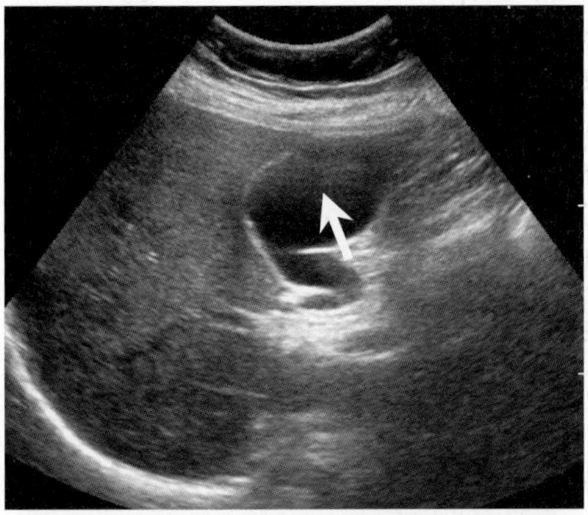

②
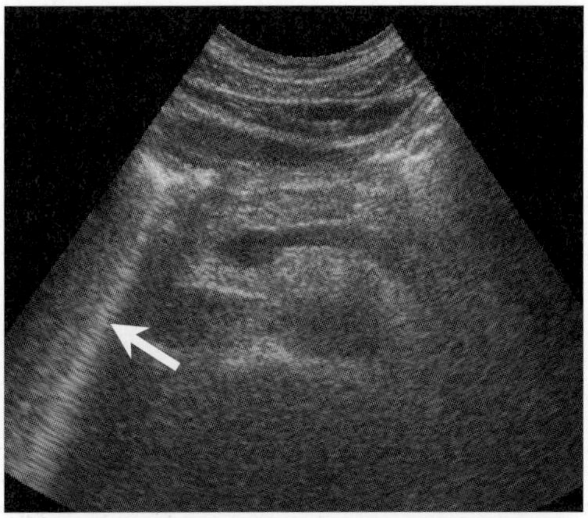

③
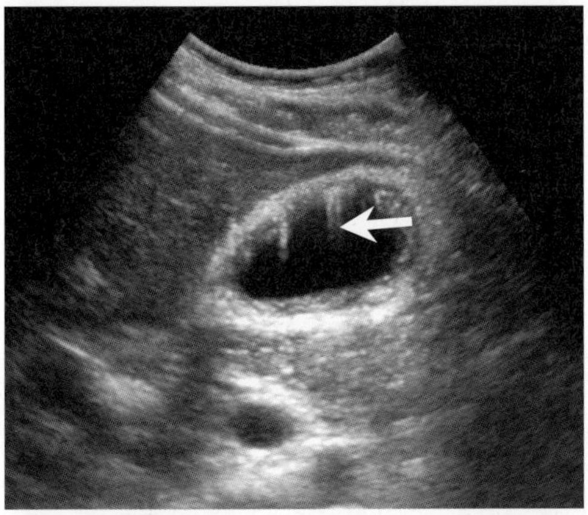

④
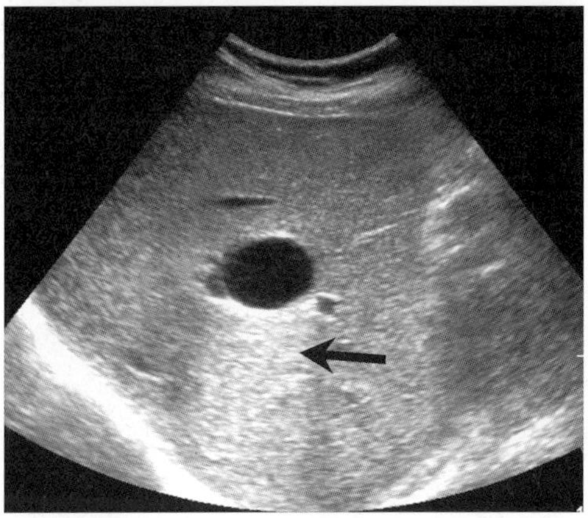

⑤
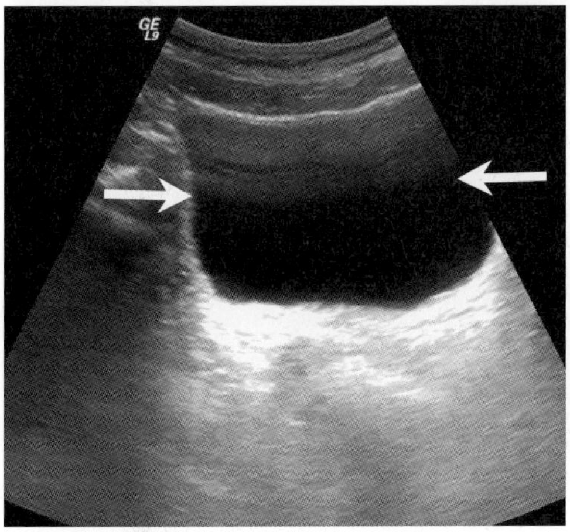

그림 61

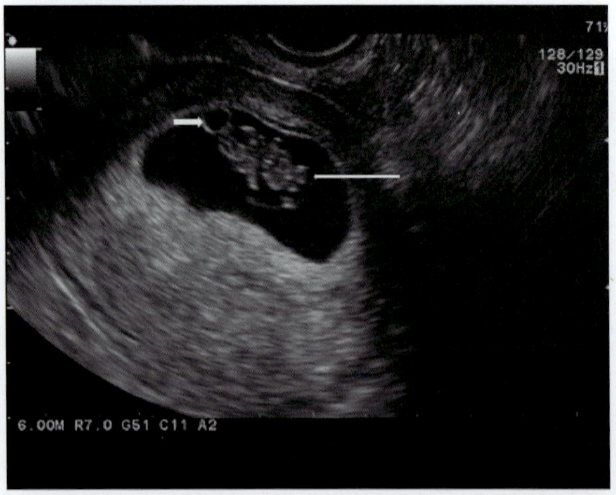

067 **그림 61**에 대한 설명으로 옳지 않은 것은?

① 긴 화살표는 배아이다.
② 짧은 화살표는 난황난이다.
③ 목덜미 투명대 측정영상이다.
④ 임신 1분기 초음파 영상이다.
⑤ 심박동이 관찰되는 시기이다.

그림61 배아와 난황난이 관찰되는 영상. 목덜미 투명대는 정중시상면 영상에서만 측정한다.

068 음향 음영이 나타난 것은?

①
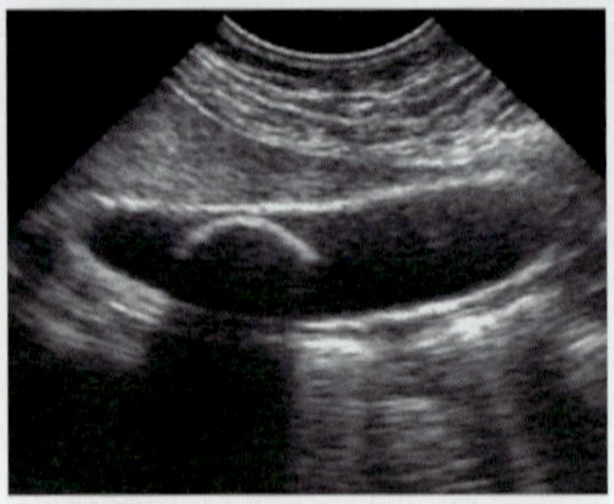

②
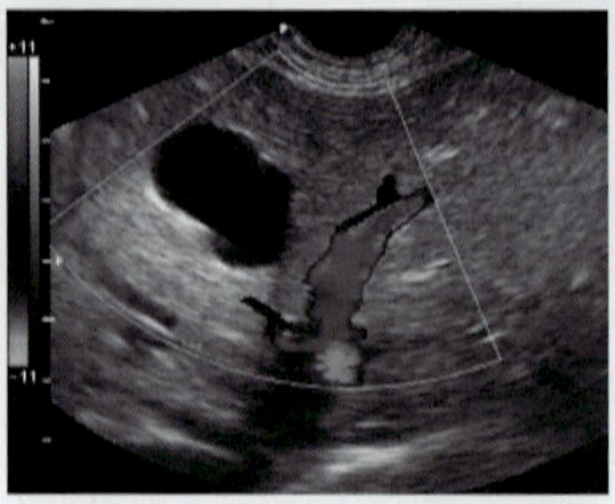

③
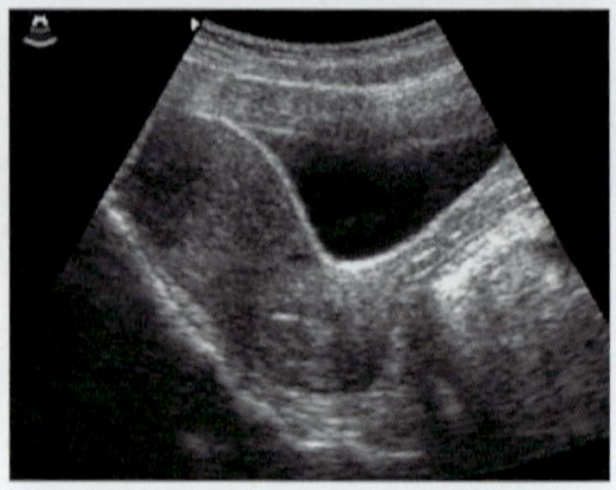

④
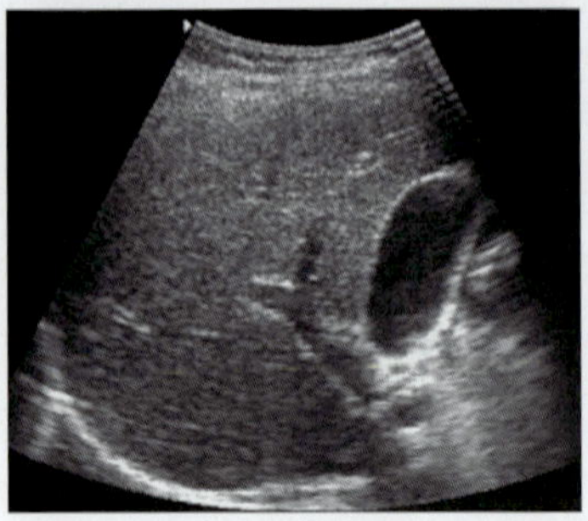

⑤
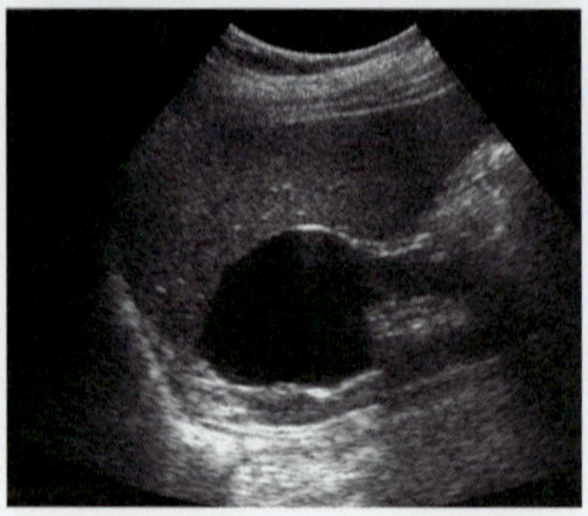

069 쓸개돌이 잘 표현된 것은?

① 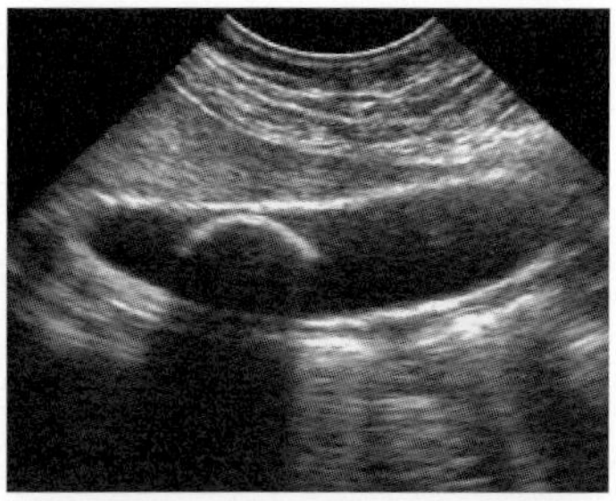

② 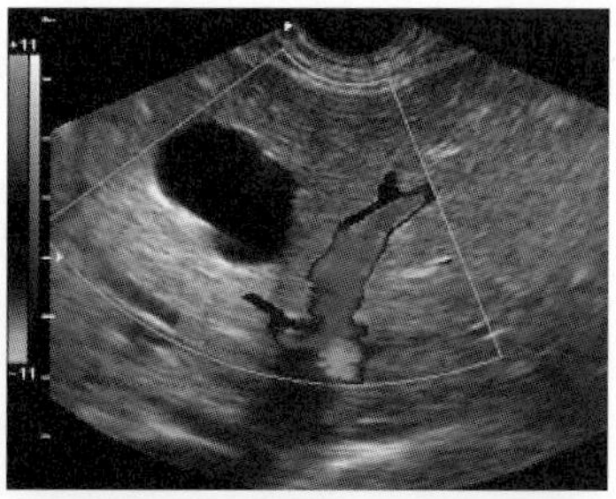

③ 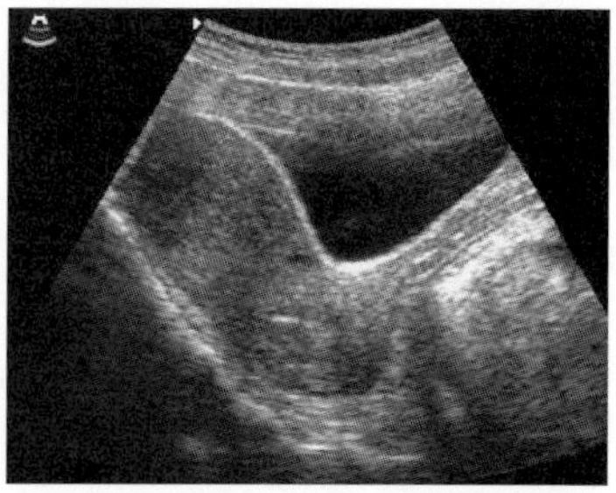

④ 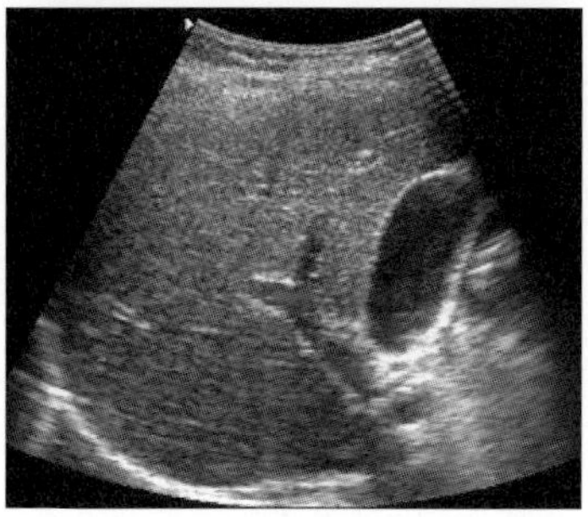

⑤ 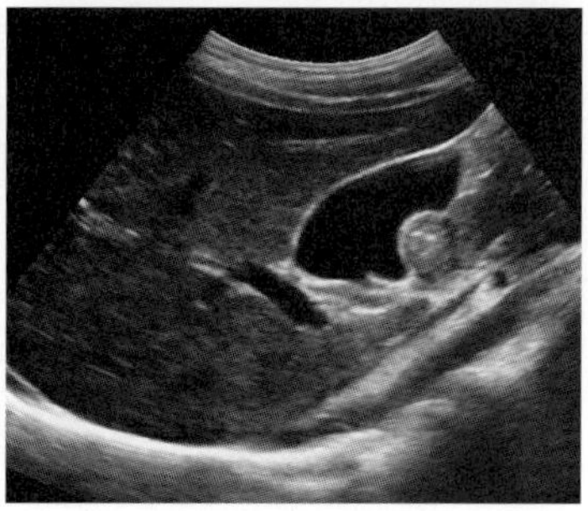

070 다중반사 현상이 잘 나타난 것은?

① 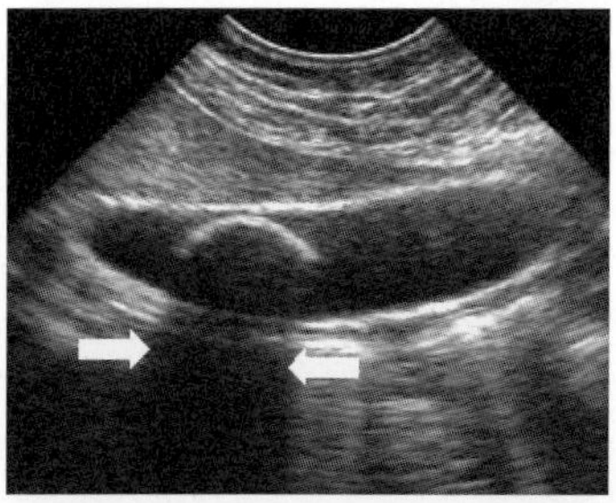

② 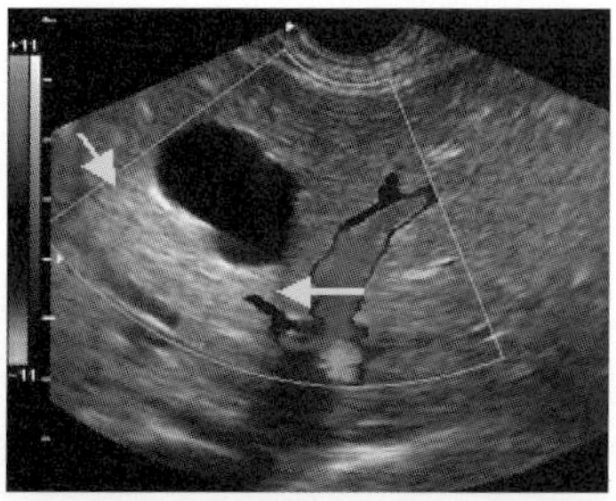

③ 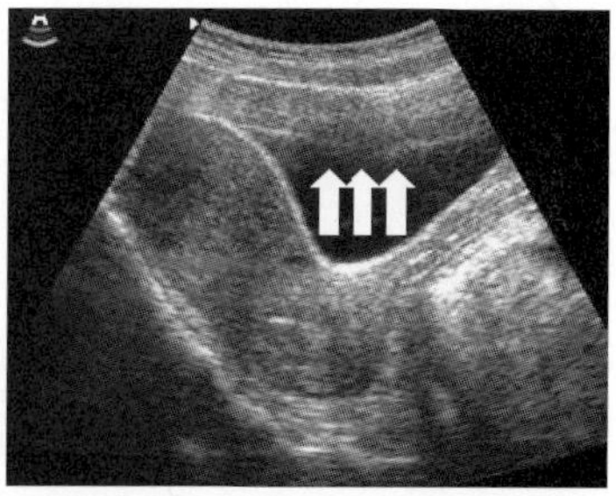

④ 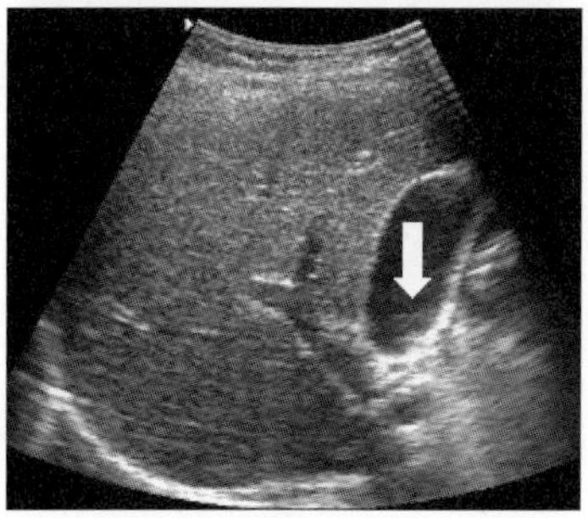

⑤ 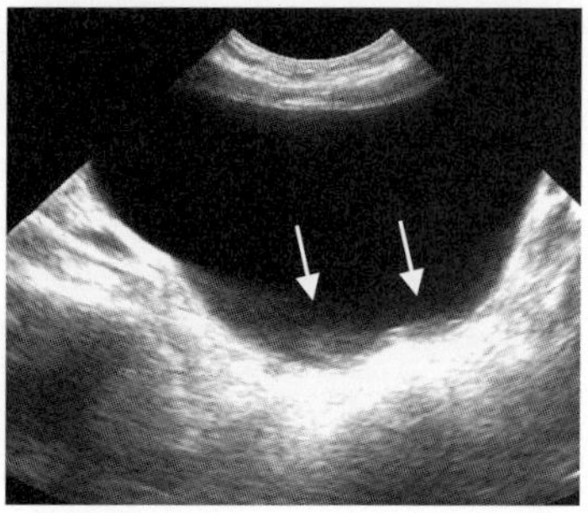

071 곁엽인공물 현상이 잘 나타난 것은?

① 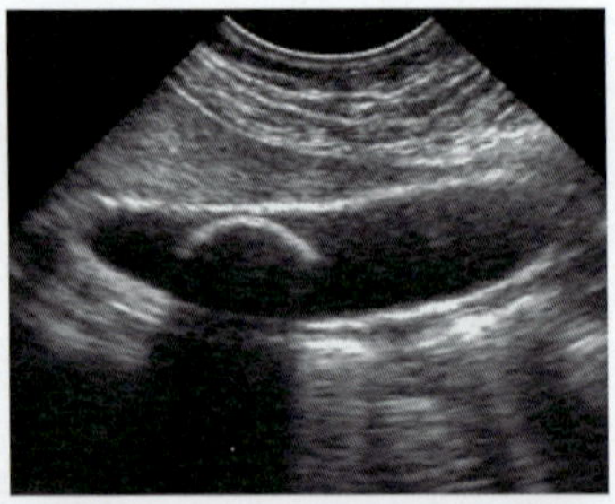

② 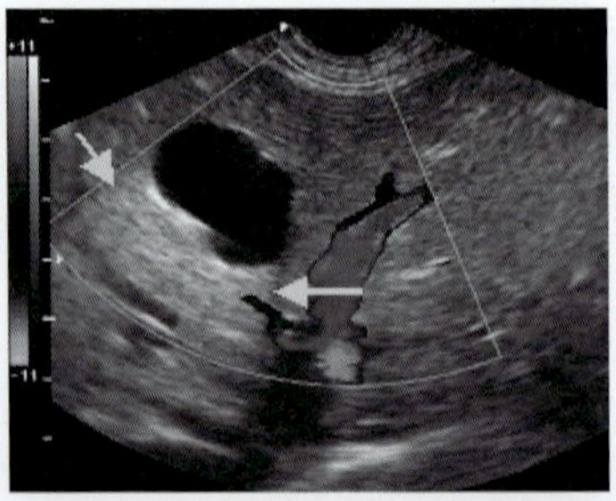

③ 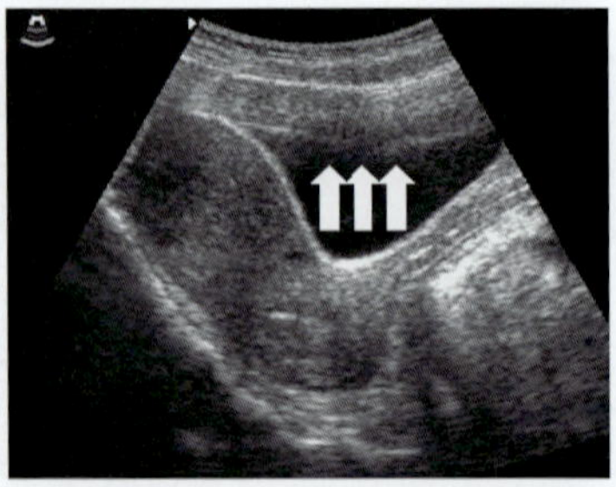

④ 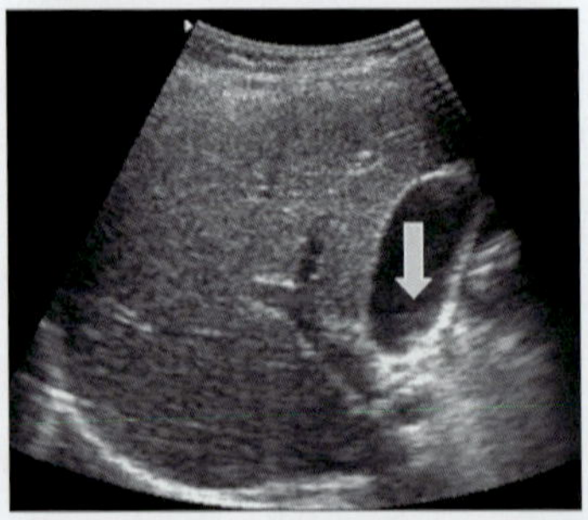

⑤ 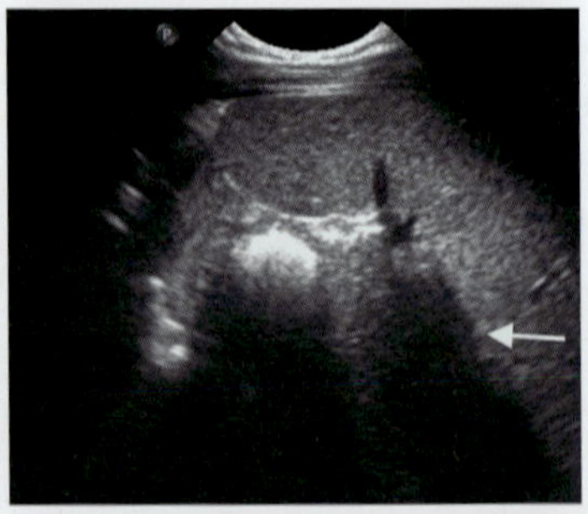

072 자궁내막을 잘 볼 수 있는 것은?

① 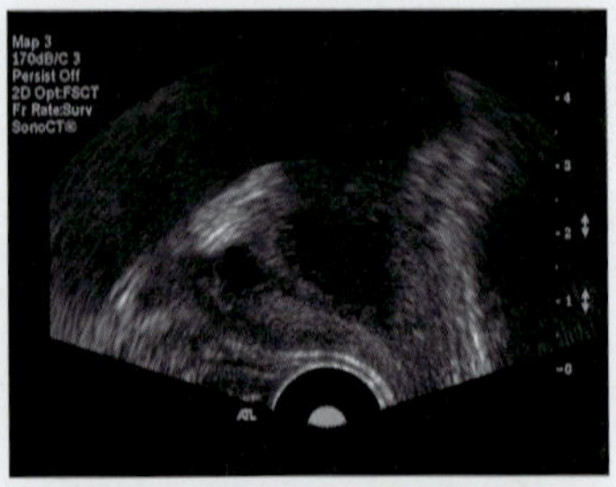

② 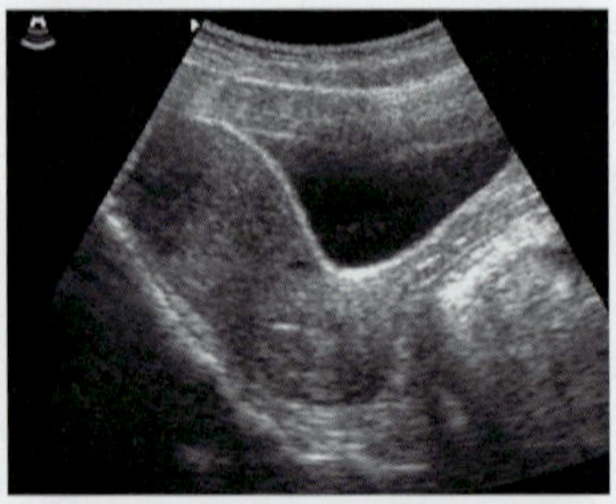

③ 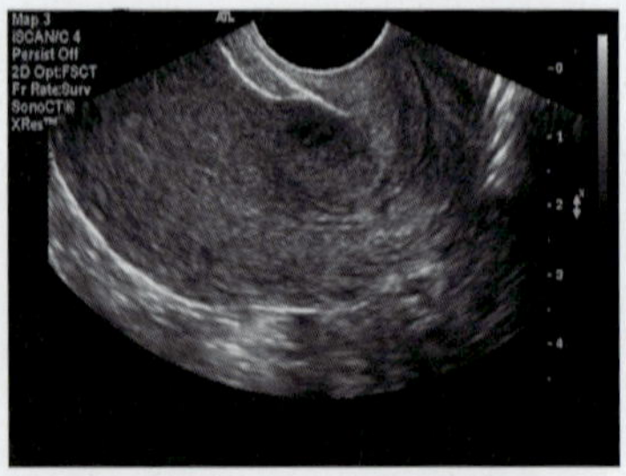

④ 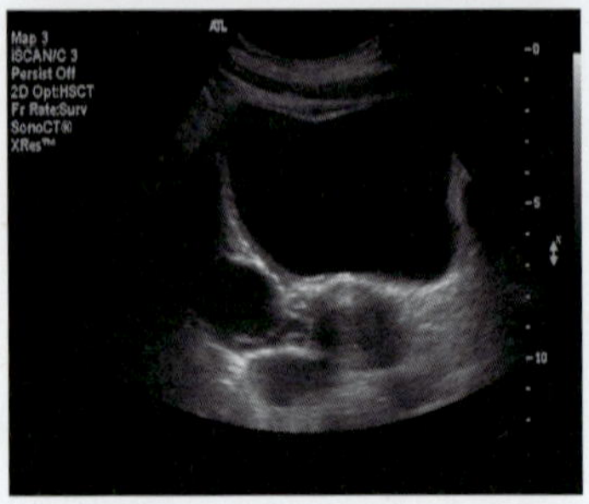

⑤ 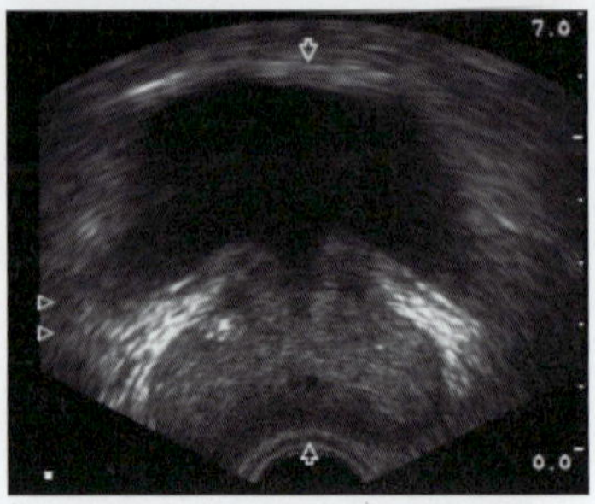

1. 경직장 전립선 종단 2. 경복부 자궁 종단 3. 경질 자궁 종단 4. 경복부 자궁 횡단 5. 경직장 전립선 횡단

073 전처치로 금식이 필요한 영상이 아닌 것은?

①
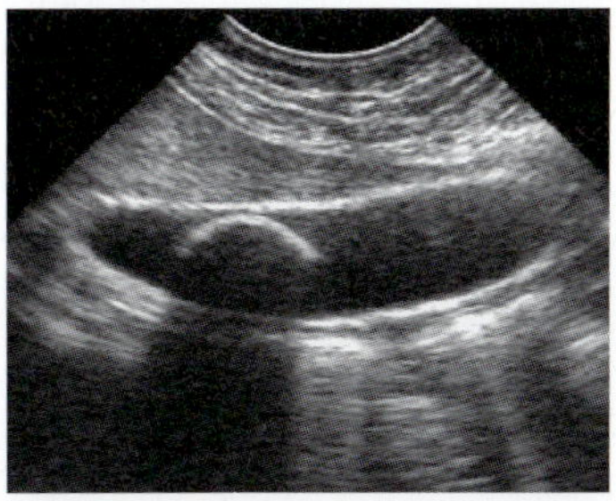

②
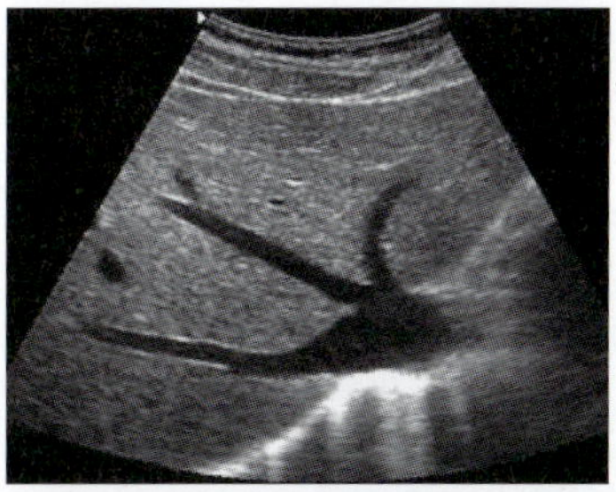

③
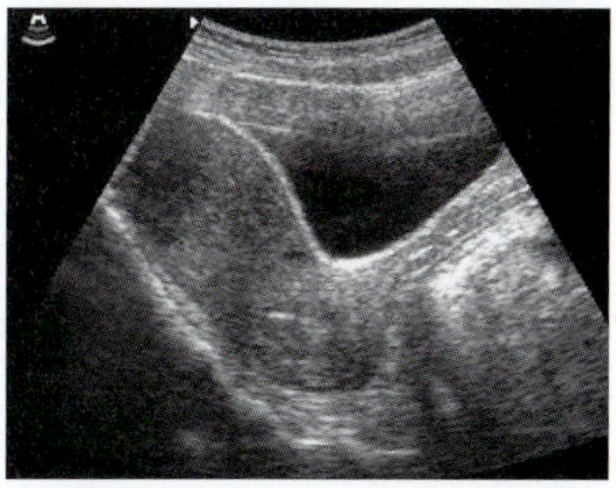

④
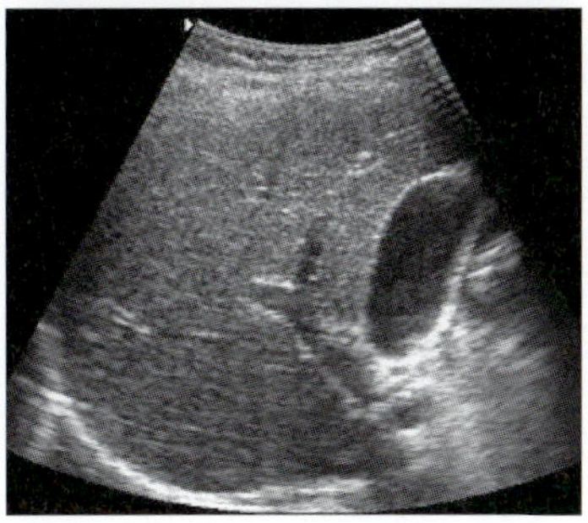

⑤
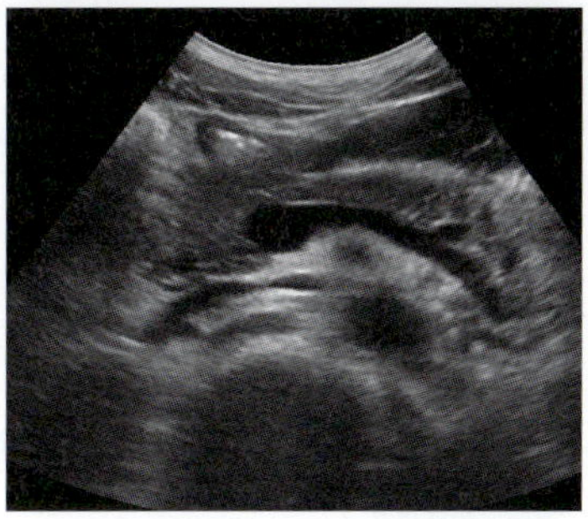

그림 62

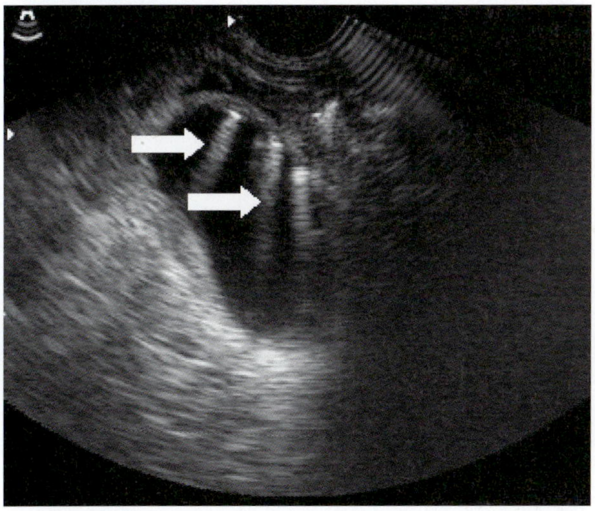

074 **그림 62**에서 나타난 인공물과 관계가 깊은 것은?

① 굴절
② 산란
③ 거울인공물
④ 곁엽인공물
⑤ 반향인공물

그림 63

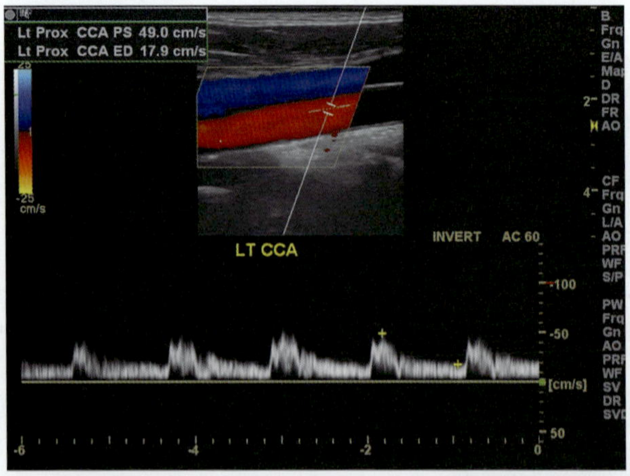

075 그림 63에서 설명이 옳은 것은?

① 이완기 속도는 49 cm/s로 측정된다.
② 도플러 초음파의 입사각은 30도이다.
③ 표본체적은 정맥 내에 위치해 있다.
④ 펄스도플러 가로축은 시간의 흐름을 나타낸다.
⑤ 파란색은 프로브로부터 멀어져가는 혈류이다.

그림63 경동맥초음파 영상. 수신시가 동맥 내에 위치하고 있으며, 수축기 49cm 속도를 보인다.

그림 64

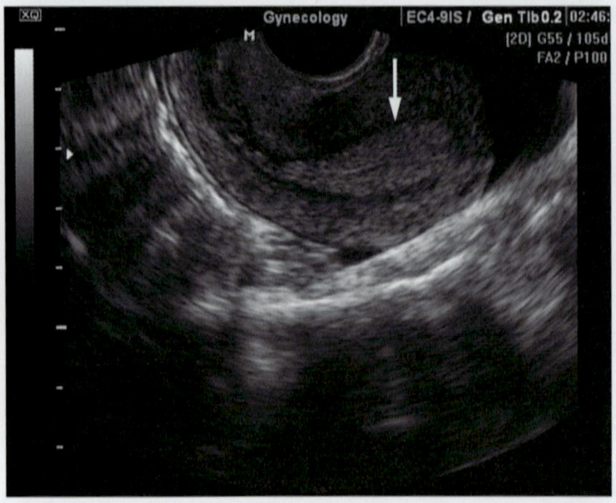

076 그림 64에서 화살표가 가리키는 구역은?

① 난소
② 자궁속
③ 자궁목부
④ 자궁바닥
⑤ 부속기관

그림 65

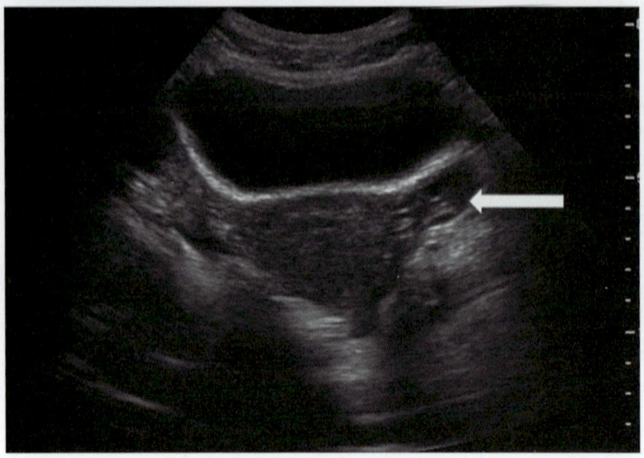

077 그림 65에서 화살표의 해부학적 명칭은?

① 정낭
② 요관
③ 자궁
④ 난소
⑤ 부고환

경복부 자궁 횡단 영상. 조그만 물혹을 포함하는 화살표는 난소이다.

그림 66

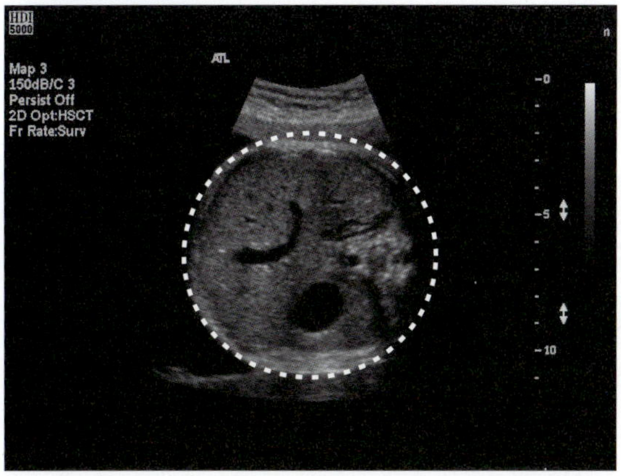

078 **그림 66**의 영상에서 측정하고자 하는 태령지표인 것은?

① 배둘레길이
② 머리둘레길이
③ 머리엉덩길이
④ 넙다리뼈길이
⑤ 양쪽 마름뼈지름

그림 67

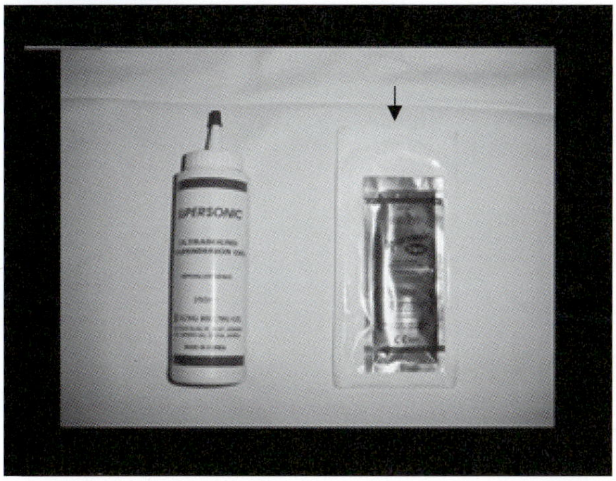

079 **그림 67** 사진의 물품 용도에 대한 설명으로 옳지 <u>않은</u> 것은?

① 복용 후 위장관 검사용
② 투과도 좋게 하기 위해
③ 화살표 사진은 중재적 시술용 젤리
④ 피부자극이 적은 물질을 사용하여야 한다.
⑤ 탐촉자와 피사체 사이 공기집을 없애기 위해 사용

그림 68

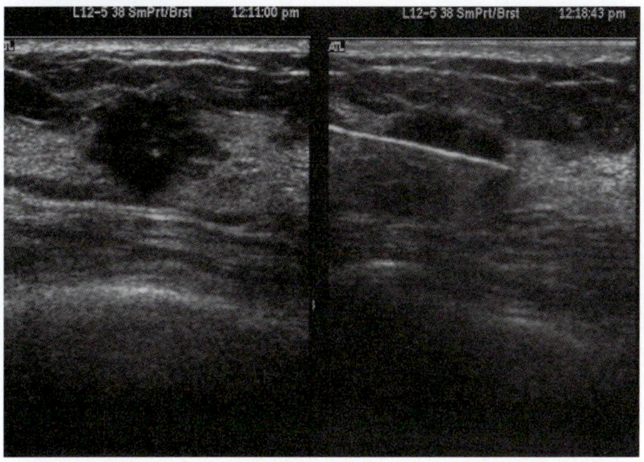

080 **그림 68** 영상에 대해 옳은 것은?

① 간 조직검사
② 콩팥 조직검사
③ 유방 조직검사
④ 갑상샘 조직검사
⑤ 림프절 조직검사

유방암 초음파 영상과 흰줄은 조직검사 바늘이다.

그림 69

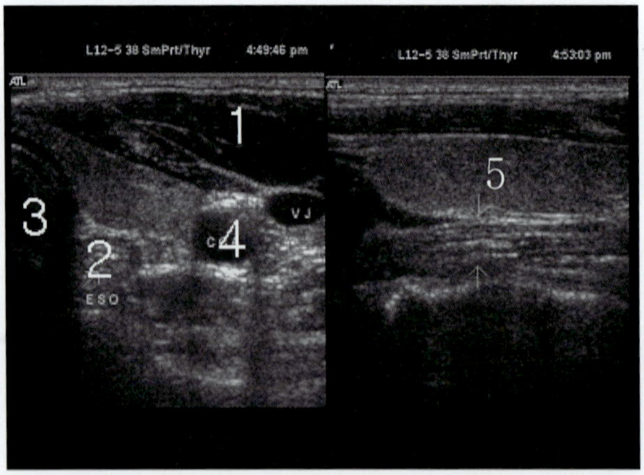

081 그림 69와 올바른 연결은?

① 기관
② 식도
③ 목동맥
④ 목빗근
⑤ 갑상샘 잘록부

그림 69 갑상샘의 종단과 횡단 영상. 3. 기관 4. 경동맥 5. 식도

그림 70

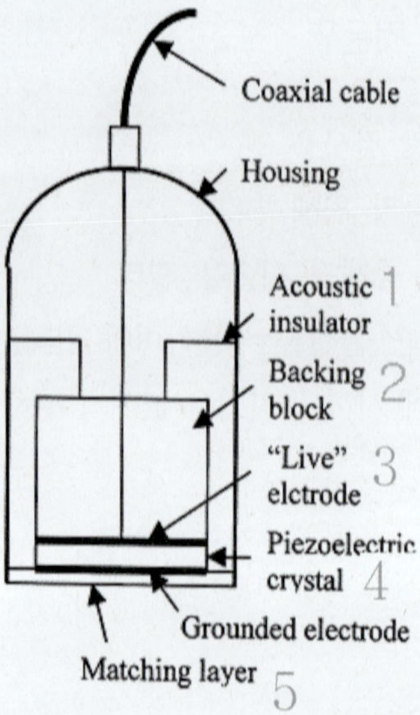

082 그림 70에서 Crystal 후방으로 방출된 음향 빔을 흡수하는 곳은?

① 1
② 2
③ 3
④ 4
⑤ 5

그림 71

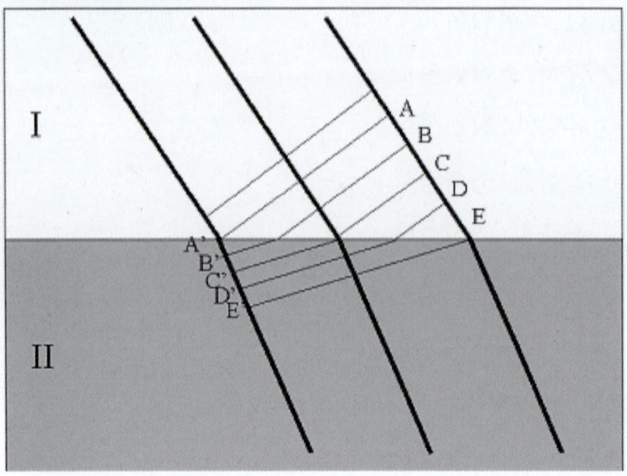

083 그림 71에 나타난 현상에 대하여 옳은 것은?

① 굴절
② 반사
③ 산란
④ 흡수
⑤ 감쇠

그림 72

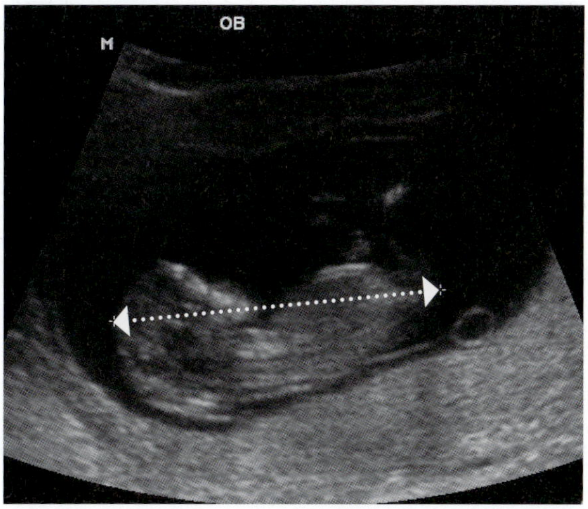

084 그림 72 영상에서 측정할 수 있는 태령 지표는?

① 넙다리뼈길이
② 복부둘레길이
③ 머리둘레길이
④ 머리엉덩길이
⑤ 양쪽마루뼈지름

그림 73

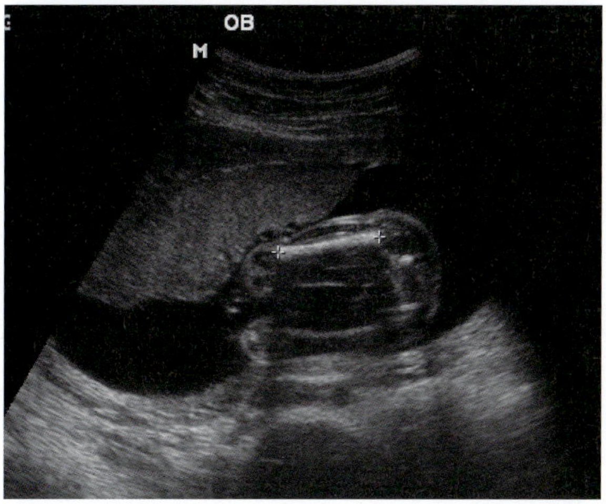

085 그림 73 영상에 대하여 옳은 것은?

① 임신 후반기에는 측정할 수 없다
② 태령 8주 이후부터 반드시 측정한다.
③ 성장점까지 반드시 포함하여 측정되도록 한다.
④ 양측 넙다리뼈 길이를 모두 측정하여 비교 한다.
⑤ 탐촉자에 가까운 쪽의 넙다리뼈 길이를 측정한다.

태아의 넙다리뼈는 임신중기의 태령 측정 지표이며 탐촉자에 가까운 쪽만 측정한다.

그림 74

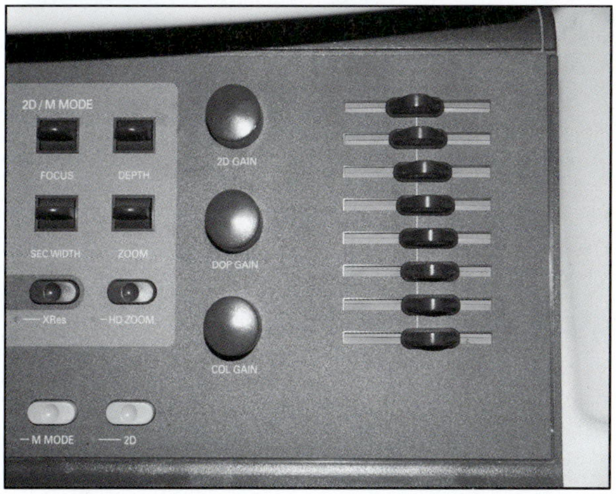

086 그림 74의 초음파 장비에서 점선 부위 기구의 용도에 대해 옳은 것은?

① 송신음의 강도를 보정해 주는 역할을 한다.
② 영상의 전체 밝기를 조절하는 역할을 한다.
③ 거리에 따라 반사음의 세기를 보정해 주는 역할을 한다.
④ 출력과 관계없이 항상 동일한 Knobs slope로 보정한다.
⑤ 반사체가 다를 경우 동일한 반사강도로 보정해 주는 역할을 한다.

그림 75

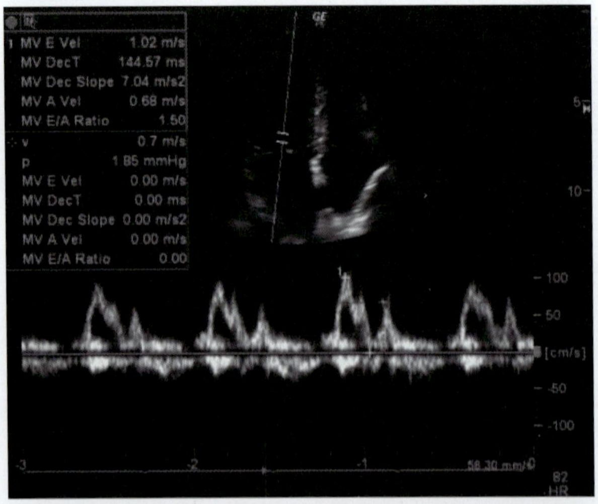

087 **그림 75** 영상에 관한 설명이 옳지 <u>않은</u> 것은?

① 펄스도플러 검사이다.
② 경흉부 심초음파검사이다.
③ 혈류의 최고 속도는 1.02 m/s이다.
④ 심장의 이완기 기능을 보는 검사이다.
⑤ 심장의 parasternal long axis 주사이다.

그림75 경흉부심초음파 심첨4방도 영상. 심방에서 심실로 유입되는 속도를 측정하고 있다.

그림 76

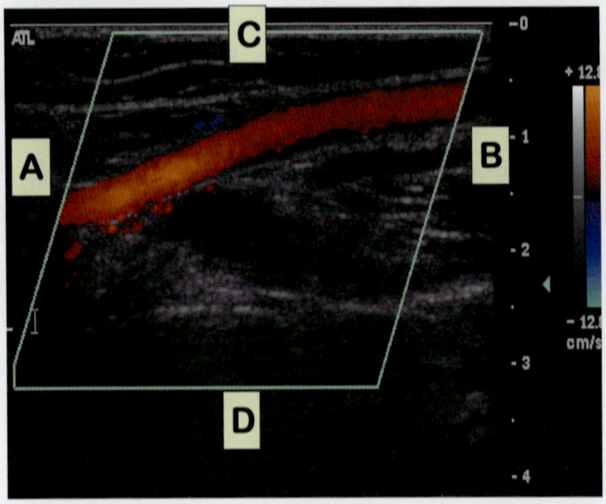

088 **그림 76**의 색도플러 영상에 나타난 혈관의 혈류방향은?

① A에서 B 방향
② B에서 A 방향
③ C에서 D 방향
④ D에서 C 방향
⑤ B에서 C 방향

그림 77

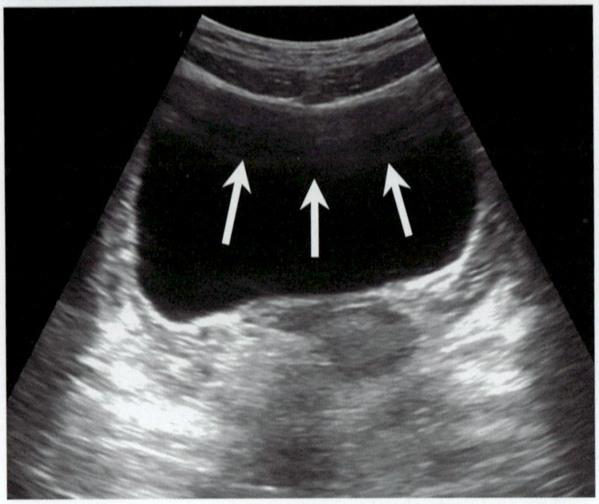

089 **그림 77** 영상에 나타난 인공물에 대한 설명이 옳지 <u>않은</u> 것은?

① 주파수와 상관없이 발생한다.
② 음향저항 차이가 클 경우에 발생한다.
③ 근본적인 원인은 음의 반사현상 때문이다.
④ 초음파 선속의 굴절 현상 때문에 발생한다.
⑤ 근거리 영역의 해상력을 저하시키는 요인이다.

그림 78

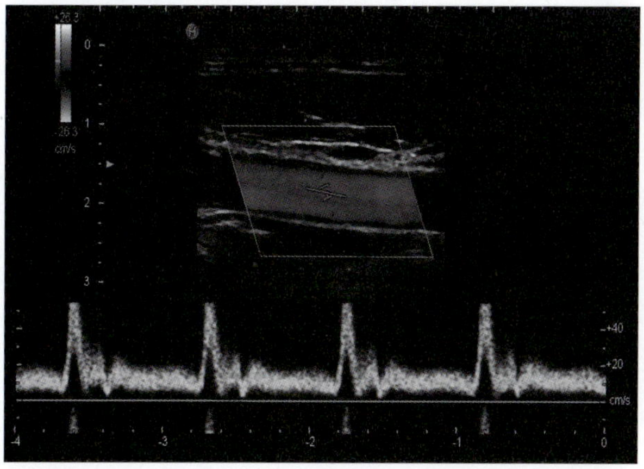

090 **그림 78** 영상에서 스펙트럴 도플러 영상을 개선하기 위한 방법으로 옳은 것은?

① 송신주파수를 올린다.
② frame rate를 올린다.
③ 펄스도플러 PRF를 올린다.
④ 기저선(baseline)을 올린다.
⑤ 펄스도플러 게인을 내린다.

그림 79

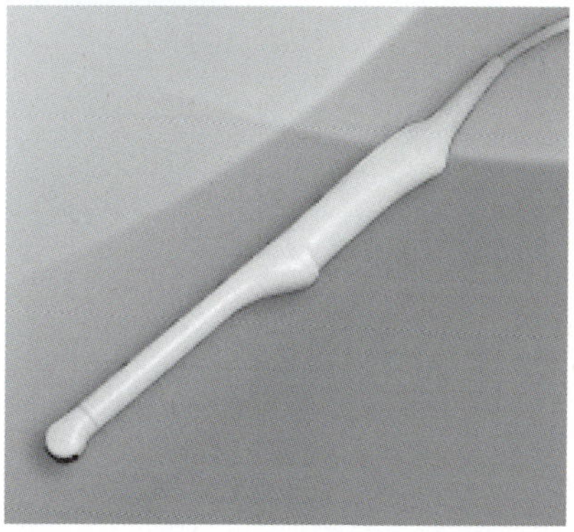

091 **그림 79**의 프로브를 이용하여 검사한 영상은?

①
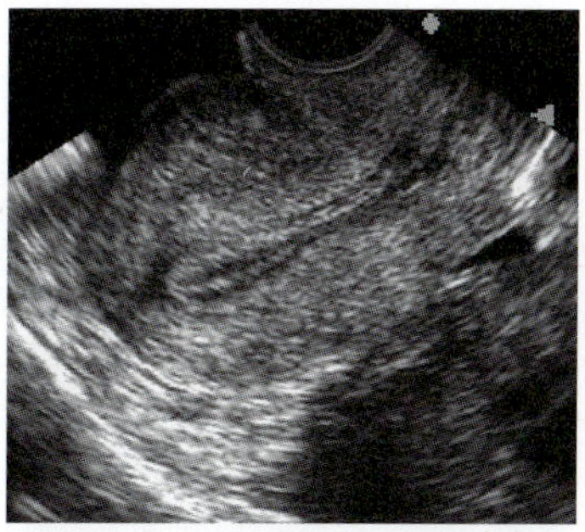

②
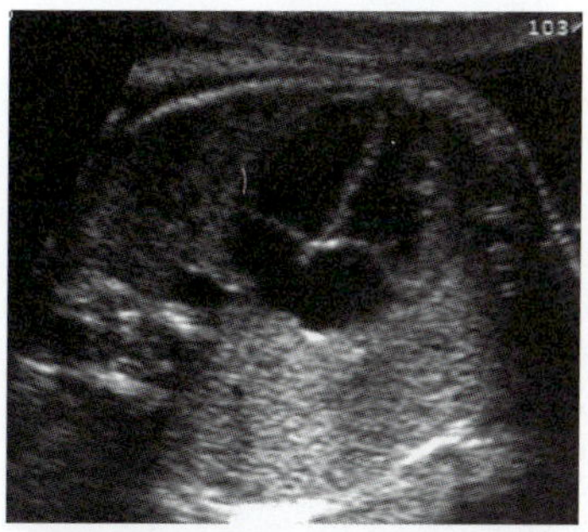

③
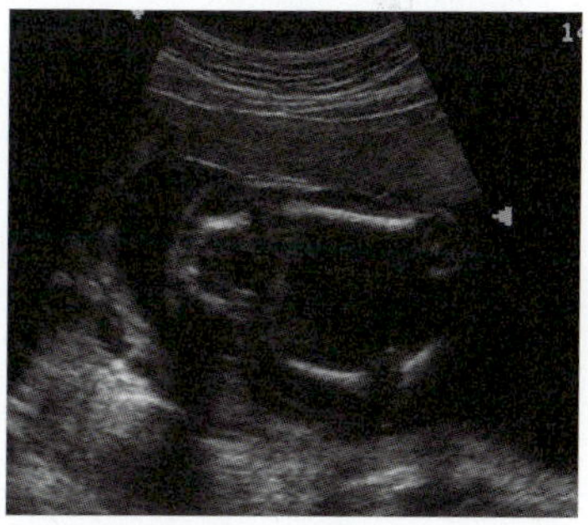

④
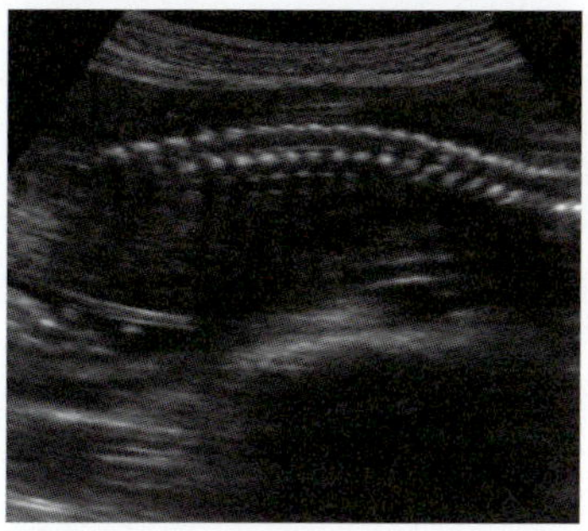

⑤
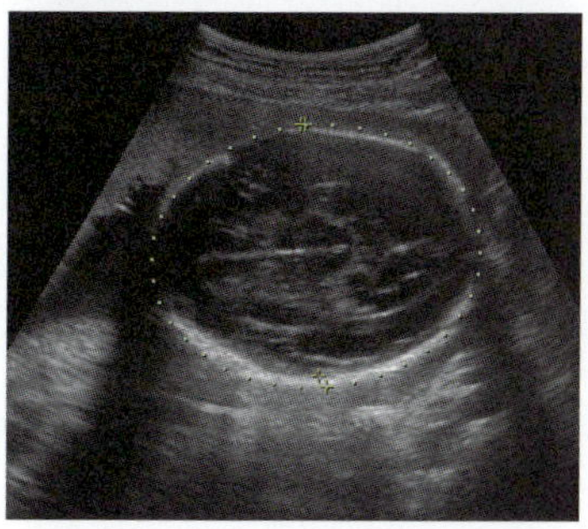

그림 80

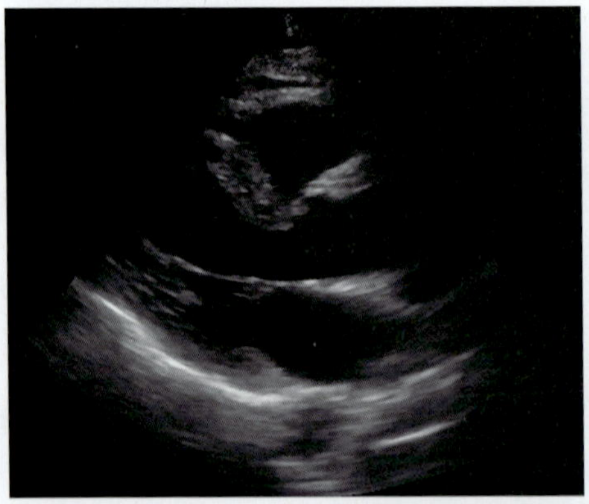

092 그림 80의 초음파 영상 검사에 가장 적합한 프로브는?

①
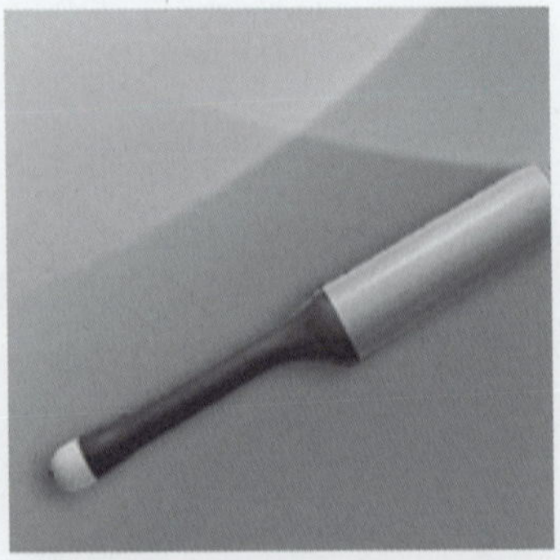

②
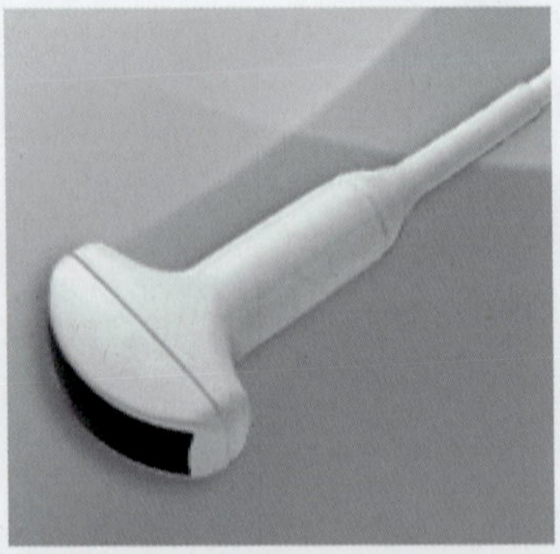

③
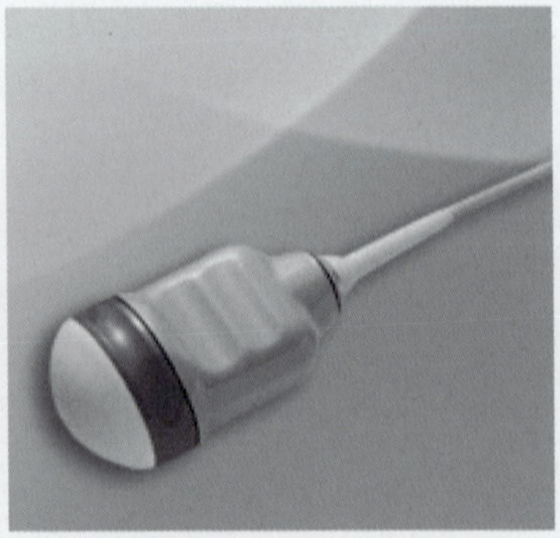

④
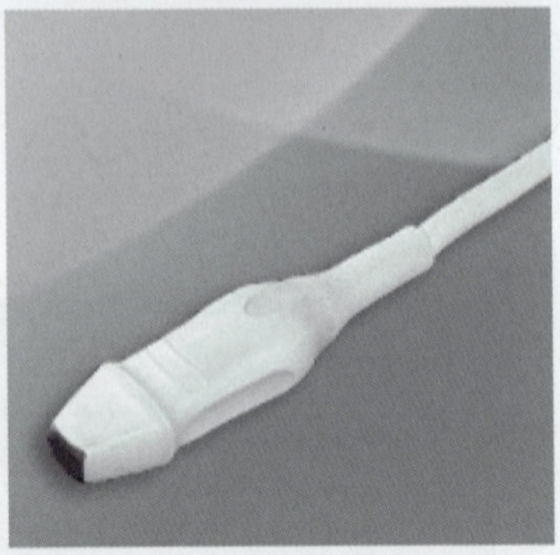

⑤
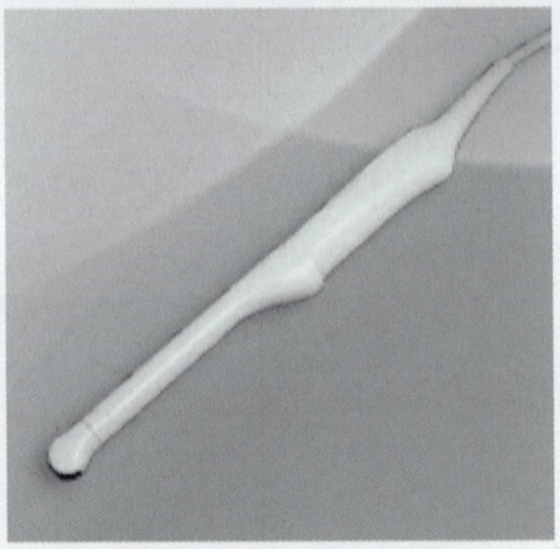

경흉부심초음파 흉골연장축영상이다.

그림 81

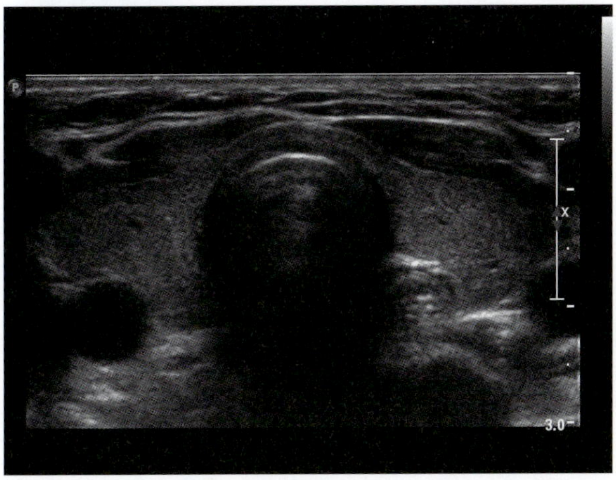

093 그림 81 영상에 대한 옳지 않은 것은?

① 갑상샘 협부가 관찰되고 있다.
② 음향창으로 목빗근을 이용하였다.
③ 주로 고주파수 탐촉자를 사용한다.
④ 갑상샘 앞쪽으로 근육층이 관찰된다.
⑤ 좌측 갑상샘에 접하여 식도가 일부 관찰되고 있다.

그림 82

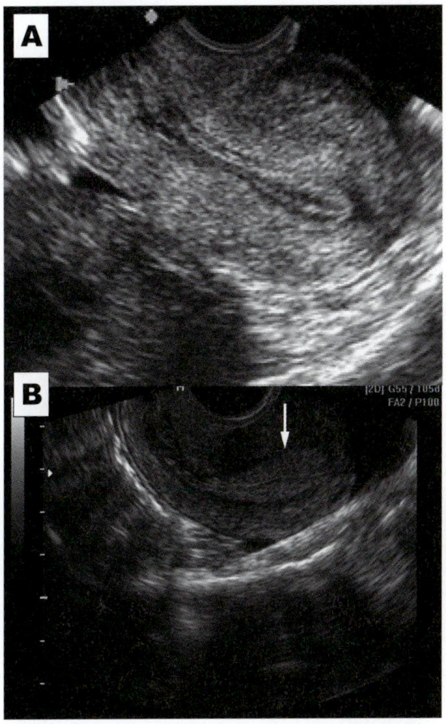

094 그림 82 영상에 대한 옳지 않은 것은?

① 여성의 자궁 영상이다.
② 화살표 부위는 자궁속막이다.
③ A, B는 경질 초음파영상이다.
④ A 영상은 배란기에 가까운 영상이다.
⑤ B 영상은 정상 노년기 자궁의 영상이다.

경질초음파 영상에서 자궁내막의 두께가 서로 다른것이 관찰됨. 내막이 두꺼운 것은 생리가 임박한 영상이다.

그림 83

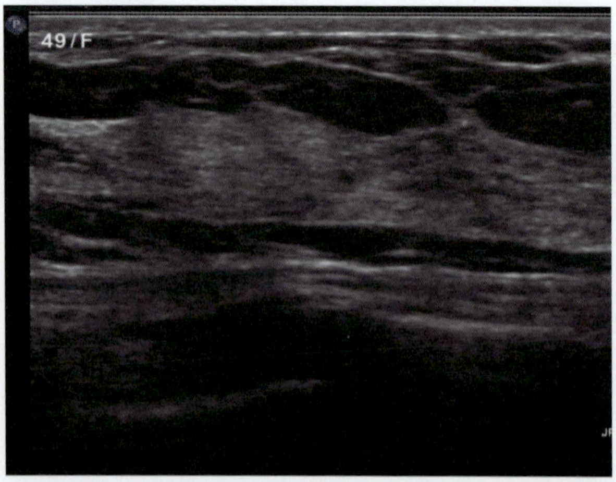

095 **그림 83** 영상에 대한 설명으로 옳은 것은?

① 큰가슴근층이 관찰된다.
② 검사 전처치가 필요하다.
③ 확장된 유관이 잘 보인다.
④ 유방 실질층이 지방층보다 얇다.
⑤ body marker를 통해 우측임을 알 수 있다.

그림 84

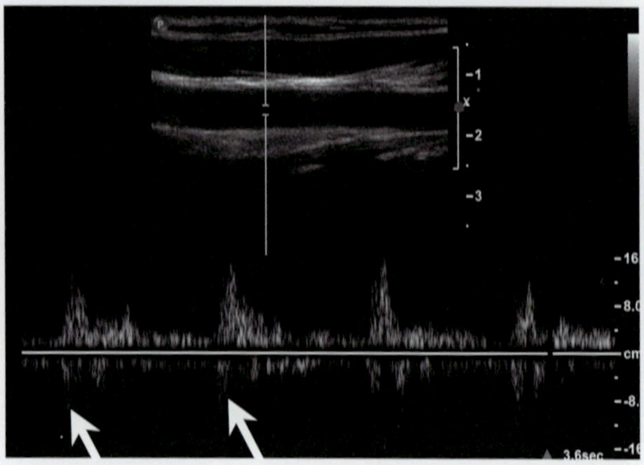

096 **그림 84** 영상에 나타난 도플러 인공물에 관한 설명이 옳지 않은 것은?

① 주파수가 높을수록 많이 발생한다.
② 직선형배열탐촉자에서 주로 발생한다.
③ Doppler spectral mirroring artifact라 한다.
④ 초음파 장치에서 혈류방향을 잘못 인식하여 발생한다.
⑤ 혈관과 초음파 선속이 수직방향으로 교차할 경우 발생한다.

그림 85

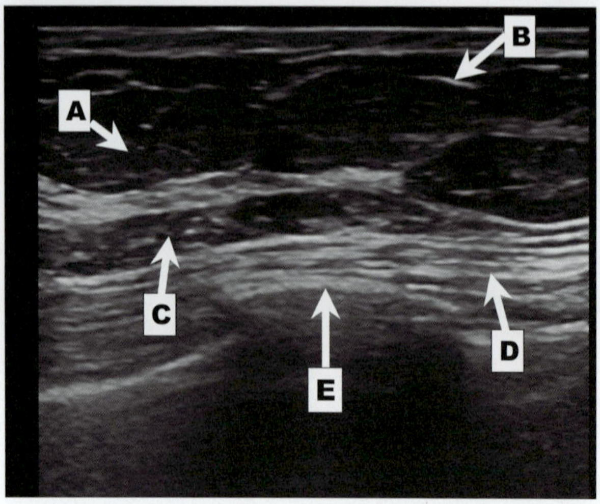

097 **그림 85** 영상에 나타난 해부학명칭 표기로 옳지 않은 것은?

① A : 피부밑지방
② B : 쿠퍼씨 인대
③ C : 유선후부 지방
④ D : 유샘조직
⑤ E : 갈비뼈

그림 86

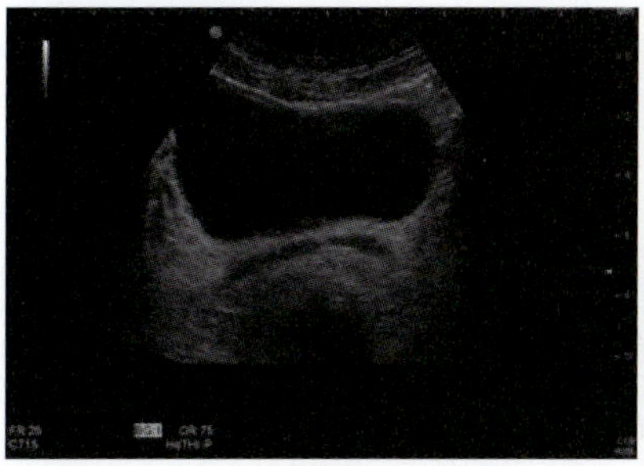
(가)

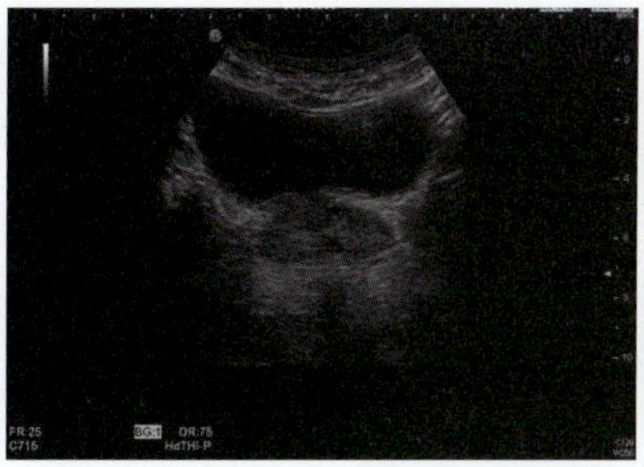
(나)

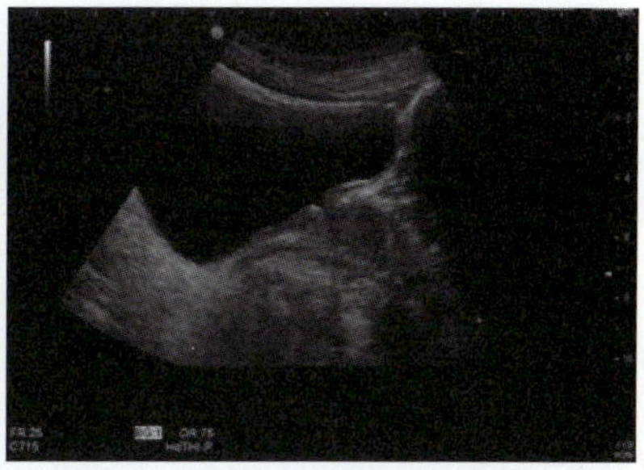
(다)

098 그림 86의 설명으로 옳지 않은 것은?

① (가)은 방광 뒤로 정낭이 관찰된다.
② (나)는 전립선의 횡단 영상이다.
③ (다)은 전립선의 종단 영상이다.
④ 정낭보다 전립선은 위쪽에 위치한다.
⑤ 모두 경복부 전립선 주사이다.

그림 86 가. 경복부 횡단영상에서 방광뒤로 정낭이 관찰된다. 나. 경복부 전립샘 횡단 다. 경복부 전립샘 종단

그림 87

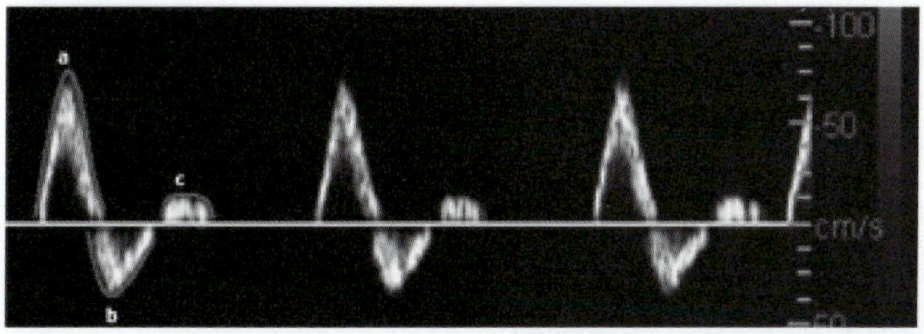

099 그림 87의 정상 성인의 스펙트럴 도플러 파형으로 적당한 혈관은?

① 간동맥
② 간정맥
③ 내경동맥
④ 외경동맥
⑤ 하지동맥

수축기와 이완기가 뚜렷하고, 정상인이 중간에 혈류 역전(b)이 보이는 것은 하지 동맥이다.

그림 88

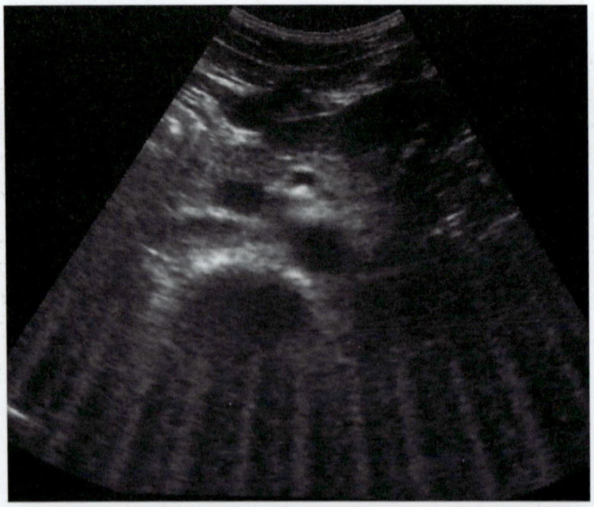

100 **그림 88**는 상복부 검사 중 영상에 나타난 인공물 현상에 대해 옳은 것은?

① 전기적 잡음
② 여운 인공물
③ 다중반사 인공물
④ 압전결정의 결함
⑤ 결합층의 접촉불량

그림 89

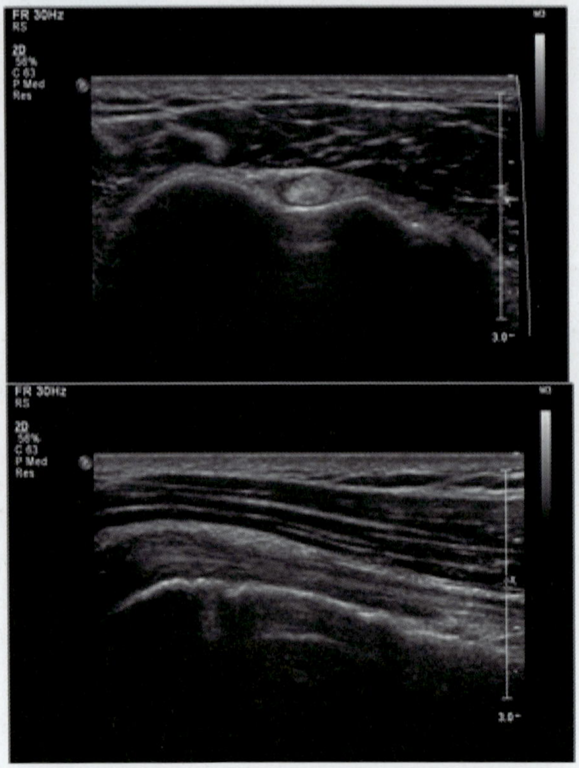

101 **그림 89** 영상에서 공통적으로 관찰되는 것은?

① 어깨밑근
② 가시위근
③ 작은원근
④ 가시아래근
⑤ 두갈래근긴힘줄

두갈래근긴힘줄 횡단과 종단영상이다.

그림 90

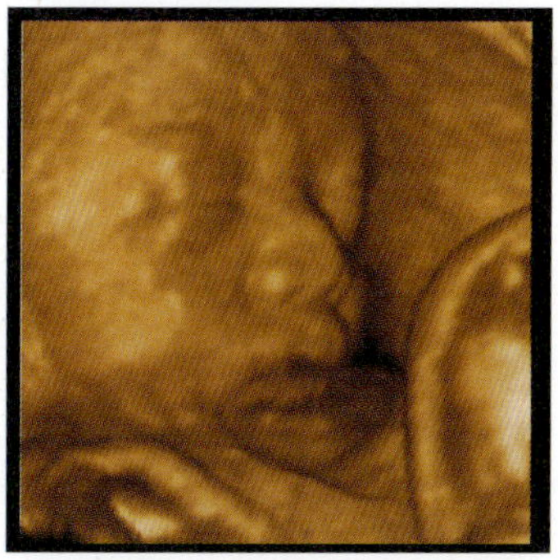

102 **그림 90**의 영상을 만드는데 가장 적합한 transducer인 것은?

①
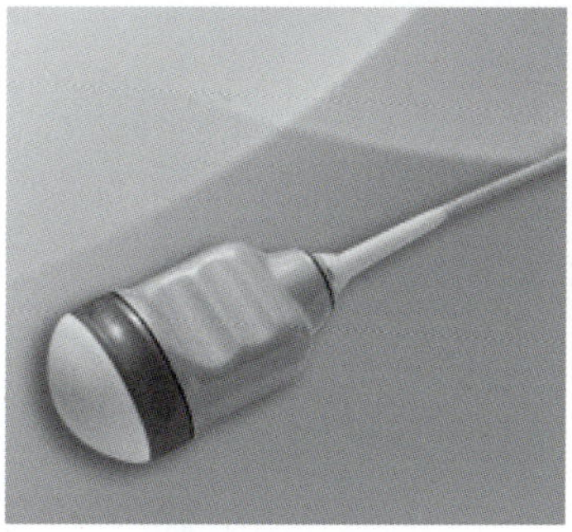

②
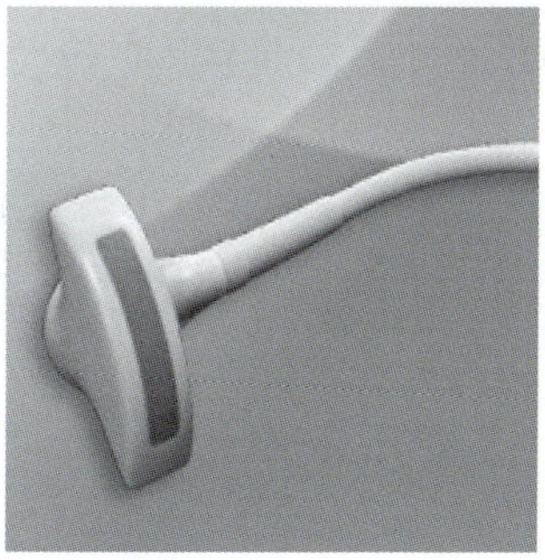

③
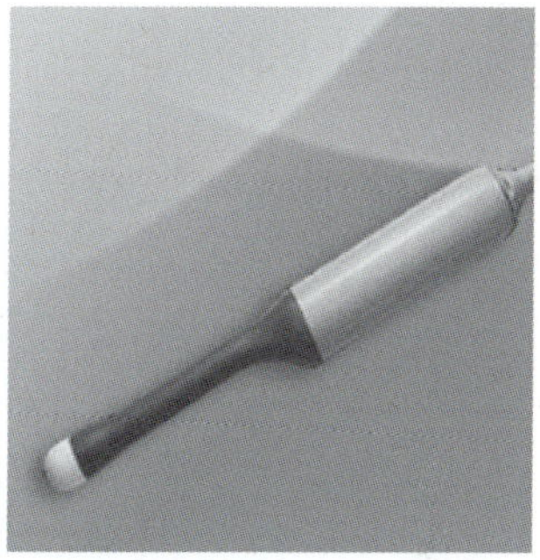

④
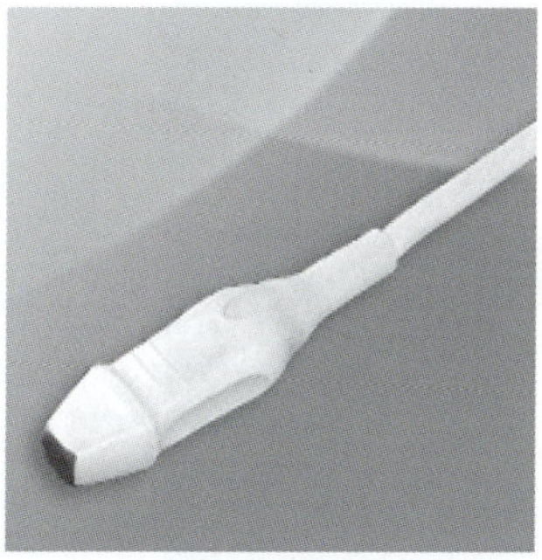

⑤
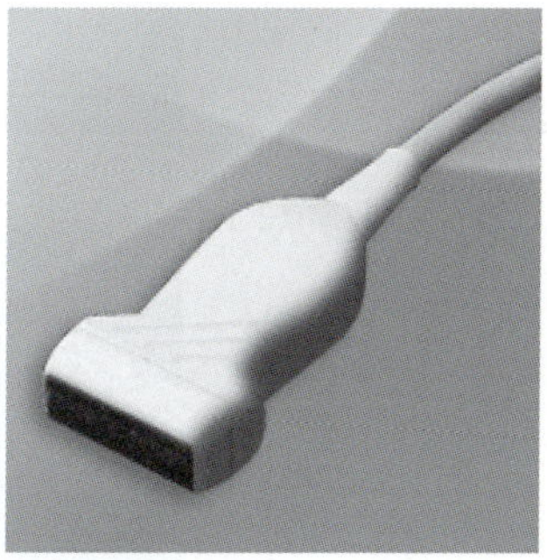

입체 초음파영상은 매트릭스 프로브 사용한다.

그림 91

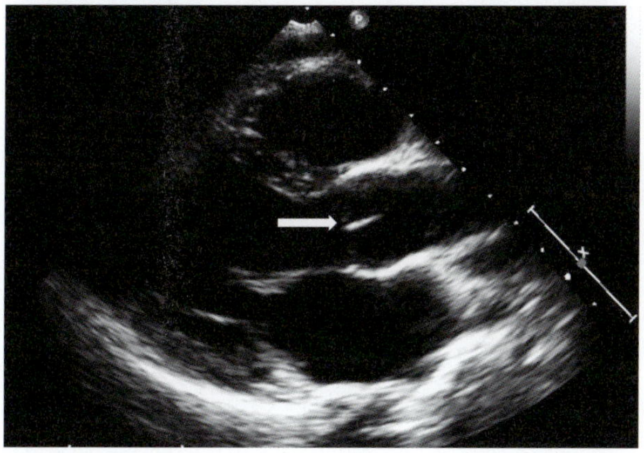

103 **그림 91** 영상에 나타난 해부학명칭 표기로 옳은 것은?

① 이첨판막
② 삼천판막
③ 대동맥 판막
④ 폐동맥 판막
⑤ 심실사이 중격

경흉부심초음파 흉골연장축영상이다.

그림 92

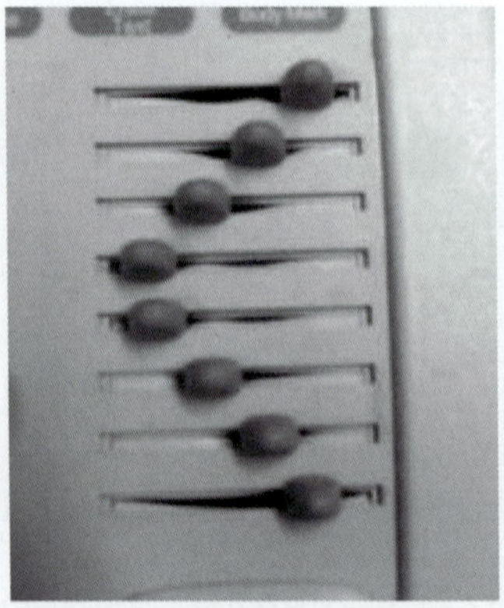

104 **그림 92**와 같은 TGC knob의 배열로 나타날 수 있는 영상은?

①
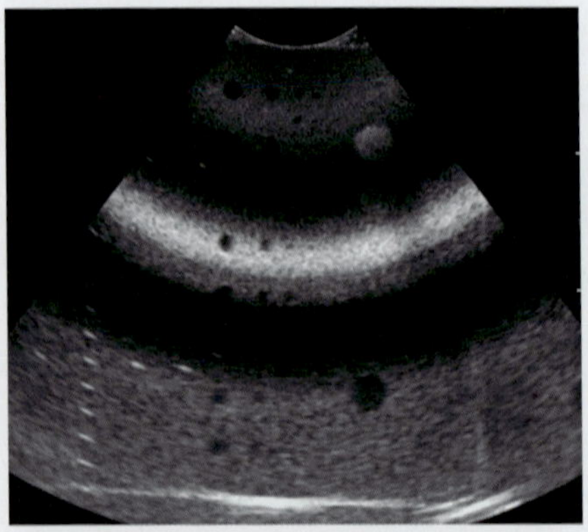

②
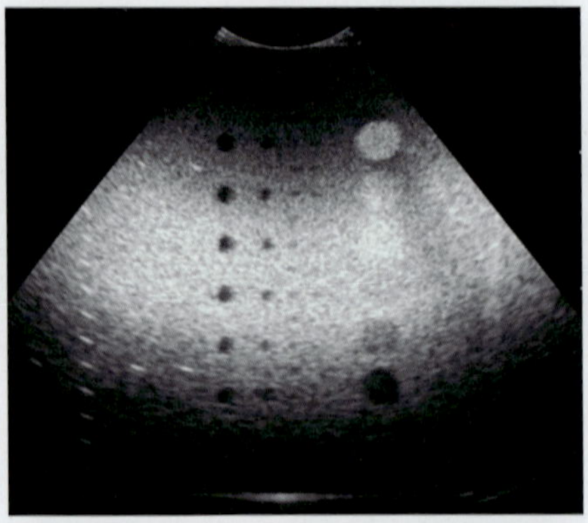

③
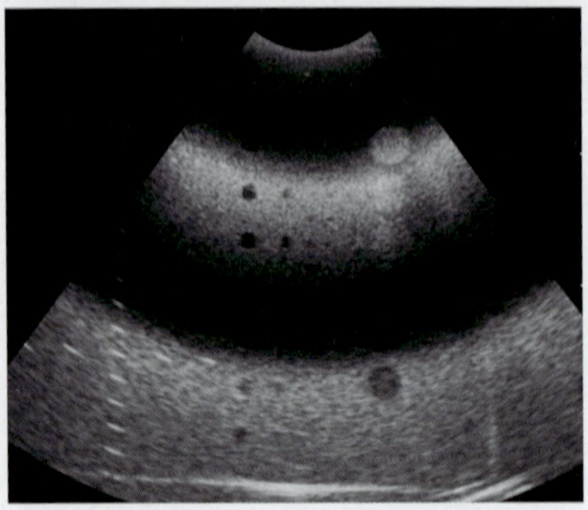

④
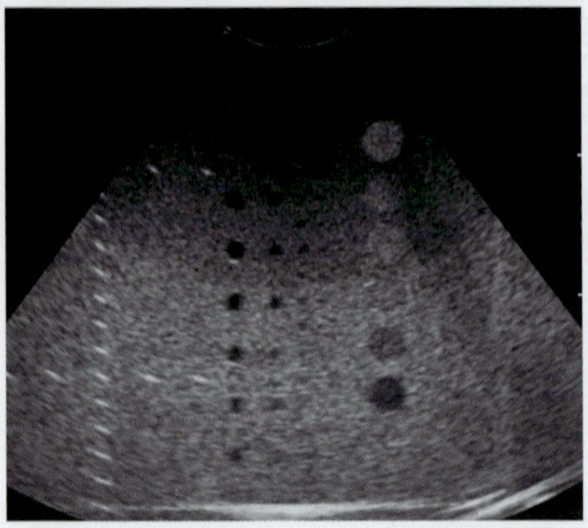

⑤
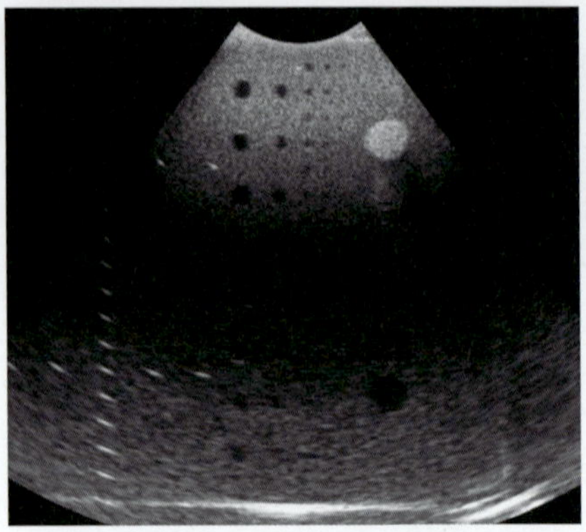

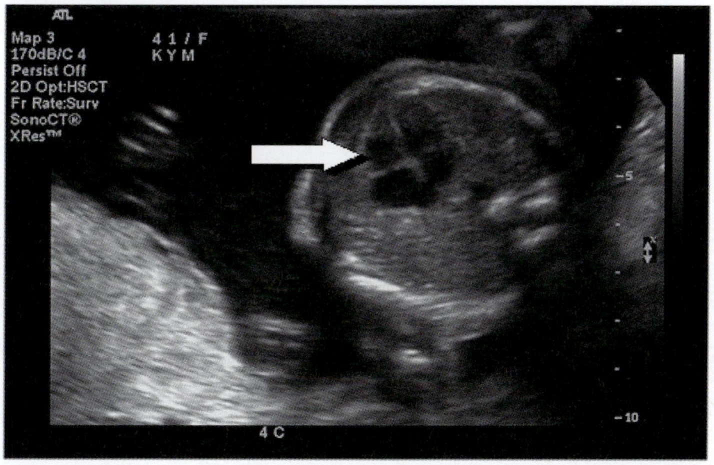

그림 93

105 **그림 93** 영상에 화살표 부분의 해부학 명칭은?

① 오른심방 ② 오른심실 ③ 왼심방
④ 왼심실 ⑤ 대동맥

태아의 심장4방도 영상. 하얀 척추뼈가 보이며, 흉벽쪽에 가까운 부분이 우심실이다.

STEP 04

| 초음파영상검사 | 해답

1. 2)	2. 4)	3. 1)	4. 2)	5. 5)	6. 3)	7. 2)	8. 5)	9. 5)
10. 4)	11. 2)	12. 5)	13. 1)	14. 2)	15. 2)	16. 2)	17. 5)	18. 5)
19. 1)	20. 2)	21. 2)	22. 3)	23. 3)	24. 2)	25. 5)	26. 3)	27. 4)
28. 2)	29. 3)	30. 4)	31. 4)	32. 1)	33. 4)	34. 3)	35. 1)	36. 4)
37. 2)	38. 1)	39. 2)	40. 3)	41. 4)	42. 4)	43. 5)	44. 2)	45. 3)
46. 4)	47. 1)	48. 4)	49. 1)	50. 5)	51. 2)	52. 1)	53. 1)	54. 5)
55. 4)	56. 1)	57. 3)	58. 5)	59. 4)	60. 2)	61. 4)	62. 5)	63. 3)
64. 4)	65. 4)	66. 4)	67. 3)	68. 1)	69. 1)	70. 3)	71. 4)	72. 3)
73. 3)	74. 5)	75. 4)	76. 2)	77. 4)	78. 1)	79. 1)	80. 3)	81. 2)
82. 2)	83. 1)	84. 4)	85. 5)	86. 3)	87. 5)	88. 1)	89. 4)	90. 3)
91. 1)	92. 4)	93. 2)	94. 5)	95. 1)	96. 1)	97. 4)	98. 4)	99. 5)
100. 1)	101. 5)	102. 1)	103. 3)	104. 5)	105. 2)			

전산화단층영상검사

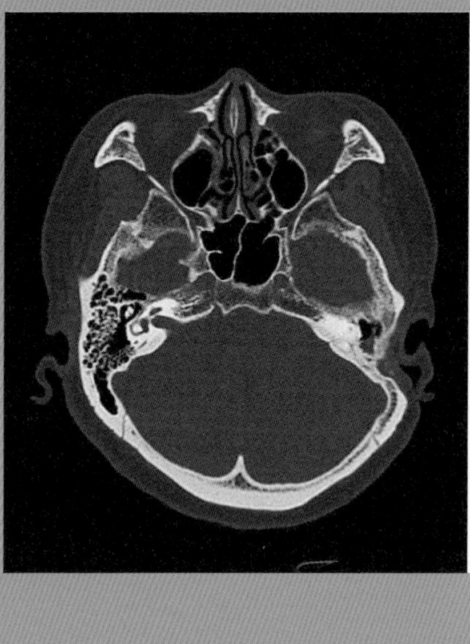

Computed Tomography

5

Ⅰ CT의 개요

1. CT 검사의 원리와 특징
   - CT의 원리 및 장·단점
2. CT 검사의 영상화 과정
   - 엑스선 발생, 데이터획득, 영상처리 및 표시
3. 조직의 감약과 CT Number의 관계
   - 선감약계수, CT Number
4. Window Width & Level
   ① Window Width (Gray scale)
   ② Window Level (Gray level)
   ③ Window Setting
5. 주요 CT Parameter(단면두께, FOV, 알고리즘)
   - kV, mA, sec, Slice Thickness, FOV, Algorithm, Pitch
6. 영상을 표현하는 용어
   - Pixel, Voxel, Matrix

Ⅱ CT 장치

1. CT 장치의 세대별 분류
2. CT 장치의 기본 구성
   - Gantry(엑스선관 및 검출기), 테이블
3. CT 엑스선관과 고전압발생부
   - 엑스선관 용량
4. 필터와 콜리메이터
   - Bow-tie filter, Collimator
5. 검출기 원리와 종류
   ① 검출기 구비조건과 DAS의 역할
   ② 검출기의 종류(반도체 검출기)
6. 컴퓨터 장치의 역할
   - 중앙처리장치, 각종 Processor 역할
7. 입력, 출력(저장) 및 부속장치의 기능
   - Auto injector, Console, Workstation, Beam alingment

Ⅲ CT 영상의 재구성

1. 재구성의 기본원리
   - Ray, Sum, Projection
2. 재구성 단계에 따른 Data 변화
   - Pre processing, Raw data(Sinogram), Image data
3. 재구성 알고리즘
   - Convolution, Algorithm, Filtering
4. 영상의 재구성 방법
   ① FBP 원리와 적용
   ② IR 원리와 적용 - IR, 퓨리에 재구성 방법
5. 3차원 영상 재구성의 원리
6. 3차원 영상 재구성 방법
   ① SSD 기법
   ② MIP와 MinIP 기법
   ③ VRT 기법
   ④ MPR 기법

Ⅳ 나선형 CT와 MDCT

1. 나선형 CT와 MDCT의 원리 및 장점
   - Volume scan, 검사시간 단축
2. 나선형 CT와 MDCT의 특징
   - Slip-ring(High, Low 전압 방식), Brush, Detector 구조, Slice thickness 설정
3. 나선형 CT와 MDCT의 영상재구성 방법
   - 선형보간삽입법(180°, 360°)
4. 나선형 CT와 MDCT의 Pitch
   - Spiral pitch, Beam pitch
5. MDCT의 Cone Beam Artifact
6. isotropic resolution, Overscanning

V 화질평가

1. 분해능, 노이즈, 선량, 아티팩트
2. 공간분해능과 대조도분해능
   ① 분해능의 정의와 종류 – MTF, 공간분해능, 대조도분해능
   ② 분해능의 좌우인자
3. 노이즈 레벨 & 좌우인자
4. 직선성과 대조도 척도
   – CT Number, 선감약계수
5. 아티팩트의 원인과 종류
   – Beam hardening effect, Partial volume effect, Motion artifact, System error artifact
6. 영상품질관리 검사
   – 주기별 항목, AAPM 팬텀검사
   – Noise(잡음), Uniformity(균일도), Spatial resolution(공간분해능), Contrast resolution(대조도분해능), Linearity(직선성), Contrast scale(대조도 척도), 중심선 정렬, Artifact 검사

VI 선량평가

1. CT 선량측정방법
   – Ion chamber, Acryl phantom, 인체모형팬텀
2. CT 선량표시
   – CTDI, CTDIw, CTDIv, DLP, MSAD
3. 환자피폭선량 가이드라인
4. 피폭선량 감소방안
   – Dose modulation, 비스무스 차폐체

Ⅶ CT 검사

1. 조영제의 원리와 특징
   - 삼투현상, 양성조영제, 음성조영제, 부작용
2. CT 검사전 준비사항
   - 금식, 전처치, 고객응대
3. 두경부 검사의 방법과 특징
   - Brain, Temporal, OMU, Neck 등
4. 흉부 검사의 방법과 특징
   - HRCT, Routine Chest 등
5. 복부 및 골반 검사의 방법과 특징
   - 복부, 간, 방광 등
6. 사지 검사의 방법과 특징
   - 상지 & 하지 검사
7. 심장혈관 검사의 방법과 특징
   - ECG Gating, Prospective recon 등
8. 특수검사방법과 특징
   - Dental CT, CT Guided Biopsy, Fat check, Scanography 등

Ⅷ 해부학적 명칭

1. Brain CT

- Lateral ventricle, 3rd ventricle, 4th ventricle
- Frontal lobe(이마엽), Parietal lobe(마루엽), Temporal lobe(관자엽), Occipital lobe(뒤통수엽)
- Anterior cerebral artery(앞대뇌동맥), Middle cerebral artery(중간대뇌동맥), Posterior cerebral artery(뒤대뇌동맥), Basilar artery(뇌바닥동맥), Internal carotid artery(속목동맥), Superior sagittal sinus(위시상정맥굴)
- Falx cerebri(대뇌낫), Thalamus(시상), Putamen(조가비핵), 실비안 틈새(Sylvian fissure)

2. Sella CT

- Pituitary gland(하수체), Anterior clinoid process(앞침대돌기), Posterior clinoid process(뒤침대돌기), Sella(안장), Sphenoid sinus(나비굴)

3. Orbit CT

- Eyeball(눈알), Optic nerve(시각신경), Optic canal(시각신경관), Rectus muscle(곧은근), Sinus(굴)

4. PNS CT

- Frontal sinus(이마굴), Maxillary sinus(위턱굴), Ethmoid sinus(벌집굴), Sphenoid sinus(나비굴)
- Nasopharynx(코인두), Orthopharynx(입인두), Larynx(후두), Nasal septum(코사이막, 코중격), Nasal cavity(코안), Parotid gland(귀밑샘), Submandibular gland(턱밑샘), Sublingual gland(설하선)

5. Chest CT

- Trachea(기관), Esophagus(식도), Bronchus(기관지), Sternum(복장뼈)
- Aorta(대동맥), Pulmonary artery(허파동맥), Superior vena cava(위대정맥)
- Right ventricle(오른심실), Left ventricle(왼심실), Right atrium(오른심방), Left atrium(왼심방)

6. Abdomen+Pelvis CT

- Liver(간), Stomach(위), Pancreas(이자), Gall bladder(쓸개), Adrenal gland(부신), Kidney(콩팥), Diaphragm(가로막), Spleen(지라), Descending aorta(내림대동맥), Inferior Vena Cava(아래대정맥), Common iliac artery(온엉덩동맥), Common iliac vein(온엉덩정맥), Urinary bladder(방광)
- Ascending colon(오름잘록창자), Descending colon(내림잘록창자), Transverse colon(가로잘록창자), Rectum(곧창자)
- Acetabulum(볼기뼈절구), Pubic bone(두덩뼈), Ischial bone(궁둥뼈), Femoral head(넙다리머리)

7. Spine CT

- Spinal cord(척수), Intervertebral disk(척추원반), Pedicle(뿌리), Lamina(판), Process(돌기)

8. 2-D Reformation 및 CT Angiography

- 가슴부위 및 배 부위의 각종 동맥

그림 01

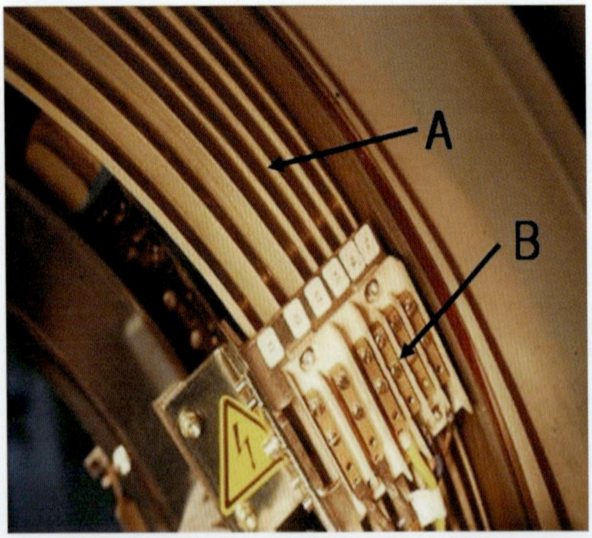

001 그림 1의 설명은?

① A는 Brush이다.
② B는 Slip Ring이다.
③ A는 고정자 역할을 한다.
④ A에서 두께가 두꺼운 것은 동력전달용이다.
⑤ B는 회전운동과 직선운동을 교대로 하여 동력과 신호를 전달한다.

A는 Track[Slip ring]/B는 Brush이다. 나선형 CT의 Slip ring은 회전부 역할을 하며 Brush는 고정자 역할을 한다.

그림 02

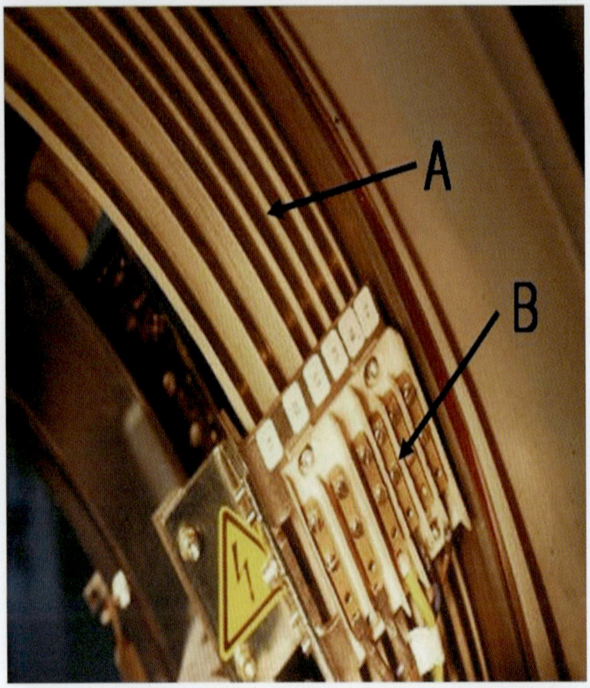

002 그림 2의 설명은?

① A는 Brush, B는 Slip Ring이다.
② Helical[Spiral] scan이 가능하지 않다.
③ 한 방향으로 연속적인 회전이 불가능하다.
④ Brush 재질이 Track보다 내마모성이 작다.
⑤ B는 회전운동을 하여 동력과 신호를 전달한다.

A는 Track/B는 Brush이며 Slip Ring의 개발로 인하여 Spiral Scan이 가능하게 되었다. 엑스선관과 제어장치에 전압을 공급하고 컴퓨터에 데이터를 전송하는 역할을 하며 고전압형과 저전압형으로 분류된다. Track은 내구성과 전도효과가 우수한 백금을 사용하고 Brush는 연질의 은이나 탄소 등을 사용한다.

그림 03

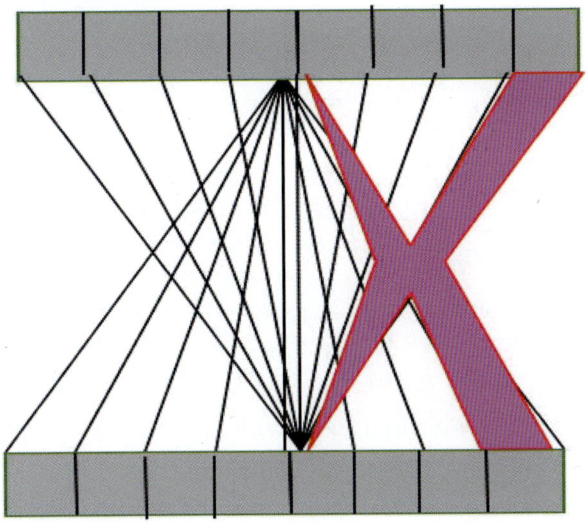

003 그림 3과 같이 MDCT에서 그림과 같이 왜곡된 Slice profile이 발생되는 이유는?

① 엑스선관의 초점과 중심선이 X-축에 수직이 되지 않기 때문
② 엑스선관의 초점과 중심선이 X-축에 수평이 되지 않기 때문
③ 엑스선관의 초점과 검출기가 Z-축에 수직이 되지 않기 때문
④ 엑스선관의 초점과 검출기가 Z-축에 수평이 되지 않기 때문
⑤ 엑스선관의 초점과 검출기가 X-축에 수직이 되지 않기 때문

Cone Beam Artifact의 발생원인. iso-center에서 멀어질수록, Slice Thickness가 얇을수록, Z-축 coverage가 넓을수록 심해지고 인접한 조직간 대조도의 차이가 심할 때 많이 발생한다.

그림 04

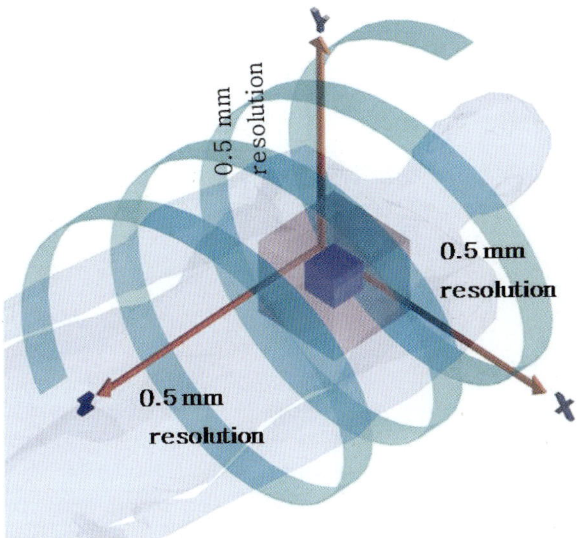

004 그림 4에서 작은 크기의 정육면체가 의미하는 것은?

① 날줄 해상도
② Z-축 해상도
③ 등방성 해상도
④ 대조도 해상도
⑤ In-plane 해상도

등방성이란 물체를 관찰할 때 관찰하는 방향이 달라져도 그 성질이 변하지 않는 것으로 X, Y, Z축의 여러 방향에서도 균일한 해상도를 나타내는 것을 의미한다.

그림 05

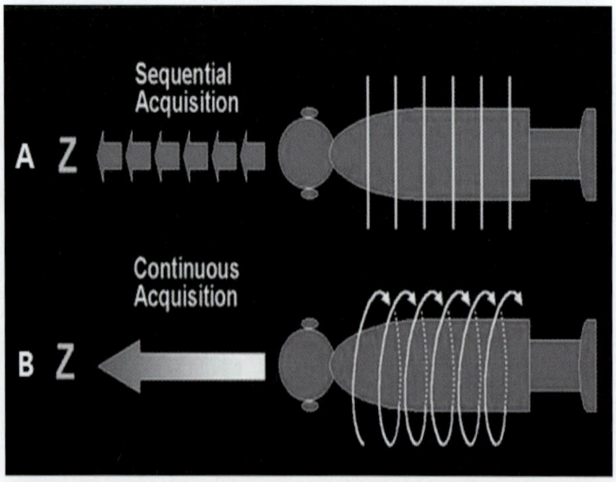

005 그림 5에서 A와 B의 설명은?

① A: Helical CT
B: Conventional CT
② A: Spiral CT
B: Conventional CT
③ A: Conventional CT
B: Spiral CT
④ A: Helical CT
B: Spiral CT
⑤ A: Inter Scan Delay Time 없음
B: Inter Scan Delay Time 있음

A는 Conventional CT[Axial scan], B는 Helical CT 또는 Spiral CT의 모식도이다. Inter Scan Delay Time 유무에 따라서도 분류된다.

그림 06

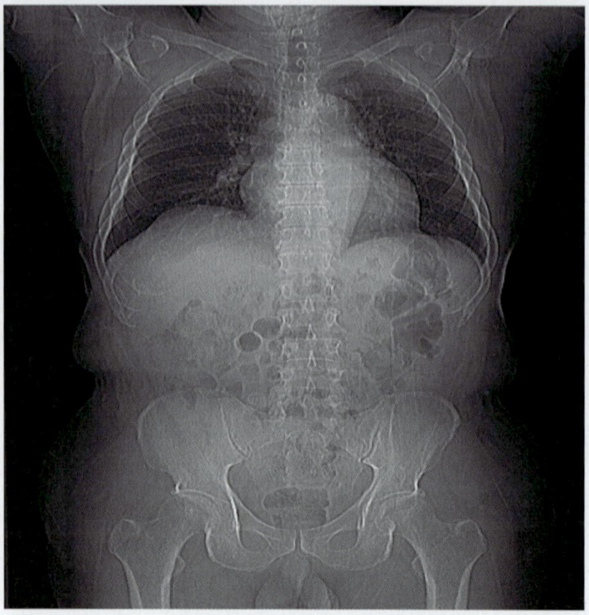

006 그림 6에 대한 설명은?

① 측방향 Topogram이다.
② Reconstruction 영상이다.
③ 필터보정 역투영법이 이용된다.
④ 엑스선관은 고정, 테이블만 움직이는 상태에서 얻어진 영상이다.
⑤ 스캔의 주된 목적은 환자의 금식 유무를 확인하기 위함이다.

정면상(AP)의 Scout image이며 Construction 영상이라고도 한다. 검사부위의 해부학적 범위를 확인하고 Scan plan을 세우기 위하여 검사한다.

그림 07

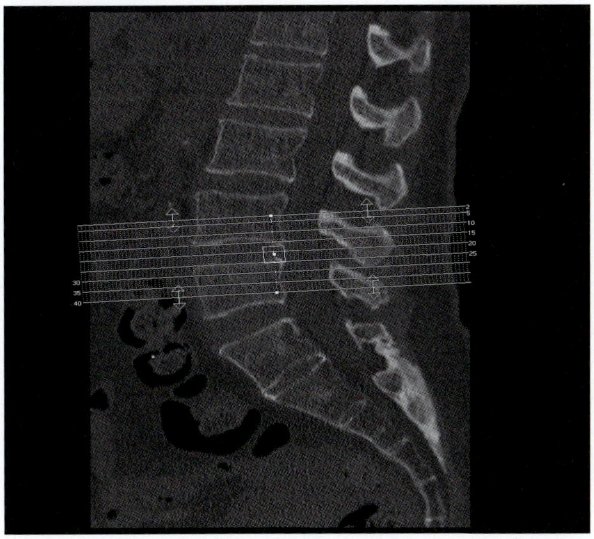

007 그림 7의 설명은?

① Reconstruction 영상이다.
② Cross-Reference 영상이다.
③ 220도 회전의 Half scan mode가 사용된다.
④ 양질의 영상획득을 위해 주로 300 mAs 정도의 노출조건이 권고된다.
⑤ 허리뼈의 골절이나 이탈의 진단을 주 목적으로 검사한 영상이다.

L-spine CT의 4, 5번 사이의 Disc space를 확인하기 위한 Reformation 과정의 영상이다. Post scout image라고도 한다.

그림 08

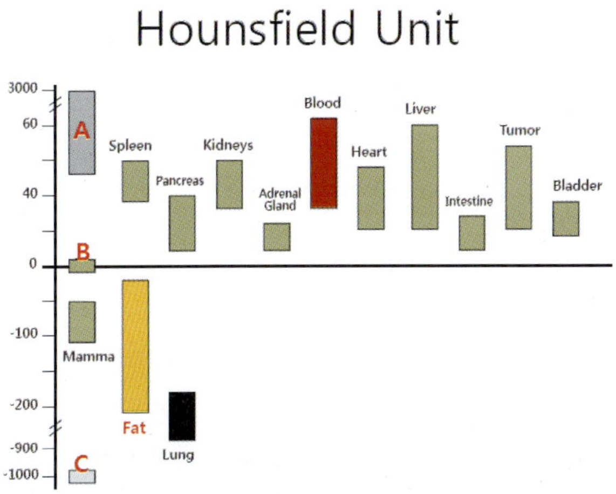

008 그림 8에서 A와 B, C에 대한 CT Number 값은?

① [A] Metal [B] Air [C] Bone
② [A] Air [B] Fat [C] Bone
③ [A] Metal [B] Fat [C] Air
④ [A] Bone [B] Water [C] Metal
⑤ [A] Bone [B] Water [C] Air

[A] Bone [B] Water [C] Air에 대한 CT No 값을 묻는 질문이다.

그림 09

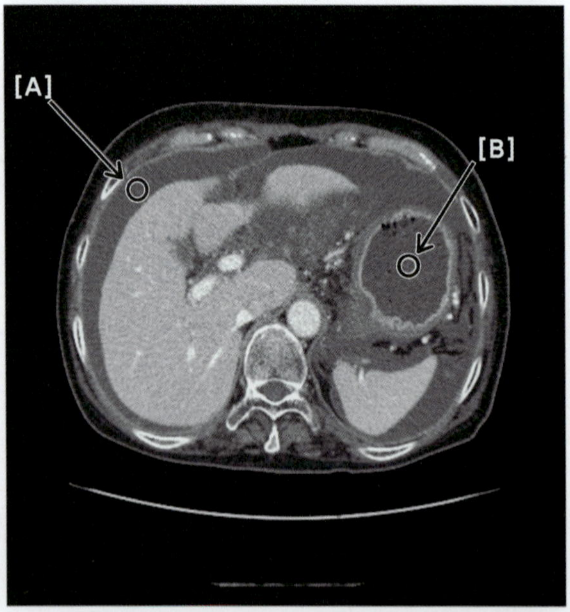

009 **그림 9**에서 A와 B에 대한 CT Number 값은?

① A: 30~50HU / B: 50~100HU
② A: －30~0HU / B: 100~150HU
③ A: －30~0HU / B: －30~0HU
④ A: －100~－150HU / B: 1000~1500HU
⑤ A: 1000~1500 / B: －1000~－1500HU

[A] Acsites(복수), [B] Stomach 안의 Water의 CT Number 값을 묻는 영상이다.

그림 10

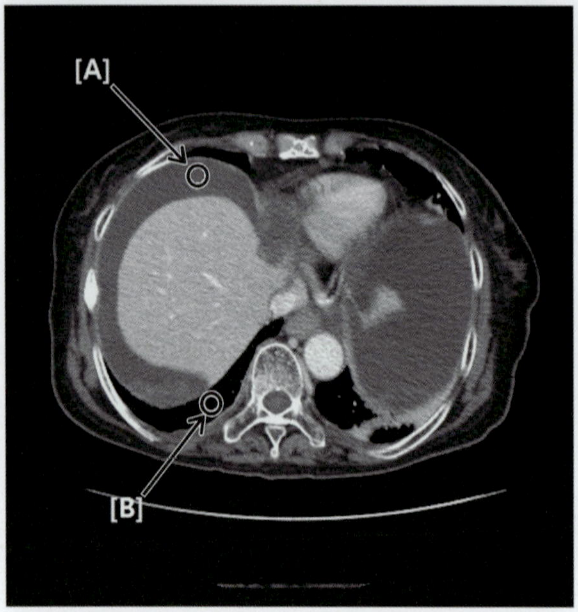

010 **그림 10**에서 A와 B에 대한 CT Number 값은?

① A: 50~100HU / B: 50~100HU
② A: －30~0HU / B: 100~150HU
③ A: －30~0HU / B: －30~0HU
④ A: －30~0HU / B: －1000~－1500HU
⑤ A: －100~－150HU / B: 1000~1500HU

[A] Acsites(복수), [B] Lung Air의 CT Number 값을 묻는 영상이다.

그림 11

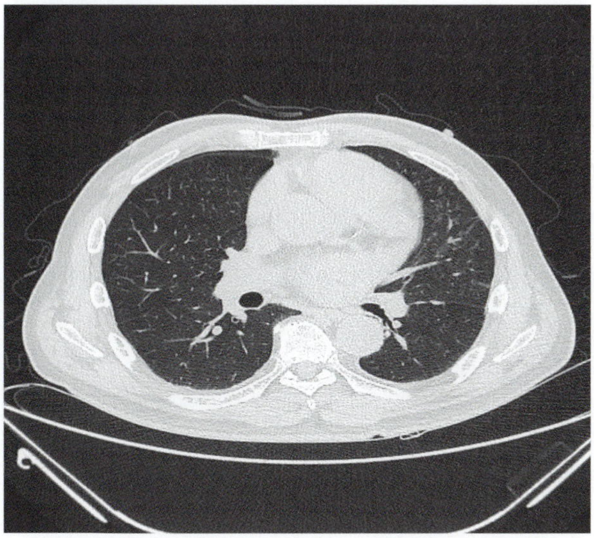

011 **그림 11**에서 적절한 Window setting 값은?

① Window Width 400, Window Level 0
② Window Width 400, Window Level −100
③ Window Width 400, Window Level +100
④ Window Width 1600, Window Level +600
⑤ Window Width 1600, Window Level −600

HR Lung CT의 Window setting값을 묻는 영상이다.

그림 12

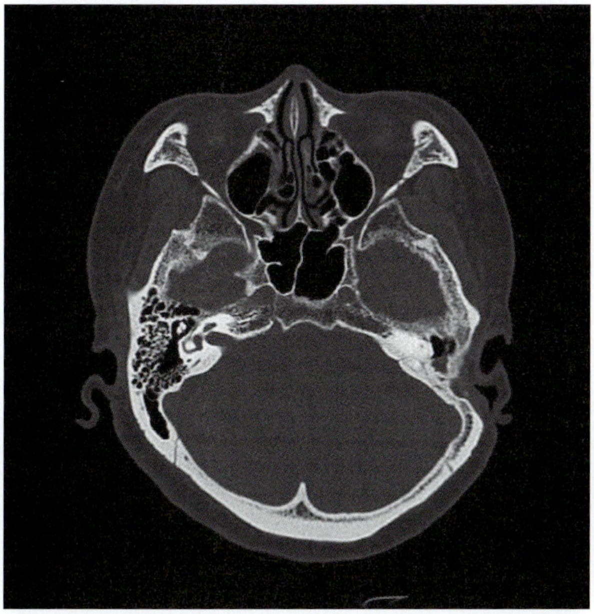

012 **그림 12**의 적절한 Window Width와 Level 설정은?

① W/L: 100/0
② W/L: 400/200
③ W/L: 1000/200
④ W/L: 3000/600
⑤ W/L: 3000/−600

Temporal Bone CT의 Window setting값을 묻는 영상이다.

그림 13

[A] [B]

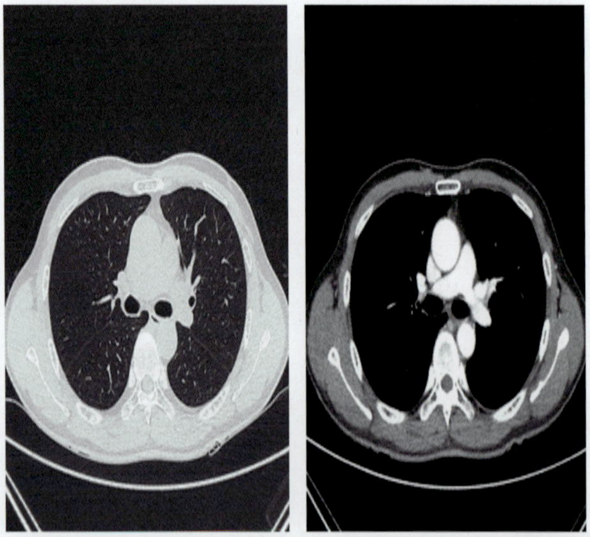

013 **그림 13**의 (A)에서 (B)로의 변환으로 적절한 Window Width와 Level의 설정은?

① W/W를 넓히고 W/L은 낮춘다.
② W/W를 넓히고 W/L은 높인다.
③ W/W를 좁히고 W/L은 낮춘다.
④ W/W를 좁히고 W/L은 높인다.
⑤ Window Setting 값의 변화없이 Slice Thickness만 변환한다.

(A) 1600,−600 (B) 400,20의 Window Setting 값을 가진다.

그림 14

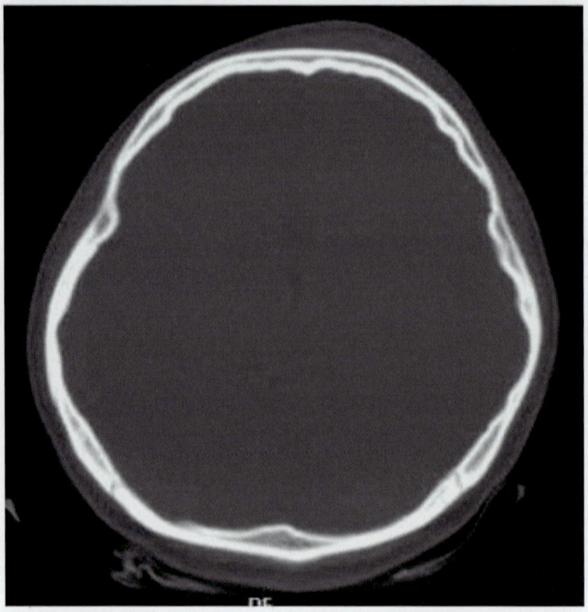

014 **그림 14**의 뇌의 Bone setting에서 뇌 조직 내의 출혈 관찰을 위한 Window setting으로 변화시키고자 할 때는?

① W/W를 넓히고 W/L을 높인다.
② W/W를 넓히고 W/L을 높인다.
③ W/W를 좁히고 W/L을 낮춘다.
④ W/W를 좁히고 W/L을 높인다.
⑤ W/W를 좁히고 W/L은 변화시키지 않는다.

Brain의 일반적인 Window Setting 값은 100/30이며 Brain Bone을 관찰하기 위한 Window Setting 값은 3000/730이다.

그림 15

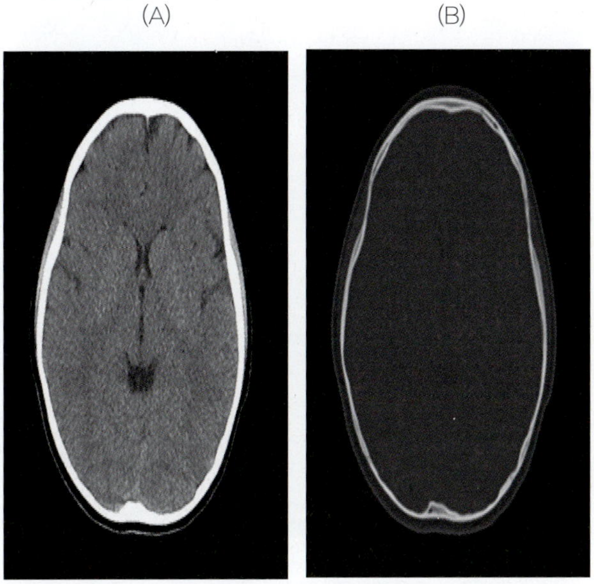

015 그림 15의 (A)에서 (B)로의 변환으로 적절한 Window Width와 Level의 설정은?

① W/W를 넓히고 W/L은 낮춘다.
② W/W를 넓히고 W/L은 높인다.
③ W/W를 좁히고 W/L은 낮춘다.
④ W/W를 좁히고 W/L은 높인다.
⑤ W/W를 좁히고 W/L은 변화시키지 않는다.

(A) 100,30 (B) 3000,730의 Window Setting 값을 가진다.

그림 16

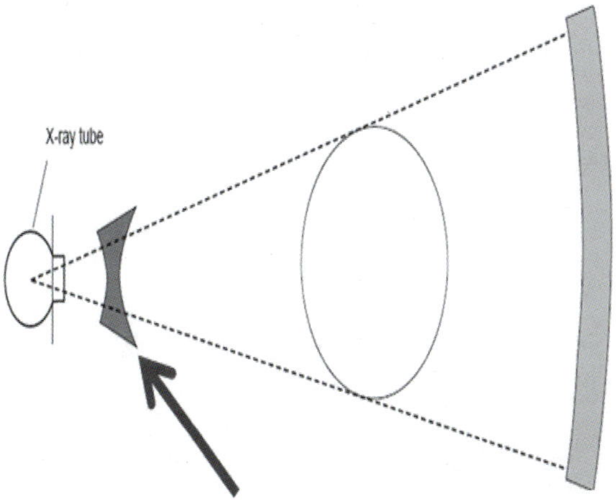

016 그림 16에서 화살표 부위에 대한 설명은?

① 환자의 표면선량이 증가한다.
② 고에너지의 방사선을 흡수한다.
③ DAS의 동작범위를 감소시킨다.
④ 엑스선의 경화작용에 관여하지 않는다.
⑤ 피사체를 투과한 선량이 검출기에 균일하게 도달하게 한다.

Bow-tie filter에 대한 그림이다. Filtration[여과]은 엑스선속의 경화, 연선흡수, 피폭선량 감소, 선질의 증가를 목적으로 한다.

그림 17

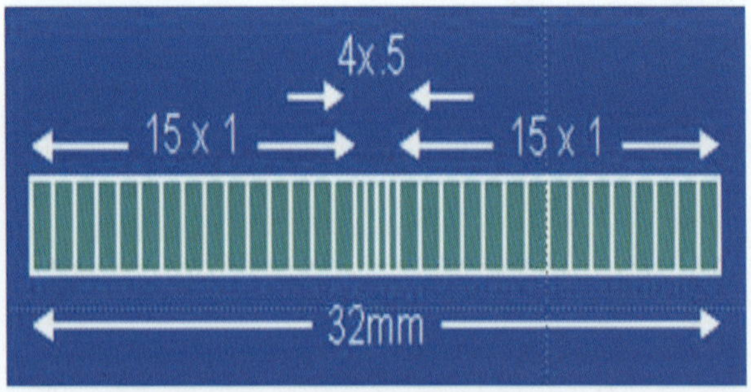

017 **그림 17**의 Detector 구조의 명칭은?

① Matrix type
② Fixed array type
③ Adaptive array type
④ Hybrid [Mixed] type
⑤ Adaptive fixed array type

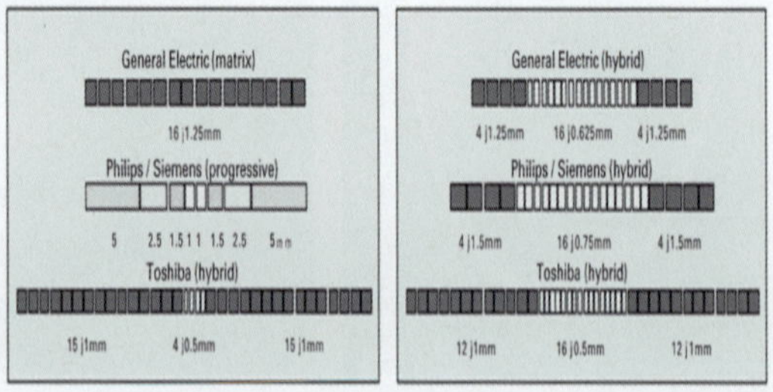

그림 18

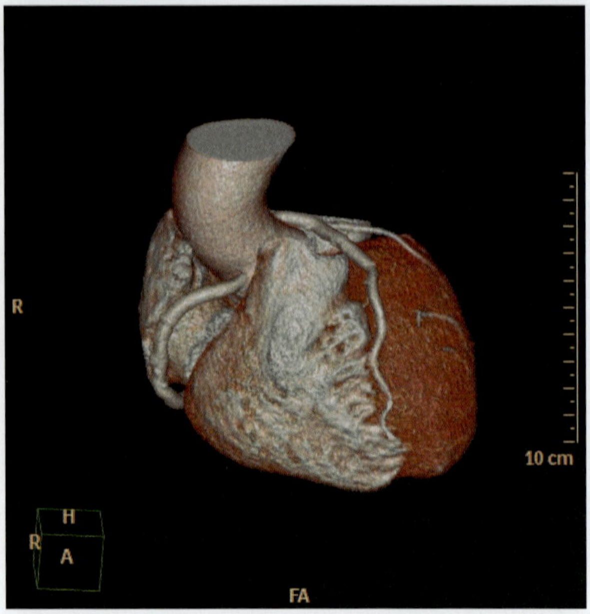

018 횡단면 영상을 얻은 후 **그림 18**과 같은 3-D 영상을 얻기 위한 경로는?

① Modeling → Editing → Rendering
② Rendering → Editing → Modeling
③ Editing → Modeling → Rendering
④ Rendering → Modeling → Editing
⑤ Modeling → Rendering → Editing

Modeling[모형화] Editing[편집] Rendering[연출, 묘사]

그림 19

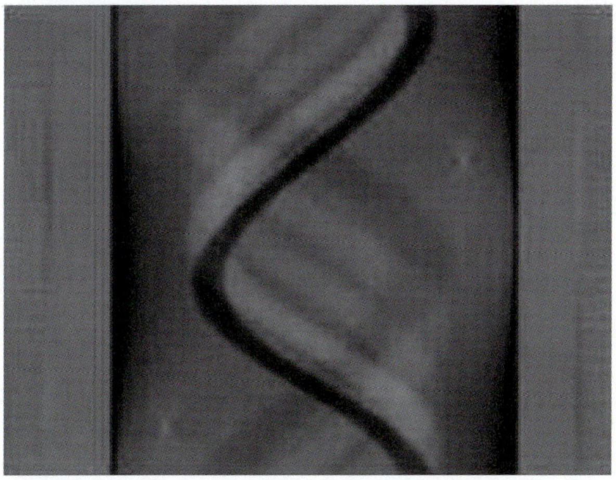

019 그림 19의 영상과 가장 가까운 것은?

① Raw data
② Image data
③ Display data
④ Reformation data
⑤ Measurement data

Image data로 Reconstruction하기 전의 Raw data이다.

그림 20

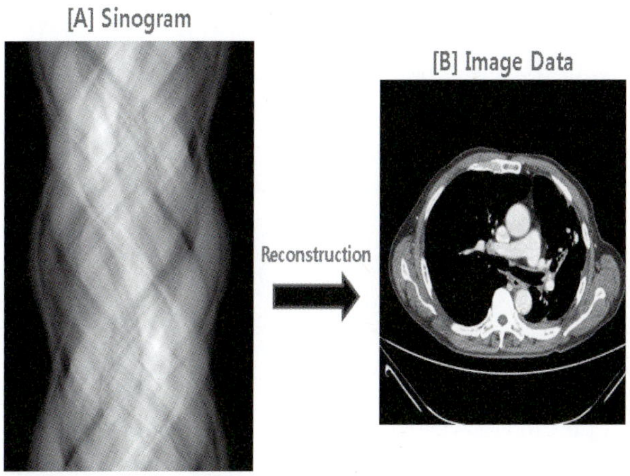

020 그림 20의 (A)영상에서 (B)영상으로 재구성되는 과정에서 변경할 수 없는 것은?

① 매트릭스
② 절편두께
③ 알고리즘
④ Scan FOV
⑤ Display FOV

Sinogram[Raw data]을 Reconstruction하여 Image data로 변형하며 SFOV는 스캔 전에 결정된다.

그림 21

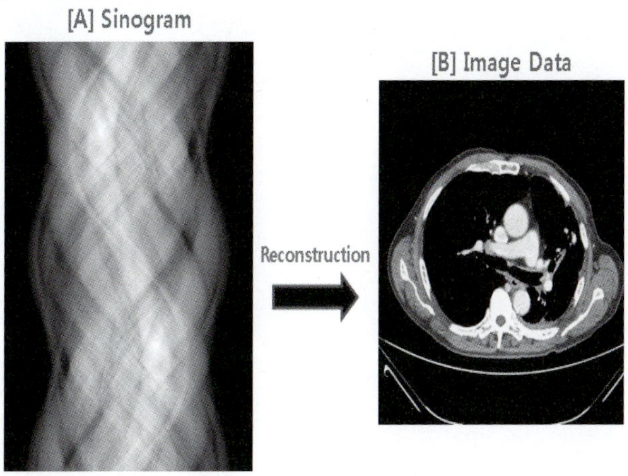

021 그림 21의 (A)영상에서 (B)영상으로 재구성되는 방법은?

① 역투영법
② 반복재구성법
③ 역 매트릭스법
④ 여과중첩재구성법
⑤ 3차원적 Fourier 분석방법

영상의 분석적 재구성방법[Analytical method] 중에는 2차원적 Fourier 분석방법과 필터보정역투영방법이 있다.

그림 22

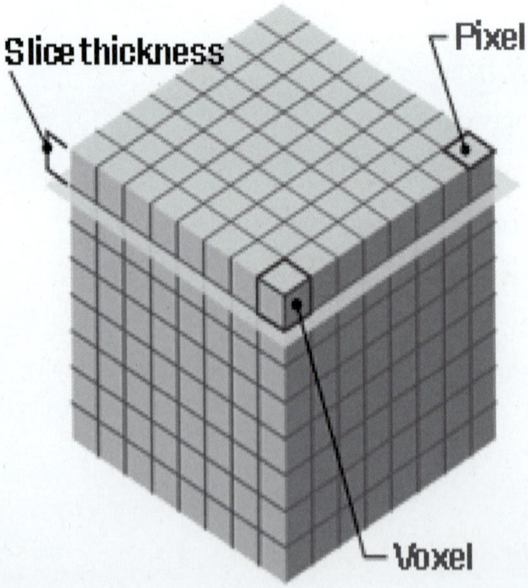

022 그림 22에 대한 설명은?

① Pixel은 영상을 구성하는 최대단위이다.
② Pixel size가 커지면 선예도는 좋아진다.
③ Voxel의 크기가 클수록 분해능이 우수하다.
④ 동일 DFOV일 때 Matrix size가 커지면 화질이 좋아진다.
⑤ 동일 DFOV일 때 Matrix size가 작아지면 화질이 좋아진다.

Pixel은 영상을 구성하는 최소단위이며 Pixel size가 작을수록 선예도가 좋아지며 Voxel의 크기가 작을수록 분해능이 우수하다. 동일 DFOV일 때 Matrix size가 커지면 Pixel size가 작아지므로 화질이 향상된다.

$$\text{Pixel size} = \frac{\text{DFOV}}{\text{matrix size}}$$

그림 23

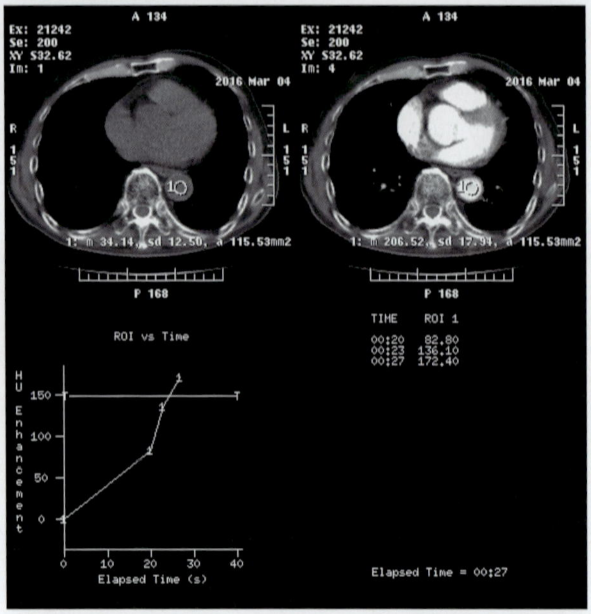

023 그림 23에 대한 설명은?

① HR lung CT에서 주로 이용한다.
② 조영제 주입속도를 정하기 위해서 시행되었다.
③ Bolus Tracking[덩어리 추적] 기법이 사용되었다.
④ 조영제와 생리식염수의 혼합비율 설정을 위해 시행되었다.
⑤ 시간경과에 따른 조직의 조영제 배출능력을 파악하기 위해 시행되었다.

동맥상[Artery phase]을 보기 위하여 Bolus Tracking 기법을 이용한다.

그림 24

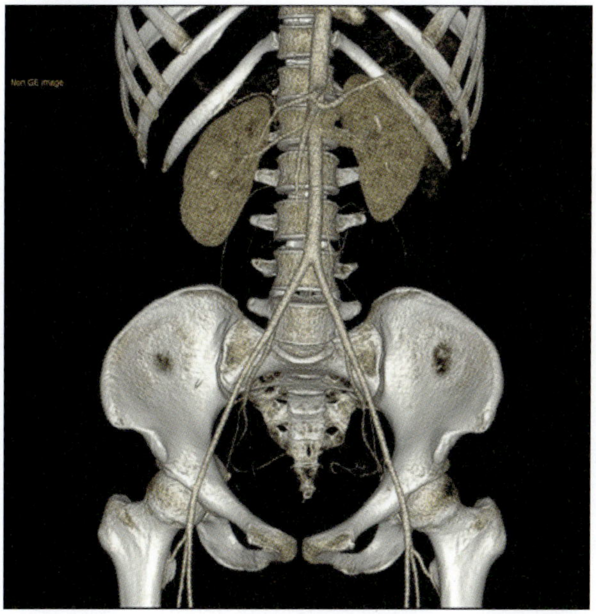

024 **그림 24**와 같은 3차원 영상재구성을 위한 2차원상의 구비조건이 옳지 <u>않은</u> 것은?

① 동일한 FOV
② 동일한 Display Center
③ 동일한 Scanning Angle
④ 각 영상 사이에 Gap이 커야 한다.
⑤ 동일한 위치에서의 중복 영상이 없어야 한다.

각 영상 사이에 Gap이 없어야 한다.

그림 25

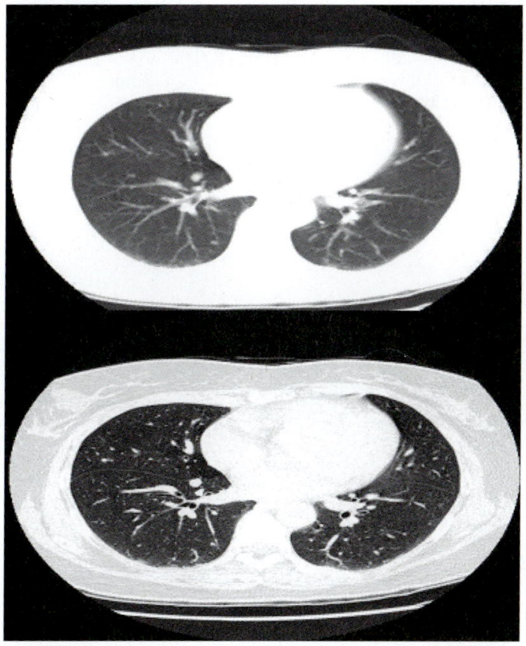

025 **그림 25**에서 두 영상의 차이를 발생시키는 검사상 요소는?

① 매트릭스 크기, 관전압
② 슬라이스 두께, 관전압
③ 조영제 사용 유무, 관전압
④ 슬라이스 두께, 재구성 알고리즘
⑤ 매트릭스 크기, 재구성 알고리즘

그림 26

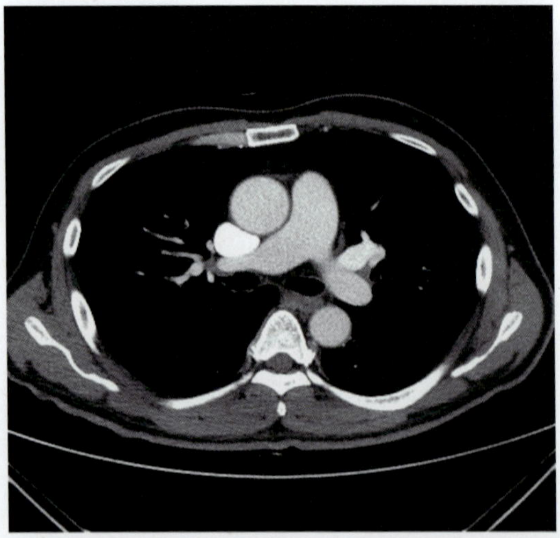

[A]

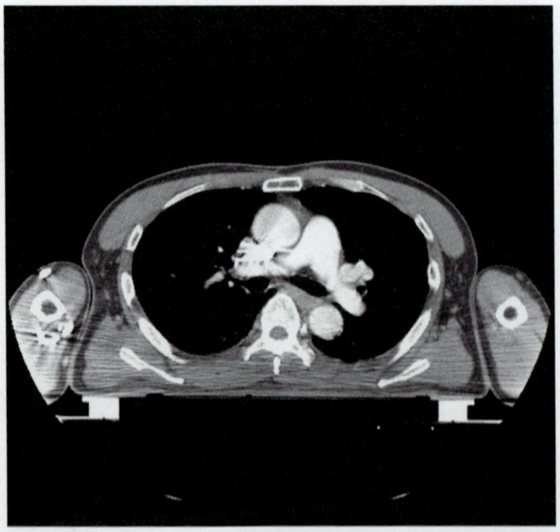

[B]

026 **그림 26**에서 A와 B에 대한 설명은?

① A는 방사선 치료계획을 세우는데 사용한다.

② A는 방사선 치료에 의한 부작용을 최소화하는데 그 목적이 있다.

③ B는 선량의 결정 및 선속의 입사 방향등의 치료계획을 세우는데 사용한다.

④ A의 영상을 토대로 CAD(Computer Aided Detection) Plan 장비로 치료 계획을 세운다.

⑤ B는 환자의 자세와 위치가 치료실과 동일하게 이루어지지 않기 때문에 정확한 정보제공을 하기 어렵다.

A는 일반적인 CT검사 영상이며 B는 방사선 치료계획용 CT 영상이다. 방사선치료전용 CT는 치료실의 평평한 테이블과 같은 장치를 사용한다.

그림 27

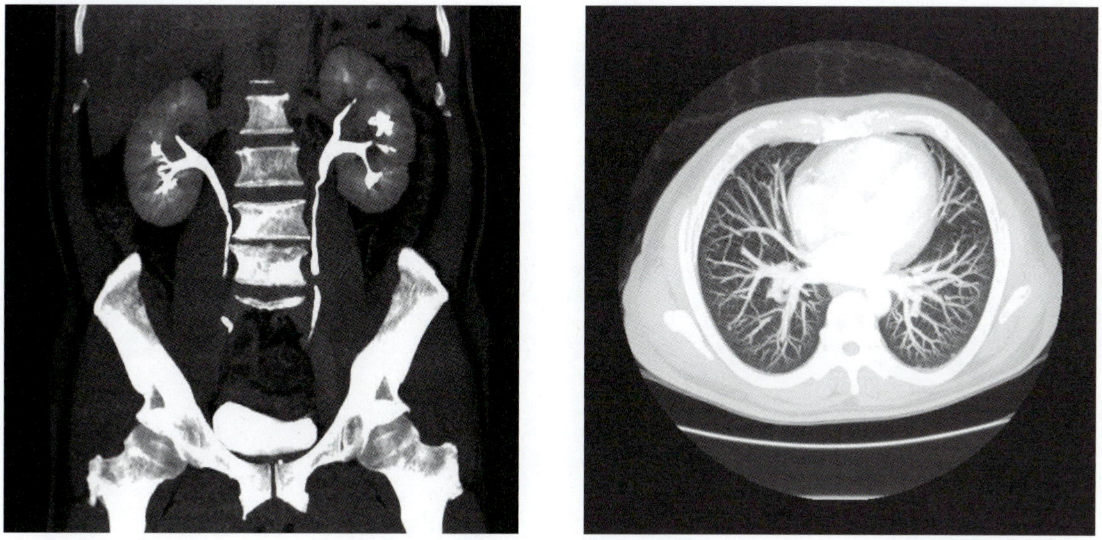

027 그림 27의 두 영상의 재구성 방법은?

① SSD[Shaded Surface Display] 기법

② MPR[Multi Planar Reformation] 기법

③ MIP[Maximum Intensity Projection] 기법

④ VRT[Volume Rendering Technique] 기법

⑤ Curved MPR 기법

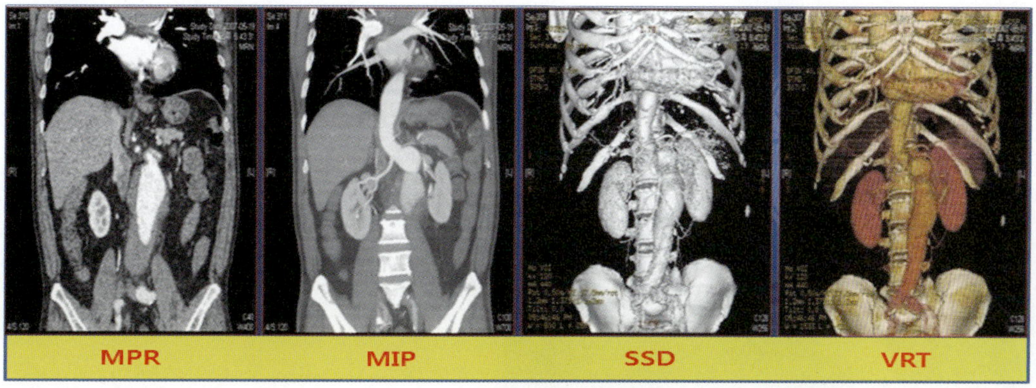

그림 28

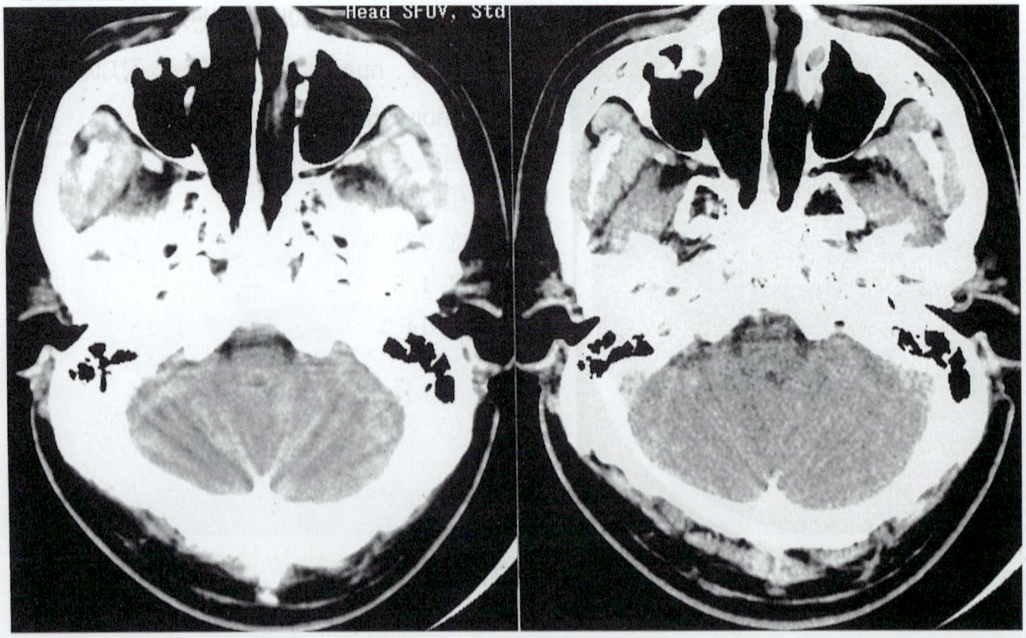

028 **그림 28**의 두 영상에서 질적 차이를 나타내는 요인은?

① 관전압, 단면두께
② 재구성 알고리즘, 관전압
③ 단면두께, Field of View
④ 재구성 알고리즘, 단면두께
⑤ 재구성 알고리즘, Field of View

그림 29

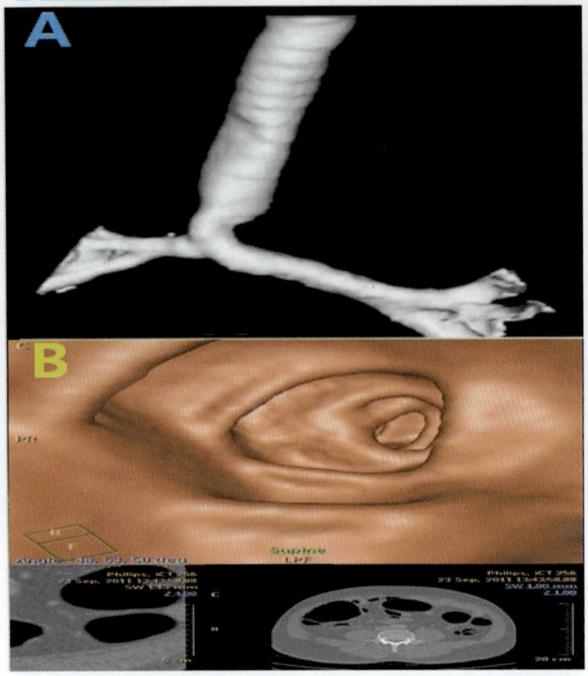

029 **그림 29**에 대한 설명은?

① A는 VRT, B는 MIP 영상이다.
② B는 MPR 기법으로 나타낸 3차원 영상이다.
③ A는 기도 및 기관지 부위의 가상내시경 영상이다.
④ A는 혈관조영제가 사용되지 않았고, B는 사용되었다.
⑤ B의 영상 재구성은 장비의 Workstation에서 이루어진다.

A는 기도 및 기관지 부위의 SSD Reconstruction 기법이며 B는 잘록창자의 가상내시경 영상이다.

그림 30

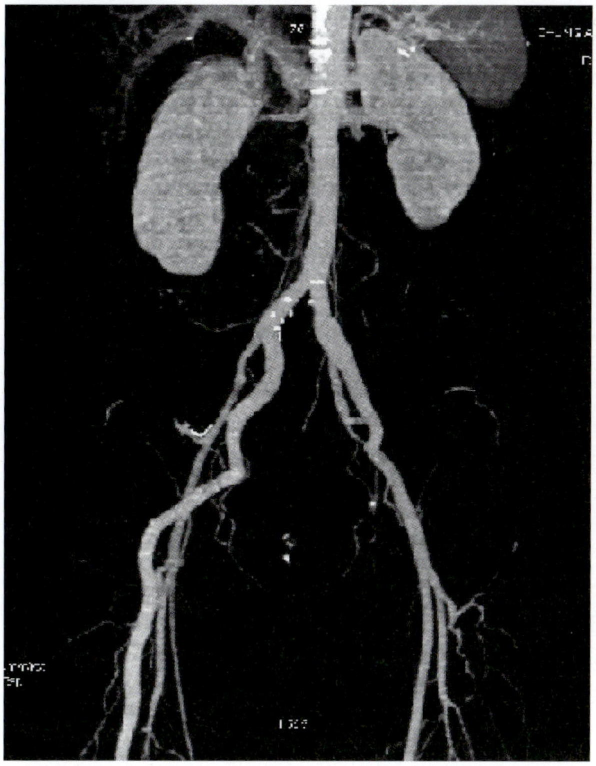

030 그림 30의 재구성 방법은?

① SSD(Shaded Suface Display)
② VRT(Volume Rendering Technique)
③ MIP(Maximum Intensity Projection)
④ MinIP(Miminum Intensity Projection)
⑤ MPVR(Multi Planar Volume Reformation)

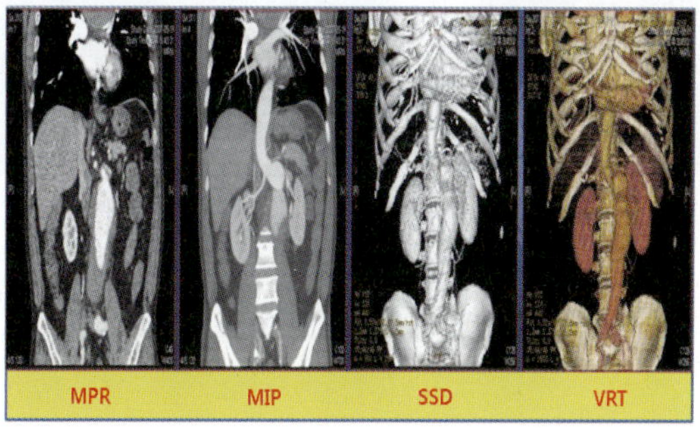

그림 31

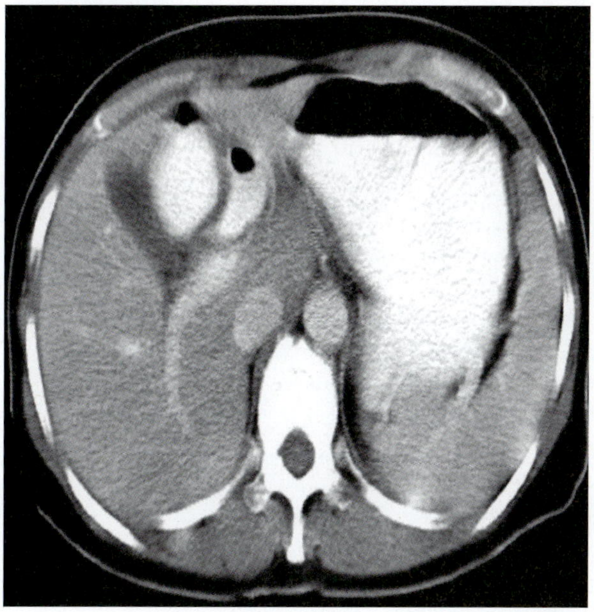

031 그림 31에서 보이는 인공물은?

① Ring artifact
② Motion artifact
③ Cone Beam artifact
④ Partial Volume artifact
⑤ Beam Hardening artifact

선속경화에 의한 아티팩트

그림 32

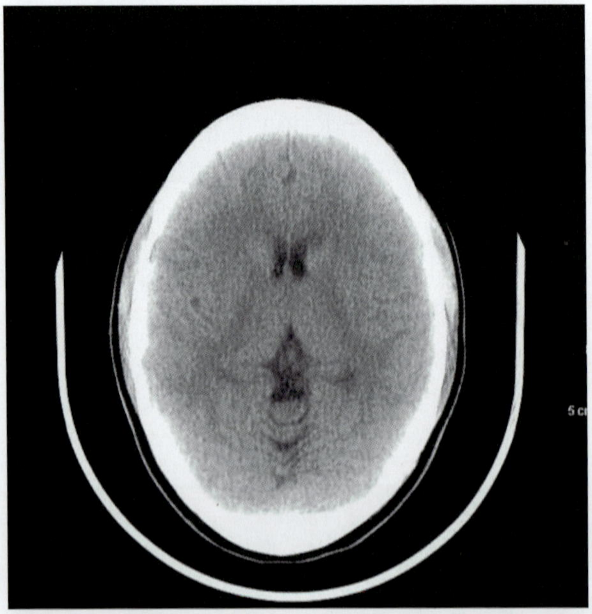

032 **그림 32**에서 보이는 인공물의 유발원인은?

① 이물질
② 광자량 부족
③ 검출기 성능 저하
④ Cone Beam effect
⑤ Beam Hardening effect

그림 33

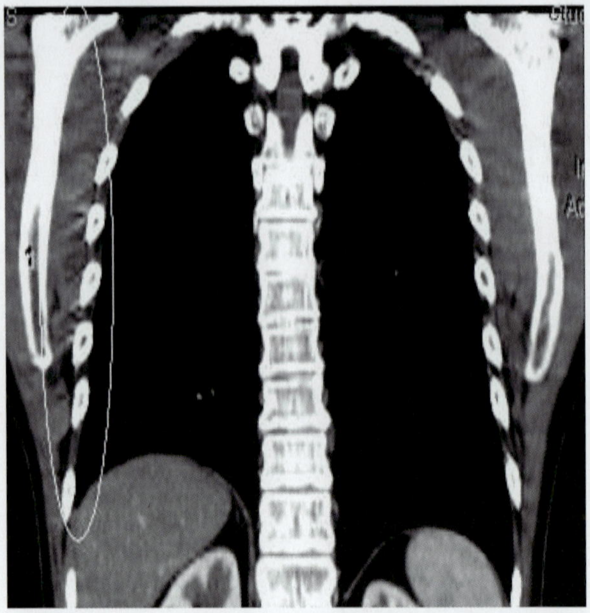

033 **그림 33**에서 동그라미로 표시된 인공물의 명칭은?

① Cupping Artifact
② Capping Artifact
③ Cone Beam Artifact
④ Partial Volume Artifact
⑤ Photon Starvation Artifact

엑스선관 초점과 Detector Row가 회전축에 수직이 되지 않아 발생한다. iso-center에서 멀어질수록, Slice Thickness가 얇을수록, Z-축 coverage가 넓을수록 심해지고 인접한 조직간 대조도의 차이가 심할 때 많이 발생한다.

그림 34

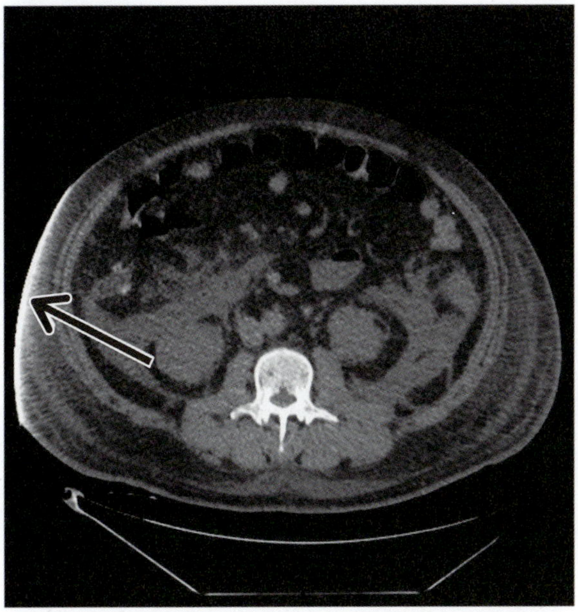

034 그림 34에서 보이는 인공물의 유발원인은?

① Scan–FOV
② Cupping Artifact
③ Capping Artifact
④ Cone Beam Artifact
⑤ Partial Volume Artifact

Scan 범위가 일부 포함되지 않아 생기는 인공물 영상이다.

그림 35

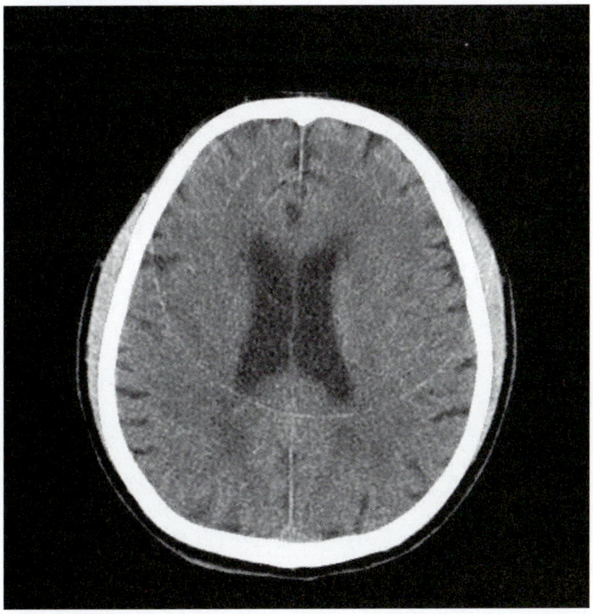

035 그림 35에서 보이는 인공물의 유발원인은?

① 검출기 오류
② 광자량 부족
③ 환자의 움직임
④ 고농도의 이물질
⑤ 조영제 급속주입에 의한 인공물

검출기 보정의 오차로 인한 불균형으로 발생하는 허상이며 주로 Xenon gas의 저압력, Collimator의 고장, 검출기 Cell의 기능상실의 원인으로 발생한다.

그림 36

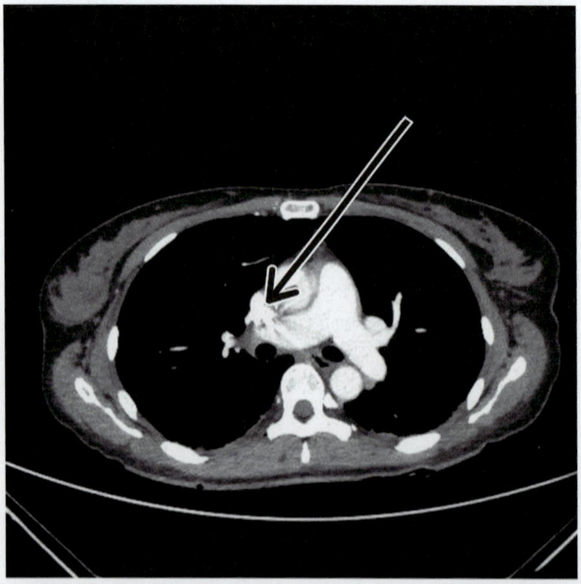

036 **그림 36**에서 화살표로 표시된 인공물의 발생 원인과 해부학적 명칭은?

① 조영제의 급속주입, 대동맥
② 조영제의 급속주입, 위대정맥
③ 수술로 인한 금속물질, 대동맥
④ 조영제의 급속주입, 오름대동맥
⑤ 수술로 인한 금속물질, 위대정맥

그림 37

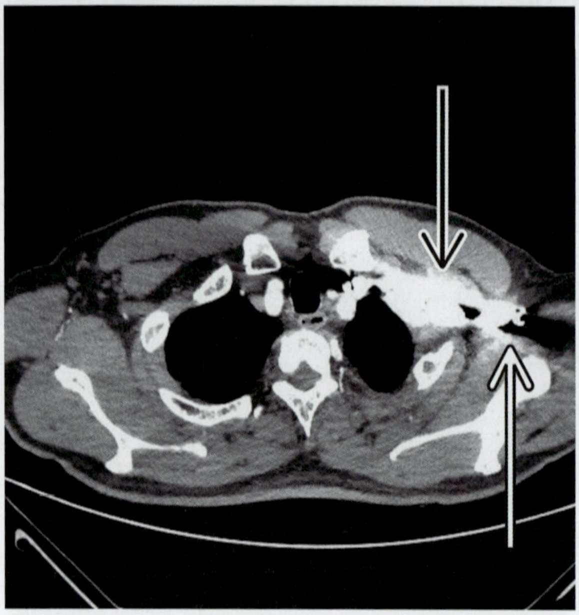

037 **그림 37**에서 화살표 부위에 대한 설명은?

① 이물질에 의한 인공물이다.
② 호흡조절 잘못으로 인한 인공물이다.
③ 조영제의 점적주입에 의한 인공물이다.
④ 다리정맥에 조영제를 주입함으로써 발생을 예방할 수 있다.
⑤ 검사는 Lung의 Apex에서 CPA(Costophrenic angle) 방향으로 시행함으로써 발생을 예방할 수 있다.

혈관조영제의 동적주입으로 인하여 발생하는 허상이다.

그림 38

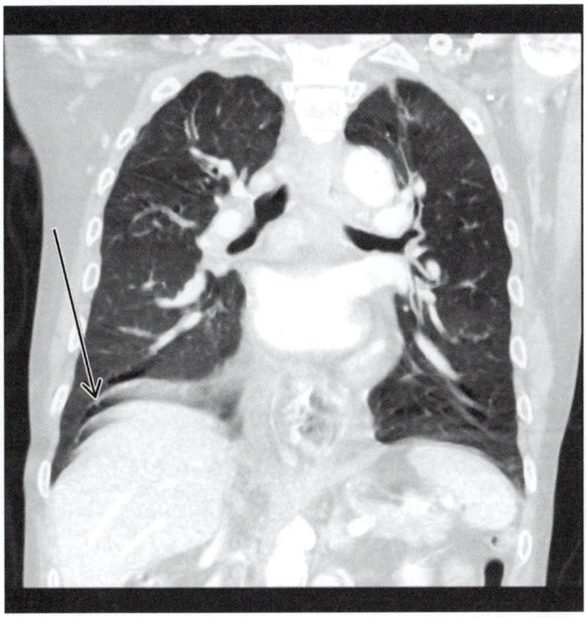

038 그림 38에 대한 설명은?

① 움직임에 의한 아티팩트
② 선속경화에 의한 아티팩트
③ 불균등용적현상에 의한 아티팩트
④ 조영제 급속주입에 의한 아티팩트
⑤ 호흡조절 실패로 인한 Blurring이 관찰된다.

Lower Inferior 쪽에 호흡에 의한 아티팩트가 발생한 영상이다.

그림 39

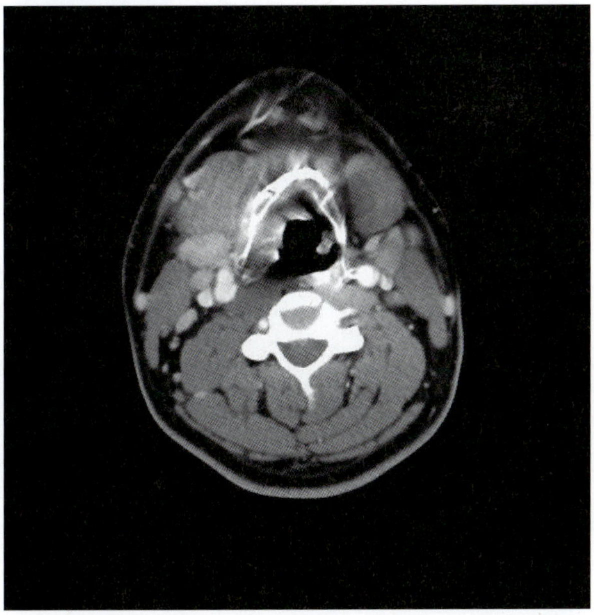

039 그림 39에서 보이는 인공물의 유발원인은?

① 검출기 오류
② 광자량 부족
③ 환자의 움직임
④ 고농도의 이물질
⑤ 조영제 급속주입에 의한 인공물

스캔시 침을 삼켜서 생긴 움직임에 의한 인공물 영상이다.

그림 40

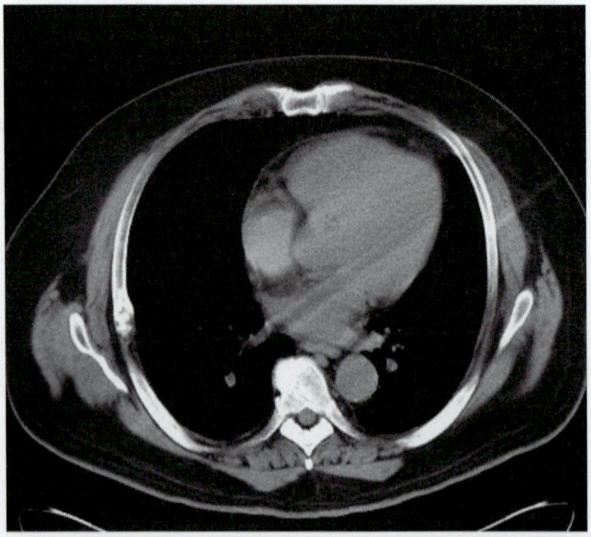

040 **그림 40**에서 보이는 인공물의 유발원인은?

① 이물질
② 움직임
③ 광자량 부족
④ 검출기 오류
⑤ 호흡조절의 실패

심장의 움직임에 의한 인공물 영상이다.

그림 41

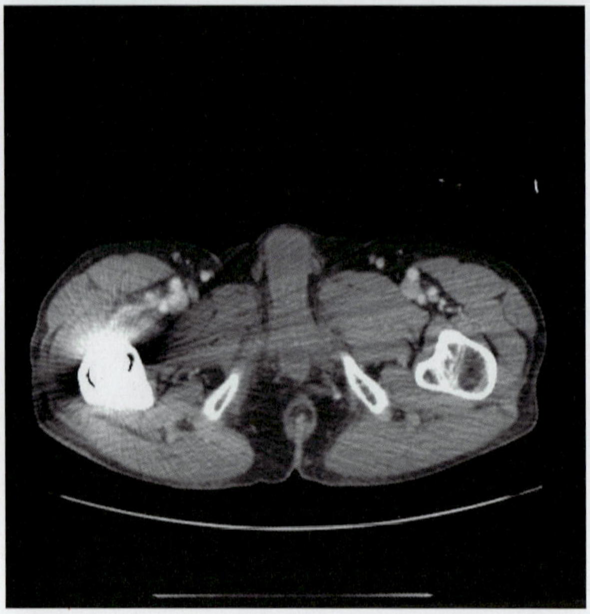

041 **그림 41**에서 보이는 인공물의 유발원인은?

① 검출기 오류
② 광자량 부족
③ 환자의 움직임
④ 금속물질에 의한 허상
⑤ 조영제 급속주입에 의한 허상

THRA[Total Hip Replacement Arthroplasty] 수술 환자의 스캔시 생긴 implant에 의한 인공물 영상이다.

그림 42

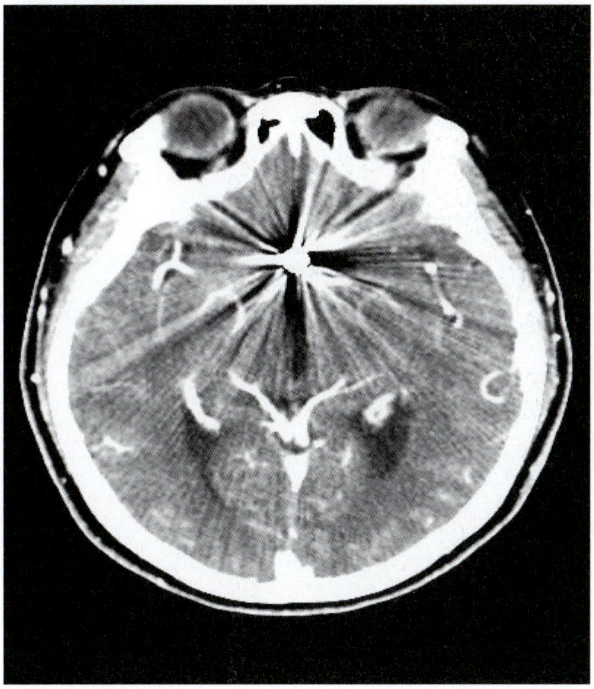

042 그림 42에서 인공물의 발생 원인은?

① 움직임에 의한 허상
② 호흡방법에 기인한 허상
③ 뇌동맥류 코일에 기인한 허상
④ 조영제의 급속주입에 의한 허상
⑤ Scan FOV 내의 불필요한 물질의 포함 여부

뇌동맥류 치료를 위한 GDC Coil에 기인한 허상이다.

그림 43

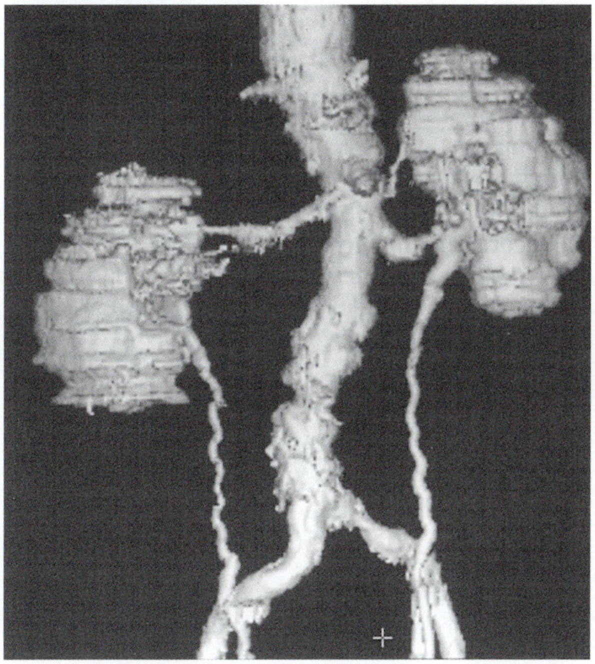

043 그림 43에서 보이는 인공물과 가장 관계 깊은 것은?

① Detector Error
② Reconstruction Error
③ High Pitch Factor의 사용
④ 3차원 영상재구성 기법 오류
⑤ 움직임이나 호흡조절실패로 인한 Misregistration 인공물

misregistration 오등록, 오기록

그림 44

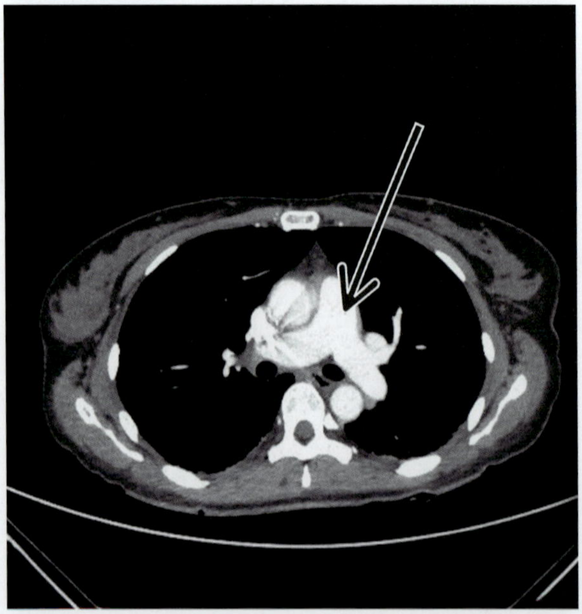

044 **그림 44**에서 화살표 부위에 대한 약제에 관한 설명은?

① 경구용 조영제이다.
② 비수용성 제제이다.
③ 화학적으로 불안정해야 한다.
④ 고점도의 특성을 유지해야 한다.
⑤ 300 mOsm/kg H_2O 정도의 삼투압을 유지해야 한다.

혈관조영제는 친수성, 저점도, 체액과 동등한 삼투압[290~300 mOsm/kg H_2O], 높은 화학적 안정성을 유지해야 한다.

그림 45

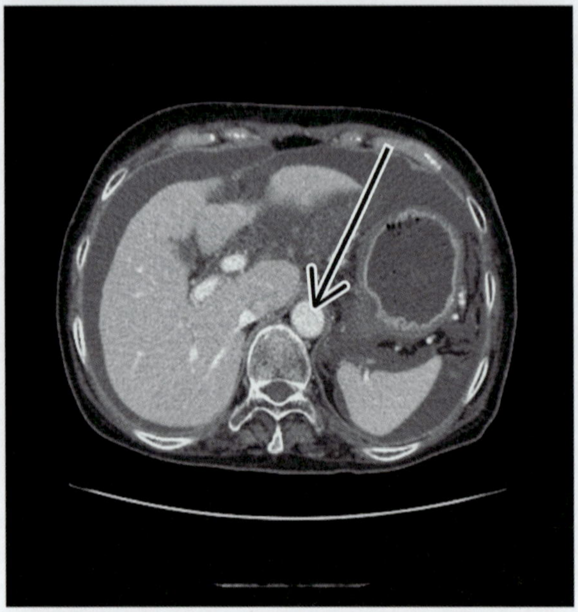

045 **그림 45**에서 화살표 부위에 대한 약제 선정기준이 옳지 않은 것은?

① 화학적으로 안정적이어야 한다.
② 등장성의 삼투압을 유지해야 한다.
③ 생물학적 작용과 독성이 없어야 한다.
④ 목적하는 조직에 친화성이 있어야한다.
⑤ 비수용성이며 검사 후 배설, 제거가 용이해야 한다.

혈관조영제는 친수성, 저점도, 체액과 동등한 삼투압[290~300 mOsm/kg H_2O], 높은 화학적 안정성을 유지해야 한다.

그림 46

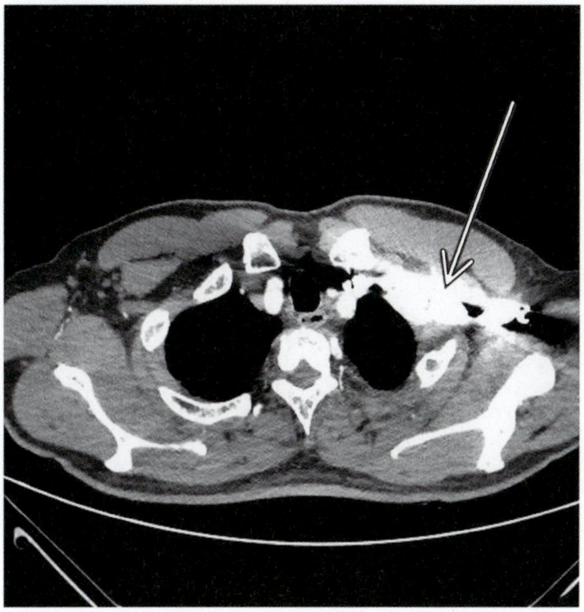

046 **그림 46**에서 화살표 부위에 대한 약제의 점도 증가요인은?

① 요오드의 농도가 낮을수록, 입자의 크기가 클수록, 온도가 낮을수록 증가
② 요오드의 농도가 낮을수록, 입자의 크기가 작을수록, 온도가 낮을수록 증가
③ 요오드의 농도가 높을수록, 입자의 크기가 클수록, 온도가 낮을수록 증가
④ 요오드의 농도가 높을수록, 입자의 크기가 작을수록, 온도가 낮을수록 증가
⑤ 요오드의 농도가 높을수록, 입자의 크기가 클수록, 온도가 높을수록 증가

혈관조영제의 점도[용액의 끈적이는 정도]는 부작용 발생의 중요한 요인으로 점도가 낮아야 부작용의 발생확률이 줄어든다.

그림 47

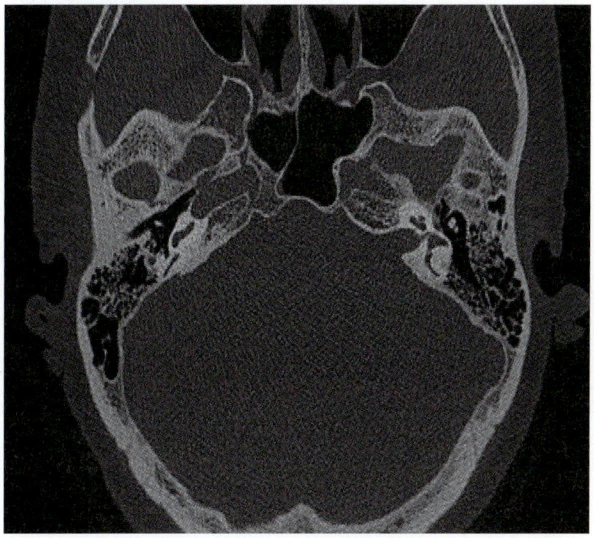

047 **그림 47**에 대한 설명은?

① Scout 영상이다.
② Edge Algorithm을 사용한다.
③ 5 mm 정도의 단면두께로 검사한다.
④ Window width와 level은 1600/−600이다.
⑤ 환자선량을 감소시키기 위해 80~100 kVp의 관전압을 사용한다.

Temporal bone을 스캔한 영상이며 촬영조건은 120 kVp/150 mAs를 사용하며 WW/WL값은 3500/1000 정도이다. 해상력이 제일 우수한 Edge Algorithm을 사용하며 1mm 정도의 Thin slice scan을 권장한다.

그림 48

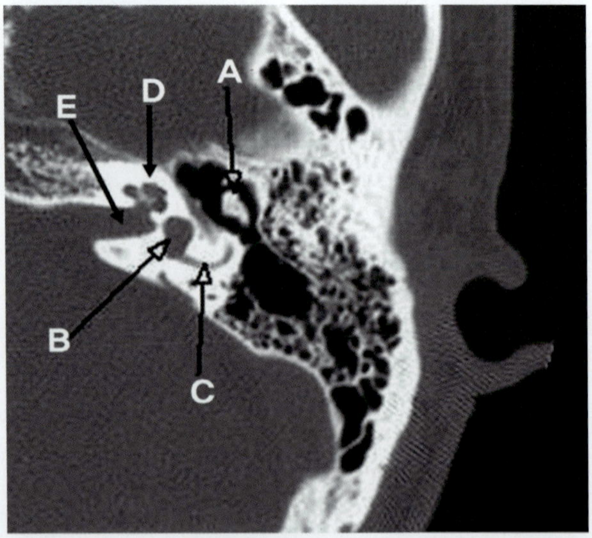

048 그림 48에서 해부학적 명칭은?

① D: 안뜰
② C: 달팽이
③ A: 귀속뼈
④ E: 바깥귀길
⑤ B: 꼭지벌집

[A] 귀속뼈(이소골-Stapes, Incus, Malleus) [B] 안뜰(전정, Vestibule) [C] 달팽이(와우, Cochlea) [D] 달팽이축(와우축, Modiolus) [E] 내이도(IAC)

그림 49

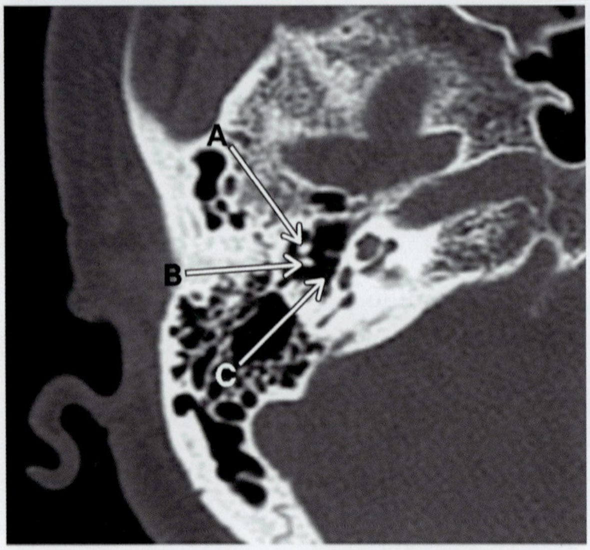

049 그림 49에서 해부학적 명칭의 조합은?

① [A] 망치뼈(추골)
[B] 등자뼈(등골)
[C] 모루뼈(침골)
② [A] 망치뼈(추골)
[B] 달팽이(와우)
[C] 등자뼈(등골)
③ [A] 모루뼈(침골)
[B] 망치뼈(추골)
[C] 등자뼈(등골)
④ [A] 달팽이(와우)
[B] 모루뼈(침골)
[C] 등자뼈(등골)
⑤ [A] 망치뼈(추골)
[B] 모루뼈(침골)
[C] 등자뼈(등골)

이소골[Auditory Ossicles - Stapes, Incus, Malleus]의 해부학적 명칭을 찾는 영상이다.

그림 50

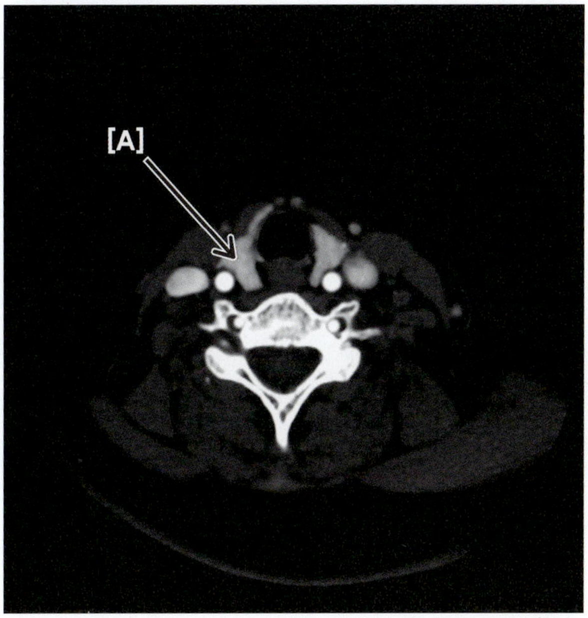

050 **그림 50**에서 화살표 부위의 해부학적 명칭은?

① 성대
② 갑상샘
③ 척추동맥
④ 속목정맥
⑤ 속목동맥

그림 51

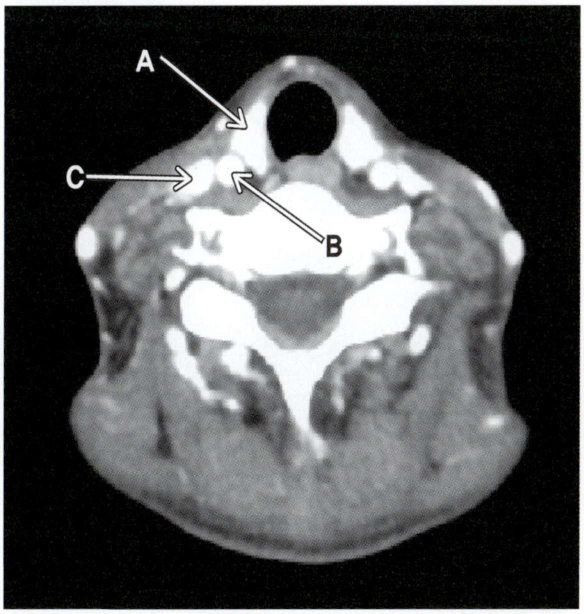

051 **그림 51**에서 화살표 부위의 해부학적 조합은?

① A – 갑상샘
 B – 목정맥
 C – 온목동맥
② A – 갑상샘
 B – 속목동맥
 C – 바깥목동맥
③ A – 갑상샘
 B – 온목동맥
 C – 목정맥
④ A – 속목동맥
 B – 바깥목동맥
 C – 빗장뼈
⑤ A – 갑상샘
 B – 온목동맥
 C – 빗장뼈

그림 52

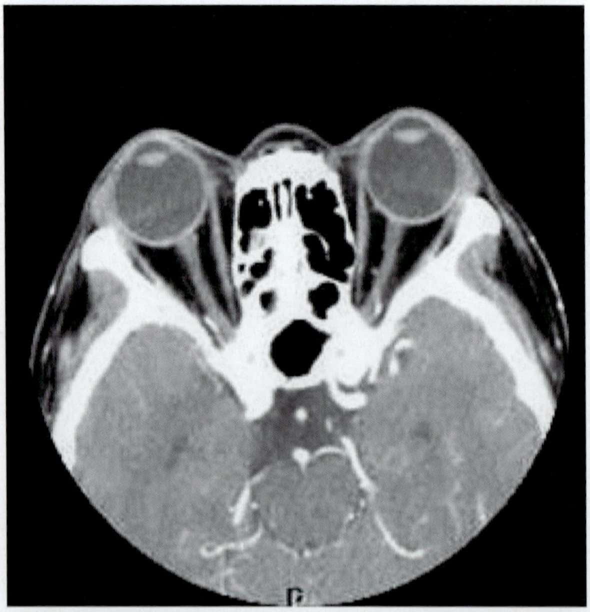

052 **그림 52**에 대한 설명은?

① 주관심부위는 협골궁이다.
② 시각신경과 안·가쪽 곧은근이 잘 나타나 있다.
③ 스캔 범위가 넓으므로 10 mm 정도의 단면두께가 적절하다.
④ 일반적으로 Low Spatial Reconstruction Algorithm을 사용한다.
⑤ 혈관조영제를 사용하며, 조사야(SFOV)는 50 cm 정도로 가능한 크게 설정한다.

Orbit을 Scan한 영상이며 Scan Range는 가능한 적게 설정하며 High Spatial Reconstruction Algorithm을 사용한다.

그림 53

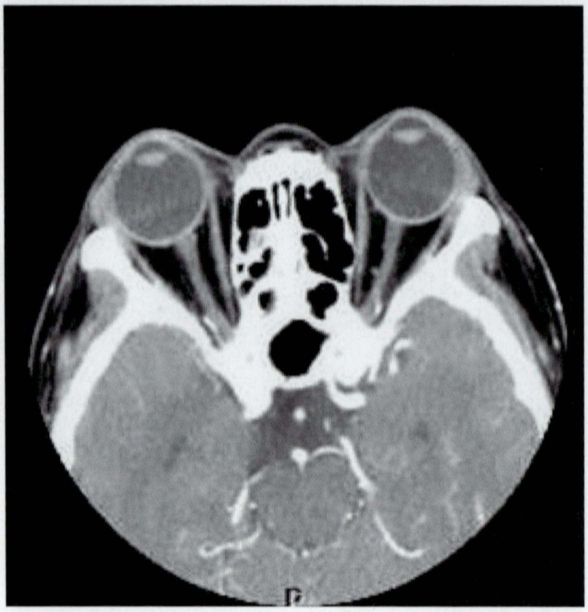

053 **그림 53**에서 시신경을 잘 보고자 할 때 사용되는 주사 기준선은?

① OML(Orbitomeatal line)
② GML(Glabellomeatal line)
③ AML(Acanthiomeatal line)
④ IOML(Infraorbitomeatal line)
⑤ SOML(Supraorbitomeatal line)

그림 54

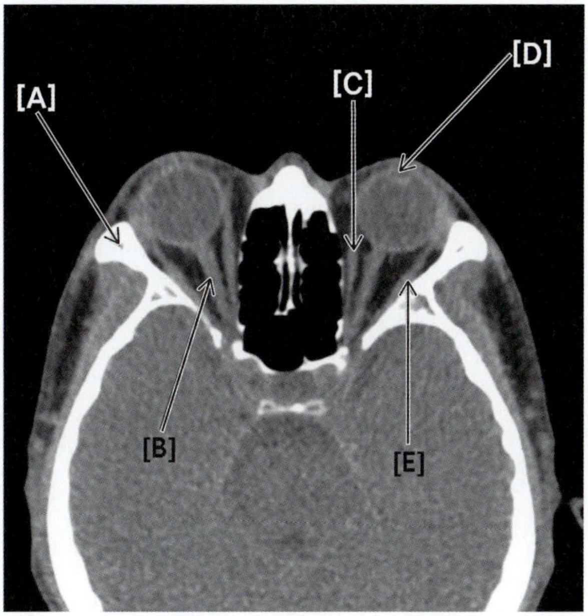

054 그림 54에서 해부학적 명칭은?

① A: 눈확골
② B: 시신경
③ E: 위곧은근
④ C: 아래곧은근
⑤ D: 외측곧은근

[A] Zygomatic Bone [B] Optic nerve [C] Medial Rectus Muscle [D] Lens [E] Lateral Rectus Muscle

그림 55

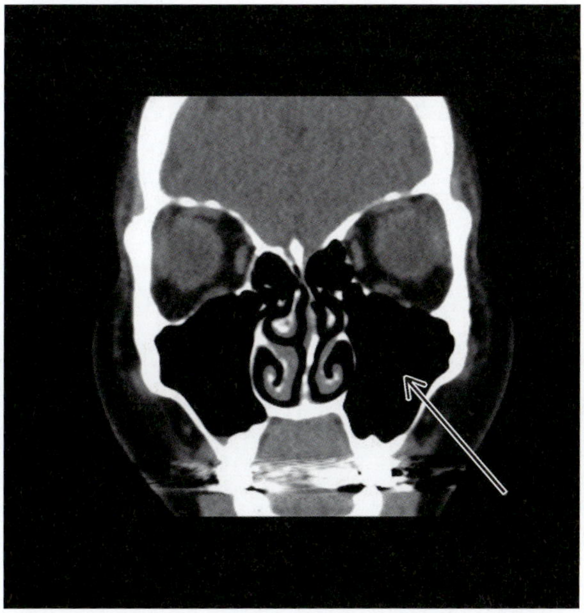

055 그림 55에서 해부학적 명칭은?

① 코안
② 이마굴
③ 벌집굴
④ 나비굴
⑤ 위턱굴

그림 56

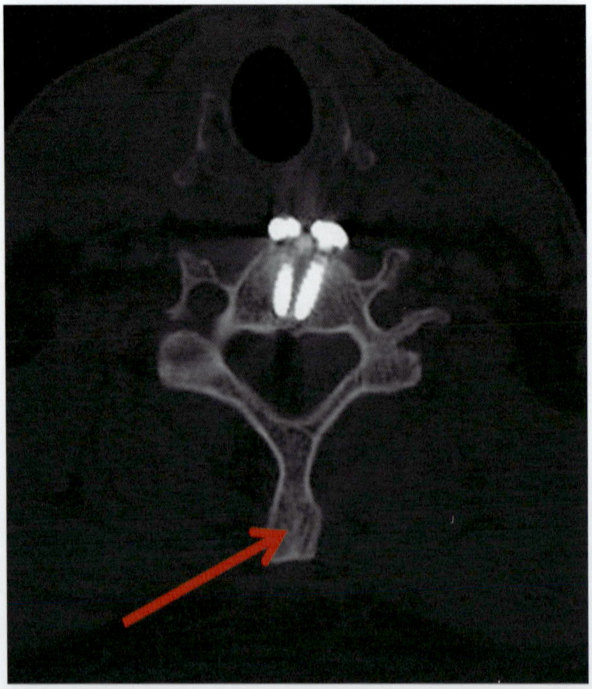

056 그림 56에서 화살표 부위의 해부학적 명칭은?

① 가시돌기
② 가로돌기
③ 돌기사이관절
④ 척추뼈고리판
⑤ 척추뼈고리뿌리

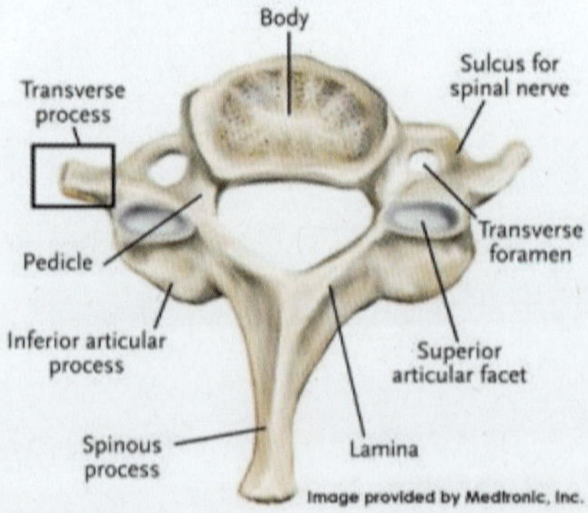

그림 57

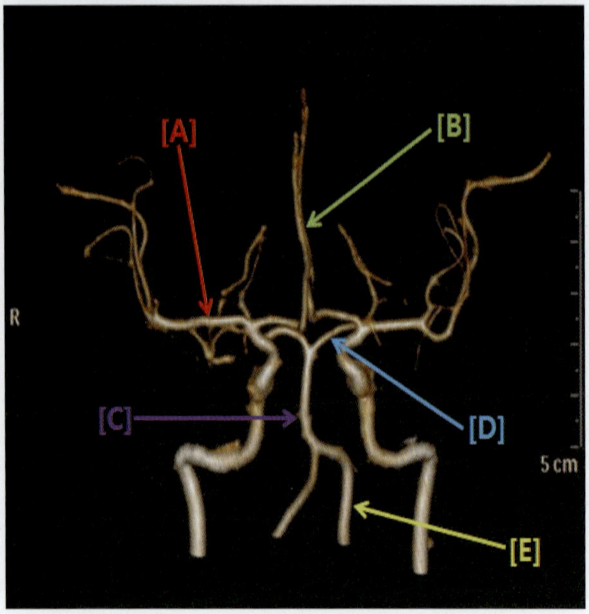

057 그림 57에서 해부학적 명칭은?

① A: 중대뇌동맥
② B: 전교통동맥
③ C: 뇌기저동맥
④ D: 후교통동맥
⑤ E: 내경동맥

[A] Rt. Middle Cerebral Artery
[B] Lt. Ant. Cerebral Artery
[C] Basilar Artery
[D] Lt. Post. Cerebral Artery
[E] Lt. Vertabral Artery

그림 58

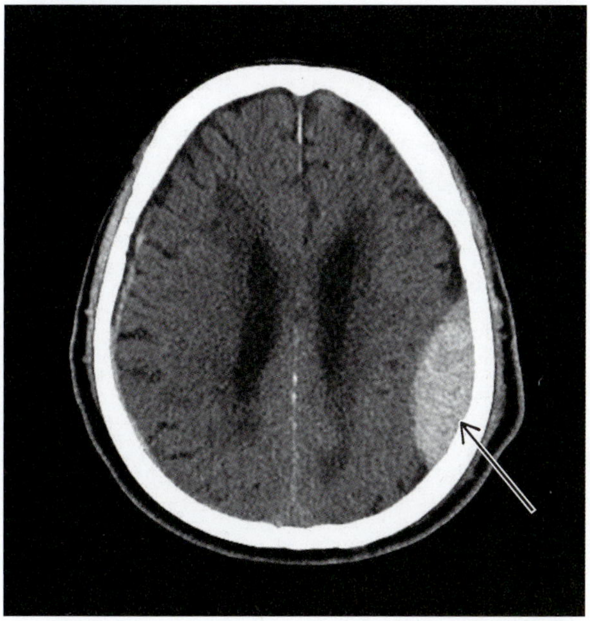

058 **그림 58**의 화살표에 대한 설명은?

① 뇌출혈
② 뇌실내출혈
③ 경뇌막상혈종
④ 경뇌막하혈종
⑤ 지주막하출혈

그림 59

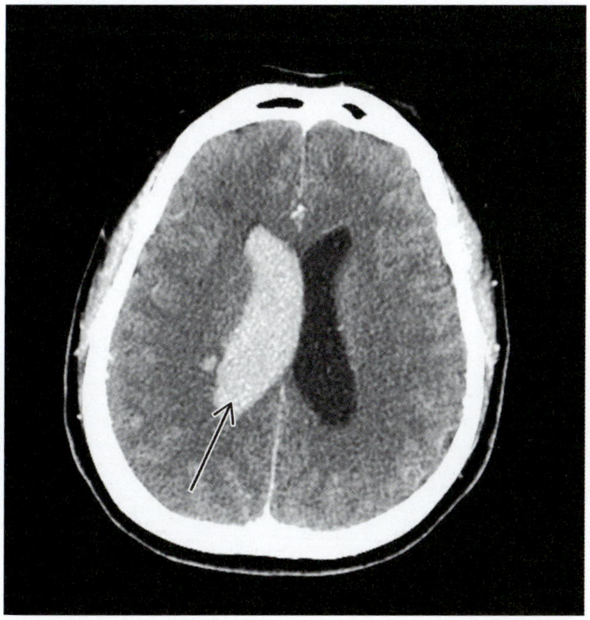

059 **그림 59**의 화살표에 대한 설명은?

① 뇌출혈
② 뇌실내출혈
③ 경뇌막상혈종
④ 경뇌막하혈종
⑤ 지주막하출혈

그림 60

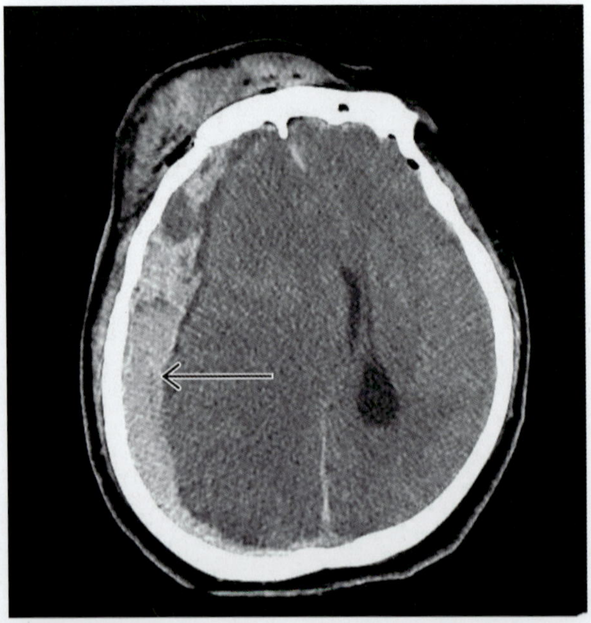

060 **그림 60**의 화살표에 대한 설명은?

① 뇌출혈
② 뇌실내출혈
③ 경뇌막상혈종
④ 경뇌막하혈종
⑤ 지주막하출혈

그림 61

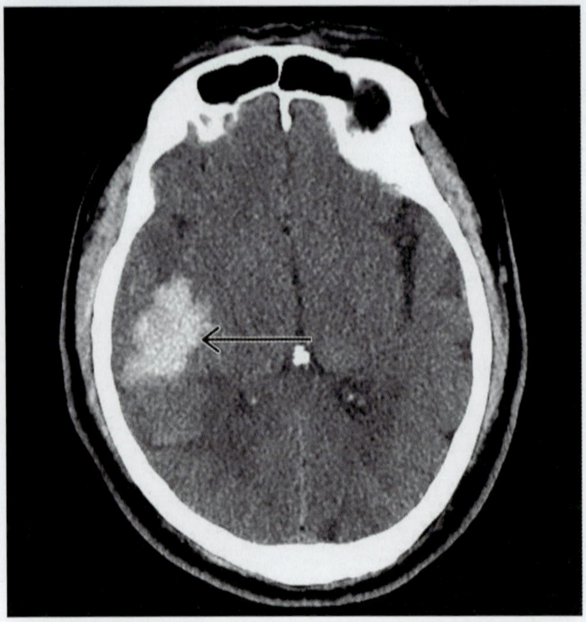

061 **그림 61**의 화살표에 대한 설명은?

① 뇌출혈
② 뇌막하혈종
③ 뇌실내출혈
④ 경뇌막상혈종
⑤ 지주막하출혈

그림 62

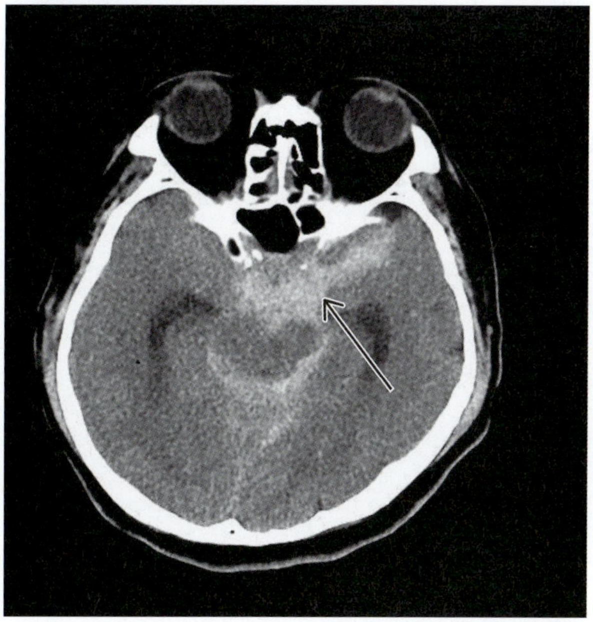

062 그림 62의 화살표에 대한 설명은?

① 뇌출혈
② 뇌실내출혈
③ 경뇌막상혈종
④ 경뇌막하혈종
⑤ 지주막하출혈

그림 63

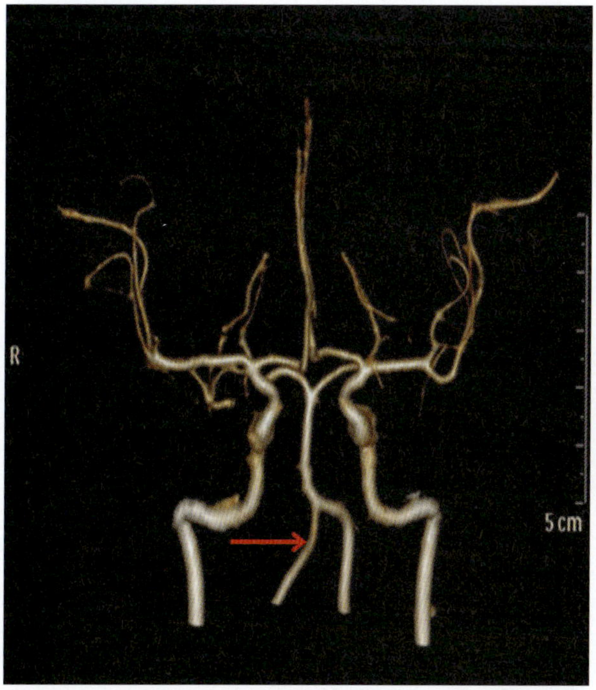

063 그림 63에 관련된 설명으로 적절한 것은?

① 화살표 부위는 척추동맥이다.
② 양질의 Smooth한 영상을 얻기 위해 Thick Slice의 축스캔을 시행한다.
③ 동맥과 정맥의 Peak Enhancement가 양질의 영상획득에 필수적이다.
④ 자동주입기를 사용하여 조영제의 급속주입 시작과 동시에 스캔을 병행한다.
⑤ 3D 모델링 기법인 Threshold 기법에서 문턱값을 +500HU 정도로 적용한다.

Thin Slice Scan의 동맥상이 필요하며 조영제 자동주입기를 사용하여 Bolus Track 기법을 이용한다.

그림 64

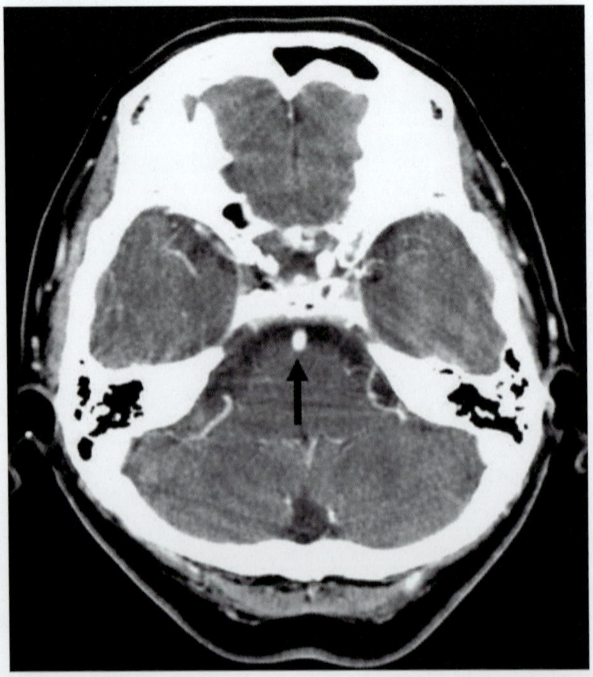

064 그림 64에 대한 설명은?

① 뇌실이 잘 관찰된다.
② 고해상능 알고리즘이 사용된 영상이다.
③ 사용된 조건은 120 kVp와 50 mAs 정도이다.
④ 화살표 부위는 기저동맥이다.
⑤ 뒤머리뼈우묵(후두개와) 부위에 발생된 아티팩트를 감소시키기 위해서는 10mm Slice 스캔의 사용이 권고된다.

검사 조건은 120 kVp, 200 mAs이며 Beam Hardening artifact와 Partial Volume Effect가 함께 보이는 영상이다. 관전압을 높이거나 절편두께를 얇게 하여 줄일 수 있다.

그림 65

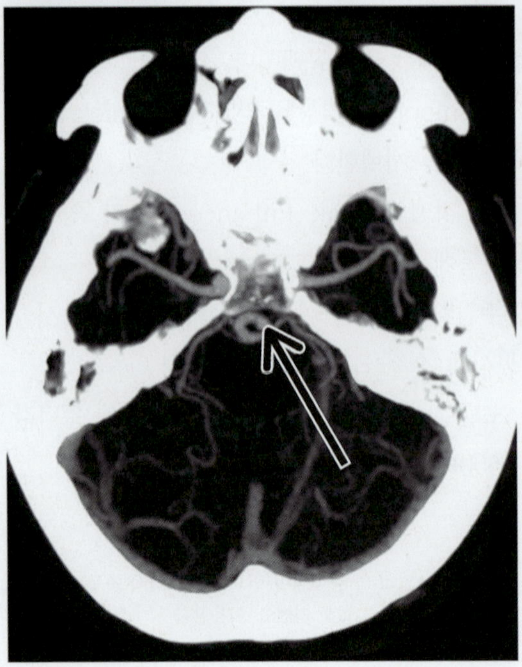

065 그림 65에서 해부학적 명칭은?

① 내경동맥
② 뇌기저동맥
③ 중대뇌동맥
④ 전교통동맥
⑤ 후교통동맥

그림 66

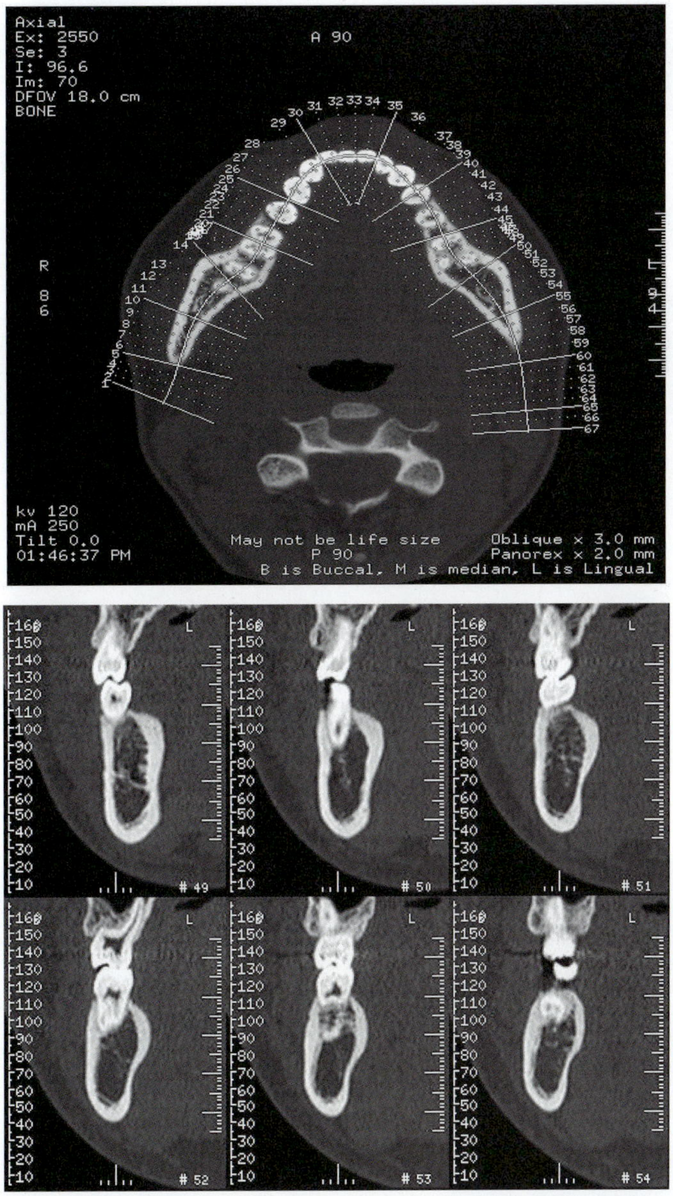

066 그림 66에 관한 설명은?

① 혈관조영제를 사용하였다.

② 아래턱뼈 부위의 관류영상이다.

③ Bone Biopsy를 위한 정위용 CT검사이다.

④ 위턱뼈 부위의 치아 매식을 위해 시행되었다.

⑤ 아래 영상은 Oblique Reformation image이다.

아래턱뼈 부위의 Panorama CT 영상이다.

그림 67

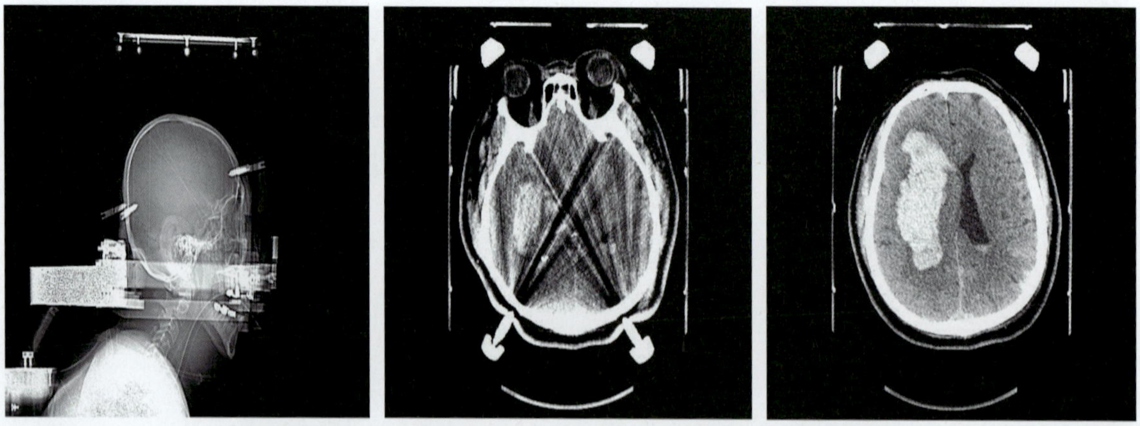

067 그림 67에 대한 설명은?

① 뇌의 3D CT
② 구강악안면 CT
③ 뇌정위 CT
④ 뇌의 수술 후 CT
⑤ 방사선치료 계획용 CT

그림 68

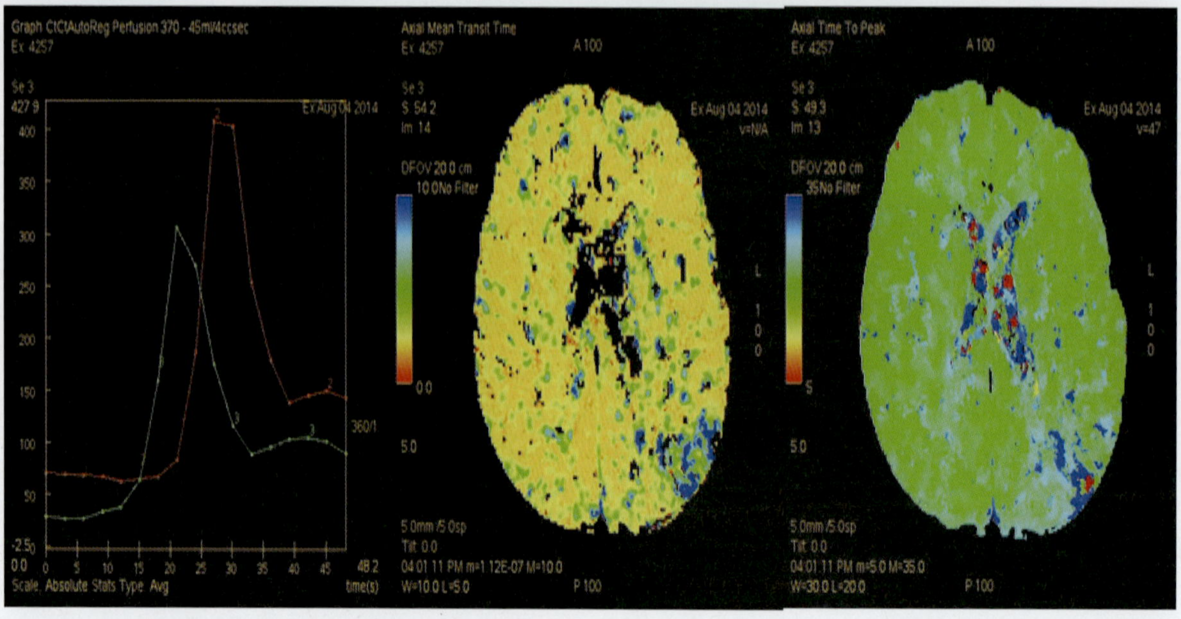

068 그림 68에 대한 설명은?

① Navigator CT
② 뇌정위 CT
③ 뇌관류 CT 영상
④ 방사선치료 계획용 CT
⑤ CT 유도 하 조직생검을 위한 영상

그림 69

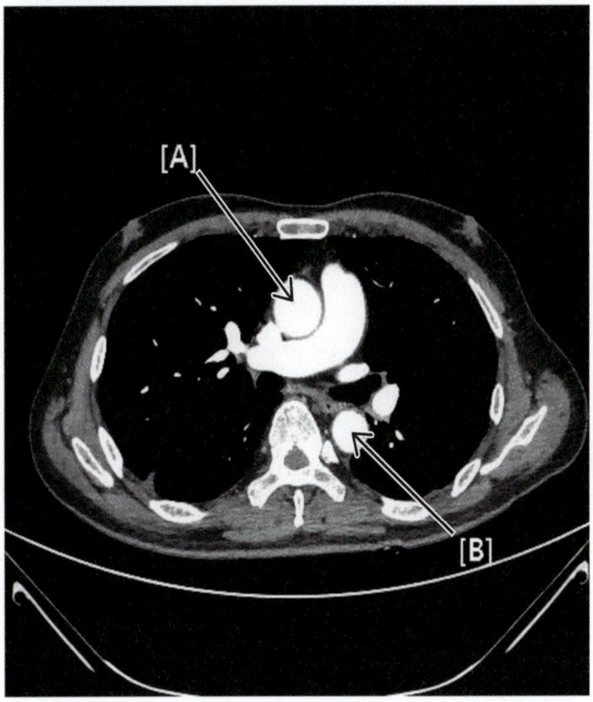

069 **그림 69**에서 화살표 부위의 해부학적 명칭은?

① A: 오름대동맥
B: 내림대동맥
② A: 내림대동맥
B: 오름대동맥
③ A: 오름대정맥
B: 내림대정맥
④ A: 내림대정맥
B: 오름대정맥
⑤ A: 오름대동맥
B: 오름대정맥

그림 70

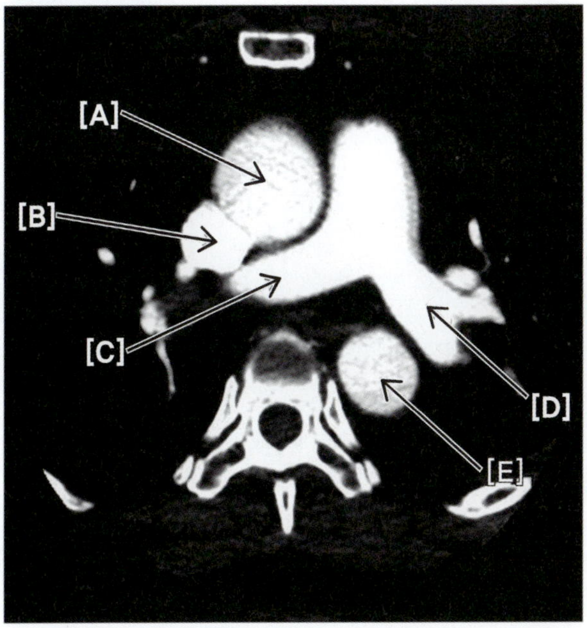

070 **그림 70**에서 화살표 부위의 해부학적 명칭은?

① A: 내림대동맥
② B: 아래대정맥
③ C: 오른허파정맥
④ D: 왼허파동맥
⑤ E: 오름대동맥

[A] Ascending Aorta
[B] Superior Vena Cava
[C] Rt Pulmonary Artery
[D] Lt Pulmonary Artery
[E] Descending Aorta

그림 71

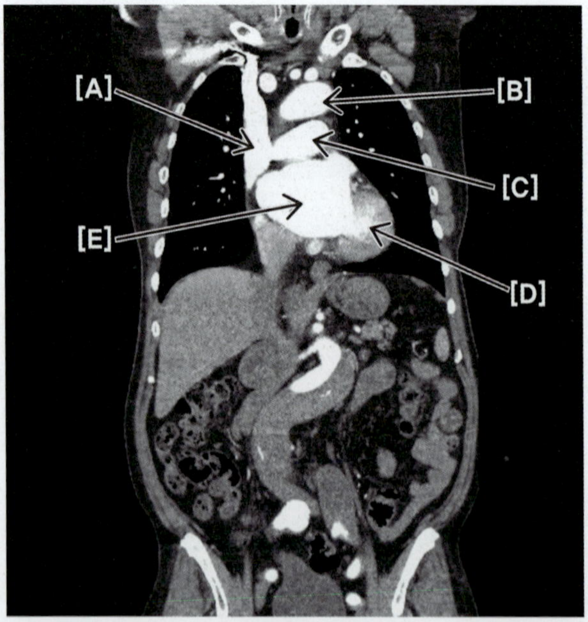

071 그림 71에서 해부학적 명칭은?

① A: 위대정맥
② B: 왼허파동맥
③ C: 왼심실
④ D: 왼심방
⑤ E: 대동맥

[A] SVC
[B] Ascending Aorta
[C] Right Pulmonary Artery
[D] Left Ventricle
[E] Left Atrium

그림 72

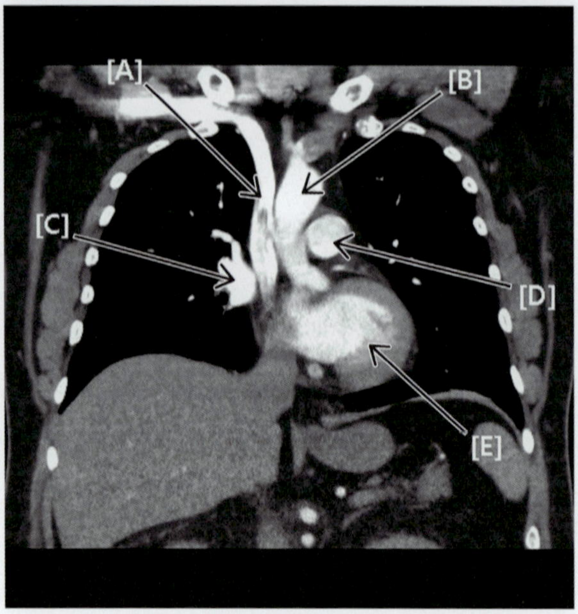

072 그림 72에서 해부학적 명칭은?

① A: 위대정맥
② B: 왼허파동맥
③ C: 왼심실
④ D: 왼심방
⑤ E: 대동맥

[A] Superior Vena Cava
[B] Ascending Aorta
[C] Right Pulmonary Vein
[D] Main Pulmonary Artery
[E] Left Ventricle

그림 73

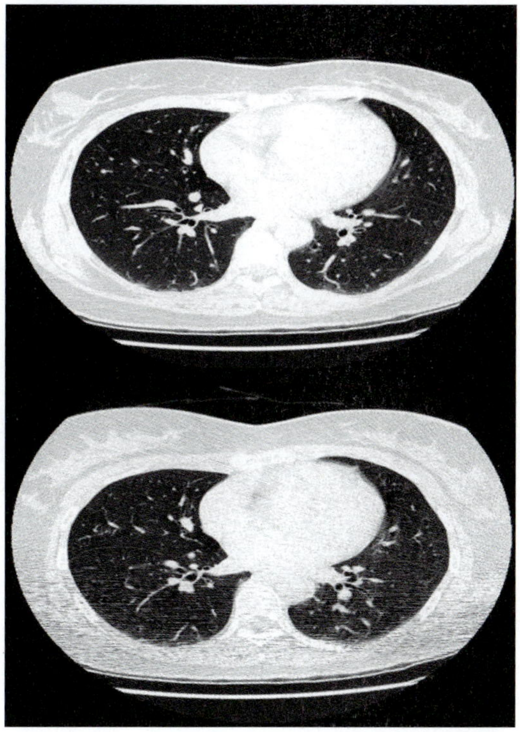

073 **그림 73**에서 두 영상의 차이를 발생시킨 원인으로 가장 적절한 것은?

① 노출조건의 차이
② 보상필터의 사용 여부
③ 정상호흡과 불량호흡의 차이
④ 인공물 보상 알고리즘의 채택 여부
⑤ 주사 FOV 내의 불필요한 물질의 포함 여부

Scan FOV 안에 검사 목적부위인 Lung Field를 제외한 다른 물체가 함께 Scan되어 나타나는 엑스선 강도의 저하현상이다.

그림 74

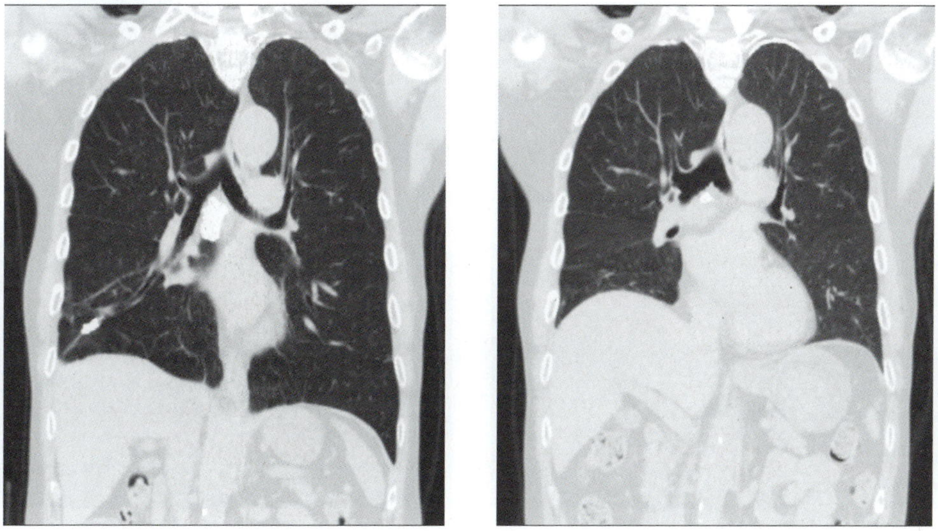

074 **그림 74**의 두 영상에서 질적 차이를 나타내는 요인으로 옳은 것은?

① 관전압 ② 호흡법 ③ 단면두께
④ 재구성 알고리즘 ⑤ Field Of View

호흡 방법에 따른 폐야(Lung field)의 질적 차이를 보여주는 영상이다.

그림 75

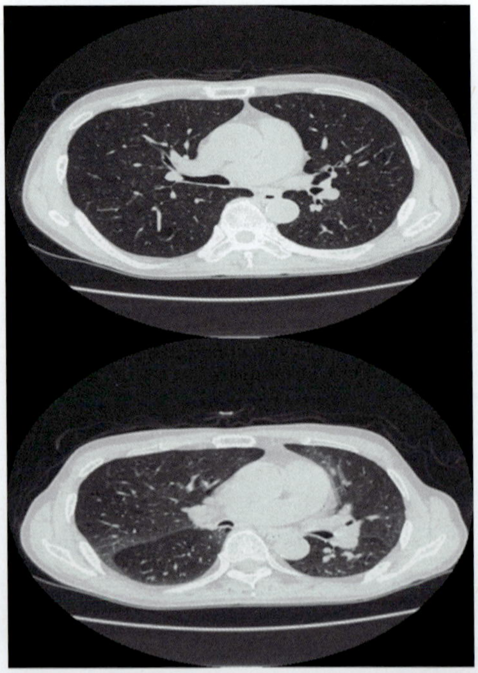

075 **그림 75**에서 두 영상의 차이를 발생시킨 원인으로 가장 적절한 것은?

① 호흡법
② 촬영조건
③ Scan FOV
④ 이물질
⑤ Window Width/Level 설정

그림 75은 Inspiration시에 Scan한 영상이며 아래 영상은 Expiration시에 주사한 영상이다. 호흡에 따른 Lung field 차이를 보여주는 영상이다.

그림 76

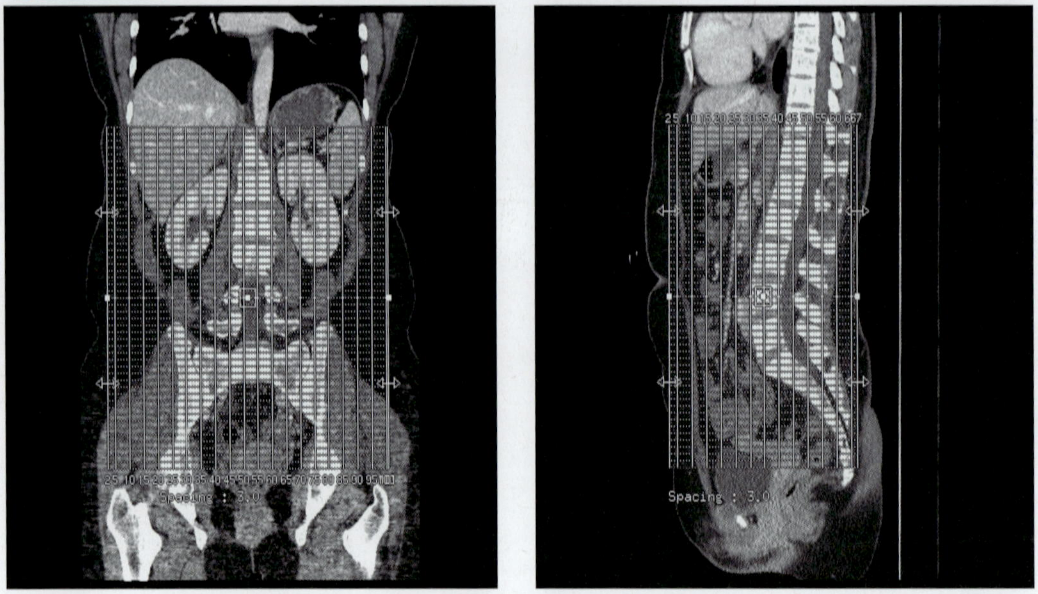

(가) (나)

076 **그림 76**의 두 영상에서 교정 방법의 조합은?

① [가] Sagittal plane [나] Coronal plane
② [가] Sagittal plane [나] Axial plane
③ [가] Axial plane [나] Coronal plane
④ [가] Axial plane [나] Sagittal plane
⑤ [가] Coronal plane [나] Sagittal plane

주사한 영상의 시상면과 관상면을 보기 위하여 재구성하는 과정이다.

그림 77

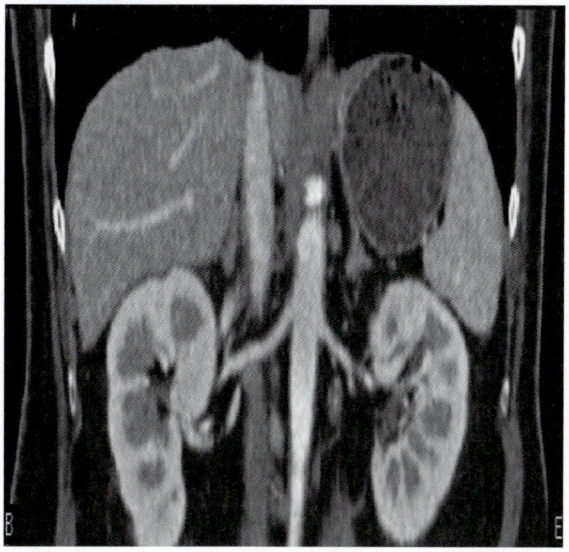

077 그림 77에 대한 설명은?

① 3-D MIP image
② Curved reformation image
③ Coronal reformation image
④ Sagittal reformation image
⑤ Multi-planar reformation image

Renal artery의 Curved MPR Reconstruction 영상이다.

그림 78

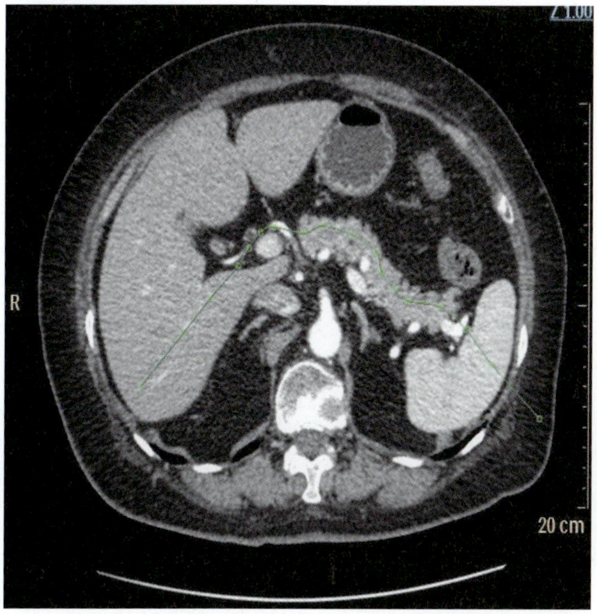

078 그림 78에 대한 설명은?

① 3-D MIP image
② Sagittal reformation image
③ Curved reformation image
④ Coronal reformation image
⑤ Multi-planar reformation image

Pancreas가 주 목적부위인 Curved MPR 영상을 만들기 위한 과정이다.

그림 79

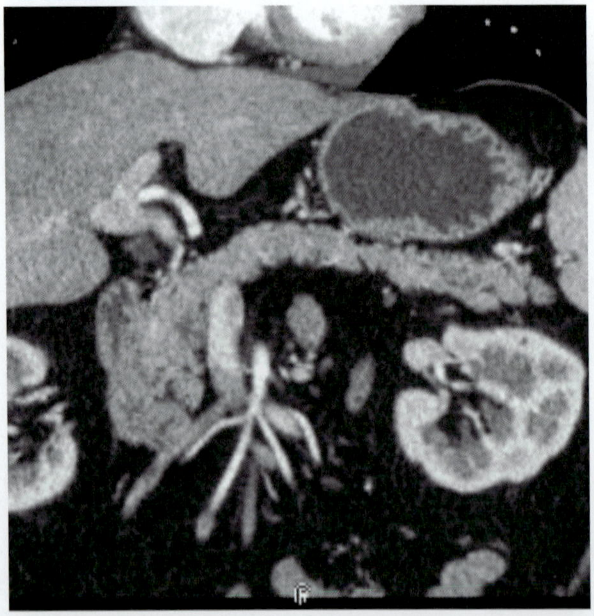

079 그림 79에 대한 설명은?

① 3-D MIP image
② Sagittal reformation image
③ Coronal reformation image
④ Curved reformation image
⑤ Multi-planar reformation image

Pancreas가 주 목적부위인 Curved MPR 영상이다.

그림 80

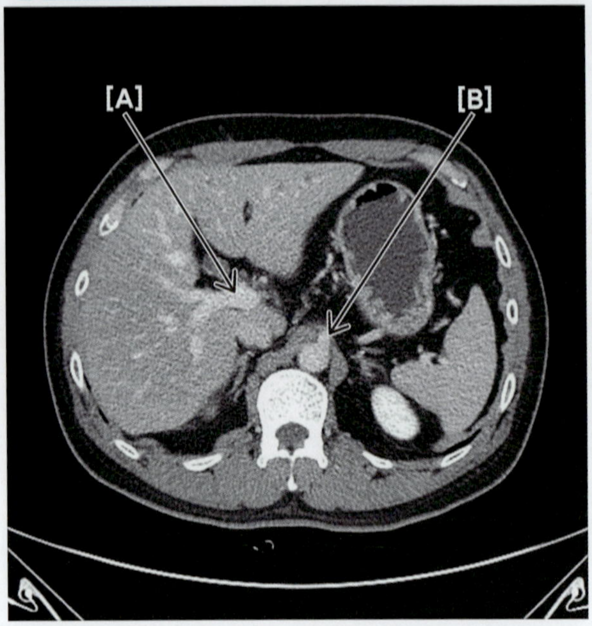

080 그림 80에서 해부학적 명칭은?

① A: 문맥
B: 복강동맥
② A: 간동맥
B: 복강동맥
③ A: 문맥
B: 위창자간막동맥
④ A: 간동맥
B: 위창자간막동맥
⑤ A: 문맥
B: 아래창자간막동맥

그림 81

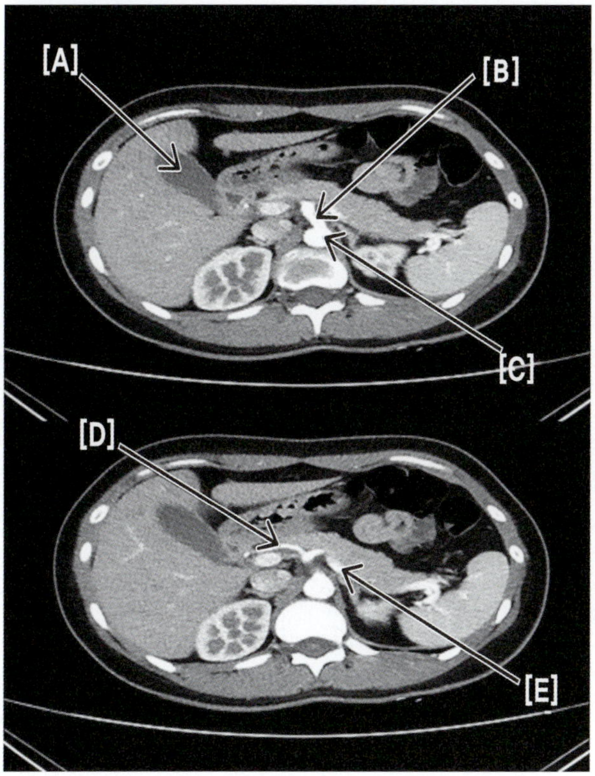

081 그림 81에서 해부학적 명칭은?

① A: 온쓸개관
② B: 지라동맥
③ C: 내림대동맥
④ D: 온간동맥
⑤ E: 왼콩팥동맥

[A] Gall Bladder
[B] Celiac Artery
[C] Abdominal Aorta
[D] Common Hepatic Artery
[E] Splenic Artery

그림 82

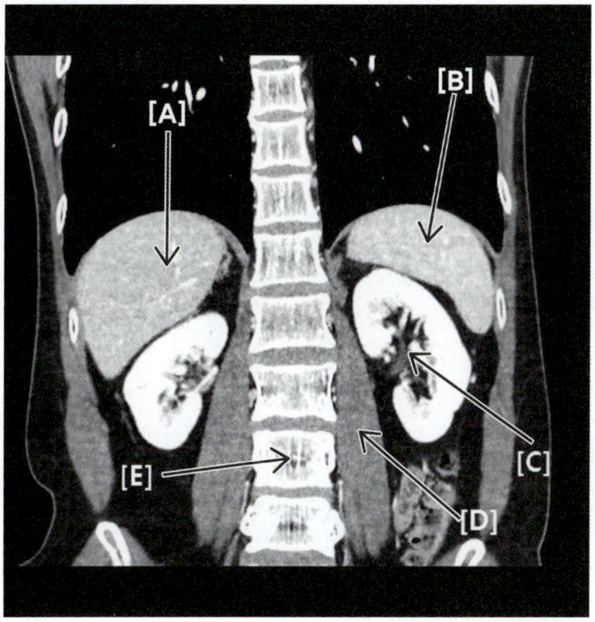

082 그림 82에서 해부학적 명칭은?

① A: 지라
② B: 위
③ C: 오른콩팥
④ D: 허리근, 요근
⑤ E: 가슴척추

[A] Liver
[B] Spleen
[C] Leftt Kidney
[D] Psoas Muscle
[E] L-Spine

그림 83

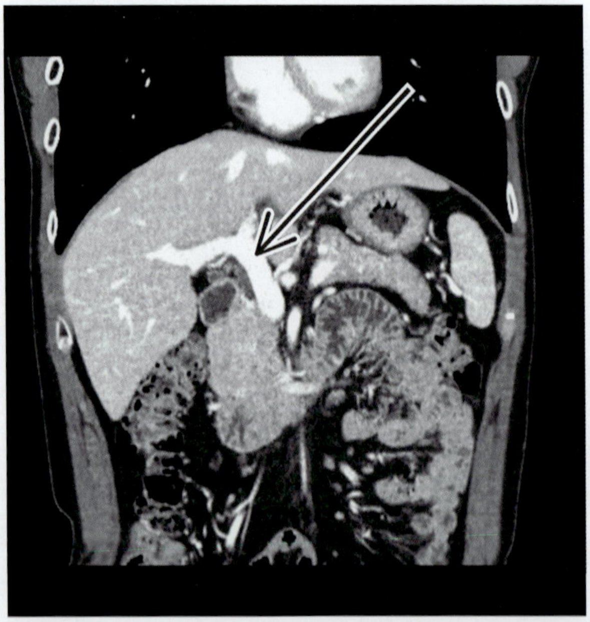

083 **그림 83**에서 화살표의 해부학적 구조가 이루는 구성의 조합은?

A: 위정맥 B: 간동맥 C: 지라정맥 D: 콩팥동맥 E: 위창자간막정맥

① A, B, C
② A, B, E
③ B, D, E
④ A, C, E
⑤ C, D, E

Portal Vein은 Gastric Vein, Splenic Vein, Superior Mesenteric Vein, Inferior Mesenteric Vein이 모여서 이루어진다.

그림 84

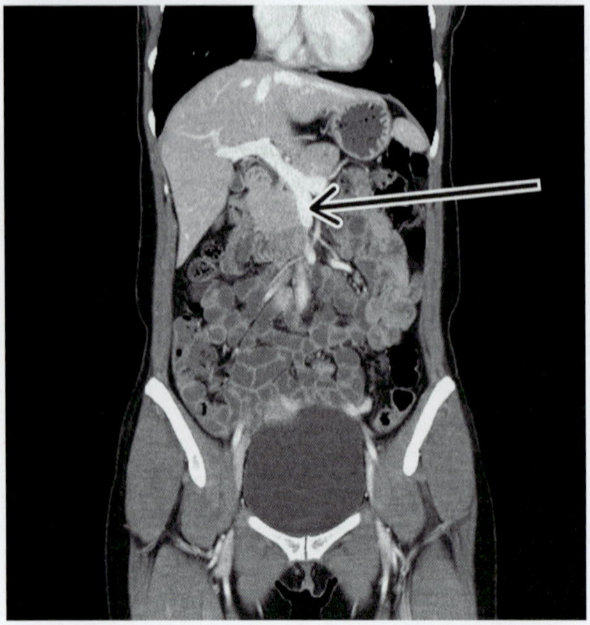

084 **그림 84**에서 화살표로 표시된 부위의 해부학적 명칭은?

① 문맥
② 복강동맥
③ 아래대정맥
④ 위창자간막정맥
⑤ 위창자간막동맥

그림 85

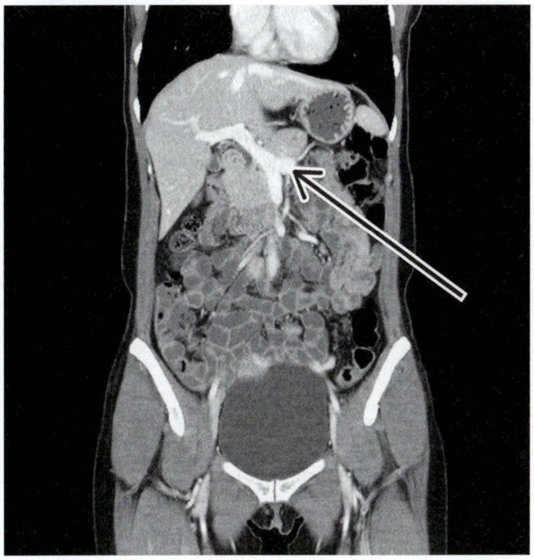

085 **그림 85**에서 화살표로 표시된 부위의 해부학적 명칭은?

① 문맥
② 비장정맥
③ 아래대정맥
④ 위창자간막정맥
⑤ 위창자간막동맥

그림 86

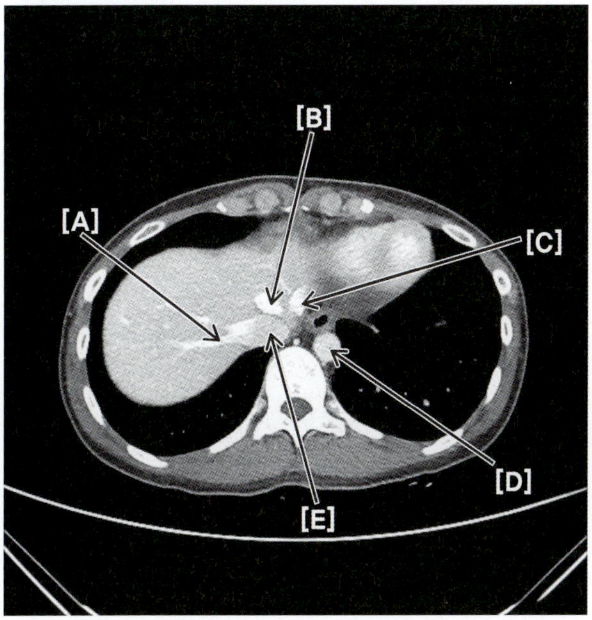

086 **그림 86**에서 해부학적 명칭은?

① A: 오른간정맥
② B: 중간간동맥
③ C: 왼위동맥
④ D: 오름대동맥
⑤ E: 위대정맥

[A] Right Hepatic Vein
[B] Middle Hepatic Vein
[C] Left Hepatic Vein
[D] Abdominal Aorta
[E] IVC

그림 87

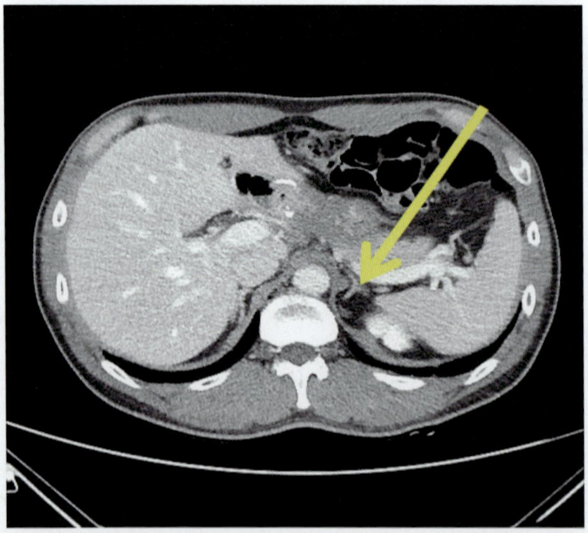

087 그림 87에서 해부학적 명칭은?

① 담관
② 부신
③ 위대정맥
④ 잘록창자
⑤ 작은창자

그림 88

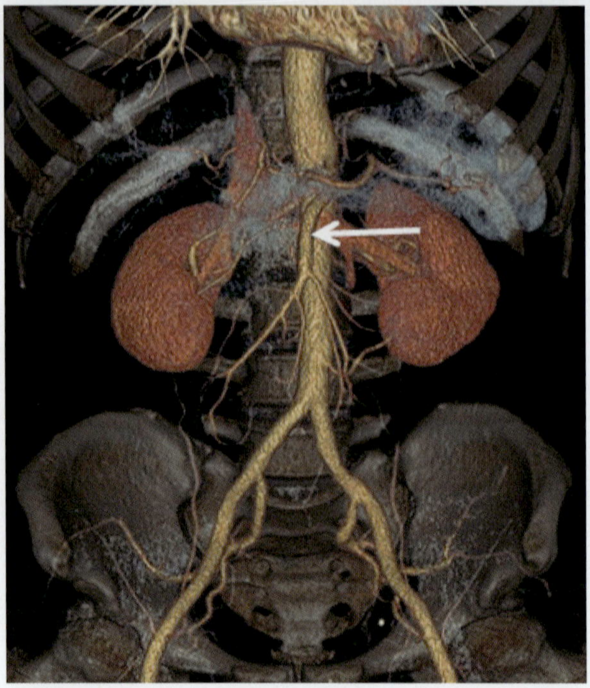

088 그림 88에서 해부학적 명칭은?

① 간동맥
② 콩팥동맥
③ 지라동맥
④ 복강동맥
⑤ 위창자간막동맥

그림 89

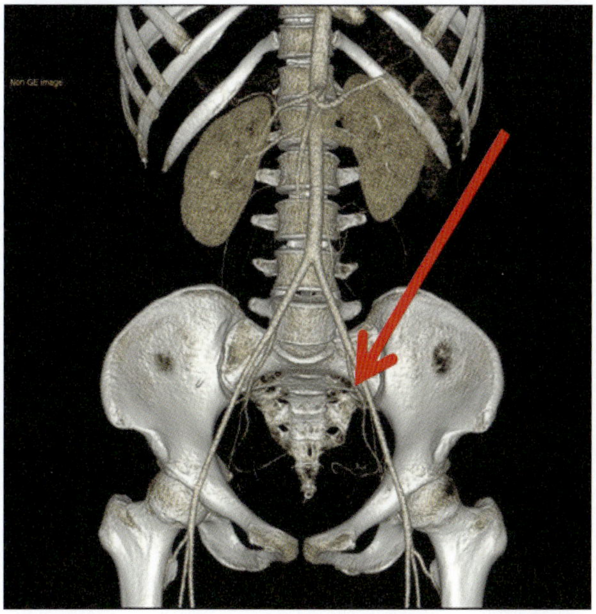

089 **그림 89**에서 해부학적 명칭은?

① 배대동맥
② 온엉덩동맥
③ 앞정강동맥
④ 속엉덩동맥
⑤ 바깥엉덩동맥

그림 90

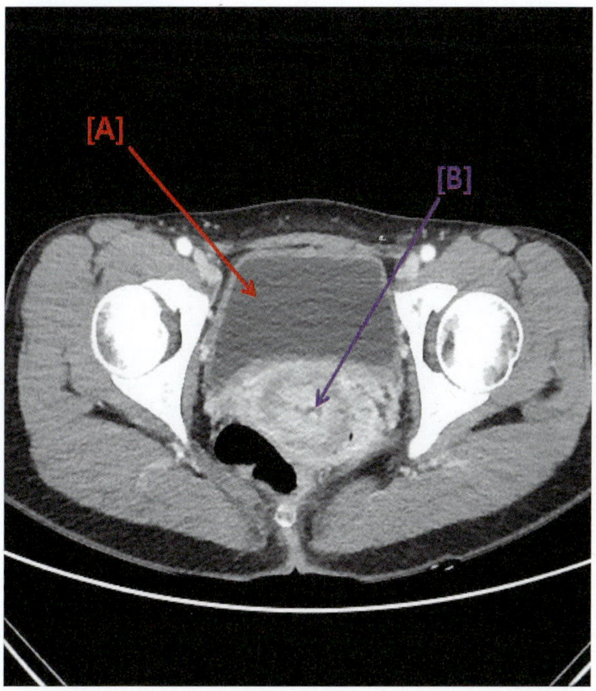

090 **그림 90**에서 여성 골반의 해부학적 명칭은?

① A: 자궁
B: 곧창자
② A: 자궁
B: 질
③ A: 자궁목
B: 전립샘
④ A: 방광
B: 자궁
⑤ A: 방광
B: 전립샘

[A] Bladder [B] Uterus (Endometrium)

그림 91

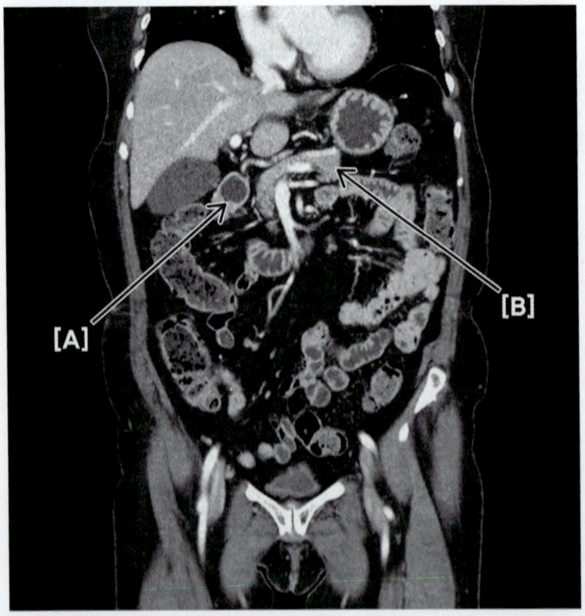

091 그림 91에서 해부학적 명칭은?

① A: 샘창자
B: 위
② A: 샘창자
B: 작은창자
③ A: 샘창자
B: 이자몸통부분
④ A: 오름잘록창자
B: 위
⑤ A: 오름잘록창자
B: 이자몸통부분

그림 92

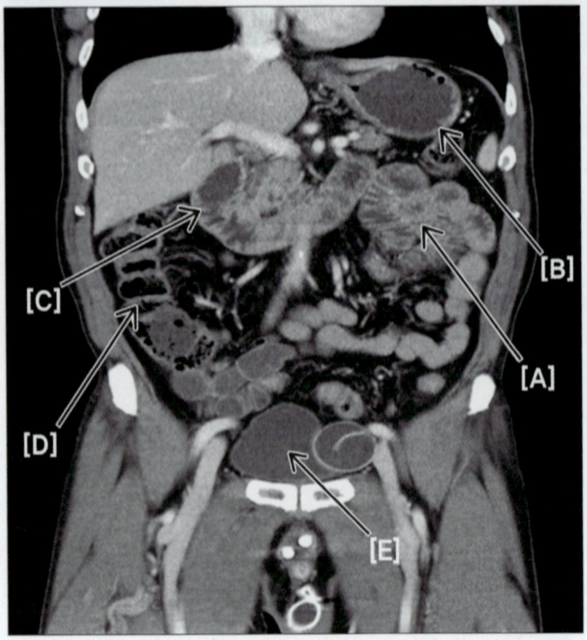

092 그림 92에서 해부학적 명칭은?

① A: 내림잘록창자
② B: 지라
③ C: 샘창자
④ D: 막창자
⑤ E: 곧창자

[A] Jejunum (small intestine)
[B] Stomach
[C] Duodenum
[D] Ascending colon
[E] Bladder

그림 93

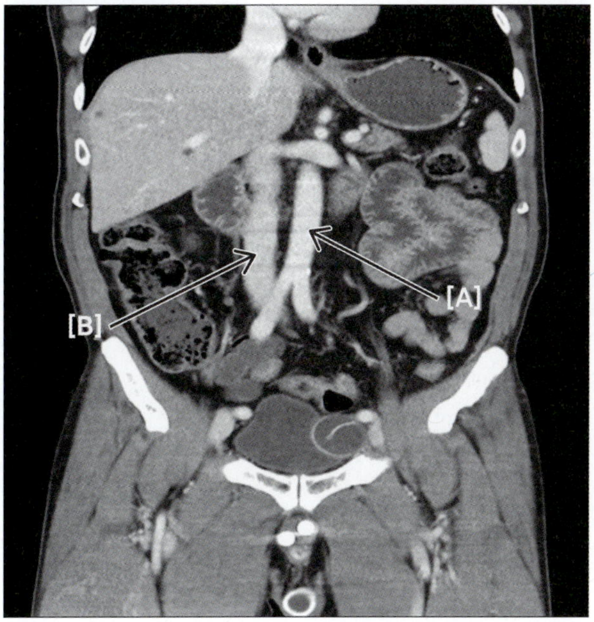

093 그림 93에서 해부학적 명칭은?

① A: 내림대동맥
 B: 아래대정맥
② A: 내림대동맥
 B: 온엉덩동맥
③ A: 배대동맥
 B: 아래대정맥
④ A: 배대동맥
 B: 문맥
⑤ A: 복강동맥
 B: 아래대정맥

[A] Abdominal aorta [B] IVC

그림 94

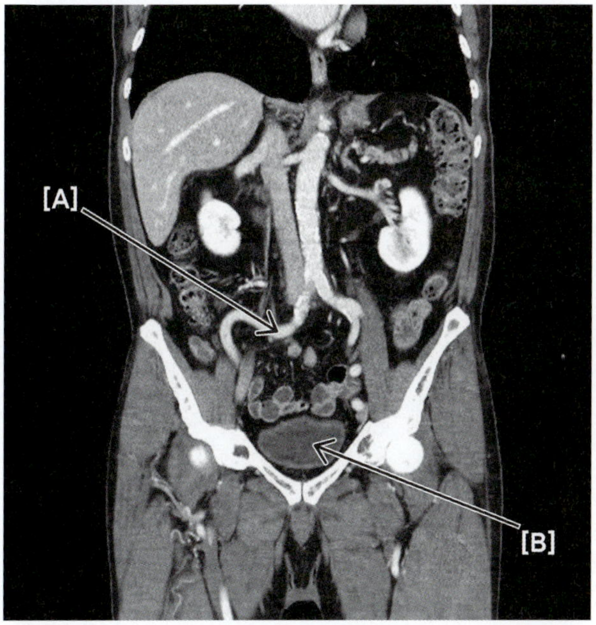

094 그림 94에서 해부학적 명칭은?

① A: 오른엉덩동맥
 B: 방광
② A: 왼엉덩동맥
 B: 자궁
③ A: 왼넙다리동맥
 B: 자궁
④ A: 왼엉덩동맥
 B: 곧창자
⑤ A: 왼넙다리동맥
 B: 곧창자

그림 95

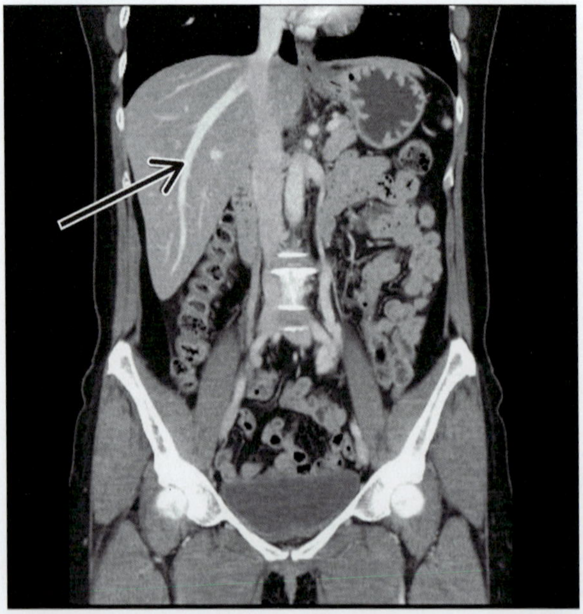

095 **그림 95**에서 화살표 부위의 해부학적 명칭은?

① 위대정맥
② 왼간정맥
③ 오른간정맥
④ 아래대정맥
⑤ 중간간정맥

그림 96

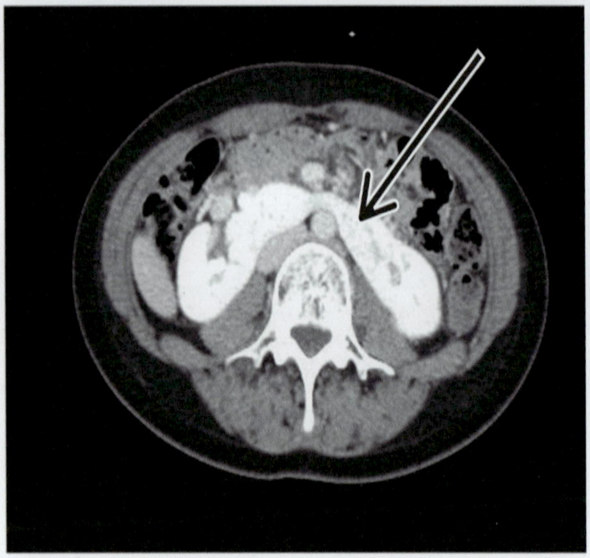

096 **그림 96**에서 해부학적 명칭은?

① Liver
② Spleen
③ Kidney
④ Stomach
⑤ Small Bowel

Horsesshoe Kidney 영상이다.

그림 97

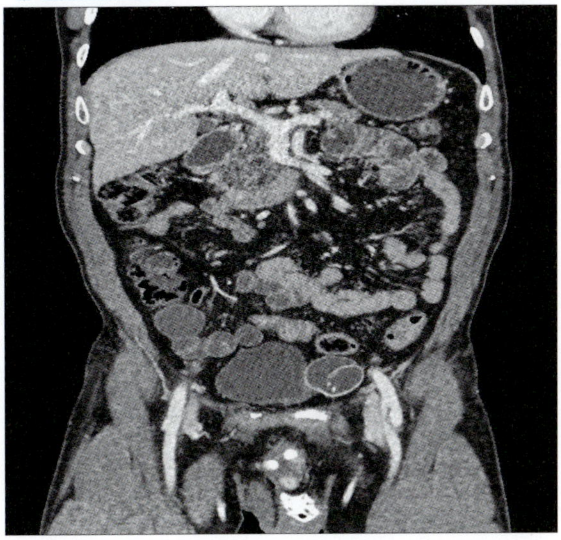

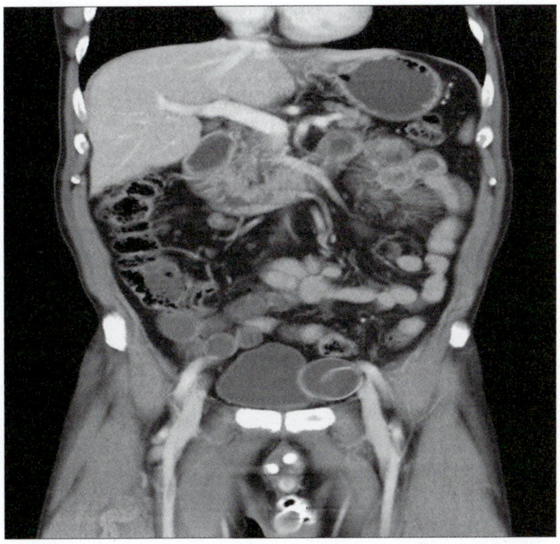

097 **그림 97**의 두 영상에서 질적 차이를 나타내는 요인은?

① 매트릭스 크기, 관전압
② 슬라이스 두께, 관전압
③ 조영제 사용 유무, 관전압
④ 슬라이스 두께, 재구성 알고리즘
⑤ 매트릭스 크기, 재구성 알고리즘

왼쪽 영상은 1mm, 오른쪽 영상은 10mm thickness로 Reconstruction한 영상이다.

그림 98

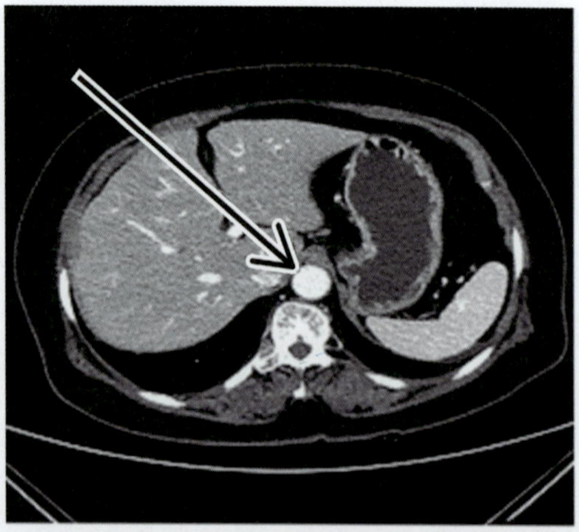

(가)

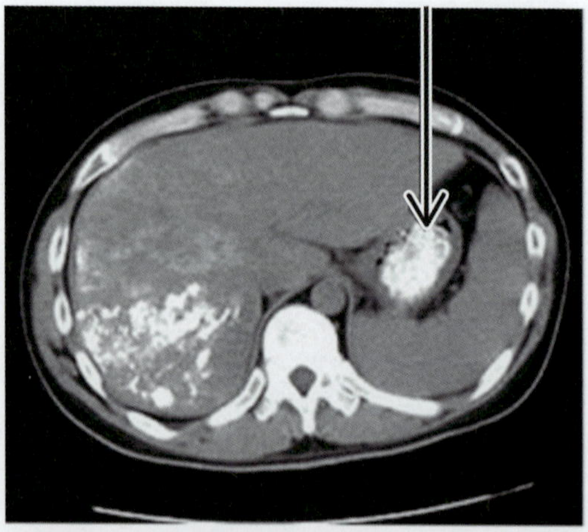

(나)

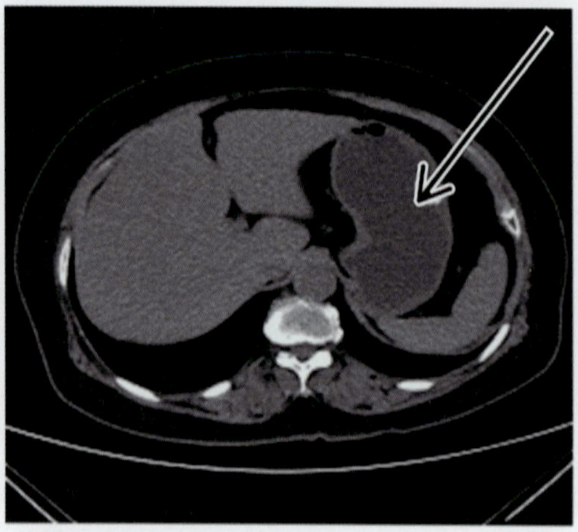

(다)

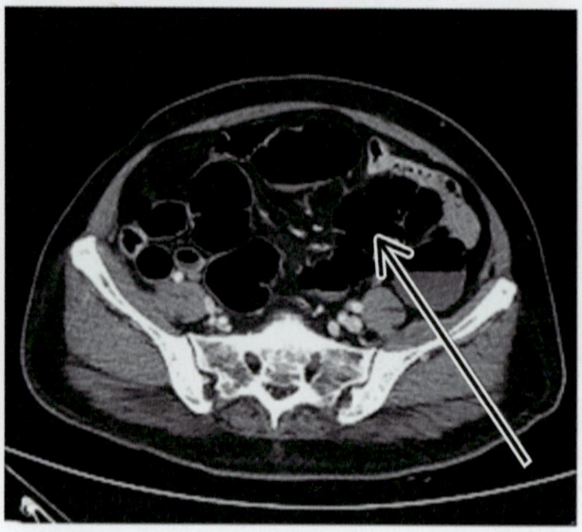

(라)

098 **그림 98**의 영상에서 조영제의 사용(적용) 순서는?

① (가) – (나) – (다) – (라)
② (나) – (다) – (라) – (가)
③ (라) – (다) – (가) – (나)
④ (다) – (나) – (가) – (라)
⑤ (라) – (다) – (나) – (가)

(가) Iodine (나) Barium (다) Water (라) Air

그림 99

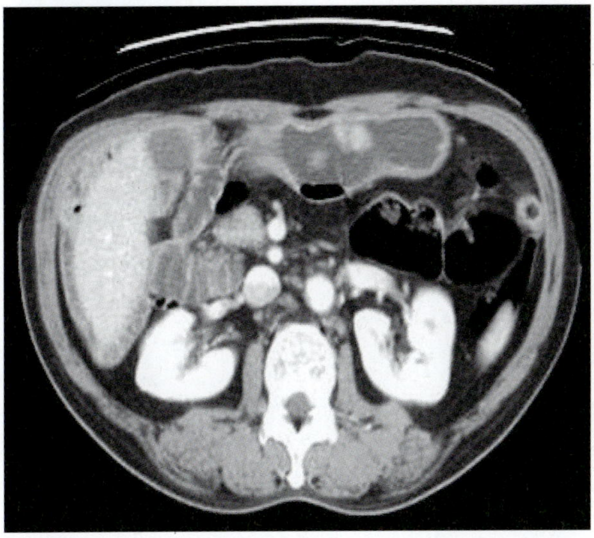

099 그림 99에 대한 설명은?

① 엎드린 자세에서 검사하였다.
② 호흡조절 실패로 인한 Blurring이 관찰된다.
③ High Spatial Resolution Kernel을 사용하였다.
④ 주사 시작부터 약 70초 후에 혈관조영제를 주입하였다.
⑤ 위벽 두께의 자세한 관찰을 위하여 농도가 낮은 양성 경구조영제를 사용하였다.

Prone Position으로 스캔하였다.

그림 100

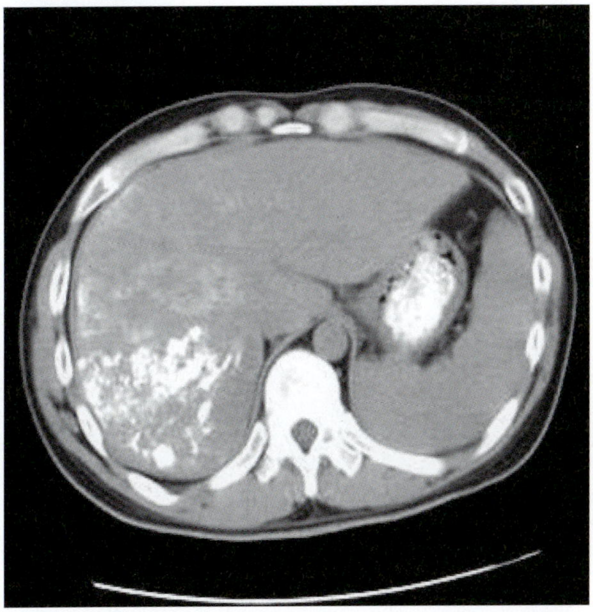

100 그림 100에 사용된 조영제는?

① 수용성 혈관조영제와 양성 경구조영제
② 유용성 혈관조영제와 양성 경구조영제
③ 수용성 혈관조영제와 음성 경구조영제
④ 유용성 혈관조영제와 음성 경구조영제
⑤ 유용성 혈관조영제와 수용성 혈관조영제

Stomach에는 경구용 양성조영제가 Liver에는 혈관용 유용성 조영제가 관찰되는 영상이다.

그림 101

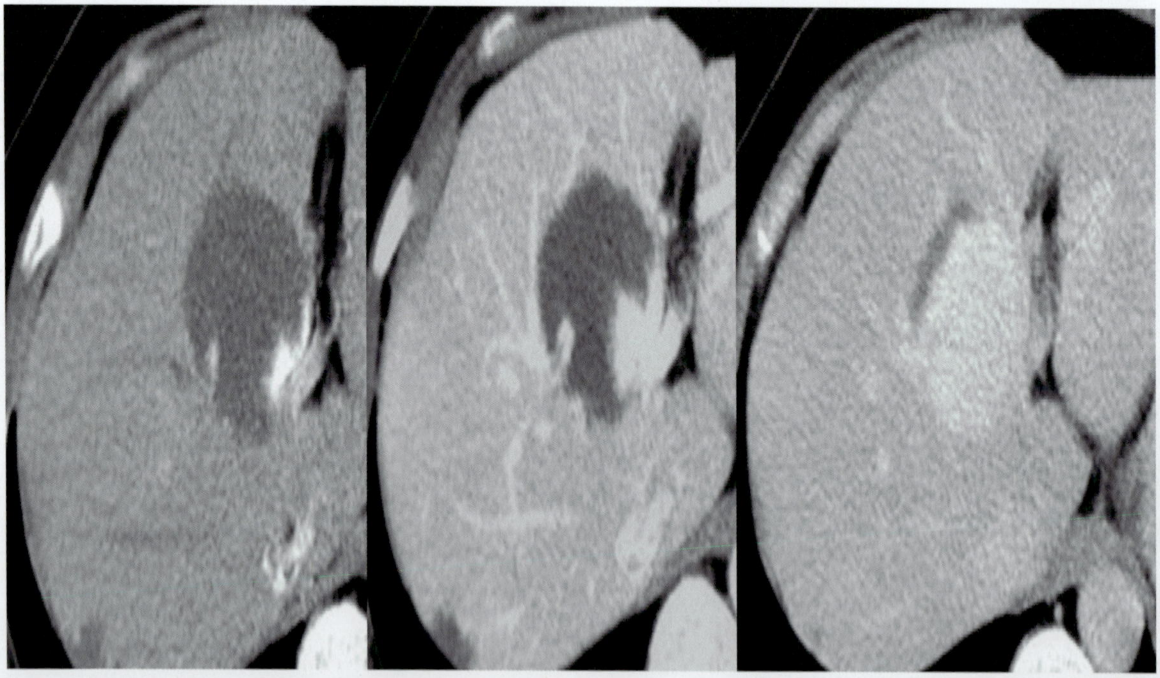

101 **그림 101**에서 3개 영상의 조영증강 차이를 보이는 원인은?

① 조영제 농도　② 주사시간
③ 조영제 주입량　④ 조영제 주입속도
⑤ 조영제와 생리식염수의 배합

순서대로 Artery Phase, Portal Phase, 3M delayed Phase 영상이다.

그림 102

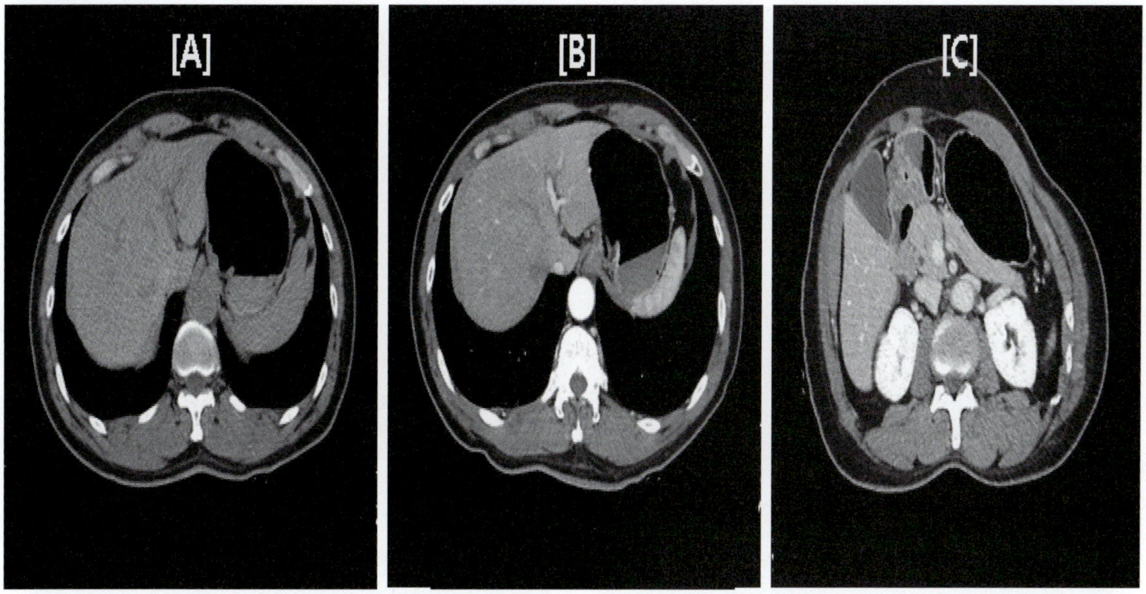

102 **그림 102**에서 3개 영상에서 각 촬영의 검사자세는?

① [A] 엎드린자세 [B] LPO [C] Rt. Lateral Decubitus
② [A] 엎드린자세 [B] RPO [C] Rt. Lateral Decubitus
③ [A] 바로누운자세 [B] LPO [C] Lt. Lateral Decubitus
④ [A] 바로누운자세 [B] RPO [C] Lt. Lateral Decubitus
⑤ [A] 바로누운자세 [B] LPO [C] Rt. Lateral Decubitus

Stomach CT의 검사방법으로 Pre phase는 Supine Position, Artery phase는 LPO Position, Portal phase는 Rt. lateral Decubitus Position으로 검사한다. Stomach 안 Water의 음영으로 구분할 수 있다.

그림 103

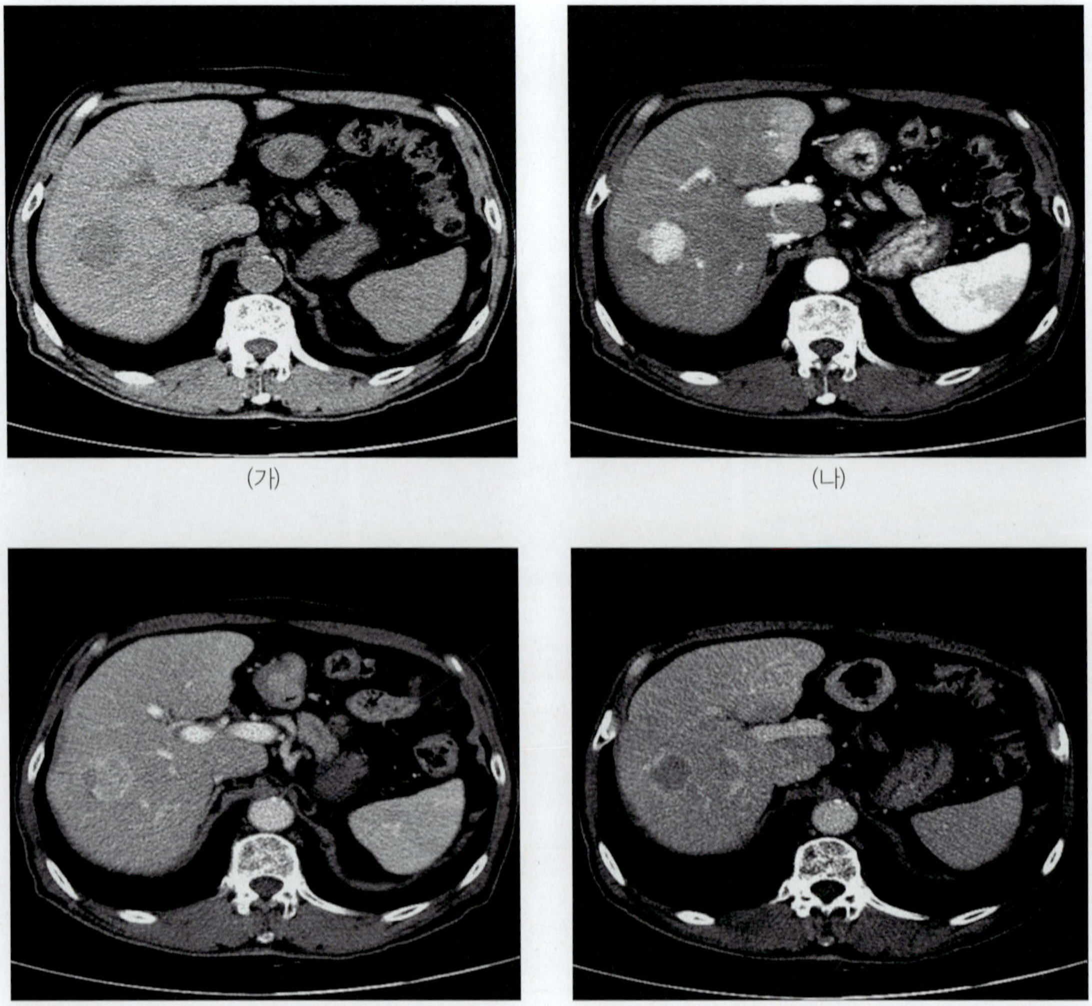

(가) (나) (다) (라)

103 그림 103에 대한 설명은?

① 가, 나, 다, 라의 순서로 주사되었다.
② 가, 나, 라, 다의 순서로 주사되었다.
③ 나, 다, 라, 가의 순서로 주사되었다.
④ 나, 가, 라, 다의 순서로 주사되었다.
⑤ 라, 가, 나, 다의 순서로 주사되었다.

HCC의 스캔영상이며 순서대로 Pre Contrast Phase, Arterial Phage, Portal Phase, 3M Delayed image

그림 104

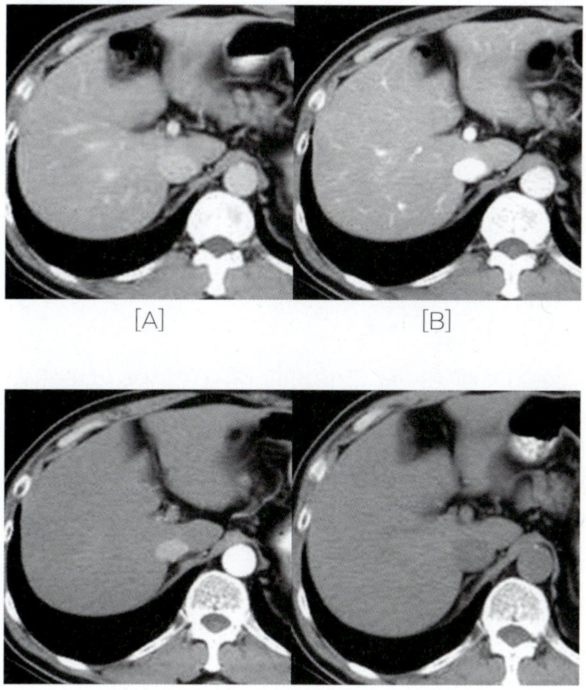

[A] [B]

[C] [D]

104 그림 104에 대한 설명은?

① D, C, A, B의 순서로 주사되었다.

② D, C, B, A의 순서로 주사되었다.

③ C, A, B, D의 순서로 주사되었다.

④ B는 혈관과 간실질의 조영제 농도가 평형을 이루는 평형기 영상이다.

⑤ A는 혈관 내의 조영제가 농도차에 의해 간실질로 확산되는 비평형기 영상이다.

그림 105

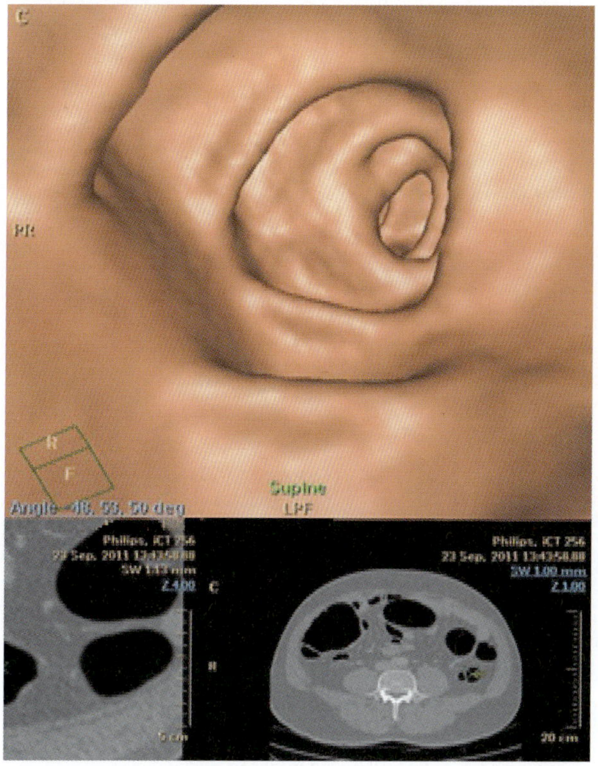

105 그림 105을 얻기 위한 방법은?

① 관장은 필요하지 않다.

② 혈관조영제를 주입한다.

③ 발포제를 먹이고 촬영한다.

④ 혈관조영제를 급속 주입 후 스캔한다.

⑤ 항문을 통해 많은 양의 공기를 주입한 후 스캔한다.

대장의 가상 내시경 기법은 장을 최대한 비운 상태에서 항문을 통하여 Air 또는 CO_2를 주입하여 VRT 기법으로 재구성한 후에 Fly Through 기법을 이용하는 검사이다.

그림 106

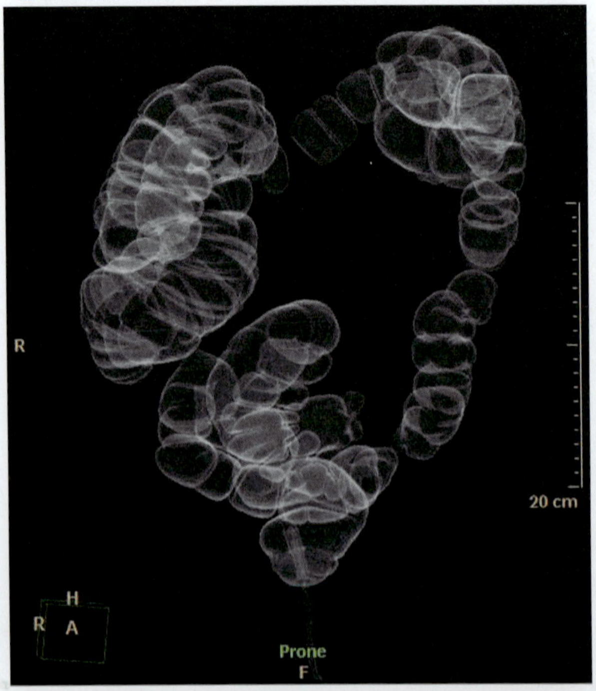

106 **그림 106**에 대한 설명은?

① Construction 영상이다.
② 잘록창자의 가상내시경 영상이다.
③ 항문을 통해 많은 양의 공기를 주입한 후 스캔하였다.
④ 검사시행 약 12시간 전에 양성 경구 조영제를 복용하였다.
⑤ 검사시행 약 24시간 전에 음성 경구조영제인 물을 2,000 cc 복용하였다.

그림 107

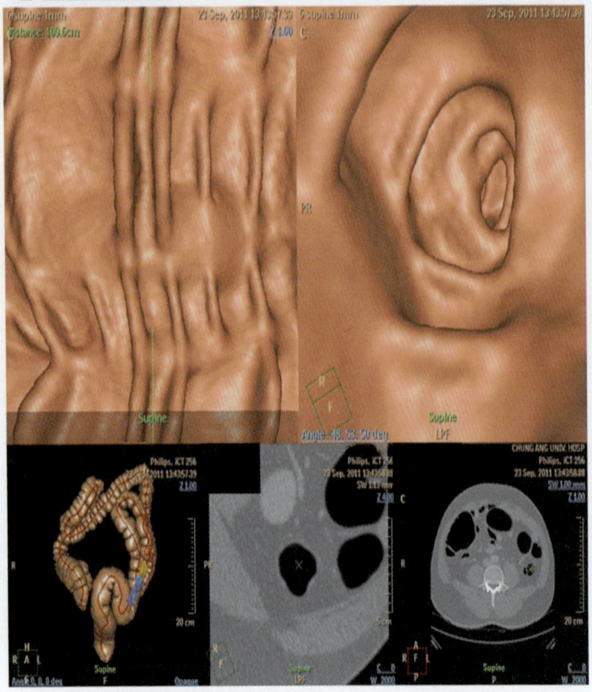

107 **그림 107**에 대한 설명은?

① Construction 영상이다.
② 잘록창자의 가상내시경 영상이다.
③ 많은 양의 공기를 경구로 주입한 후 스캔하였다.
④ 검사시행 약 12시간 전에 양성 경구 조영제를 복용하였다.
⑤ 검사시행 약 24시간 전에 음성 경구조영제인 물을 2,000 cc 복용하였다.

그림 108

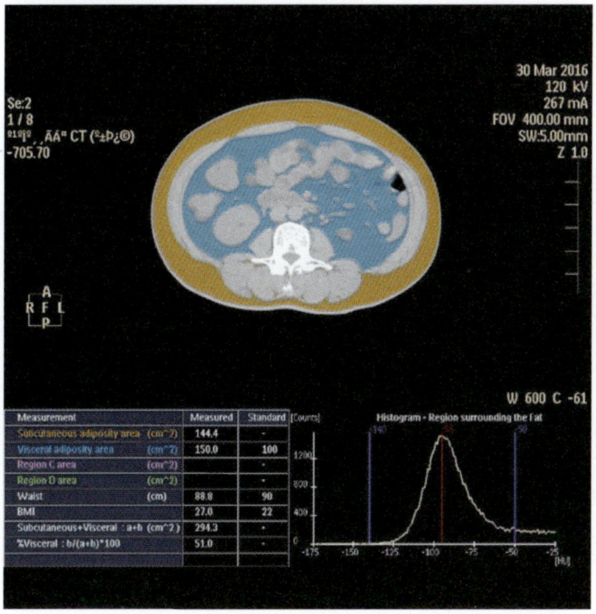

108 그림 108에 대한 설명은?

① PET MR 영상이다.

② 혈관조영제를 주입한 영상이다.

③ 경구용 양성조영제를 마신 후 검사한다.

④ 복부비만 측정을 위해 시행한 지방 CT 영상이다.

⑤ 항문으로 많은 양의 공기를 주입한 후 스캔한 영상이다.

그림 109

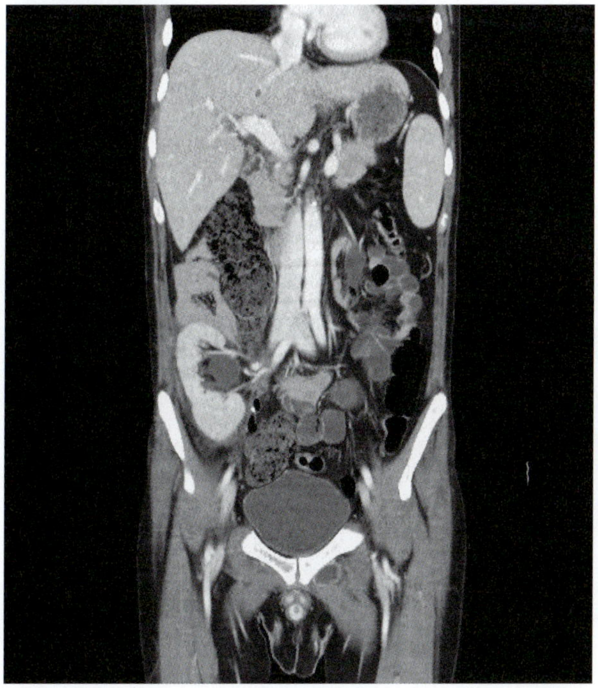

109 그림 109에 대한 설명은?

① VRT 영상이다.

② 호흡조절 실패로 인한 Blurring이 보인다.

③ 유용성 혈관조영제와 양성 경구조영제가 사용되었다.

④ 조영제 자동주입기를 사용하여 조영제의 급속주입 시작과 동시에 스캔한다.

⑤ 신장이식 환자의 Coronal Reformation 영상이다.

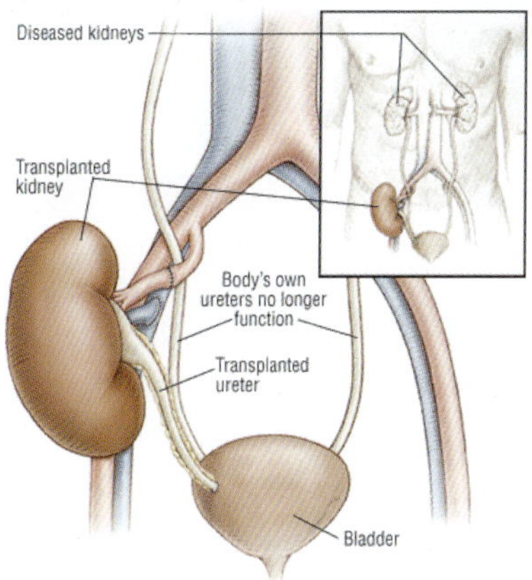

그림 110

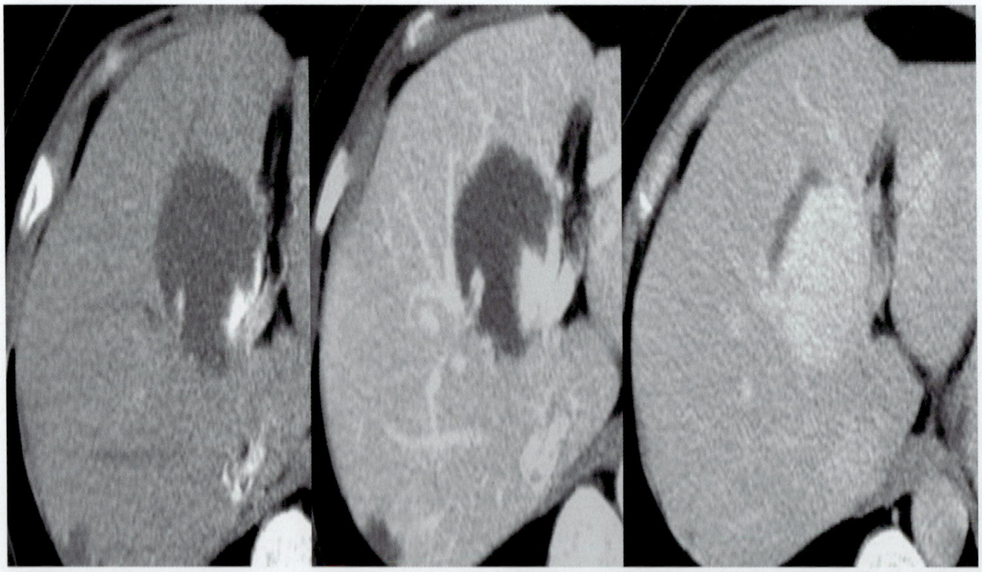

110 **그림 110**에서 치료방법으로 옳지 않은 것은?

① 항암치료
② 고주파열치료
③ 간동맥화학색전술
④ 방사선치료
⑤ 경경정맥간내문맥정맥단락술

간세포암(Hepato-Cellular Cacinoma)의 영상이다.

그림 111

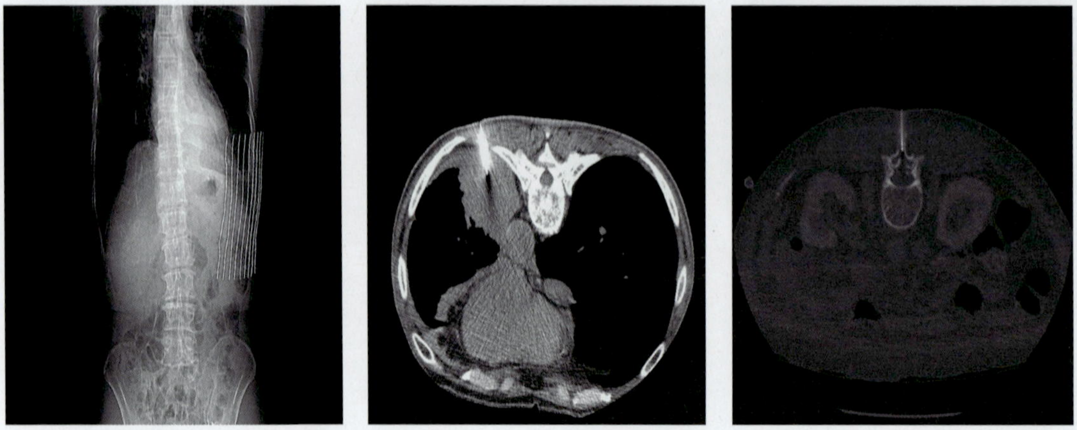

111 **그림 111**에 대한 설명은?

① Navigator CT
② 뇌정위 CT
③ 방사선치료 계획용 CT
④ CT 유도 하 조직생검을 위한 영상
⑤ 복부비만 측정을 위해 시행한 Fat CT 영상

그림 112

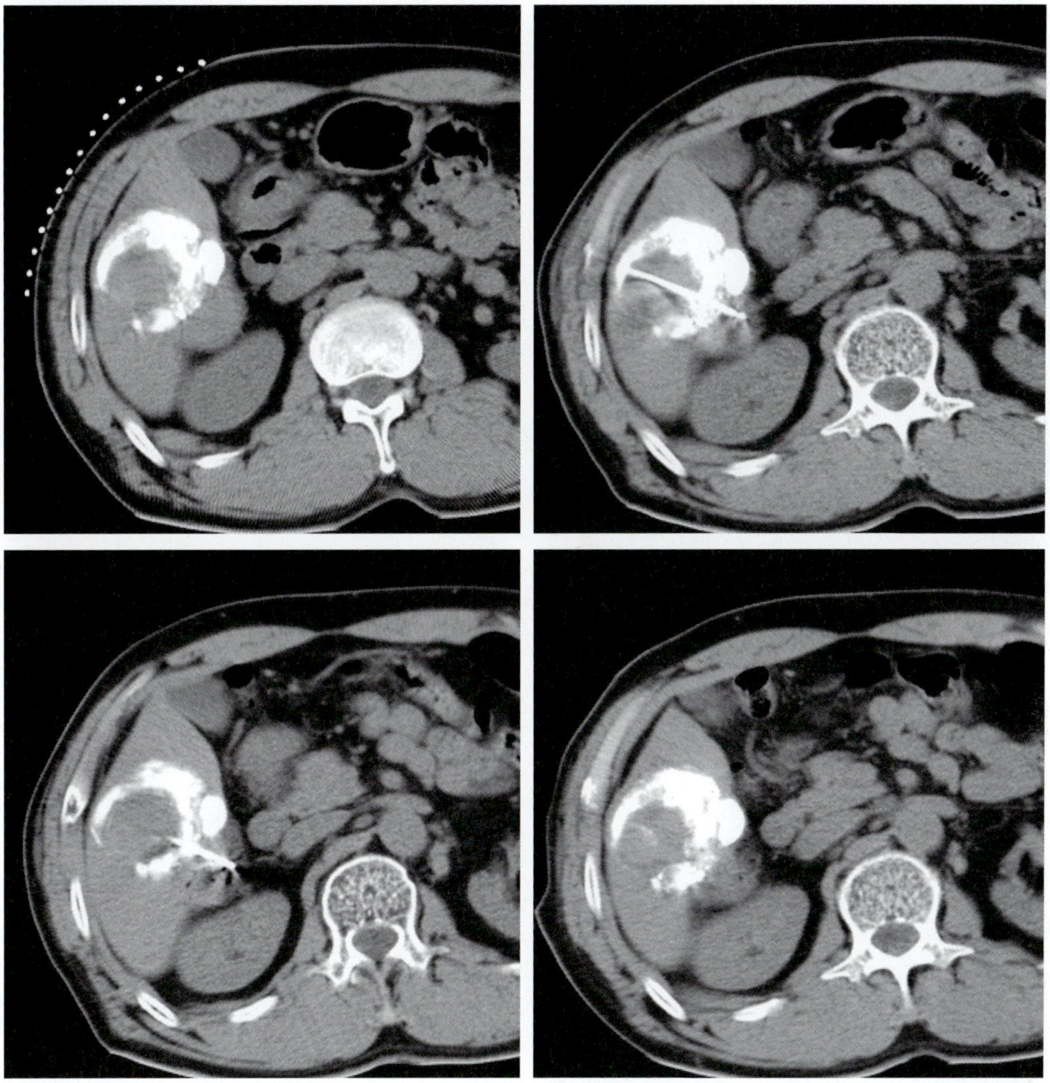

112 그림 112에 대한 설명은?

① 항암치료
② 방사선치료
③ 고주파열치료
④ 간동맥화학색전술
⑤ 경경정맥간내문맥정맥단락술

HCC의 CT Guided RFA 치료과정 영상이다.

그림 113

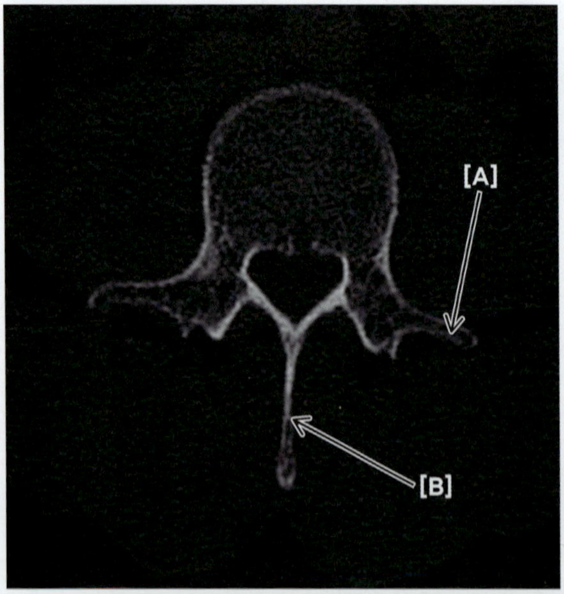

113 **그림 113**에서 화살표 부위의 해부학적 명칭은?

① A: 뿌리
B: 가시돌기
② A: 뿌리
B: 가로돌기
③ A: 가로돌기
B: 뿌리
④ A: 뿌리
B: 판
⑤ A: 가로돌기
B: 가시돌기

그림 114

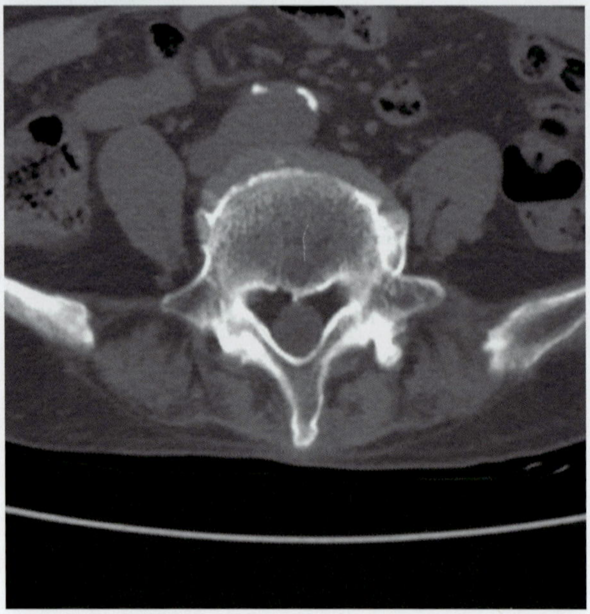

114 **그림 114**에 대한 설명은?

① 조영제를 사용한 영상이다.
② 제 1 허리뼈 영상이다.
③ 척추뼈몸통과 디스크가 같이 나타나는 레벨의 단면 영상이다.
④ 척추뼈몸통에 평행하게 주사된 3차원 영상이다.
⑤ Window Width와 Window Level을 3000 / −500으로 설정한 영상이다.

제 5번 요추의 Vertebral Body와 Disc Space가 함께 보이는 Axial 영상이다. WW/WL은 1000/100이다.

그림 115

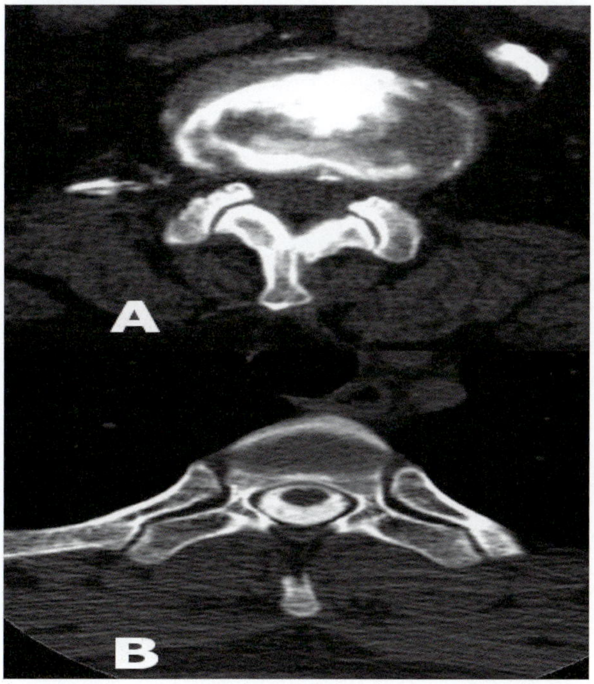

115 그림 115에 대한 설명은?

① [A] Discography [B] Myelography
② [A] Myelography [B] Discography
③ [A] Myelography [B] Myelography
④ [A] Discography [B] Cisternography
⑤ [A] Myelography [B] Cisternography

A는 Disc에 직접 조영제를 주입한 Discography 영상이며 B는 Subarachnoid space에 조영제를 주입한 Myelography 영상이다. Cisternography=뇌수조조영술

그림 116

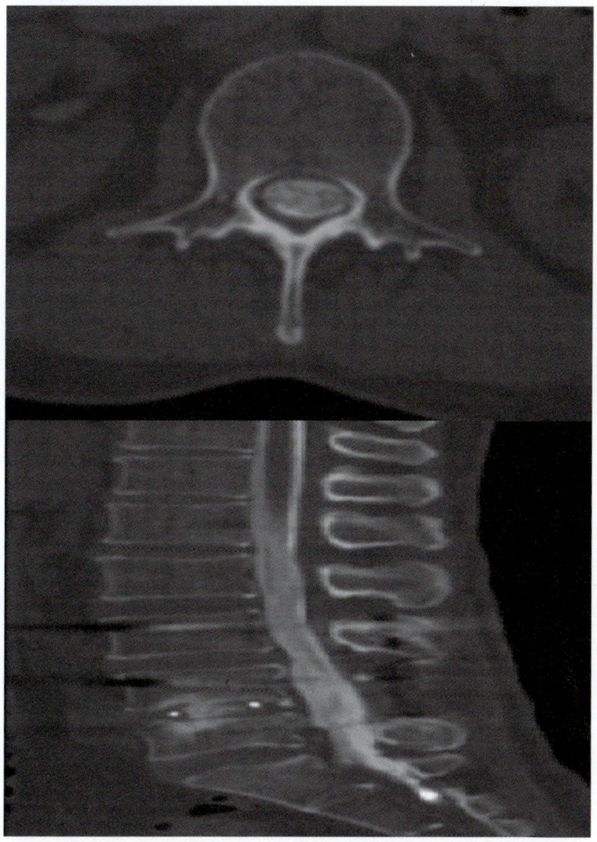

116 그림 116에 대한 조영제의 주입 위치는?

① 연막
② 경막
③ 추간판
④ 전주정맥
⑤ 지주막하강

CT Myelography 영상이다.

그림 117

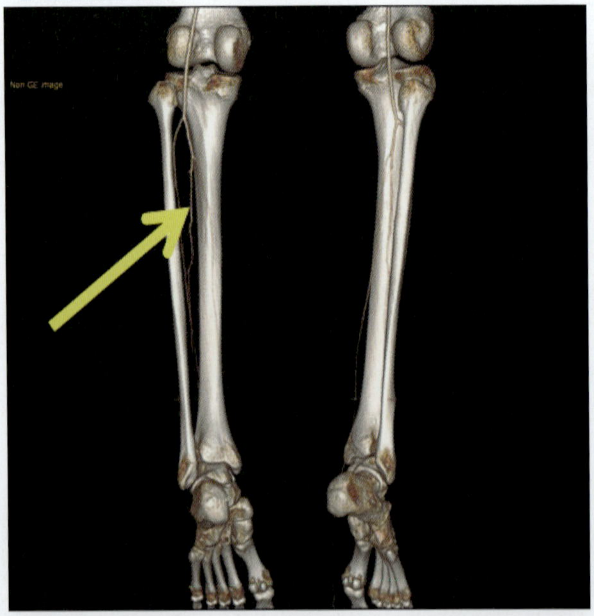

117 **그림 117**에서 해부학적 명칭은?

① 종아리동맥
② 온엉덩동맥
③ 속엉덩동맥
④ 앞정강동맥
⑤ 바깥엉덩동맥

그림 118

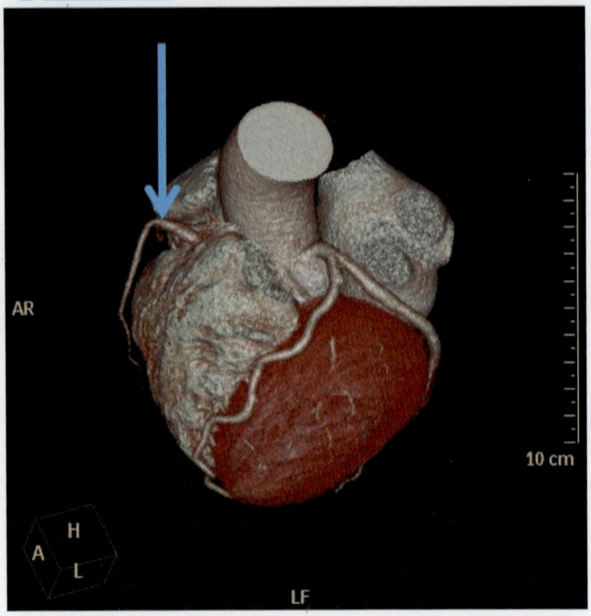

118 **그림 118**에서 화살표 부위의 해부학적 명칭은?

① 대각선동맥
② 왼심장동맥
③ 왼내림동맥
④ 오른심장동맥
⑤ 왼휘돌이동맥

그림 119

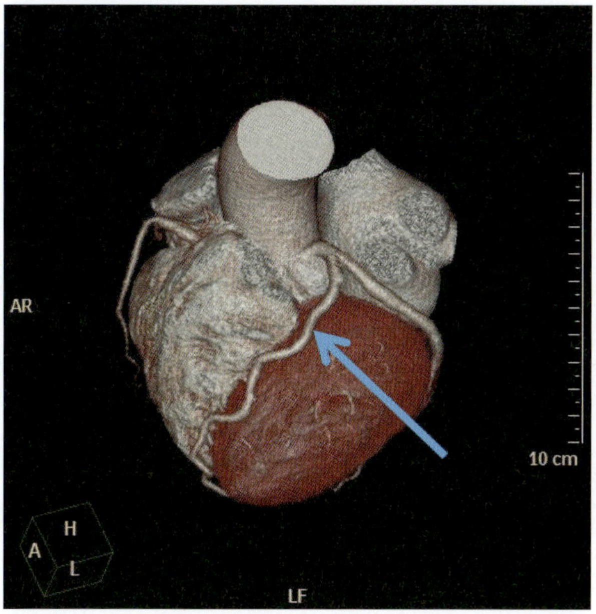

119 **그림 119**에서 화살표 부위의 해부학적 명칭은?

① 대각선동맥
② 왼심장동맥
③ 왼내림동맥
④ 오른심장동맥
⑤ 왼휘돌이동맥

그림 120

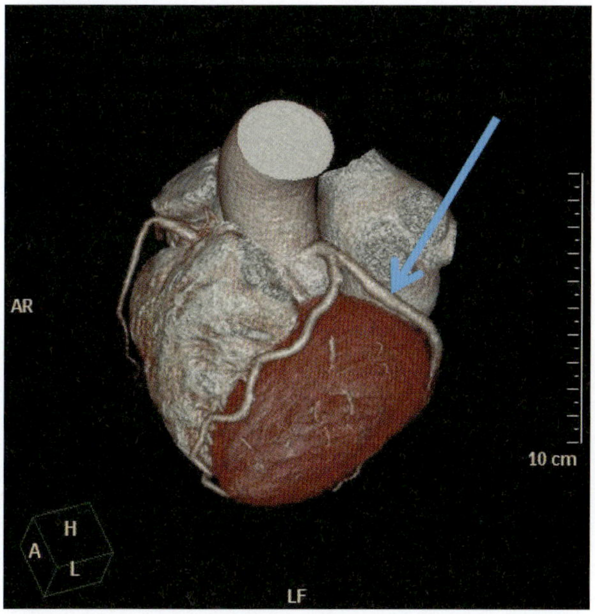

120 **그림 120**에서 화살표 부위의 해부학적 명칭은?

① 대각선동맥
② 왼심장동맥
③ 왼내림동맥
④ 오른심장동맥
⑤ 왼휘돌이동맥

그림 121

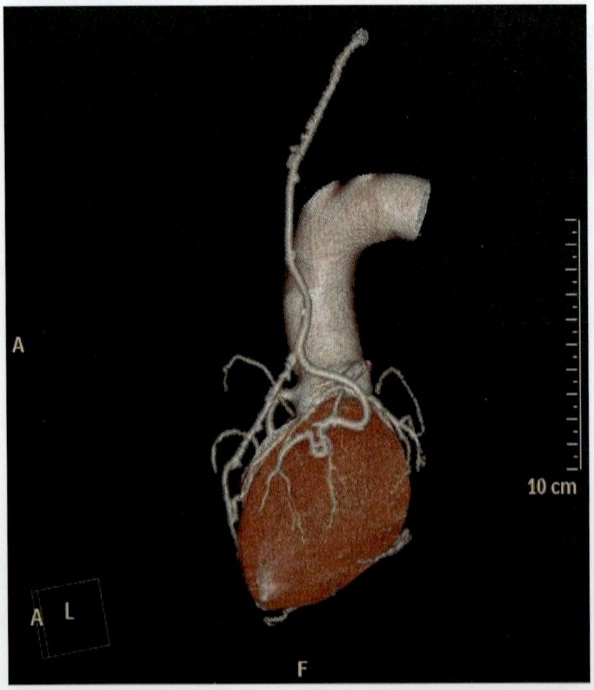

121 그림 121에 대한 설명은?

① SSD 기법으로 재구성된 영상이다.
② ECG Triggering 없이 얻어진 영상이다.
③ 혈관을 확장시키기 위하여 β-blocker를 사용한다.
④ 시간분해능이 길수록 좋은 영상을 얻을 수 있다.
⑤ 양질의 영상을 얻기 위해 Axial scan의 획득시 환자의 심장박동수를 가능한 낮게 하여 주사를 시행한다.

CABG 수술환자의 VRT 기법으로 재구성된 영상이며 영상 획득시 ECG Gating은 필수이다. 혈관확장제로는 NTG(니트로글리세린)을 사용하며 β-blocker(베타차단제)는 심장박동수를 줄이기 위하여 사용한다.

그림 122

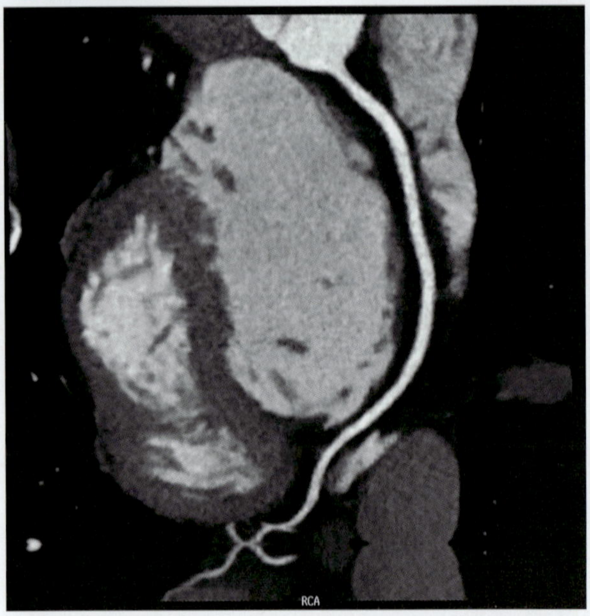

122 그림 122에 대한 설명은?

① SSD(Shaded Suface Display)
② VRT(Volume Rendering Technique)
③ MIP(Maximum Intensity Projection)
④ MinIP(Minimum Intensity Projection)
⑤ Curved MPR(Multi Plannar Reformation)

그림 123

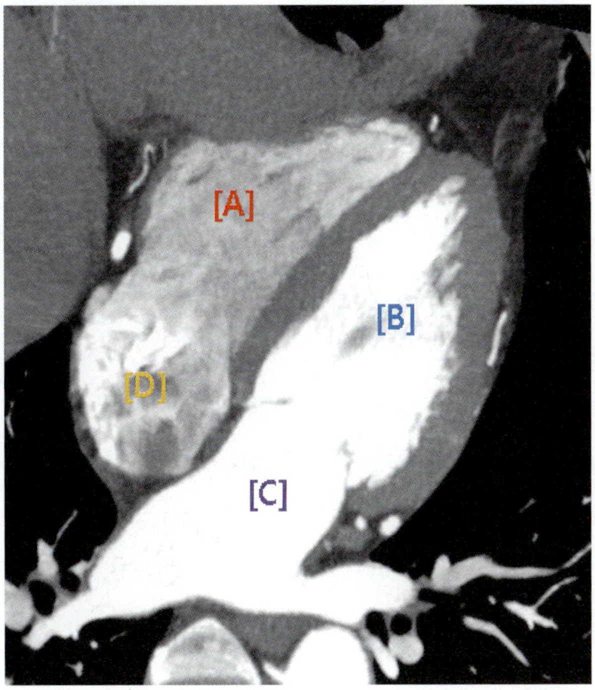

123 그림 123에 조영제의 정맥주입시 순환하는 순서는?

① A → B → C → D
② B → C → D → A
③ D → A → C → B
④ D → A → B → C
⑤ C → B → D → A

[A] 우심실(Rt. Ventricle) [B] 좌심실(Lt. Ventricle)
[C] 좌심방(Lt. Atrium) [D] 우심방(Rt. Artium)

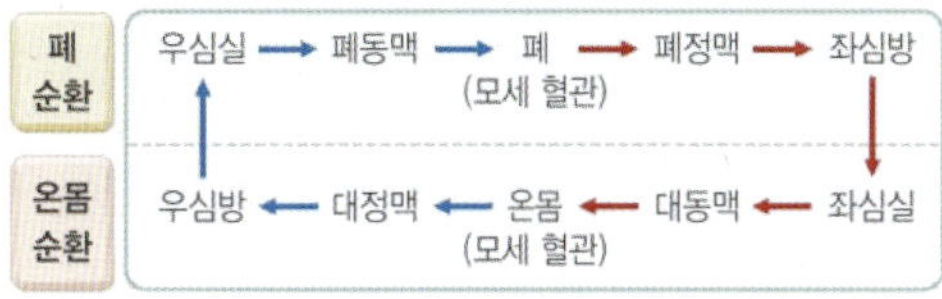

그림 124

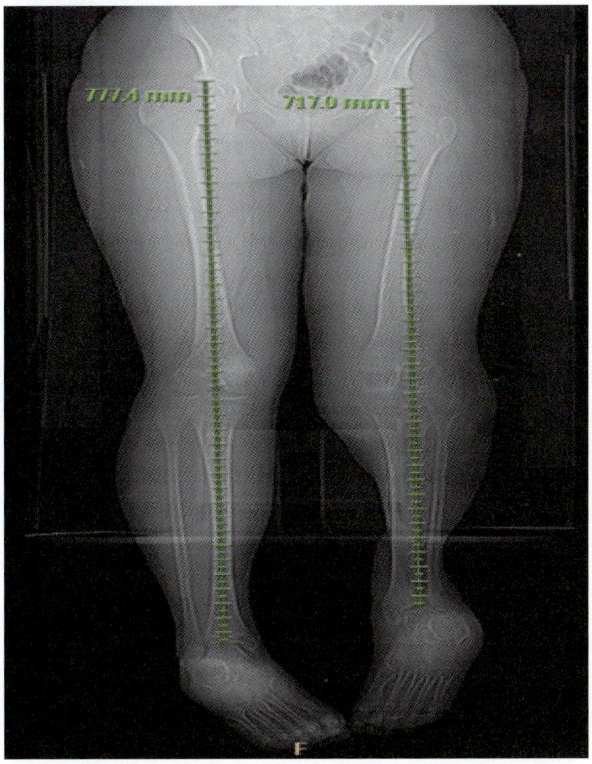

124 그림 124에 대한 설명은?

① Navigator CT
② Scanography CT
③ 방사선치료 계획용 CT
④ CT 유도 하 조직생검을 위한 영상
⑤ 하지비만 측정을 위해 시행한 Fat CT 영상

Scout AP 영상에서 길이를 측정하여 양측하지의 비정상적인 다리길이를 비교하기 위하여 시행한다.

STEP 05

| 전산화단층영상검사 | 해답

1. 4)	2. 4)	3. 3)	4. 3)	5. 3)	6. 4)	7. 2)	8. 5)	9. 3)
10. 4)	11. 5)	12. 4)	13. 4)	14. 3)	15. 2)	16. 5)	17. 4)	18. 1)
19. 1)	20. 4)	21. 5)	22. 4)	23. 3)	24. 4)	25. 4)	26. 3)	27. 3)
28. 1)	29. 5)	30. 3)	31. 5)	32. 5)	33. 3)	34. 1)	35. 1)	36. 2)
37. 4)	38. 5)	39. 3)	40. 2)	41. 4)	42. 3)	43. 5)	44. 5)	45. 5)
46. 3)	47. 2)	48. 3)	49. 5)	50. 2)	51. 3)	52. 2)	53. 4)	54. 2)
55. 5)	56. 1)	57. 3)	58. 3)	59. 2)	60. 4)	61. 1)	62. 5)	63. 1)
64. 4)	65. 2)	66. 5)	67. 3)	68. 3)	69. 1)	70. 4)	71. 1)	72. 1)
73. 5)	74. 2)	75. 1)	76. 1)	77. 2)	78. 3)	79. 4)	80. 1)	81. 4)
82. 4)	83. 4)	84. 4)	85. 2)	86. 1)	87. 2)	88. 5)	89. 4)	90. 4)
91. 3)	92. 3)	93. 3)	94. 1)	95. 3)	96. 3)	97. 4)	98. 3)	99. 1)
100. 2)	101. 2)	102. 5)	103. 1)	104. 2)	105. 5)	106. 3)	107. 2)	108. 4)
109. 5)	110. 5)	111. 4)	112. 3)	113. 5)	114. 3)	115. 1)	116. 5)	117. 1)
118. 4)	119. 3)	120. 5)	121. 5)	122. 5)	123. 3)	124. 2)		

자기공명영상검사

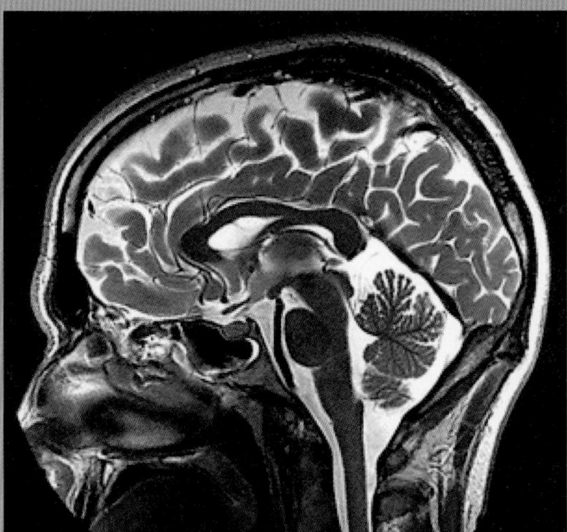

6

Magnetic
Resonance
Imaging

Ⅰ MR의 특징

자기공명영상(Magnetic Resonance Imaging)은 자장(magnetic field)과 비전리 방사선인 라디오파(Radio frequency : RF)를 이용한다. 자기공명영상은 RF를 이용하여 인체 내의 수소 원자핵에 자기공명 현상을 일으켜 그 특성을 영상화한 것으로 수소원자의 밀도 및 T1, T2 이완 시간 등이 영상에서 조직의 대조도(contrast)를 결정하는 주요 인자이다. 높은 조직의 대조도와 형태적, 기능적 정보를 얻을 수 있고 환자의 체위 변화 없이 시상면(sagittal), 관상면(coronal), 횡단면(transverse), 사위(oblique) 등의 영상이 가능하며 MR영상 장치의 발전과 컴퓨터의 성능 향상은 혈류 역학적인(hemodynamic) 정보를 얻을 수 있게 하였고 이것을 바탕으로 하여 자기공명 혈관조영(Angiography), 기능적(Functional) 검사, 관류(Perfusion)영상, 확산(Diffusion) 영상의 검사가 가능하게 되었다.

Ⅱ Magnet의 구조

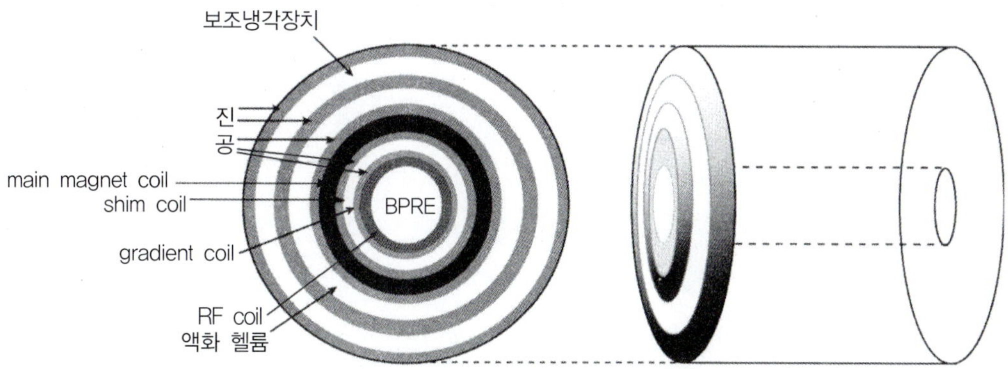

Magnet bore 안에는 안쪽에서 겹겹이 바깥쪽으로 RF coil, gradient coil, shim coil, main magnet coil 순으로 배열되어 있다. Magnet 안에는 초전도 상태를 유지하기 위하여 액화헬륨(He, 4.2 °K)이 채워져 있다.

(1) RF coil: 검사 중에 RF 신호를 수신하고 송신하는데 이용된다.

(2) Gradient coil: MR에서는 각 스핀들의 위치를 알기 위해서 X, Y, Z의 방향에 일정한 기울기를 가진 경사자장을 주자장(main magnet field)에 더하게 된다. 각 축들이 서로 수직으로 되어 있으며 Z축이 단면을 설정한다면 X와 Y방향은 영상화 평면의 가로와 세로 형태로써 경사자장을 만들게 된다.

(3) Shim coil: 주자장(main magnet field)은 균일성이 높아야한다. 그렇지 않으면 인체 내의 스핀과 공명 주파수의 대응이 순조롭지 않아 영상에서 분해능이 떨어지고 영상의 왜곡을 초래할 수 있다. 각 방향에서 균일성을 맞추는 것을 shimming이라 하며 수동적 방법(passive shimming: Magnet 내부에 철 성분을 이용하여 균질화)과 능동적 방법(active shimming : 초전도체성 shim coil로 역자장을 이용하여 균질화), 또 이 둘을 같이 적용하는 방법(hybrid shimming) 등이 있다.

Ⅲ 이완(Relaxation)

수소원자핵(spin)이 공명으로 얻은 에너지를 주위의 격자(lattice)에 열 진동 에너지로 방출하는 것을 뜻한다. 이완시간은 평형을 찾는데 필요한 시간으로써 외부자장에서 종축자기화의 63%에 도달할 때까지의 시간을 T1이완시간 또는 종축이완시간이라고 한다. T2이완시간 또는 횡축이완은 횡축 면에서 자화가 소멸되는 시간으로써 핵의 37%가 감쇠되는데 걸리는 시간을 의미한다.

1. 종축이완시간(T1 relaxation time)

종축 자기화에 RF pulse를 인가하면 새로운 횡축 자기화가 생성되며 이때 다시 RF pulse를 끊으면 횡축자기화는 소멸되며 spin들은 평형상태로 되돌아간다. 이때 흡수했던 에너지를 주위의 다른 분자나 원자에게 전달되는데 spin들의 여기에너지가 격자의 진동으로 소실되므로 spin-lattice relaxation이라고도 한다.

2. 횡축이완시간(T2 relaxation time)

T2이완시간은 국소적인 자장의 불균등성에 의해 일어나며 각각의 spin들은 서로 다른 운동속도로 인해 이웃하는 spin들에 영향을 주고 받으며 에너지를 잃게 된다. 이렇게 핵들에 의한 에너지 손실과 관련되며 spin-spin relaxation이라고도 한다.

Ⅳ 영상 매개변수(Image Parameter)

1. 여기 횟수(Number of Excitation : NEX)

여기 횟수는 영상을 만들기 위해서 동일한 부위에서 영상신호를 몇 번 반복해서 얻는가를 의미한다. 여기횟수가 증가하면 신호대 잡음비(SNR)를 높일 수 있다. 신호대 잡음비(SNR)는 NEX의 제곱근에 비례한다.

2. 주파수 폭(Bandwidth)

주파수 폭은 주파수 범위를 의미하며 넓은 주파수 폭은 voxel(volume element)에서 나오는 신호 외에 noise까지 포함되지만 좁은 주파수 폭을 사용하면 수신되는 noise를 줄일 수 있으며 SNR을 증가시킬 수 있다. 단위는 Hz를 사용한다.

3. Matrix

주파수 부호화와 위상 부호화 수를 좌우하는 matrix 크기 선택은 검사시간, 신호 대 잡음비(SNR), 해상력을 결정하는데 매우 중요하다. FOV를 고정시키고 matrix를 줄이면 pixel의 크기가 증가되어 해상력은 감소되나 matrix수를 늘리면 해상력은 증가한다.

4. 단면두께(Slice thickness)

단면의 두께는 영상의 화질과 해상력에 영향을 준다. 단면 두께가 증가하면 SNR의 증가로 영상의 화질은 좋아지나 너무 큰 단면두께는 세부적인 해상력을 얻기가 힘들어진다.

5. TR과 TE

TR(repetition time)과 TE(echo time)는 영상에 중요한 영향을 주는 인자이다. TR은 처음 RF pulse를 인가한 다음 같은 펄스가 적용되기까지의 시간의 길이를 의미한다. TR이 길수록 종축 자기화의 회복이 더 많아지게 되기 때문에 다음 pulse가 적용되었을 때 횡축으로의 이동이 더욱 커지게 된다.

TE는 RF pulse를 보낸 후 에코신호가 최대가 될 때까지의 시간을 말한다. 횡축자기화의 붕괴는 RF pulse가 멈추면서 시작되므로 TE가 길수록 신호를 만드는 횡축자기화 성분이 Mxy면에 조금밖에 남지 않게 된다. 때문에 TE가 짧을수록 SNR은 높아지고 TE가 길수록 신호가 작아져 SNR이 낮아진다.

6. 숙임각(Flip Angle : FA)

MR 영상 신호를 얻기 위해서는 종자화 성분을 횡자화 성분으로 바꾸어 주는 과정이 반드시 필요하다. 숙임각이 작을수록 T2 강조영상에 가깝고 클수록 T1 강조영상에 가깝게 된다.

7. 포화펄스(Saturation pulse)

빠른 혈류의 움직임에 의해 발생하는 영상의 왜곡에 가장 효과적으로 대처하는 방법이 포화펄스이다. 90° RF 펄스를 보내기 전에 매번 포화 펄스가 보내지므로 TR이 증가하게 된다. TR이 증가하면 영상의 SNR은 높아지지만 검사시간이 늘어나게 되고 한번의 TR로 검사할 수 있는 절편수가 줄어들기 때문에 적절하게 사용해야 한다.

8. FOV(Field Of View)

영상화 과정에서 관심영역이 나타나는 구역의 크기로서 영상의 크기가 아니라 X-Y평면의 scan범위를 나타낸다. FOV가 작으면 해상력은 증가하나 SNR은 감소된다.

표 6-1. 영상 획득 매개 변수(parameter)의 영향

매개변수	상대가치	SNR	해상력(Resolution)	검사시간(Scanning time)
TR	High	↑	↑	↑
	Low	↓	↓	↓
TE	High	↓	–	–
	Low	↑	–	–
NEX	High	↑	↑	↑↑
	Low	↓	↓	↓
Matrix	High	↓	↑↑	↑
	Low	↑	↓↓	↓
FOV	Large	↑	↓	–
	Small	↓	↑	–
Slice thickness	Thick	↑	↓	–
	Thin	↓	↑	–
Slice spacing	Narrow	↓	↓	–
	Wide	↑	↑	–
Bandwidth	Narrow	↑	↑	↑
	Wide	↓	↓	↓

V Pulse sequence

1. Spin Echo(SE)

Spin Echo(SE) 방식은 MR영상을 얻는 데 사용되는 가장 기본적인 pulse sequence로서 SNR과 대조도가 우수하기 때문에 가장 많이 이용되는 방법이다. 이 방식은 90°와 180° RF pulse파형을 이용하여 신호를 얻으며, T1은 해부학적인 정보를 얻을 수 있으며 짧은 TR과 TE를 선택하여 영상을 얻는다. T2는 병리학적인 정보를 포함하는 영상을 얻을 수 있으며, 상대적으로 긴 TR과 TE를 선택하여 영상을 얻는다.

2. Fast(Turbo) Spin Echo

Fast spin echo 기법은 spin echo 영상을 상대적으로 빠른 시간에 얻을 수 있는 방법을 말한다. 한 TR 안에 여러 개의 180° RF pulse를 인가하고 이때 발생하는 echo에는 각각 다른 크기의 phase encoding step을 인가하여 하나의 k-space만을 채우게 함으로써 검사시간을 줄이는 방법이다. 이때 인가되는 여러 개의 180° RF pulse를 ETL(Echo Train Length) 또는 Turbo factor라 하고 한 TR내의 ETL의 수가 많을수록 검사시간은 그만큼 짧아지게 된다.

3. Gradient Echo

Gradient echo에서는 숙임각(flip angle)이 90° 보다 훨씬 적은 것을 사용하기 때문에 Mxy 외에 Mz도 생기게 된다. 이때의 Mz 성분은 다음 RF pulse가 가해졌을 때 신호를 발생시키기 때문에 짧은 반복시간(TR)의 영상이 가능해진다.

4. IR(Inversion recovery)

180° pulse를 부여한 후 반전 시간(inversion time, TI) 동안 기다린 다음 90° pulse를 주고 그 후 재초점 pulse인 180° pulse를 사용해 영상을 얻는 방법이다.

IR기법에서 분지된 것으로 STIR(shot TI inversion recovery), FLAIR(Fluid Attenuated Inversion Recovery)가 있는데 STIR은 지방신호를 제거하는데 사용되며 FLAIR는 물성분의 신호를 억제하는 방법이다.

5. Echo Planar Imaging(EPI)

EPI영상 기법은 단 한번의 RF pulse를 가해 주고서 한 번의 TR 동안 모든 공간 정보를 얻을 수 있기 때문에 1초당 10~20여 개의 영상을 얻을 수 있는 초고속 영상 획득 기법이다. 이러한 것을 기초로 확산영상(diffusion image), 관류영상(perfusion image), 기능영상(functional image) 등의 방법에 이용되고 있다.

VI 자기 공명 혈관 조영술 (MR Angiography : MRA)

자기공명 혈관 조영술(MRA)은 혈관의 형태학적 정보를 비 침습적으로 검사하는 것으로 혈류의 신호강도를 최대화하고 정지된 물질에서 나오는 신호는 최소화함으로써 대조도를 극대화시켜 영상을 얻는다.

1. TOF(time of flight)

TOF는 유속신호강조효과(flow related signal enhancement)를 이용하는 것으로 spin이 이동하면 시간흐름(time of flight)효과가 나타나 RF pulse에 의해 혈류가 고신호강도로 보이게 된다. 따라서 단면으로 유입되어 들어오는 혈액은 강한 신호가 발생하며 조영제를 사용하지 않고도 밝게 나타난다.

① 2D TOF

유속신호강조효과(flow related signal enhancement)를 사용하여 flow가 밝은 신호로 나타나 단면 내로 유입되는 혈액과 정지된 조직을 구분할 수 있게 해주고 정상조직의 T1값보다 짧은 TR을 사용해 조직으로부터의 신호를 최소화하고 혈관의 대조도를 최대로 나타나게 한다.

② 3D TOF

2D TOF에 비해 SNR이 증가하고 매우 얇은 slice가 가능해졌으며 정상적인 유속을 가지는 혈액이나 빠른 속도로 진행하는 혈액의 신호가 증가하고 속도가 느린 혈액에 대해서는 신호가 좋지 않아 정맥보다는 동맥을 얻을 때 많이 사용한다.

2. PC(phase contrast)

PC방법은 스핀이 자장경사를 이동할 때 생기는 위상이동(phase shift)현상을 이용하는 방법이다. 양극성(positive polarity)과 음극성(negative polarity)을 갖는 서로 다른 경사(gradient)를 적용하는 두 개의 영상을 얻고, 각각에서 유발된 양성위상이동(positive phase shift)과 음성위상이동(negative phase shift)의 혈류 영상을 서로 감산(sub-traction)하여 혈류에 의한 신호는 증폭시키고 정지조직으로부터의 신호는 감소시키게 된다.

① 2D PC

영상획득시간이 짧아 3D PC를 하기 전에 적절한 VENC(velocity encoding : VENC)를 찾을 수 있도록 가능하게 하며 검사 시간이 짧고 넓은 단계의 속도를 부호화 할 수 있어 다른 검사를 위한 scout view에 주로 사용한다.

② 3D PC

혈액의 양적인 측정이 가능하기 때문에 느린 속도의 혈류에 대해서도 매우 민감하고 여러 단계의 속도를 분리해서 측정할 수 있다.

3. Contrast Enhanced MRA

상자성 조영제를 정맥에 주입하여 혈액의 T1을 짧게 만들어 매우 짧은 TR/TE를 갖는 Heavily T1 강조영상을 획득하면 주변조직의 포화는 심화되어 신호가 더욱 감소하고 혈액의 포화는 조영제에 의해 포화가 적게 되어 우수한 대조도의 영상을 만드는 방법을 Contrast Enhanced MRA라 한다.

Ⅶ 자기공명 분광법(MR Spectroscopy : MRS)

자기공명 분광법(MRS)은 생체내의 신진대사에 관여하는 물질들을 비 침습적으로 세포의 기능을 손상시키지 않고 분석하는 방법으로 자기공명영상에서 얻을 수 있는 해부학적인 정보와 병기진단, 치료경과 예후 판정 및 치료 선정에 도움을 줄 수 있다. MRS의 결과로 나타난 스펙트럼은 화학적인 구조를 구별하는 데 유용하게 사용되고 대사과정이나 생화학적 정보 차이로 정상조직과 병변 조직간에 서로 다른 스펙트럼을 가지게 된다. 주로 이용되는 물질은 ^{1}H, ^{13}C, ^{19}F, ^{31}P 등인데 Proton(^{1}H) MRS가 임상에서 주로 적용되고 있다.

Ⅷ 영상인공물(Artifact)

① Chemical shift artifact : 지방과 물의 공명주파수 차이로 생긴다. 1.5 T의 자장에서 약 220 Hz의 세차주파수 차이에 의해서 발생한다.

② Aliasing artifact : 피사체의 크기보다 더 작은 FOV를 선택했을 때 발생이 되며 wrap around는 frequency나 phase 방향 어느 쪽에도 나타나게 된다.

③ Flow artifact : 인체 내를 흐르는 혈액이나 체액에 의해 형성된다.

④ Motion artifact : imaging sequence 동안 피사체 전체 혹은 한 부분의 움직임에 의하여 생긴다.

⑤ Susceptibility artifact : 자화율이 다른 두 조직의 경계면에서 자화율의 차이로 인하여 국소자장의 변화로 경계면에서 신호의 왜곡이 발생한다. gradient echo에서 주로 발생한다.

⑥ Truncation artifact(Gibb's, Ringing artifact) : 불연속을 포함하는 파형이 퓨리에 합성 되었을 때, 불연속값 근처에서 나타나는 불일치 현상으로 인해 발생한다. 즉, 고신호와 저신호의 경계면의 데이터가 저수집 되었을 때 발생한다.

⑦ Cross talk artifact : RF Pulse의 파형이 정확한 사각형을 갖고 있지 못하여 원하는 단면 외의 Proton들을 자극함으로써 신호가 소실되는 현상이다.

⑧ Zipper-like artifact : 자극펄스(180°pulse : SE) 이전에 불필요한 잔류 횡자화가 남아있어 주파수 부호축의 제로 위상지점과 평행한 지퍼무늬 발생(주로 외부 주파수의 누설로 인해 발생)하고 고주파 펄스가 수신코일에 의해 직접 감지될 때도 발생한다.

Ⅸ MR에서 사용되는 조영제

MRI는 기본적으로 양성자에서 나오는 신호를 측정하는 것이다. 그런데 MRI 조영제는 주성분에 양성자를 포함하지 않으므로 촬영 중 그 자체가 탐지되는 것이 아니라 주위에 있는 물 양성자의 이완을 촉진함으로써 작용한다.

즉, X선 조영제의 작용 원리는 그 자체가 영상에서 고밀도의 명암으로 나타나는 직접적인 효과인 반면, MRI 조영제는 주위 양성자의 T1, T2 이완시간을 단축시켜 간접적으로 조영증강효과를 나타나게 된다.

MRI 조영제는 자장에 미치는 영향에 따라 상자성(paramagnetic), 초상자성(superparamagnetic) 제제로 구분된다. 전자는 T1감쇄 효과가 우세하여 T1강조영상에서 밝은 신호로 보이며, 후자는 T2감쇄 효과가 우세하여 T2영상에서 신호를 어둡게 만든다.

상자성 제제로 현재 임상적으로 널리 사용되고 있는 가돌리늄(Gd) 제제는 자체 독성이 높기 때문에 리간드와 결합시킨 착화합물의 형태로 하여 안전성을 개선하였고, 초상자성 제제로는 산화철 입자(SPIO, USPIO)가 대표적이다.

X 최신 영상 기법

1. 관류 자기공명영상(Perfusion MR Imaging)

상자성(paramagnetic) 조영제를 인체 혈관내로 급속 주입하여 조영제에 의한 뇌조직의 시간에 따른 자화율(susceptibility)변화를 측정하는 일차 통과 기법을 이용한다. T2 및 $T2^*$ 강조영상을 동일한 영상 단면에서 반복 측정하여 조영제가 뇌를 통과하는 전과정을 역동적으로 영상화하는 역동적 자화율 대조 자기공명영상(dynamic susceptibility contrast MR imaging)이라고 한다.

2. 확산 자기공명영상(Diffusion MR Imaging)

조직내 물분자의 확산 운동에 의한 영상신호 감소를 영상화하는 방법으로 병변에 의한 변화된 인체 내 조직의 특성을 비침습적으로 정량적인 값을 얻어 분석할 수 있고 이를 영상화하는 것이다. 임상적으로 급성 뇌 허혈증 환자에 적용되며 일반적인 MR 영상에서 병변이 나타나기 전에 조기 진단할 수 있다.

3. 기능적 자기공명영상(Functional MR Imaging)

뇌의 특정한 인지기능, 예를 들면 운동영역과 같은 뇌의 활성 부위를 알아보기 위해 손의 움직임과 같은 패러다임(paradigm)에 따라 수행되는 뇌 활성기(activation)와 휴지기(rest)기간의 두 영상을 얻어 BOLD효과(혈액 내의 hemoglobin의 산소 함유 정도에 따른 $T2^*$의 변화를 기반)나 뇌혈류 속도변화에 의해 결정된 이들의 신호 크기 차이를 통해 뇌 활성 부위에 대한 영상정보를 알아내는 것을 기본으로 하고 있다.

XI 환자준비

① 검사시행 전의 환자 조치 : 환자가 궁금해 할 수 있는 검사에 대해 정확한 설명과 함께 동의서를 작성한다.

② 검사시점의 환자 조치 : 정확한 검사와 안전한 검사를 위해 보철물, 인공물 등을 체크하고 검사과정을 다시 한번 설명하고 최대한의 협조를 구한다.

③ 폐소공포증 환자(claustrophobia)는 MR검사에 적합한 대상은 아니지만 진정(sedation) 후에 검사를 시행할 수도 있다.

④ 소아 검사시는 많은 어려움이 따르는데 소아 환자의 몸무게를 고려해 최소한의 약을 투여한다.

XII MR Anatomy

1. Brain MR Anatomy

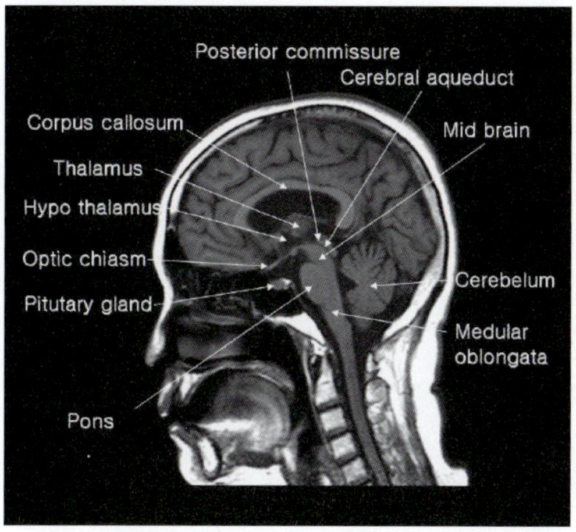

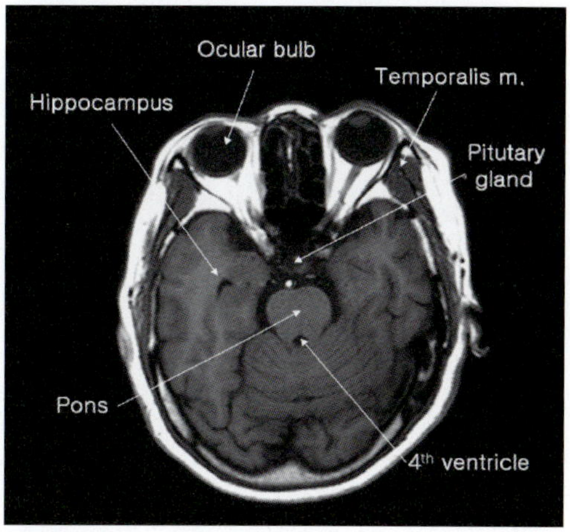

2. Brain 검사방법

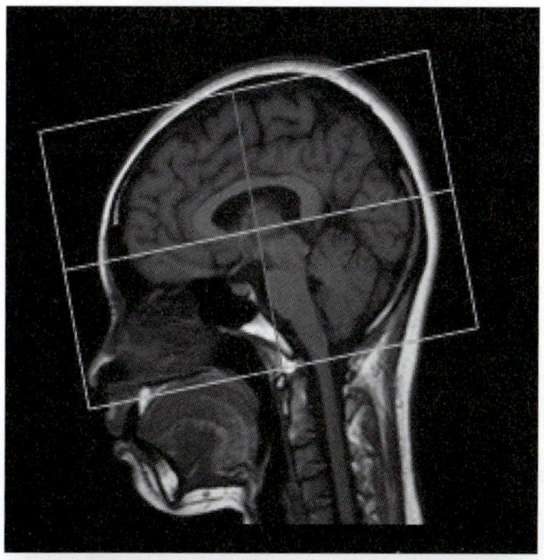

① Axial

- Cisterna magna에서 vertex까지 scan
- Angle : AC-PC 라인에 평행

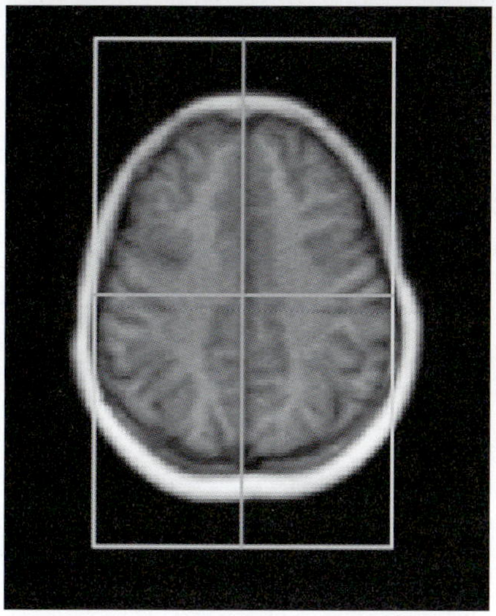

② Sagittal

- Longitudinal fissure에 기준으로 평행하게 scan

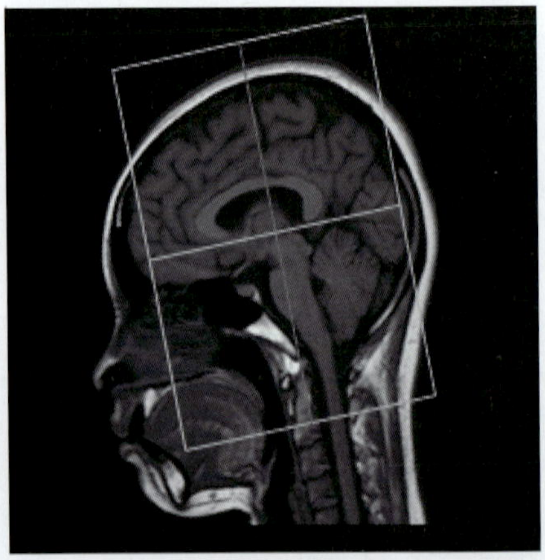

③ Coronal

- Angle : AC-PC 라인에 수직되게 병변 중점으로 scan

3. C-spine MR Anatomy

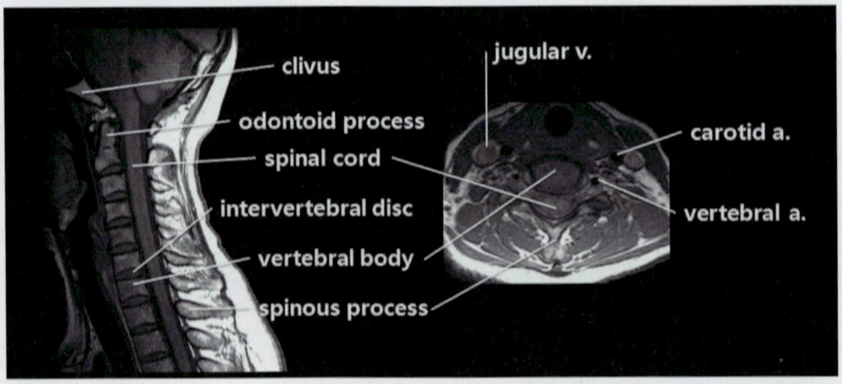

4. L-spine MR Anatomy

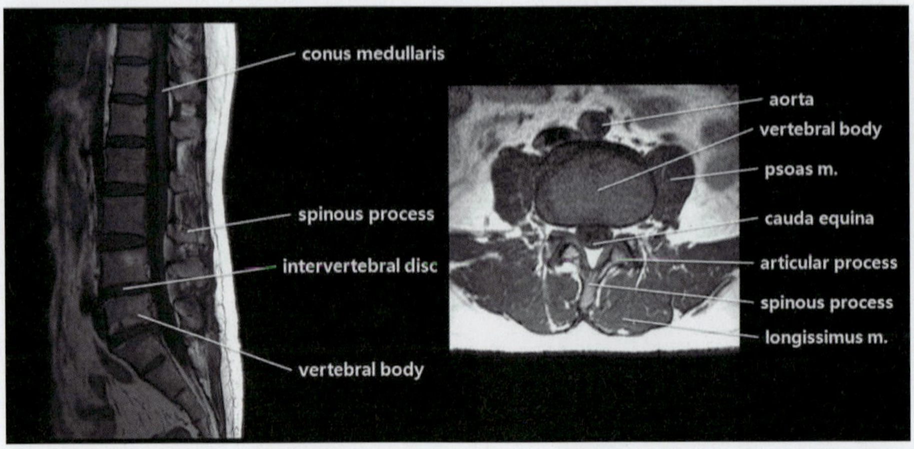

5. Shoulder MR Anatomy

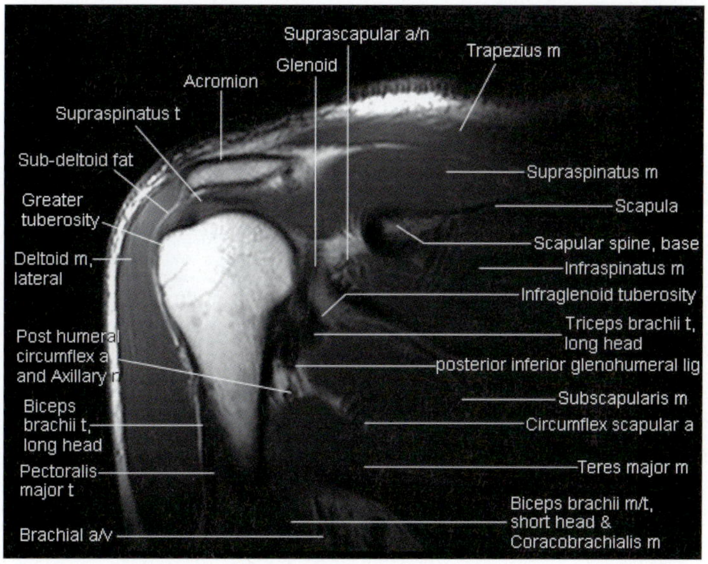

6. Knee MR Anatomy

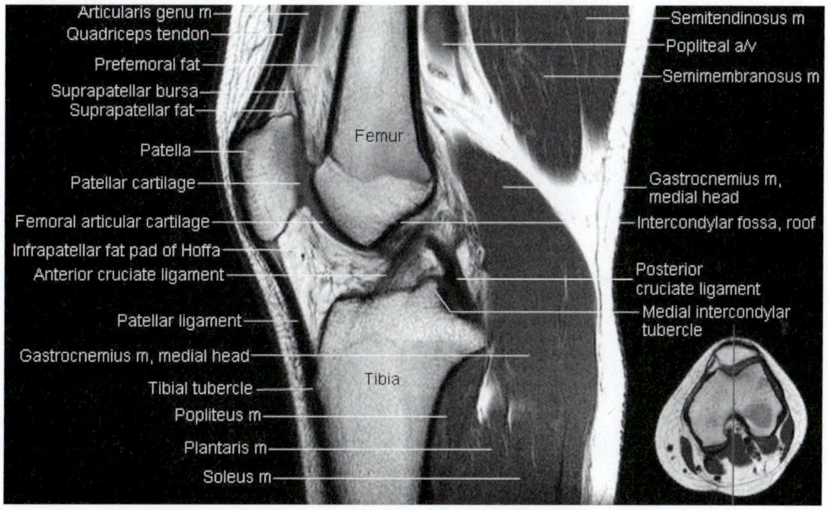

7. Pelvis(female) MR Anatomy

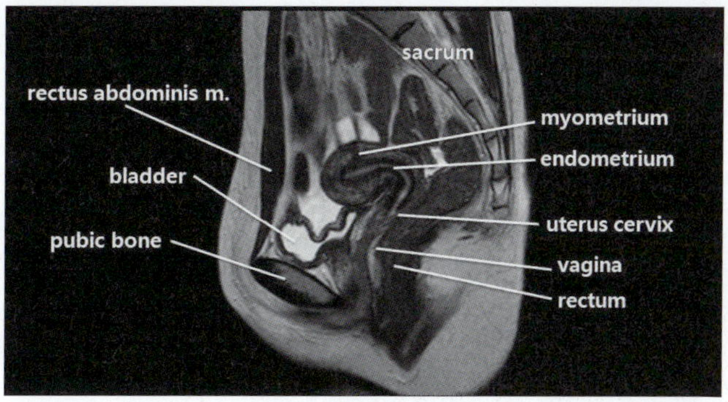

8. Wrist MR Anatomy

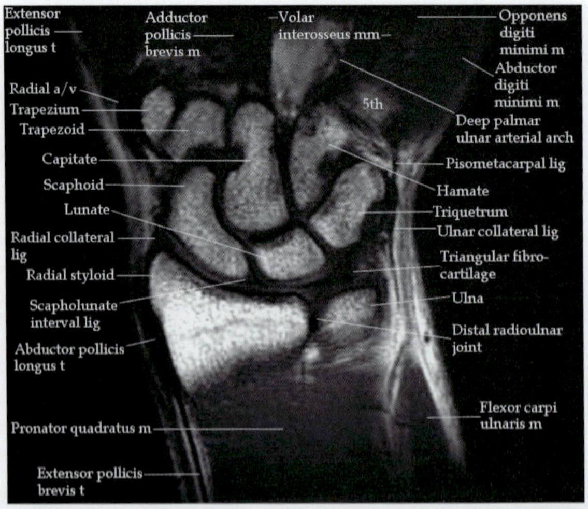

9. Elbow MR Anatomy

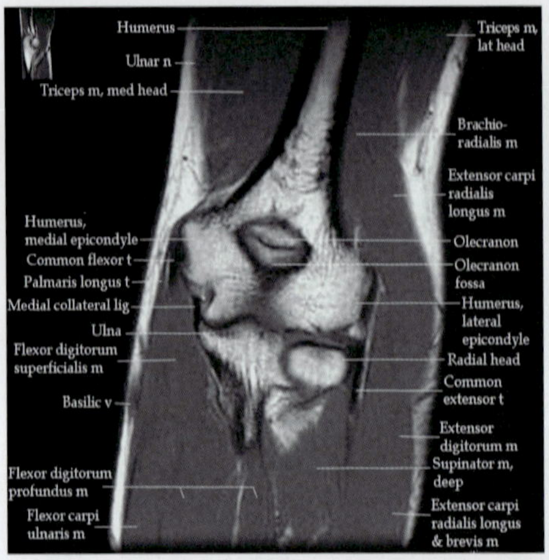

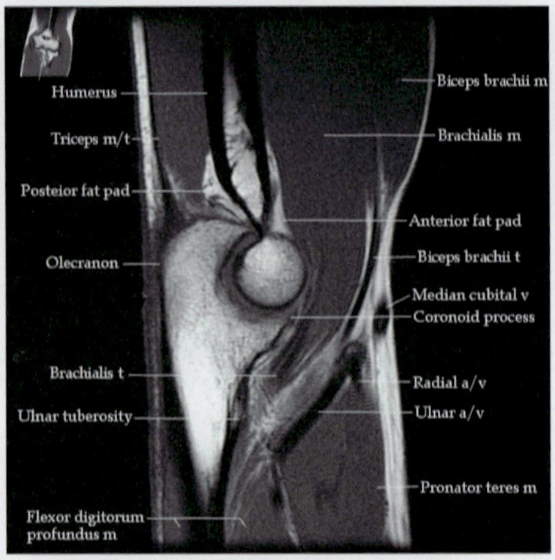

10. 자기공명혈관조영(MRA)

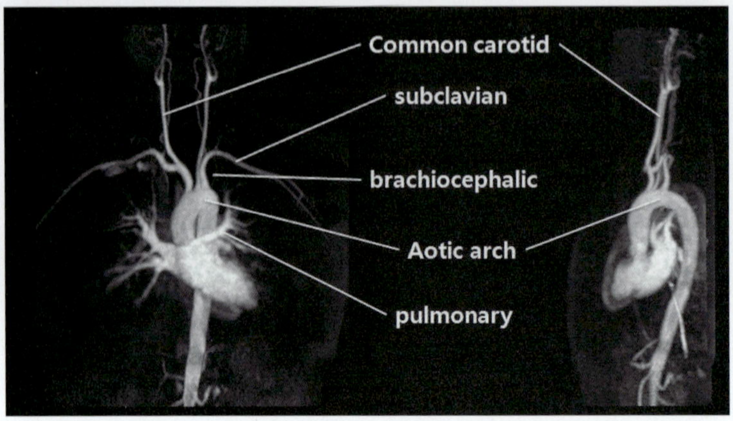

그림 01

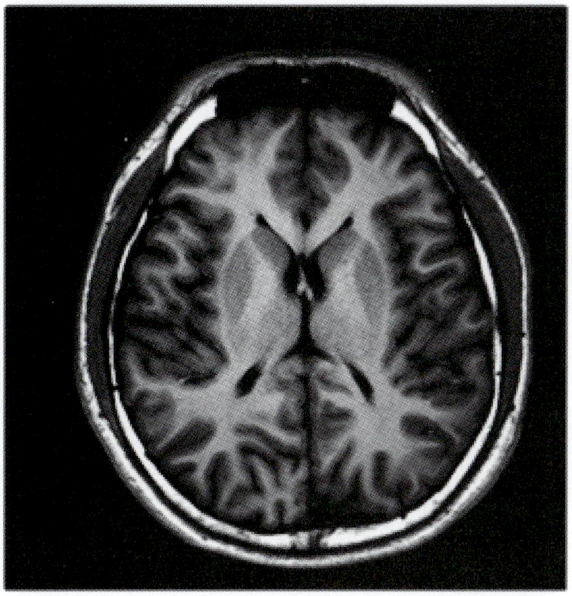

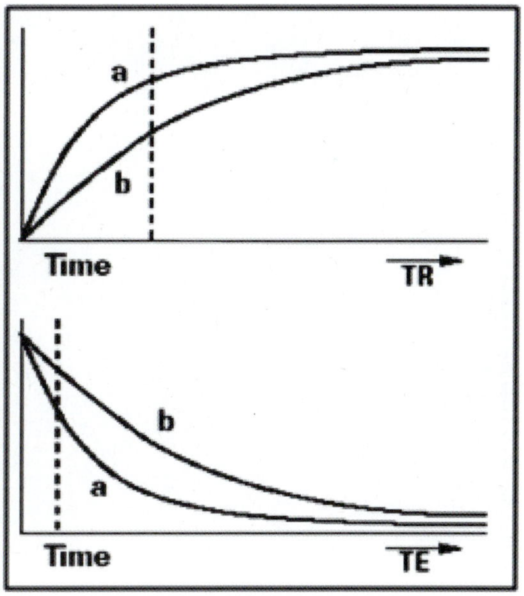

001 **그림 1**에 대한 설명으로 옳은 것은?

① 긴 반복시간과 긴 에코시간에 획득한다.

② 긴 반복시간과 짧은 에코시간에 획득한다.

③ 이완시간이 느릴수록 조직의 신호는 밝게 나타난다.

④ 조직들 간의 대조도를 높이기 위해서 조직들 간의 횡축자기화의 차이가 커야 한다.

⑤ 종축자기화 방향으로 회복되는 과정에서 조직들 간의 회복시간 차이를 영상화 한 것이다.

T1 강조 영상을 만들기 위해서 종축 이완시간의 차이를 크게 해야 하며 TR을 짧게 하면 조직들 간의 신호차이를 크게 할 수 있다. 신호의 크기는 지방 – 백색질 – 뇌척수액 순으로 약해진다. T1강조영상은 짧은 TR과 TE에서 얻을 수 있다.

그림 02

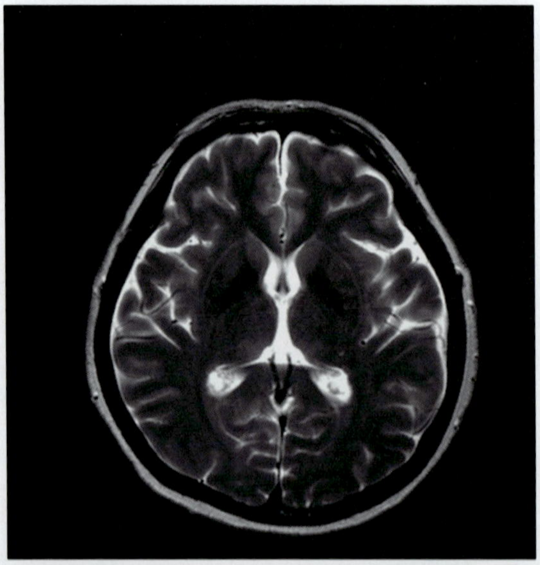

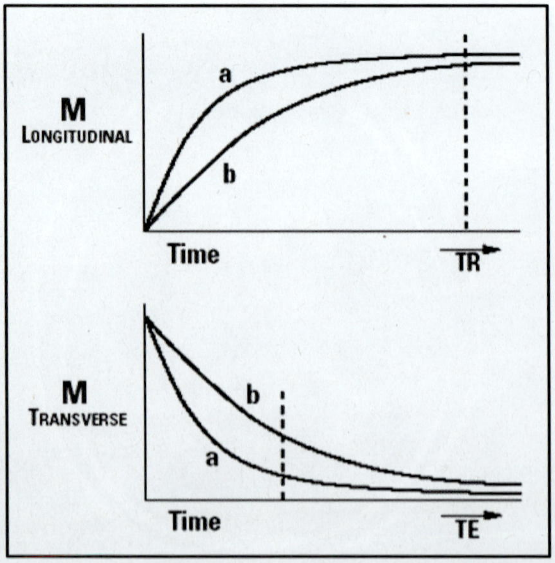

002 **그림 2**에 대한 설명으로 옳은 것은?

① 긴 반복시간과 긴 에코시간으로 획득한다.

② 짧은 반복시간과 긴 에코시간으로 획득한다.

③ 영상신호는 뇌백질, 근육, 뇌척수액 순으로 높아진다.

④ TE를 길게 하면 횡축이완의 차이를 최소화하여 조직들 간의 대조도를 높일 수 있다.

⑤ TR을 길게 하면 종축이완의 차이를 최대한 크게 하여 조직들 간의 대조도를 높일 수 있다.

종이완에서는 지방 – 간 – 백색질 – 지라 – 회색질 – 근육 – 혈액 – 뇌척수액 – 물의 순서로 되어 있으며 이완 시간이 짧은 지방은 고신호 강도로 나타나며 이완시간이 긴 물은 저신호 강도로 보이게 된다. 횡이완에서는 근육 – 간 – 지라 – 지방 – 백색질 – 회색질 – 혈액 – 뇌척수액–물의 순서로 나타나며 T1과 반대이므로 이완시간이 짧은 지방은 저신호로 이완시간이 긴 물은 고신호로 나타난다. T2강조영상은 TR을 길게 하면 조직 간의 종축이완 시 대조도는 점점 작아지고, 즉, T1효과가 작아지고 이때, TE를 길게 하면서 조직 간의 대조도가 최대가 되는 지점에서 영상을 얻게 된다.

그림 03

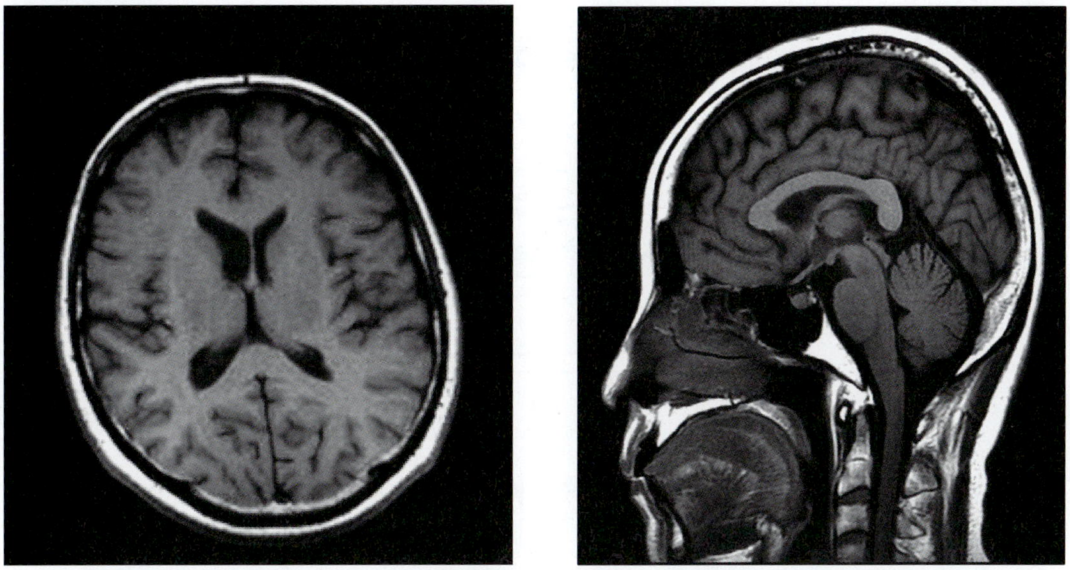

003 그림 3은 SE영상이다. 설명으로 옳은 것은?

① TE는 10~20 ms로 해야 한다.

② 영상 대조도는 이완시간에 영향을 받지 않는다.

③ 지방–회색질–백색질–뇌척수액 순으로 신호강도가 크다.

④ 대조도를 증가시키기 위해 TR을 2,000 ms 이상으로 해야 한다.

⑤ 백색질과 회색질 간에 대조도를 증가시키기 위해 Matrix를 증가시켜야 한다.

그림 3은 T1 강조영상으로 TR과 TE가 짧으며 matrix는 해상력과 관련이 있다. TR을 길게 할수록 각 조직 간의 T1대조도는 감소한다.

그림 04

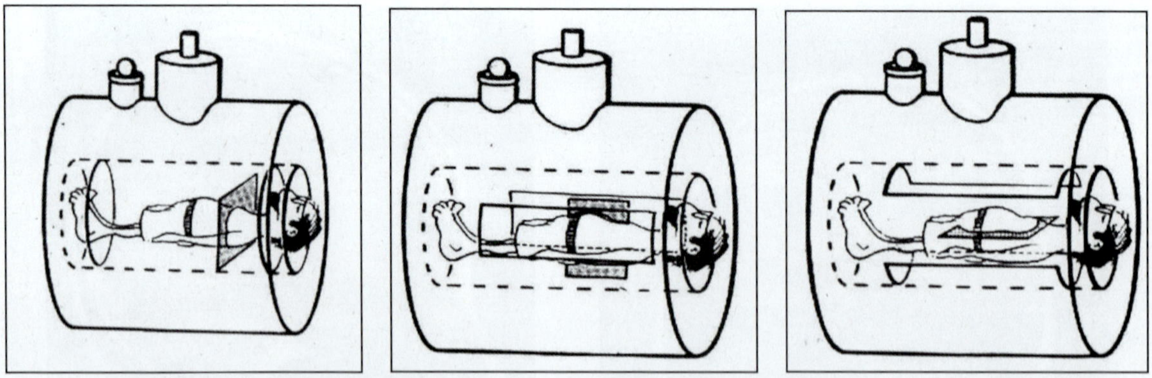

A B C

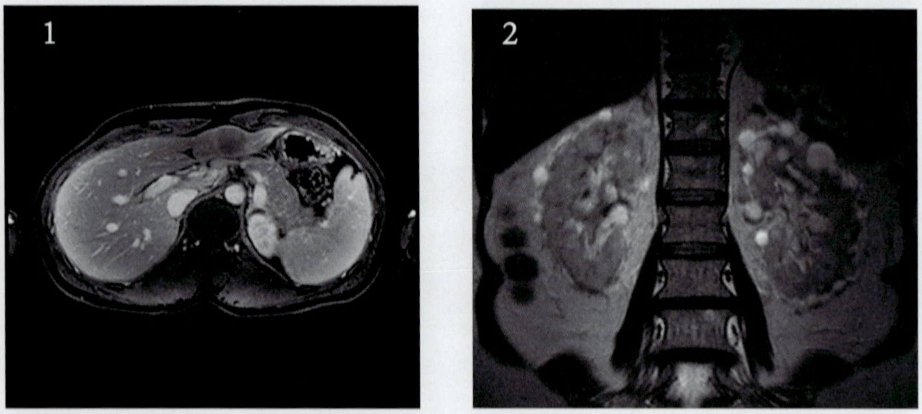

004 **그림 4**에서 A, B, C의 경사자장코일을 이용해서 1과 2의 영상을 획득하였다. 단면선택에 이용된 코일과 획득된 영상이 바르게 짝 지워진 것은?

① A−1, B−2

② A−2, B−1

③ B−1, C−2

④ B−2, C−1

⑤ C−2, A−1

gradient coil은 shim 코일 내부에 x, y, z축을 따라 감겨있다. Z−gradient coil은 한 쌍의 원형 코일로 이루어져 있고 반대극성을 가진 직류 전류가 두 coil을 통해서 양쪽의 반대 극으로 흐르면 Z축을 따라서 매우 조그마한 변화가 자기장에 생기게 된다. 이러한 자장세기의 변화는 자석의 축을 따라서 단면의 선택을 할 수 있도록 허용해 준다. Y−gradient coil들은 인체의 위아래에서 통하는 축이라고 할 수 있으며, X−gradient coil들은 인체의 좌우측에 경사자장이 위치하고 있다. 세 가지 코일 중 어느 코일을 slice selection에 이용하느냐에 따라 영상의 단면이 결정된다.

그림 05

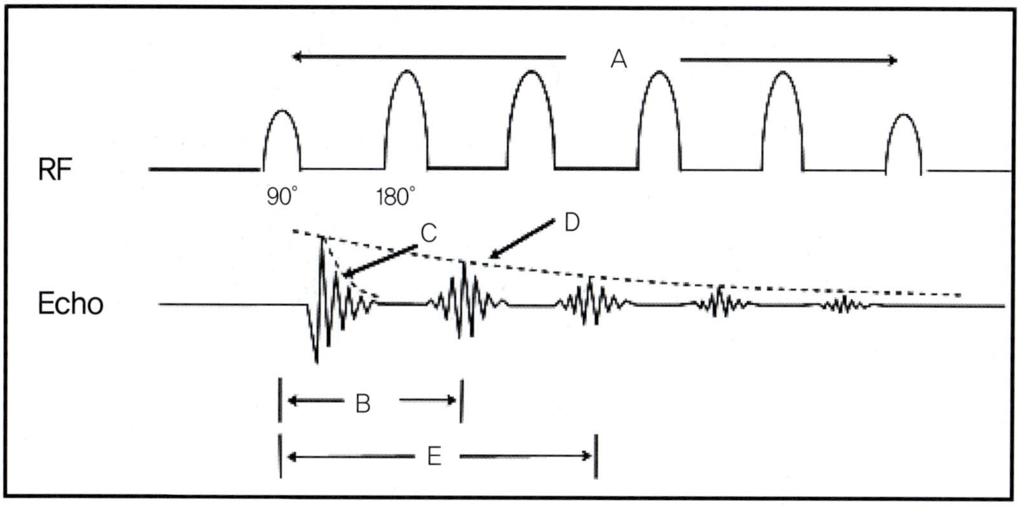

005 그림 5의 설명으로 옳은 것은?

① A는 TE이다.
② B는 TR이다.
③ C는 $T2^*$이다.
④ D는 T1이다.
⑤ E는 T2이다.

Fast spin echo sequence에서는 2개 이상의 ETL(Echo train length)이 사용될 수 있는데 그림 C의 $T2^*$를 이용한 여러 개의 각기 다른 TE들이 하나의 영상을 구성하게 되므로 effective TE를 어느 위치에 조절하느냐에 따라 대조도가 달라진다. 최초 FID의 감쇠와 각각의 echo의 감쇠는 $T2^*$이고 각 echo에 의해 최대신호로 연결되는 곡선의 감쇠는 T2이다. A는 TR, B는 TE, C는 $T2^*$감쇠, D는 T2감쇠, E는 Effective TE이다.

006 그림 5의 설명으로 옳은 것은?

① SE 펄스 시퀀스이다.
② IR 펄스 시퀀스이다.
③ GRE 펄스 시퀀스이다.
④ FSE 펄스 시퀀스이다.
⑤ EPI 펄스 시퀀스이다.

그림 06

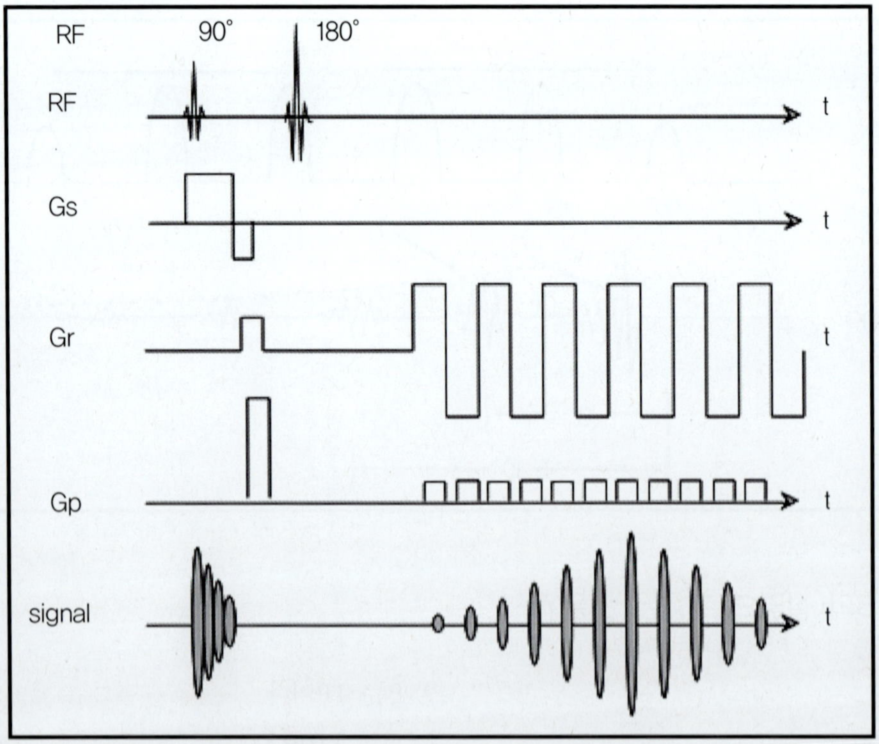

007 그림 6의 펄스 시퀀스 모식도에 대한 설명으로 옳은 것은?

① EPI 펄스 시퀀스이다.

② 스핀에코 펄스 시퀀스이다.

③ 경사자계 펄스 시퀀스이다.

④ 반전회복 펄스 시퀀스이다.

⑤ 고속 스핀에코 펄스 시퀀스이다.

EPI는 SE와 GRE를 조합해서 사용할 수 있다. SE-EPI는 180°pulse의 사용으로 외부자장의 불균질성을 극복하고 같은 크기의 위상부호화 경사자장을 인가하며 한번의 RF펄스를 가한 후 주파수 부호화 경사자장을 이용하여 한 단면의 K-space데이터를 모두 채워준다(single-shot). 또한 여러 번의 RF펄스를 인가하고 여러 개의 $T2^*$신호를 이용하여 한 단면을 k-space에 채우는 것을 multi-shot이라고 한다.

그림 07

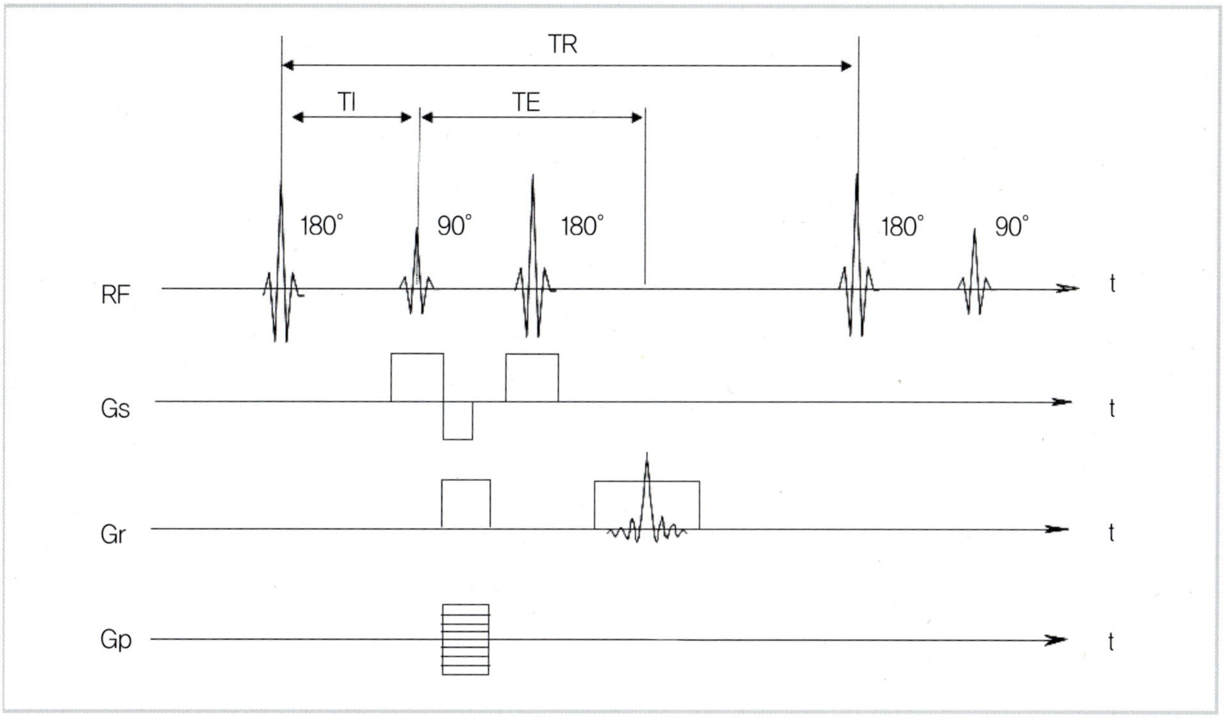

008 **그림 7**의 펄스 시퀀스 모식도에 대한 설명으로 옳은 것은?

① EPI 펄스 시퀀스이다.
② 스핀에코 펄스 시퀀스이다.
③ 경사자계 펄스 시퀀스이다.
④ 반전회복 펄스 시퀀스이다.
⑤ 고속 스핀에코 펄스 시퀀스이다.

IR은 180°펄스를 가한 후 반전시간을 기다린 다음 90°펄스를 인가하는 펄스 시퀀스이다. 반전시간 후 신호의 크기가 0이 되는 지점(null point)이 발생하는데 반전시간의 조절을 통해 지방 또는 물 성분을 억제하는 영상을 얻을 수 있다.

그림 08

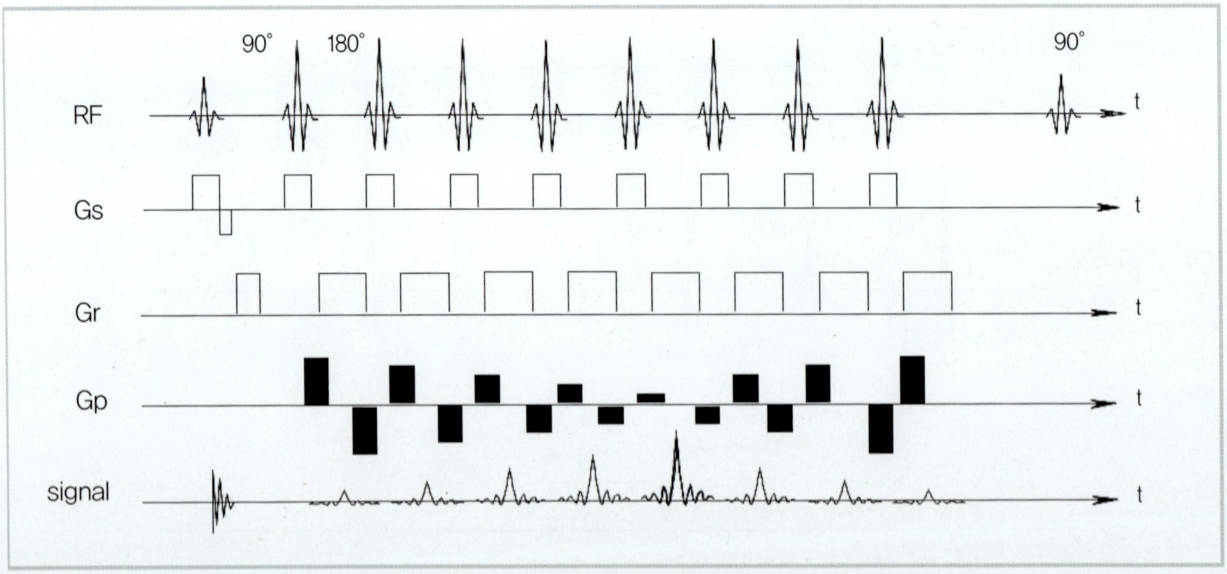

009 그림 8의 펄스 시퀀스 모식도에 대한 설명으로 옳은 것은?

① EPI 펄스 시퀀스이다.
② 스핀에코 펄스 시퀀스이다.
③ 경사자계 펄스 시퀀스이다.
④ 반전회복 펄스 시퀀스이다.
⑤ 고속 스핀에코 펄스 시퀀스이다.

Fast spin echo sequence에서는 2개 이상의 ETL(Echo train length)이 사용될 수 있는데 FSE 또는 TSE는 하나의 TR동안에 여러 번의 180° 펄스를 인가하고 여러 개의 echo를 발생시킴으로써 1TR 동안 K-Space의 여러 줄을 데이터로 채울 수 있는 펄스 시퀀스이다. 그러므로 고식적인 SE에 비해 스캔시간이 단축된다.

그림 09

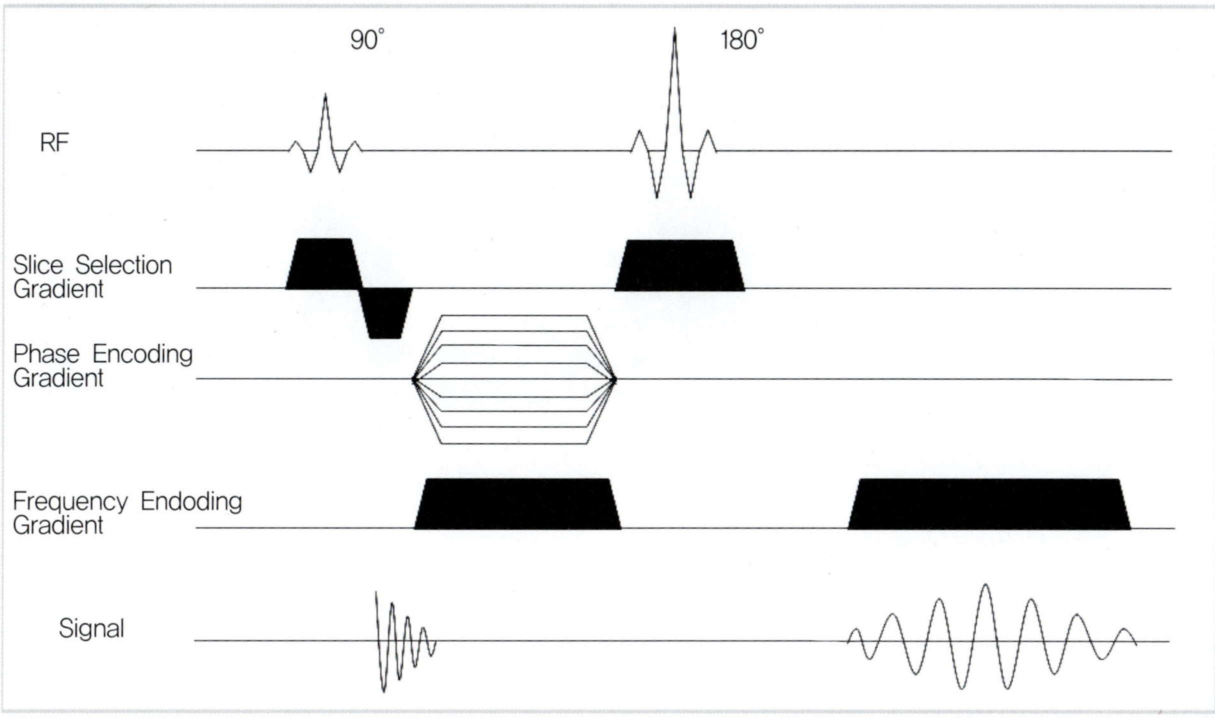

010 그림 9의 펄스 시퀀스 모식도에 대한 설명으로 관련이 없는 것은?

① MRA검사 시 이용된다.
② T2강조영상을 획득할 수 있다.
③ T1강조영상을 획득할 수 있다.
④ 수소밀도 강조영상을 획득할 수 있다.
⑤ 재자화 펄스에 의한 자장 불균질의 보상이 우수하다.

Spin echo sequence로는 T1, T2, proton density를 얻을 수 있고 gradient echo에서는 T2* 강조영상을 얻을 수 있다. GE(gradient echo)는 spin echo와 같이 90°, 180° 펄스를 사용하지 않고 90° 보다 작은 RF 펄스를 이용하여 FID 신호로부터 영상을 얻는다. 90° 보다 작은 숙임각을 이용하기 때문에 TR을 짧게 할 수 있어 검사시간이 짧다. SE는 가장 기본적인 PS로서 SNR과 조직대조도가 우수하다. 90°와 180° 펄스를 이용하여 echo를 얻게 되고 다시 90°와 180°의 인가를 반복하며 데이터를 채워준다. 180° Pulse에 의해 주자장의 비균일성이 보상하기 때문에 K-space에 매우 균질한 영상을 채울 수 있다. 반면에 90°와 180° 펄스를 사용하므로 TE의 단축에 한계가 있어 검사 시간이 길다는 단점이 있다.

011 그림 9의 펄스 시퀀스 모식도에 대한 설명이 옳지 않은 것은?

① 위상부호화 경자자장의 세기는 각 TR마다 달라진다.
② 90° RF 펄스와 180° RF pulse를 이용하기 때문에 SNR이 우수하다.
③ 180° RF 펄스와 echo signal 중간까지의 시간을 TE(echo time)라 한다.
④ 처음에 사용했던 RF 펄스를 다시 사용 할 때까지의 시간을 TR(repetition time)이라 한다.
⑤ 90° RF 펄스를 인가한 후 흩어지는 스핀들에 180° RF 펄스를 가하게 되면 스핀들의 위상이 다시 모이게 된다.

SE에서의 TE는 90°펄스와 180° 펄스를 인가 후 echo가 나올 때까지의 시간을 말한다.

그림 10

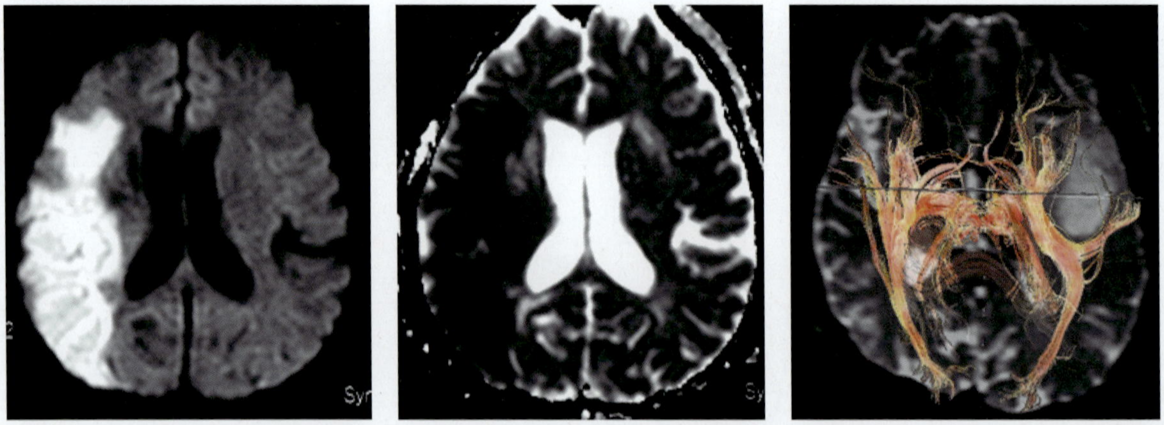

012 **그림 10**은 같은 종류의 펄스 시퀀스를 사용하여 얻은 영상이다. 이 영상을 획득하기 위해 사용된 펄스 시퀀스는?

① Spin Echo
② Gradient Echo
③ Inversion Recovery
④ EPI(Echo Planar Imaging)
⑤ Fast Spin Echo(Turbo SE)

빠른 시간에 영상을 얻어야 할 때 또는 DWI(확산강조영상)나 DTI(확산텐서영상) 검사 시는 EPI pluse sequence를 이용한다. 왼쪽부터 등방성확산강조영상, 겉보기 확산계수영상, 확산텐서 신경섬유로 영상으로 모두 EPI를 이용한 영상이다.

그림 11

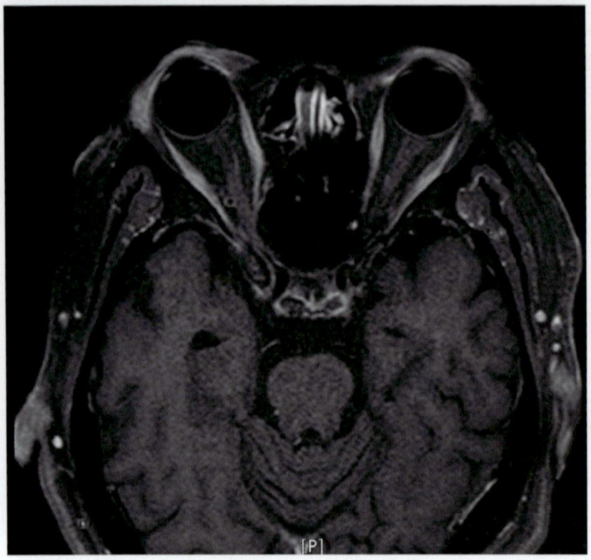

013 **그림 11**에 대한 설명으로 옳은 것은?

① 조영제를 투여하고 지방소거는 하지 않았다.
② TI를 2,500 ms 정도로 하여 지방을 소거했다.
③ FA를 20도로 하고 조영제를 사용하지 않았다.
④ 조영제를 투여하고 지방소거를 한 T1강조영상이다.
⑤ 조영제를 투여하고 지방소거를 한 T2강조영상이다.

반전시간을 짧게(200 ms 전후)하여 지방 신호를 소거시키는 방법을 STIR기법이라고 한다. 또한 정상적인 시신경의 경우 조영제를 투여해도 조영증강이 되지 않으나 뇌하수체, 해면정맥동, 경막, 비점막 등의 경우 정상의 경우에도 조영효과가 나타나므로 조영제의 투여 여부는 주위 조직의 신호를 통해 확인해야 한다.

그림 12

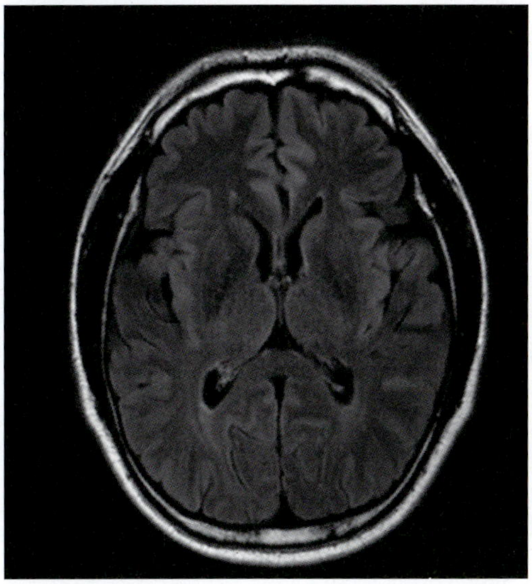

014 그림 12에 사용된 MR 영상 기법은?

① PC(Phase contrast)
② TOF(Time of flight)
③ EPI(Echo Planar Imaging)
④ STIR(Short TI Inversion Recovery)
⑤ FLAIR(Fluid Attenuated Inversion Recovery)

STIR 기법이 지방 신호를 억제하는 방법이라면 FLAIR 기법은 물성분의 신호를 억제하는 기법이다. 보통 TR 10,000 ms~11,000 ms, TI 2,000~3,000 ms를 사용하고 Brain 검사 시 기본적으로 이용되고 있다.

그림 13

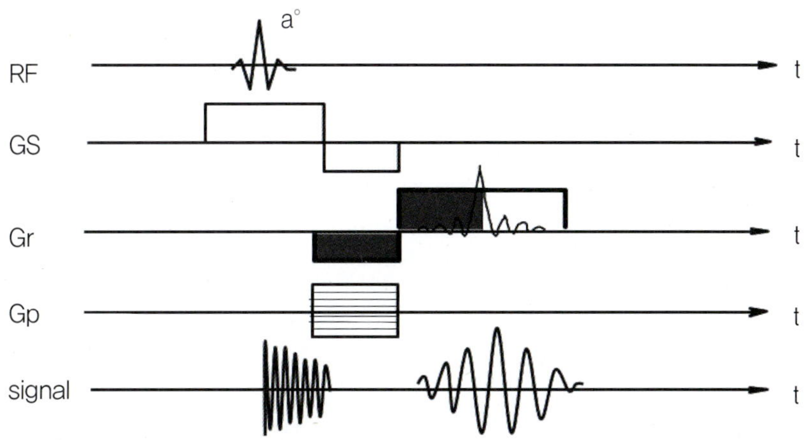

015 그림 13과 같은 펄스 시퀀스에 대한 설명으로 옳은 것은?

① EPI 펄스 시퀀스이다.
② 스핀에코 펄스 시퀀스이다.
③ 경사에코 펄스 시퀀스이다.
④ 반전회복 펄스 시퀀스이다.
⑤ 고속 스핀에코 펄스 시퀀스이다.

GRE는 90°보다 작은 각도의 RF펄스의 인가 후 생성되는 FID신호를 이용하여 영상을 얻는 기법으로 (−)gradient와 (+)gradient를 이용하여 양성자를 강제로 refocus시키면서 신호를 얻는다.
90°보다 작은 RF펄스(즉, a펄스)를 사용하기 때문에 검사시간이 타 펄스 시퀀스에 비해 짧아지지만 SE처럼 180°펄스라는 안정적인 refocus펄스를 사용하지 않으므로 자장의 불균일성에 민감하여 SE보다 영상신호가 낮게 나타난다.

그림 14

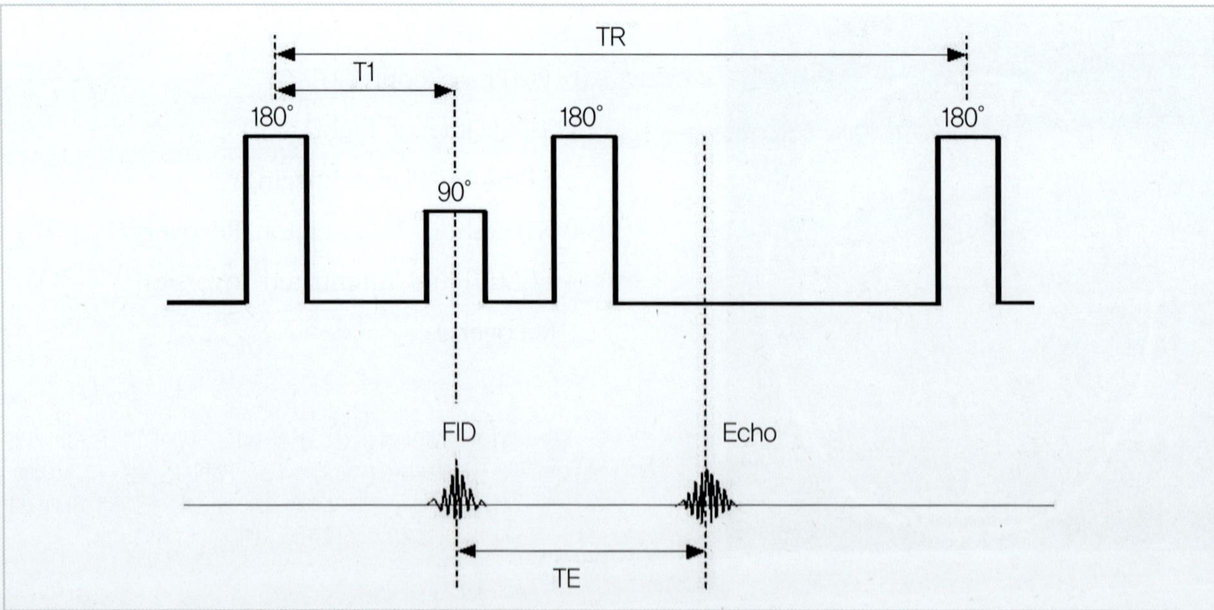

016 **그림 14**의 펄스 시퀀스를 적용했을 경우 이와 다른 펄스 시퀀스를 적용하여 획득한 T1강조영상과 비교 시 얻을 수 있는 장점은?

① SNR이 감소한다.
② 검사시간이 감소한다.
③ 공간 분해능이 증가한다.
④ Field of View와 밀접한 관계가 있다.
⑤ 물과 지방의 대조도 분해능이 증가한다.

IR은 180˚RF 펄스에 의해서 조직의 스핀들을 -Z축 방향으로 반전시킴으로써, T1이완이 빠른 조직과 느린 조직 간의 대조도를 극대화 시킬 수 있다.

그림 15

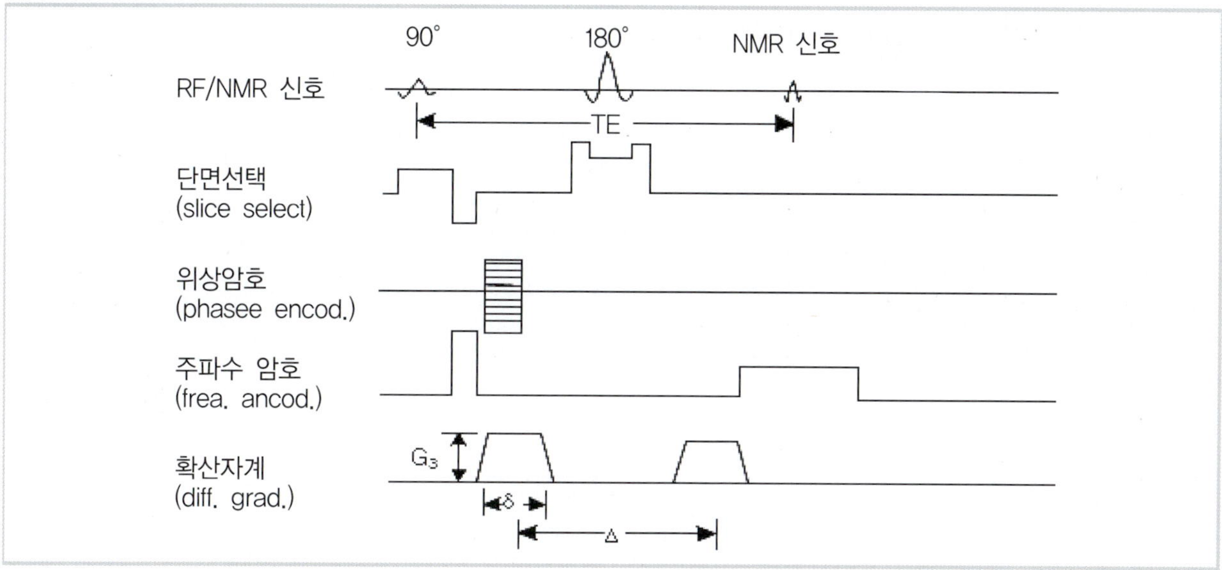

017 그림 15의 펄스 시퀀스를 사용하여 얻은 영상은?

①

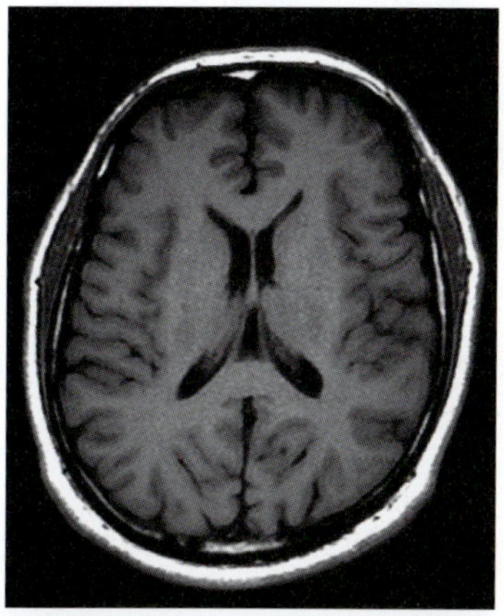

②

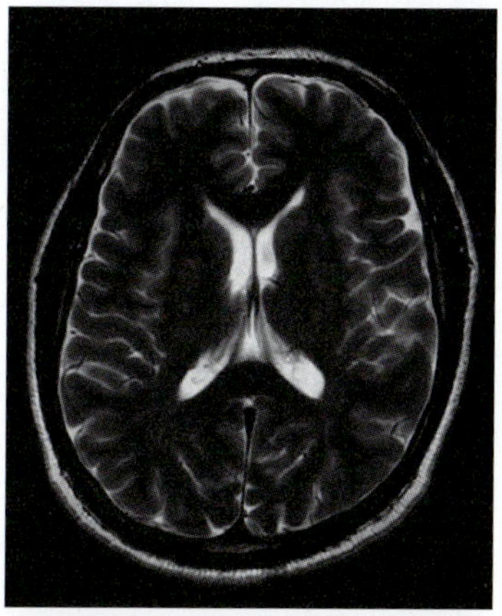

③

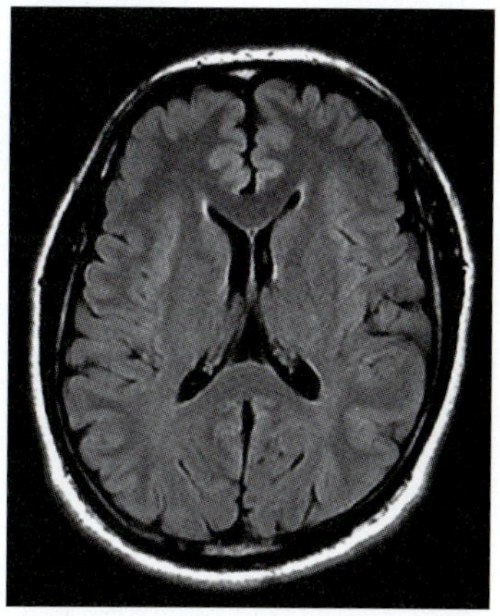

④

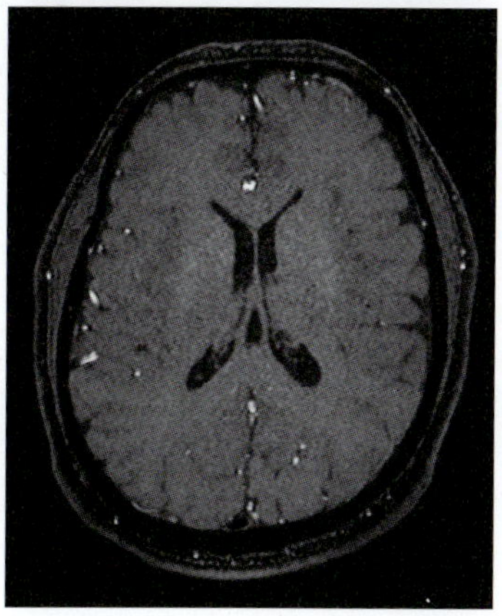

⑤

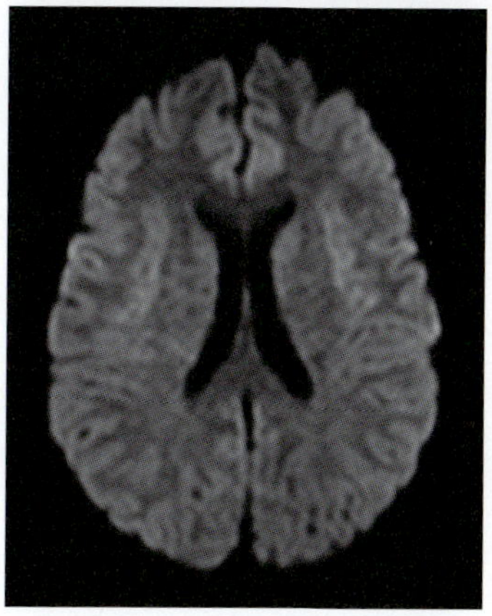

EPI기법은 SE 또는 GRE와 조합해서 사용할 수 있고, 그림 15처럼 확산 자계를 인가하여 확산강조영상을 획득할 수 있다.

그림 16

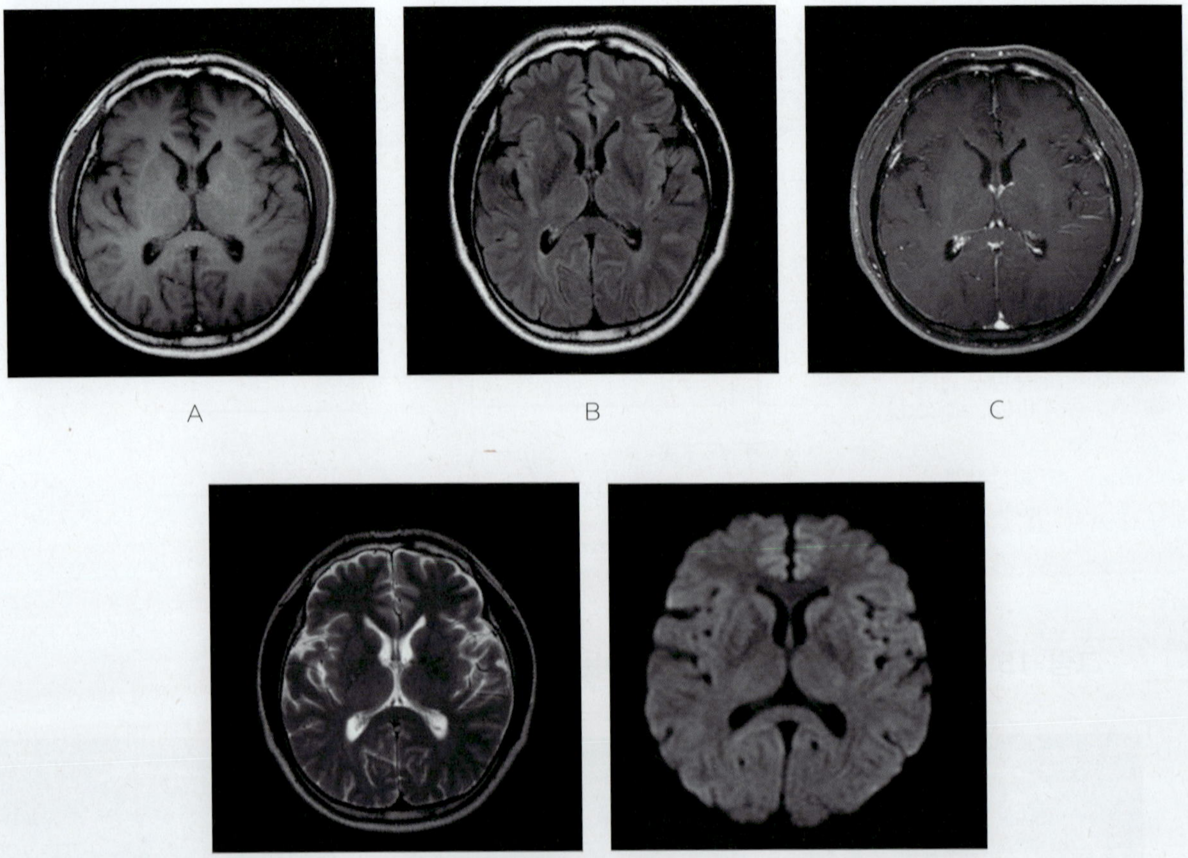

A B C

D E

018 **그림 16**의 영상들을 획득하기 위한 매개변수 중 TR과 TE의 조합으로 바르게 짝 지어진 것은?

	TR(ms)	TE(ms)
① A	100	10
② B	500	20
③ C	1500	50
④ D	2500	80
⑤ E	11000	2200

각각의 영상이 어떤 영상인지 이해하고 획득에 사용되는 매개변수를 암기해야 한다. 횡축이완(transverse relaxation)의 신호강도를 얻기 위해서는 TR을 길게(2,000 ms 이상) TE도 길게(70 ms 이상) 부가인자를 주어 T2강조영상을 얻도록 한다. A(T1강조영상), B(FLAIR), C(T1강조 조영 후 영상), D(T2강조영상), E(확산강조영상)

그림 17

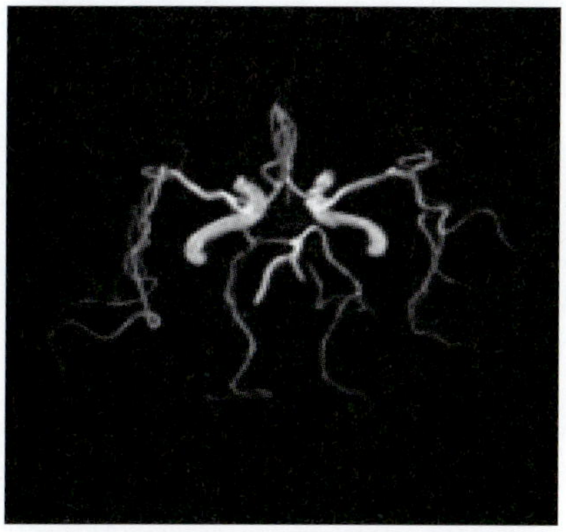

A

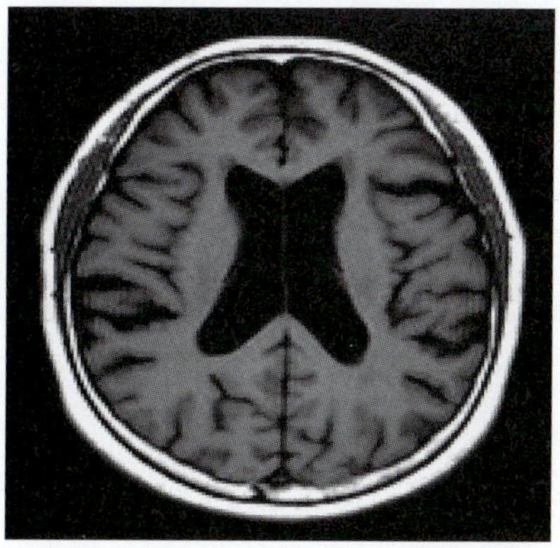

B

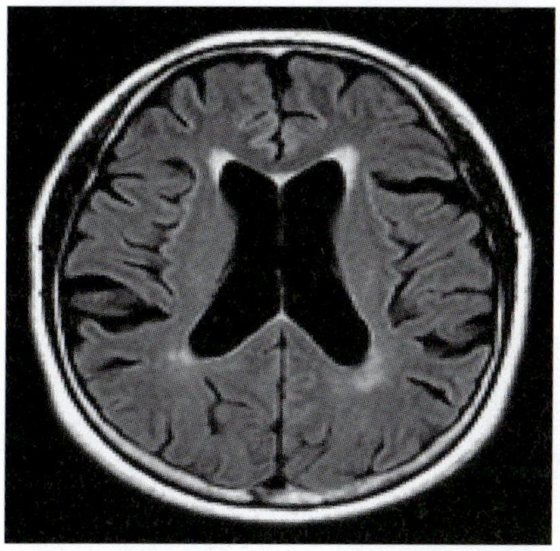

C

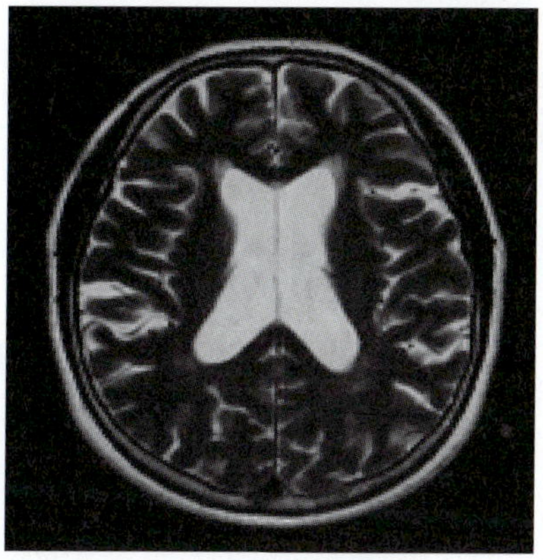

D

019 **그림 17**의 영상 중 TR이 짧은 것부터 나열된 것은?

① A − B − C − D　② A − B − D − C　③ B − A − D − C
④ C − B − D − A　⑤ D − C − B − A

(A) 영상은 GRE MRA(TR : 25 ms)
(B) 영상은 SE T1(TR : 500 ms)
(C) 영상은 FLAIR(TR : 11000 ms)
(D) 영상은 FSE T2(TR : 3000 ms)

그림 18

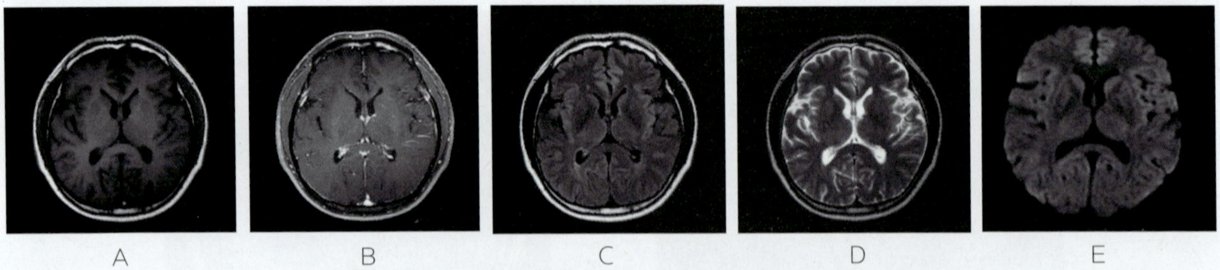

020 **그림 18**에서 TR 11,000 ms, TE 150 ms, TI 2200 ms를 적용하여 획득한 영상은?

① A ② B ③ C
④ D ⑤ E

A영상은 T1강조영상으로 TR 500 ms, TE 10 ms로 얻은 영상이며, B영상은 조영제 주입 후 얻은 T1강조영상이다. C는 FLAIR영상, D는 TR 3,000 ms, TE 80 ms의 FSE영상, E는 확산강조영상이다.

그림 19

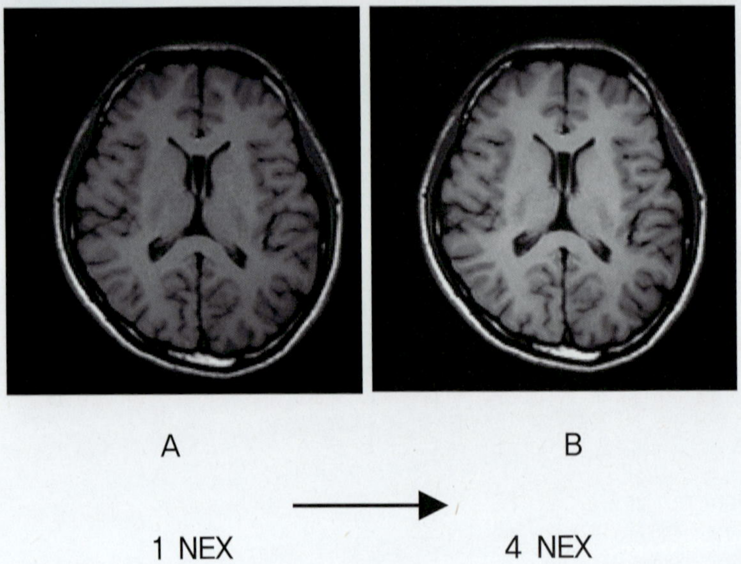

021 **그림 19**에서 다른 매개변수는 고정하고 NEX만을 A에서 B로 변화시켜 영상을 획득할 시의 설명으로 옳은 것은?

① SNR은 2배 증가한다. ② SNR은 4배 증가한다.
③ 해상도는 2배 증가한다. ④ 해상도는 4배 증가한다.
⑤ 스캔하는 시간이 증가한다.

여기횟수(NEX)는 SNR과 연관되며 NEX의 제곱근에 비례하고, NEX의 변화는 해상도의 증감과 관계가 없다.
Scan time = TR × Matrix(또는 Phase encoding수) × NEX이다.

그림 20

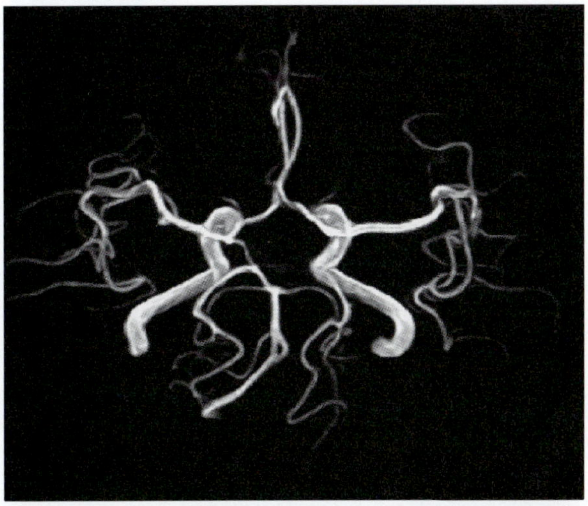

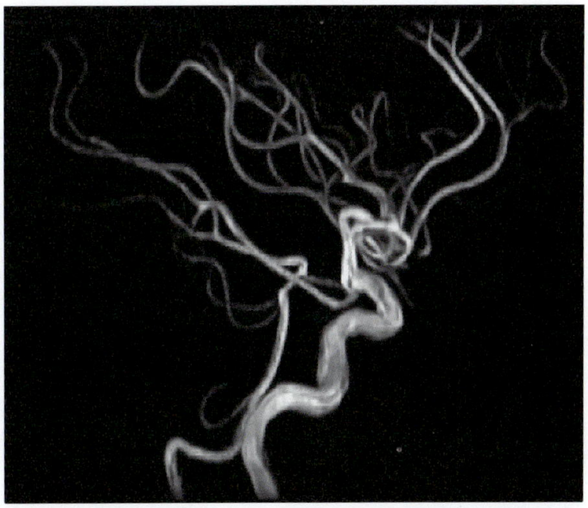

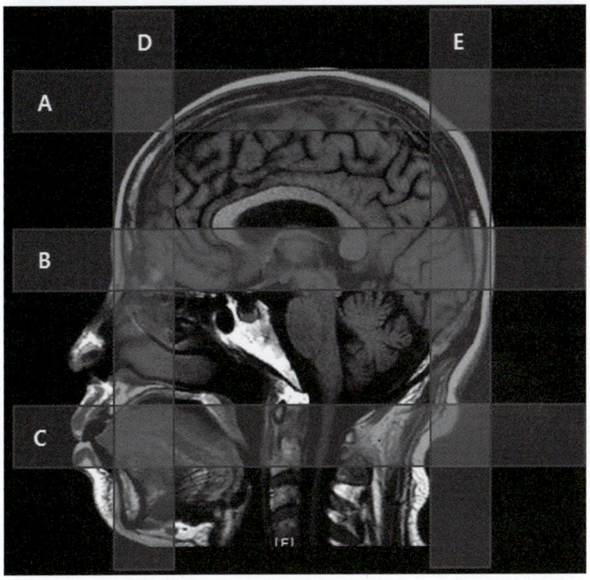

022 **그림 20**의 영상을 얻기 위해 부여하는 사전포화펄스의 위치영역은?

① A

② B

③ C

④ D

⑤ E

그림 20은 동맥혈관을 검사한 MRA이다. 머리에서 다리로 내려오는 정맥혈을 포화(saturation)시켜야 하므로 검사부위 위쪽에 사전포화밴드(presaturation band)를 위치시킨다.

그림 21

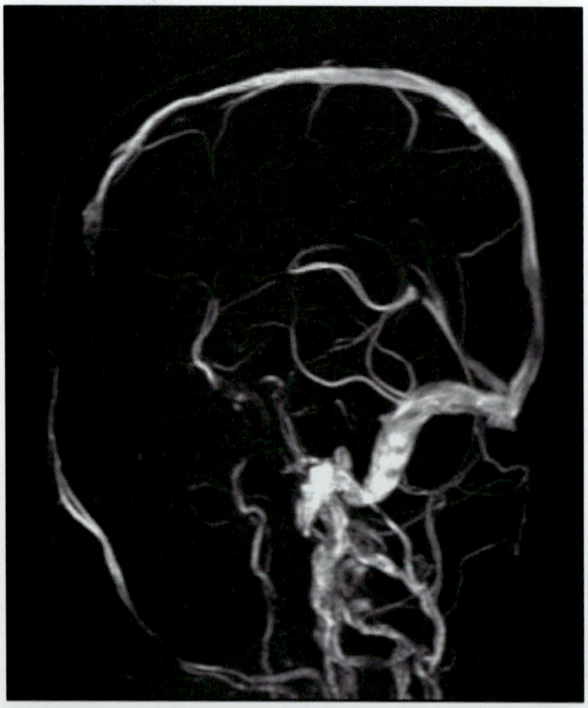

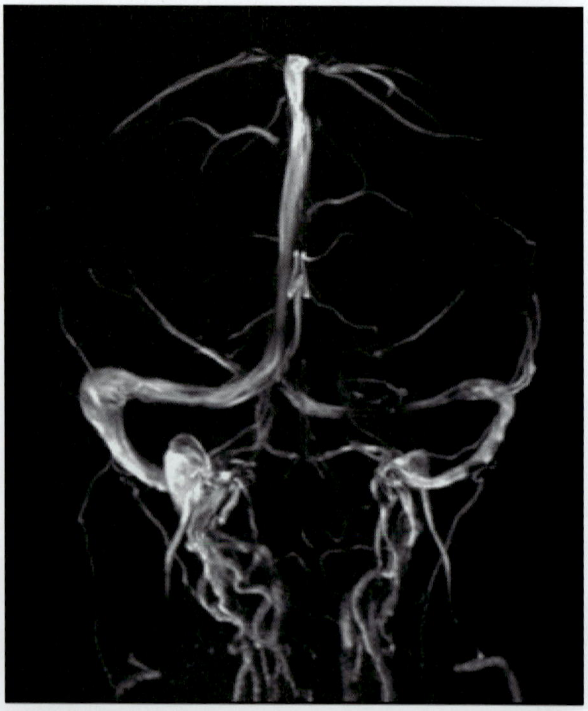

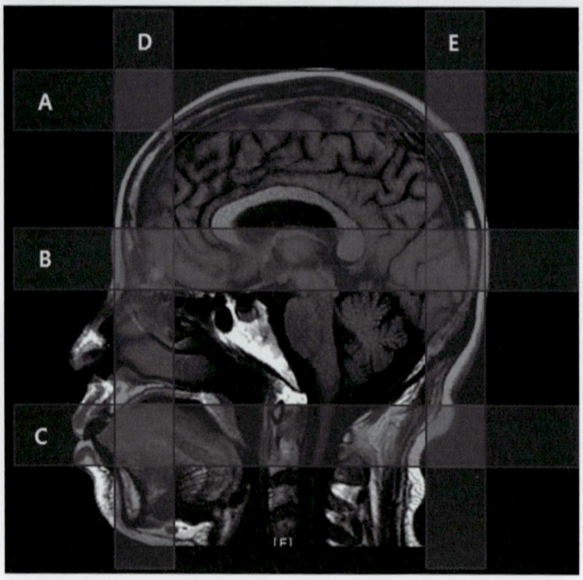

023 **그림 21**의 영상을 얻기 위해 부여하는 사전포화펄스의 위치영역은?

① A

② B

③ C

④ D

⑤ E

정맥혈관을 검사한 MRA이다. 다리에서 머리로 올라오는 동맥혈을 포화(saturation)시켜야 하므로 검사부위 아래에 사전포화띠(presaturation band)를 위치시킨다.

그림 22

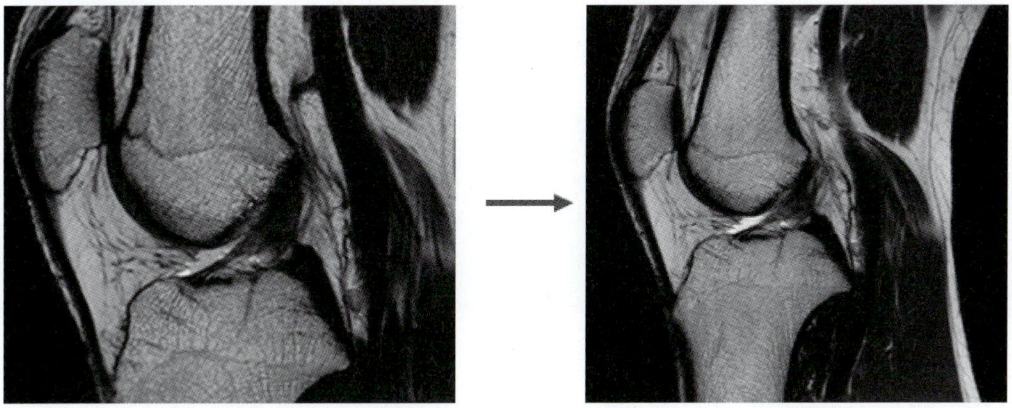

A(16 cm) B(24 cm)

024 **그림 22**에서 다른 매개변수는 고정하고 FOV만을 A에서 B로 변화시켜 영상을 획득할 때의 설명으로 옳은 것은?

① SNR이 증가한다. ② 해상력이 증가한다. ③ Cross talk이 발생한다.
④ Voxel의 크기가 작아진다. ⑤ Aliasing artifact가 증가한다.

Pixel이나 Voxel 크기가 증가하면 그 안에 있는 Proton들의 수가 증가하게 되고 이로 인해 각 Pixel이나 Voxel에서 나오는 신호는 증가하게 된다.

그림 23

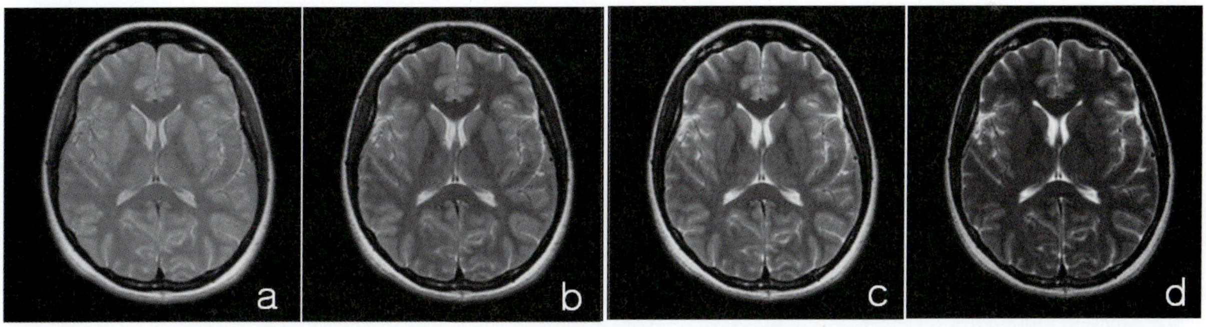

025 **그림 23**는 SE영상이다. a, b, c, d 영상의 차이를 유발하는 매개변수는?

① TR ② TE ③ FA
④ TI ⑤ NEX

T1, T2이완은 정해져있는 조직의 고유인자이지만 매개변수 중 TR과 TE는 사용자에 의해 조절되어 영상의 대조도에 영향을 준다. 그림 23은 T2효과를 나타내는 영상으로 TE가 증가할수록, 또는 TE가 길어질수록, T2효과는 더욱 증가한다는 것을 의미한다. TE를 짧게 하면 물과 지방의 신호차이가 작아져서 영상의 대조도가 낮아지고 TE를 길게 하면 물과 지방의 신호차이가 커져서 영상의 대조도가 높아진다(T2강조). TR을 짧게 하면 종자화로 회복이 지방성분과 물성분의 신호의 차이가 커져서 대조도가 높아지고(T1강조), 반대로 TR을 길게 하면 종자화로 회복되는 지방과 물성분의 신호 차이가 작아져서 대조도가 낮아진다.

그림 24

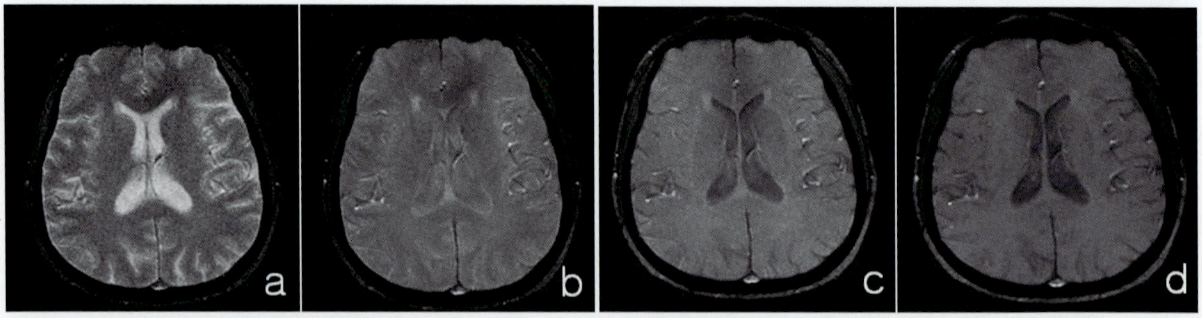

026 그림 24는 GRE영상이다. a, b, c, d 영상의 차이를 유발하는 매개변수는?

① TR ② TE ③ FA
④ TI ⑤ NEX

작은 숙임각(5° ~ 30°)은 두 조직 사이의 T1대조도의 차이를 나타내기 어렵게 되고 결국 작은 숙임각은 T1강조를 감소시킨다. 또한 중간정도의 숙임각(30° ~ 60°)은 T1강조는 약간 증가하지만 횡축자화 또한 증가하게 되어 T2* 영상 및 PD 영상을 만든다. 결국 T1과 T2*효과가 합쳐진 대조도를 갖는 영상을 만든다. 반대로 큰 숙임각(75° ~ 90°)은 두 조직 간의 대조도의 차이를 보다 잘 나타내 준다. 일반적인 GRE 시퀀스에서 숙임각이 작을수록 T2강조영상에 가깝고, 클수록 T1 강조영상에 가까운 대조도를 나타낸다. 또한 중간 정도의 숙임각은 프로톤 밀도 강조영상의 대조도를 나타낸다.

그림 25

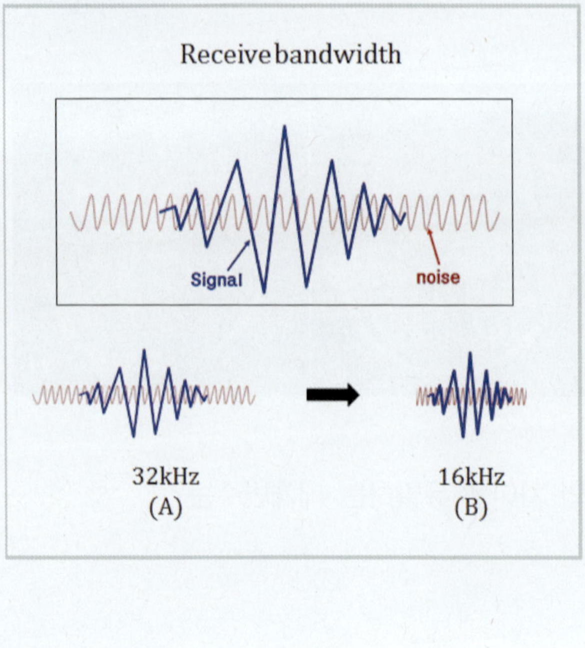

027 그림 25에서 (A)에서 (B)로 특정 매개변수를 변화시켰을 때 발생하는 변화가 아닌 것은?

① 신호대잡음비가 증가한다.
② Minimum TE가 감소된다.
③ sampling time이 증가된다.
④ Minimum FOV를 감소시킬 수 있다.
⑤ 지방과 물의 화학적 이동이 증가된다.

수신 주파수폭(receive bandwidth)은 RF펄스를 받은 조직으로부터 나오는 에코신호를 받아들이는 범위를 의미하며 그 폭이 넓으면 에코신호를 수집할 때 잡음이 증가하여 SNR이 낮아지고 반대로 좁아지면 잡음이 감소하여 SNR이 높아진다. 또한 수신 주파수폭이 감소하면 신호를 읽어 들이기 위한 신호수집시간이 늘어나고 TE가 증가하게 되면서 검사시간의 증가를 초래하며, Chemical shift artifact도 증가하게 된다. 또한 경사자장 기울기를 고정하고 bandwidth를 감소시키면 Min FOV를 감소시킬 수 있다.

그림 26

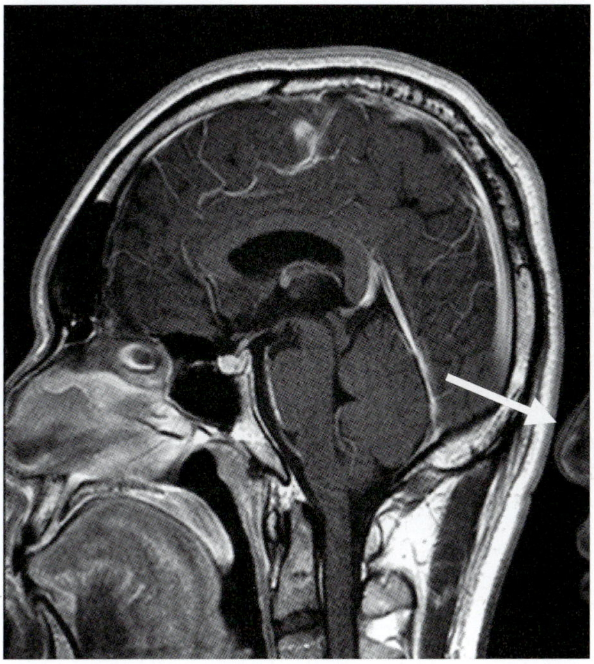

028 **그림 26**과 같이 화살표에 표시된 영상 잡음의 명칭과 이 영상인공물이 생기는 방향은?

① Motion Artifact – Phase encoding 방향
② Aliasing Artifact – Phase encoding 방향
③ Truncation Artifact – Phase encoding 방향
④ Truncation Artifact – Frequency encoding 방향
⑤ Flow motion Artifact – Frequency encoding 방향

Wrap around artifact라고도 하며 피사체의 크기보다 작은 FOV를 선택했을 때 발생된다. 주파수방향이나 위상방향 어느 쪽에서도 나타날 수 있으나 일반적으로 대부분의 MR시스템이 Over sampling기법을 채용하고 있어 frequency 방향으로의 발생은 문제가 되지 않는다(No frequency wrap).

그림 27

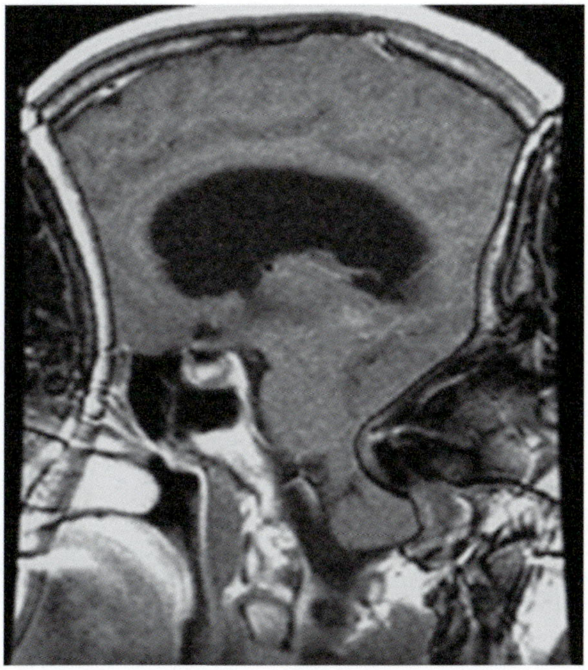

029 **그림 27**의 뇌 시상면 MR 영상에서 영상의 좌우에 중복음영이 발생되었는데 이러한 영상인공물을 줄이는 방법은?

① 피사체보다 큰 FOV를 설정하여 스캔한다.
② 검사 시 주파수대역폭을 증가시킨다.
③ 절편 사이에 절편 두께의 30% 정도에 해당하는 gap을 준다.
④ 검사 시 사전포화를 위와 아래에 적용시킨다.
⑤ 현재보다 검사영역(FOV)을 보다 더 작게 하여 중복지점을 없애고 영상의 보정을 위해 여기횟수를 증가시킨다.

영상화하는 과정에서 FOV에 포함되지 않는 부위가 반대편의 영상에 겹쳐서 발생하는 artifact로 이것을 제거하는 방법으로는 over sampling 기능을 사용하거나 FOV를 크게 설정한다.

그림 28

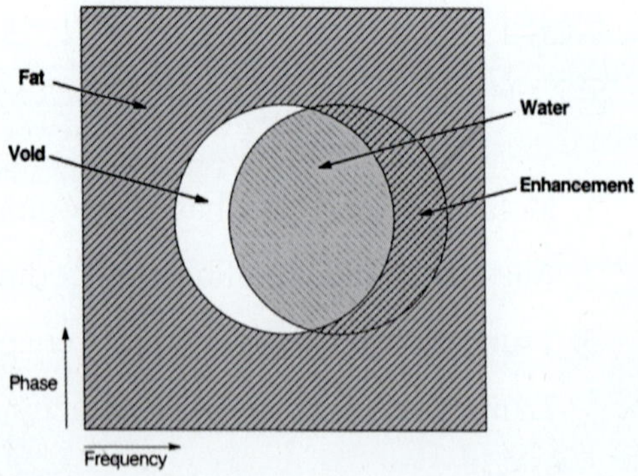

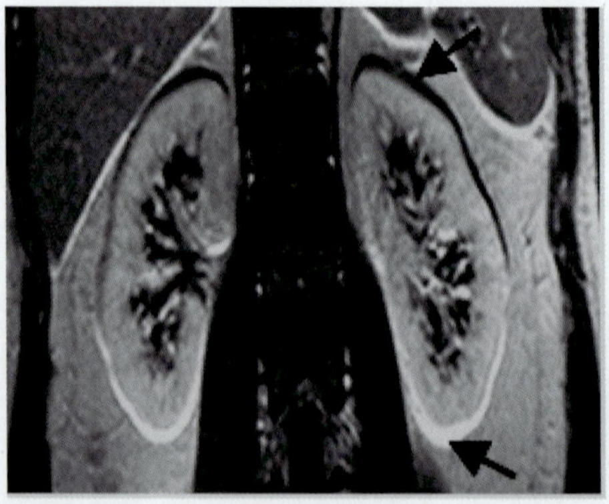

030 그림 28에서 화살표가 가리키는 영상인공물에 대한 설명이 바르게 조합된 것은?

가. 주파수 부호화 방향으로 발생한다.
나. 수신 대역폭을 증가시키면 이 인공물을 감소시킬 수 있다.
다. 지방소거기법이나 STIR를 적용하면 이 인공물을 줄일 수 있다.
라. 1.5T 내에서 물은 지방보다 220 Hz만큼 낮은 주파수에서 공명한다.
마. 이 인공물을 줄이기 위해서는 저자장보다 고자장 장비를 사용하는 것이 좋다.

① 가 ② 가, 나 ③ 가, 나, 다
④ 가, 나, 라 ⑤ 가, 나, 다, 라

화학적 이동 인공물은 지방과 물의 화학적 환경이 다른데서 기인하며 지방과 물은 3.5 ppm의 화학적 이동이 있어 1.5T 자장에서는 지방은 물보다 220 Hz만큼 낮은 주파수에서 공명하게 된다. 또한 신호감소와 신호증강으로 나타나며 지방은 낮은 주파수 방향으로 이동하여 고신호로 보이며 높은 주파수 쪽은 저신호로 나타난다. 감소대책으로는 저자장 이용, 수신대역폭 증가, 주파수 부호화 수 감소, 지방소거법 사용, Phase encoding과 frequency encoding 방향의 변경 등이 있다.

그림 29

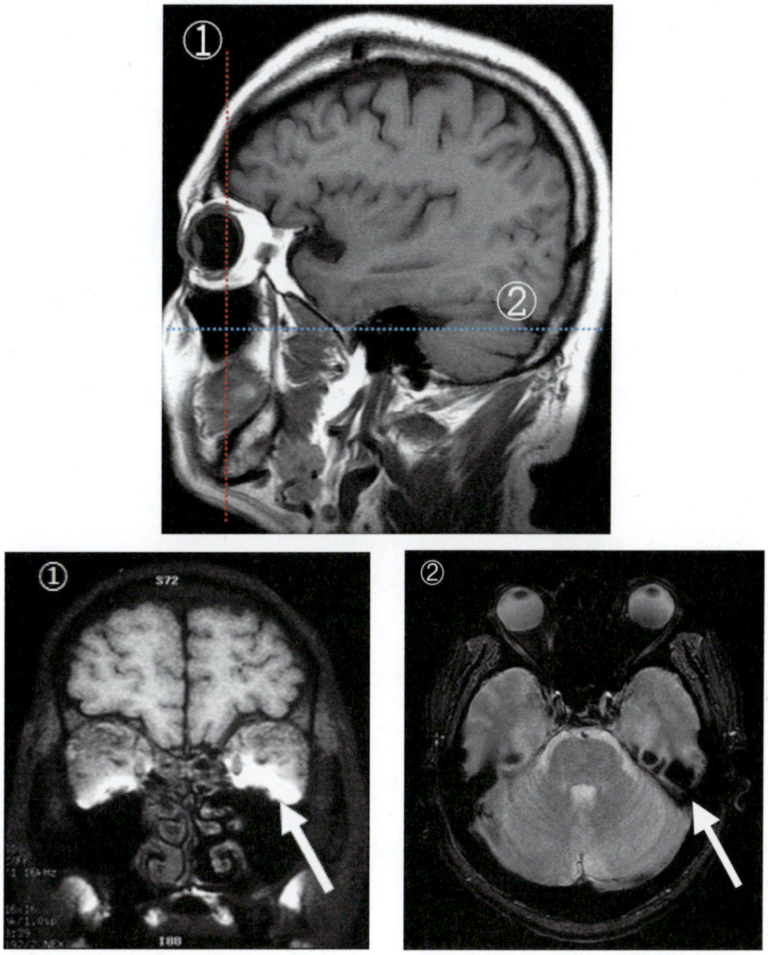

031 **그림 29**에서 ①, ②를 스캔하여 관상면과 횡단면 영상을 얻었더니 화살표 부분에 영상인공물이 나타나고 있다. 이 인공물의 명칭은?

① Aliasing Artifact

② Eddy current Artifact

③ Black boundary artifact

④ Chemical Shift Artifact

⑤ Magnetic Susceptibility Artifact

물과 공기, 공기와 지방, 물과 지방의 경계면에서는 자화율의 차이로 인하여 국소자장이 왜곡되어 세차 주파수와 위상의 차이를 유발시켜 자장의 세기가 다르게 되고 신호를 얻는 동안 신호의 중심이 TE에서 벗어나 경계면에서의 신호의 변화를 초래한다. 이를 자화 감수성 인공물이라 한다.

그림 30

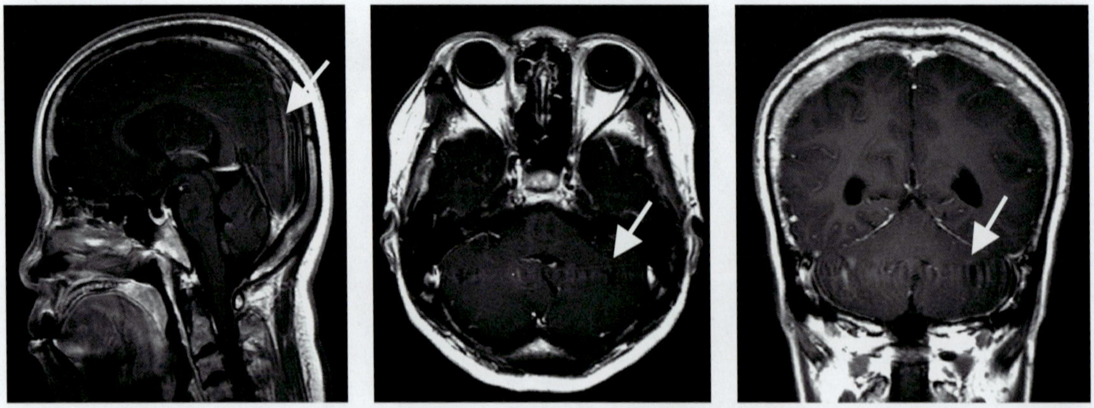

032 그림 30에서 화살표가 가리키는 영상인공물의 명칭과 발생되는 방향은?

① Flow Artifact – Phase encoding 방향
② Flow Artifact – Frequency encoding 방향
③ Respiration Artifact – Phase encoding 방향
④ Respiration Artifact – Frequency encoding 방향
⑤ Truncation Artifact – Frequency encoding 방향

뇌척수액, 심장박동, 혈관 등은 주기적인 움직임이나 맥동에 의해서 motion에 의한 인공물이 위상부호화 방향으로 발생하게 된다. 주파수부호화 방향으로의 발생은 미미하며 거의 확인할 수 없다. 그 이유는 주파수부호화 단계의 sampling time이 수 밀리 또는 수 마이크로 초 단위로 매우 짧게 소요되기 때문이다. 감소대책으로는 이 인공물 발생 부위를 사전포화 시키거나, 위상부호화와 주파수 부호화 방향을 서로 바꿔 준다. 또한 Cardiac gating이나 Flow compensation기법을 사용할 수 있다.

그림 31

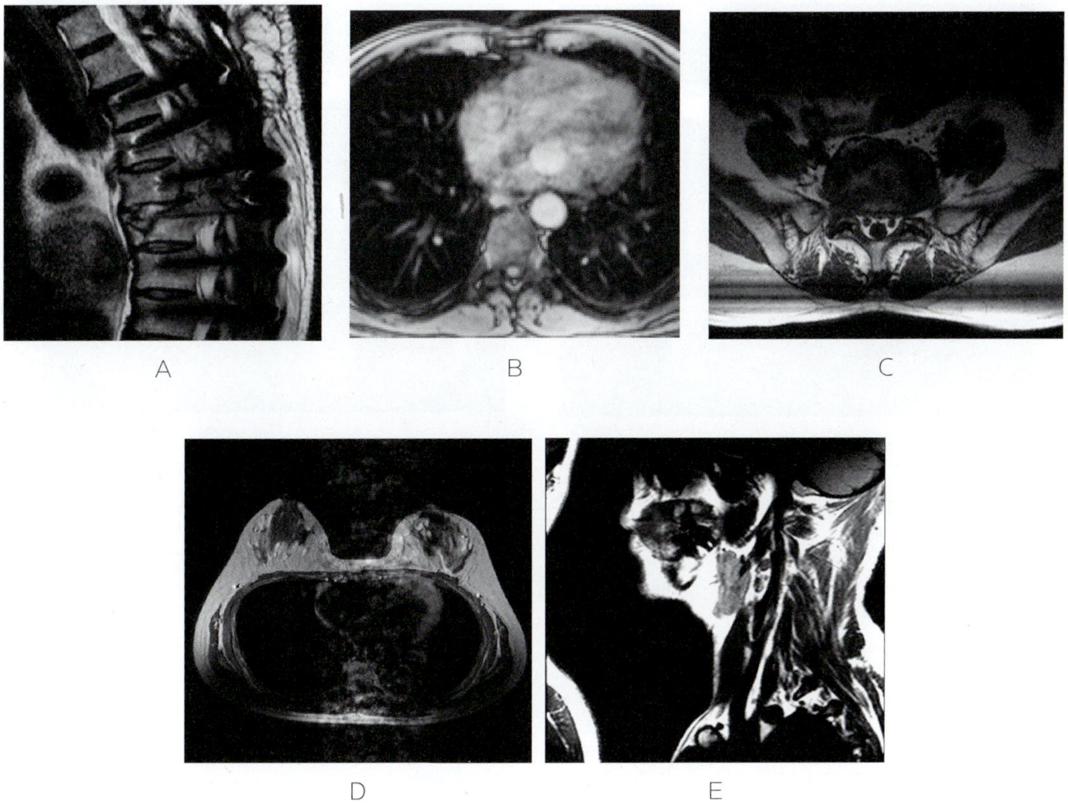

033 **그림 31**에 제시된 영상들은 MR 검사 시 영상인공물이 발생된 영상을 나열한 것이다. 각 항목에 대한 연결이 옳은 것은?

① A – Aliasing artifact

② B – Cross talk artifact

③ C – Chemical shift artifact

④ D – Cardiac motion artifact

⑤ E – Metal susceptibility artifact

A 금속성분에 의한 susceptibility artifact, B는 동맥에 의한 Flow artifact, C는 인접된 단면에서의 RF펄스의 겹침에 의한 Cross talk artifact, D는 심장박동에 의한 motion artifact, E는 aliasing(=wrap around) artifact.

그림 32

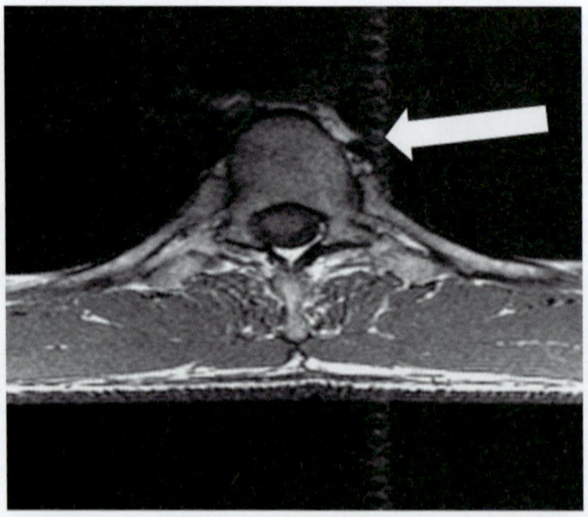

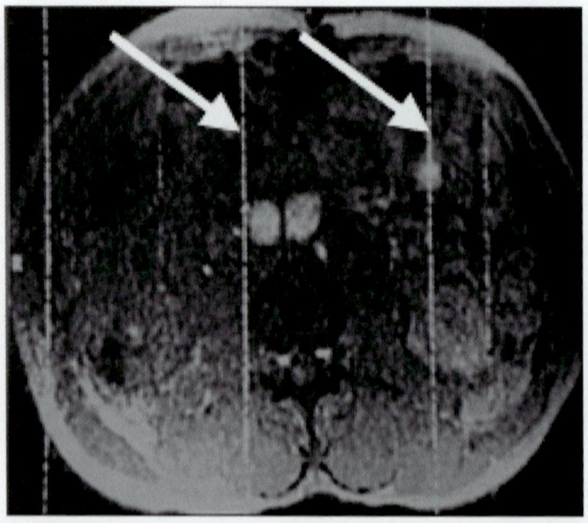

034 그림 32에 나타난 영상인공물의 원인은?

① 금속물질 착용
② 작은 FOV 설정
③ 외부주파수 간섭
④ 물과 지방의 세차주파수 차이
⑤ 위상부호화 방향의 신호 저수집

그림 32는 영상화 과정 중 불필요한 외부로부터의 RF잡음이 MR실내의 RF 시스템에 노출되어 발생되는 인공물로 RF noise 또는 line artifact라 불리며, 라디오, TV, 환자모니터링 시스템 등에 의해 영향을 받아 선이나 띠 모양으로 발생한다.

그림 33

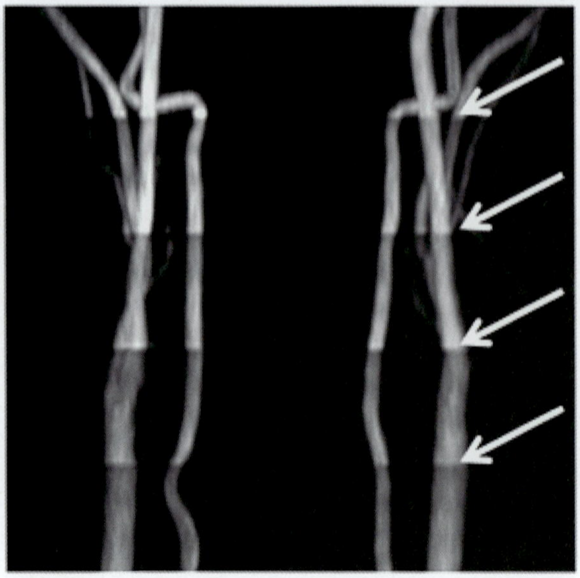

035 그림 33에서 화살표가 가리키는 영상인공물은?

① Motion artifact
② Bending artifact
③ Aliasing artifact
④ Chemical shift artifact
⑤ Venetian blind artifact

그림 33은 3D TOF MRA에서 발생되는 대나무마디 형태의 인공물이며, 이 기법에서는 다수의 slab들이 서로 25%~50%씩 겹쳐서 포화펄스에 의한 혈류의 신호감쇠를 보상하게 되는데 이 slab(여러 개의 slice를 결합한 두꺼운 형태)끼리 겹쳐지는 지점에서 발생하게 된다.

그림 34

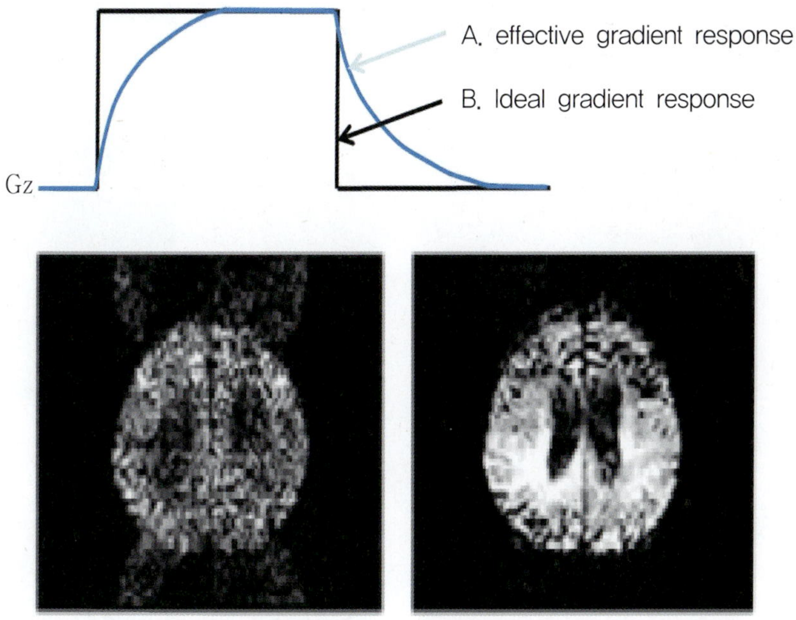

036 **그림 34**는 어떤 인공물을 설명하기 위한 것인가?

① Flow artifact
② Aliasing artifact
③ Cross talk artifact
④ Eddy current artifact
⑤ Chemical shift artifact

경사자장을 빠르게 켜고 끄고 하는 과정을 통해 주자장의 크기를 강제적으로 변화시키게 되는데, 이러한 경사자장의 빠른 인가와 차단으로 인해 와전류가 발생되고, 이로 인해 원하는 경사자장이 만들어지지 않거나 경사자장 모양에 왜곡을 초래하며 결국 영상의 왜곡을 발생시킨다. Eddy current compensation을 통해 와전류에 의한 손실을 감안한 보상펄스를 가하거나 발생되는 와전류의 반대방향으로 전류를 흘려 이를 상쇄시킬 수 있다.

그림 35

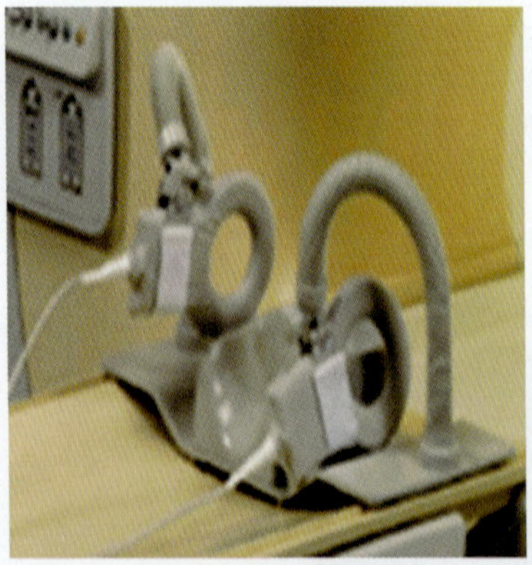

A

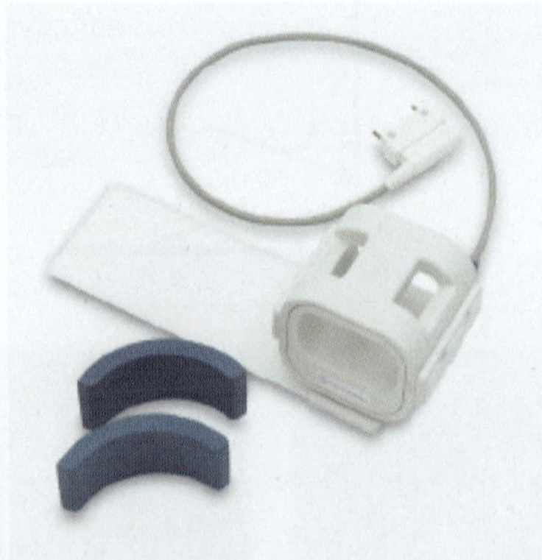

B

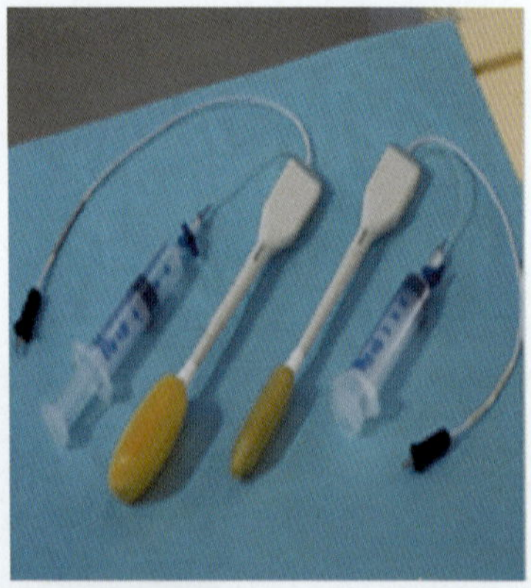

C

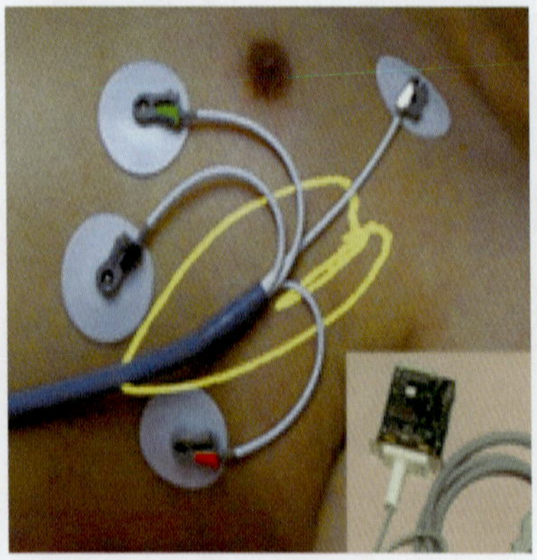

D

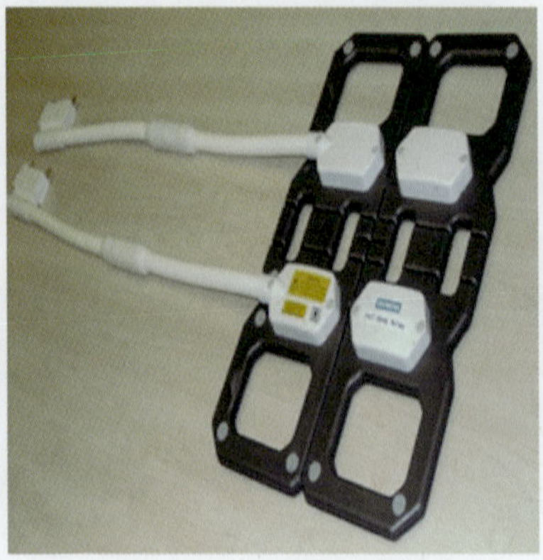

E

037 **그림 35**에 나열된 사진에서 각각의 역할로 바르게 짝 지워진 것은?

① A – 소아를 검사하는 장비이다.
② B – 무릎관절을 검사하는 장비이다.
③ C – 혈관조영검사를 위한 장비이다.
④ D – 심장박동에 의한 인공물을 최소화한다.
⑤ E – 검사실의 RF누설을 측정하는 장비이다.

A : 턱관절 코일, B : Wrist 코일, C : Endo-rectal코일, D : ECG gating, E : 복부검사용 표면코일

그림 36

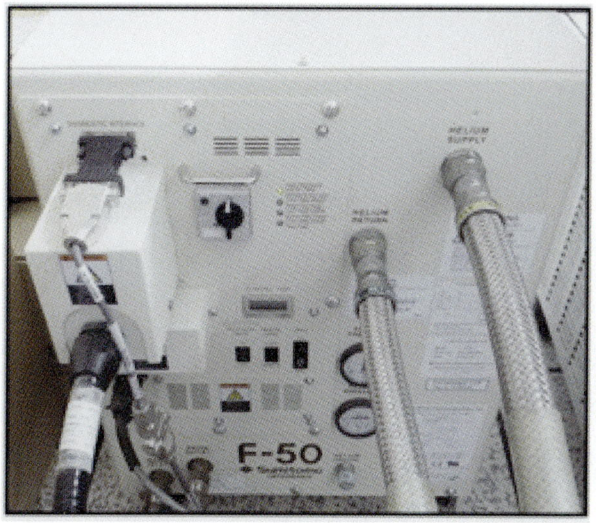

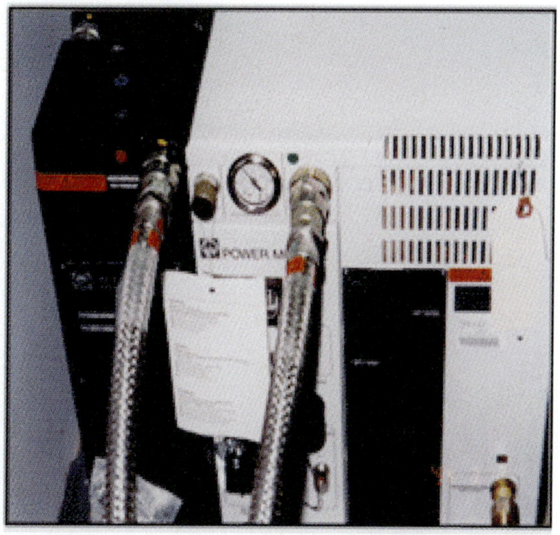

038 그림 36에 대한 설명으로 옳은 것은?

① RF펄스를 인가하는 증폭장치이다.
② MR실내의 온도와 습도를 조절한다.
③ 자석안의 액체 헬륨의 잔여량을 보여준다.
④ 경사자장을 생성하여 단면선택을 조절한다.
⑤ 액체헬륨의 소모를 감소시키는 극저온 냉동기이다.

초전도 MR장치는 초전도 상태를 계속적으로 유지하기 위해 액체헬륨이 필요하며 고가의 액체헬륨의 소모를 줄이기 위해 극저온 냉동기(compressor 또는 shield cooler)를 설치 가동하는데 일반적으로 이 장치로 외부에서 별도로 냉각수를 공급하는 장치(water chiller)를 설치하여 운영하고 있다.

그림 37

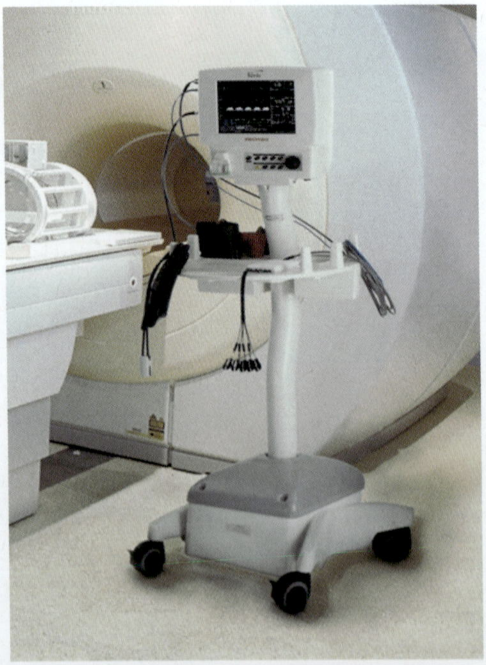

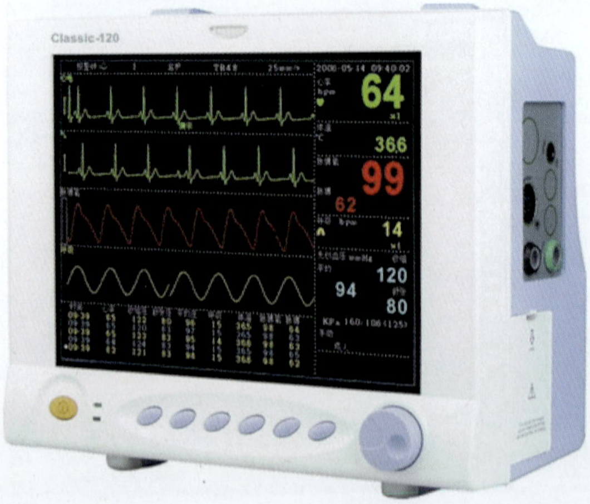

039 **그림 37**에 제시된 기구의 역할에 대한 설명으로 옳은 것은?

① 거동 불편환자의 운반을 위해 사용한다.
② 환자 몸속의 금속물질을 찾기 위해 사용한다.
③ 환자의 생체 신호를 파악하기 위해 사용한다.
④ 환자에게 조영제를 투여하기 위해 사용한다.
⑤ 복부검사 시 호흡요령을 방송하기 위해 사용한다.

그림 37은 MRI실 전용 환자 감시 시스템이다. 이 장치와 환자를 연동하면 환자의 몸속에서 발생하는 vital sign(호흡, 맥박, 심박동 등)을 파악함으로써 안전하게 검사를 진행할 수 있고 응급상황 발생 시 신속히 환자의 상태를 인지하여 대처할 수 있게 된다.

그림 38

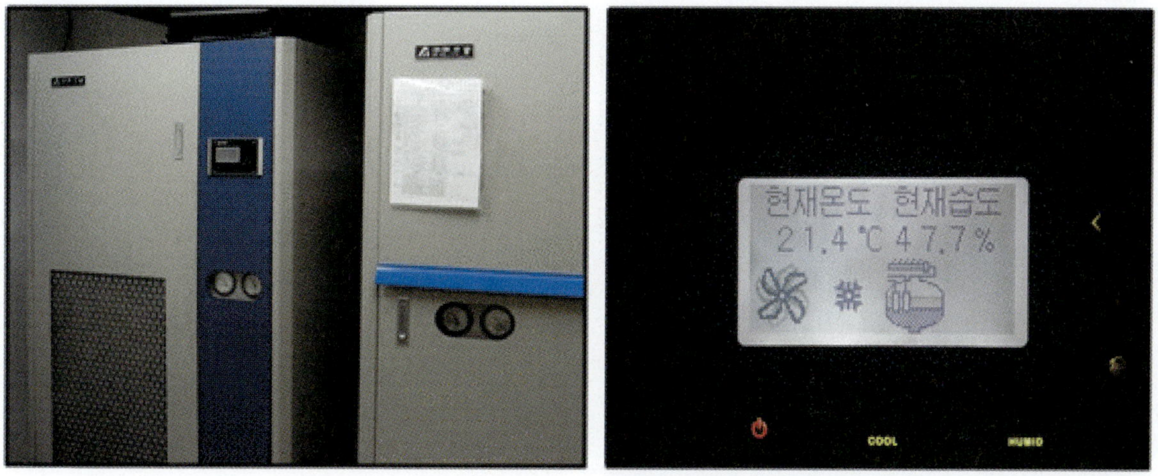

040 **그림 38**은 MR 기계실내에 설치된 장치이다. 장치의 명칭과 역할의 연결로 올바른 것은?

① 항온 항습기 - 기계실 내를 22℃±2℃, 50~60%로 유지시켜 준다.
② 고주파 증폭기 - 변조기에서 보내어진 Modulated RF pulse를 증폭한다.
③ 워터 칠러 - 자석 안으로 액체헬륨을 순환시켜 초전도 상태를 유지시켜 준다.
④ 경사자장 캐비닛 - X, Y, Z축의 방향에 일정한 기울기를 가진 경사자장을 인가한다.
⑤ 극저온 냉동기 - 갑작스런 정전발생 시 back up 배터리가 작동하여 장비가동을 연장시키고 장비의 손상을 방지한다.

기계실내의 RF 시스템 및 Gradient 시스템은 복잡한 전기전자장치로 컴퓨터의 역할을 수행하므로 이 공간의 온도는 22℃±2℃, 습도는 50%~60%로 유지해야 한다. 급격한 온도 변화는 실내습기의 결로현상을 일으켜 각종 컴퓨터 장치에 악영향을 끼치며 습도의 급격한 변화는 전자장치의 수명단축, 누설전류 발생, 정전기 발생 등으로 기계실내 시스템에 고장의 원인을 발생시킨다.

그림 39

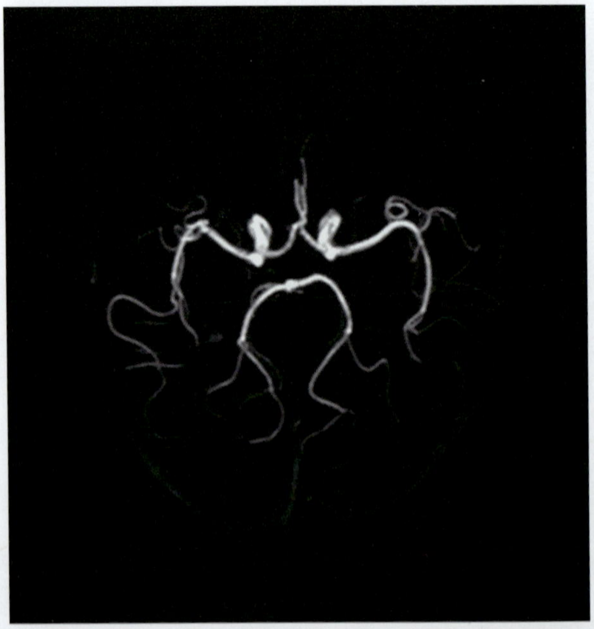

041 **그림 39**는 Flow velocity encoding을 50cm/s로 적용하여 얻은 영상이다. 이 영상의 획득기법은?

① PC(Phase Contrast)
② TOF(Time of Flight)
③ EPI(Echo Planar Imaging)
④ STIR(Short TI Inversion Recovery)
⑤ FLAIR(Fluid Attenuated Inversion Recovery)

flow velocity encoding(혈류속도부호화)은 PC MRA 영상에 적용한다. PC MRA 검사시작 전에 검사자는 혈류의 속도를 지정하여 입력해주어야 한다. 이는 검사대상 혈류에 최대로 근접한 속도(cm/s)로 범위를 지정하여 스캔함으로써 대상혈류에서 최대의 신호를 얻기 위함이다.

그림 40

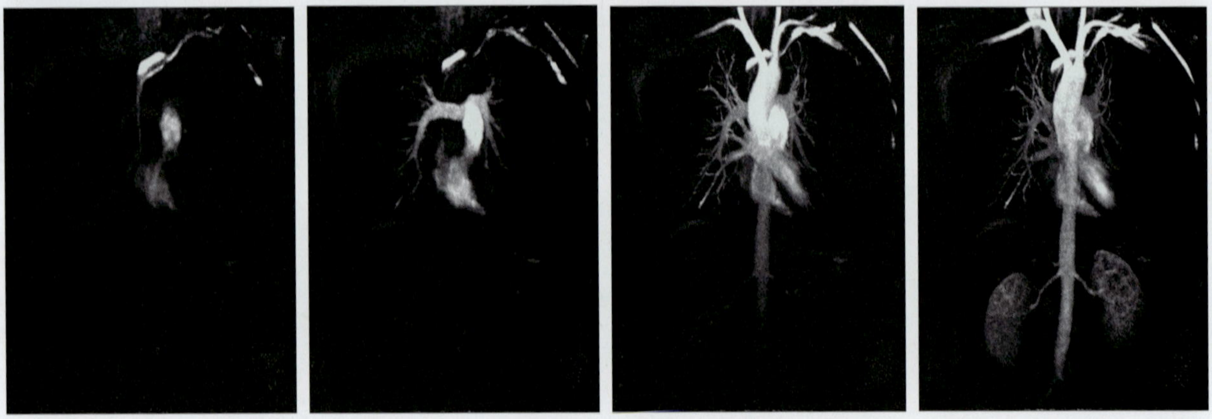

042 **그림 40**과 같은 MRA영상의 검사기법은?

① 조영제 증강 혈관 MR영상
② 3D 위상대조도 혈관 MR영상
③ 2D 유체 속도 강조 혈관 MR영상
④ 3D 유체 속도 강조 혈관 MR영상
⑤ TRANCE(Triggered Angiography Non-Contrast Enhanced)

Data acquisition time을 아주 짧게 할 수 있는 펄스 시컨스를 이용할 경우 조영제의 주입 즉시부터 혈관의 조영과정을 순차적으로 관찰할 수 있는 혈류영상을 얻을 수 있다. 이러한 CE-MRA 기법을 통해, 동맥기와 정맥기, 평형기, 지연기 등의 혈류영상을 얻을 수 있다.

그림 41

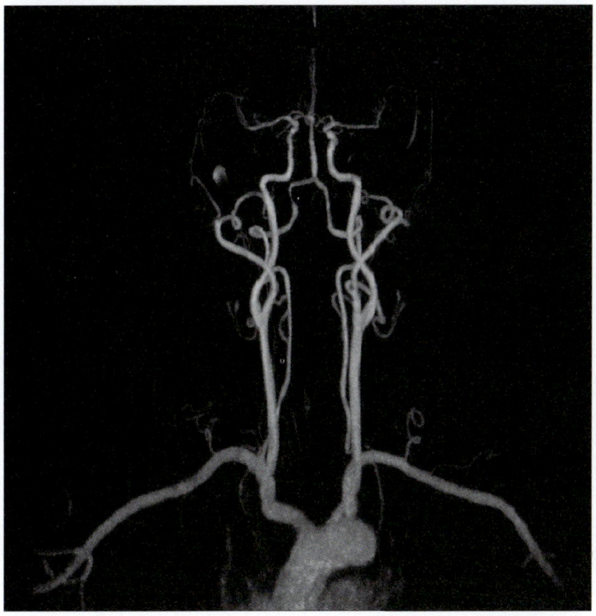

043 **그림 41**과 같은 MR영상에 대한 설명으로 옳은 것은?

① Spin echo 기법을 사용하여 SNR을 증가시킨다.
② 횡축 자기화의 차이에 의해서 3D 영상을 얻은 것이다.
③ 검사시간을 짧게 하기 위하여 심박동을 동기화 시켜야 한다.
④ Phase contrast 기법을 이용하기 때문에 검사시간이 짧아질 수 있다.
⑤ 짧은 TR, TE를 사용하여 조영제에 의한 T1 shortening 효과로 얻은 영상이다.

CE-MRA는 조영제의 T1 shortening 효과로 촬영이 가능하므로 기존 MRA에서의 와류나 역류 등에 의한 신호소실의 가능성이 배제되며 동맥 내 조영제의 순환에 따라 혈관이 표출된다.

044 **그림 41**과 같은 MR 영상에 대해 설명한 것으로 옳은 것은?

① 혈관의 해상도를 높이기 위해 긴 TR로 스캔한다.
② 와류나 박동류 등에 의한 dephasing을 줄이기 위해 긴 TE로 스캔한다.
③ 검사대상 혈류의 최고속도를 미리 예측하여 입력한 후 스캔을 해야 한다.
④ 짧은 시간 안에 넓고 긴 부위를 스캔해야 하므로 Coronal scan을 기본으로 한다.
⑤ 동맥혈관 데이터를 얻기 위해 조영제가 정맥순환계를 통과한 후의 데이터를 획득한다.

CE-MRA는 동맥혈관 신호를 얻기 위해 조영제의 정맥순환계 통과 전 데이터의 획득이 중요하며 매우 짧은 TR과 TE를 사용함으로써 해상도의 증가 시 스캔시간의 증가를 상쇄할 수 있으며 매우 짧은 TE의 선택은 혈액운동에 의한 위상 소실을 최소화하여 혈류의 상태에 관계없이 혈관을 고신호로 표출할 수 있다. 혈류 최고속도의 스캔 전 입력은 PCA 관련사항이다.

그림 42

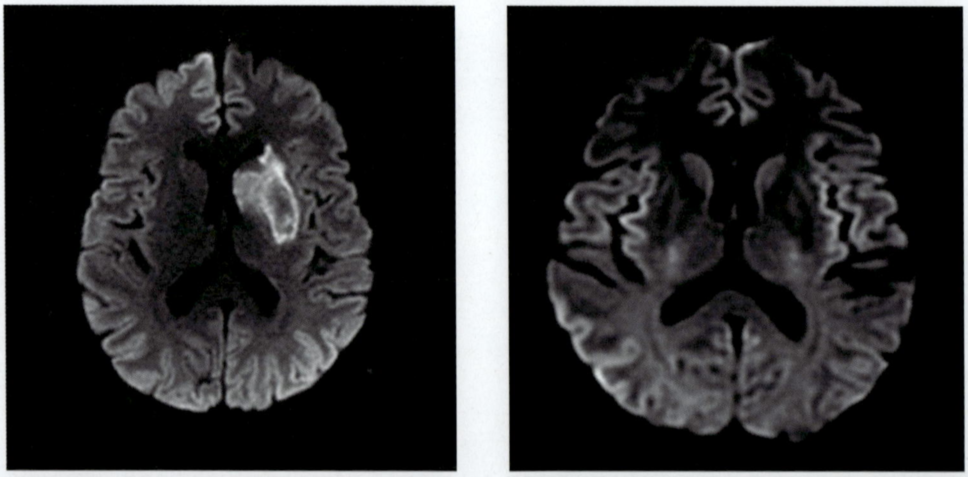

045 그림 42에 대한 설명으로 바르게 조합된 것은?

가. 이 영상에서의 Chemical shift artifact는 주파수부호화 방향으로 발생한다.
나. 확산경사자장의 인가로 인해 정상적으로 확산운동을 하는 양성자의 탈위상이 진행된다.
다. EPI(echo planar imaging)기법을 이용하고 빠른 스캔을 위해 GRE 펄스 시퀀스로만 조합되어 사용된다.
라. 확산이 잘 되는 조직의 신호강도는 저 신호로 나타나고 확산이 잘 되지 않는 조직의 신호강도는 고 신호로 나타난다.

① 가, 나, 다 ② 가, 다 ③ 나, 라
④ 라 ⑤ 가, 나, 다, 라

EPI 펄스를 이용하는 확산강조영상은 SE혹은 GRE와 조합해서 사용할 수 있다. 기본 펄스구성에 추가적으로 확산 경사자장을 인가하여 정상 확산 spin은 dephasing되고 비정상 확산 조직은 확산 경사자장에 반응하지 않거나, 미미하다. 또한 SE와 달리 EPI에서는 위상부호화 방향으로 Chemical shift artifact가 발생한다.

그림 43

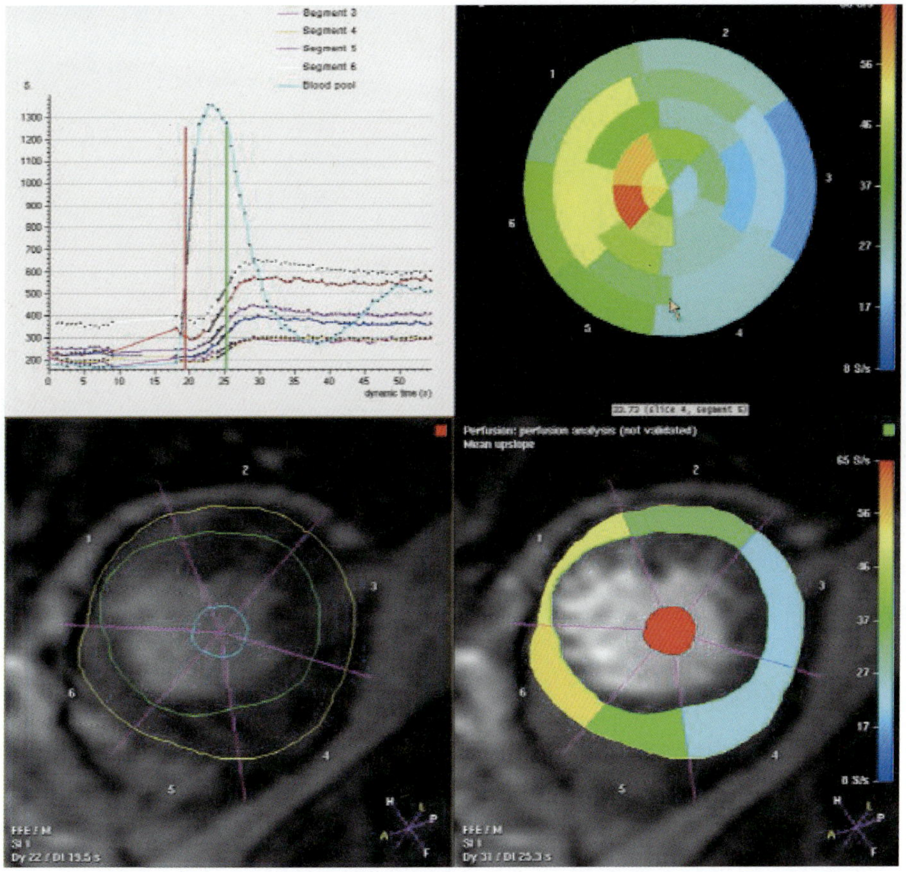

046 그림 43은 심장 MR 검사 중의 하나이다. 바르게 설명한 것은?

① 심근의 확산정도를 파악한다.

② 심근의 관류상태를 판단한다.

③ 빠른 스캔을 위해 FSE 펄스 시퀀스를 사용한다.

④ 심근의 운동 상태는 격자무늬의 변형을 통해 알 수 있다.

⑤ Gd 조영제의 일차적 통과를 이용하므로 단일단면과 단일위상의 획득이 요구된다.

Cardiac MR perfusion은 조영제를 투여하여 first pass시 심근의 관류상태를 평가할 수 있다. 심근의 특정부위에서 시간에 따른 신호강도의 변화를 통해 혈류의 상태를 알 수 있으며 조영제의 일회성 통과로 인해 짧은 시간 안에 multi-slice와 multi-phase의 획득이 필요하다. 심근운동에 의한 격자무늬의 변형평가기법은 심근 tagging 또는 공간적 자화의 변조(SPAMM)라고 한다.

그림 44

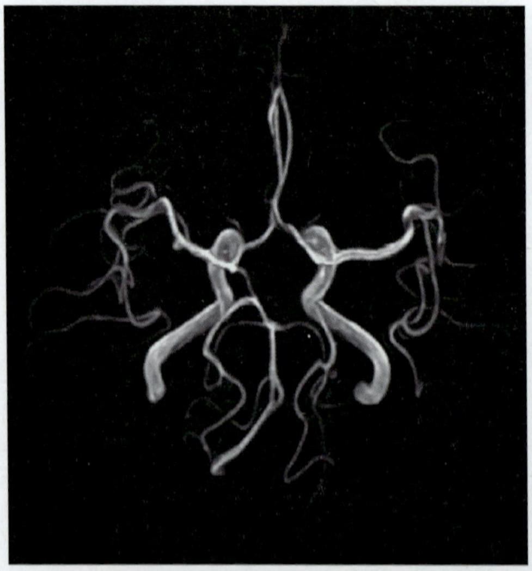

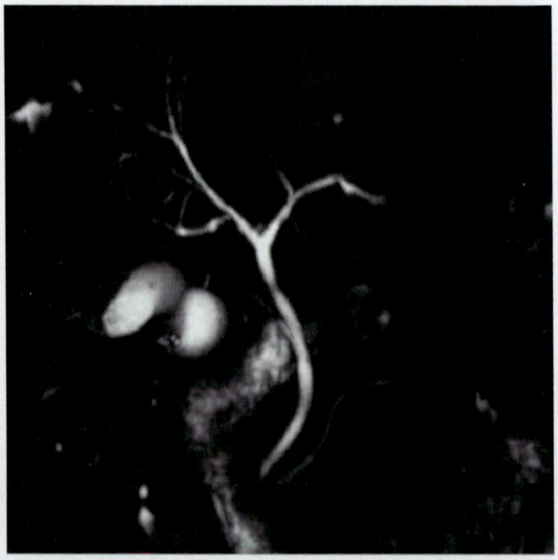

047 **그림 44**의 2가지 영상을 얻기 위해 사용된 영상재구성 기법은?

① MPR(multi-planar reformat)
② SSD(shaded surface display)
③ FRE(flow-related enhancement)
④ MIP(maximum intensity projection)
⑤ MTC(magnetization transfer contrast)

MIP는 각 영상절편을 쌓아 올린 후 보고자 하는 방향에서 최대 신호만 모아서 영상을 재구성하는 방법으로 MRA나 MRCP 등에서 영상 재구성시 이용한다.

그림 45

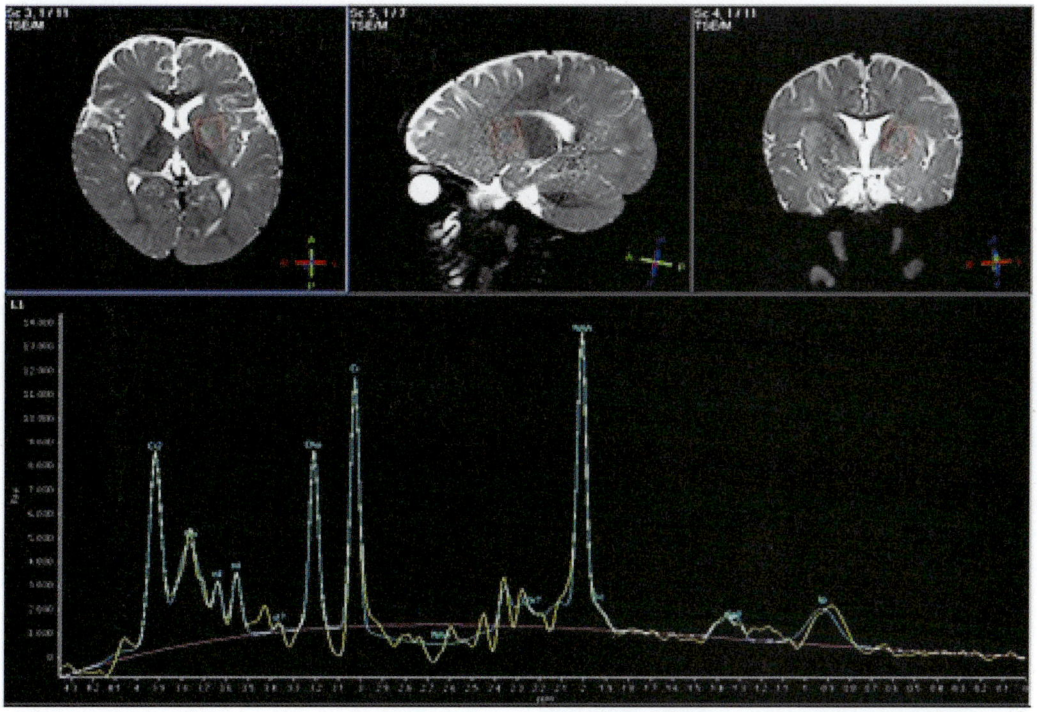

048 그림 45의 영상과 그래프에 대해 옳지 않은 것은?

① 자기공명분광법영상이다.

② 물 신호를 소거시키는 것이 중요하다.

③ EPI 펄스 시퀀스로 시행한 검사이다.

④ 자장의 세기가 클수록 대사물질 분석이 용이하다.

⑤ 대사물질의 생화학적 분석 및 정보를 얻을 수 있다.

자기공명 분광법(MR Spectroscopy)은 어떤 일정한 화학물의 위치를 항상 외부자기장의 크기에 관계없이 표시하기 위하여 ppm(parts per million)을 단위로 쓰고, 주로 세포내(in-vivo)검사를 주로 하며 자장의 세기가 증가할수록 Peak의 분리는 좀 더 선형적(Linear)인 형태로 증가하게 된다. 사용되는 펄스 시퀀스는 단면선택 90°RF펄스를 연속으로 세 번 인가하는 STEAM 기법과 90°의 단면 선택 RF 펄스 후 180°펄스를 두 번 인가하는 PRESS 기법이 있다. MRS에서 물의 신호는 주위 대사물질의 신호보다 약 5,000배가 크므로 이 물의 신호를 제거하지 않고서는 peak가 낮은 주요 대사물질의 신호를 감별할 수 없다.

그림 46

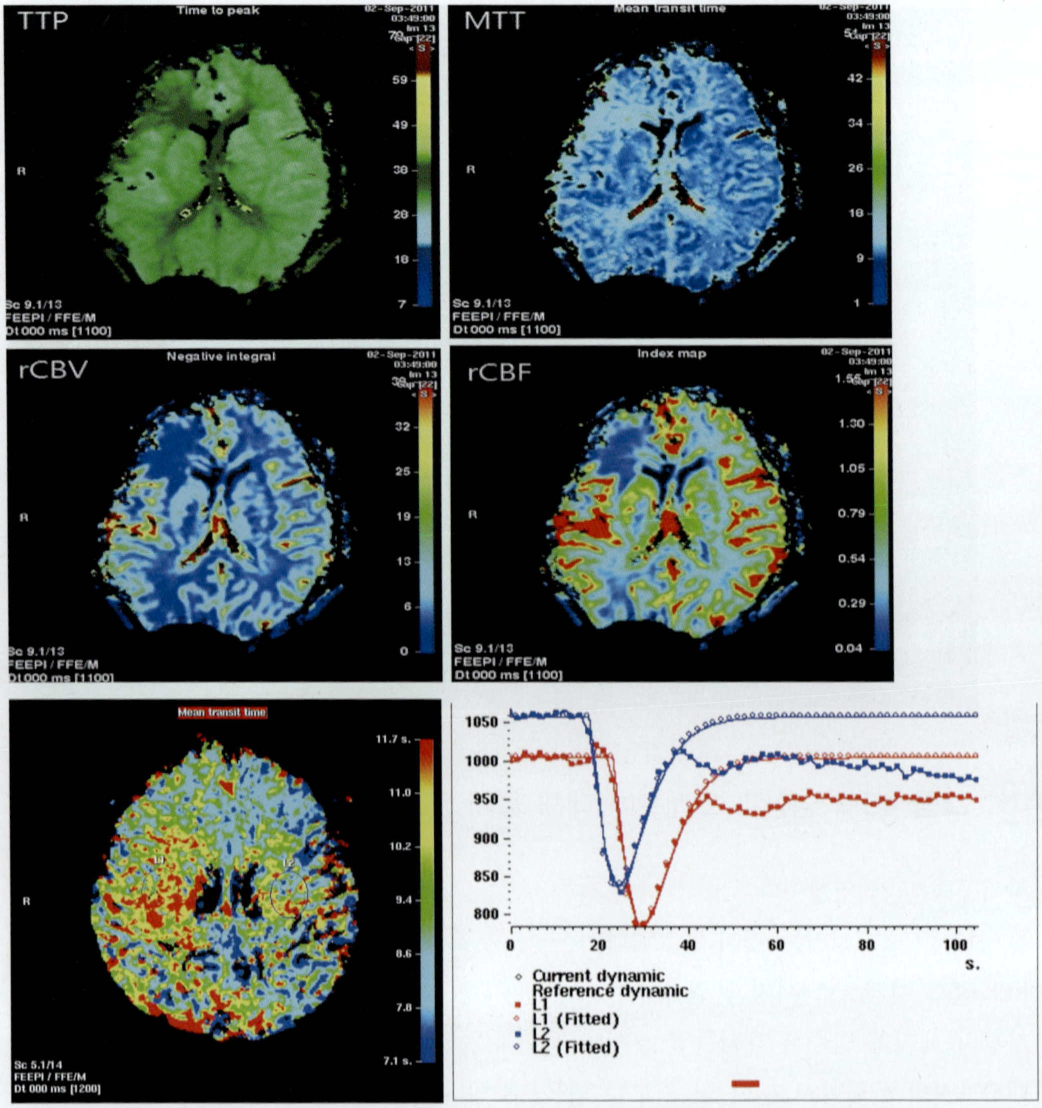

049 그림 46의 영상과 그래프에 대한 설명으로 옳지 않은 것은?

① 관류 강조 영상검사이다.

② 급성 뇌경색 환자의 검사에 이용된다.

③ 자화율의 차이를 이용하기 위해 검사시작과 동시에 조영제를 천천히 주입하면서 검사한다.

④ 조영제 주입 후 시간변화에 따른 신호강도로 얻어진 함수그래프로 기능적 정보를 얻을 수 있다.

⑤ 조영 증강 $T2^*$ 강조영상으로 동일한 영상단면에서 반복 측정하여 얻은 후 신호 강도별로 색깔을 입힌 것이다.

그림 46은 상자성 조영제를 인체 혈관내로 급속 주입하여 조영제에 의한 뇌조직의 시간에 따른 자화율의 변화를 측정하는 일차적 통과 기법을 이용한 MR perfusion을 시행한 영상이다.

그림 47

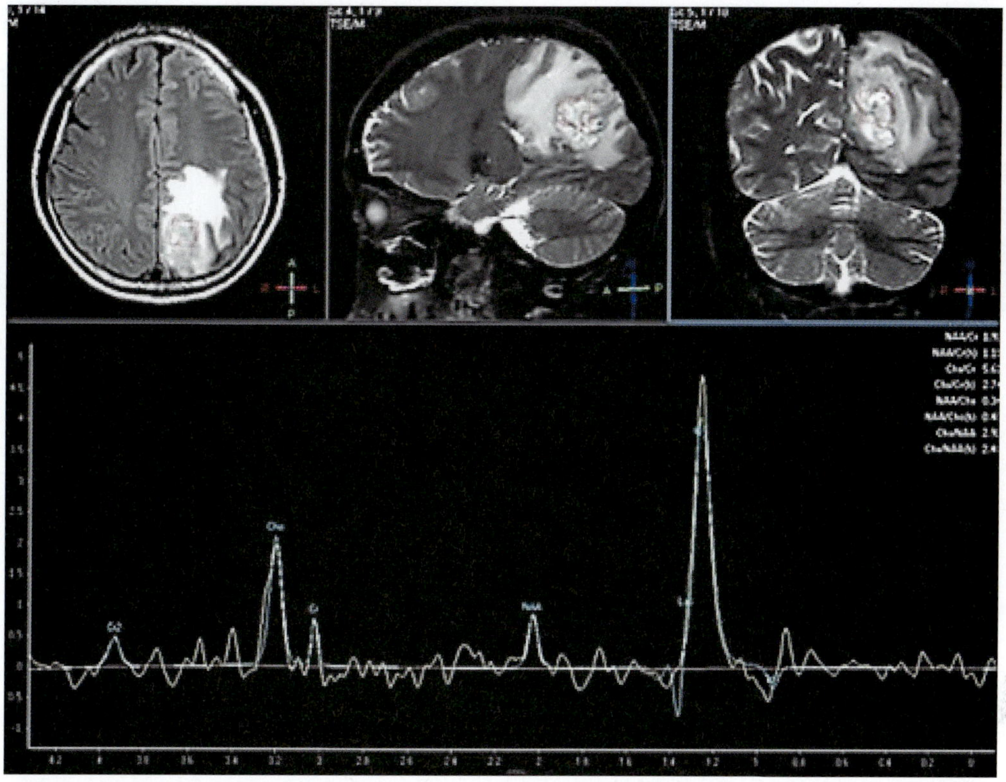

050 그림 47에 대한 설명으로 옳은 것은?

① 조영제를 사용해야 검사신호를 얻을 수 있다.

② 와전류는 스펙트럼의 분석에 영향을 주지 않는다.

③ 세포조직의 변화를 미리 발견할 수 있는 자기공명진단 방법이다.

④ 고자장보다는 저자장에서 시행하는 것이 신호검출에 효율적이다.

⑤ 침습적으로 검사가 시행되며 대사물질의 생화학적 분석이 가능하다.

MR spectroscopy는 비침습적으로 대사과정이나 대사물질의 생화학적 분석 및 정보획득을 얻을 수 있으며 그 결과 생화학적 정보차이로 정상조직과 병변 조직 간에 서로 다른 spectrum을 구별할 수 있으며, 세포조직의 변화를 미리 발견함으로써 질병의 조기 치료 및 예방차원의 진단방법으로 활용되고 있다. Spectrum에 영향을 주는 인자로는 와전류, 물신호 제거 유무, 자장의 shimming 여부 등을 들 수 있다.

그림 48

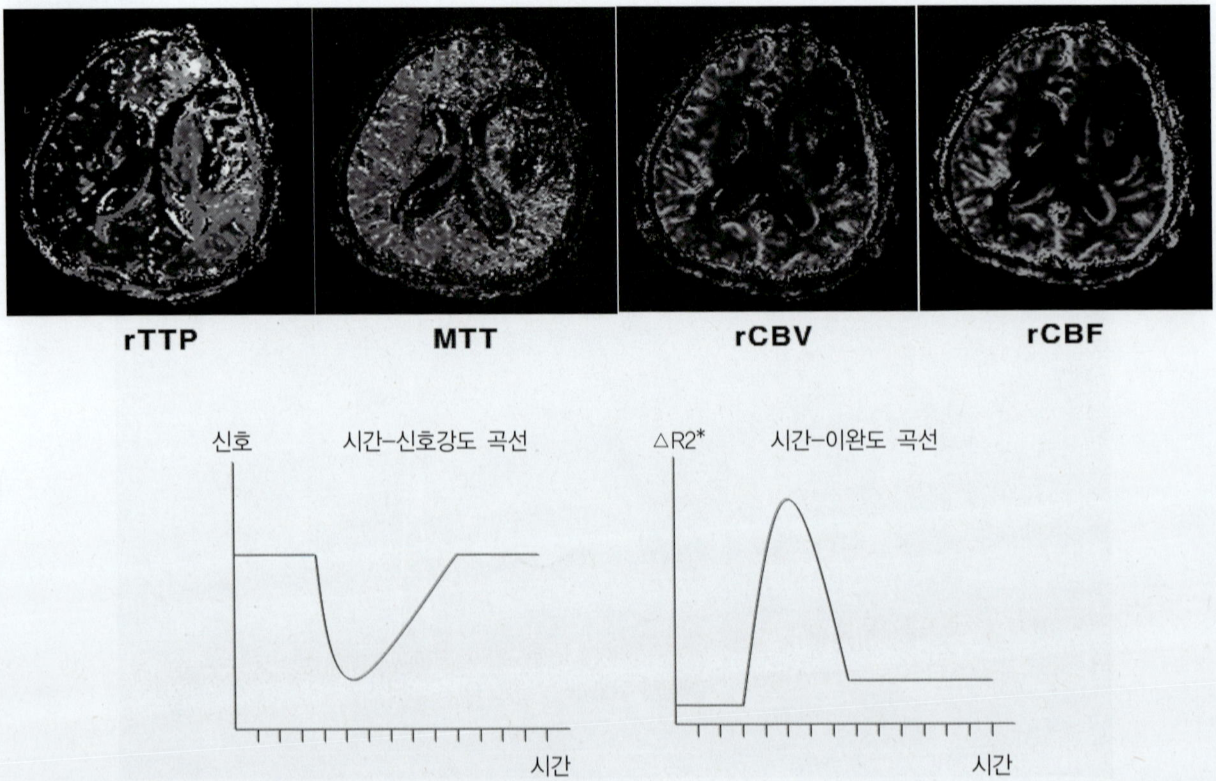

051 그림 48이 의미하는 검사기법은?

① 확산텐서영상
② 자기공명분광법
③ 기능적 영상
④ 관류강조영상
⑤ 확산강조영상

MR Perfusion은 상자성 조영제를 인체 혈관 내 급속 주입하여 영상을 얻는 방법으로 T2 및 T2* 강조영상을 동일한 영상 단면에서 반복 측정하여 조영제가 뇌를 통과하는 전체 과정을 역동적으로 영상화 하는 것이다. 주로 뇌허혈증 및 뇌종양의 감별 및 분석에 이용된다.

052 그림 48과 같은 영상을 얻기 위한 펄스 시퀀스는?

① Spin echo
② Fast spin echo
③ Turbo spin echo
④ Echo planar imaging
⑤ Short T1 inversion recovery

MR Perfusion에 이용되는 펄스 시퀀스는 매우 짧은 TR과 TE를 사용하는 Ultra fast GRE계열이나 EPI기법이 이용된다.

그림 49

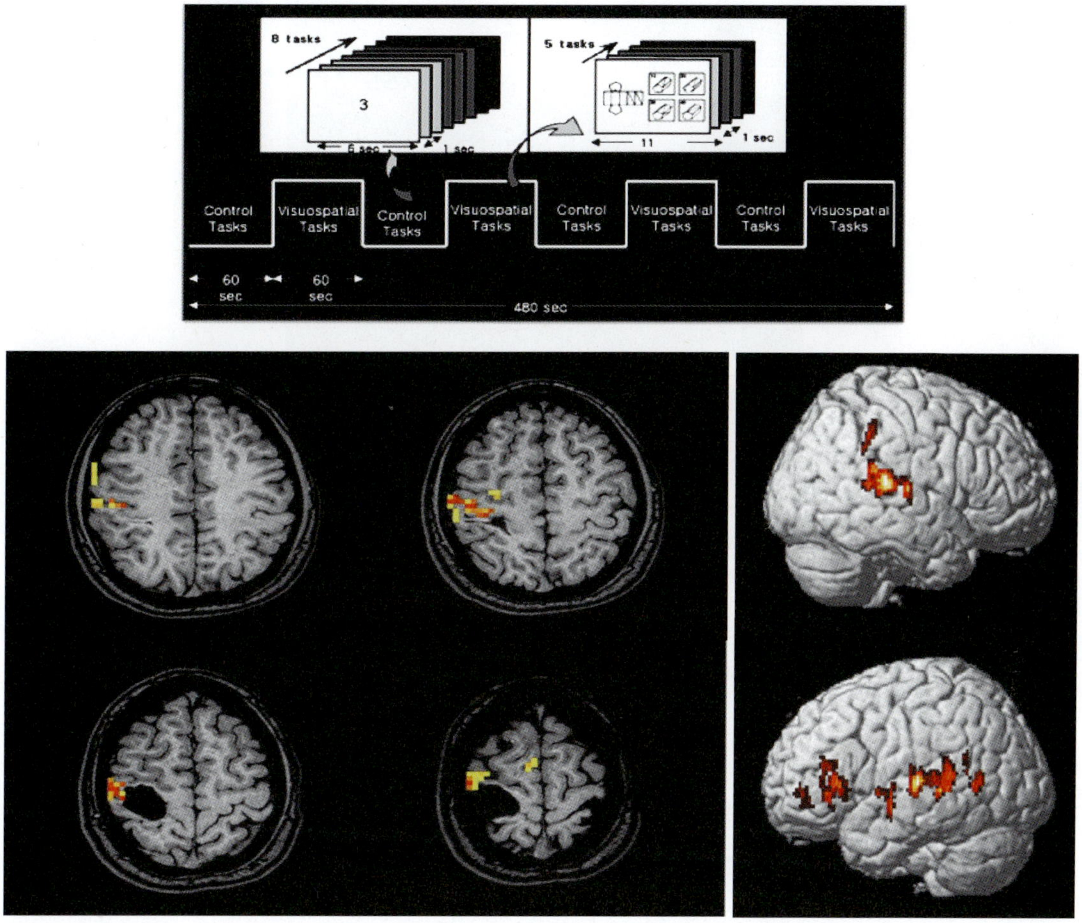

053 **그림 49**와 관련된 영상기법은?

① 관류영상

② 기능적 영상

③ 확산강조영상

④ 자화전이영상

⑤ 자기공명분광법

기능적 MR영상 기법은 뇌의 특정영역의 인지기능의 파악과 뇌의 활성부위와 활성정도를 알아낼 수 있다. 뇌의 활성기와 휴식기의 영상을 반복적으로 획득하고 blood oxygen level dependent(BOLD)나 뇌혈류 속도변화에 의해 결정된 신호크기 차이를 통해 뇌의 활성부위의 기능 유무를 판단한다. 이로써 기능적 MR영상 기법은 뇌의 인지기능은 물론 외과적 수술계획 시 종양의 절제부위 결정 등에 이용되고 있다.

그림 50

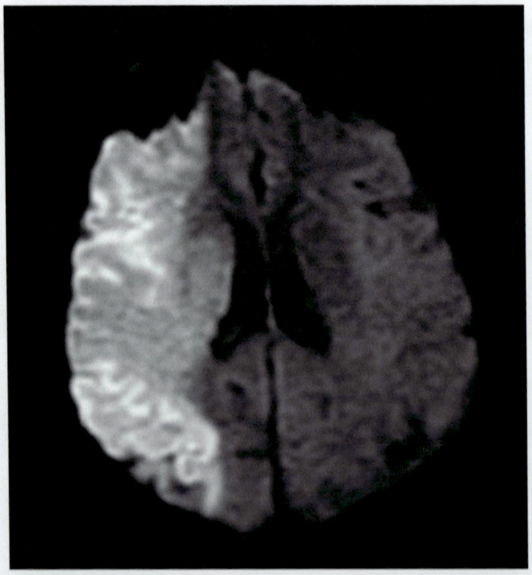

054 그림 50에 대한 설명으로 옳지 않은 것은?

① 조영제의 병소도착 시간을 측정할 수 있다.

② 조직 내의 물 분자의 확산운동을 영상화했다.

③ EPI기법을 사용하므로 영상의 왜곡이 발생한다.

④ 급성 뇌졸중 환자를 위해 EPI펄스에 SE나 GRE를 조합하여 사용한다.

⑤ 급성 뇌졸중 환자에서 정상부위는 저신호로 뇌졸중 부위는 고신호로 나타난다.

확산 강조 영상(Diffusion Weighted Image)에서는 초기 혈류가 차단되면 뇌 조직은 수분 이내 확산계수가 감소하는 것으로 알려져 있고 세포의 부피는 약간씩 팽창하여 세포 사이에 있는 물분자들에 대한 압력이 증가하게 되며 확산운동이 제한되어 확산강조 영상에서는 고신호 강도를 나타나게 된다.
순수한 물은 물분자가 어느 방향으로나 자유롭게 움직일 수 있으므로 등방성확산(isotropic diffusion)을 하지만, 생체 내 물분자는 세포막이나 신경섬유 등에 의해 이동의 제한을 받으므로 제한적 확산 또는 물분자 주위의 구조물을 따라 특정한 방향으로 움직일 수 있으므로 비등방성 확산(anisotropic diffusion)을 한다. 또한 DWI는 EPI펄스를 기본으로 적용한다.

그림 51

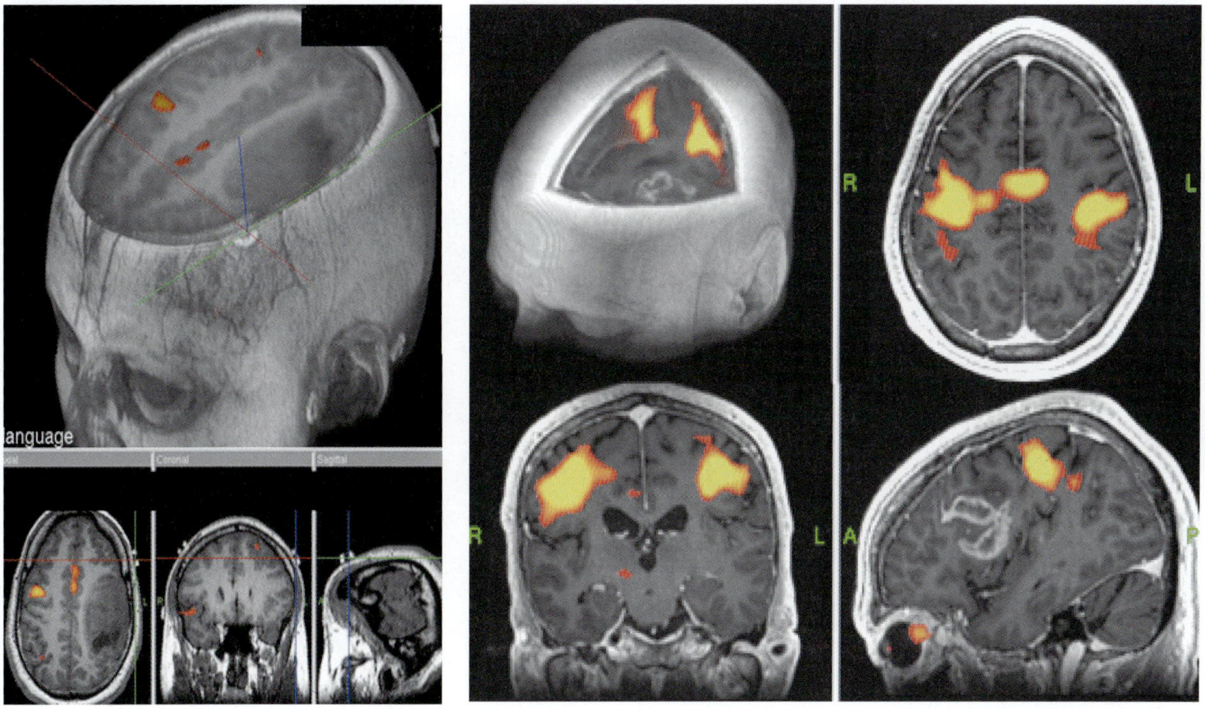

055 그림 51에 대한 설명으로 옳은 것은?

① 자극기보다 휴식기에 혈류량은 증가한다.

② 뇌에 자극이 가면 조직에 공급되는 CO_2량이 증가한다.

③ 혈액 내 산소농도가 증가할수록 혈액의 $T2^*$는 짧아진다.

④ 뇌 영상의 왜곡을 방지하기 위해 EPI기법은 사용하지 않는다.

⑤ 뇌의 국소적 활성에 따른 뇌혈류의 국소적 증가와 관계가 있다.

기능적 MR기법 중 가장 대표적인 BOLD(Blood Oxygen Level Independent)기법은 자극기와 휴식기를 반복하여 스캔을 하는데 자극이 가해지면 뇌혈류량의 증가로 조직에 공급되는 산소량이 증가하게 되고 산소농도가 증가할수록 혈관 내 Oxyhemoglobin의 양이 증가되어 국소자장의 불균질성이 감소된다. 결국 $T2^*$강조 영상에서 영상신호가 증가하게 되고, 정상과 병변부위의 감별력을 높이기 위해 초급속 GRE나 EPI기법을 사용한다.

그림 52

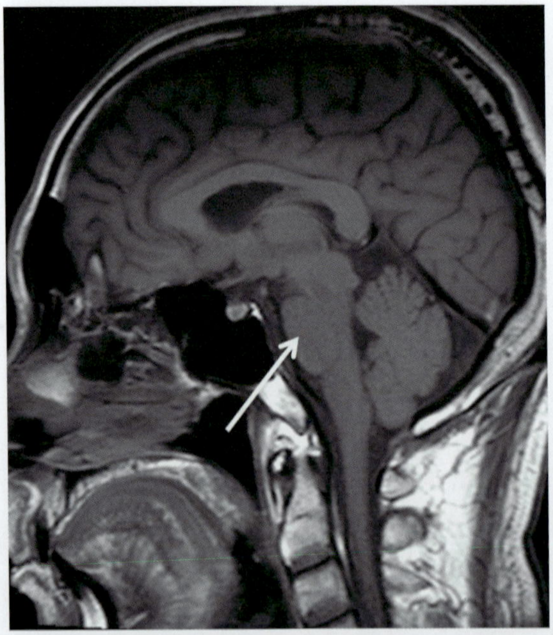

056 **그림 52**에서 이 영상의 특성과 화살표가 가리키는 부위의 해부학 명칭이 옳은 것은?

① T1강조영상, Pons
② T2강조영상, Pons
③ T1강조영상, Thalamus
④ T2강조영상, 4th ventricle
⑤ T2강조영상, Pituitary gland

그림 53

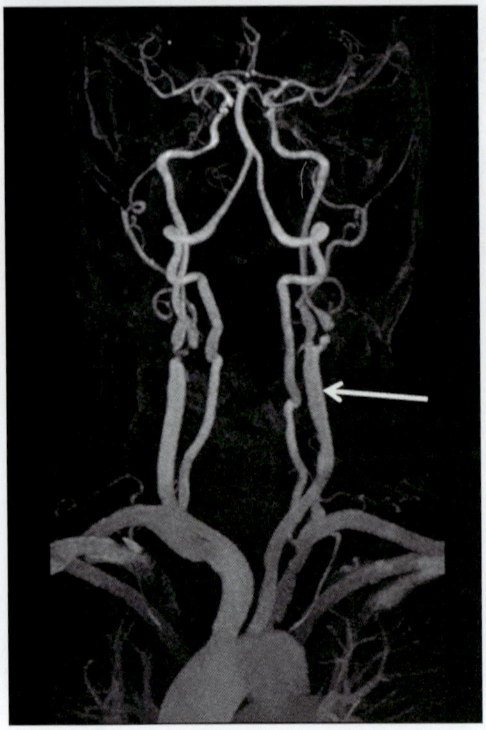

057 **그림 53**의 자기공명 혈관조영술(MRA) 영상에서 화살표로 표시된 혈관의 명칭은?

① Basilar artery
② Coronary artery
③ Vertebral artery
④ Middle cerebral artery
⑤ Common carotid artery

그림 54

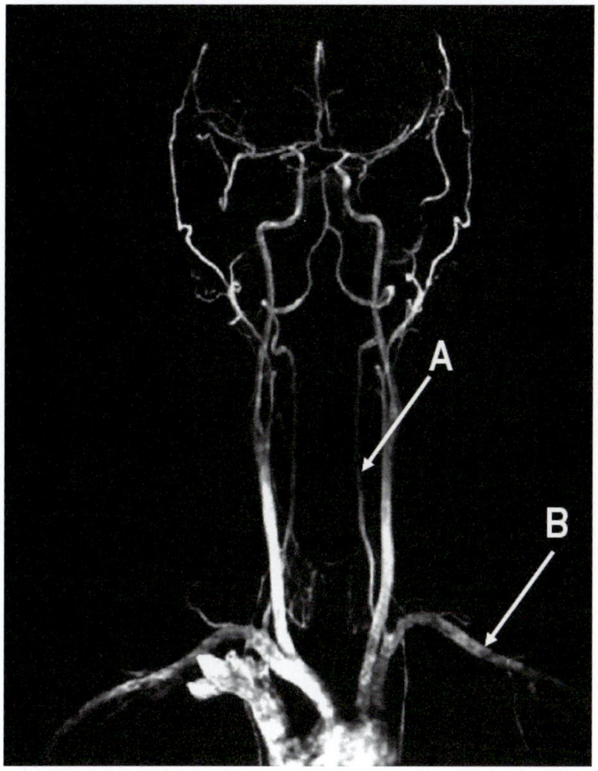

058 **그림 54**의 자기공명 혈관조영술영상에서 화살표로 표시된 혈관의 명칭은?

① A–Basilar artery
B–Aortic arch
② A–Vertebral artery
B–Subclavian artery
③ A–Middle cerebral artery
B–Jugular vein
④ A–Coronary artery
B–Internal carotid artery
⑤ A–Common carotid artery
B–Pulmonary artery

그림 55

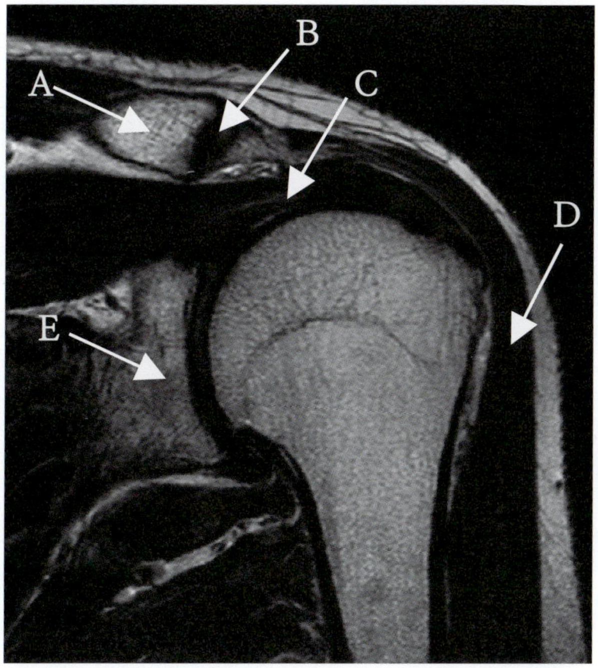

059 **그림 55**에서 가시위건을 표시한 화살표는?

① A
② B
③ C
④ D
⑤ E

A : clavicle
B : A–C joint
C : supraspinatus tendon
D : deltoid muscle
E : scapula(glenoid)

그림 56

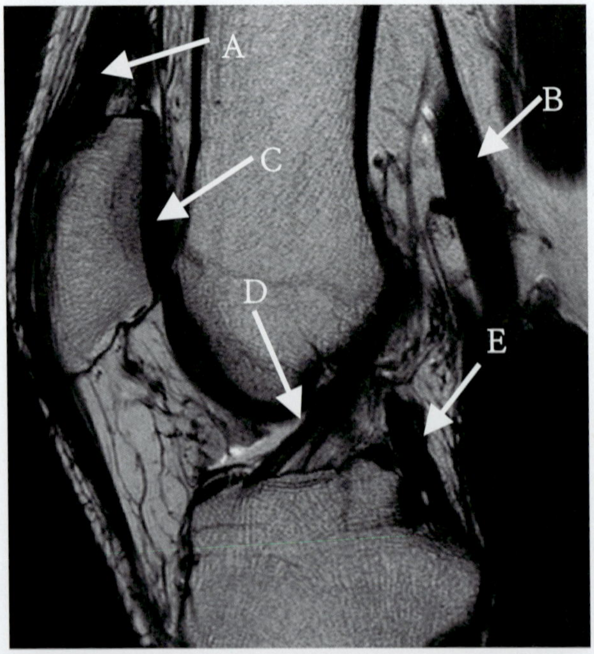

060 그림 56에서 뒤십자인대에 해당되는 기호는?

① A
② B
③ C
④ D
⑤ E

A : Quadriceps tendon
B : Popliteal artery
C : Articular cartilage
D : Anterior cruciate ligament
E : Posterior cruciate ligament

그림 57

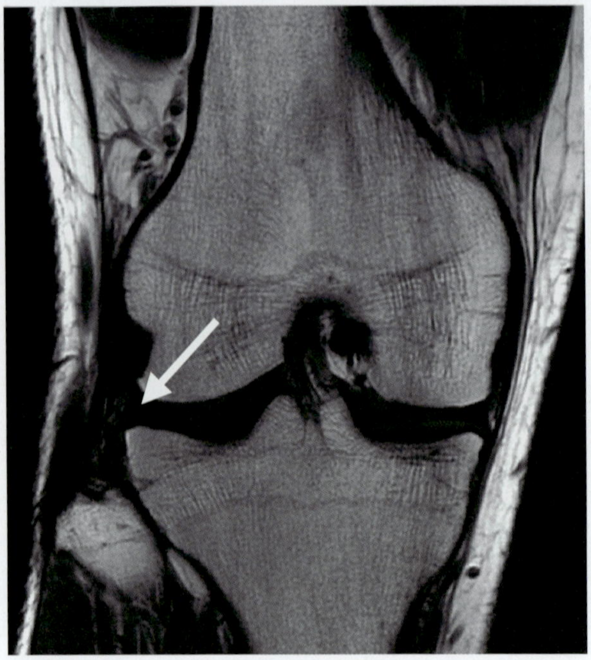

061 그림 57에서 화살표가 가리키는 곳의 해부적인 명칭은?

① Lateral meniscus
② Medial meniscus
③ Tibio-fibular joint
④ Anterior cruciate ligament
⑤ Posterior cruciate ligament

그림 58

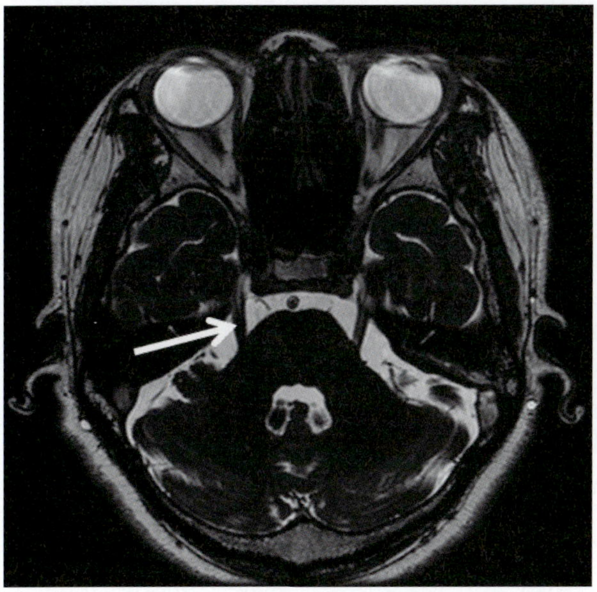

062 **그림 58**에서 화살표가 가리키는 부위의 해부학 명칭은?

① Facial nerve
② Cochlear nerve
③ Trigeminal nerve
④ Inferior vestibular nerve
⑤ Superior vestibular nerve

그림 59

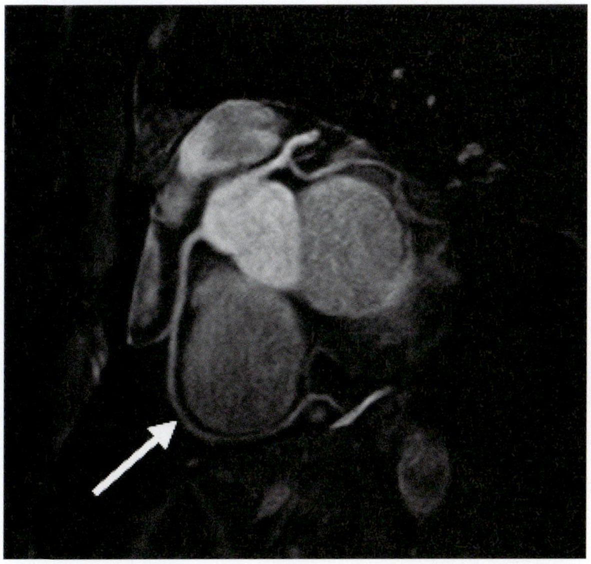

063 **그림 59**에서 화살표가 가리키는 부분의 명칭은?

① Ascending aorta
② Coronary artery
③ Pulmonary vein
④ Descending aorta
⑤ Pulmonary artery

그림 60

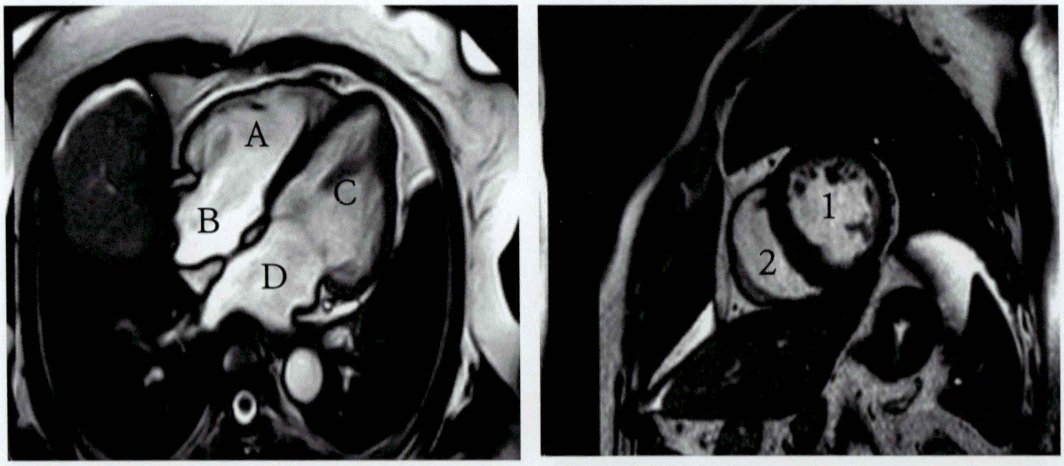

(가) (나)

064 그림 60의 (가), (나)에서 같은 해부학적 위치로 연결된 기호의 올바른 조합은?

① A = 1

② A = 2

③ B = 1

④ C = 2

⑤ D = 1

A & 2 = Right ventricle, B = Right atrium, C & 1 = Left ventricle, D = Left atrium

그림 61

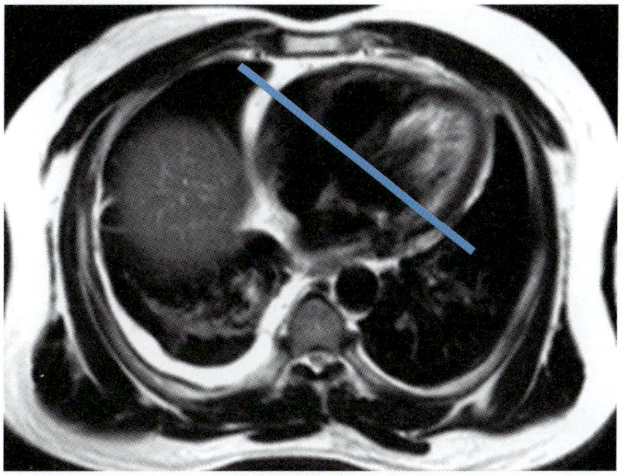

065 **그림 61**에서 파란색 선으로 주사할 때 획득되는 영상은?

①
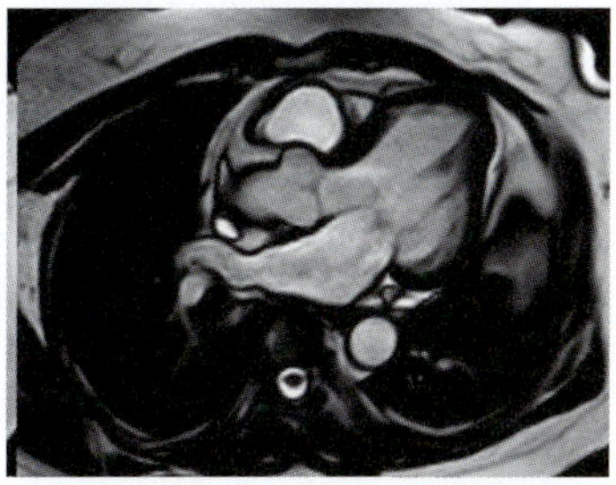

②
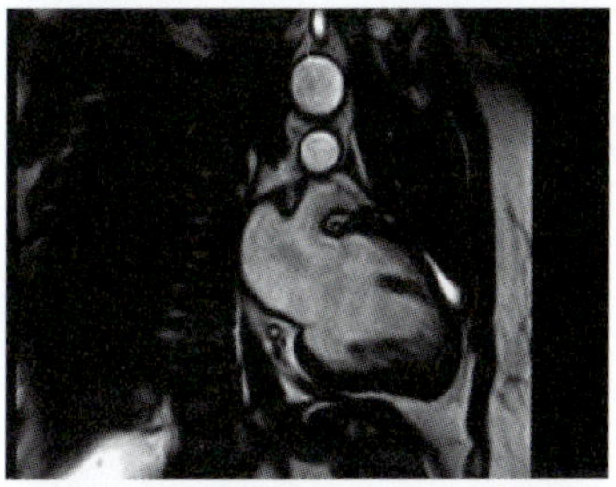

③
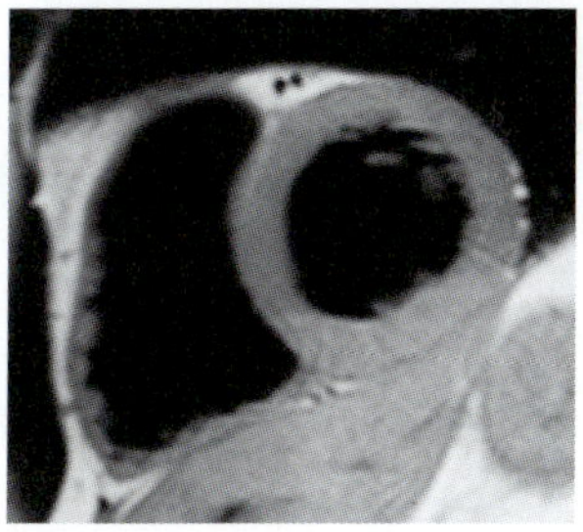

④
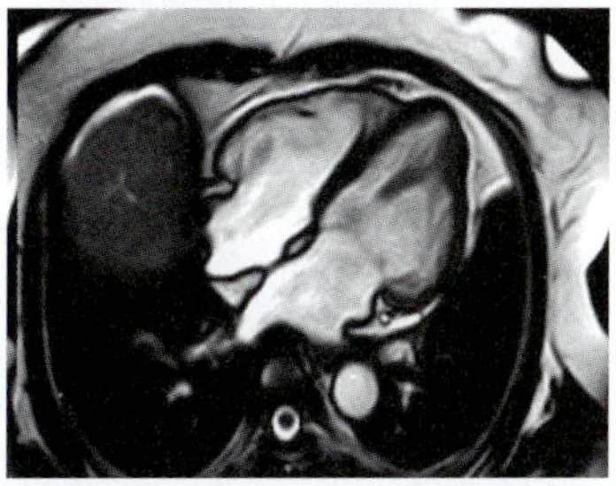

⑤
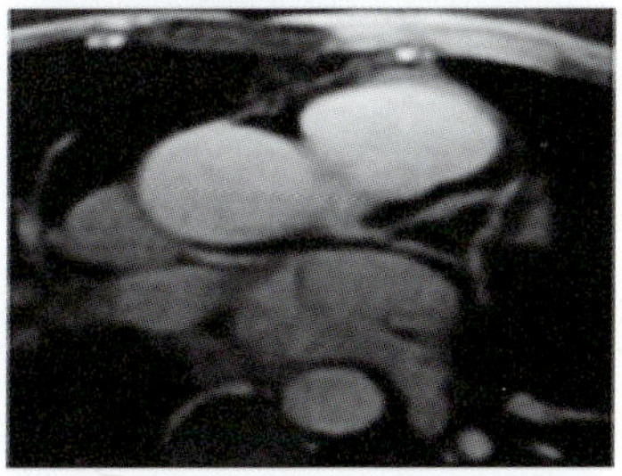

① LVOT
② long axis(LV, RV 2chamber view)
③ short axis
④ 4chamber view
⑤ Coronary artery(LMA & LCX)

그림 62

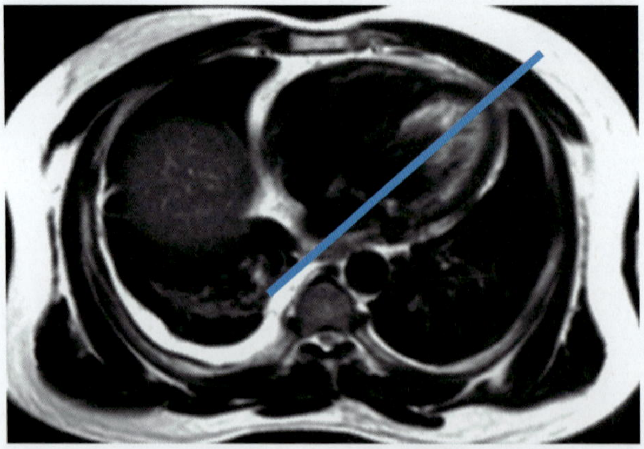

066 그림 62에서 파란색 선으로 주사할 때 획득되는 영상은?

①

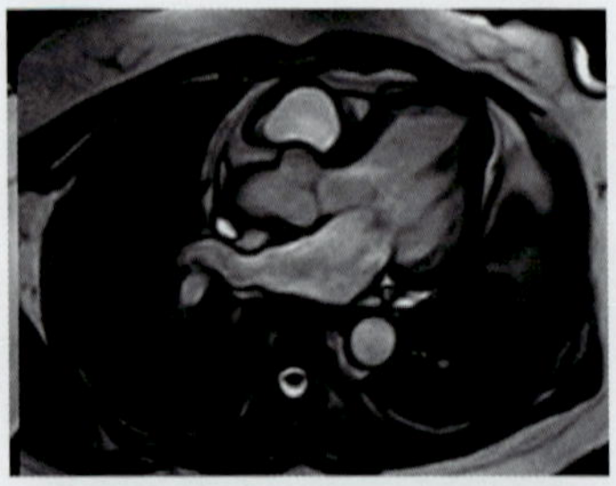

②

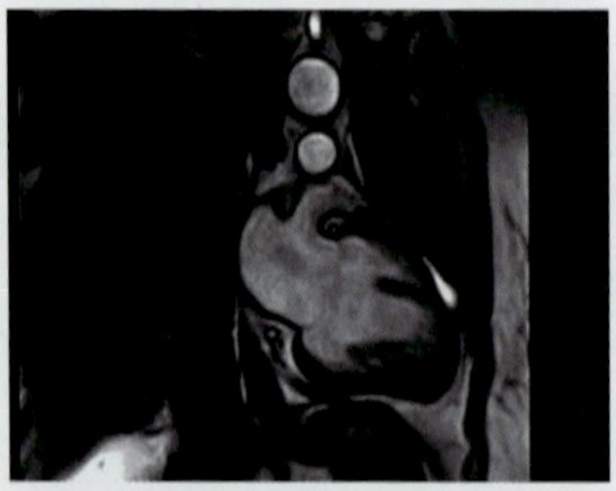

③

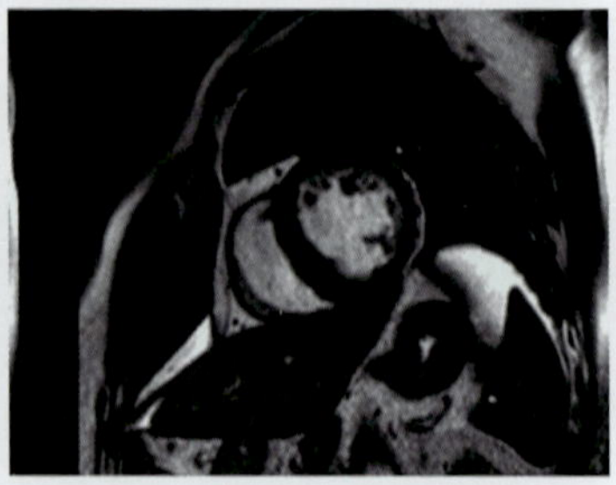

④

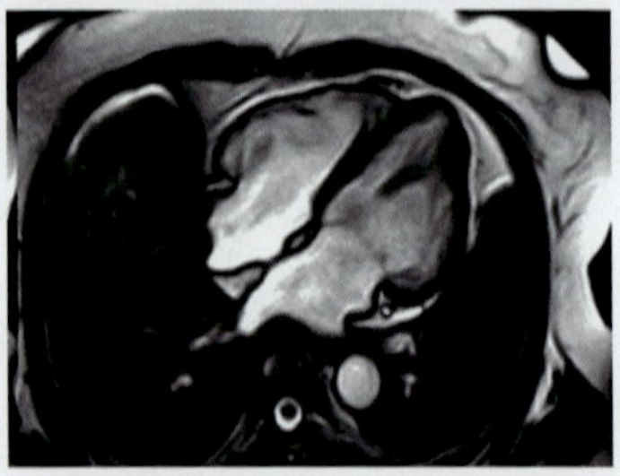

⑤

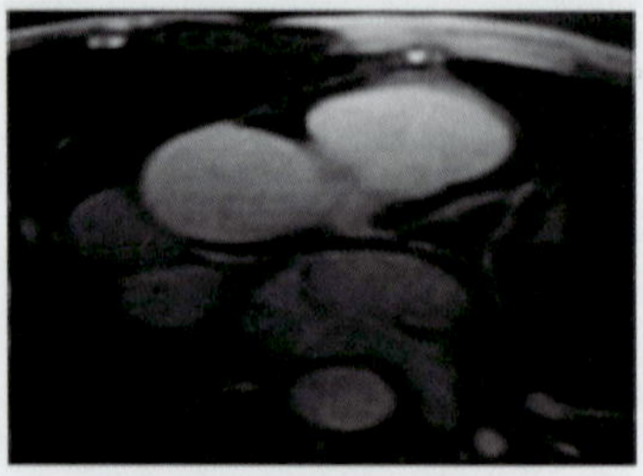

1) LVOT
2) long axis(LV, RV 2chamber view)
3) short axis
4) 4chamber view
5) Coronary artery(LMA & LCX)

그림 63

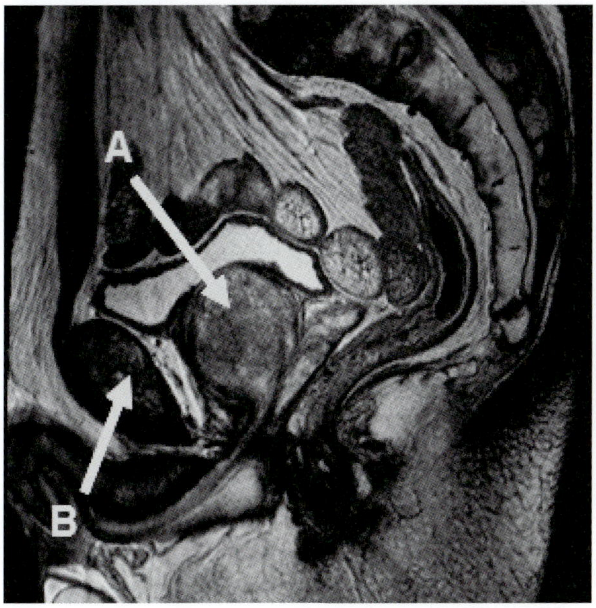

067 **그림 63**에서 A와 B가 가리키는 부위의 해부학적 명칭이 바르게 연결된 것은?

	A	B
①	Prostate	Bladder
②	Uterus	Bladder
③	Ovary	Prostate
④	Bladder	Rectum
⑤	Prostate	Pubic bone

그림 64

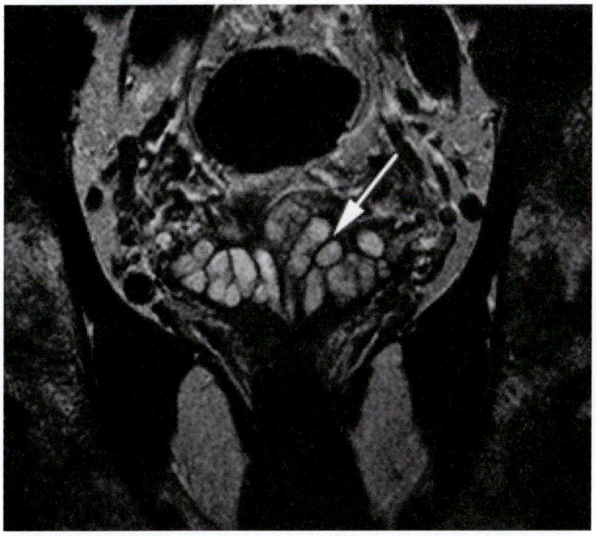

068 **그림 64**에서 화살표가 가리키는 부위의 해부학적 명칭이 옳은 것은?

① Prostate
② Uterus
③ Ovary
④ Testicle
⑤ Seminal vesicle

그림 65

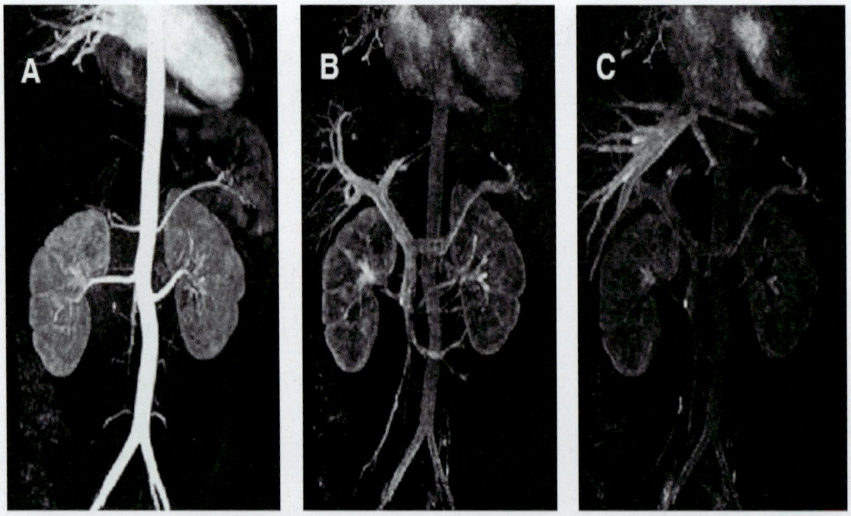

069 그림 65는 CE-MRA이다. 각각의 기호와 영상획득 시기가 바르게 연결된 것은?

	A	B	C
①	정맥기	문맥기	평형기
②	정맥기	평형기	문맥기
③	동맥기	문맥기	평형기
④	동맥기	평형기	문맥기
⑤	평형기	문맥기	동맥기

그림 66

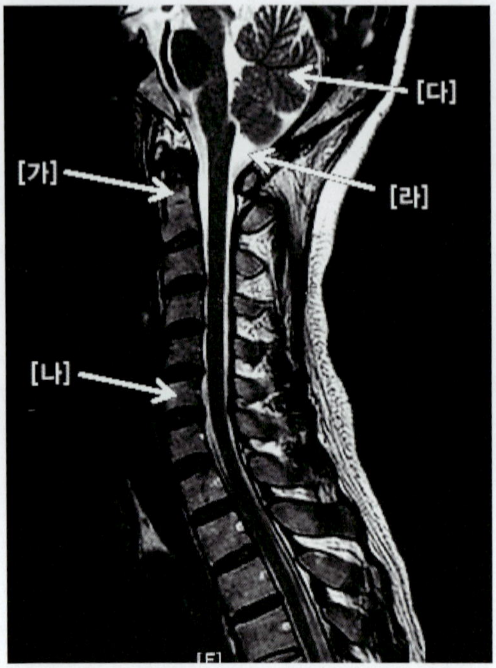

070 그림 66의 목뼈 영상에서 각각의 해부학적 명칭을 보기에 적어놓았다. 바르게 표시된 것들로 모아진 기호(가~라)들의 조합은.

> 가. Odontoid process(dens)
> 나. C6(6th C-spine)
> 다. Cerebellum
> 라. CSF

① 가, 나, 다
② 가, 다
③ 나, 라
④ 라
⑤ 가, 나, 다, 라

그림 67

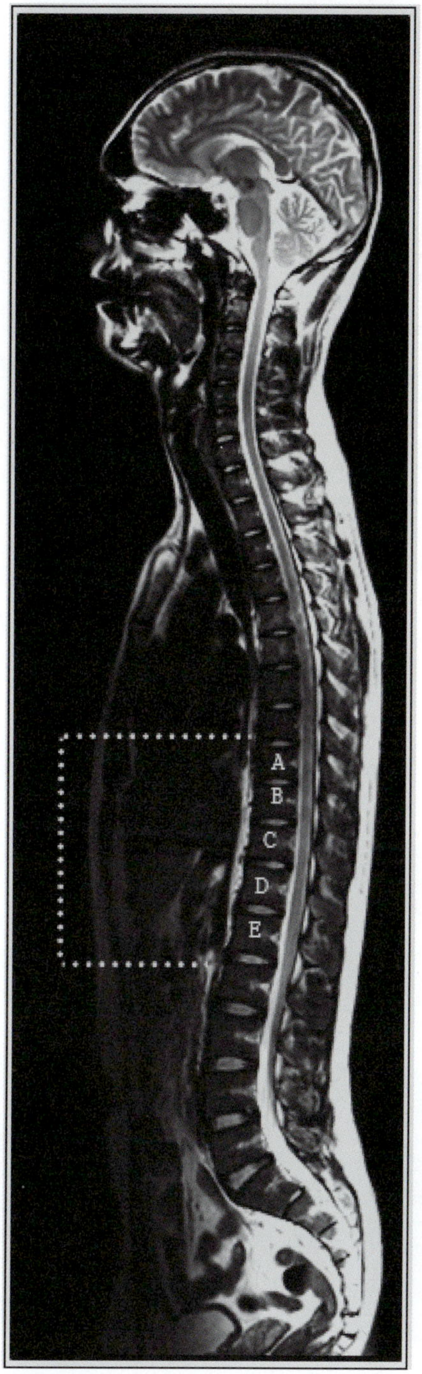

071 **그림 67**에서 12번째 흉추는?

① A
② B
③ C
④ D
⑤ E

그림 68

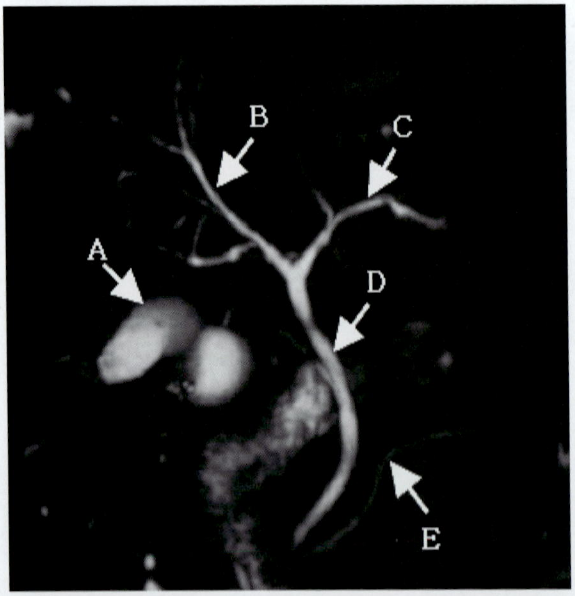

072 그림 68에서 화살표가 가리키는 부위의 해부학적 명칭이 옳은 것은?

① A – Cystic duct
② B – Gall bladder
③ C – Common bile duct
④ D – Common hepatic duct
⑤ E – Pancreatic duct

A – GB
B – Rt. hepatic duct
C – Lt. hepatic duct
D – Common bile duct
E – Pancreatic duct

그림 69

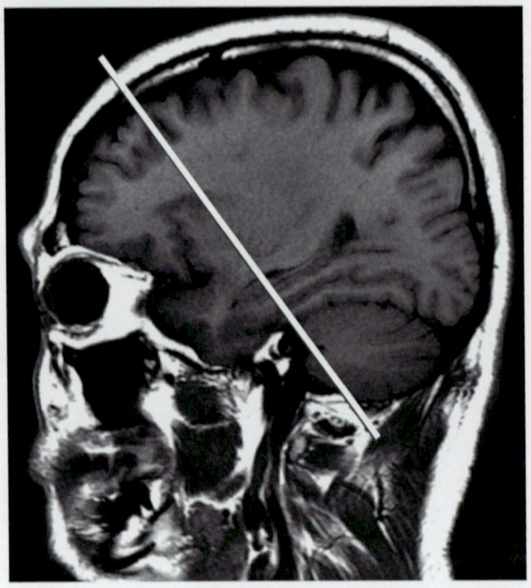

A

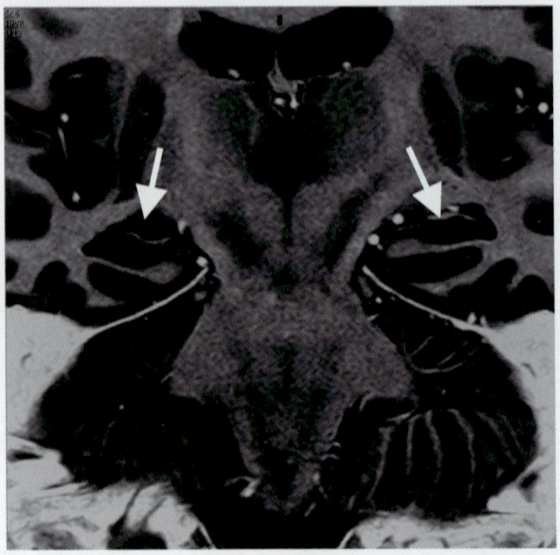

B

073 그림 69에서 시상면 영상(A)을 흰색선으로 선택된 단면으로 주사를 하였더니 오른쪽의 관상면 영상(B)이 획득되었다. 오른쪽의 영상에서 화살표가 가리키는 해부학적 명칭은?

① Cerebellum
② 4th ventricle
③ Hippocampus
④ Internal auditory canal
⑤ Inferior vestibular nerve

그림 70

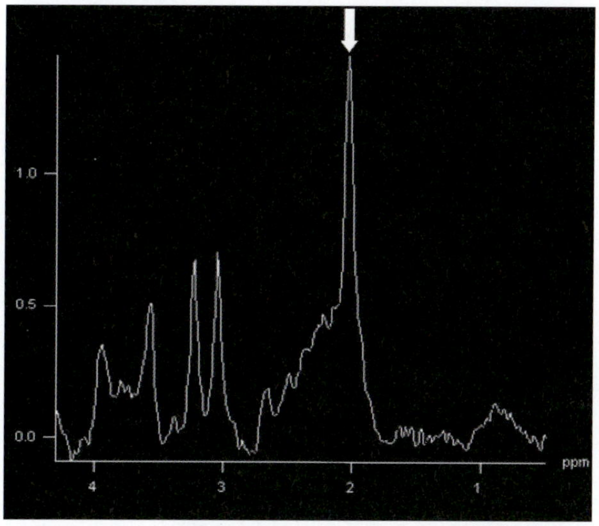

074 **그림 70**에서 정상인의 경우 화살표가 가리키는 부위에서 정점을 이루는 대사물질의 명칭으로 옳은 것은?

① Choline(Cho)
② Lactate(Lac)
③ Creatine(Cr/PCr)
④ myo-Inositol(Ins)
⑤ N-Acetyl-l-Aspartate(NAA)

정상인의 peak 분포는 NAA 2.01 ppm, Creatine 3.03 ppm, phosphocreatine 3.94 ppm, choline 3.22 ppm, myo-inositol(ml) 3.56 ppm과 4.06 ppm에서 분포한다. Glutamate는 3.8, 2.1, 2.35 ppm 구간에서 분포하고 Glutamine(Glx)는 2.1~2.45 ppm 구간에서 Glutamate와 겹쳐져 잘 구분되지 않는다. Lactate(Lac)는 1.3 ppm에서 나타나나 정상일 경우는 나타나지 않고 급성 저산소증이나 손상된 뇌에서 나타난다.

그림 71

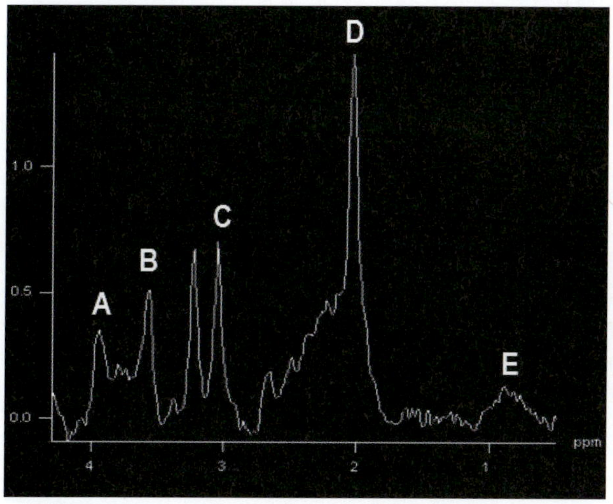

075 **그림 71**에서 각각의 정점 중 정상인 뇌에서 정점의 강도와 농도가 가장 높고 주로 신경세포에 위치하는 것으로 알려져 있으며 뇌의 병변을 진단하는데 중요한 물질이다. 이 대사물질의 명칭과 기호의 조합은?

① A – Choline(Cho)
② B – Choline(Cho)
③ C – Creatine(Cr/PCr)
④ D – N-Acetyl-l-Aspartate(NAA)
⑤ E – N-Acetyl-l-Aspartate(NAA)

각 대사물질의 peak의 강도, 형태, 농도 등을 숙지하고 각각의 특성 및 역할에 대해서도 이해해야 한다. NAA는 뇌의 병변 진단 시 중요물질로 peak가 감소하면 살아있는 신경세포의 성분이 감소되고 있다는 것을 의미한다.
Creatine은 뇌성숙에 따른 변화가 적어서 반정량적인 측정 시에 기준 물질로 이용한다. Choline은 peak증가 시 종양 내에서 세포분열이 활발함을 의미하므로 종양의 재발율과 관계가 있음을 추측할 수 있다.

그림 72

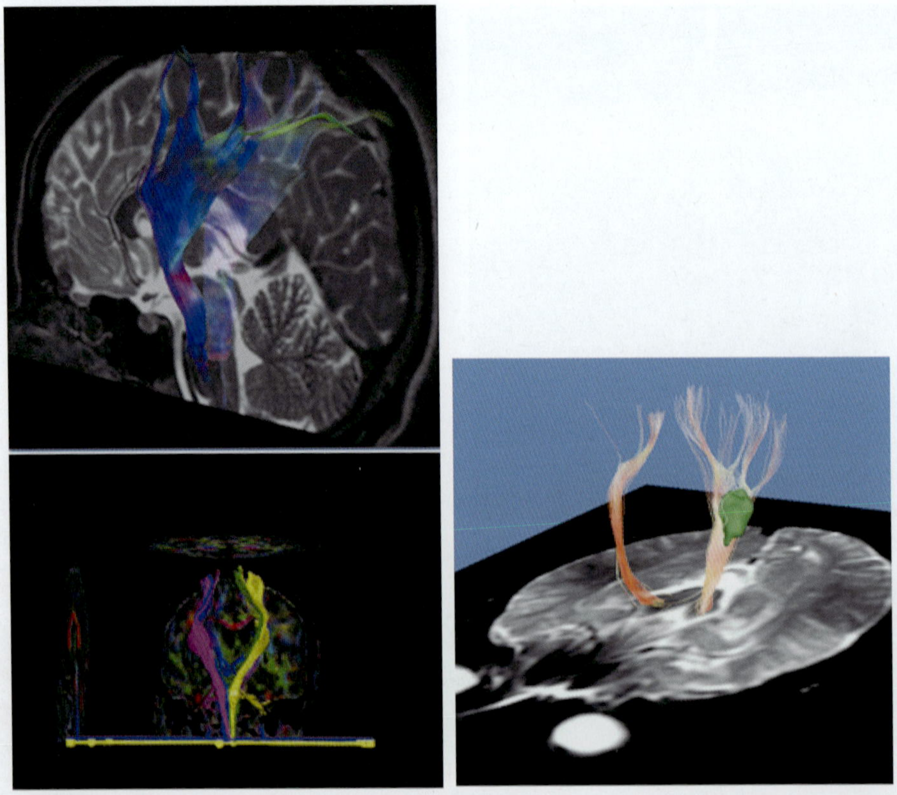

076 그림 72처럼 재구성된 뇌 영상의 명칭으로 옳은 것은?

① MR neurography

② MR angiography

③ MR elastography

④ MR cholangiography

⑤ MR fiber tractography

그림 72는 비등방성 확산의 방향과 크기를 나타내며 한 화소의 조직 정보뿐만 아니라 화소와 화소사이의 확산 텐서의 연결고리를 이용하여 뇌 전체의 3차원 신경섬유지도를 표현할 수 있다. 이를 신경섬유 추적지도(fiber tractography)라고 한다. 백질 내 신경섬유의 주행 방향에 따라 Red, Blue, Green으로 나타내며 분할 비등방도의 크기가 클수록 밝게, 낮을수록 어둡게 표현된다.

그림 73

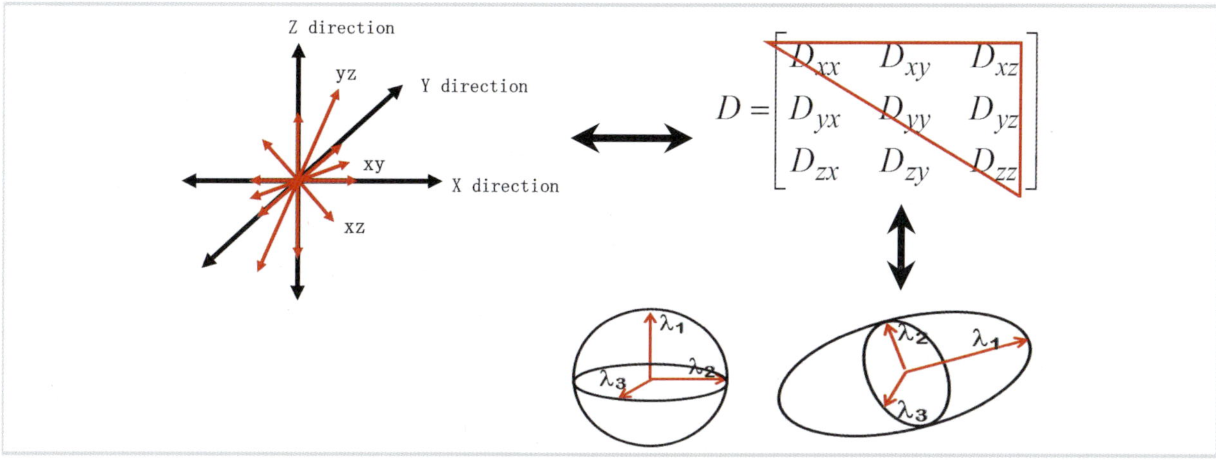

077 그림 73의 원리를 이용해서 획득된 영상은?

①
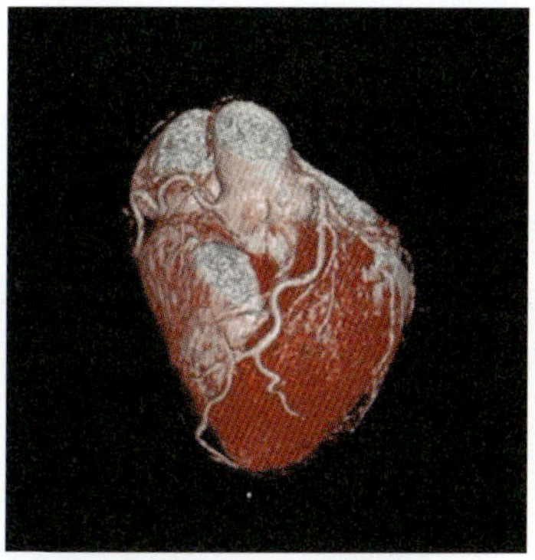

②
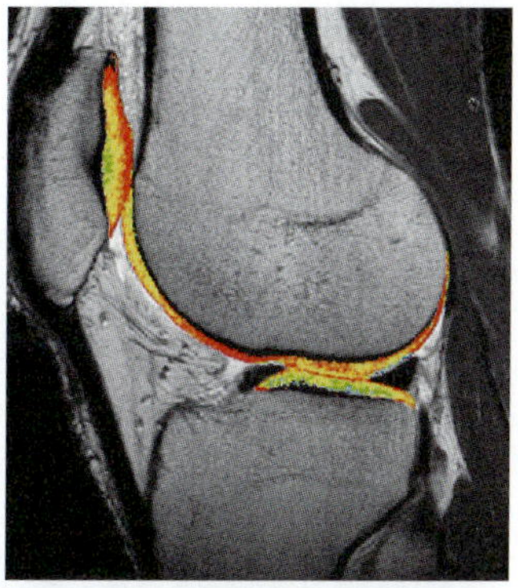

③
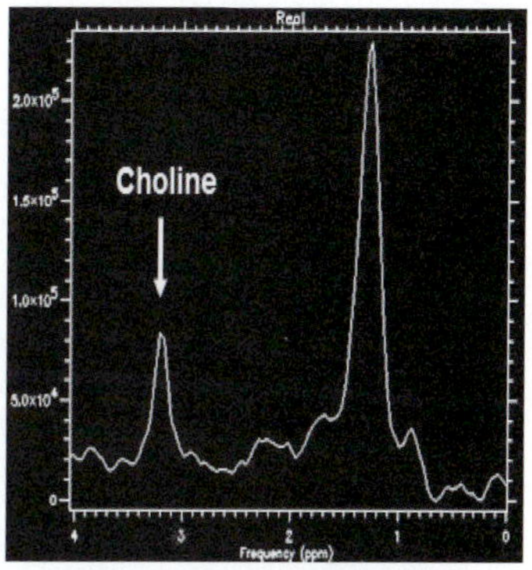

④
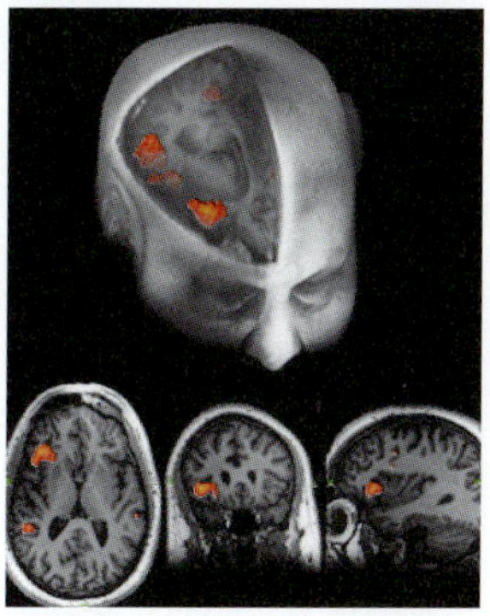

⑤
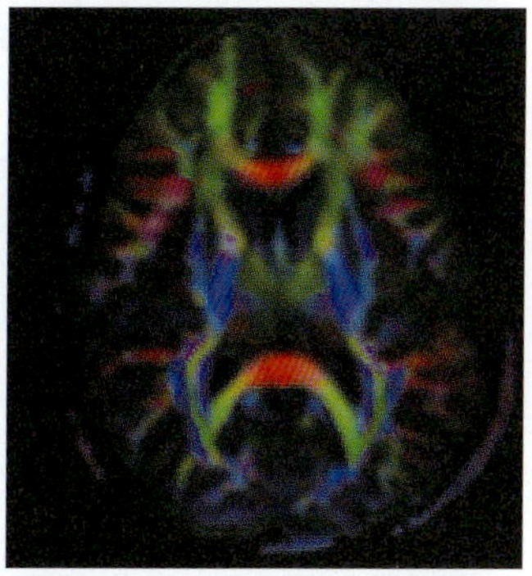

확산텐서영상은 확산경사자계를 걸지 않고 획득한 데이터와 최소 6방향 이상으로 확산 경사자장을 걸어주고 데이터를 획득한다. 이후 얻어진 6개의 확산계수를 이용하여 타원체를 중심으로 대각화하면 x,y,z축에 대한 고유값을 구할 수 있고 이 고유값들은 타원체의 모양과 화소내의 신경섬유 방향을 결정한다. 즉, 확산 텐서영상으로 확산 텐서 타원체를 구현할 수 있고, 인체의 뇌백질의 신경섬유다발과 같은 부위의 비등방성에 대한 정보를 구할 수 있다.

그림 74

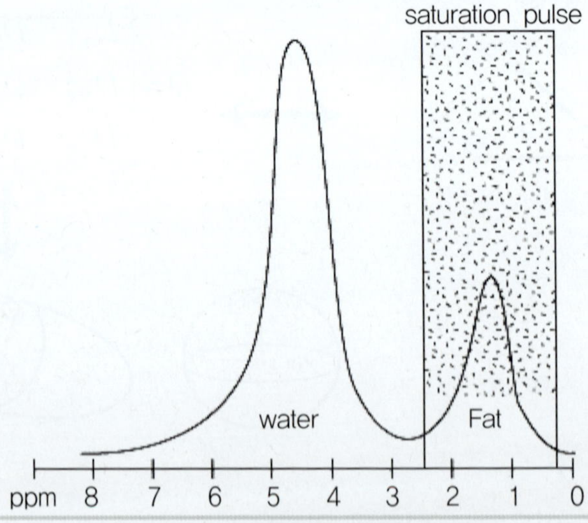

078 **그림 74**와 같이 RF 펄스를 인가할 때 얻어지는 영상은?

①
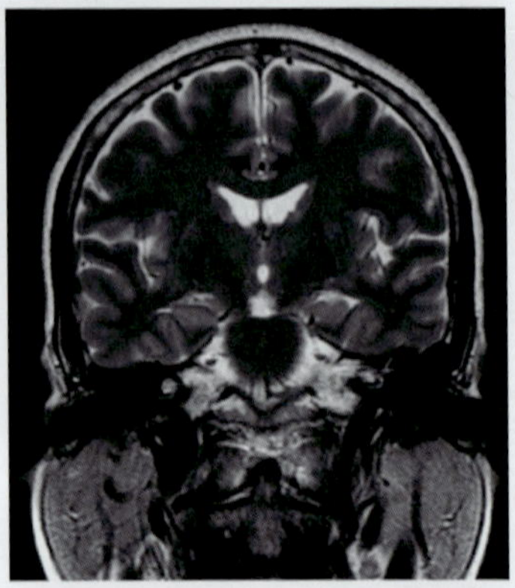

②
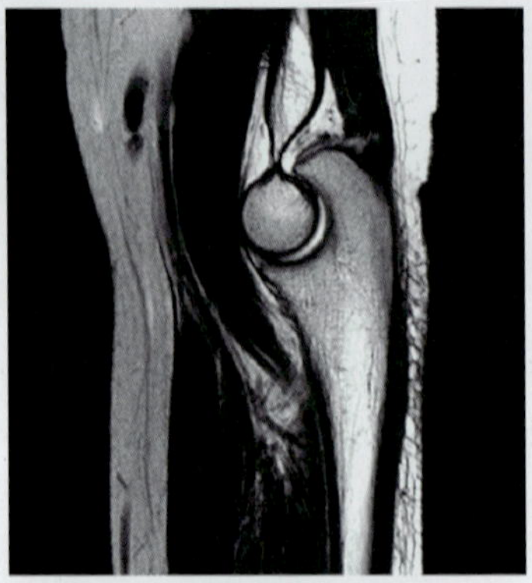

③
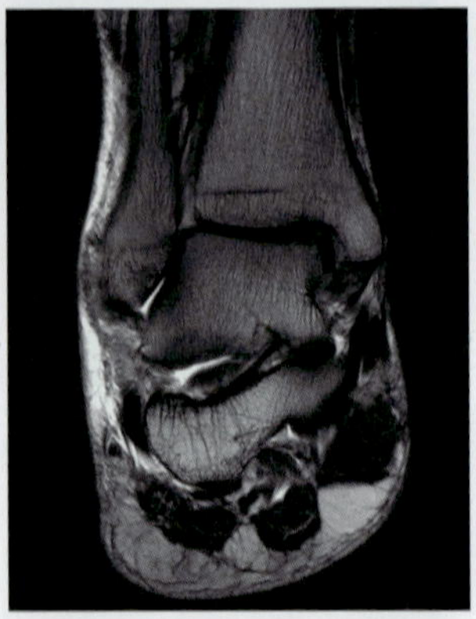

④
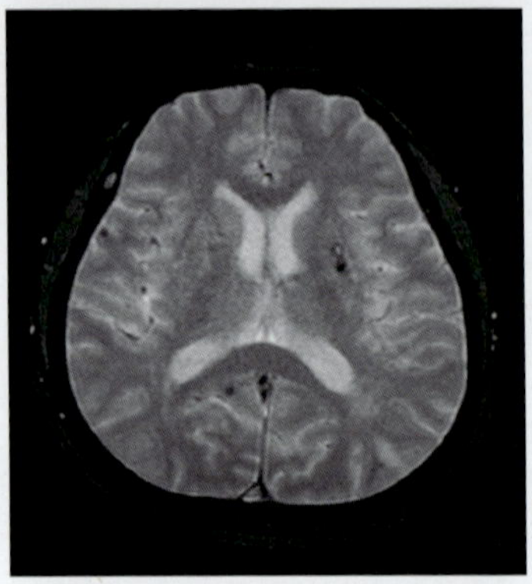

⑤
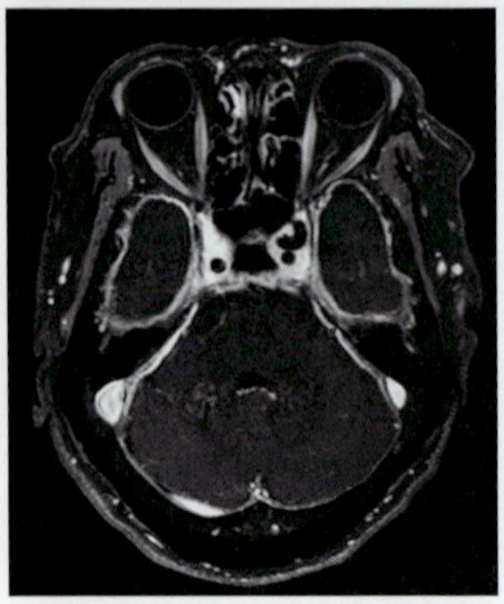

지방과 물은 1.5T 자장 내에서 공명 주파수의 차이가 있는 것을 이용하여 영상화에 필요한 기본적인 RF펄스를 인가하기 전, frequency selective RF pulse를 먼저 가하여 물이나 지방만을 선택적으로 여기 시킨 후, 영상신호를 얻고자 하는 곳에 RF펄스를 가하게 되면 한 가지 성분만의 신호를 얻을 수 있게 된다.

그림 75

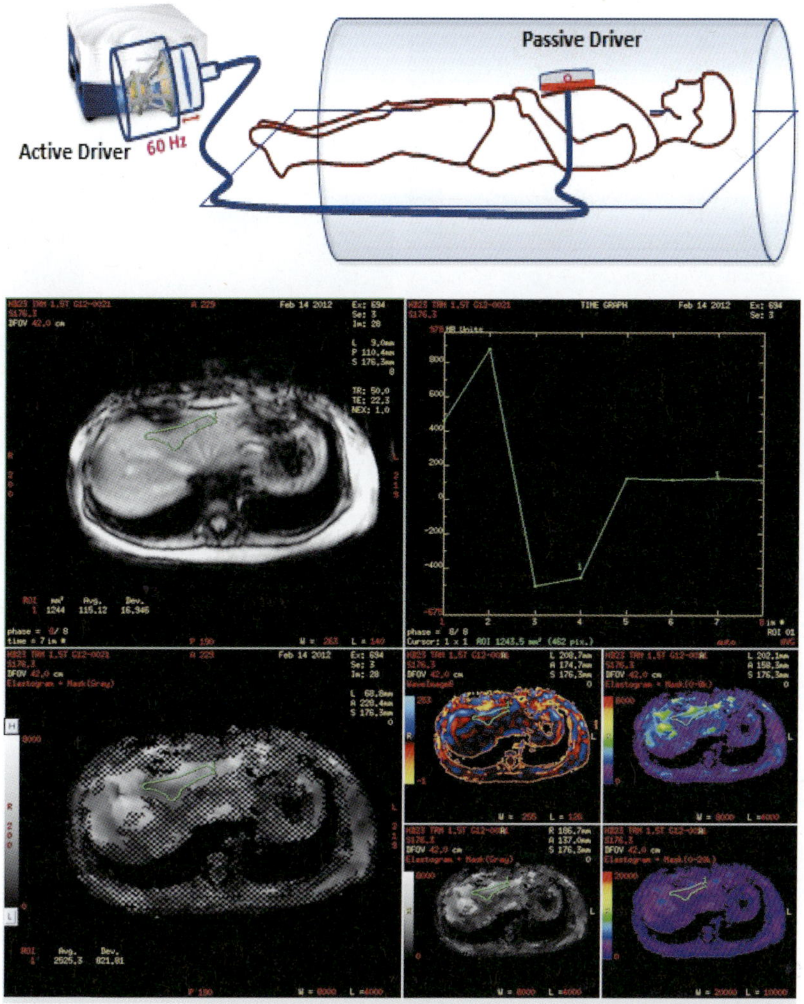

079 **그림 75**는 기계적인 파동을 가하여 조직의 탄성도를 정량적으로 측정하는 새로운 영상 기법이다. 이 기법의 명칭은?

① MR fluoroscopy

② MR elastography

③ MR fiber tractography

④ MR cholangiopancreatography

⑤ MR guided Focused Ultrasound Surgery

MR elastography는 유방, 뇌, 심근등의 연부조직의 탄성도 또는 경화도를 측정할 수 있는 검사기법이다. 문제에 제시된 그림은 간 조직을 진동시켜 되돌아오는 저주파 음파속도를 감지해 간 실질세포, 섬유화 된 세포와 연부조직에 각각 색깔을 입혀 표현하고 간의 경도(stiffness)를 수치화하여 간 경화를 감별해내는 기법이다.

그림 76

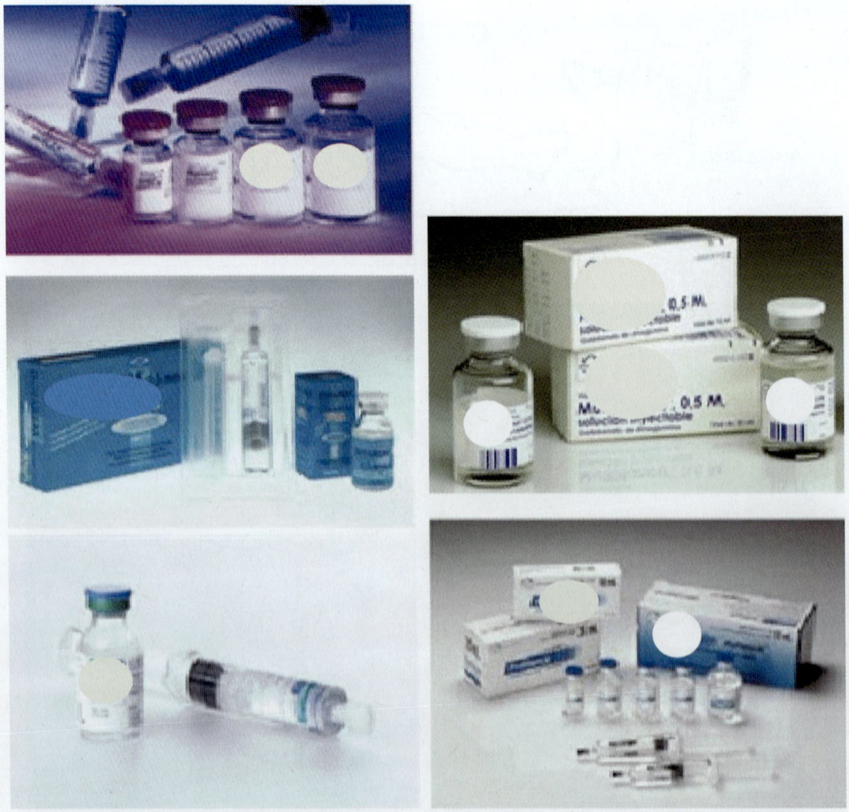

080 **그림 76**은 CE-MRA에 사용되는 물질들이다. 이 물질에 대한 설명으로 옳은 것은?

① 인체 조직에서 T1이완시간과 T2이완시간 모두를 짧게 한다.

② 주변 조직의 분자진동수가 세차주파수와 비슷하고(10^{-8}~10^{-10}sec), 자기모멘트가 작다.

③ 인체 투여 시 체내에 축적되지 않고 체내의 다른 물질과 결합하여 빠르게 배설되어야 한다.

④ 인체의 조직에 도달하면 도달된 조직의 양성자밀도와 T1이완시간의 변화를 만들고 T2 이완시간에는 변화가 생기지 않는다.

⑤ 자성을 띠고 있는 물질 자기 쌍극자로서 주위의 수소핵과 반응하여 수소핵 자기력의 이완성에 영향을 줄 수 있는 물질이어야 하며 상자성 효과가 작아야 한다.

상자성 조영제의 특성 및 구비조건을 이해해야 한다.

STEP 06

| 자기공명영상검사 | 해답

1. 5) 2. 1) 3. 1) 4. 5) 5. 3) 6. 4) 7. 1) 8. 4) 9. 5)

10. 1) 11. 3) 12. 4) 13. 4) 14. 5) 15. 3) 16. 5) 17. 5) 18. 4)

19. 2) 20. 3) 21. 5) 22. 1) 23. 3) 24. 1) 25. 2) 26. 3) 27. 2)

28. 2) 29. 1) 30. 3) 31. 5) 32. 1) 33. 4) 34. 3) 35. 5) 36. 4)

37. 4) 38. 5) 39. 3) 40. 1) 41. 1) 42. 1) 43. 5) 44. 4) 45. 3)

46. 2) 47. 4) 48. 3) 49. 3) 50. 3) 51. 4) 52. 4) 53. 2) 54. 1)

55. 5) 56. 1) 57. 5) 58. 2) 59. 3) 60. 5) 61. 1) 62. 1) 63. 2)

64. 2) 65. 3) 66. 2) 67. 5) 68. 5) 69. 3) 70. 5) 71. 4) 72. 5)

73. 3) 74. 5) 75. 4) 76. 5) 77. 5) 78. 5) 79. 2) 80. 1)

영상품질검사

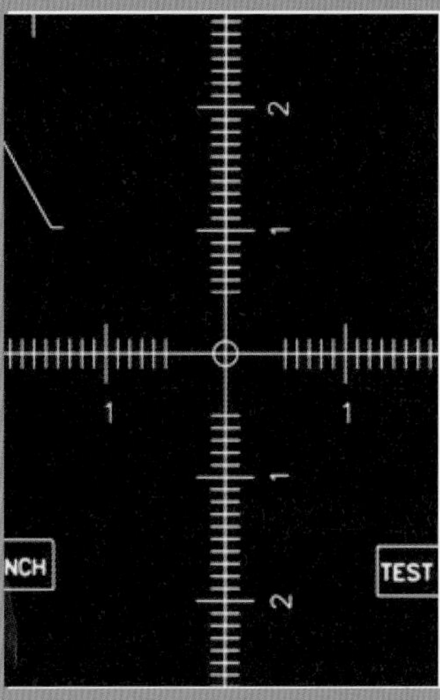

safety supervision

7

I 진단용 방사선 발생장치 검사기준

현행 안전관리규칙에 의거 검사기관에서 실시하는 검사기준은 진단용 방사선 발생장치(진단용 X선 장치, 진단용 X선 발생기), 치과 진단용 X선 발생장치(파노라마 및 세파로 장치 포함) 및 전산화 단층 촬영장치로 크게 구분하여 규정하고 있다.

[별첨 1]

진단용 방사선 발생장치의 검사기준(제 2 조 제 1 항 관련)

장치의 종류	시험항목	기 준
1. 진단용 방사선 발생장치 (진단용 X선 장치, 진단용 X선 발생기, 치과 진단용 X선 생장치)	가. 접지설비확인시험	접지설비의 접지단자는 전기설비기술기준에 관한규칙에서 정한 제 3 종 접지공사에 의한 접지선에 접지되어 있는가를 확인하여야 한다.
	나. 외장누설전류시험	진단용 방사선 발생장치 또는 진단용 방사선 발생장치를 구성하는 각 단위기기 및 부품 중에 사람이 접촉할 우려가 있는 도전성 부분으로부터 인체를 통하여 지면 또는 다른 접속가능 도전성 부분에 흐르는 외장누설전류는 확실하게 접지한 상태에서 0.1 mA 이하이어야 한다. 다만, 거치형 장치 외의 접지선을 뺀 상태에 있어서 외장누설전류는 0.5 mA 이하이어야 한다.
	다. 조사선량의 재현성시험 (자동노출 제어기 포함)	진단용 방사선 발생장치의 성능 및 신뢰성을 평가하는 것으로서 조사선량에 대한 변동계수는 0.05 이하이어야 한다. 변동계수라 함은 측정한 조사선량의 평균치에 대한 표준편차를 말한다. 이것은 다음의 식으로 산정한다. $CV = \frac{S}{\overline{X}} = \frac{1}{\overline{X}} = \sum_{1=0}^{n}\left\{\frac{(\Xi-\overline{X})^2}{n-1}\right\}^{\frac{1}{2}}$ 단, CV = 변동계수 S = 조사선량 측정치 모집단에 대한 표준편차 $\overline{X}$ = 조사선량 측정치의 평균치 Xi = I번째의 조사선량 측정치 n = 측정회수(5회 이상)
	라. 관전압시험	관전압의 백분율 평균오차(PAE)는 설정치(지시치)에 대하여 +10% 이내이어야 한다. 이것은 다음의 식으로 산정한다. $PAE = \frac{(\overline{X}-X_p)}{X_p} \times 100\ (\%)$ 단, PAE = 백분율 평균오차 Xp = 설정치(지시치) $\overline{X}$ = 측정치의 평균치(3회 이상)

장치의 종류	시험항목	기 준
	마. 관전류 시험	백분율 평균오차는 지시치에 대하여 +15% 이내이어야 한다.
	바. X선 조사야시험 1) 조도시험	실내조도가 0인 상태에서 조사야조절기구로부터 투광되는 광조사야의 조도는 X선 관의 초점에서 수상면까지의 거리(이하 "SID"라 한다) 100 cm에서 평균조도가 100 Lux 이상이어야 한다.
	2) X선 조사야와 광조사야의 차이시험	X선 조사야의 중심과 광조사야 중심의 차이 및 각 주변의 차이는 이용선의 중심이 수직으로 입사하였을 때 SID의 +2% 이내이어야 한다. 다만, X선 조사방향이 일정할 경우에는 SID의 +1% 이내이어야 한다.
	3) 조사야시험(치과 진단용 장치에 한한다)	가. 치과 진단용 X선 발생장치는 조사통선단에서 조사야의 지름 7 cm 이하이어야 한다. 나. 파노라마 촬영용인 치과 진단용 X선 발생장치는 이용선의 중심이 필림쪽 슬릿트 중심에 일치되도록 하여야 하며, X선 조사야에 대하여 슬릿트 폭의 차이가 +2% 이내가 되어야 한다. 다. 관전압이 50 kV 이하에서 행하는 특수촬영의 경우에는 총 여과가 최소 0.5 mmAI이나 0.03 mmMo 당량 이상이어야 한다.
	사. 기타 필요한 시험 1) 단층깊이 표시시험(단층촬영용에 한한다)	표시된 눈금에 대한 허용치는 +1 mm 이내이어야 한다. 장치(1), (3) / 0.01초≤T〈0.1 초≤T / ±20% ±10% 인버터식 장치 / T〈0.01초 0.01≤T / ±1 ms ±10%
	마. 관전류시험	백분율 평균오차는 지시치에 대하여 +15% 이내이어야 한다.
	바. X선 조사야시험 1) 조도시험	실내조도가 0인 상태에서 조사야조절기구로부터 투광되는 광조사야의 조도는 X선 관의 초점에서 수상면까지의 거리(이하 "SID"라 한다) 100 cm에서 평균조도가 100 Lux 이상이어야 한다.
	2) X선 조사야와 광조사야의 차이시험	X선 조사야의 중심과 광조사야 중심의 차이 및 각 주변의 차이는 이용선의 중심이 수직으로 입사하였을 때 SID의 +2% 이내이어야 한다. 다만, X선 조사방향이 일정할 경우에는 SID의 +1% 이내이어야 한다.
	3) 조사야시험(치과 진단용장치에 한한다)	가. 치과 진단용 X선 발생장치는 조사통선단에서 조사야의 지름 7 cm 이하이어야 한다. 나. 파노라마 촬영용인 치과 진단용 X선 발생장치는 이용선의 중심이 필림쪽 슬릿트 중심에 일치되도록 하여야 하며, X선 조사야에 대하여 슬릿트 폭의 차이가 +2% 이내가 되어야 한다. 다. 관전압이 50 kV 이하에서 행하는 특수촬영의 경우에는 총 여과가 최소 0.5 mmAI이나 0.03 mmMo 당량 이상이어야 한다.

<table>
<tr><th>장치의 종류</th><th>시험항목</th><th colspan="3">기 준</th></tr>
<tr><td rowspan="9"></td><td rowspan="3">사. 기타 필요한 시험
1) 단층깊이 표시시험
(단층촬영용에 한한다)</td><td colspan="3">표시된 눈금에 대한 허용치는 +1 mm 이내이어야 한다.</td></tr>
<tr><td>장치(1), (3)</td><td>0.01초≤T〈0.1 초≤T</td><td>±20%
±10%</td></tr>
<tr><td>인버터식 장치</td><td>T 〈 0.01초
0.01≤T</td><td>±1 ms
±10%</td></tr>
<tr><td></td><td colspan="3">(1) 각 장치의 투입방법에 따라 투입시기에서 정규 운전에 이르기까지의 초기투입 부분이 있는 장치의 경우에는 그 초기 부분을 촬영시간에 포함하지 아니한다.
(2) 1펄스는 전원 주파수의 1사이클의 1/2에 상당하는 시간을 말한다. 단상장치에 있어서는 유효펄스 전기각에서 45~0 이내의 초기투입 부분 및 종료시에 0~45 이내의 후속 부분은 촬영시간에 포함하지 않는다.
(3) 다상정류장치에서는 고압파형의 상승부 및 소정관전압치에 대한 각각의 87%의 시기를 투시시점 및 차단점으로 하여 그 사이의 시간을 가지고 촬영시간으로 한다.</td></tr>
<tr><td>2) 타이머시험(치과 진단용 X선 발생장치에 한한다)</td><td colspan="3">티이머의 지시치에 대한 허용치는 백분율 평균오차 +10% 이내이어야 한다. 다만, 반파정류장치에서의 조사시간이 0.5초 미만, 단상전파정류장치에서의 0.2초 미만은 +2펄스 이내이어야 한다.</td></tr>
<tr><td>2. 전산화단층 촬영장치
가. Artifacts시험</td><td colspan="3">Artifacts 화상이 눈에 띄게 나타나서는 안되며, 중심선정렬이 잘 되어 있는가를 육안으로 확인한다.</td></tr>
<tr><td>나. 슬라이스 두께 시험</td><td colspan="3">슬라이스 두께 설정치와 측정치간의 허용오차는 1 mm 이내이어야 한다.</td></tr>
<tr><td>다. 관전압 시험</td><td colspan="3">관전압의 백분율 평균오차는 지시치에 대하여 +10% 이내이어야 한다.</td></tr>
</table>

그림 01

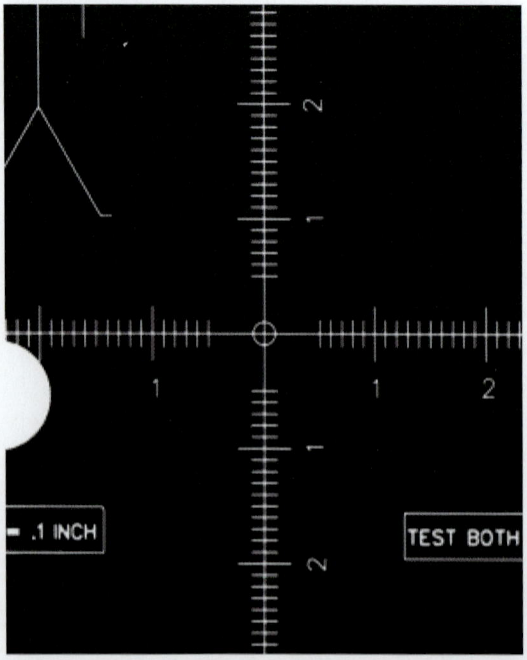

001 **그림 1**은 일반검사 장치의 정도관리 영상이다. 시험목적은?

① 관전압
② 조사야
③ 해상력
④ 반가층
⑤ 노출시간

그림 02

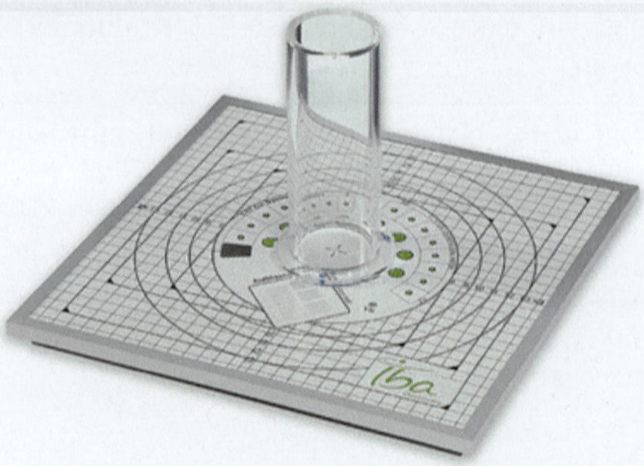

002 **그림 2**는 진단용 엑스선장치의 성능 관리시험에 사용되는 기구이다. 사용 목적은?

① 피폭선량 측정
② 초점크기 측정
③ 장기위치 측정
④ 환자두께 측정
⑤ 조사야와 엑스선빔 위치 측정

collimator beam alignment test tool

그림 03

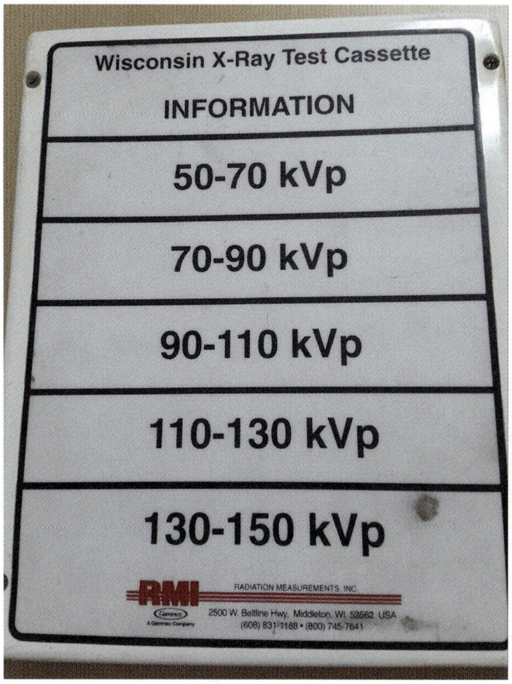

003 **그림 3**은 진단용 엑스선 장치의 성능관리시험에 사용되는 기구이다. 사용 목적은?

① X선질 평가
② X선량 측정
③ 관전압 측정
④ 해상력 검사
⑤ 분해능 측정

그림 04

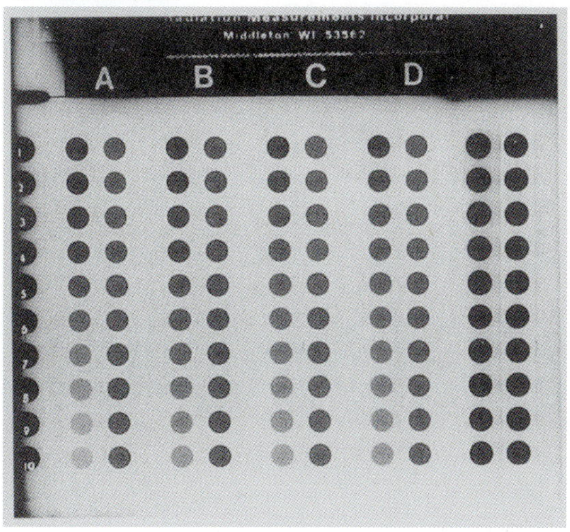

004 **그림 4**는 일반검사 장치의 정도관리시험 영상이다. 시험목적은?

① 재현성
② 관전압
③ 관전류
④ 조사시간
⑤ 그리드 정확성

그림 05

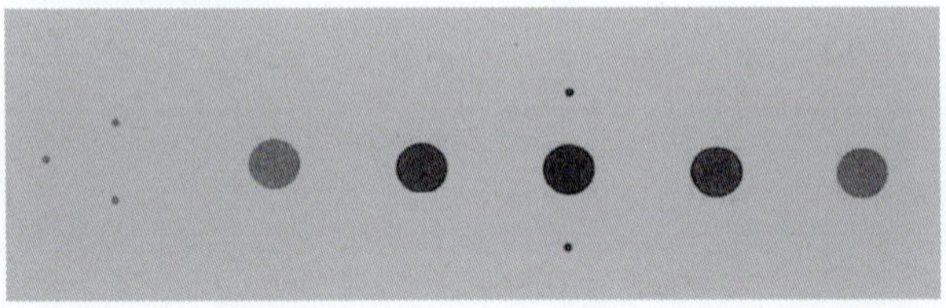

005 **그림 5**는 일반검사 장치의 정도관리시험 영상이다. 시험목적은?

① 농도
② 필름감도
③ 공간분해능
④ 빔 정렬상태
⑤ 격자의 성능

그리드 중심점 정위치 검사

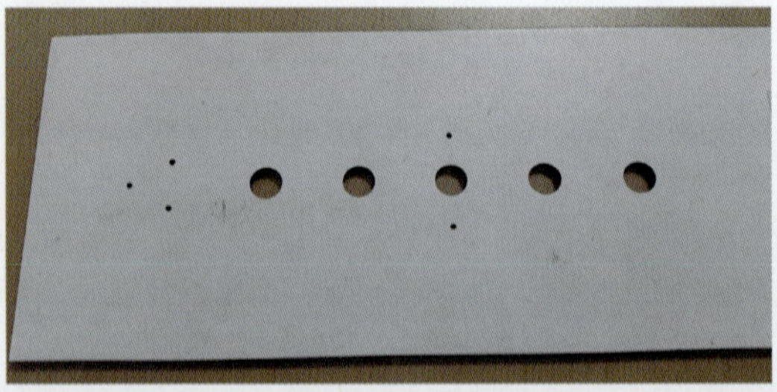

그림 06

006 **그림 6**은 일반검사 장치의 정도관리시험 영상이다. 시험목적은?

① 농도
② 감도
③ 격자
④ 직선성
⑤ 필름–증감지 밀착도

그림 07

007 그림 7의 시험목적은?

① 재현성
② 해상력
③ 엑스선량 측정
④ 자동노출 장치 성능
⑤ 단층깊이 정확도 측정

그림 08

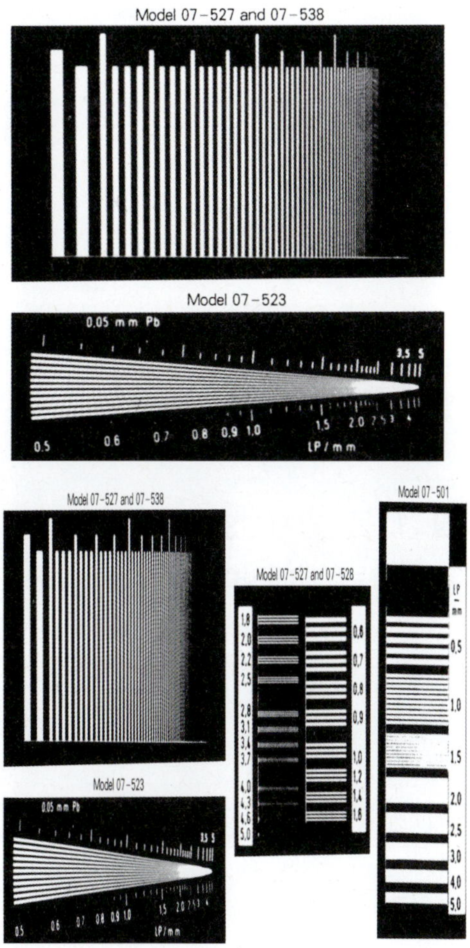

008 그림 8의 시험목적은?

① MTF 측정
② 소초점 검사
③ 대조도 검사
④ 격자 성능 검사
⑤ 필름 증감지 밀착도 검사

그림 09

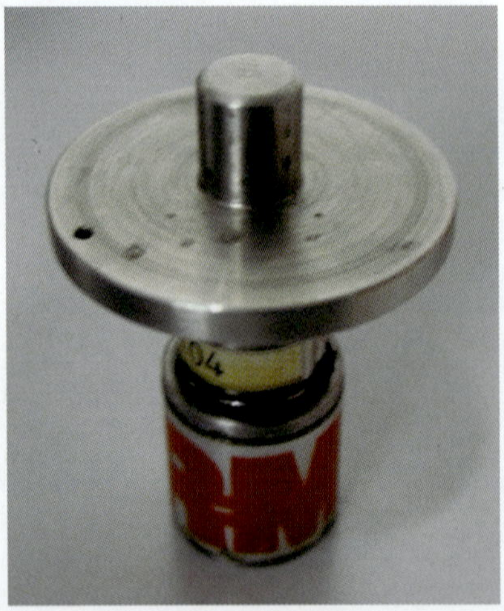

009 **그림 9**는 방사선발생장치의 성능을 평가하기 위한 기구이다. 사용목적은?

① 관전압
② 관전류
③ 조사야
④ 조사시간
⑤ X-선관 회전속도

그림 10

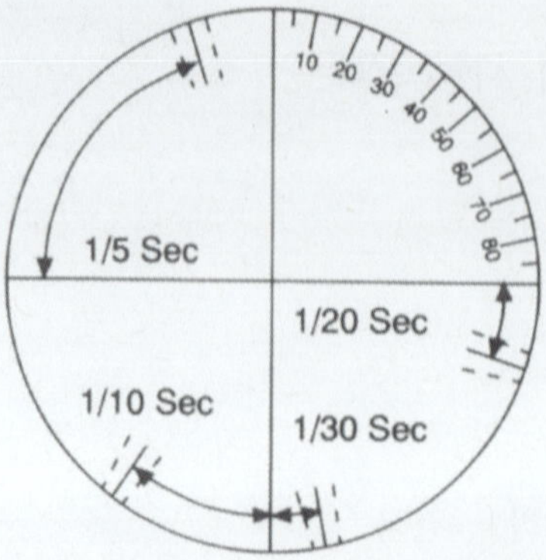

010 **그림 10**은 방사선발생장치의 성능을 평가하기 위한 시험영상이다. 사용목적은?

① 관전압
② 조사야
③ 빔 정열
④ 조사시간
⑤ 투과도 검사

그림 11

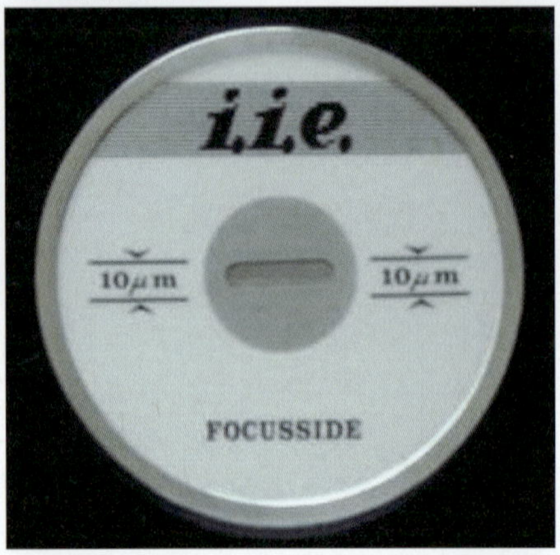

011 **그림 11**은 방사선발생장치의 성능을 평가하기 위한 스릿 카메라이다. 사용목적은?

① 선질 검사
② 초점 검사
③ 조사야 검사
④ 반가층 검사
⑤ 빔 정렬상태 검사

그림 12

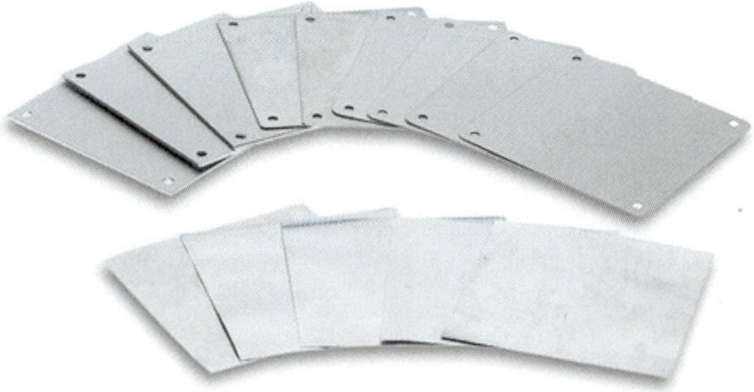

012 **그림 12**의 일반검사 장치의 반가층 측정 시 사용되는 흡수체이다. 흡수체의 종류는?

① 납
② 철
③ 구리
④ 텅스텐
⑤ 알루미늄

그림 13

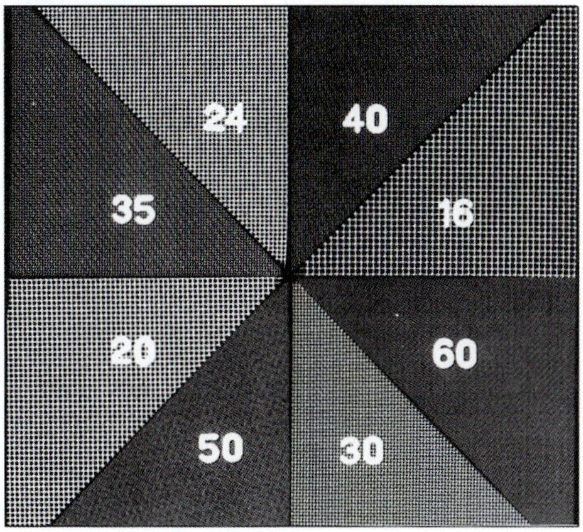

013 **그림 13**의 사용목적은?

① 농도
② 대조도
③ 재현성
④ 고해상력
⑤ 저주파수

그림 14

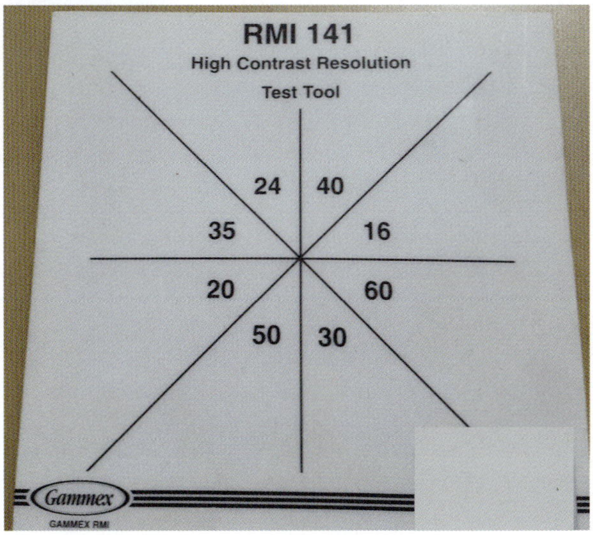

014 **그림 14**는 방사선발생장치의 성능을 평가하기 위한 기구 시험영상이다. 어떤 장치의 성능을 알아보기 위한 영상인가?

① 유방촬영장치
② 투시조영촬영장치
③ 흉부전용촬영장치
④ 사지전용촬영장치
⑤ 전산화 단층 촬영장치

고대조도분해능(high contrast resolution)

그림 15

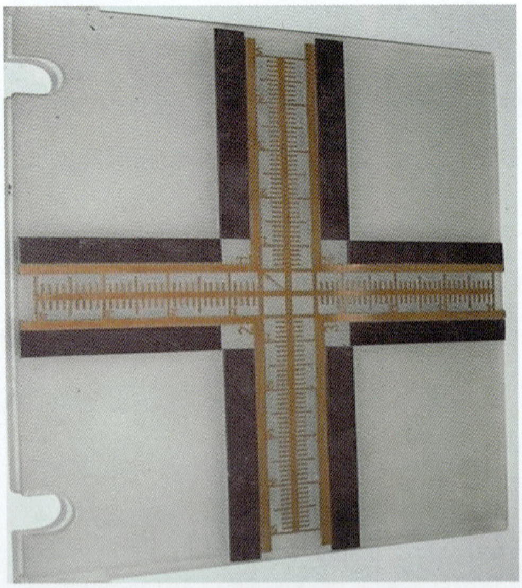

015 그림 15의 사용목적은?

① 그리드 정렬시험
② 투시시 형광 보상시험
③ 증감지 형광 보상시험
④ 저대조도 분해시험기구
⑤ 투시시 조사야 조절시험

그림 16

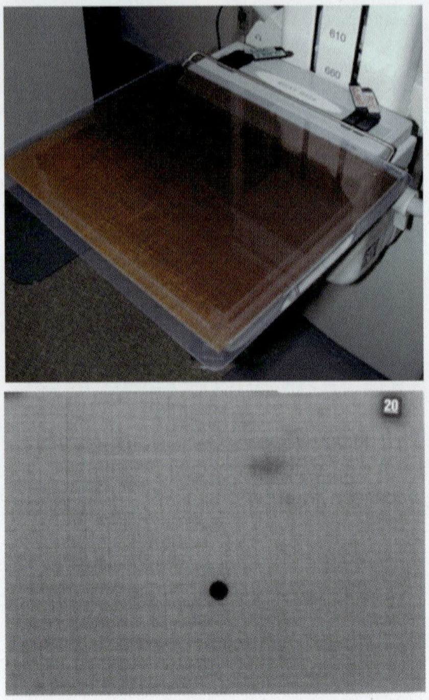

016 그림 16은 유방검사장치의 정도관리 시험영상이다. 사용목적은?

① 분해능 시험
② 직선성 시험
③ 그리드 정렬상태
④ 농도의 적절성 시험
⑤ 필름-스크린 밀착도 시험

그림 17

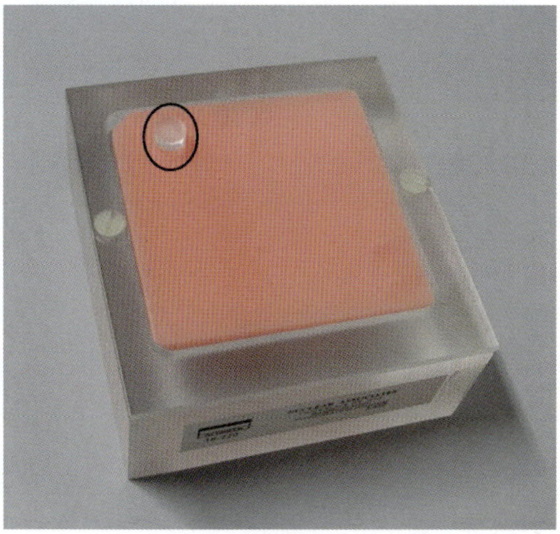

017 **그림 17**은 유방검사장치의 정도관리용 팬톰 영상이다. "ㅇ"은 사용목적은?

① 농도
② 두께
③ 섬유화
④ 대조도
⑤ 석회화

그림 18

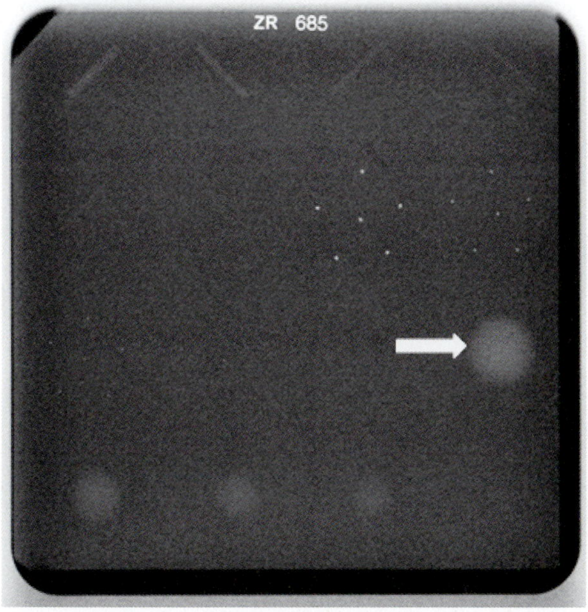

018 **그림 18**은 유방팬톰영상이다. 화살표에 대한 설명으로 옳은 것은?

① 농도차를 측정하는 모형이다.
② 섬유소 모형으로 4개 이상 보여야 한다.
③ 종괴 모형으로 3개 이상 보여야 한다.
④ 석회화 그룹 모형으로 3개 이상 보여야 한다.
⑤ Artifact를 평가하는 모형으로 10개 이상 보여야 한다.

표준 Phantom Image 평가 기준: 총 16개의 모조 병소 중
- 섬유소 4개 이상
- 석회화 그룹 3개 이상
- 종괴(mass) 3개 이상
⇒ 총 10개 이상 보여야 평가에 부합

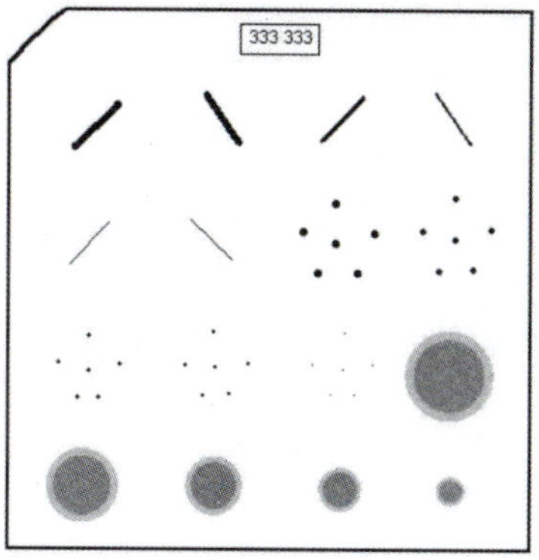

그림 19

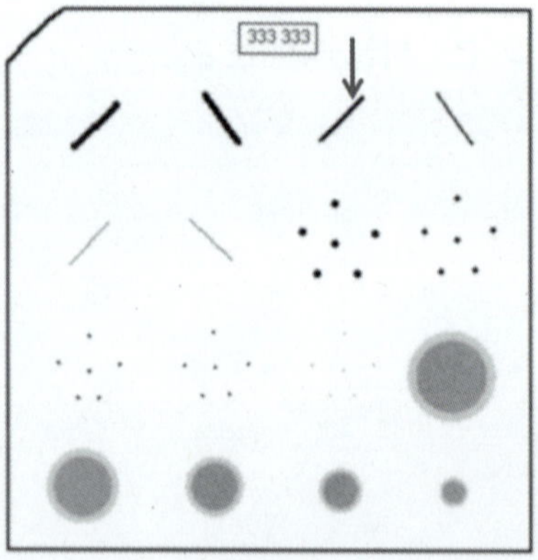

019 **그림 19**는 유방검사장치의 정도관리용 팬톰을 시험한 영상이다. 화살표한 곳은 사용목적은?

① 종괴
② 석회화
③ 섬유화
④ 암의 크기
⑤ 이물질 유무

그림 20

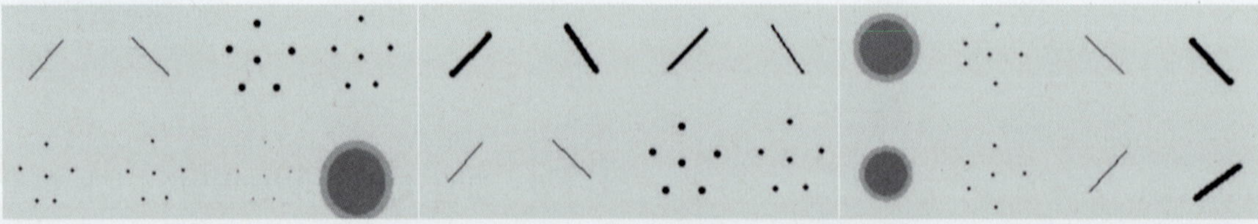

(가) (나) (다)

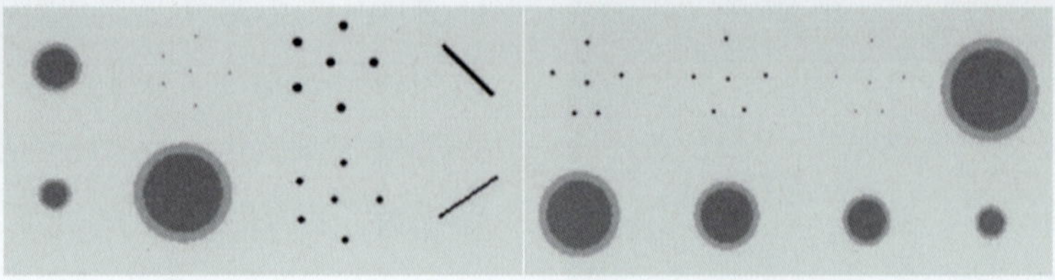

(라) (마)

020 **그림 20**은 유방검사장치의 정도관리용 팬톰을 시험한 영상이다. 섬유조직 성분을 평가할 수 있는 영상은?

① 가 ② 나 ③ 다
④ 라 ⑤ 마

021 **그림 20**은 유방검사장치의 정도관리용 팬톰을 검사한 영상이다. 종괴를 평가할 때 가장 우수한 팬톰 영상은?

① 가 ② 나 ③ 다
④ 라 ⑤ 마

그림 21

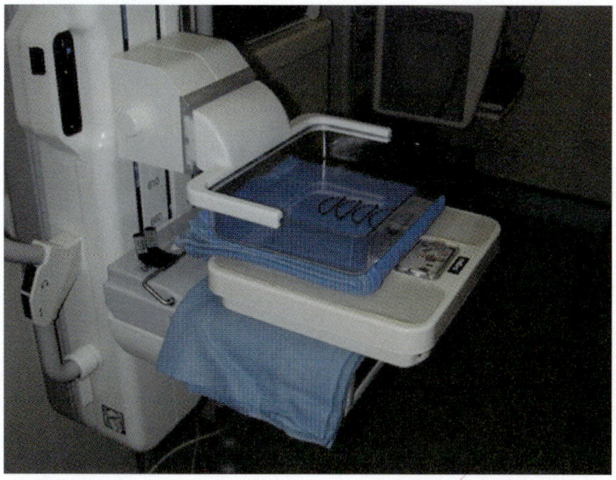

022 **그림 21**은 유방검사장치의 성능을 평가하기 위한 영상이다. 사용목적은?

① 압박 압력
② 압박 넓이
③ 압박 크기
④ 압력 넓이
⑤ 압력 길이

그림 22

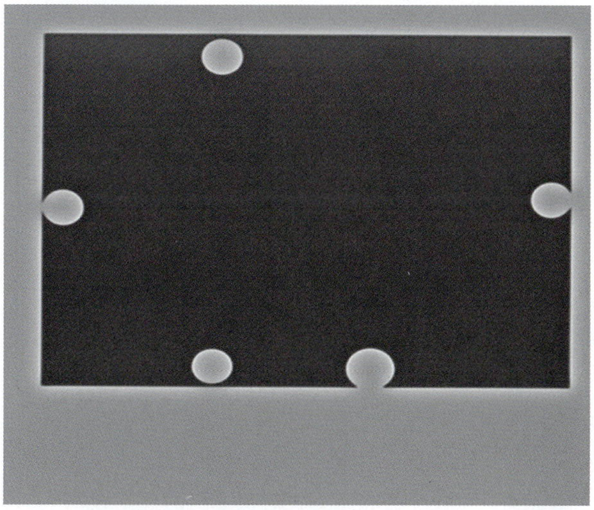

023 **그림 22**는 유방검사장치의 정도관리 시험영상이다. 사용목적은?

① 관전압
② 조사야
③ 해상력
④ 반가층
⑤ 노출시간

압박판의 크기 측정 위해 압박판 위에 큰 동전을 부착하고, 촬영된 사진으로 흉벽측 엑스선 조사야, 광조사야와 엑스선 조사야의 차이, 압박대 크기를 평가

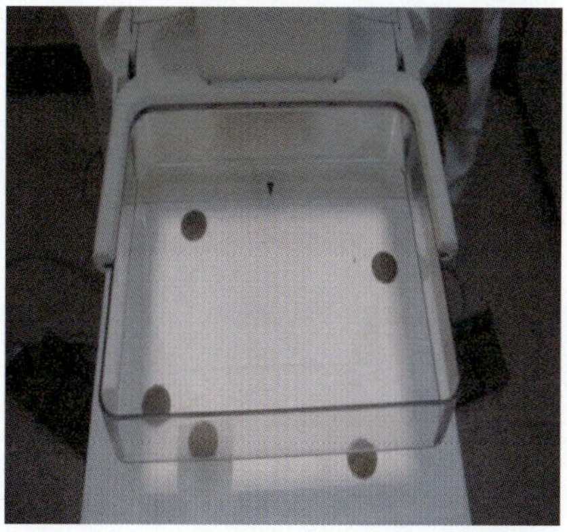

그림 23

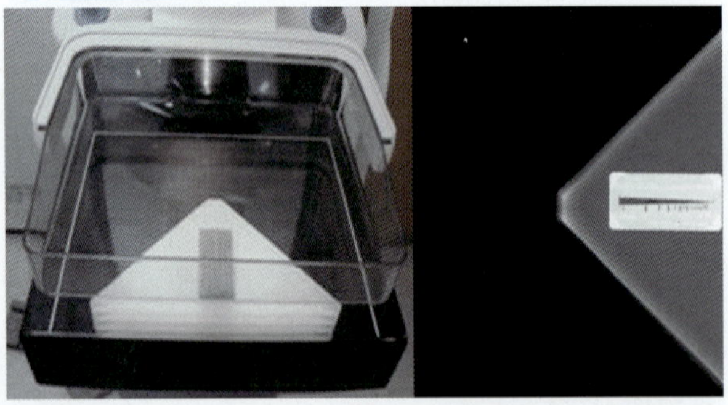

024 **그림 23**은 유방검사장치의 정도관리 시험영상이다. 사용목적은?

① 관전압
② 조사야
③ 해상력
④ 반가층
⑤ 노출시간

4 cm 아크릴을 bucky 위에 위치시키고, 최대 20 lp/mm의 해상력차트를 이용하여 엑스선의 수직방향과 평행방향에 대해 촬영 후 평가

025 **그림 23** 정도관리의 검사주기로 옳은 것은?

① 매주 ② 1개월 ③ 3개월
④ 6개월 ⑤ 1년

026 유방검사장치의 조사야 평가에 해당하는 것은?

①
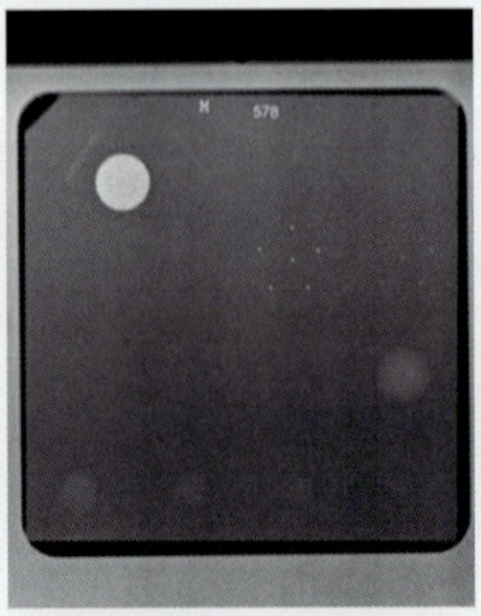

②
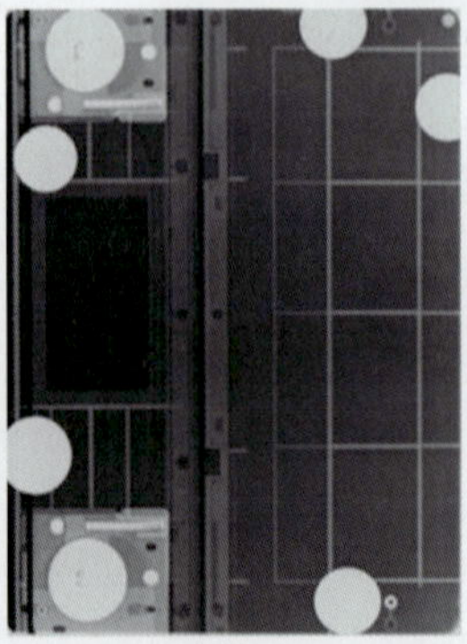

③
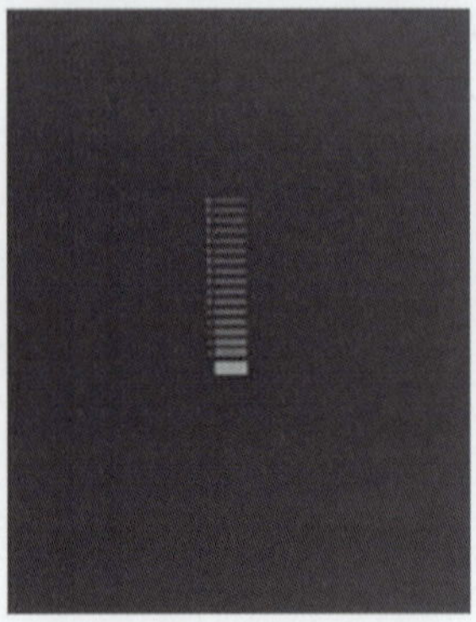

④
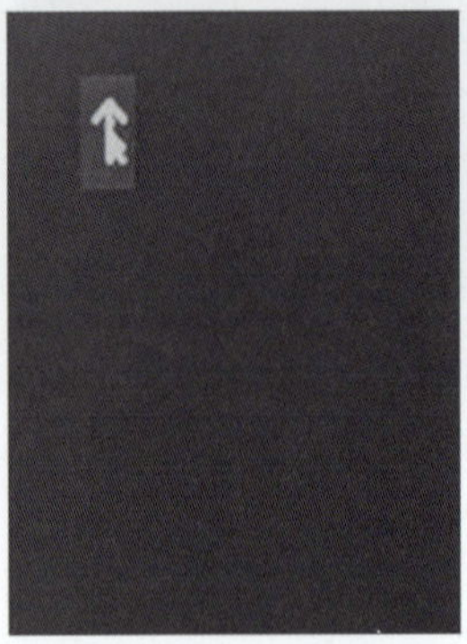

⑤

그림 24

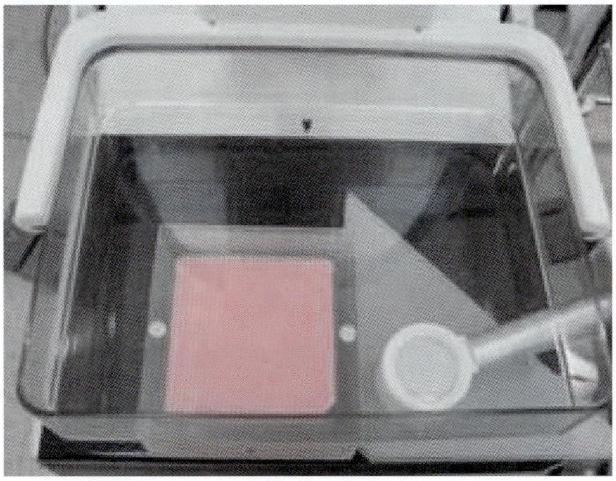

027 **그림 24**의 정도관리 시험영상에서 측정하고자 하는 것은?

① 조사야 크기
② 압박대 크기
③ 평균 관전압
④ 평균 유선선량
⑤ 필름 영상평가

ACR 유방팬텀을 사용하여 측면에 Ion Chamber를 놓고 입사선량을 환산하여 평균 유선선량을 측정한다.

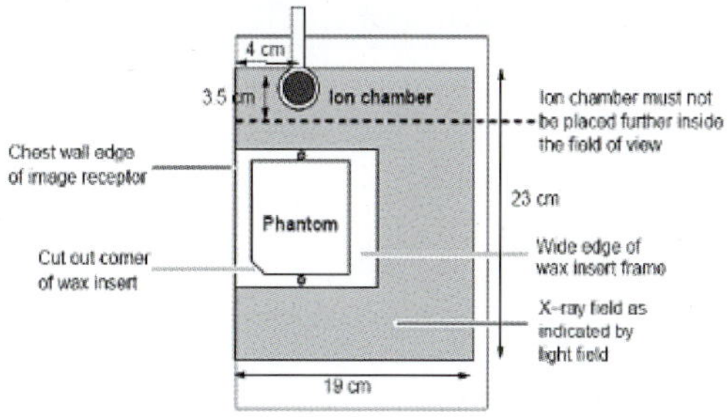

028 방사선량을 측정할 수 있는 측정 장치이다. 개인피폭선량측정기는?

①
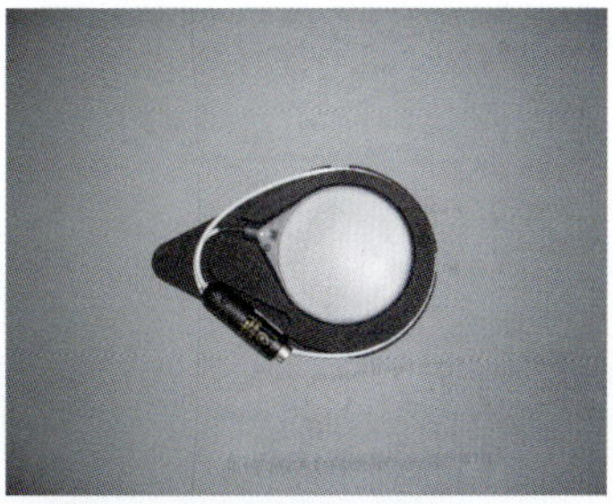

②
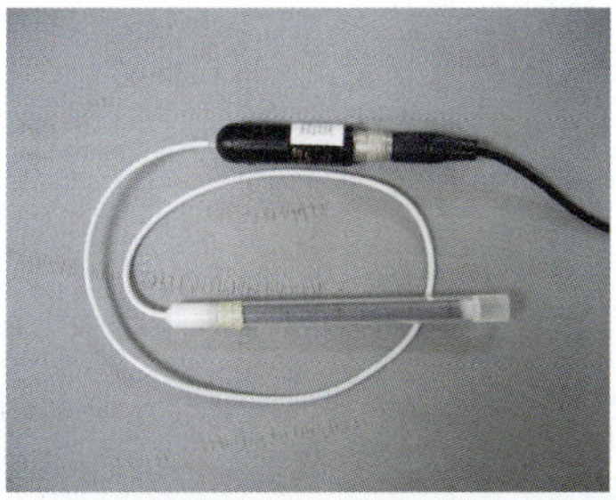

③
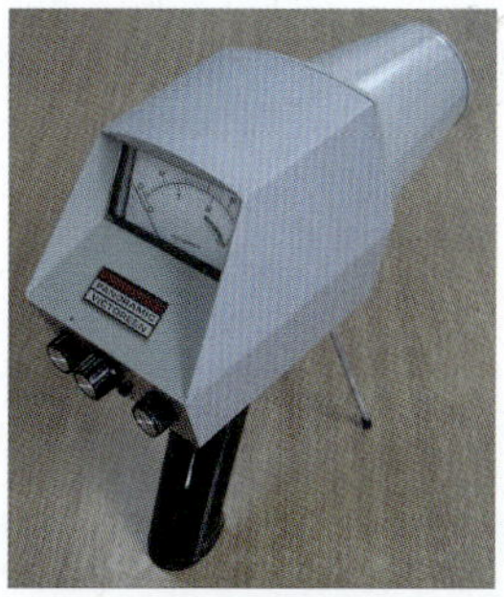

④
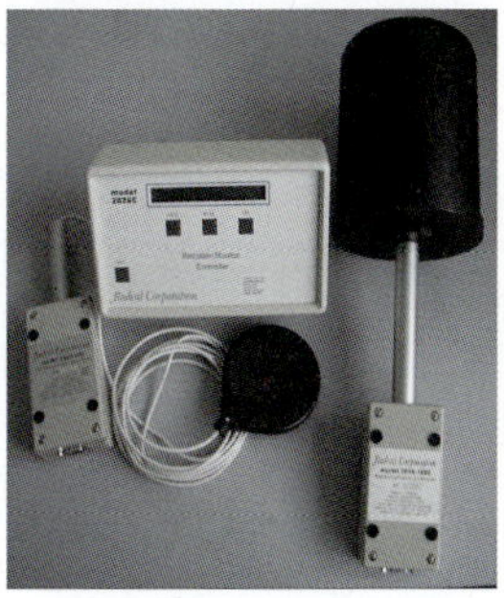

⑤
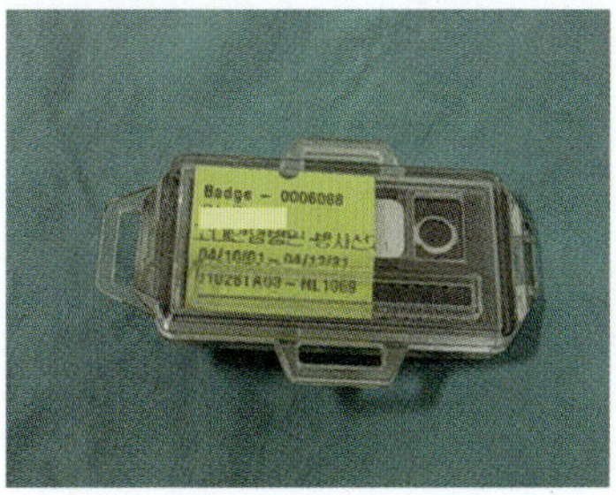

그림 25

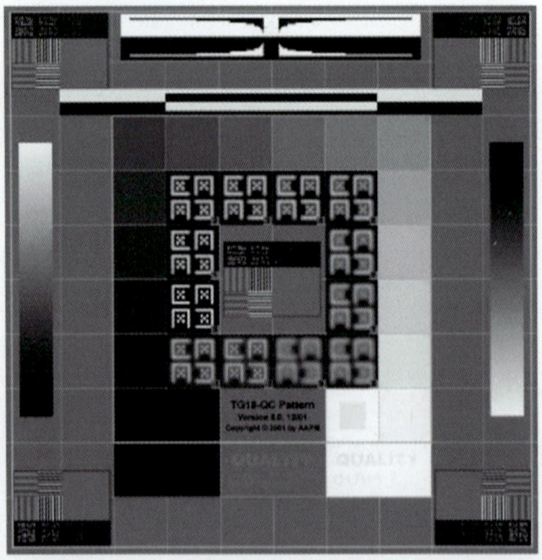

029 **그림 25**는 TG-18 QC pattern 영상이다. 어떤 장치의 성능을 평가하기 위한 영상인가?

① DR 장치
② CT 장치
③ MRI 장치
④ CR reader기
⑤ PACS 모니터

그림 26

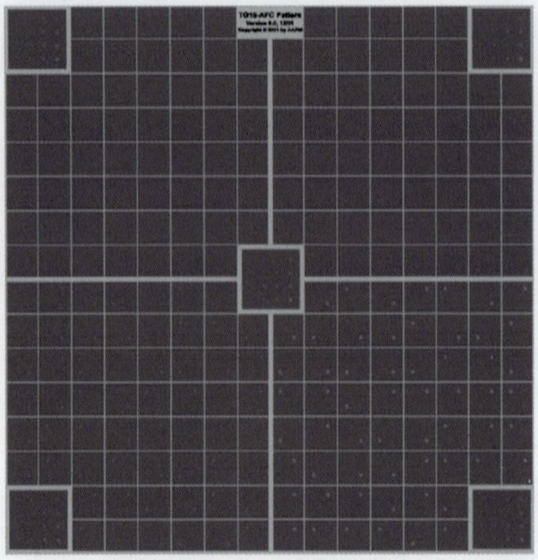

030 **그림 26**은 TG-18 정도관리 패턴에서 TG-18 AFC 패턴 시험영상이다. 무엇을 평가하기 위한 영상인가?

① Noise
② Glare
③ Contrast
④ Luminance
⑤ Resolution

그림 27

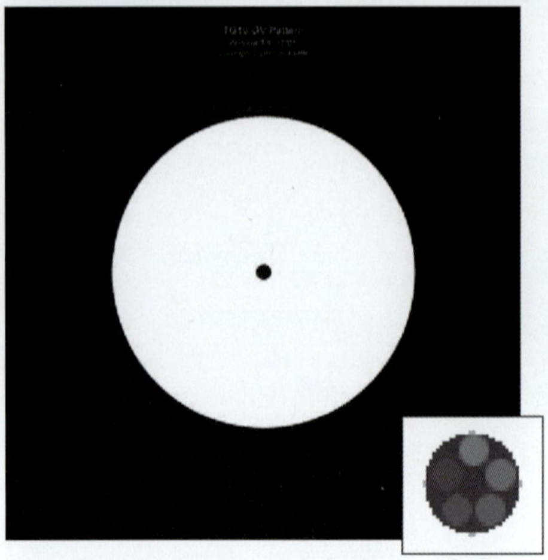

031 **그림 27**은 TG-18 정도관리 패턴에서 TG-18 GV 패턴 영상이다. 무엇을 평가하기 위한 영상인가?

① Glare
② Noise
③ Contrast
④ Luminance
⑤ Resolution

그림 28

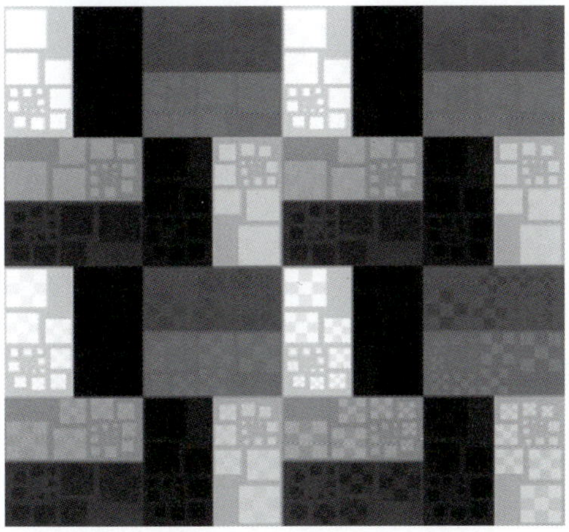

032 **그림 28**은 TG-18 정도관리 패턴에서 TG-18 BR 패턴 영상이다. 무엇을 평가하기 위한 영상인가?

① Glare
② Noise
③ Linearity
④ Contrast
⑤ Luminance

그림 29

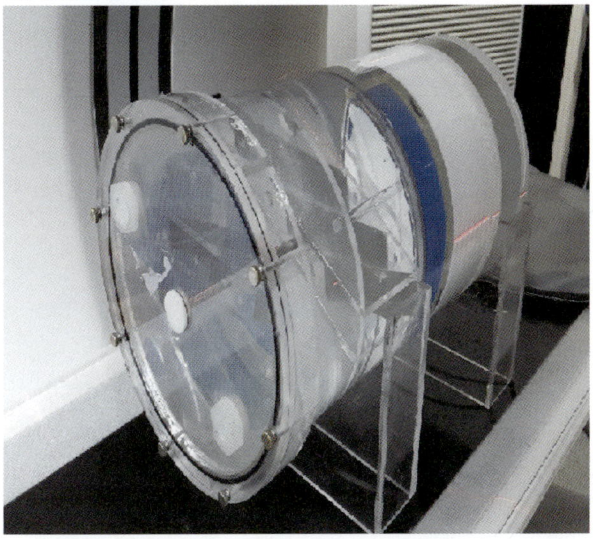

033 **그림 29**의 팬텀 용도는?

① 성능관리용
② 선량측정용
③ Calibration용
④ Cone Beam 특성 파악
⑤ 자동노출조절(AEC) 기능의 성능측정용

AAPM 또는 Performance Phantom이라고 하며 절편두께, 공간분해능, 대조도분해능, 잡음, CT No 직선성, 균일도, 중심선 정렬 등을 측정할 수 있다.

그림 30

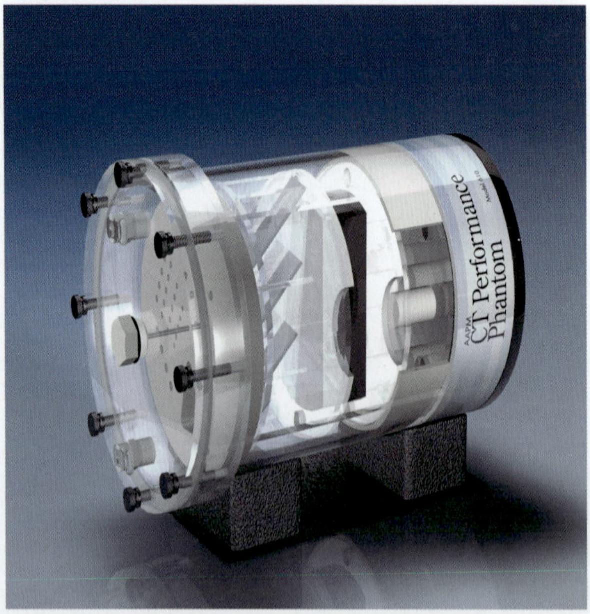

034 **그림 30**에서 측정할 수 있는 평가항목이 아닌 것은?

① 노이즈
② 균일도
③ 피폭선량
④ 절편두께
⑤ 공간분해능

AAPM 또는 Performance Phantom이라고 하며 절편두께, 공간분해능, 대조도분해능, 잡음, CT No 직선성, 균일도, 중심선 정렬 등을 측정할 수 있다.

그림 31

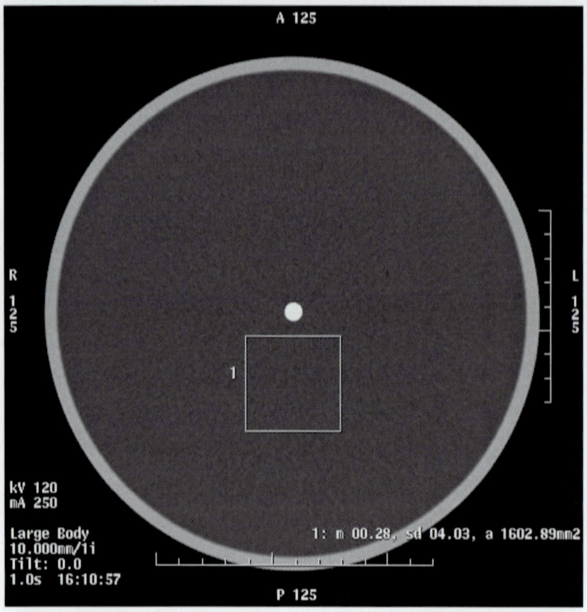

035 **그림 31**에서 CT Number의 범위가 ±1000인 장비의 노이즈 백분율은?

① 2.8
② 0.28
③ 0.403
④ 04.03
⑤ 0.0403

Noise Level = SD/확대상수[1000]×100

그림 32

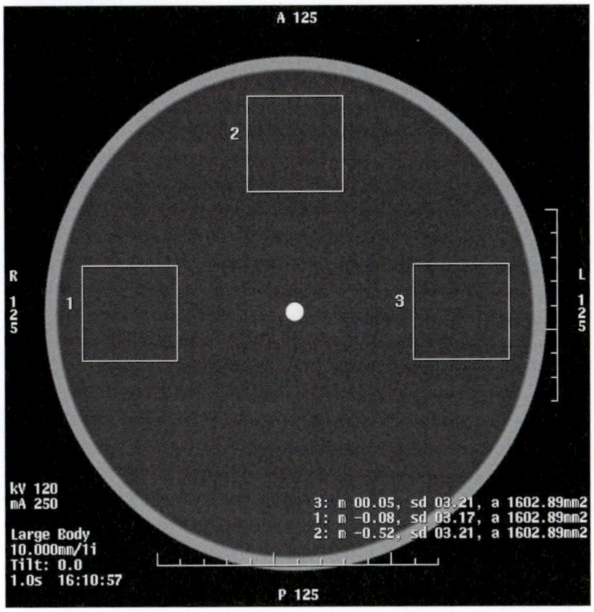

036 **그림 32**에서 평가할 수 있는 항목으로 옳은 것은?

① 직선성
② 균일도
③ 피폭선량
④ 공간분해능
⑤ CT 선량지표

Water Phantom을 스캔한 영상으로 각 위치별 CT No 값의 균질성, 표준편차를 통한 Noise Level 측정, 대조도분해능 등을 알 수 있다.

그림 33

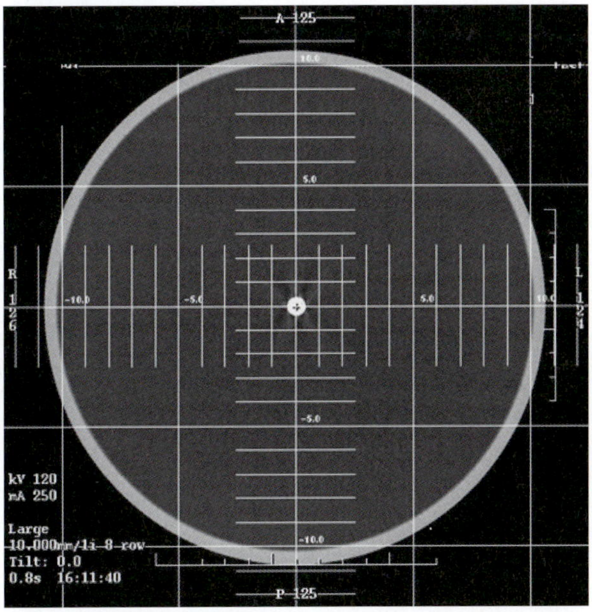

037 **그림 33**에서 평가할 수 있는 항목으로 옳은 것은?

① 노이즈
② 피폭선량
③ 절편두께
④ 공간분해능
⑤ 중심선 정렬

스캔시 위치를 잡을 때 이용하는 중심과 높이 Laser Beam 지시등이 교차하는 지점과 실제 스캔영역의 중심이 일치하는가를 평가한다.

그림 34

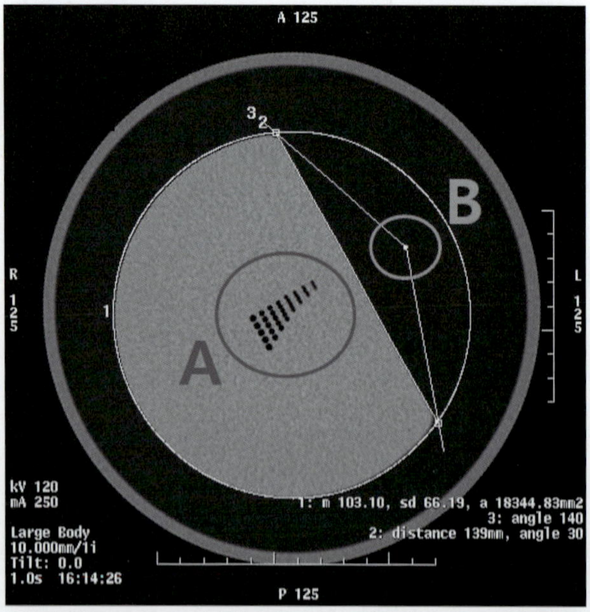

038 **그림 34**에서 평가할 수 있는 항목으로 옳은 것은?

① [A] 공간분해능 [B] 공간분해능
② [A] 공간분해능 [B] 대조도분해능
③ [A] 대조도분해능 [B] 공간분해능
④ [A] Z-축 분해능 [B] 공간분해능
⑤ [A] 대조도분해능 [B] 대조도분해능

공간분해능(Spatial Resolution = High Contrast Resolution)은 장비의 최소 검출능력의 한계를 나타내는 척도가 되며 10%[100 HU] 정도의 선흡수계수(대조도) 차이가 큰 미세한 구조를 장치가 이를 얼마나 명료하고 정확하게 영상으로 표현하는가를 나타내는 것

그림 35

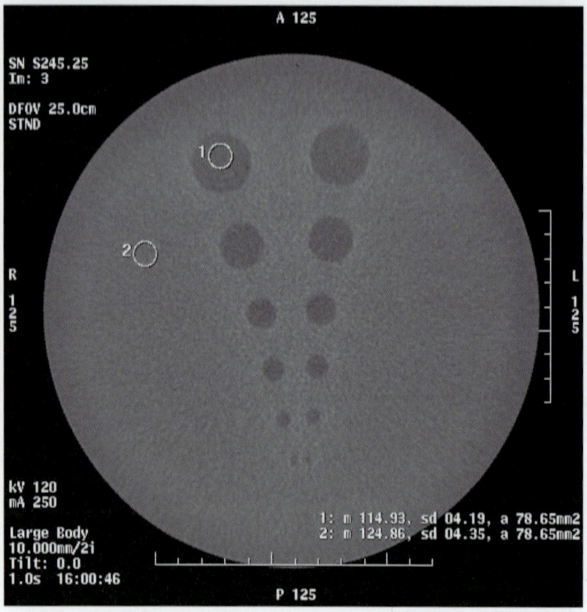

039 **그림 35**에서 평가할 수 있는 항목으로 옳은 것은?

① 직선성
② 균일도
③ 절편두께
④ 공간분해능
⑤ 대조도분해능

대조도 분해능은 CT 장치가 가지고 있는 고유능력으로 작은 감약계수의 차이로 인해 미세한 대조도차이[1~2%, 10~20 HU]를 보이는 부위를 어느 정도까지 분리 식별 가능한가를 나타내는 능력

그림 36

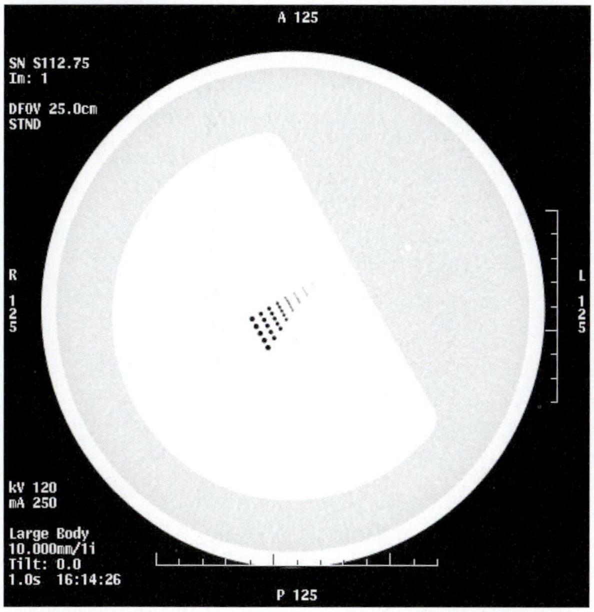

040 **그림 36**에서 평가할 수 있는 항목으로 옳은 것은?

① 피폭선량
② 절편두께
③ 공간분해능
④ 대조도분해능
⑤ 중심선 정렬

그림 37

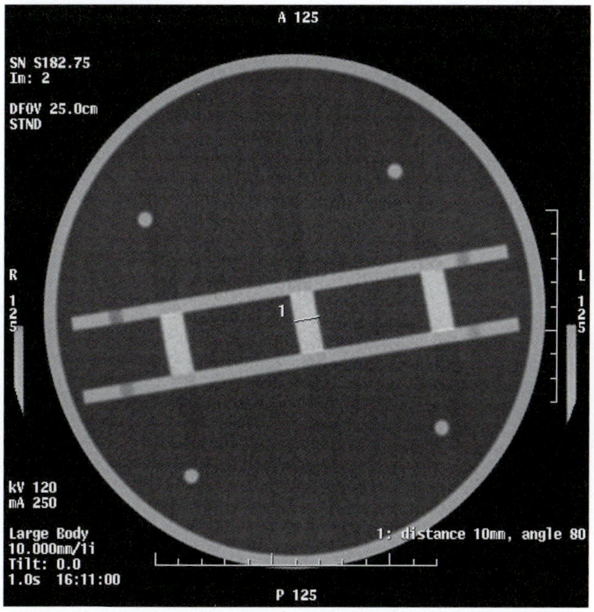

041 **그림 37**에서 평가할 수 있는 항목으로 옳은 것은?

① 직선성
② 균일도
③ 절편두께
④ 공간분해능
⑤ 대조도분해능

그림 38

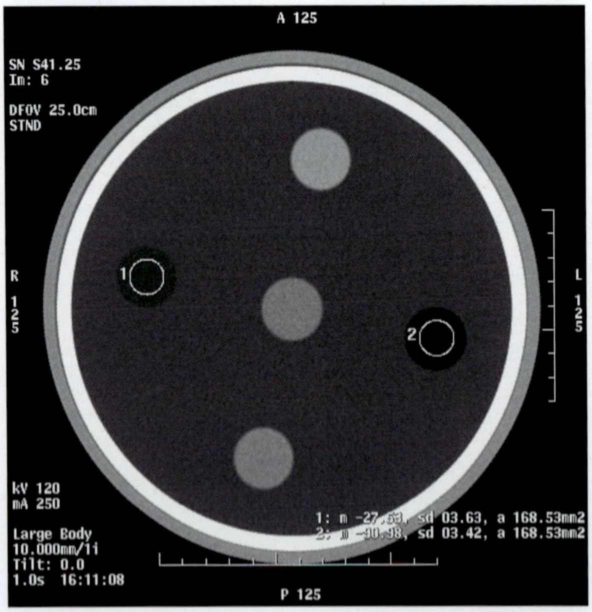

042 그림 38에서 평가할 수 있는 항목으로 옳은 것은?

① 직선성
② 균일도
③ 피폭선량
④ Z-축 분해능
⑤ 대조도분해능

선감약계수에 의해 좌우되는 각 조직의 CT Number를 장비가 제대로 표현할 수 있는가를 평가하는 것. Water Phantom 안에 플라스틱 못(nail)의 배열로부터 CT Number를 측정함

그림 39

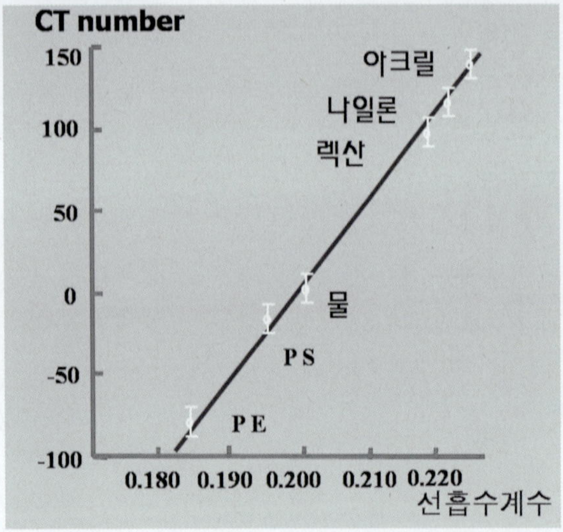

043 그림 39과 관계있는 것은?

① 직선성
② 균일도
③ 변조전달함수
④ 대조도분해능
⑤ CT Number와 노이즈의 상관관계

그림 40

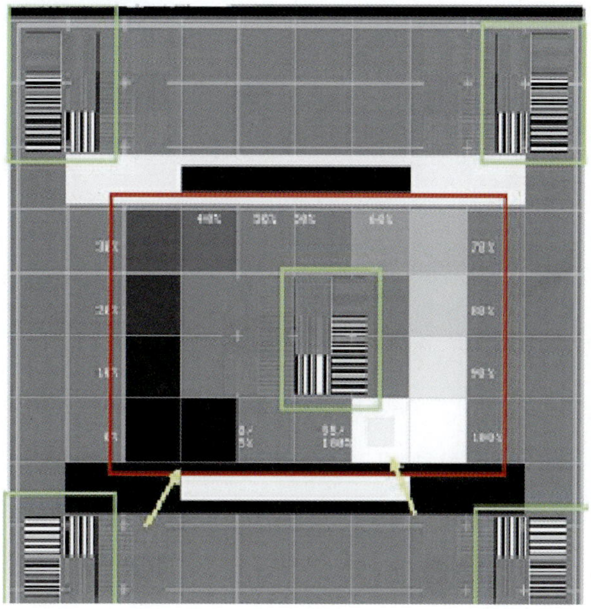

044 그림 40와 관계있는 것은?

① 유효선량의 평가
② CT Number 보정
③ CT 장치의 직선성 평가
④ CT 모니터의 해상능 평가
⑤ CT 장치의 교정 상태 평가

그림 41

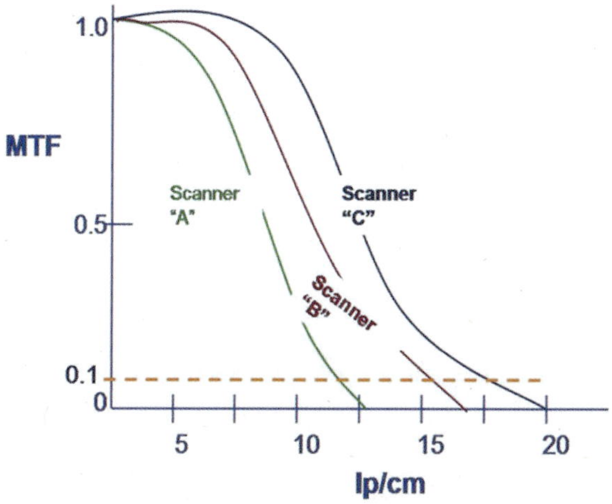

045 그림 41과 관계있는 것은?

① 모니터의 분해능
② CT Number 보정
③ CT 장치의 노이즈 특성
④ CT 장치의 고대조도분해능
⑤ MDCT 장치의 Detector 특성

변조전달함수(MTF) 그래프는 공간분해능을 측정하는데 이용한다. 공간분해능(Spatial Resolution = High Contrast Resolution)은 장비의 최소 검출능력의 한계를 나타내는 척도

그림 42

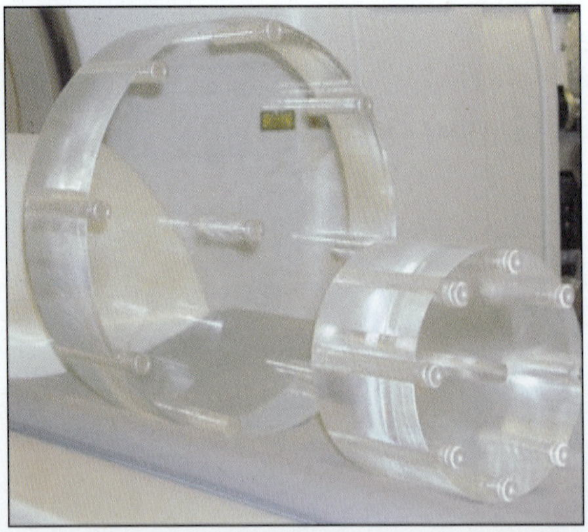

046 **그림 42**에서 측정할 수 있는 평가항목으로 옳은 것은?

① 직선성
② 피폭선량
③ 절편두께
④ Scout Localization View의 정확성
⑤ 중심선 정렬

피폭선량 측정용 Phantom 영상이다.

그림 43

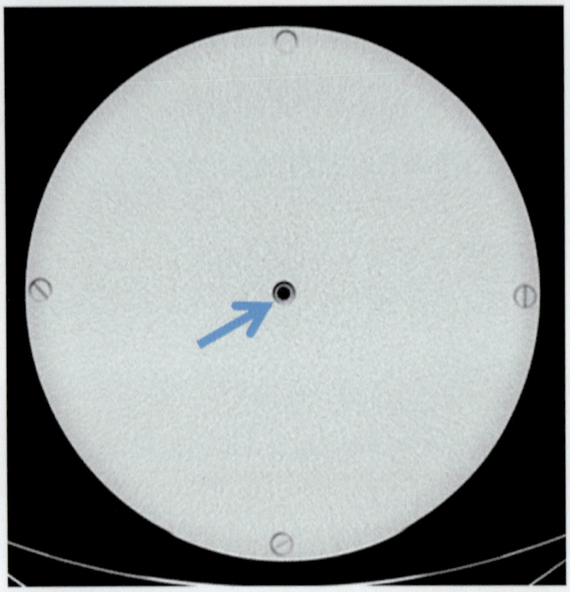

047 **그림 43**와 관계있는 것은?

① 노이즈
② 직선성
③ 균일도
④ 피폭선량
⑤ 공간분해능

ion-chamber 삽입 후의 스캔영상

그림 44

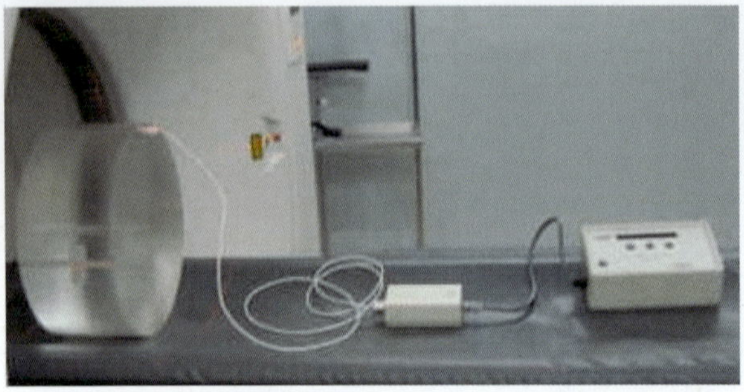

048 **그림 44**에서 측정할 수 있는 평가항목으로 옳은 것은?

① 직선성
② 변조전달함수
③ 피폭선량
④ 절편두께
⑤ 공간분해능

그림 45

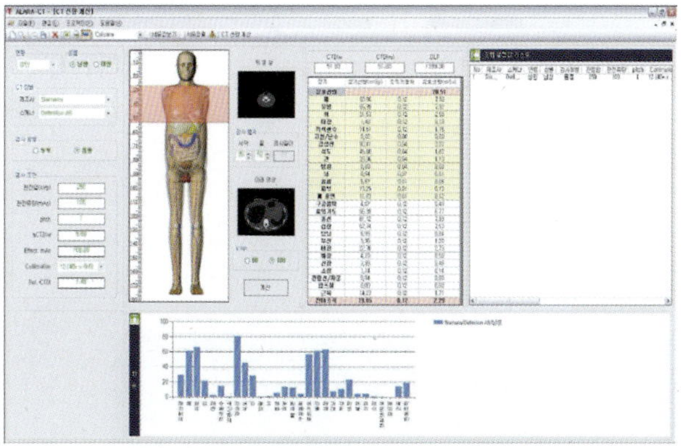

049 **그림 45**에서 측정할 수 있는 평가항목으로 옳은 것은?

① 직선성
② 변조전달함수
③ 피폭선량
④ 절편두께
⑤ 공간분해능

식품의약품안전처에서 배포한 ALARA 프로그램의 Simulation 영상이다. 검사시 노출조건의 전체 선량 및 각 장기별 피폭선량을 구할 수 있다.

그림 46

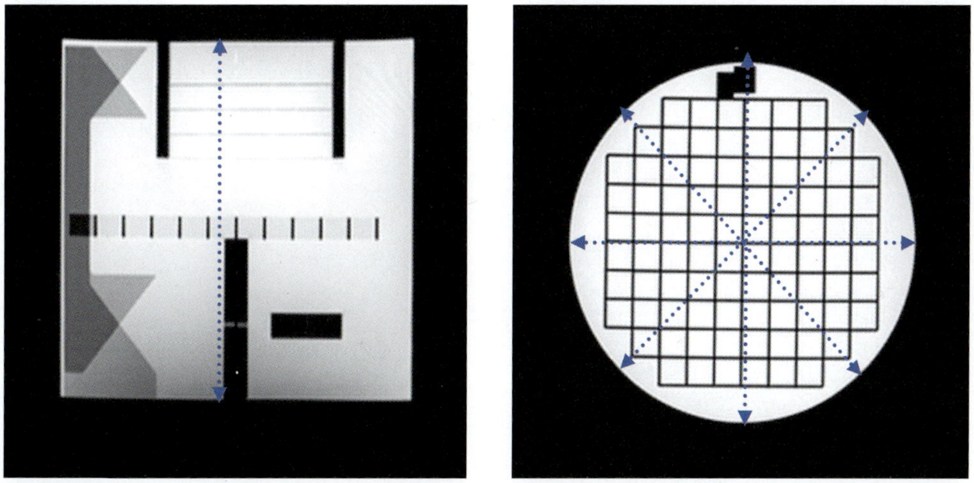

050 **그림 46**은 자기공명영상의 품질관리항목에서 ACR 표준팬텀영상검사 중의 하나이다. 이 영상에서 얻을 수 있는 측정항목으로 옳은 것은?

① 공간 분해능
② 대조도 분해능
③ 기하학적 정확도
④ 절편위치 정확도
⑤ 절편두께 정확도

- 기하학적 정확도는 영상에서 나타나는 길이가 대상물의 실제 길이를 나타내는지 정확도를 평가
- 기하학적 정확도는 Localizer 영상에서 길이 측정(146~150 mm)과 T1 axial 5번째 영상에서 상하, 좌우, 대각선 길이측정(188~192 mm)을 시행한다.
- 측정치는 실제 길이의 ±2 mm 이내여야 한다.
- 몸무게는 22KG 입력
- 불합격 원인: miscalibrated gradient, 낮은 acquisition bandwidthh

그림 47

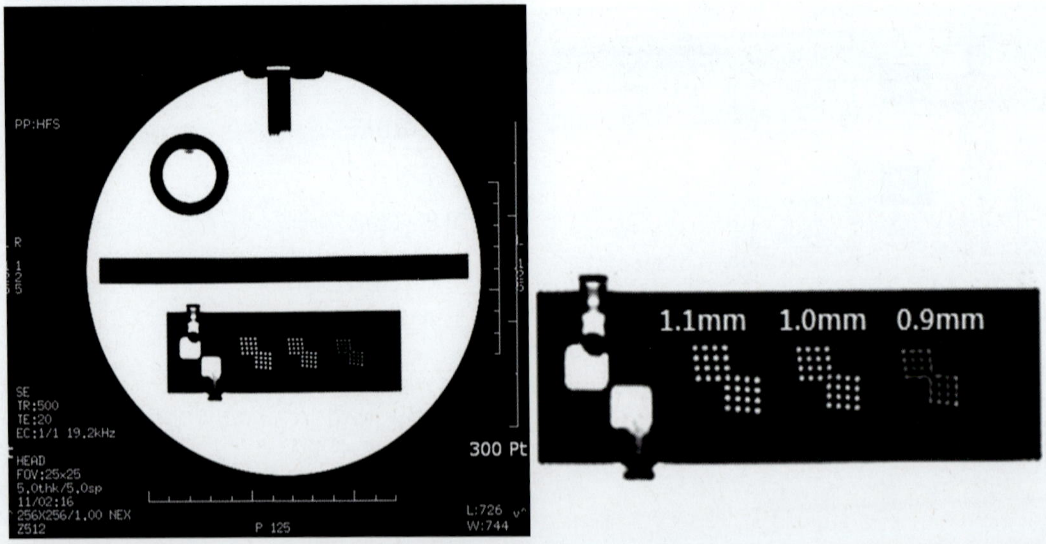

051 **그림 47**은 자기공명영상의 품질관리항목에서 ACR 표준팬텀영상검사 중의 하나이다. 이 영상에서 얻을 수 있는 측정항목으로 옳은 것은?

① 공간분해능
② 기하학적 정확도
③ 절편두께 정확도
④ 절편위치 정확도
⑤ 영상강도 균일성

- 인접한 두 점을 구분하는 능력을 평가한다.
- 고대조도 공간분해능은 T1 및 T2 axial 첫 번째 영상에서 1.0 mm 이하가 하나라도 구별되면 인정
- 좌·상 측점 배열 – UL: 좌우 방향 분해능 평가
- 우·하 측점 배열 – LR: 상하 방향 분해능 평가
- 각 hole의 직경은 1.1 mm(좌측), 1.0 mm(중앙), 0.9 mm(우측) 각 3개 구분이며 각 크기별로 분해능 측정
- 불합격 원인: 심한 영상 filtering과 ghost, eddy current 교정이 나쁠 경우, gradient miscalibration, 주자장의 불균질성, 너무 낮은 aquisition bandwidth에 의한 기하학적 오류

그림 48

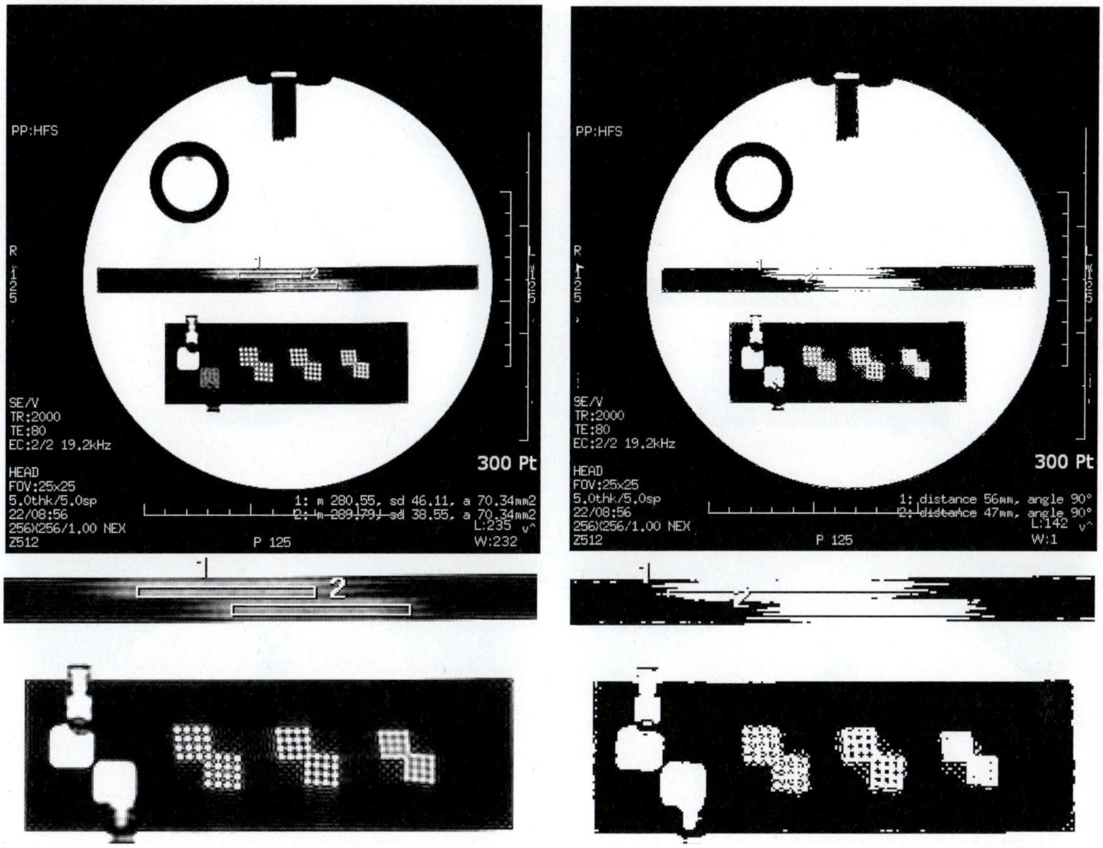

052 **그림 48**은 자기공명영상의 품질관리항목에서 ACR 표준팬텀영상검사 중의 하나이다. 이 영상에서 얻을 수 있는 측정항목으로 옳은 것은?

① 공간분해능
② 기하학적 정확도
③ 절편두께 정확도
④ 절편위치 정확도
⑤ 영상강도 균일성

- 영상절편이 정확한 두께로 얻어지는지를 평가(실제두께 - 5 mm)
- 절편두께 정확성은 T1 및 T2 axial 첫 번째 영상에서 절편두께를 측정한다.
  Slice thickness = 0.2 × (top × bottom)/(top + bottom)
- 절편두께는 T1,T2 모두 5.0 mm ± 0.7 mm 범위(14%)여야 한다.(4.3~5.7 mm)
- 위아래 램프 signal 서로 곱하고 나누기 4해서 윈도우 레벨로 정해주고 윈도우 폭은 최소값 0이나 1로 한다.
- 불합격 원인: RF amplifier non-linearity에 의한 RF pulse 모양을 왜곡, gradient calibration상태나 gradient switching performance가 좋지 않은 경우

그림 49

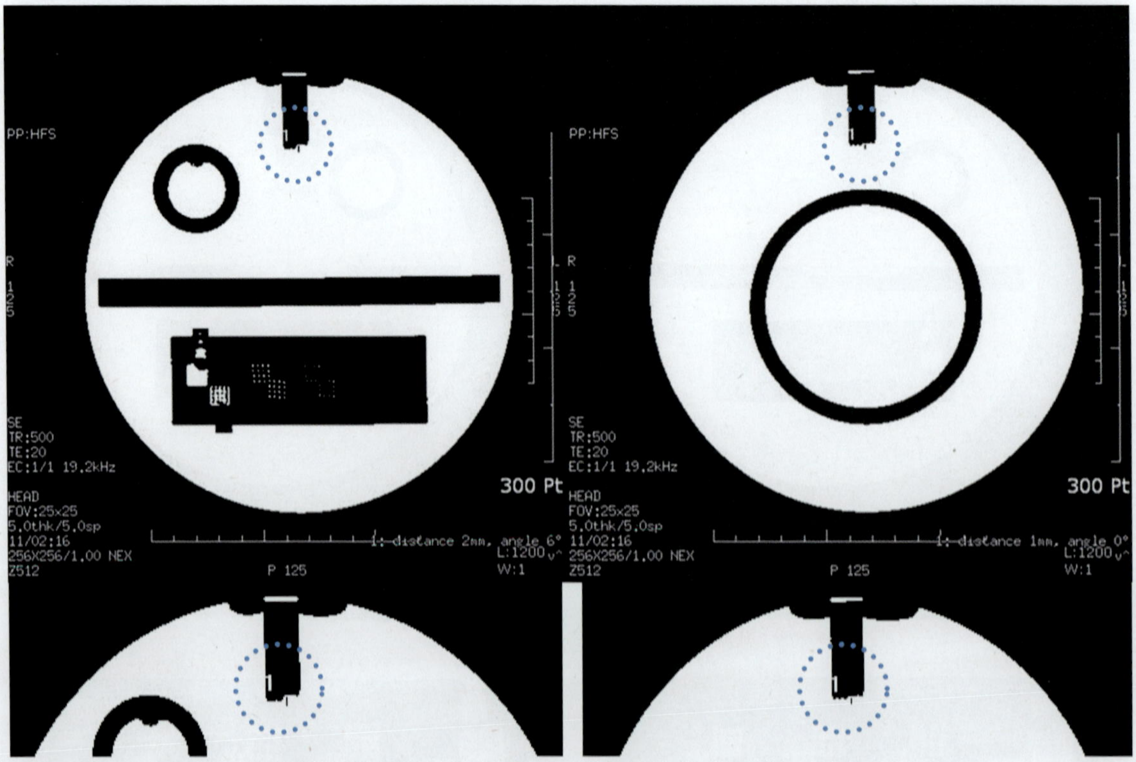

053 **그림 49**은 자기공명영상의 품질관리항목에서 ACR 표준팬텀영상검사 중의 하나이다. 이 영상에서 얻을 수 있는 측정항목으로 옳은 것은?

① 공간분해능
② 기하학적 정확도
③ 절편두께 정확도
④ 절편위치 정확도
⑤ 영상강도 균일성

- 시상위치확인영상에서 설정 절편이 실제로 얼마나 정확한 위치의 영상이 얻어지는가를 평가
- 절편위치 정확성은 T1, T2의 1번 및 11번 axial slice로 판별 – 수직막대의 길이차이가 5 mm 이하여야 한다. 면적 1000인 ROI를 그리고 평균값의 반을 윈도우 level에 넣어준다.
- 불합격 원인: 절편의 위치설정을 잘못한 경우, auto moving table의 경우 이동에 오류가 생기면 발생, gradient calibration의 불량, 주자장 균일도의 저하

그림 50

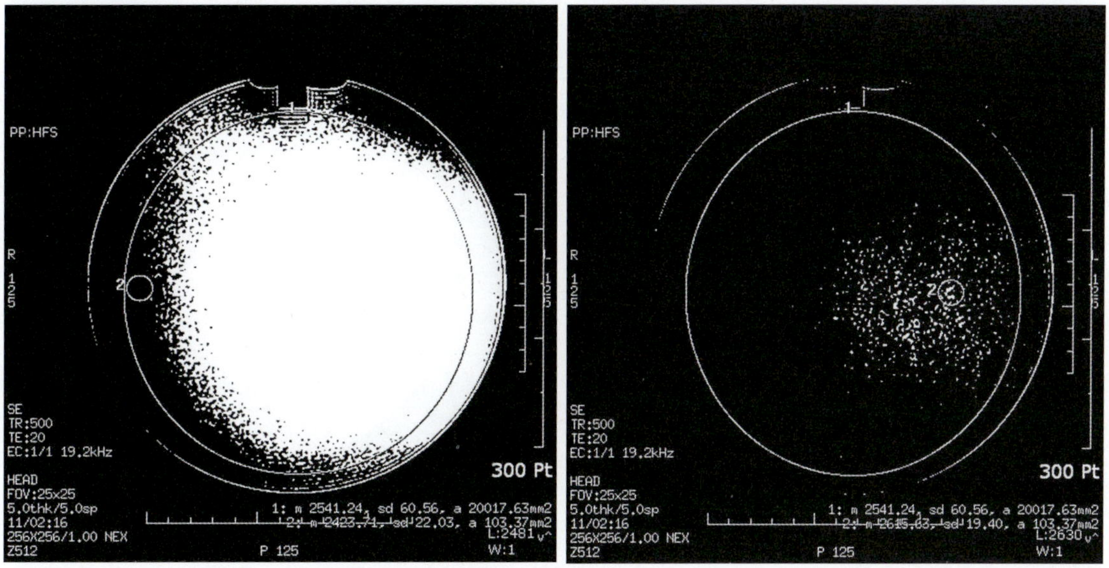

054 **그림 50**는 자기공명영상의 품질관리항목 중 ACR 표준팬텀영상검사중의 하나이다. 이 영상에서 얻을 수 있는 측정항목으로 옳은 것은?

① 공간분해능 ② 기하학적 정확도
③ 절편두께 정확도 ④ 절편위치 정확도
⑤ 영상강도 균일성

- 대부분 물로만 이루어진 팬텀 중앙부위(두부코일의 중앙)에서 신호강도의 균일성 측정(단, multi channel 장비는 평가항목에서 제외)
- 영상강도 균질성은 7번째 영상에서 window width를 최소 level로 서서히 올리다가 어두운 부위가 발생할 때 멈추고 가장 낮은 신호강도를 측정하고 window level을 서서히 올려 마지막까지 가장 밝은 부분의 신호를 측정한다. 7번째 영상 (PIU ≥ 3 T 미만: 87.5% 이상, 3T 이상: 82% 이상) 1채널 코일로 측정해야 하는데 multi-coil만 되는 site는 이 항목을 하지 않음.
  ROI-1 200 ± 5 cm^2(195~205)/ROI-2 1.0 ± 0.2 cm^2(0.8~1.2)
  Percent integral uniformity(PIU) = 100 × [1 − {(high−low)/(high + low)}]
- 어두운 부분이 여러 군데에 생기더라도 가장 큰 곳만 고려하며 경계가 명확하지 않더라도 시각적으로 가장 어두운 곳을 그린다.
- 불합격 원인: 팬텀이 두부코일의 정중앙에 위치하지 않은 경우, 고스트 인공물 또는 코일 자체의 문제

그림 51

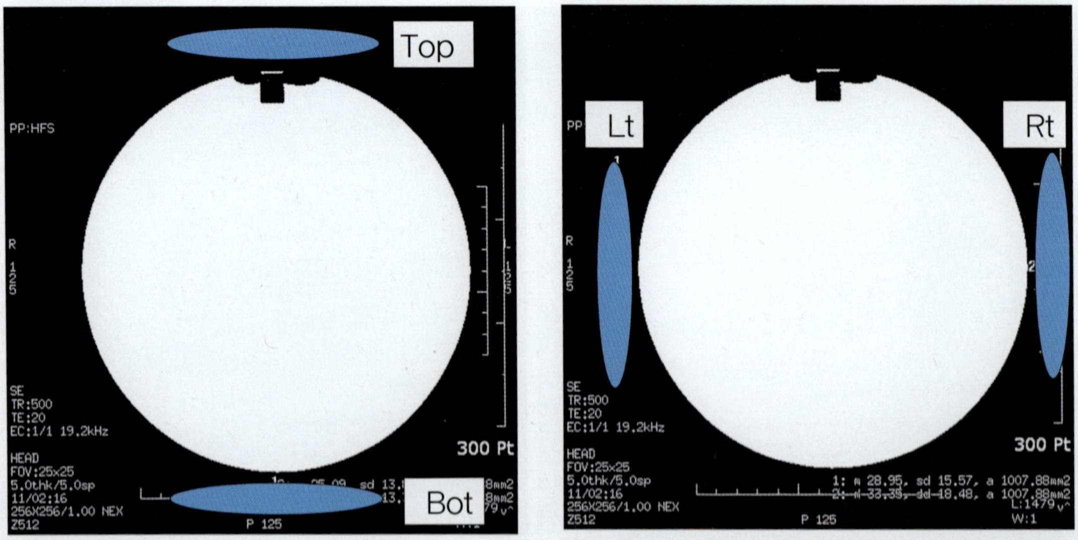

055 **그림 51**은 자기공명영상의 품질관리항목에서 ACR 표준팬텀영상검사 중의 하나이다. 이 영상에서 얻을 수 있는 측정항목으로 옳은 것은?

① 공간분해능 ② 기하학적 정확도
③ 절편두께 정확도 ④ 절편위치 정확도
⑤ 고스트 백분율 신호

- 영상에서 고스트 인공물의 생성정도 평가
- 고스트 백분율 신호측정은 표준 T1 7번째 영상에 면적 1000짜리 타원형을 그린다.
  Ghost ratio = $|(\text{top} + \text{bot}) - (\text{Lt} + \text{Rt})/(2 \times (\text{large ROI})) \times 100 \le 0.025$, 즉, 2.5% 이하로 측정한다.
- 불합격 원인: 영상획득 도중 팬텀의 움직임이나 떨림, quadrature ghost, receiver transmitter, gradient system 등 하드웨어에 비 특이적인 문제

그림 52

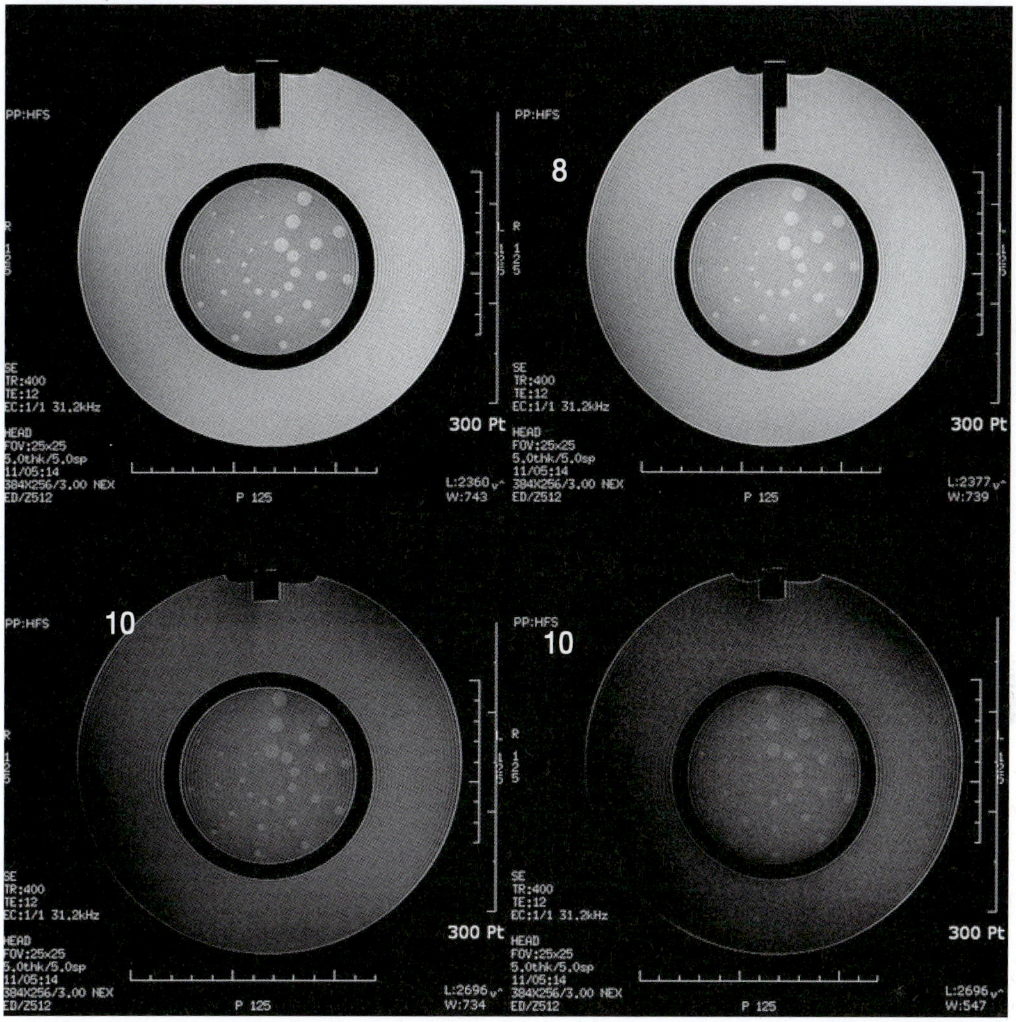

056 **그림 52**은 자기공명영상의 품질관리항목에서 ACR 표준팬텀영상검사 중의 하나이다. 이 영상에서 얻을 수 있는 측정항목으로 옳은 것은?

① 공간 분해능
② 대조도 분해능
③ 절편두께 정확도
④ 기하학적 정확도
⑤ 고스트 백분율 신호

- 어느 정도의 낮은 대조도까지 구분을 할 수 있는가를 평가
- 대조도 분해능은 3.0 T 미만 장비의 표준 및 병원고유 T1, T2 영상의 4개 단면에서 원형 무늬의 총 검출 개수의 총합이 9개 이상 식별되어야 한다.(8,9,10,11 이미지에서 측정)
- 1개란 각각의 절편에서 완전한 바퀴살 수를 말한다.(3점이 1줄)
- 3.0T 이상 장비에서는 총합 37개 이상 식별되어야 한다. 3개짜리 1줄이 1개로 친다.
- 불합격 원인: 팬텀이 기울어 있는 경우, 고스트 인공물, 부적절한 신호 대 잡음비, 절편 위치설정의 오류 → 절편 #11에서 수직막대 길이차이가 4 mm 이하 여부 확인

그림 53

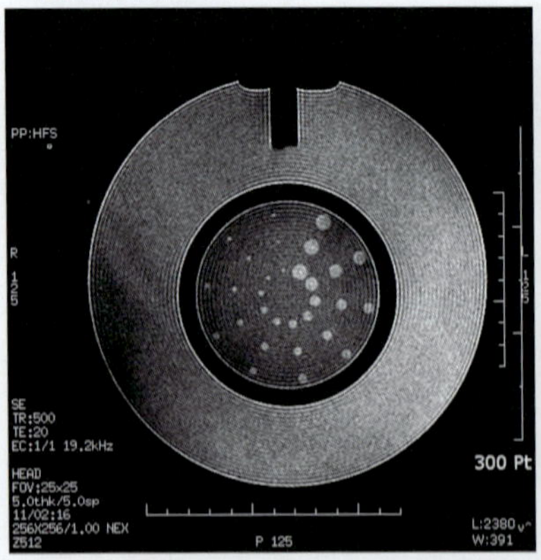

(가)

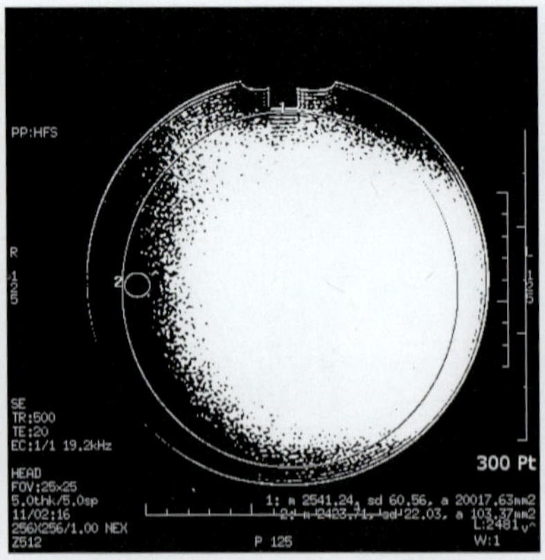

(나)

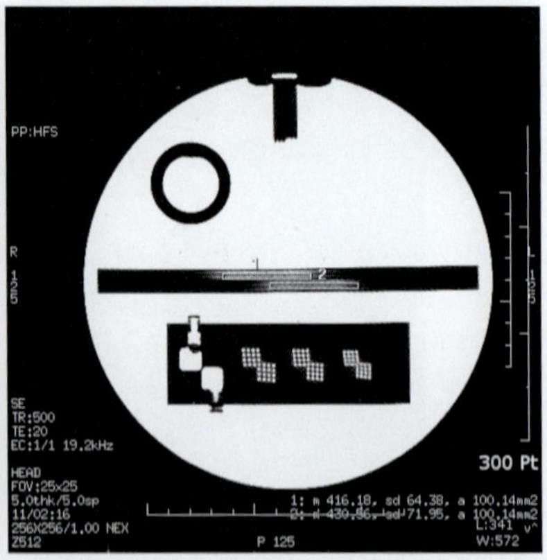

(다)

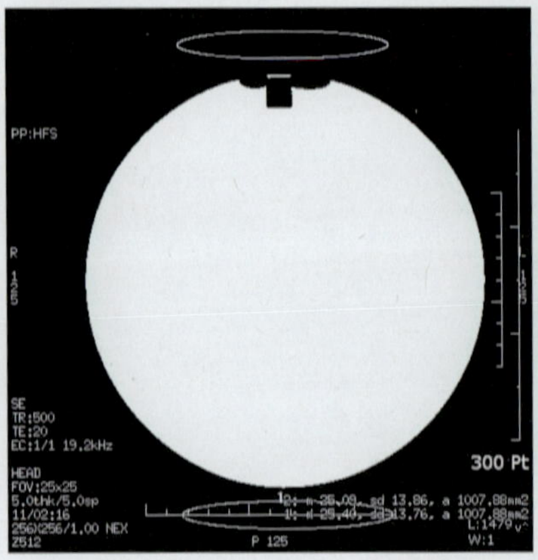

(라)

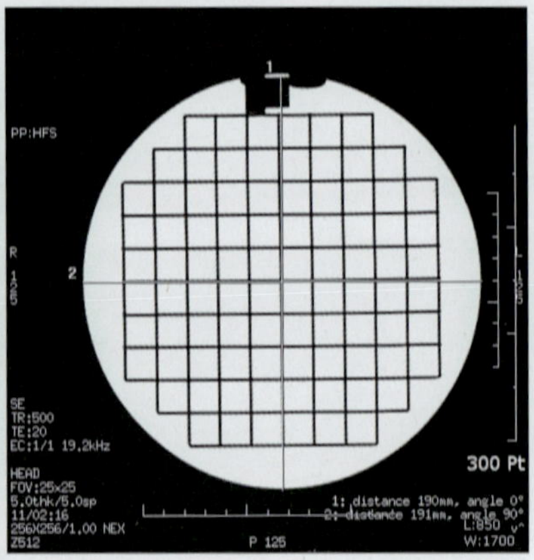

(마)

057 **그림 53**에서 자기공명영상의 품질관리항목 중 기하학적 정확도를 측정한 영상은?

① 가　　② 나　　③ 다
④ 라　　⑤ 마

그림 54

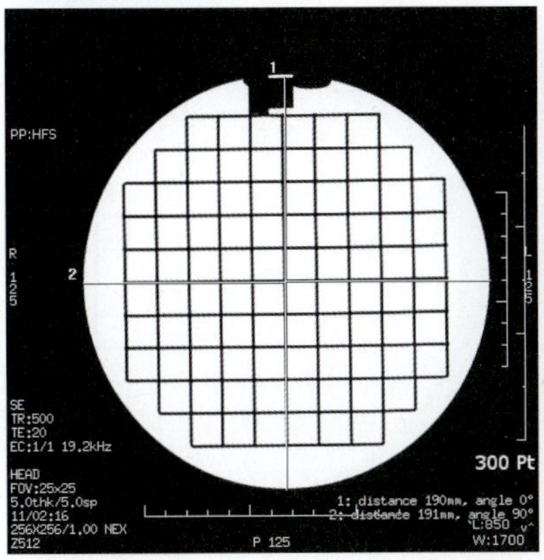

(가)

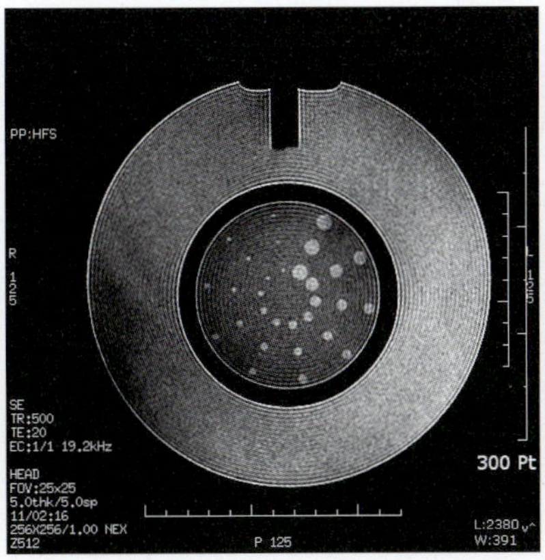

(나)

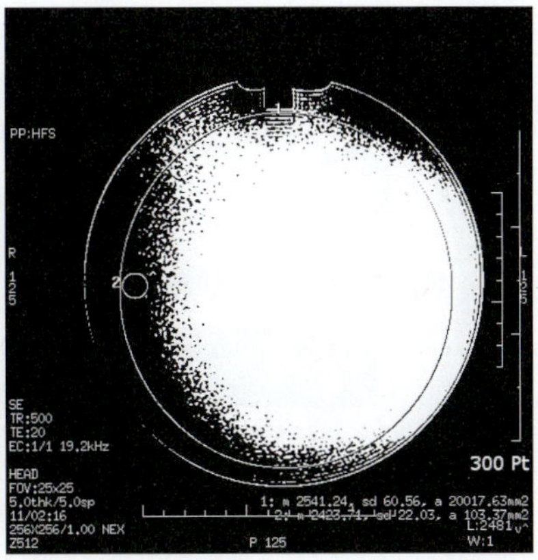

(다)

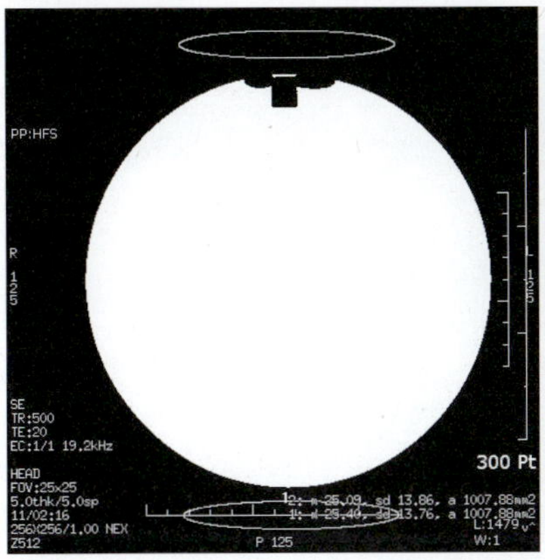

(라)

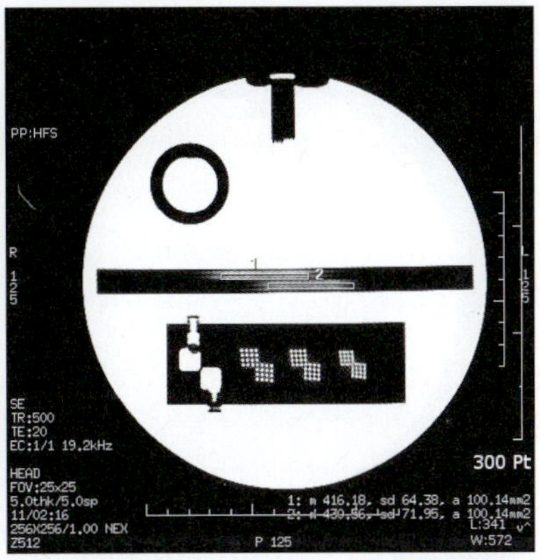

(마)

058 **그림 54**에서 자기공명영상의 품질관리항목 중 영상강도 균일성을 평가하는 영상은?

① 가　　② 나　　③ 다

④ 라　　⑤ 마

그림 55

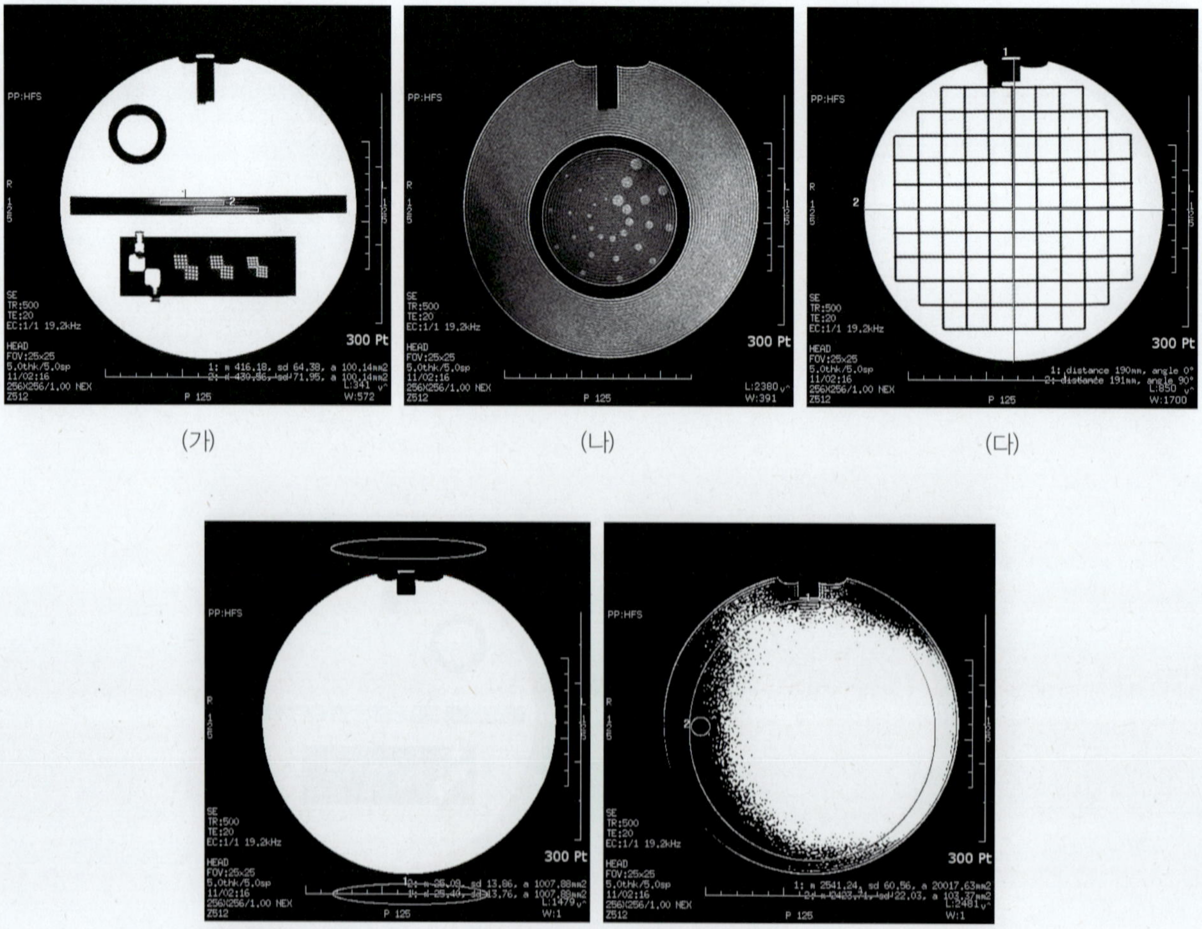

(가) (나) (다)

(라) (마)

059 **그림 55**에서 자기공명영상의 품질관리항목 중 대조도 분해능을 평가하는 영상은?

① 가 ② 나 ③ 다

④ 라 ⑤ 마

그림 56

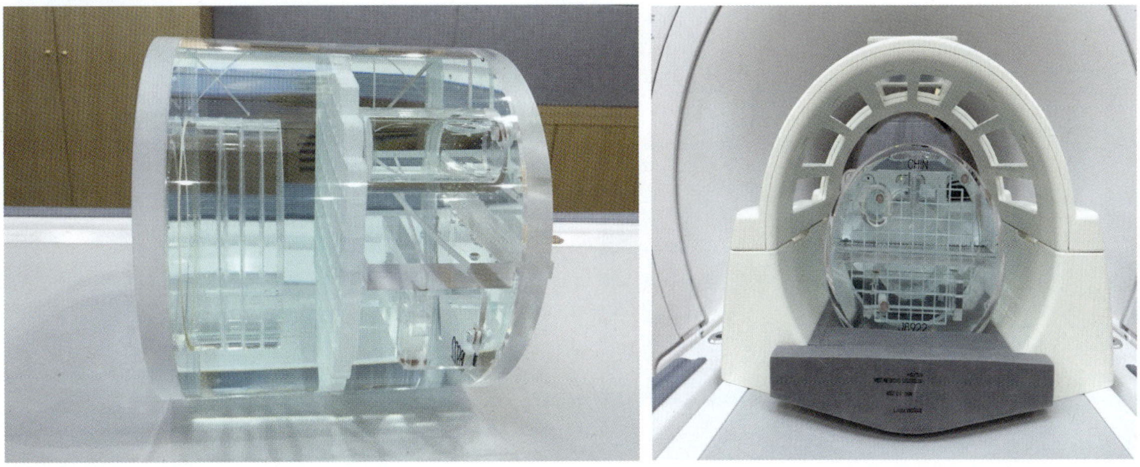

060 그림 56에 대한 설명으로 옳은 것은?

① 원뿔형 팬텀이다.

② 길이는 120 mm, 직경은 200 mm이다.

③ 내부 용액은 $NaSO_4$, NiCl로 채워져 있다.

④ Nose, Chin 등 환자의 얼굴에 해당되는 landmark가 기재되어 있다.

⑤ AAPM(American Association of Physicists in Medicine) 표준팬텀이다.

- American College of Radiology(ACR): 미국방사선의학회
- 원통형 팬톰
- 길이 148 mm, 직경 190 mm
- 내부 용액: 10 mm NiCl, 75 mm NaCl
- 환자의 얼굴에 해당되는 landmark가 기재되어 있음(Nose/Chin)
- 내부는 각종 측정 지표들이 있음
- 거치대(각 제조회사 별로 제작)

그림 57

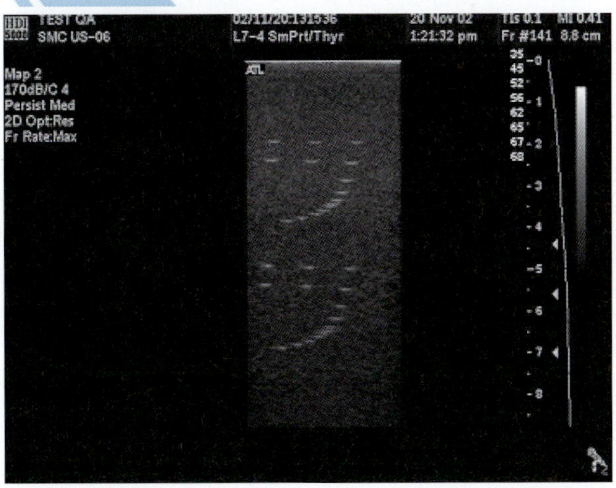

061 그림 57의 영상에서 측정할 수 있는 품질관리 시험 항목은?

① 회색조

② 죽은지역

③ 측방향해상력

④ 입면해상력

⑤ 수직거리 정확도검사

그림 58

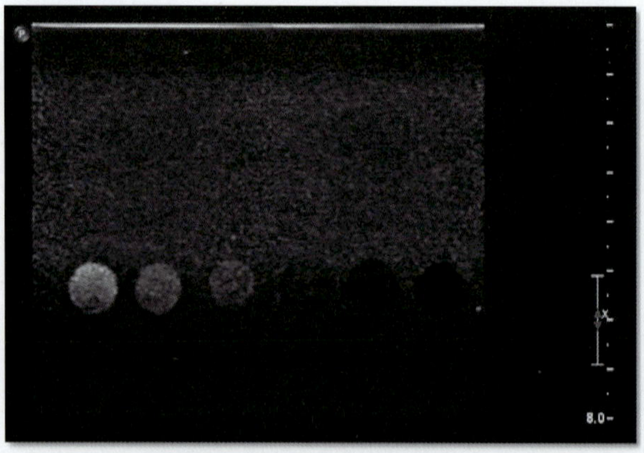

062 **그림 58**의 영상에서 측정할 수 있는 품질관리 시험 항목은?

① 회색조
② 죽은지역
③ 입면해상력
④ 측방향해상력
⑤ 수직거리 정확도검사

그림 59

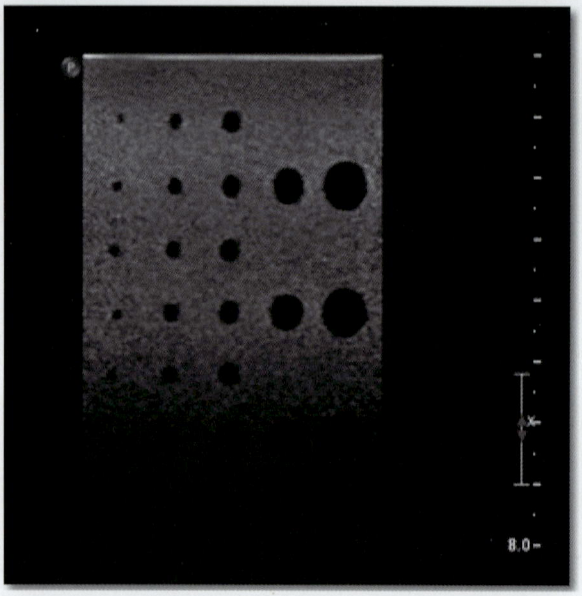

063 **그림 59**의 영상에서 측정할 수 있는 품질관리 시험 항목은?

① 회색조
② 죽은지역
③ 입면해상력
④ 기능적해상도
⑤ 축방, 측방향해상력

그림 60

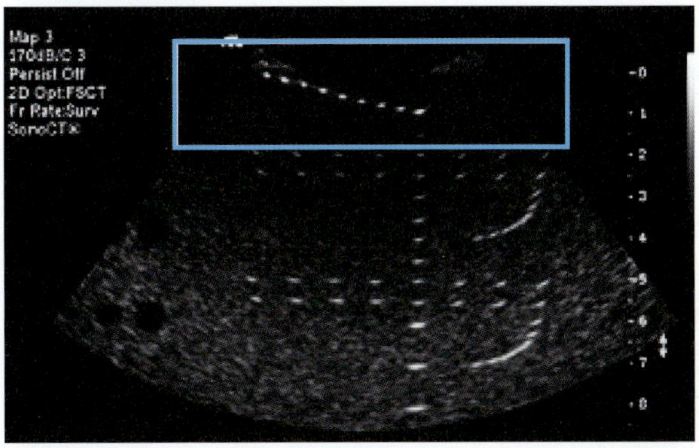

064 **그림 60**의 영상에서 박스부분에서 측정할 수 있는 품질관리 시험 항목은?

① 회색조
② 죽은지역
③ 입면해상력
④ 축방, 측방향해상력
⑤ 수직거리 정확도검사

그림 61

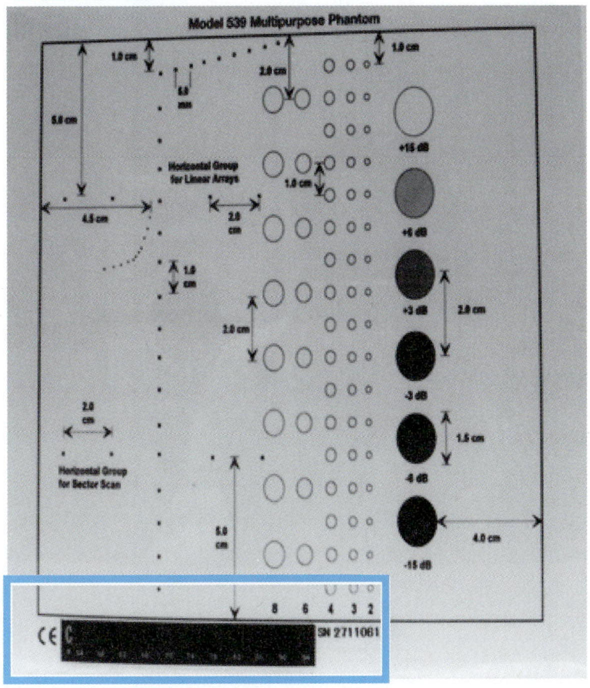

065 **그림 61**의 영상에서 박스 부분의 역할은?

① 수평계
② 온도계
③ 압력계
④ 조도계
⑤ 습도계

그림 62

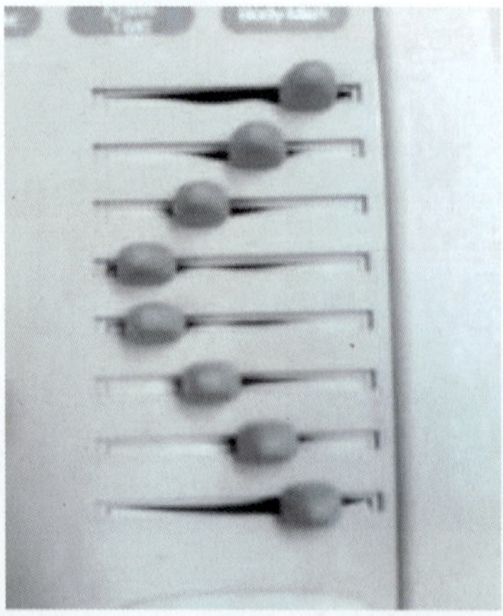

066 **그림 62**와 같은 TGC knob의 배로 나타날 수 있는 영상은?

①

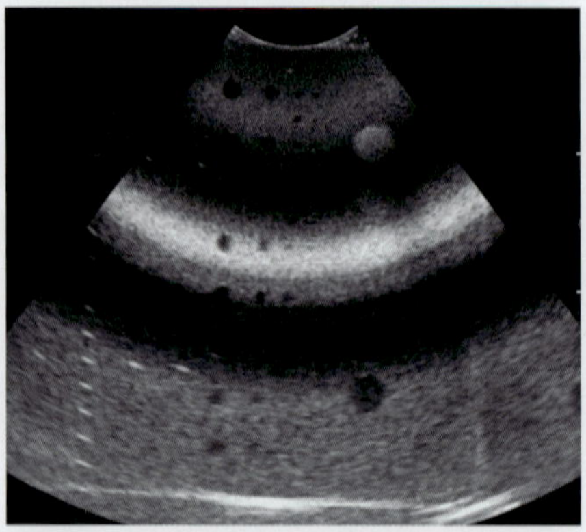

②

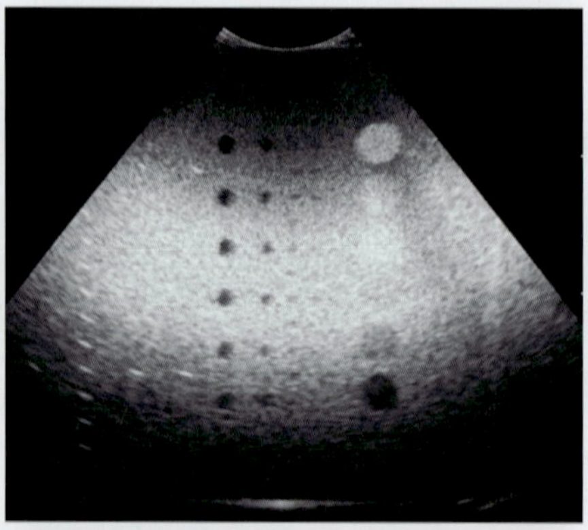

③

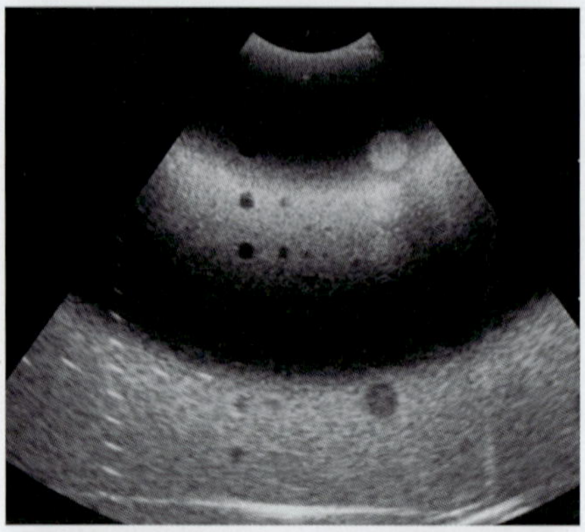

④

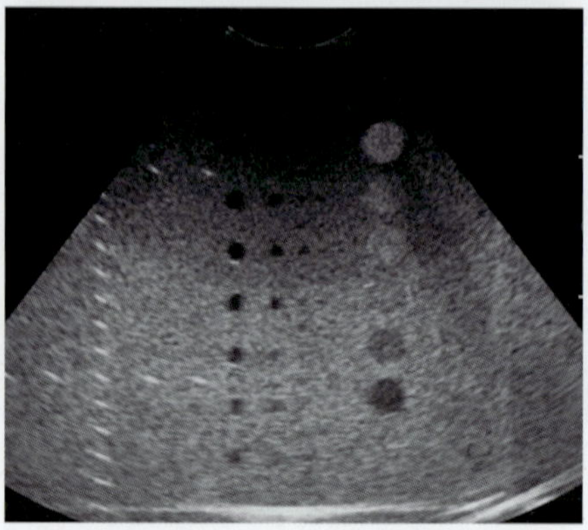

⑤

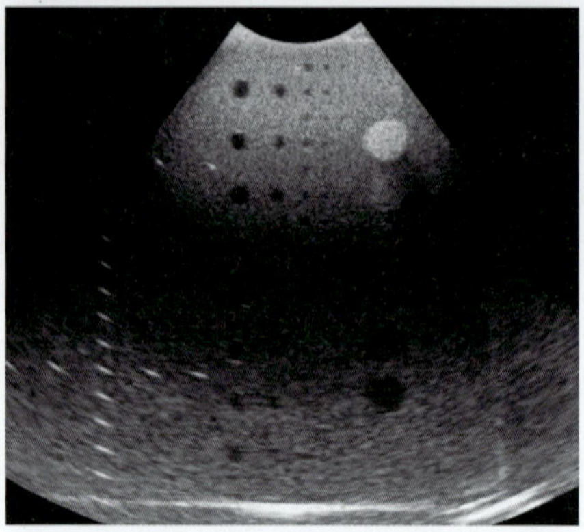

STEP 07

| 영상품질검사 | 해답

1. 2)　2. 5)　3. 3)　4. 2)　5. 5)　6. 5)　7. 2)　8. 1)　9. 4)
10. 4)　11. 2)　12. 5)　13. 4)　14. 2)　15. 5)　16. 5)　17. 1)　18. 3)
19. 3)　20. 2)　21. 5)　22. 1)　23. 2)　24. 3)　25. 5)　26. 2)　27. 4)
28. 5)　29. 5)　30. 1)　31. 1)　32. 4)　33. 1)　34. 3)　35. 3)　36. 2)
37. 5)　38. 1)　39. 5)　40. 3)　41. 3)　42. 1)　43. 1)　44. 4)　45. 4)
46. 2)　47. 4)　48. 3)　49. 3)　50. 3)　51. 1)　52. 3)　53. 4)　54. 5)
55. 5)　56. 2)　57. 5)　58. 3)　59. 2)　60. 4)　61. 3)　62. 1)　63. 4)
64. 2)　65. 2)　66. 5)

핵의학검사

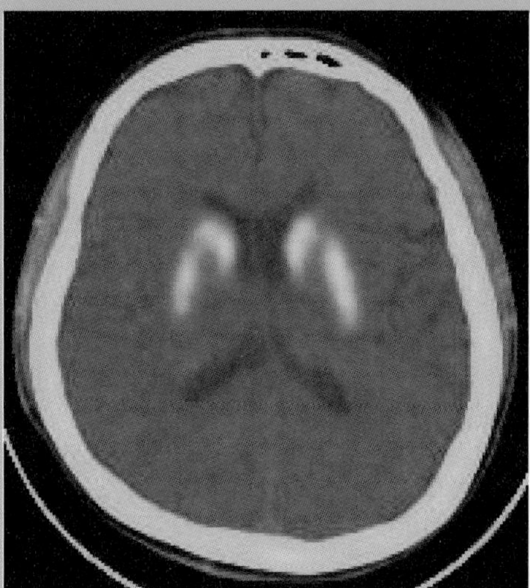

Nuclear Medicine

8

I 개요

1. 핵의학 검사

핵의학 검사는 영상검사, 방사면역측정분석, 방사성동위원소 치료 등으로 나누어진다. 영상검사는 방사성동위원소나 방사성의약품을 추적자(tracer)로 이용하여 인체 장기의 기능을 평가하거나 대사과정을 영상으로 획득하여 질병을 진단하고 비 침습적인 방법으로 정확하고 안전하게 이용할 수 있는 검사법이다.

방사면역측정분석은 항원·항체 미세한 반응 원리를 이용하여 방사성 핵종과 결합된 항체를 체외검사 방법으로 계측하여 질병을 진단하고 이를 영상으로 나타내는 검사를 Radioimmunoscintigraphy (RIS)라고 한다.

방사성동위원소 치료는 주로 β-선을 방출하는 iodine-131(^{131}I), phosphorous-32(^{32}P), strontium-89(^{89}Sr), samarium-153(^{153}Sm) 그리고 yttrium-90(^{90}Y) 등의 높은 선량의 동위원소를 투여하여 악성종양, 복수증 또는 흉막(pleural effusion) 등의 치료에 이용된다.

2. 핵의학 검사의 분류

1) 체내 (In-vivo) 검사

정적 static 검사 - 형태학적 검사

동적 dynamic 검사 - 연속 영상 기록
경시적 영상 기록
시간·방사능 곡선 기록

SPECT 검사

PET 검사

2) 체외 (In-vitro) 검사

(1) 경합방사측정

- 경합단백결합측정 competitive protein binding assay CPBA
- 방사면역측정 radioimmunoassay RIA
- 방사수용체측정 radioreceptorassay RRA

(2) 비경합방사측정

- 면역방사계수측정 immunoradiometric assay IRMA
- 포화분석 saturation assay

3) 방사성동위원소 치료

1. 방사성동위원소 생산

1) 발생기(Generator): ^{99}Mo– ^{99m}Tc, ^{82}Sr– ^{82}Rb

2) 사이클로트론에 의해 생산되는 방사성핵종: ^{201}T1, ^{67}Ga, ^{11}C, ^{13}N, ^{15}O, ^{18}F

3) 원자로에서 생산되는 방사성 핵종: ^{131}I, ^{125}I, ^{32}P, ^{14}C, ^{99}MO, ^{133}Xe

주요 핵종의 물리적인 특성은 아래 표와 같다.

주요 핵종의 물리적인 특성

핵종	반감기	붕괴형식	주요 β선의 에너지(meV, mean)와 방출의 비율	주요 γ선 에너지(MeV)와 방출의 비율
^{3}H	12.3y	β^-	0.006(100%)	
^{11}C	20.3m	β^+	0.394(99.8%)	0.511 from β^+
^{14}C	5730y	β^-	0.049(100%)	
^{13}N	10.0m	β^+	0.488(100%)	0.511 from β^+
^{18}F	109m	EC(3%) β^+	0.250(97%)	0.511 from β^+
^{51}Cr	27.7d	EC		0.320(10.2%)
^{59}Fe	45.0d	β^-	0.081(46.1%) 0.150(52.3%)	0.192(9.5%), 1.099(55.5%) 1.292(44.1%)
^{57}Co	270d	EC		0.014(9.5%), 0.122(85.9%) 0.136(10.4%)
^{60}Co	5.26y	β^-	0.094(99.8%)	1.173(99.8%), 1.332(100%)
^{67}Ga	78.1h	EC		0.093(38.0%), 0.185(100%) 0.209(2.5%), 0.300(16.1%) 0.394(4.3%)
^{75}Se	120d	EC		0.097(2.9%), 0.121(15.6%) 0.136(53.9%), 0.256(57.1%) 0.280(23.9%), 0.401(11.6%)
^{81}mKr	13.0s	IT		0.191(66.4%)
^{81}Rb	4.58h	C(69.2%) β^+(30.8%)	0.264(2%) 0.457(28.8%)	0.446(23.2%), 0.457(3.2%) 0.538(2.3%) 0.511 from β^+
^{99}Mo	66.7h	β^-	0.140(18.5%) 0.298(1.4%) 0.452(79.7%)	0.041(1.3%), 0.141(5.6%) 0.181(6.5%), 0.366(1.4%) 0.740(13.7%), 0.778(4.8%)
^{99m}Tc	6.03h	IT		0.141(87.9%)
^{111}In	2.81d	EC		0.172(89.6%), 0.247(94%)
^{123}I	13.0h	EC		0.159(83.6%), 0.529(1.1%)
^{125}I	60.2d	EC		0.0274(76.2%), 0.0272(39.1%) [^{125}Te–X선] 0.035(6.7%)
^{131}I	8.06d	β^-	0.096(6.6%) 0.192(89.8%)	0.080(2.6%), 0.284(5.8%), 0.364(82.0%), 0.637(6.5%), 0.723(1.7%)
^{133}Xe	5.31d	β^-	0.101(98.3%)	0.081(39.0%)
^{201}Tl	3.044d	EC		0.069~0.080(94.5%) [^{201}Hg–X선] 0.135(2.7%), 0.167(10.0%)

2. 방사성의약품

주요 방사성의약품 및 집적기전

검사법	방사성의약품	사용량	투여방법	집적기전	집적부위
뇌혈류 신티그램	$^{99m}TcO_4^-$ ^{99m}Tc-DTPA ^{99m}Tc-GHA	20 mCi 20 mCi 15 mCi	순간정맥주사	뇌혈류장벽	뇌의 병소
뇌조 신티그램	^{99m}Tc-DTPA ^{111}In-DTPA	2 mCi 1 mCi	요추 천자	용적 유동	뇌조
뇌실단락기능검사	^{99m}Tc-DTPA	1 mCi	저장고에 주사	용적 유동	뇌실-복막 유출
뇌척수액루 신티그램	^{99m}Tc-DTPA ^{111}In-DTPA	2 mCi 1 mCi	요추 천자	확산	뇌조
뇌 단층 신티그램	^{99m}Tc-HMPAO ^{99m}Tc-ECD ^{123}I-IMP ^{201}Tl-Chloride	20 mCi 20 mCi 3-5 mCi 3 mCi	정맥 주사	단순 확산	뇌
뼈 신티그램 삼상골 신티그램	^{99m}Tc-MDP ^{99m}Tc-PYP ^{99m}Tc-HDP	20 mCi 20 mCi 20 mCi	정맥 주사	화학적 흡착	골 조직
골수 신티그램	^{99m}Tc-Sulfur colloid ^{99m}Tc-Tin colloid ^{111}In-Chloride	20 mCi 20 mCi 20 mCi	정맥 주사	탐식 작용	골수, 간
위장관 출혈 신티그램	^{99m}Tc-Sulfur colloid ^{99m}Tc-RBC	10 mCi 20 mCi	정맥 주사	구획 구분	출혈 부위 (소화관)
위배출 기능 검사	^{111}In-DTPA ^{99m}Tc-DTPA ^{99m}Tc-Sulfur colloid	500 μCi 1 mCi 1 mCi	경구 투여		위
위점막 신티그램	$^{99m}TcO_4^-$	10 mCi	정맥 주사	능동 이동	위점막
간 신티그램	^{99m}Tc-Phytate ^{99m}Tc-Sulfur colloid ^{99m}Tc-Tin colloid ^{198}Au-Colloid	5 mCi 5 mCi 5 mCi 200 μCi	정맥 주사	탐식 작용	간
간담도 신티그램	^{99m}Tc-DISIDA ^{99m}Tc-HIDA ^{99m}Tc-Mebrofenin	5 mCi 5 mCi 5 mCi	정맥 주사	능동 이동	간담도
혈관종 신티그램	^{99m}Tc-RBC ^{99m}Tc-HSA	20 mCi 20 mCi	정맥 주사	구획 구분	혈관종 혈관계
비장 신티그램	^{99m}Tc-Sulfur colloid ^{99m}Tc-Tin colloid ^{99m}Tc-RBC ^{51}Cr-RBC	5 mCi 5 mCi 10 mCi 200 μCi	정맥 주사	탐식 작용 〃 세포 격리 〃	비장

검사법	방사성의약품	사용량	투여방법	집적기전	집적부위
동적 신장 신티그램	^{99m}Tc-DTPA ^{99m}Tc-GHA ^{99m}Tc-MAG_3	15 mCi 15 mCi 2~5 mCi	정맥 주사	단순확산 능동이동 〃	사구체 세뇨관 〃
정적 신장 신티그램	^{99m}Tc-DMSA ^{197}Hg-Chlormerodrin	1 ~ 5 mCi 200 μCi	정맥 주사	능동 이동	세뇨관 (신피질)
고환 신티그램	$^{99m}TcO_4^-$	15 mCi	정맥 주사	단순 확산	음낭
심근단층 신티그램	^{99m}Tc-MIBI ^{201}Tl-Chloride	25 mCi 3 mCi	정맥 주사	능동 이동	심근
심근경색 신티그램	^{99m}Tc-PYP	15 mCi	정맥 주사	화학적 흡착	심근
동적심장 신티그램	$^{99m}TcO_4^-$ ^{99m}Tc-DTPA ^{99m}Tc-RBC	15 mCi 15 mCi 15 mCi	정맥 주사	구획 구분	혈관계
게이트 혈액풀 신티그램	^{99m}Tc-RBC ^{99m}Tc-HSA	10~25 mCi	정맥 주사	구획 구분	혈관계
폐 관류 신티그램	^{99m}Tc-MAA ^{99m}Tc-HAM	3~5 mCi 3~5 mCi	정맥 주사	모세혈관 차단	폐 모세혈관
폐 환기 신티그램	^{133}Xe ^{127}Xe ^{81m}Kr	15 mCi 15 mCi 10 mCi	폐 흡입	단순 확산	폐포
폐 연무흡입 신티그램	^{99m}Tc-DTPA	30 ~ 60 mCi	폐 흡입	침강 및 확산	폐포
갑상선 신티그램	$^{99m}TcO_4^-$ ^{123}I ^{131}I	5 mCi 500 μCi 50 μCi	정맥 주사 경구 투여 〃	능동 이동	여포성세포
부갑상성 신티그램	$^{99m}TcO_4^-$ ^{201}Tl-Chloride	1 ~ 2 mCi 1 ~ 2 mCi	정맥 주사	능동 이동	갑상선 및 부갑상선
부신 신티그램	^{131}I-NP 59 ^{75}Se-Scintadren	1 mCi	정맥 주사	능동 이동	부신 피질
정맥 신티그램	$^{99m}TcO_4^-$ ^{99m}Tc-MAA ^{99m}Tc-RBC ^{99m}Tc-HSA	3 ~ 5 mCi 3 ~ 5 mCi 3 ~ 5 mCi 3 ~ 5 mCi	정맥 주사	구획 구분	혈관계
혈관 신티그램	$^{99m}TcO_4^-$ ^{99m}Tc-RBC ^{99m}Tc-HSA	15 mCi 15 mCi 15 mCi	정맥 주사	구획 구분	혈관계
타액선 신티그램	$^{99m}TcO_4^-$	5 mCi	정맥 주사	능동 이동	타액선
전신 신티그램	^{131}I ^{67}Ga-Citrate	1 ~ 5 mCi 3 ~ 5 mCi	경구 투여 정맥 주사	능동 이동 약리 과정	여포성 세포 종양, 염증 세포
부신수질 신티그램	^{131}I-MIBG ^{123}I-MIBG	0.5 ~ 1 mCi 2 mCi	정맥 주사	약리 과정	부신 수질
림프관 신티그램	^{99m}Tc-Sb_2S_3	1 ~ 5 mCi	피하 주사	탐식 작용	림프관, 림프절

Ⅲ 핵의학 기기

1. Scintillation camera

1) Scintillation camera용 collimator의 구조 및 특징

명 칭	구 조	특 징
평행다공형 collimator (Parallel multihole collimator)	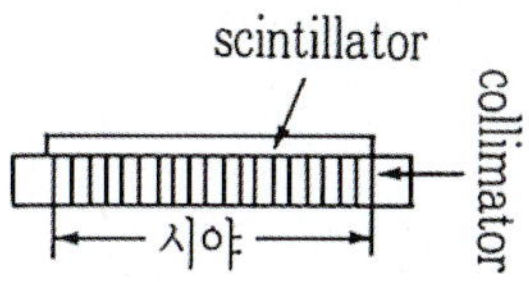	상의 크기 1/1 분해능과 감도가 서로 다른 여러 종류가 이용되고 있음.
확산형 collimator (Diverging collimator)	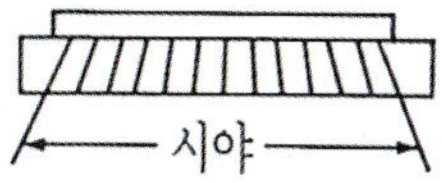	시야확대(상의 크기는 축소) 주변부의 분해능이 좋지 않음.
집속형 collimator (Converging collimator)	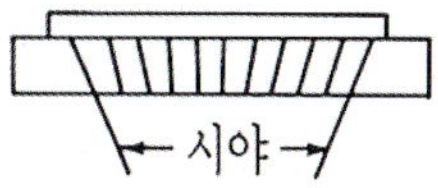	시야축소(상의 크기는 확대) 분해능은 높으나 장기의 깊이에 의한 분해능의 변화가 있음.
Slant hole collimator	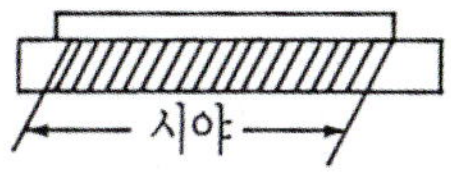	상의 크기와 분해능은 평행다공형 collimator와 유사 심장검사 시 위치결정이 용이함.
Bilateral collimator	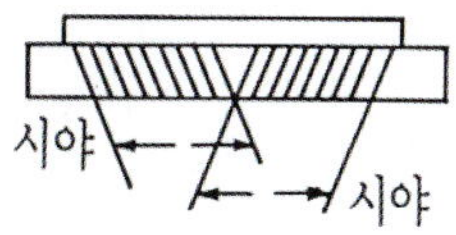	심장검사용 collimator의 경사각이 좌우 30°일 경우 RAO 30° 및 LAO 30°의 상이 동시에 얻어짐.
Pinhole collimator	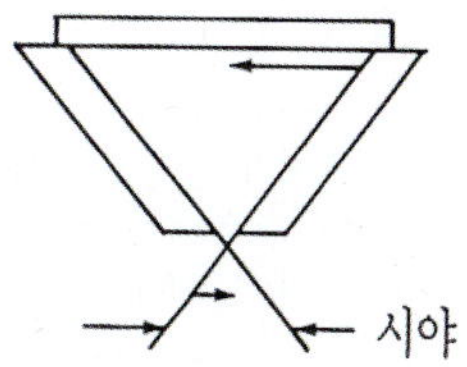	상의 크기는 일반적으로 확대. 분해능이 높으므로 갑상선과 같은 작은 장기 촬영에 사용되나 감도는 상당히 불량함.
7-pinhole collimator	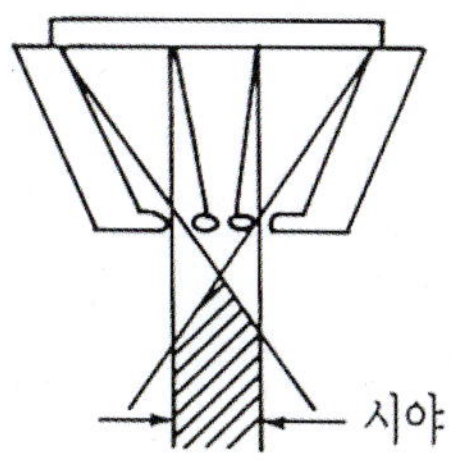	pinhole이 7개 배열되어 있으며, 용도는 주로 심장의 단층촬영에 이용

2) Collimator의 분류

(1) 장비에 따른 분류

검 사 장 비	Collimator 종류
갑상샘 섭취율 측정 기기	Taper형, Flat Field형
동태 기능 검사 측정 기기	직선 원통형
직선 이동형 스캐너	초점 다공형
감마 카메라(섬광 카메라)	평행 다공형, 확산 다공형, Pinhole형
단일광자 방출 전산화 단층 촬영	평행 다공형, 집속 다공형, Fan Beam형

(2) 에너지 및 용도에 따른 분류

초 고에너지 용(ultra high energy: 511 KeV): ^{18}F 사용시

고 에너지 용(high energy: 300~400 KeV): ^{131}I 사용시

중 에너지 용(medium energy: 300 KeV 이하): ^{67}Ga, ^{111}In, ^{123}I 사용시

저 에너지 용(low energy: 140 KeV 이하): ^{99m}Tc, ^{201}Tl 사용시

초 고감도	동적 심장 신티그램
고 감도	게이트 혈액풀 신티그램
범용성	간 신티그램, 뼈 신티그램, 신장 신티그램
고 분해능	간 신티그램, 뼈 신티그램, 신장 신티그램
초 고분해능	뇌 단층 신티그램(fan beam형)

(3) 선원과 검출기 사이의 거리가 멀어졌을 때 영향

Collimator 형태	분해능	감도	영상의 크기
평행 다공형	감소	약간 감소	변화 없음
집속형(converging)	감소	서서히 증가하다가 초점면 (focal plane) 지나면 감소	증가
확산형(diverging)	감소	감소	감소
Pinhole 형	감소	증가	감소

(4) **평행 다공형 collimator의 성능 평가**

구 분		고유 분해능	감 도
구멍 크기(hole size)	↑	감소(worsens)	증가(increases)
구멍 길이(hole length)	↑	개선(improves)	감소(decrease)
격벽 두께(septum thickness)	↑	무변화(no change)	감소(decrease)
광전자증배관 수	↑	감소(degrades)	증가(increases)
결정체 두께	↑	감소(degrades)	증가(increases)
콜리메터와 피사체 거리	↑	감소(worsens)	무변화(no change)

2. Scintillation camera의 정도관리

정도관리에 사용되는 주요 phantom

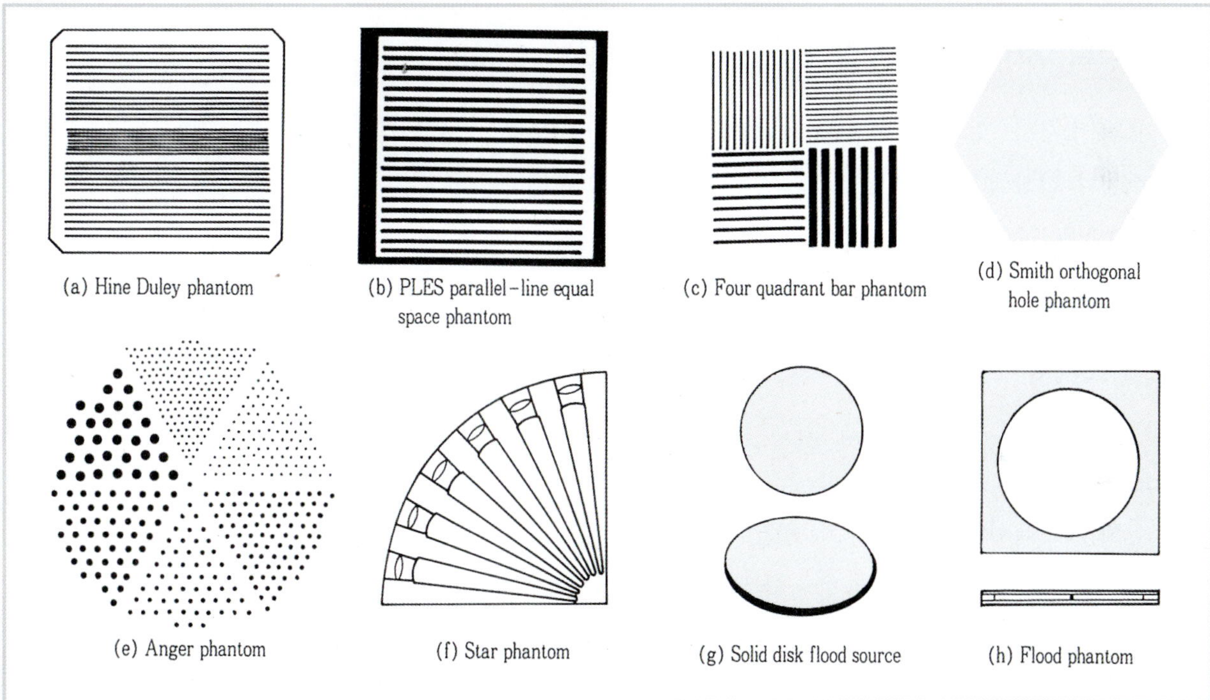

(a) Hine Duley phantom
(b) PLES parallel-line equal space phantom
(c) Four quadrant bar phantom
(d) Smith orthogonal hole phantom
(e) Anger phantom
(f) Star phantom
(g) Solid disk flood source
(h) Flood phantom

그림 001

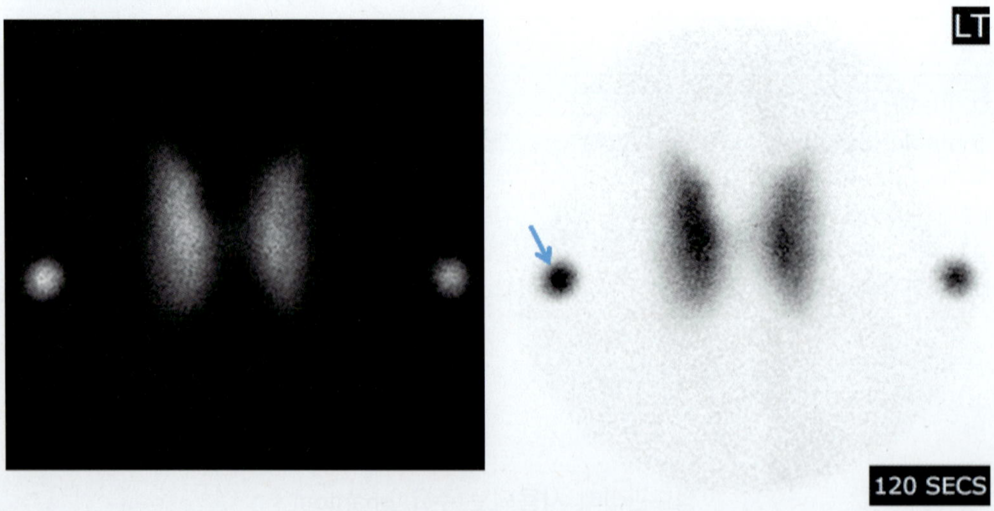

001 그림 001 영상에 관한 설명이 옳은 것은?

① 사용된 방사성 의약품은 ^{123}I-MIBG이다.
② 바늘구멍 조준기를 사용한다.
③ 이소성 부갑상샘 검사이다.
④ 평행다공형 조준기를 사용한다.
⑤ 4시간 NPO이다.

바늘구멍조준기는 주로 갑상샘과 작은 장기의 확대가 필요한 엉덩관절과 같은 작은 장기나 대상의 해상력을 높이기 위해 주로 사용.

002 그림 001 영상에 관한 화살표가 의미하는 것은?

① 영상의 좌우표시이다.
② 이소성 갑상샘 위치이다.
③ 위치표시이다.
④ 크기측정을 위한 표준자이다.
⑤ 오염으로 인한 인공물이다.

바늘구멍 조준기는 초점과 피사체간의 거리에 따라 영상이 확대 축소됨으로 장기의 크기를 측정하기 위해서는 일정크기의 표준자를 이용(Point source)한다.

003 그림 001 설명이 옳은 것은?

① 약품의 유기화를 이용한다.
② 투여 후 1시간에 검사한다.
③ 경구투여한다.
④ 검사장기의 크기측정이 가능하다.
⑤ 50μCi 투여한다.

바늘구멍 조준기는 거리에 따라 시야각과 크기의 변화가 발생한다. 따라서 검사 시 표준선원을 이용하여 갑상샘과 중복 투영시켜 영상을 획득하여 검사장기의 길이 측정이 가능하게 해준다.

그림 002

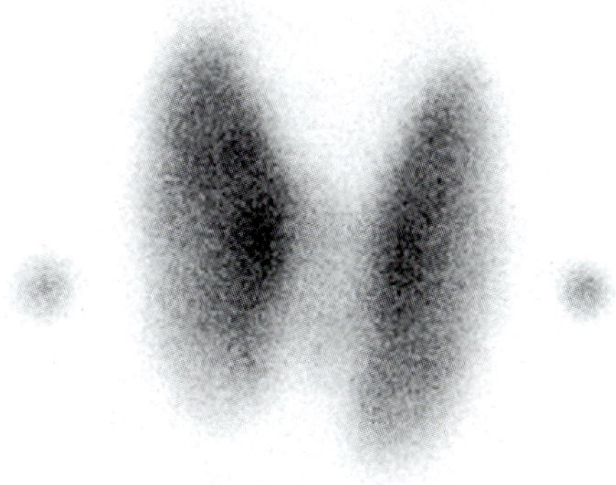

004 그림 002 영상에 관한 설명이 옳은 것은?

① 형태학적인 구조이다.

② 요오드의 경우 차단제 투여한다.

③ $^{99m}TcO_4^-$의 동맥주사 후 15~30분이다.

④ ^{99m}Tc-pertechnetate 사용한 검사는 전처치 없다.

⑤ ^{125}I 또는 ^{131}I 나트륨 요오드의 경구투여 후 3~24시간 영상 획득한다.

▸갑상샘 검사는 구조적 기능, ^{99m}Tc-pertechnetate의 정맥 주사 후 15~30분 내, ^{123}I 또는 ^{131}I 나트륨 요오드의 경구 투여 후 3~24시간 내에 영상 획득

▸^{99m}Tc-pertechnetate 사용시 : 전처치 없음

- 성인: 2~10 mCi(75~370 MBq), 5세 이하 어린이: 0.05~0.25 mCi/kg(1.8~9.2 MBq/kg)

▸방사성 옥소 사용 시

- I-123 : ① 5세 이하 어린이: 0.2~0.6 mCi(7.5~25 MBq) 또는 0.003~0.01 mCi/kg(0.1~0.3 MBq/kg), 3~4시간 후, 16~24시간 후, 36시간 영상을 획득할 수 있음.
  ② 장점 : 낮은 배후산란선, 단점 : 낮은 계수율
- I-131 : 0.05~0.1 mCi(1.85~3.7 MBq), 섭취 후 16-24h 영상획득

▸갑상샘 호르몬 및 항 갑상샘제와 같은 약물, 요오드 함유 식품 (예 : 요오드 첨가 소금, 생선, 다시마 등) 및 약물 (예 : 요오드 조영제, 아미오다론 및 베타딘) 섭취금지

▸환자는 방사성 요오드의 경구 투여 전·후 최소 2시간 이상 금식

- 수유 시 : ^{99m}Tc 주사 4시간 동안은 수유를 금함
- ^{131}I 투여 후 모유 수유는 영아에게 불필요한 방사선량을 피하기 위해 중단
- ^{123}I 투여 시 15 MBq 이상을 사용하는 경우 모유 수유를 중단

그림 003

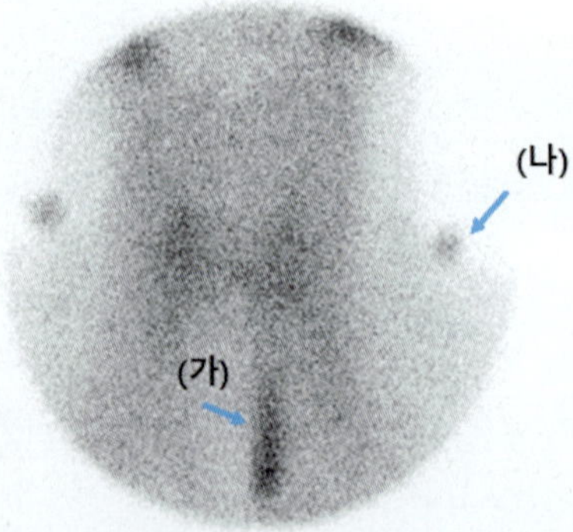

005 그림 003 화살표(가)의 설명이 옳은 것은?

① 기도 음영　② 부갑생샘　③ 추체엽
④ 식도음영　⑤ 윤상연골

갑상샘 검사를 위해 주사한 테크네슘이 침샘에서 분비되어 식도로 넘어간 형태의 영상이다. 식도 음영을 없애기 위해서 검사 전 물 1컵을 정도 마시고 촬영한다.

006 그림 003 검사에 사용한 방사성의약품은?

① ^{99m}Tc–tetrofosamin　② ^{99m}Tc–DTPA　③ ^{123}I–MIBG
④ ^{99m}Tc–Pertechnetate　⑤ ^{125}I

그림 004

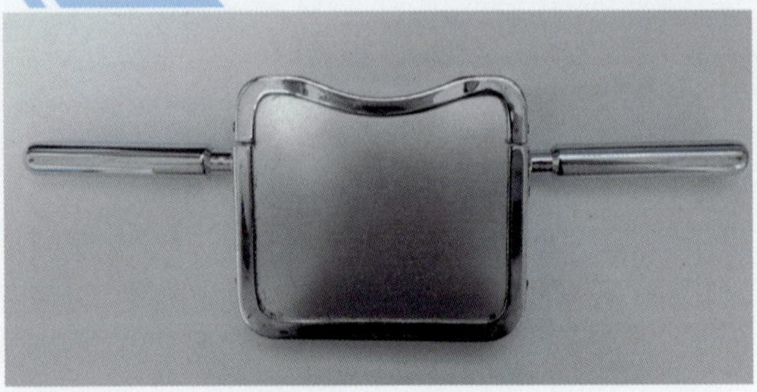

007 그림 004 영상의 사용 부위가 옳은 것은?

① 비장
② 식도
③ 침샘
④ 콩팥
⑤ 갑상샘

갑상샘 섭취율 측정 시 목의 배후방사능의 계수를 얻기 위한 방법으로 사용되거나 환자의 넙적다리의 계수를 획득한다. 갑상샘 섭취율 24시간 정상범위: ^{99m}Tc(1.7~4.0%), ^{131}I (20~40%)

그림 005

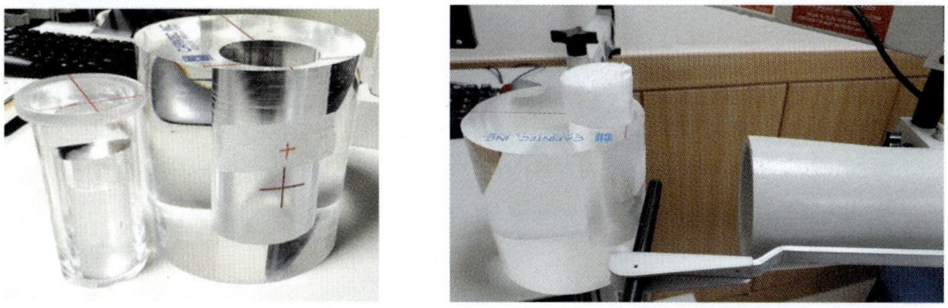

008 그림 005 영상의 기구가 사용되는 검사는?

① 뇌 혈류 검사
② 갑상샘 섭취율 검사
③ 체외검사
④ 혈관 부종 검사
⑤ 폐 관류 검사

갑상샘 섭취율 측정에 사용되는 갑상샘 섭취율 표준모형

그림 006

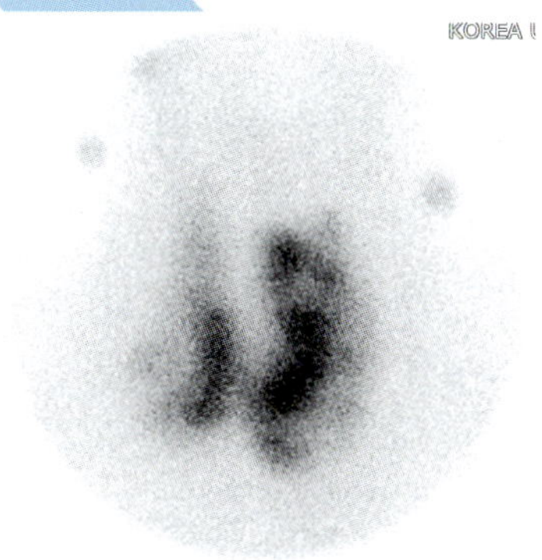

009 그림 006 영상의 검사를 위한 방사성 의약품 투여방법은?

① 피하주사
② 복강 내 주사
③ 동맥주사
④ 정맥주사
⑤ 근육주사

$^{99m}TcO_4^-$는 정맥주사, ^{131}I 또는 ^{123}I은 주로 경구 투여한 후 검사를 시행하나 주사(완전멸균 주사용 제제)할 수 있다.

010 그림 006 영상에 관한 설명으로 옳은 것은?

① ^{125}I 5 mCi ② 능동이동
③ 고해상도 평행다공형조준기 ④ 감영영상
⑤ 두 점선원은 위치표시

^{125}I는 체외검사에 사용한다.

그림 007

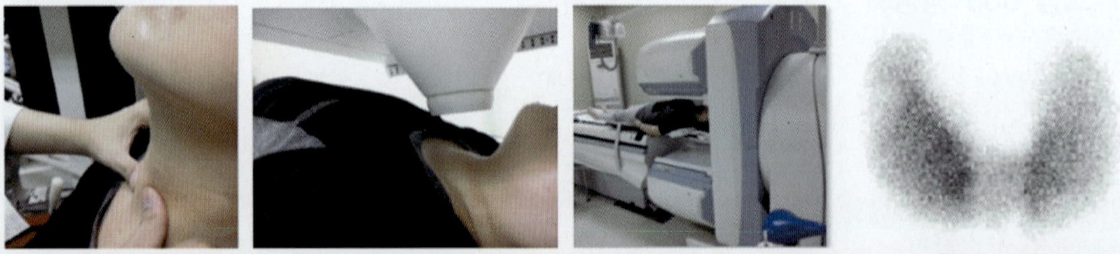

011 그림 007 영상의 검사목적은?

① 갑상샘 섭취율 평가 ② 유기화 과정의 장애유무 ③ 하시모토 갑상샘염 진단
④ 결절 및 갑상샘종의 평가 ⑤ 옥소배출량 측정

갑상샘신티그라피로 Pinhole 조준기를 이용한다.

그림 008

(가)

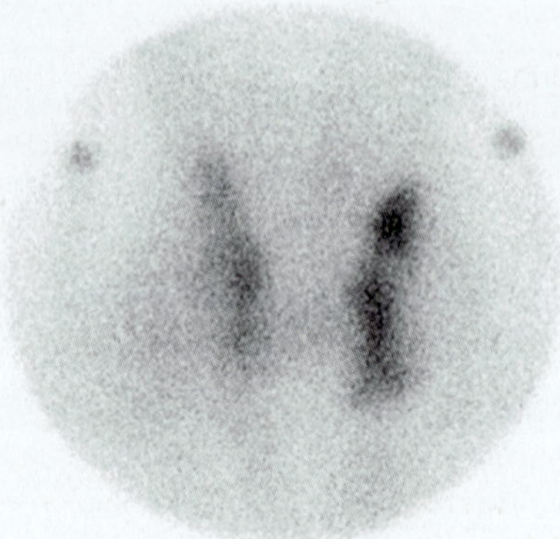

(나)

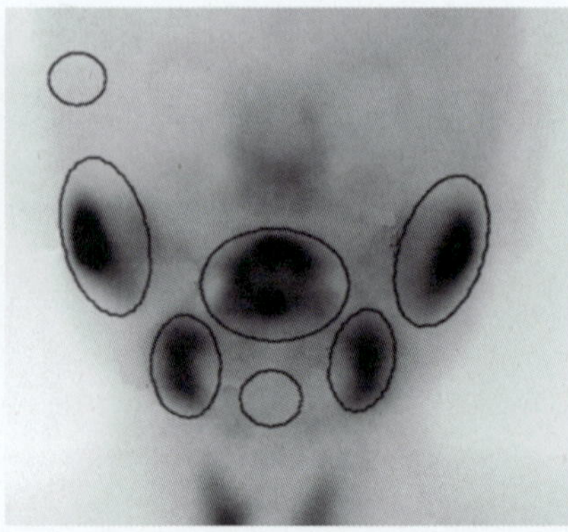

012 그림 008 그림 (가)와 (나)에 사용한 방사성의약품은?

① ^{99m}Tc-tetrofosamin ② ^{99m}Tc-DTPA ③ ^{123}I-MIBG
④ ^{99m}Tc-Pertechnetate ⑤ ^{125}I

(가) 갑상샘 검사: $^{99m}TcO_4^-$ 정맥주사 15~20분에 검사 (나) 침샘스캔: $^{99m}TcO_4^-$ 순간 정맥주사, 1분간 관류영상 후 지연영상 획득

그림 009

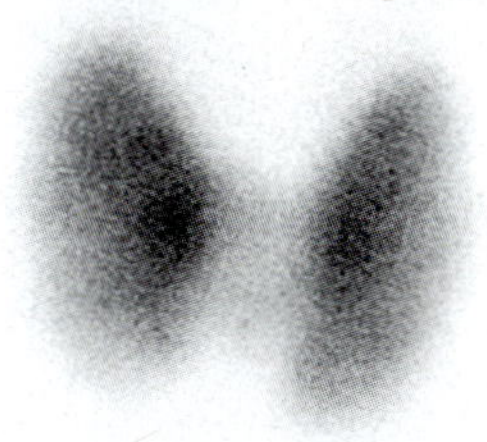

013 그림 009 ^{131}I 이용한 영상이다. 사용되는 조준기로 옳은 것은?

① 중 에너지 collimator ② Flat field collimator ③ Pin-hole collimator
④ 저 에너지 collimator ⑤ 범용 에너지 collimator

갑상샘 검사에 주로 바늘구멍 조준기 사용(바늘구멍 조준기는 에너지와 무관), 평행다공형 조준기도 사용 가능하다. Flat field형은 섭취율 측정 장치에 주로 사용되는 조준기이다.

▸ Pin-hole collimator(바늘구멍 조준기)
- 카메라에서 최초로 사용, 에너지와 무관하게 사용. 분해능이 우수
- 작은 장기, 국소부위 검사에 유용(갑상샘, 고관절 등)
- 감도 증가와 분해능 향상을 위해서는 검사 부위와 조준기의 밀착 검사
- 거리가 멀면 상이 축소

014 그림 009 ^{99m}Tc 투여 후 영상획득시 가장 적절한 시간은?

① 주사 후 즉시 ② 주사 후 15분 ③ 주사 후 1시간
④ 경구 투여 후 10분 ⑤ 경구 투여 후 20분

^{99m}Tc 정맥주사 후 15~30분에 촬영 30분 이상이 경과되면 섭취가 감소한다.

그림 010

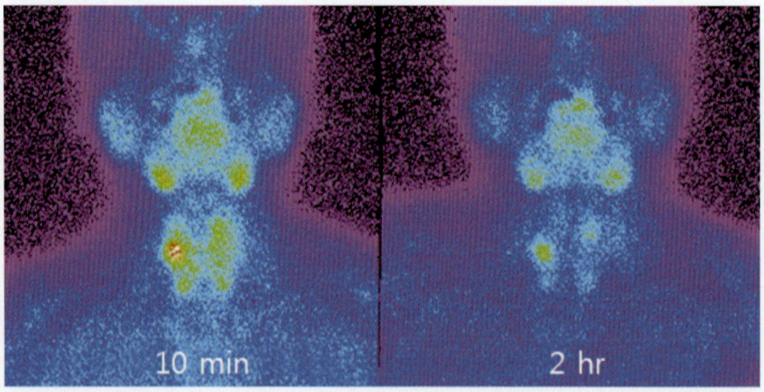

015 **그림 010** 영상에 관한 설명이 옳은 것은?

① 경구투여
② ^{99m}Tc–MIBI 사용 영상
③ 고에너지 조준기를 사용한 영상
④ ^{201}Tl을 투여한 후 획득한 영상
⑤ 딴곳갑상샘은 바늘구멍 조준기 이용

- Parathyroid scintigraphy
  영상을 획득하기 위해서는 ^{99m}Tc–MIBI 370 MBq(10 mCi)를 정맥주사 후 20분과 2시간 영상획득 또는 ^{201}Tl과 ^{99m}Tc를 사용하여 감영영상(subtraction image)하는 방법이 있다.
- 영상은 ^{99m}Tc–MIBI를 이용한 영상이다.

그림 011

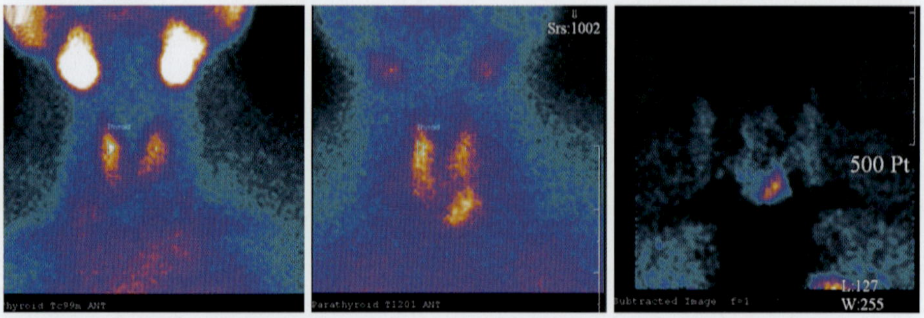

016 **그림 011** 영상에 사용된 방사성의약품은?

① ^{123}I–MIBG, ^{99m}Tc
② ^{123}I–MIBI, ^{67}Ga
③ ^{99m}Tc–MIBG, ^{201}Tl
④ ^{99m}Tc–MIBI, ^{201}Tl
⑤ ^{201}Tl, ^{99m}Tc

^{99m}Tc와 ^{201}Tl–cholide를 이용한 감영영상법으로 ^{201}Tl영상 – $^{99m}TcO_4$영상 = Subtraction image

그림 012

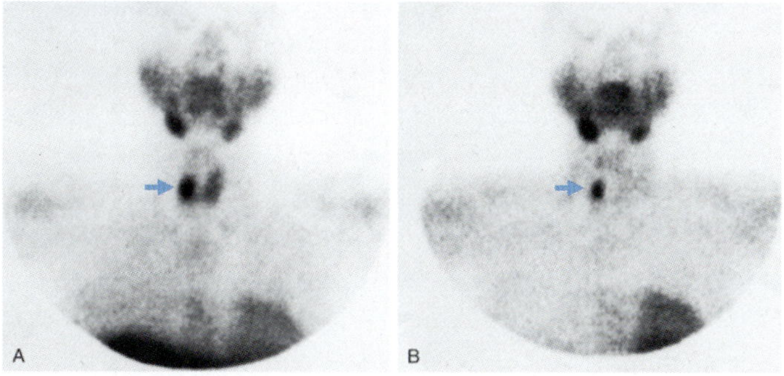

017 그림 012 영상에 관한 설명이 옳은 것은?

① ^{201}Tl−Chloride 사용
② 동맥주사
③ $^{99m}TcO_4^-$ 사용
④ 루골 용액투여
⑤ 조기(early), 지연(delay) 영상 획득

부갑상샘 영상으로 방사성의약품 ^{99m}Tc−sestaMIBI 정맥주사 후 조기영상(Early Image, 20분 영상, Thyroid Phase), 지연영상(Delayed Image, 2시간 영상, Parathyroid Phase) 획득한다.

018 그림 012 화살표에 관한 설명이 옳은 것은?

① 갑상샘종
② 혈종
③ 항진증
④ 부갑상샘종
⑤ 저하증

부갑상샘 신티그라피로 샘종(Parathyroid adenoma)이 있는 경우에만 비정상적인 집적됨

그림 013

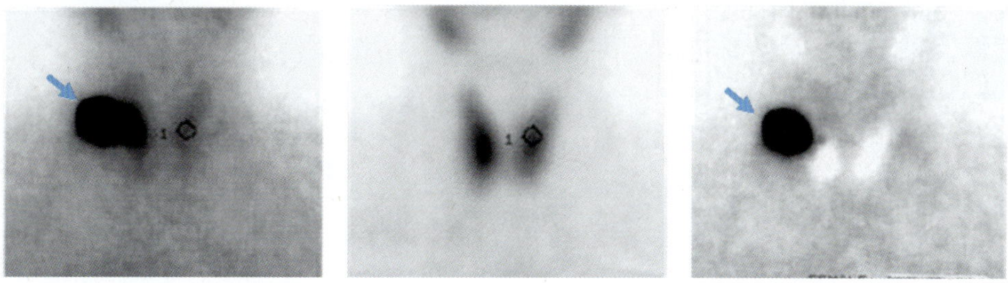

019 그림 013 화살표에 관한 설명이 옳은 것은?

① 갑상샘종
② 혈종
③ 항진증
④ 부갑상샘종
⑤ 저하증

부갑상샘 신티그라피의 감영영상(^{201}Tl−^{99m}Tc = Subtraction)

그림 014

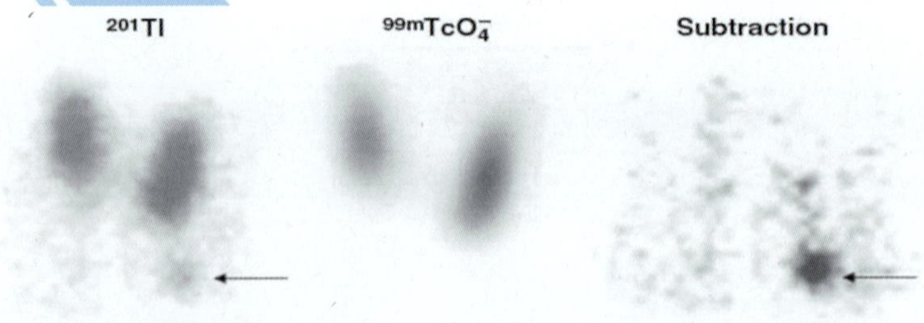

020 그림 014 영상에 관한 설명이 옳은 것은?

① 갑상샘 신티그라피　② 화살표는 식도음영　③ 소거영상기법
④ 옥소섭취 제한　⑤ 저하증 판별

부갑상샘 신티그라피

AGENTS USED FOR MOLECULAR IMAGING OF THE PARATHYROID GLANDS

Agent	Thyroid Subtraction	Imaging Technlque
^{201}Tl	Required($^{99m}TcO_4^-$ used for thyroid imaging)	Planar only
^{99m}Tc-sestamibl	Optional(^{123}I or $^{99m}TcO_4^-$ used for thyroid imaging)	Planar and tomographic
^{99m}Tc-tetrofosmin	Optional(^{123}I or $^{99m}TcO_4^-$ used for thyroid imaging)	Planar and tomographic
^{18}F-FDG	No	Tomographic only
^{11}C-methlonine	No	Tomographic only

^{201}Tl − ^{99m}Tc = Subtraction(^{201}Tl: 갑상샘 부갑상샘 집적, $^{99m}TcO_4^-$: 갑상샘 집적)

그림 15

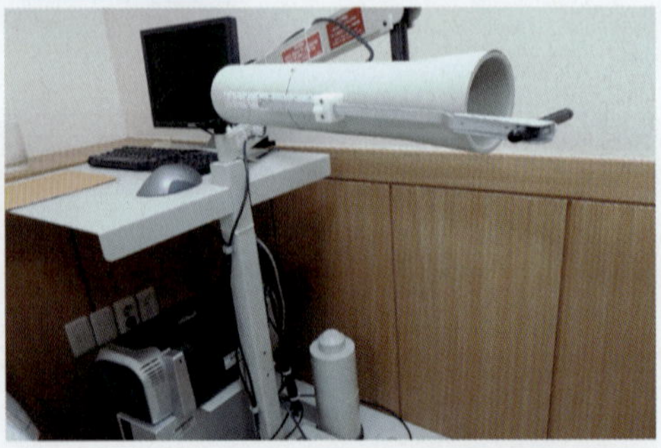

021 그림 015 장치의 섬광 검출기와 가장 관련이 깊은 것으로 옳은 것은?

① β counter
② Well counter
③ Dose calibrator
④ Ionization chamber
⑤ Geiger−Mueller counter

갑상샘 섭취율 측정기기로 신틸레이션 프로브, 웰 카운터 및 감마카메라는 방사선 검출을 위해 광전자 증배관에 연결된 신틸레이션

그림 16

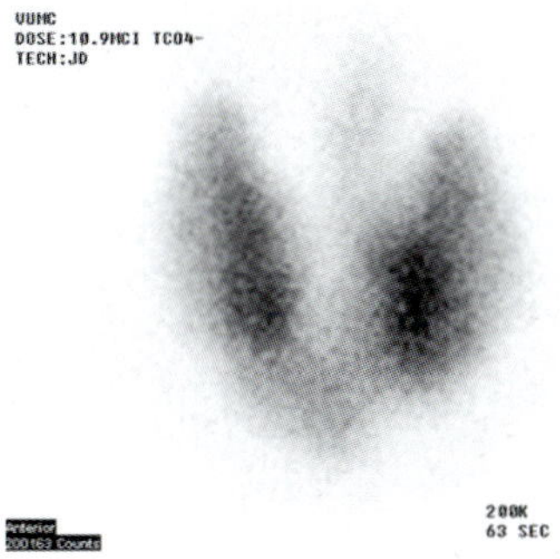

022 **그림 016** 갑상샘 기능항진증이 있는 환자의 ^{99m}Tc-pertechnetate 갑상샘신티그래피 영상이다. 이 환자의 24시간 I-123 방사성 요오드 섭취율(% RAIU)이 옳은 것은?

① 5%

② 15%

③ 25%

④ 30%

⑤ 60%

그레이브스병 소견. 그레이브스병은 갑상샘 여포세포의 과도한 자극을 유발하는 갑상샘 자극 면역 글로불린(TSI)의 증가로 인해 발생한다. 일반적인 24시간 RAIU 범위는 50~80%이다. 이에 비해 다발성 갑상샘종 및 독성 자율기능결절의 24시간 RAIU는 20~30%이다.

- ^{131}I(5~50 μCi) 또는 ^{123}I(300~400 μCi) 경구투여 시 정상 %RAIU는 2시간에서 6~12%, 6시간은 8~25%, 24시간은 10~40%이다(기능저하: 10% 미만, 기능항진: 40% 이상).
- $^{99m}TcO_4^-$ 섭취율 정상범위는 1.7~4%.

그림 017

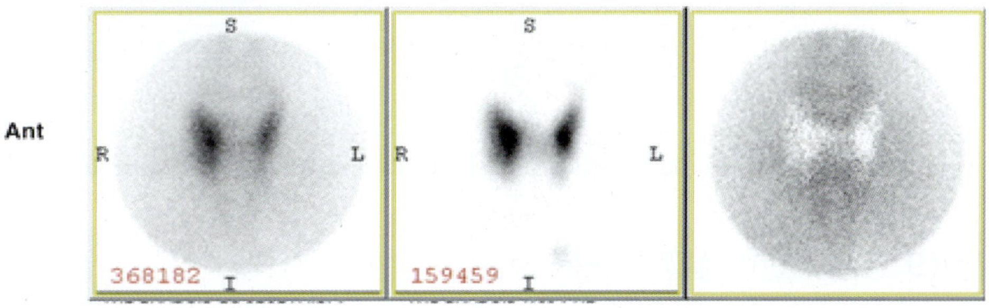

023 **그림 017** 영상에 사용된 방사성의약품의 조합은?

① $^{99m}TcO_4^-$, ^{99m}Tc-DTPA

② $^{99m}TcO_4^-$, ^{125}I

③ ^{125}I, ^{201}Tl

④ ^{201}Tl, ^{99m}Tc-MIBI

⑤ ^{99m}Tc-MIBI, ^{123}I

부갑상샘 감영영상(^{99m}Tc-sestamibi(first column); iodine-123 (second column) and subtraction (third column) scintigraphy images)

^{201}Tl – $^{99m}TcO_4^-$ = 부갑상샘 영상 / ^{99m}Tc-MIBI – ^{123}I($^{99m}TcO_4^-$) = 부갑상샘 영상

그림 018

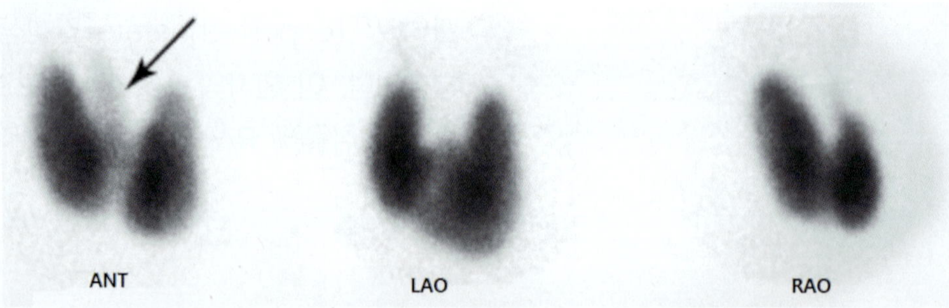

024 **그림 018** $^{99m}TcO_4^-$을 사용한 영상에 관한 설명이 옳은 것은?

① 전처치가 없다.
② 4시간 이상 금식이 필요하다.
③ 요오드가 들어있는 약제는 금한다.
④ 검사 2주 전부터 비타민제 금지한다.
⑤ 경구 투여 20분 후 검사한다.

그림 019

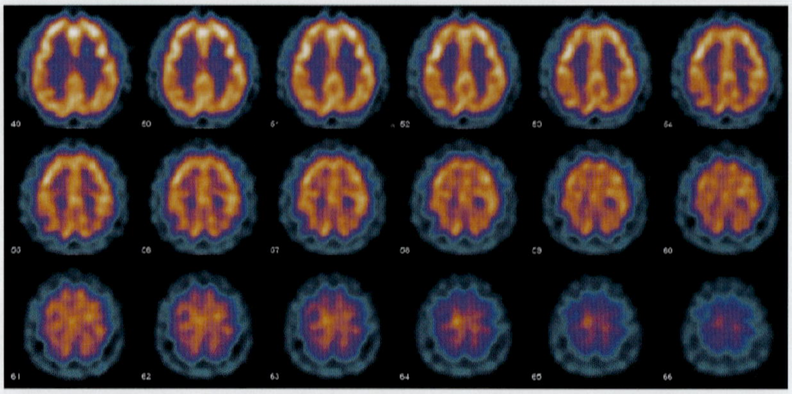

025 **그림 019** 영상에 관한 설명이 옳은 것은?

① ^{99m}Tc-DTPA 740 MBq(20 mCi)이다.
② ^{99m}Tc-Pertechnetate 740 MBq(20 mCi)이다.
③ 주사 후 즉시 검사한다.
④ 4시간 이상 금식한다.
⑤ 횡단면 영상이다.

Brain SPECT(뇌 단일광자방출 단층검사)은 국소 뇌혈류 및 국소 뇌 대사와 같은 뇌기능의 단층영상을 재구성하여 뇌질환을 진단하는 영상검사법

그림 020

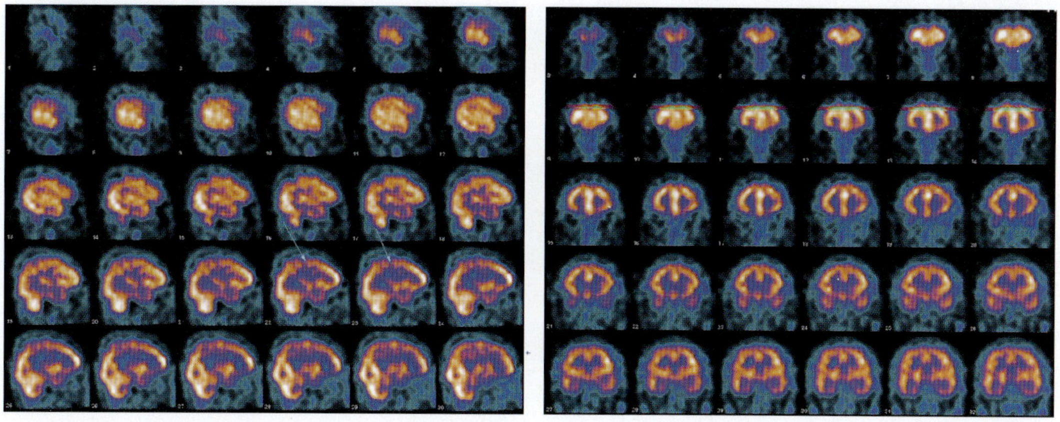

026 그림 020 영상에 사용된 방사성의약품은?

① ^{99m}Tc-Pertechnetate ② ^{99m}Tc-DTPA ③ ^{99m}Tc-Myoview
④ ^{99m}Tc-ECD ⑤ ^{99m}Tc-sestaMIBI

- HMPAO: 주사 후 1분 내에 3.5~7% 섭취
- ECD: 주사 후 1분 내에 6~7% 섭취
  뇌 검사에 사용하는 방사성의약품은 혈뇌장벽(BBB; blood brain barrier)을 자유롭게 통과할 수 있어야 하고, 중성, 지방친화성 물질이어야 한다.
- ^{99m}Tc-Myoview: 섭취기전은 MIBI와 비슷하다. 생리적인 변화 범위 내에서는 혈류에 비례해서 심근에 섭취. 주사 후 간에서 배설되는 시간이 MIBI보다 조금 짧고 표지시 끓이지 않는다.

027 그림 020 영상에 관한 설명이 옳은 것은?

① 180도 회전한다. ② ^{99m}Tc-sestaMIBI이다.
③ 밝은 조명에서 주사한다. ④ 고해상도를 위해 핀홀 조준기 사용한다.
⑤ 안정을 취한 후 방사성의약품을 주사한다.

방사성의약품 투여는 은은한 조명과 조용한 분위기에서 눈을 뜬 상태에서 정신적으로는 활동인 상태를 유지한다.

그림 021

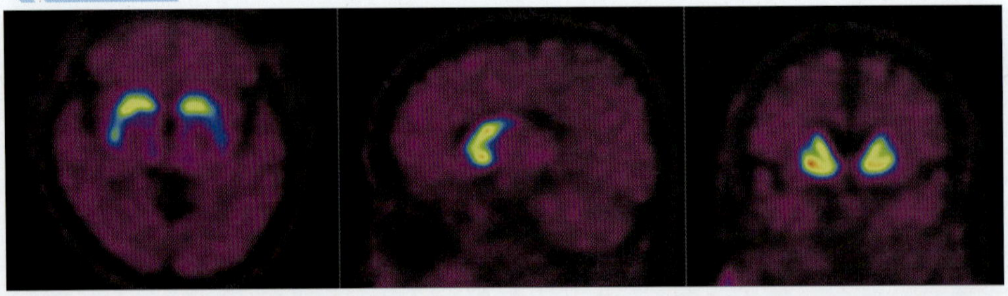

028 그림 021 영상에 사용된 방사성의약품은?

① ^{18}F-FDG
② ^{18}F-FP CIT
③ ^{99m}Tc-MIBI
④ ^{99m}Tc-ECD
⑤ ^{99m}Tc-Myoview

파킨슨병 환자의 도파민운반체 PET 영상으로 파킨슨병 환자는 선조체의 도파민운반체가 정상인에 비해 비대칭적으로 감소를 보인다.

029 그림 021 영상의 목적이 옳은 것은?

① 수두증 진단
② 종양 감별
③ 국소 뇌 혈류 측정
④ 치매 진단
⑤ 파킨슨 진단

그림 022

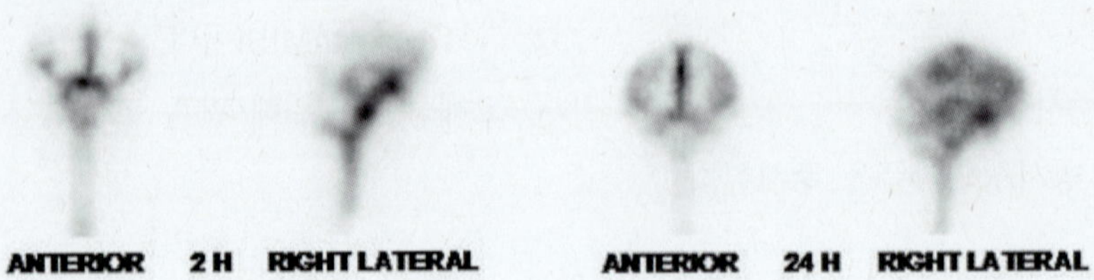

030 그림 022 영상을 획득하기 위한 의약품 투여방법이 옳은 것은?

① 피하주사
② 정맥주사
③ 동맥주사
④ 허리 천자
⑤ 저장고(reservoir) 주입

무균조작으로 허리천자(요추천자, lumbar puncture)를 통해 거미막밑공간(지주막하강, subarachnoid space)에 주입

그림 023

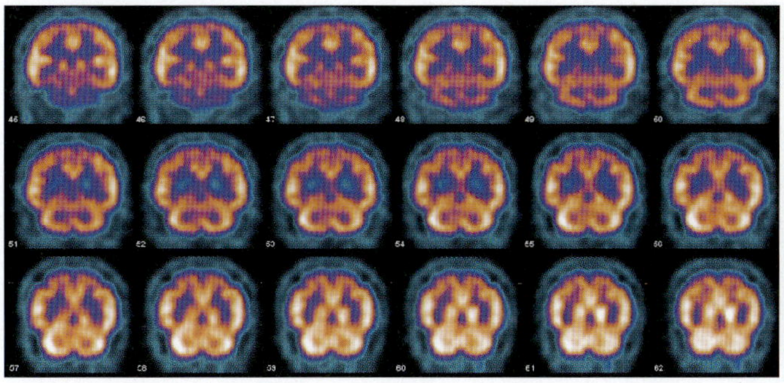

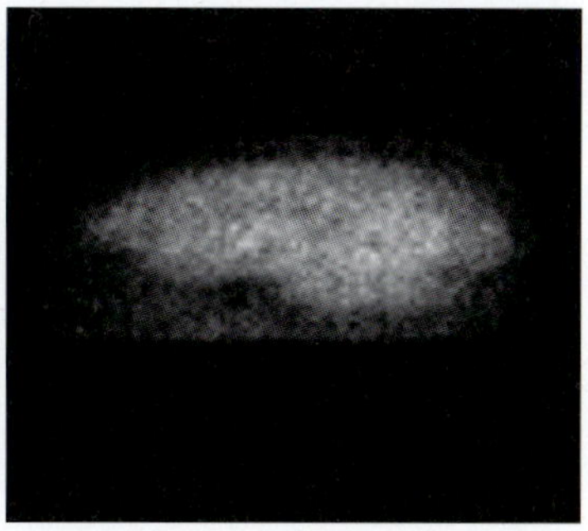

031 **그림 023** 영상획득 시 사용하는 부하 약제가 옳은 것은?

① Dipyridamole ② Diamox(acetazolamide) ③ Aminophylline
④ Lasix ⑤ Adenosine

허혈성 뇌혈관 부위는 뇌혈관 확장제를 투여 후 영상을 촬영하여 뇌혈관 확장예비능 평가

032 **그림 023** 영상 재구성과 관계 <u>없는</u> 것은?

① 횡단면 범위설정 ② 감약보정 Chang법
③ Butterworth filter ④ COR(Center of Rotation)
⑤ 여과 후 역투영법(Filtered backprojection, FBP)

COR은 SPECT QC

그림 024

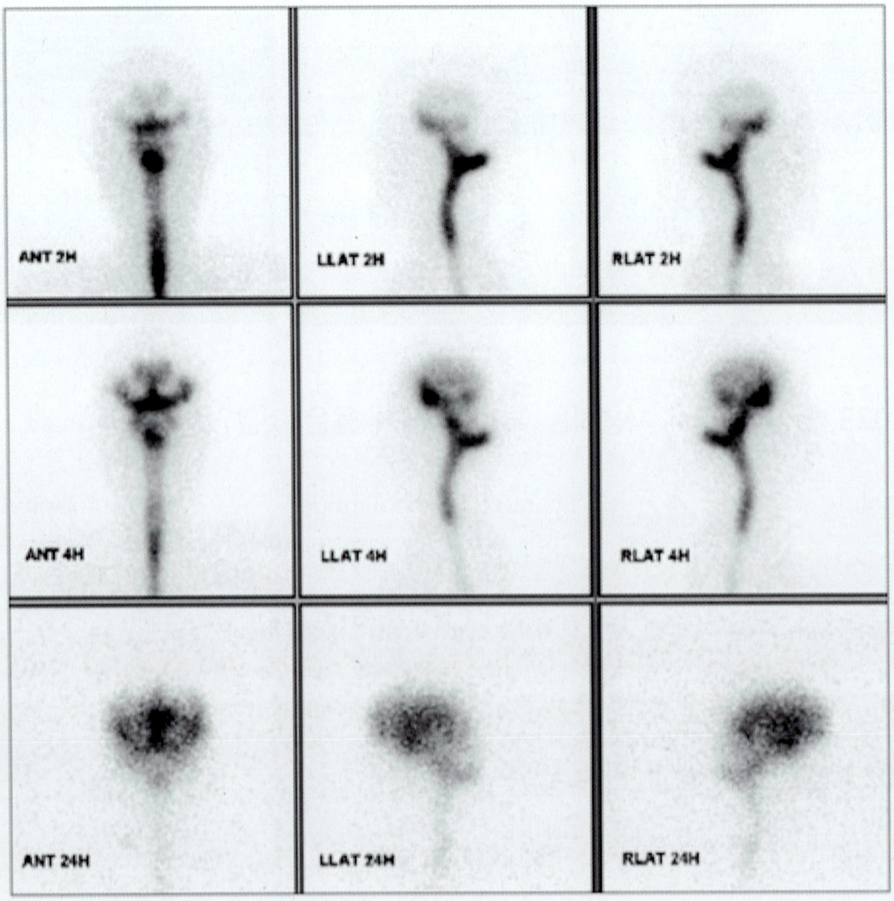

033 **그림 024** 영상에 관한 설명이 옳은 것은?

① 뇌혈관 신티그램
② 뇌조 신티그램
③ 뇌척수액루 단락 신티그램
④ 뇌 신티그램
⑤ 뇌실 단락 신티그램

Cisternography: 뇌척수액이 과도하게 많아짐으로 인해 뇌압이 증가된 상태를 검사하는 것으로 정상적인 뇌압에서 뇌실이 나타나지 않는다. 그러나 수두증으로 인한 뇌압이 증가된 경우에는 역류가 발생하여 뇌실이 보인다.

그림 025

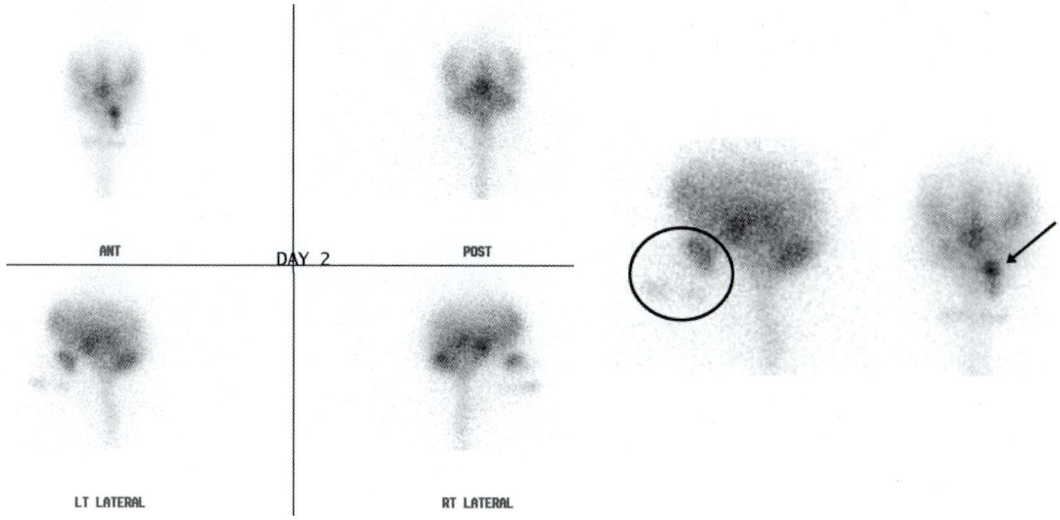

034 그림 025 영상에 사용된 방사성의약품은?

① $^{99m}TcO_4^-$　② ^{201}Tl　③ ^{67}Ga
④ ^{111}In–DTPA　⑤ ^{131}I–MIBG

CSF 누출
^{99m}Tc–DTPA(5 mCi) : 6, 24시간/^{111}In–DTPA(1 mCi) : 6, 24, 48시간 영상

035 그림 025 영상에 관한 설명이 옳은 것은?

① 확산성 방사성의약품　② 저장소 주입　③ 물뇌증 진단
④ 정맥주사　⑤ 정상인 경우 24시간에 뇌실보임

비 확산성 방사성의약품을 허리천자(요추천자, lumbar puncture)로 수막강내(intrathecal)에 투여하여 뇌척수액(cerebrospinal fluid; CSF)이 흐르는 양을 측정하고 해부학적인 구조를 보는데 이용된다.
정상인은 뇌실이 보이지 않음

그림 026

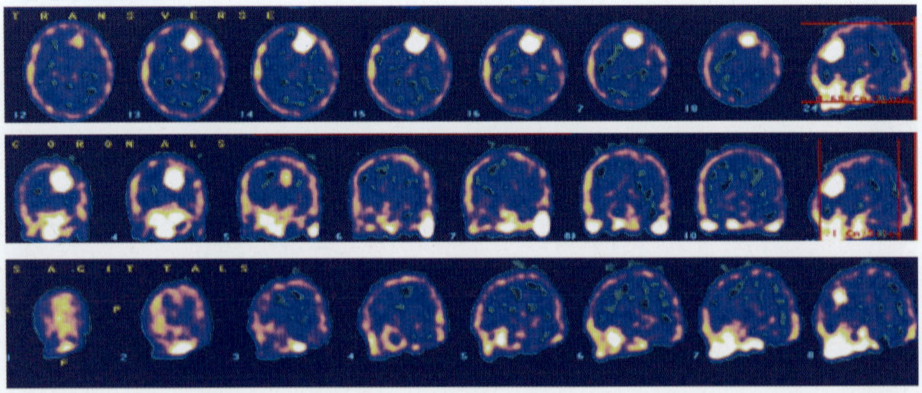

036 그림 026 영상에 관한 설명이 옳은 것은?

① 2D Planar 영상
② ^{201}Tl 사용
③ 24시간 지연영상
④ 국소 뇌혈류진단
⑤ 지주막하강에 투여

그림 027

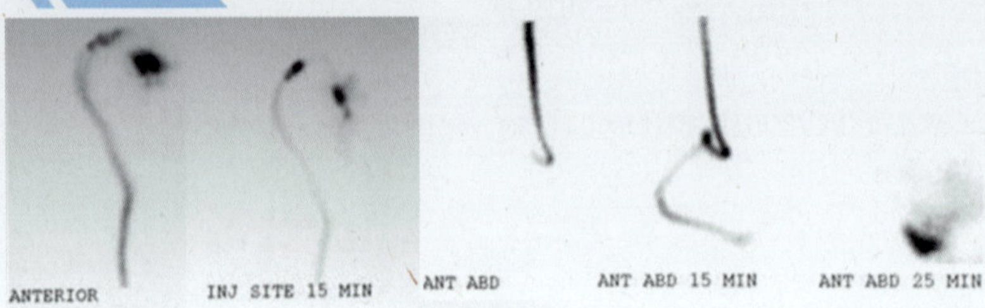

037 그림 027 영상의 방사성의약품 투여방법은?

① 저장소(reservoir)
② 정맥주사
③ 동맥주사
④ 허리 천자
⑤ 피하주사

038 그림 027 영상검사에 관한 설명이 옳은 것은?

① 수두증 진단
② 수술 전 기능평가
③ 요추천자
④ 중 에너지 범용 콜리메이터 사용
⑤ 방사성의약품의 volume을 0.1 mL 이하로 한다.

뇌실단락기능검사(Shunt Function Test, V-P Shunt)/수술 후 단락(shunt)의 기능을 확인. 뇌실 단락 기능검사는 수두증 치료를 위해 만들어 놓은 단락의 기능이 제대로 이루어지고 있는지 확인하기 위한 목적으로 시행하며, 방사성의약품 ^{99m}Tc-DTPA 18.5~37 MBq을 0.1 mL의 양이 되도록 하여 저장고(reservoir)에 직접 주사한다.

그림 028

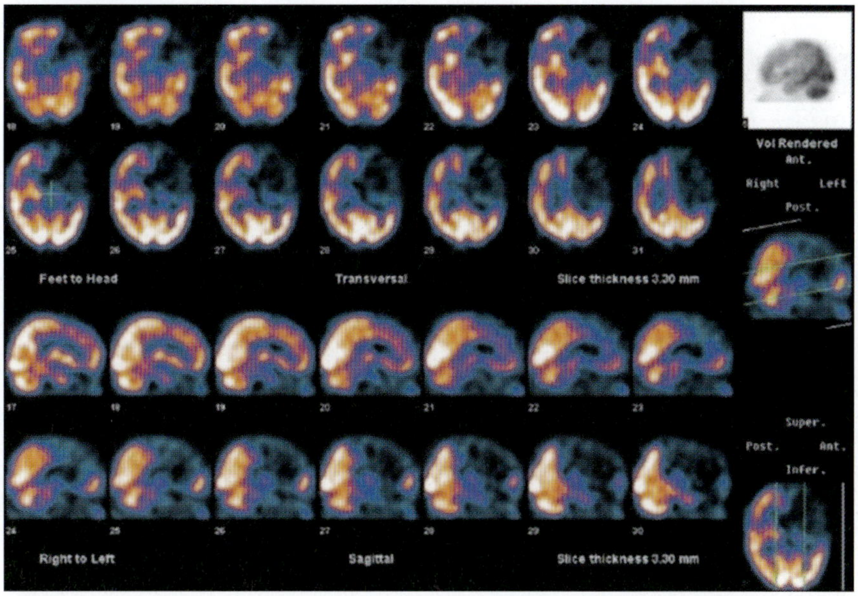

039 그림 028 영상획득 시 사용할 수 있는 방사성의약품은?

① ^{99m}Tc-RBC ② ^{201}Tl ③ ^{99m}Tc-DMSA
④ ^{111}In-DTPA ⑤ ^{99m}Tc-HMPAO

국소 뇌 혈류에 이용되는 확산성 방사성의약품으로 ^{99m}Tc-ECD, HMPAO를 주로 이용한다.

그림 029

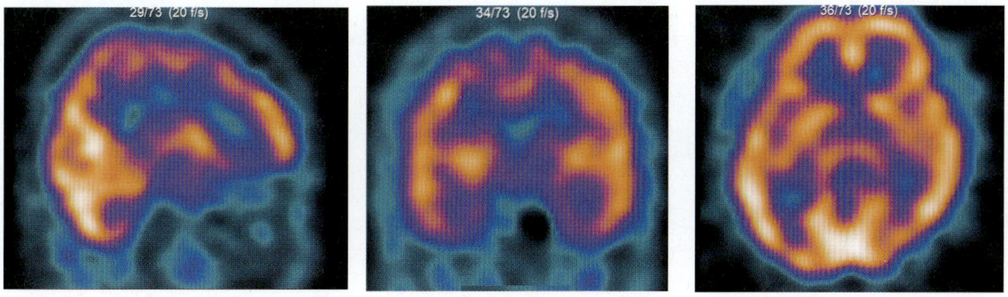

(가) (나) (다)

040 그림 029 ^{99m}Tc-HMPAO를 주사하였다. 최초 영상획득 가능 시간은?

① 주사 후 즉시 ② 주사 15~20분 후 ③ 주사 1~2시간 사이
④ 주사 24시간 후 ⑤ 주사 48시간 후

^{99m}Tc-HMPAO 또는 ECD 정맥주사, Fanbeam 조준기사용 획득.

041 그림 029 영상에 관한 설명이 옳은 것은?

① (가)는 관상면 ② (나)는 시상면 ③ (다)는 축단면
④ 주로 Fanbeam 조준기 사용 ⑤ 비확산성 방사성의약품 사용

여과 후 역 투사(filtered back projection, FBP) 방법으로 영상을 재구성하고 주로 Chang의 방법으로 감쇠보정하고 횡단면과 관상면, 시상면을 각각 얻는다. (가) 시상면(전후면)(Sagital plane) (나) 관상면(전두면)(frontal or coronal plane) (다) 횡단면(가로면)(Horizontal or Transverse plane)이다.

042 그림 029 영상에 관한 설명이 옳은 것은?

① Tl-201 주사 ② 도부타민 주사 ③ 여과 후 역투영법
④ 바늘구멍 조준기 사용 ⑤ 평면 지연영상

확산성 방사성의약품(^{99m}Tc-ECD, HMPAO) 이용.
부하약제로 혈관 확장제인 diamox(acetazolamide) 사용

그림 030

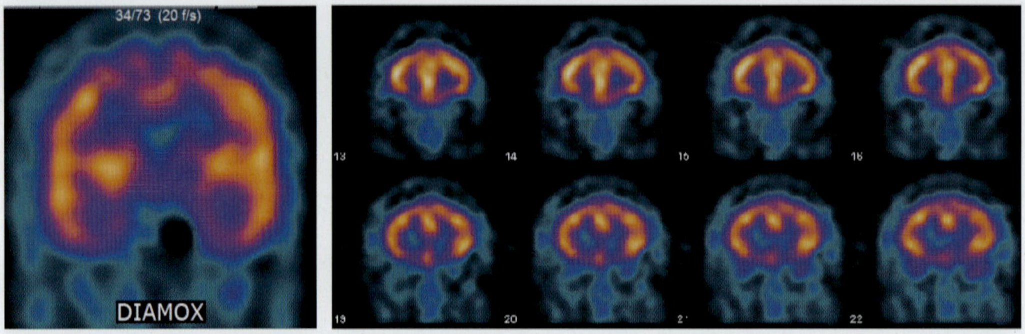

043 그림 030 영상에 관한 설명이 옳은 것은?

① 확산형(diverging) 조준기 사용
② 비 확산성 방사성의약품을 사용
③ 뇌 혈류 장벽을 통과하여 뇌 조직에 섭취
④ 전처치로 Potassium perchlorate 200~500mg 투여
⑤ ^{99m}Tc-DTPA 또는 ^{99m}Tc-pertechnetate를 주로 사용

HMPAO, ECD는 방사성의약품 투여 후 뇌 분포가 결정되는 5분 동안 은은한 조명과 조용한 분위기에서 눈을 뜬 상태의 정신적으로 활동상태 유지

그림 031

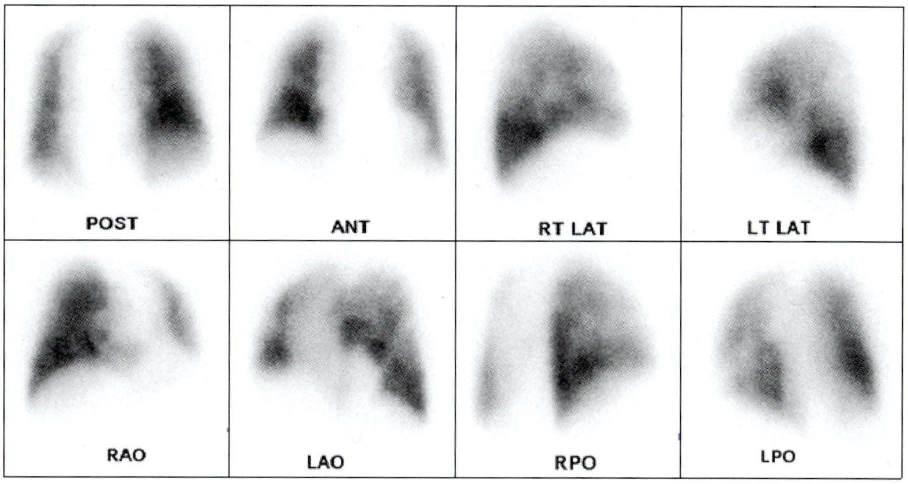

044 그림 031 영상에서 방사성의약품의 집적기전은?

① 능동 이동　② 단순 확산　③ 모세혈관 차단
④ 확산 작용　⑤ 가스교환

그림 032

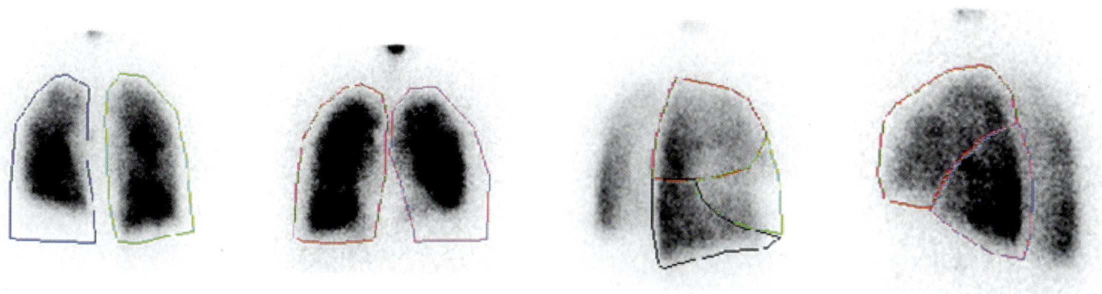

045 그림 032 검사의 목적이 옳은 것은?

① 폐전색증 진단　② 국소 허파관류 평가　③ 역류성 식도염 진단
④ 허파의 악성과 양성진단　⑤ 허파 생존능 평가

허파환기스캔(ventilation scan)
- 폐전색증 진단
- 국소 환기 기능 평가
- 만성 기관지염 진단
- 폐기종 진단
- 검사를 위한 특별한 전처치는 없다.

그림 033

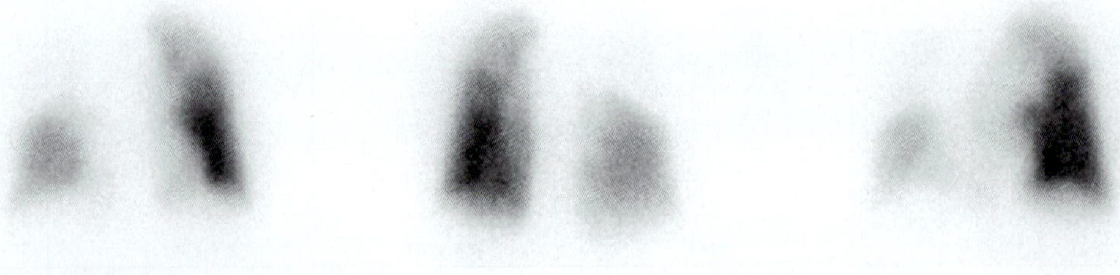

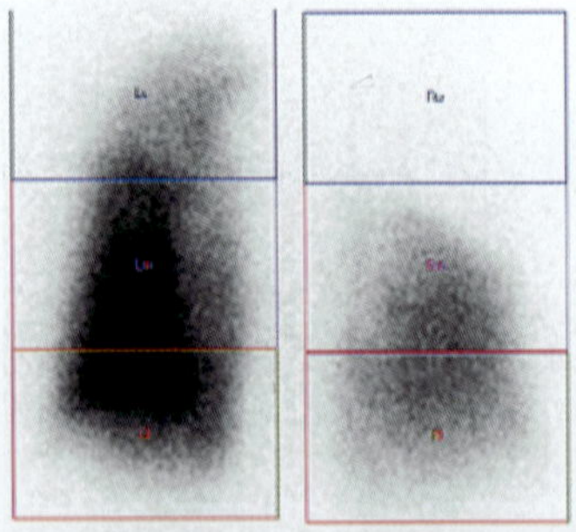

	Left Lung		Right Lung	
	%	Kct	%	Kct
Upper Zone:	10.3	69.64	1.3	7.73
Middle Zone:	34.6	200.29	13.5	78.45
Lower Zone:	26.0	150.93	14.3	82.72
Total Lung:	70.9	410.77	29.1	168.90

046 그림 033 영상에 관한 설명이 옳은 것은?

① 앉은 자세에서 방사성의약품을 정맥주사한다.
② 국소 폐혈류와 만성 폐쇄성 질환을 평가한다.
③ 전면상은 폐가 심장 음영에 가려져 획득하지 않는다.
④ 주사 후 폐에 고르게 분포되도록 수시로 자세를 변경한다.
⑤ 방사성의약품의 양은 전폐 절제술과 무관하게 동일하게 사용한다.

허파관류(혈류) 신티그라피(Lung Perfusion Scintigraphy):
- 허파색전증(pulmonary embolism) 진단
- 우좌단 락(right to left shunt)이 있는 경우의 환자는 입자가 말초순환에 도달한 후 뇌, 콩팥, 심장 및 기타장기에 전색(embolism)을 유발시키므로 주의를 요하며, 폐절제술(pneumonectomy)을 받은 환자는 방사성의약품 용량을 반으로 줄여 사용하도록 한다. 또한 HSA(human serum albumin)을 함유한 약품에 과민반응을 갖는 환자에게는 사용하면 안됨.

047 그림 033 영상검사에 사용 가능한 방사성의약품은?

① ^{99m}Tc−MAA　② $^{99m}TcO_4^-$　③ ^{99m}Tc−HAM
④ ^{67}Ga　⑤ ^{133}Xe

그림 034

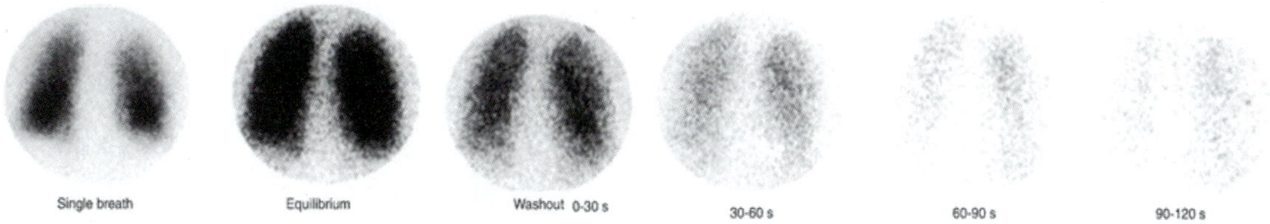

048 그림 34 영상검사에 사용 가능한 방사성의약품은?

① ^{99m}Tc-MAA ② $^{99m}TcO_4^-$ ③ ^{99m}Tc-HAM
④ ^{67}Ga ⑤ ^{133}Xe

^{133}Xe를 이용한 환기 영상
- 평형상태 영상기록 후 다시 실내공기를 오염시키지 않도록 폐쇄회로를 통하여 외기를 호흡하면서 제거 영상을 얻는다. 이때 호기되는 공기는 실내공기여야 하며 실내가 오염되지 않도록 주의 요함.
- 허파 혈류검사: ^{99m}Tc-HAM, ^{99m}Tc-MAA
- 허파 환기검사: ^{81m}Kr, ^{127}Xe, ^{133}Xe, ^{99m}Tc-DTPA aerosol, Technegas

그림 035

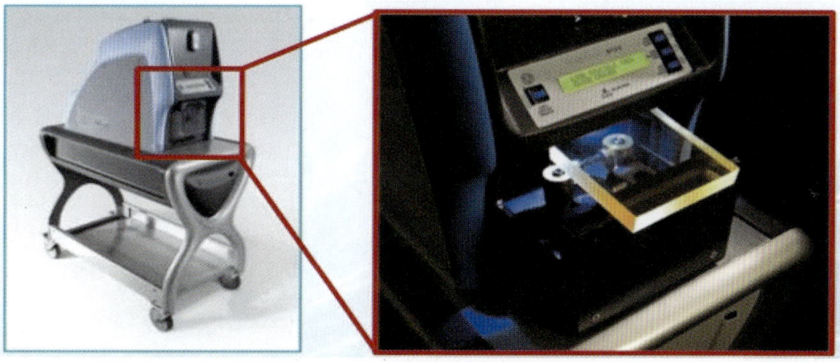

049 그림 035의 장비에 관한 설명이 옳은 것은?

① 입자크기 20~30 nm ② ^{99m}Tc-DTPA 주입이용 ③ 생성되는 연무입자 이용
④ 양압기 원리 ⑤ 담체로 아르곤가스 사용

Technegas Generator(Cyclopharm Australia)로 Technegas 제조 장치이다.
미세한 탄소구조물, Argon gas로 채워진 밀폐공간에서 2500℃ 가열, 마우스피스 장치로 흡입, 입자크기는 20 nm 이하

그림 036

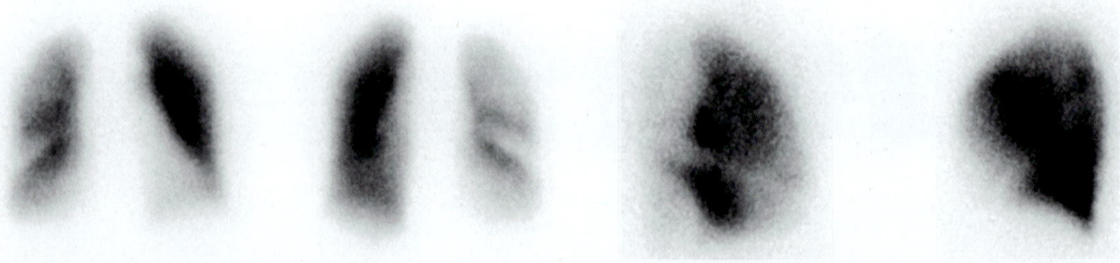

050 그림 036 영상검사를 위한 방사성의약품 투여 시 주의사항은?

① 주사는 15초 이상 서서히 주사한다.
② 앉은 자세에서 자쪽피부정맥에 주사한다.
③ 주사를 하는 동안 호흡은 정지 상태를 유지한다.
④ 방사성의약품의 체내분포는 약품 투여속도와 비례한다.
⑤ 주사 바늘이 혈관에 잘 삽입되었는지 확인하기 위해 혈액을 주사기에 흡입한다.

허파관류(혈류) 신티그라피(Lung Perfusion Scintigraphy):
- 방사성의약품 투여는 똑바로 누운 자세에서 자쪽피부정맥(전주정맥, antecubital vein)에 15초 이상 서서히 주사(주사 동안 2~3회 심호흡시키면 입자의 균등분포에 도움이 됨)
- 주사 시 혈액이 주사기 안으로 유입되지 않도록 주의(혈액이 응고되어 영상에서 hot spot으로 나타나는 것을 방지하기 위함)
- 방사성의약품의 체내분포는 허파동맥 혈류에 비례하므로 촬영 전 수 십초에서 수 분간 환자를 휴식시킨 후 정상 호흡 상태를 유지하도록 하여 정맥주사 후 2분 정도 편안히 누운 상태를 유지

051 그림 036 영상을 획득하기 위한 최적시간은?

① 주사 즉시
② 주사 후 2~3분
③ 주사 후 10분
④ 주사 후 20분
⑤ 주사 후 60분

^{99m}Tc-MAA 2~6 mCi iv 후 2~3분 후 스캔, 모세혈관 차단

그림 037

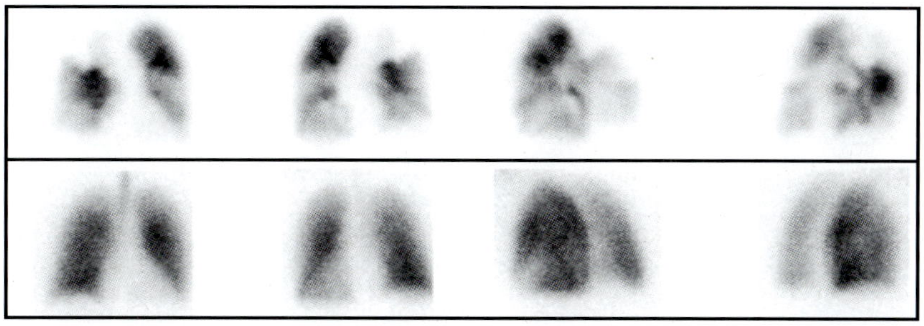

052 그림 037 영상에 관한 설명이 옳은 것은?

① 허파 환기 검사의 집적기전은 매복, 침강, 확산

② 허파 환기 검사에 ^{99m}Tc−MAA 370~555 MBq 사용

③ 허파 혈류 검사에 ^{133}Xe 또는 $^{99m}TcO_4^-$ 370 MBq 사용

④ 허파 Inhalation과 Perfusion 검사를 함께 시행하는 경우 순서는 상관이 없음

⑤ 허파 환기와 허파관류스캔 검사를 함께 시행하는 경우 허파환기 검사를 먼저 시행

- VQ 스캔(V: 환기, Q: 관류)으로 영상은 Perfusion과 Ventilation이다.
- 환기스캔과 동시에 이루어질 경우 환기스캔을 먼저 시행하고 관류스캔을 한다. 환기스캔을 먼저 시행하는 이유로 제논(^{133}Xe)의 에너지가 81 keV로 허파에 침착되는 연무양이 허파혈류 ^{99m}Tc보다 상대적으로 낮기 때문에 ^{99m}Tc−MAA 관류보다 먼저 시행한다.

그림 038

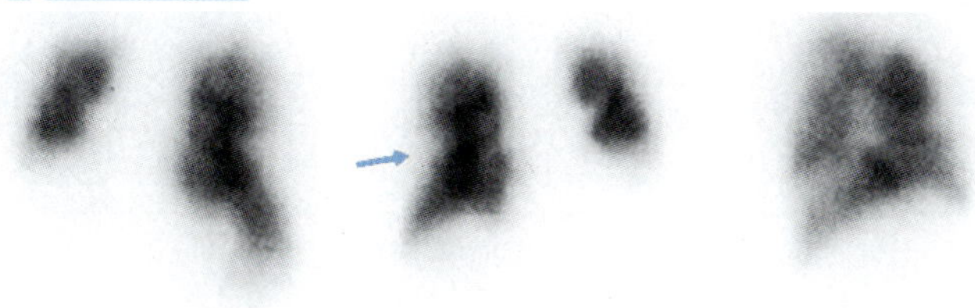

(가) (나) (다)

053 그림 038 영상에 관한 설명이 옳은 것은?

① (가)는 전면상이다.

② 생리학적 기전은 확산이다.

③ 주사기 혈액흡입하지 않도록 주의한다.

④ 주사하는 동안 호흡정지한다.

⑤ 화살표부위는 폐질환 “hot region”이다.

허파관류스캔영상으로 (가) 후면상, (나) 전면상, (다)우측면상
주사하는 동안 2~3회 심호흡시키면 입자의 균등분포에 도움이 된다. 또한 주사기에 혈액이 흡입되어 응고된 혈병에 방사성입자가 흡수되어 주입되면 영상에 열소로 나타난다.

그림 039

(가)

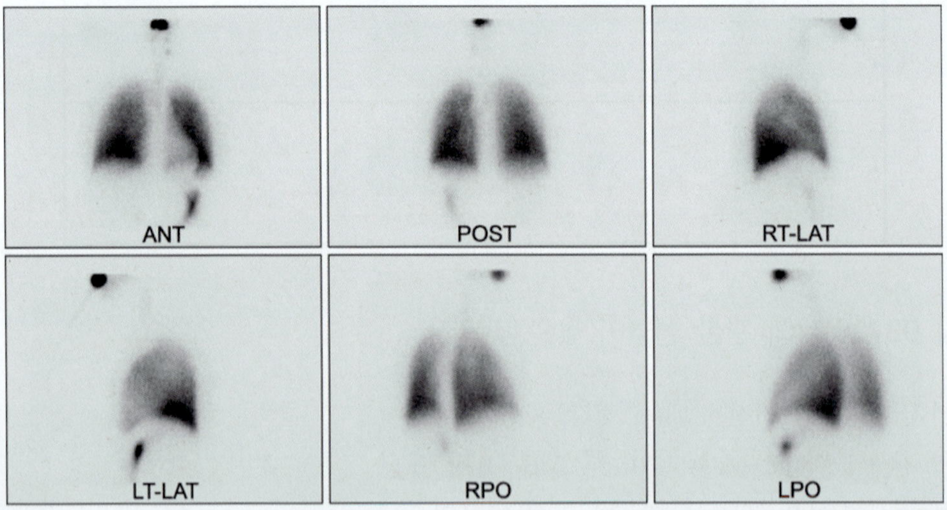

(나)

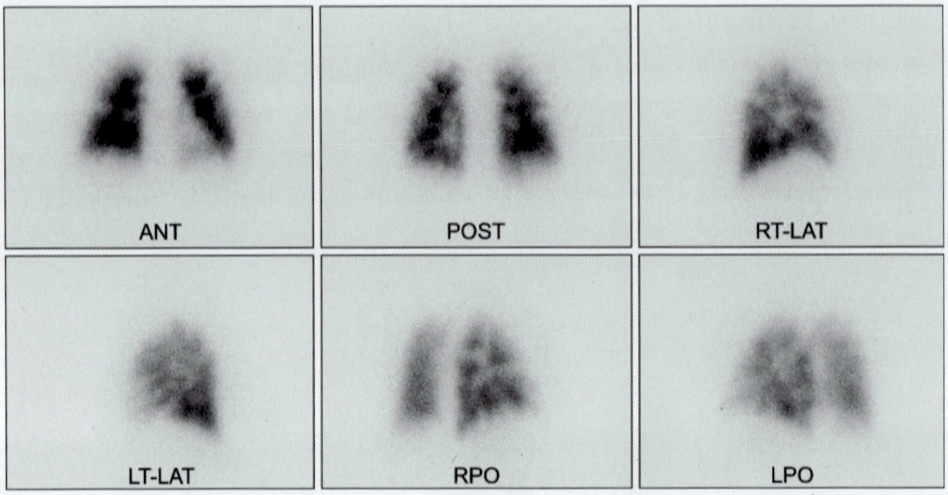

054 **그림 039** (가) 영상을 획득하기 위한 방사성의약품으로 옳지 <u>않은</u> 것은?

① ^{99m}Tc-DTPA aerosol ② ^{99m}Tc-MAA ③ ^{133}Xe Gas

④ ^{81m}Kr Gas ⑤ ^{99m}Tc gas

055 **그림 039** (나)영상을 획득하기 위한 방사성의약품으로 투여방법은?

① 가스흡입 ② 피하주사 ③ 동맥주사

④ 순간주사 ⑤ 정맥주사

(가) Ventilation scan (나) Perfusion scan(^{99m}Tc-MAA)

그림 040

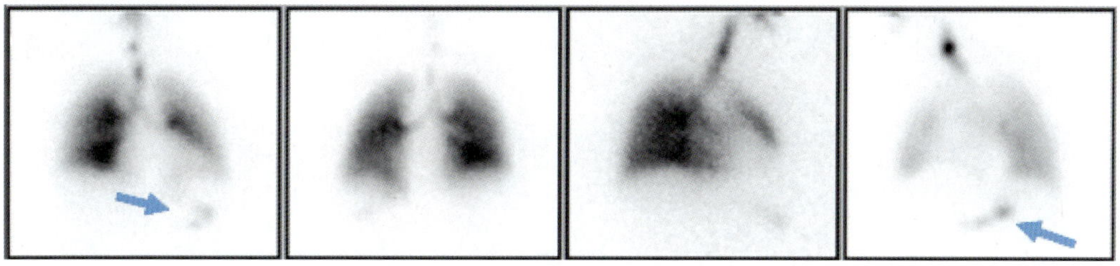

056 그림 040 영상을 획득하기 위해 필요한 장비 및 물품은?

① Argon gas
② 탄소입자
③ Technegas generator
④ $^{99m}TcO_4^-$ 약 37 MBq
⑤ 양압 분무기

^{99m}Tc-DTPA aerosol scan은 방사성의약품을 양압분무기나 초음파로 연무를 만들어 호흡

057 그림 040 영상의 화살표가 가리키는 곳의 설명은?

① 정맥주사로 인한 위장관 섭취
② 방사성 의약품의 소화기관 흡입 음영
③ 표지 불량원인으로 인한 artifact
④ 염증병소에 섭취된 음영
⑤ 용출기 불량으로 인한 분리된 테크네슘

폐 환기영상으로 입으로 분사된 방사성의약품이 침을 삼키면 소화기관으로 유입(식도, 위(stomach)로 이동)되어 나타난 음영/폐색전증 진단

그림 041

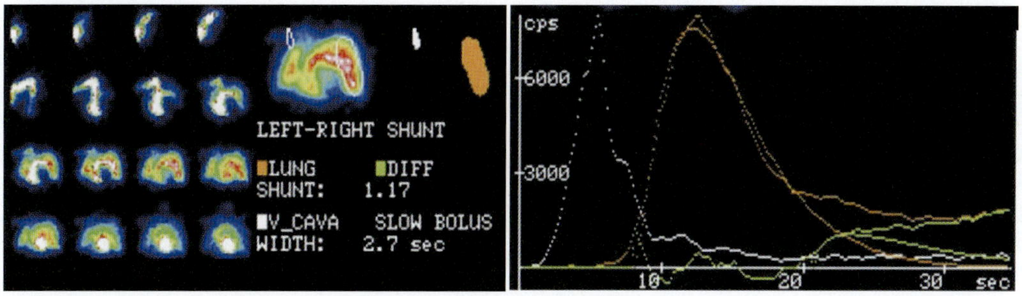

058 그림 041 영상검사에서 방사성의약품 투여방법은?

① 순간 동맥주사
② 피하주사
③ 요추천자
④ 근육주사
⑤ 순간 정맥주사

외경정맥(external jugular vein) 또는 전주정맥(antecubital vein)에 3-way stopcock을 이용하여 주사한 후 10 mL의 생리식염수로 유수(flushing)시켜 순간 주사한다.

그림 042

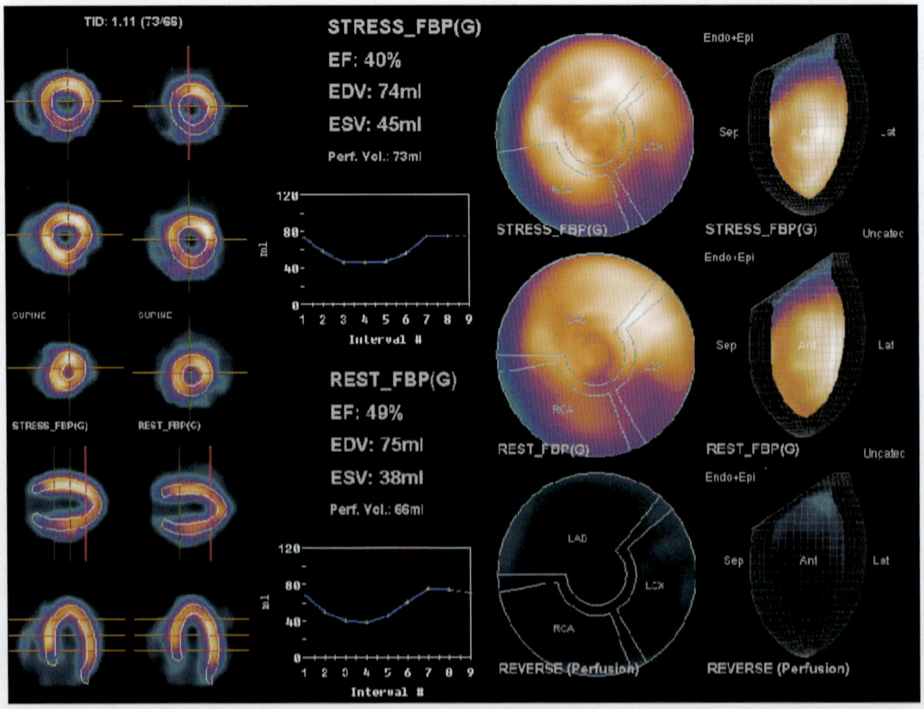

059 그림 042 영상획득에 사용하는 방사성의약품은?

① ^{201}Tl−chloride ② ^{99m}Tc−DTPA ③ ^{99m}Tc−phytate

④ ^{99m}Tc−MDP ⑤ ^{99m}Tc−pyrophosphate

^{99m}Tc−sestaMIBI와 ^{99m}Tc−tetrofosmin은 간담도계를 통해 제거

060 그림 042 방사성의약품 ^{201}Tl을 이용한 영상에 관한 설명이 옳은 것은?

① 혈압약 복용가능 ② 부하 시 3 mCi 투여 ③ 휴식 시 6 mCi 투여

④ 능동이동 ⑤ 검사 종료까지 NPO

재분포이용, 검사당일 인슐린 주사나 당뇨약은 금하고 혈압약은 복용가능.
약물치료의 효과판정을 위한 검사 시 심장약은 평소처럼 복용.
^{201}Tl 부하촬영 이후 소량의 식사(부드러운 음식 또는 평소 양의 절반정도)는 가능

061 그림 042 영상을 획득하기 위한 장비와 영상 재구성에 관한 설명이 옳지 않은 것은?

① 여과 후 역투영법 ② 심전도 이용 ③ 이중헤드 SPECT

④ 팬빔 조준기 ⑤ Butterworth filter

그림 043

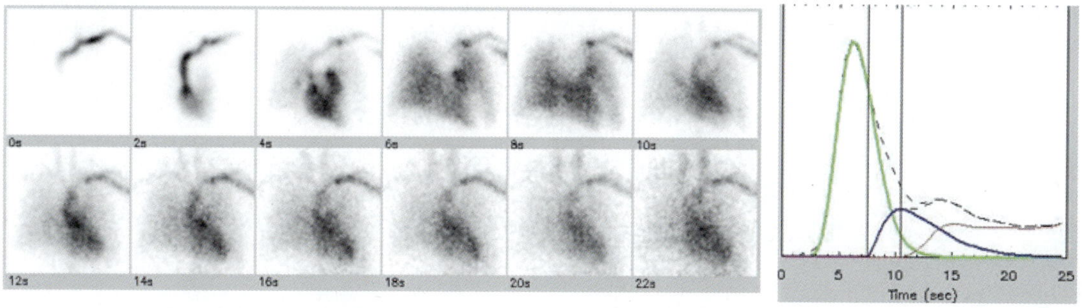

062 그림 043 영상에서 검사목적이 옳은 것은?

① 국소 폐혈류 평가
② 심근 경색 진단
③ 심장 내 단락 유무 진단
④ 심근 혈류 평가
⑤ 심실 기능 평가

063 그림 043 영상에 관한 설명이 옳은 것은?

① 심근 검사
② 섭취율 검사
③ 동적 심장 검사
④ 콩팥 기능 곡선
⑤ 식도 운동의 시간-방사능곡선

Qp/Qs normal range: 1.15~1.2
심장하고 가장 가까운 바깥목정맥(extermal jugular vein)에 순간 주사한다.

그림 044

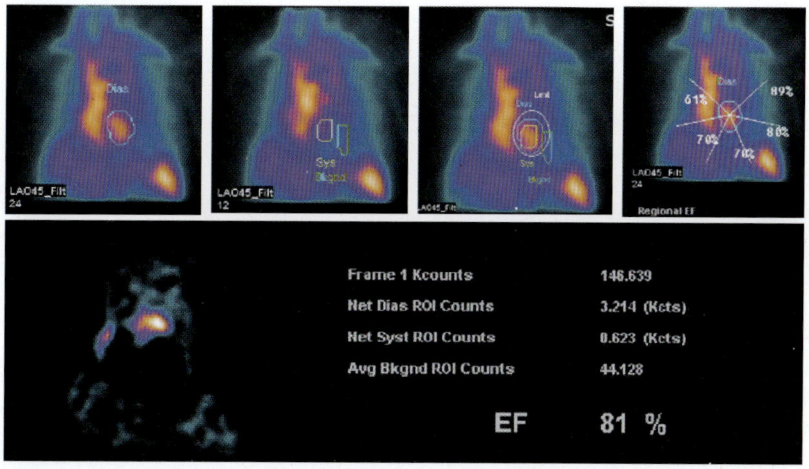

064 그림 044 영상검사의 집적기전에 대한 설명이 옳은 것은?

① 화학적 흡착
② 세포격리
③ 단순확산
④ 구획구분
⑤ 능동이동

그림 045

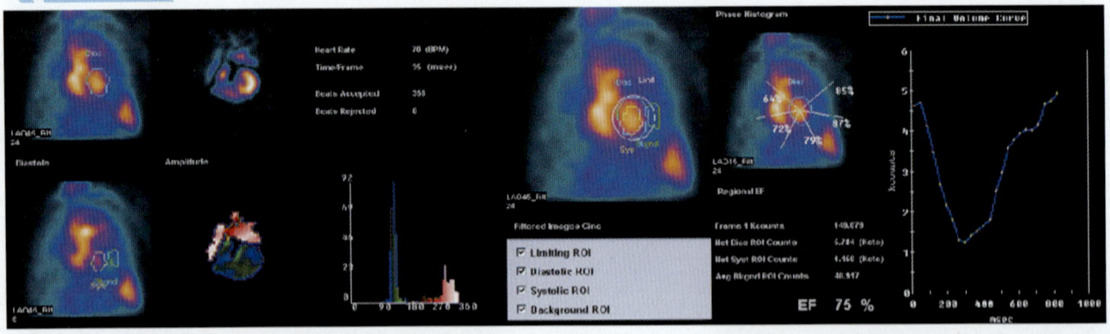

065 그림 045 영상의 검사목적으로 옳은 것은?

① 심장단층영상 표현　② 심근경색 진단　③ 우좌단락 진단
④ 심박출율 분석　⑤ 폐 순환시간 측정

심장혈액풀신티그라피(GBP)는 혈액 풀이되는 방사성의약품을 이용하며 구획구분에 의한다. 심박출 계수 측정, 심실 기능 평가, 심박출 기능 진단, 심실 운동 평가

066 그림 045 검사에 사용할 수 있는 방사성의약품은?

① ^{99m}Tc-MAA　② ^{99m}Tc-Phytate　③ ^{99m}Tc-PYP
④ ^{99m}Tc-tin colloid　⑤ ^{99m}Tc-DTPA

혈액풀을 만드는 의약품을 이용. ^{99m}Tc-RBC, HSA, PYP 등

067 그림 045 영상에 관한 설명이 옳은 것은?

① 순간 정맥주사　② 순환 시간 측정
③ 좌-우 단락 평가　④ 좌전사위(LAO)에서 촬영
⑤ 바깥목정맥(external jugular vein) 주사

GBP(gated blood pool)은 심박주기의 cycle(R-R interval)을 이용하여 왼심실의 기능을 평가하는데 유용하며, Wall motion과 EF(ejection fraction)로 평가한다.
LVEF(왼심실 박출계수) : 왼심실의 기능을 나타내는 가장 유용한 지표

068 그림 045 검사 결과로 알 수 <u>없는</u> 것은?

① 수축기말 영상　② 확장기말 영상　③ 용적곡선
④ 극성 지도　⑤ R-R Time

그림 046

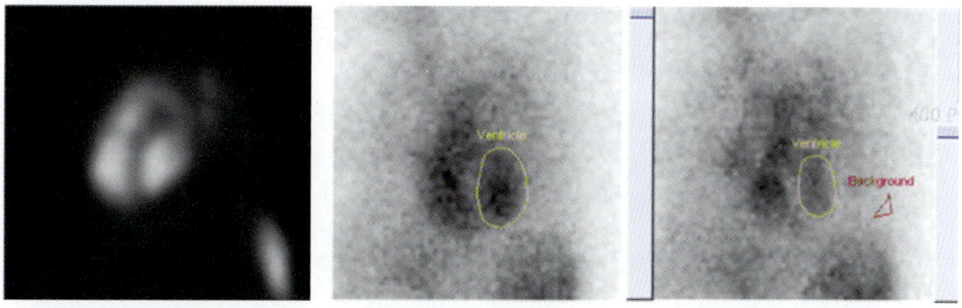

069 그림 046 영상에 관한 설명이 옳은 것은?

① ^{99m}Tc−Phytate사용　② 검출기 LAO 위치　③ 검출기 ANT 위치
④ 단층영상　⑤ 순간주사

게이트 심장혈액풀 검사(GBPS) 단독시행 시 순간 주사하지 않고 정맥주사한다. 혈액풀을 장시간 유지을 위해 ^{99m}Tc−RBC나 ^{99m}Tc−HSA를 사용/좌심실과 우심실을 분리할 수 있는 위치는 LAO 30~45도, 위치에 따라 심박출률이 차이 발생/좌심실 박출량을 구할 수 있음

070 그림 046 영상의 목적으로 옳은 것은?

① 심근허혈　② 심근경색　③ 1회 순환 혈액량
④ 심박출량　⑤ 심실 중격 결손여부

그림 047

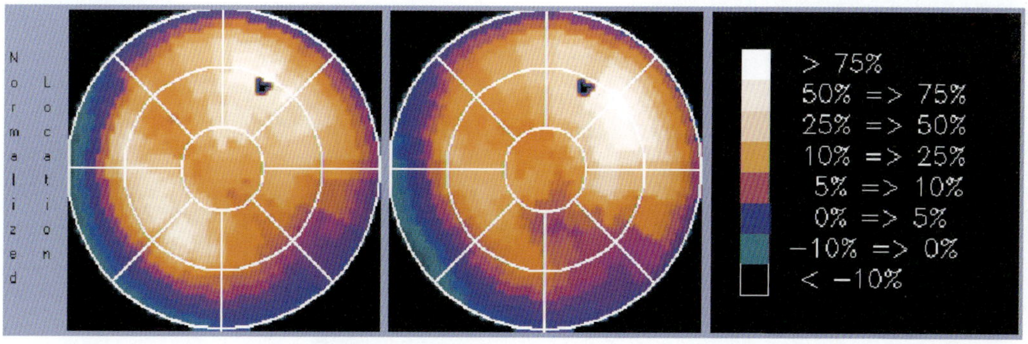

071 그림 047 영상에 관한 설명이 옳지 않은 것은?

① 중심부는 심첨　② 심근 혈류 정량분석법
③ 극성지도 분석법　④ 심박출율 계산
⑤ 3차원 영상을 평면으로 재편성한 정량분석법

- 심근혈류 정량분석(Quantitative Analysis)법에는 수평 윤곽법(Horizontal profile method), 환상윤곽법(Circumferential profile method), 제거율(Washout rate), 극성지도(Polar map)분석법이 있다.
- 박출률(Ejection Fraction) : 심실내에서 박출되는 혈액의 효과, 심실근 수축력을 나타냄.
  정상범위 : 45~67%, 박출률: 일박출량(Stroke Volume)/이완기말 혈액량 * 100

그림 048

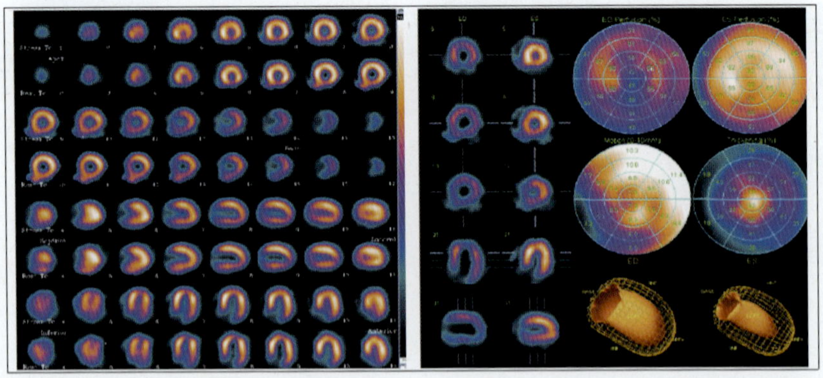

072 그림 048에서 부하영상 획득에 사용할 수 있는 약품은?

① 아데노신 ② 라식스 ③ 캡토프릴
④ 아세타졸라마이드 ⑤ 다이아목스

혈관확장제: 디피리다몰(dipyridamole),아데노신(adenosine)
교감신경흥분제: 도부타민(dobutamine) & arbutamine 등이 있다.

073 그림 048 영상획득 시 입력파형이 옳은 것은?

① P파 ② Q파 ③ R파
④ S파 ⑤ T파

반복되는 P-Q-R-S파형에서 R-R간격 주기

그림 049

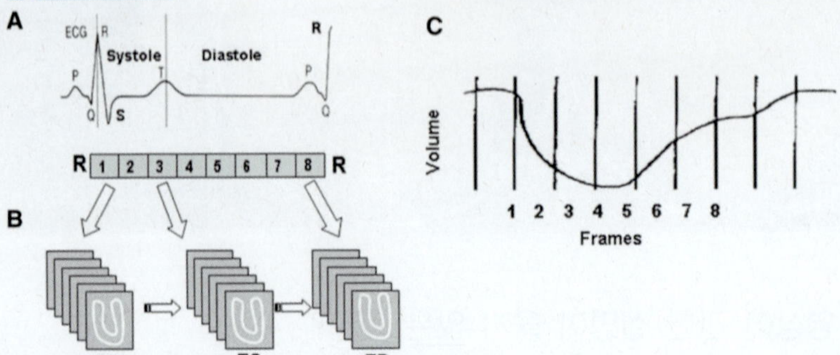

074 그림 049 영상의 획득원리와 같은 영상법이 옳은 것은?

① 리스트모드법 ② 게이트입력법 ③ 극성지도법
④ 동적영상법 ⑤ 환상윤곽법

ECG-게이트 획득의 원리. R-R 간격

그림 050

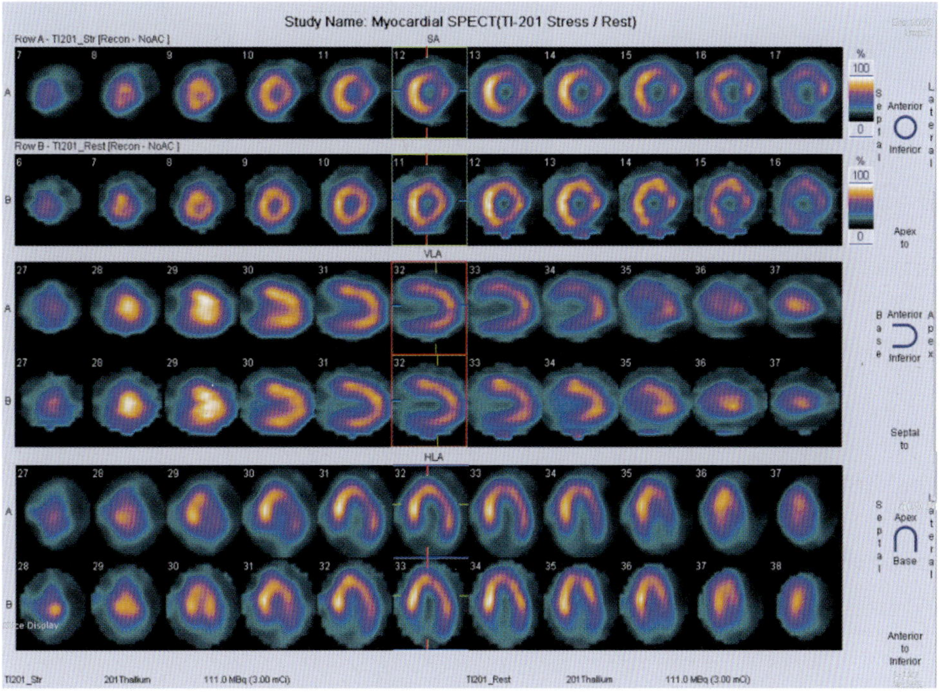

075 그림 050 영상에 관한 설명아 옳은 것은?

① 부하와 휴식촬영 간격은 3~4시간
② 2회 주사필요
③ 30 mCi 정맥주사
④ 휴식 8 mCi, 부하 24 mCi 투여
⑤ 주사 30분에 지방식 필요

^{201}Tl 심근관류 SPECT는 2~4 mCi 이용, 부하 후 심근 회복시간은 3~4시간으로 재분포를 이용하여 휴식영상 검사한다.

076 그림 050 영상을 획득하기 위한 설명이 옳은 것은?

① 쓸개와 담낭에 집적
② 반드시 360° 데이터 획득
③ 휴식 3 mCi, 부하 3 mCi 투여
④ RAO 45°~LPO 45°까지 180° 회전
⑤ 운동부하시 데이터 수집은 주사 후 30분 이후

휴식 3 mCi 부하 재분포 이용 /운동부하시 심근으로 탈륨(^{201}Tl)집적이 많고 시간이 경과할수록 허혈 부위의 혈류 결손이 재분포로 분명하지 않게 되므로 데이터수집시간은 15분 이내로 끝내는 것이 좋다./생존능을 보기위해서는 201Tl주사 10~15분 영상과 3~24시간 영상비교

그림 051

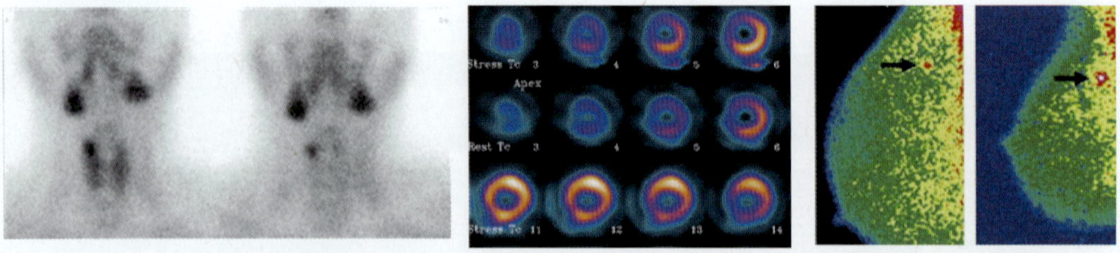

(가) (나) (다)

077 **그림 051** (가)(나)(다)에 공통적으로 사용할 수 있는 방사성의약품은?

① ^{99m}Tc-MAA　② ^{99m}Tc-Phytate　③ ^{99m}Tc-PYP
④ ^{99m}Tc-sestaMIBI　⑤ ^{99m}Tc-DTPA

(가) Parathyroid scan　(나) Myocardial SPECT　(다) Scintimamography

그림 052

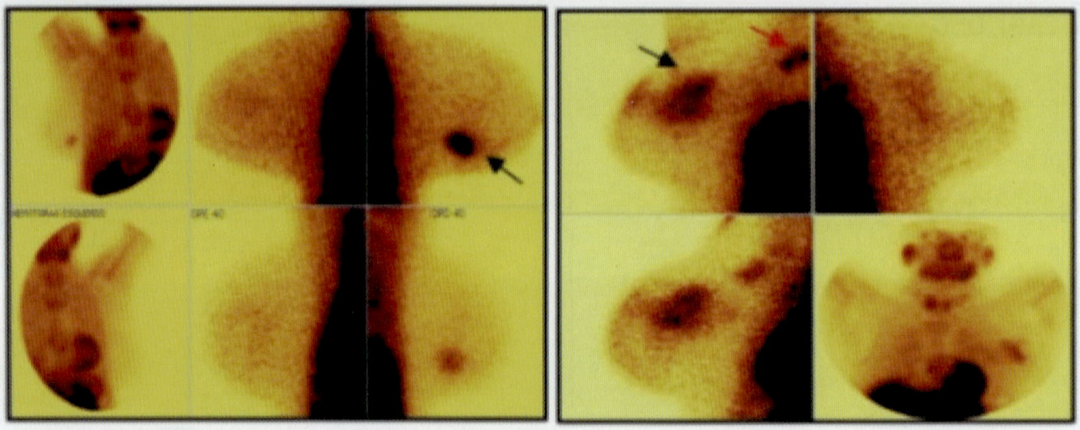

078 **그림 052** 영상 검사의 목적이 옳은 것은?

① 전초림프절 위치확인　② 딴곳갑상샘 확인　③ 유방암진단
④ 오염여부 감별　⑤ 주사부위 확인

^{99m}Tc-MIBI Scintimamography

그림 053

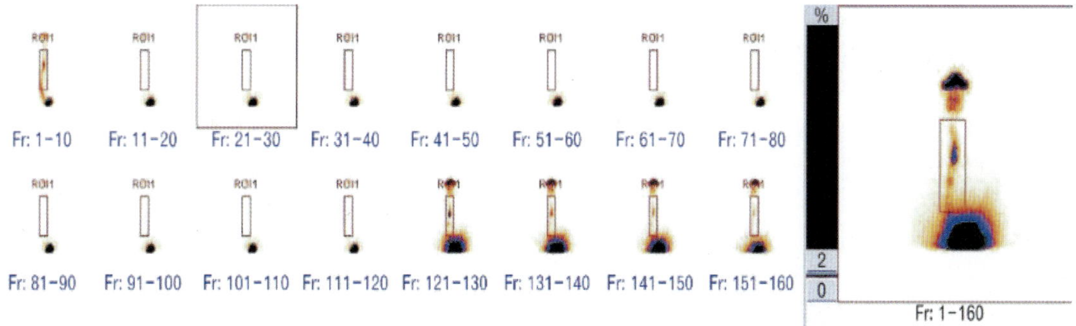

079 그림 053 영상에 사용한 방사성의약품이 옳은 것은?

① ^{99m}Tc-DTPA 또는 ^{99m}Tc-phytate

② ^{99m}Tc-sulfur(tin)colloid 또는 $^{99m}TcO_4^-$

③ $^{99m}TcO_4^-$ 또는 ^{99m}Tc-phytate

④ ^{99m}Tc-DTPA 또는 ^{99m}Tc-MIBI

⑤ ^{99m}Tc-MIBI 또는 $^{99m}Tc-MAG_3$

위나 샘창자에서 흡수되지 않는 ^{99m}Tc-황교질을 많이 사용함

그림 054

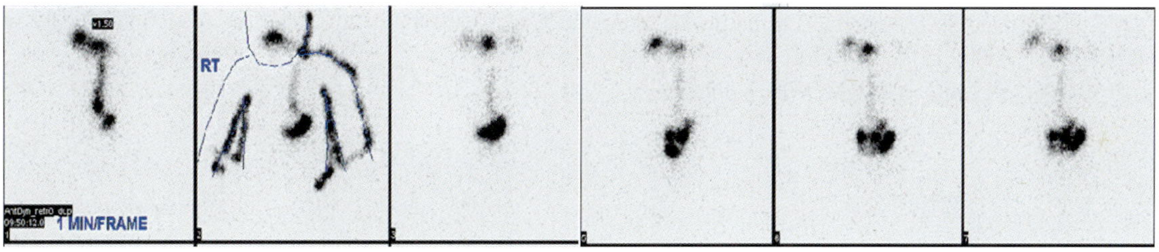

080 그림 054 영상에 관한 설명이 옳지 않은 것은?

① 식도의 기능 평가

② 방사성의약품은 정맥 주사

③ 검사 전처치로 6시간 금식 필요

④ ^{99m}Tc-DTPA 또는 ^{99m}Tc-colloid를 사용

⑤ 식도나 위 점막에 흡수되지 않는 방사성의약품을 사용

그림 055

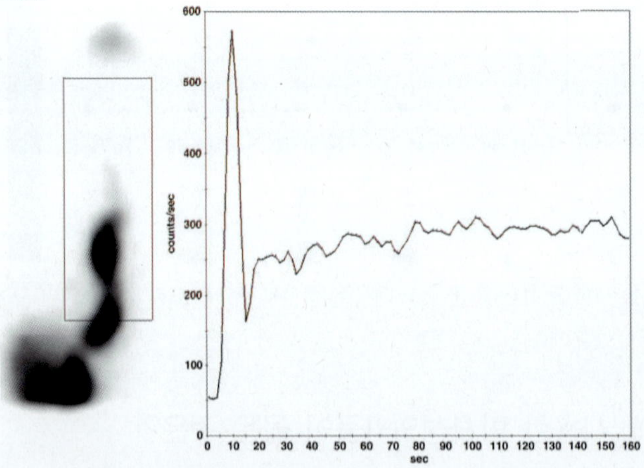

081 그림 055 영상에 관한 설명이 옳은 것은?

① 최소한 4시간 이상 금식
② 소아의 위식도 역류검사는 복대를 사용
③ 고에너지 범용 평행구멍형 조준기 사용
④ 성인의 경우 두 손으로 눌러 복압유발 후 촬영
⑤ 40 mmHg씩 증가하여 200 mmHg의 압력에서 영상획득

배의 압력을 0 mmHg에서부터 100~120 mmHg까지 20 mmHg 간격으로 증가하여 0, 20, 40, 60, 80 그리고 100 mmHg의 압력에서 영상을 획득. 소아의 위식도 역류검사는 복대를 사용할 경우 무호흡증을 일으킬 수 있으므로 절대 사용해서는 안되며 복대대신 검사자의 손으로 소아의 배를 눌러 복압변화를 주면서 검사.

그림 056

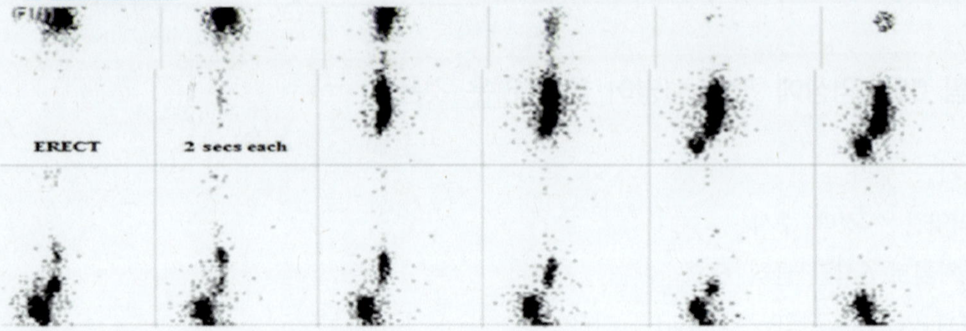

082 그림 056 영상에 관한 검사설명이 옳은 것은?

① 전처치가 없음
② 위식도 역류스캔
③ 위장의 모양을 보는 검사
④ $^{99m}TcO_4^-$ 경구투여
⑤ $^{99m}TcO_4^-$ 정맥주사

획득한 영상의 위장과 식도에 관심영역을 그려 위장과 식도의 방사능량을 비교분석하여 역류여부와 정도를 정량화 한다. 정상 성인은 일단 위로 들어간 방사능이 위식도 접합부를 다시 넘어오지 못하며 복대의 압력을 100 mmHg까지 증가시켜도 역류가 관찰되지 않아야 한다.

그림 057

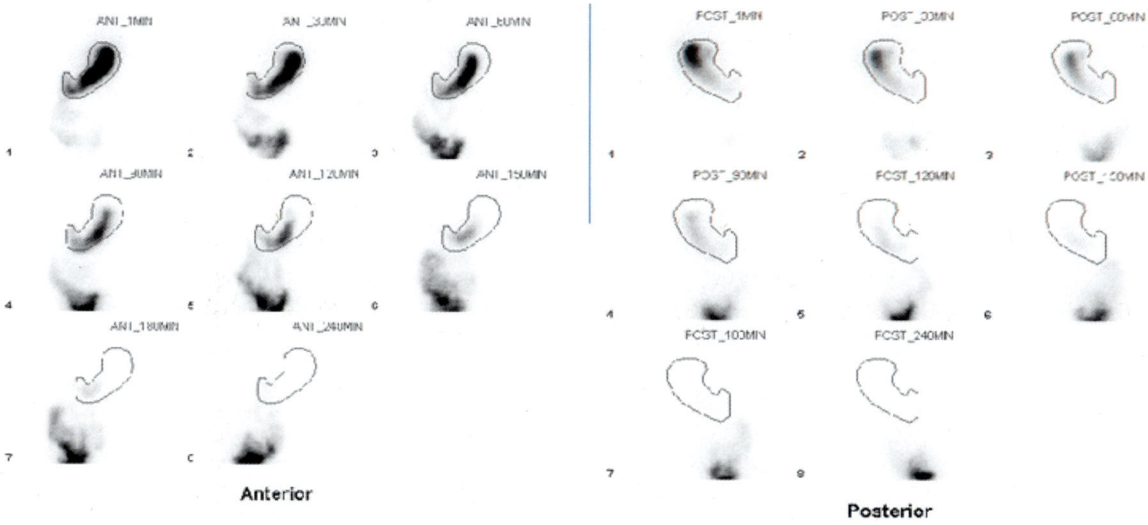

083 그림 057 영상의 검사설명이 옳은 것은?

① Esophageal transit scan
② Gastric emptying time scan
③ Gastrointestinal bleeding scan
④ Gastroesophageal reflux scan
⑤ Meckel's diverticulum scan

그림 058

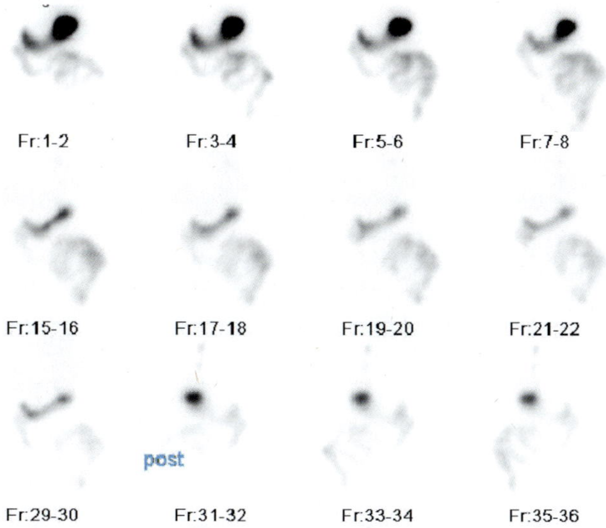

084 그림 058 방사성의약품의 투여방법이 옳은 것은?

① 경구 투여
② 동맥 주사
③ 요추천자
④ 정맥 주사
⑤ 피하 주사

그림 059

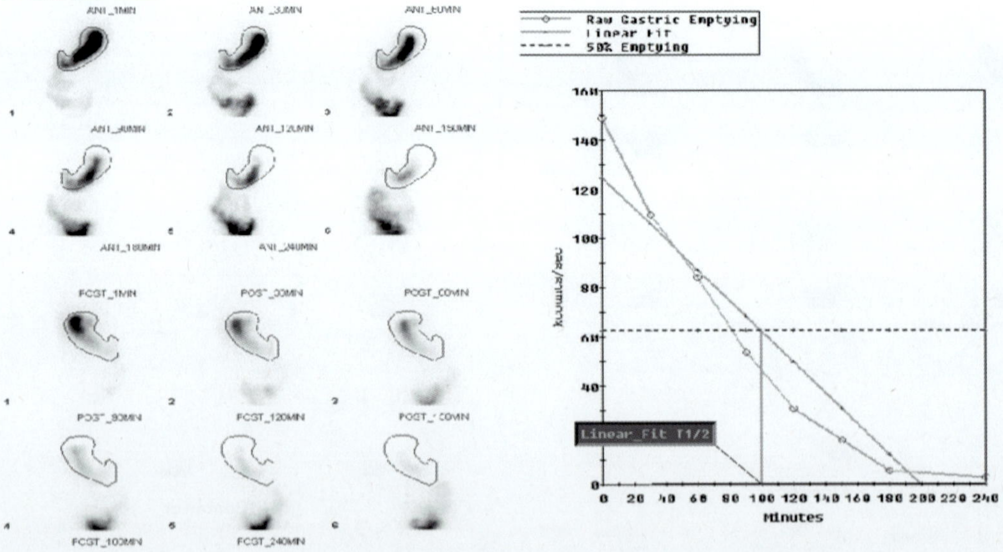

085 그림 059 영상에서 검사에 관한 설명이 옳은 것은?

① 고형식 사용 ② 유동식 사용 ③ 정상인은 약 50분
④ 위식도 역류의 진단 ⑤ 사용한 음식물과 무관

위장배출시간의 반감기는 유동식 약12분, 고형식 약50분(normal: 60±20분 Abnormal 〉 90분) 내외이며 정상인에서의 유동식과 고형식의 위장배출양상은 고형식은 S자형, 유동식은 지수적 배출양상을 보인다.

그림 060

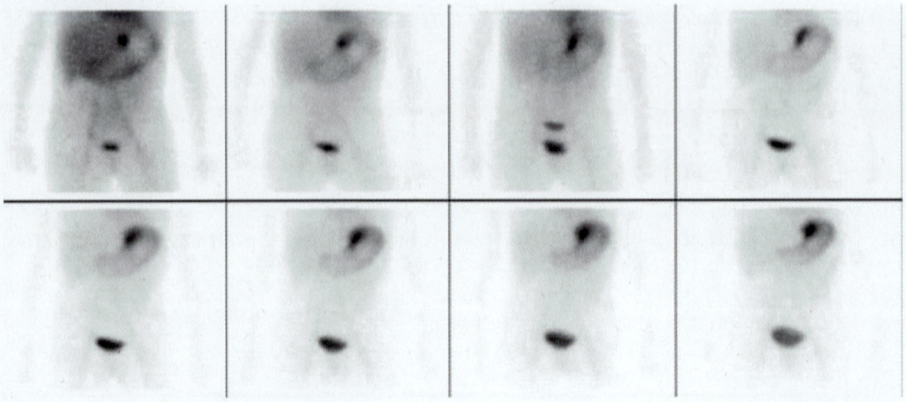

086 그림 060 영상 검사의 명칭이 옳은 것은?

① Esophageal transit time ② Gastrointestinal bleeding
③ Meckel's diverticulum ④ Gastric emptying time
⑤ Gastroesophageal reflux

그림 061

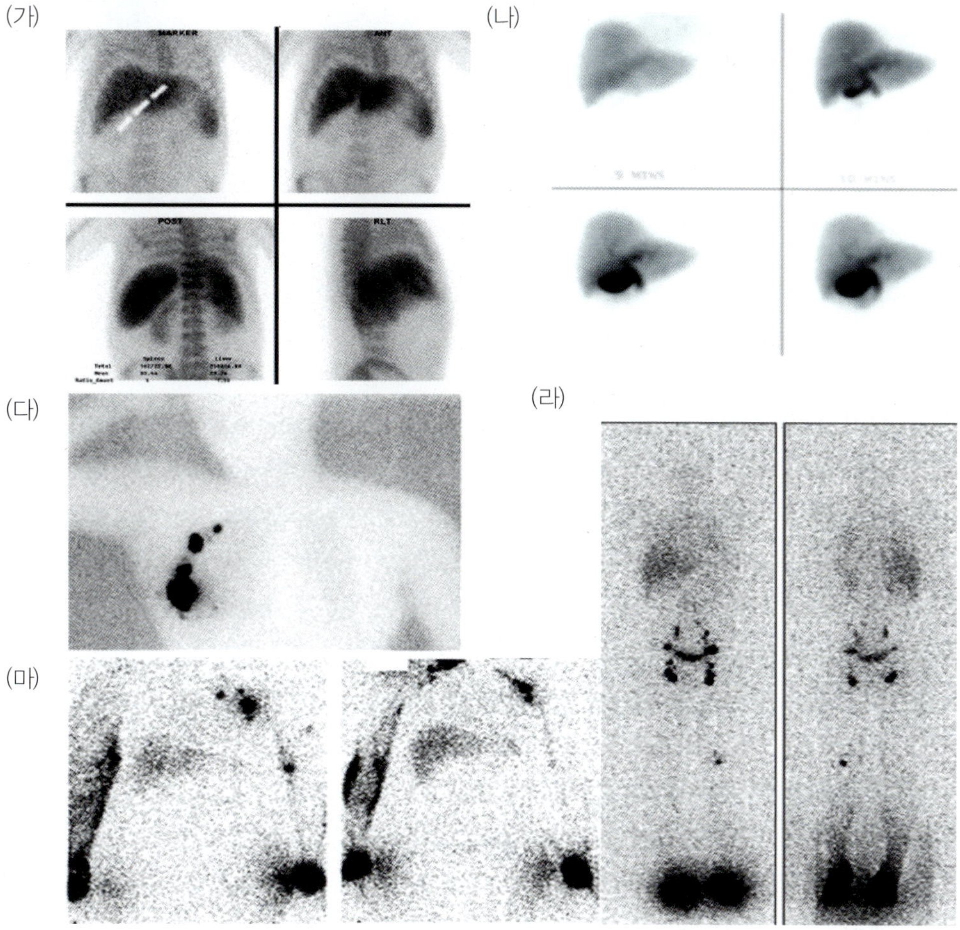

087 그림 061에서 ^{99m}Tc-DISIDA를 이용한 영상이 옳은 것은?

① 가　　② 나　　③ 다
④ 라　　⑤ 마

① Liver scan, ^{99m}Tc-Phytate
② Hepatobiliary (Gallbladder) Scan, ^{99m}Tc-HIDA 또는 ^{99m}Tc-DISIDA
③ Radionuclide Sentinel Lymph Node Scan(breast), ^{99m}Tc-Phytate
④ Low Ext. Lymphoscintigraphy, ^{99m}Tc-Phytate
⑤ Upper Ext. Lymphoscintigraphy, ^{99m}Tc-Phytate

088 그림 061에서 생리학적 섭취기전이 옳지 않은 것은?

① 가　　② 나　　③ 다
④ 라　　⑤ 마

탐식(식균)작용으로 동일하나 (나)의 간담도검사는 정맥주사, 능동이동이다.

그림 062

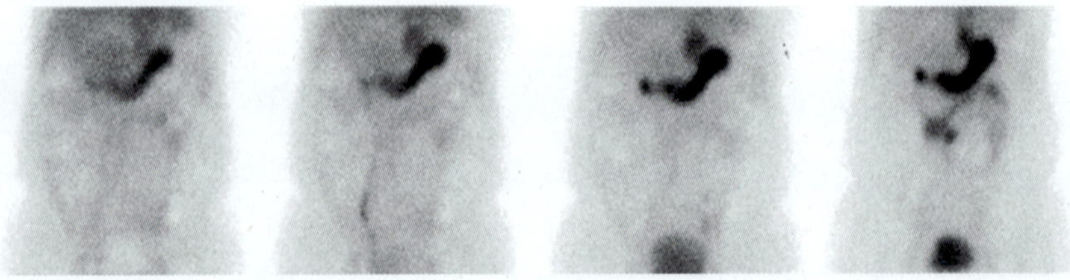

089 그림 062 영상에서 검사에 관한 설명이 옳은 것은?

① 간세포의 기능 상태를 진단
② 위의 형태를 보기 위한 검사
③ 위의 소화기능 평가를 위해 시행
④ 담낭의 기능과 담도의 폐쇄 여부를 평가
⑤ 이소성 위 점막에 의한 혈변증 환자가 검사 대상

Mekel's diverticulum은 일종의 퇴화된 위장관의 하나로 위벽측세포(Gastric parietal cell)을 가지고 있으며, 출혈 원인은 이 세포의 산 분비로 인한 궤양에 의해 일어난다.

그림 063

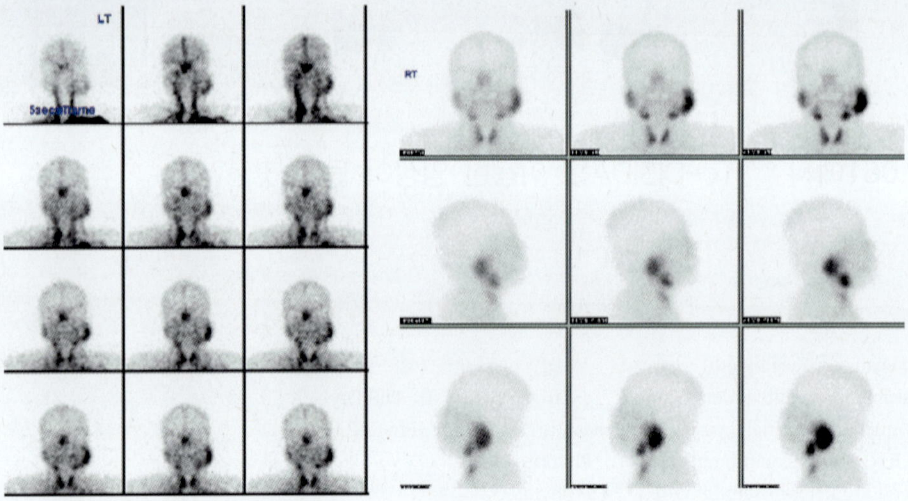

090 그림 063 영상에서 검사설명이 옳지 않은 것은?

① 전처치로 2~4시간의 금식이 필요하다.
② 방사성의약품은 $^{99m}TcO_4^-$를 이용한다.
③ 방사성의약품 약 30분 경과 후 검사를 시작한다.
④ 타액선의 생산과 분비, 기능 평가의 목적으로 시행한다.
⑤ 제거영상(washout image)을 얻기 위해 레몬 주스를 이용한다.

그림 064

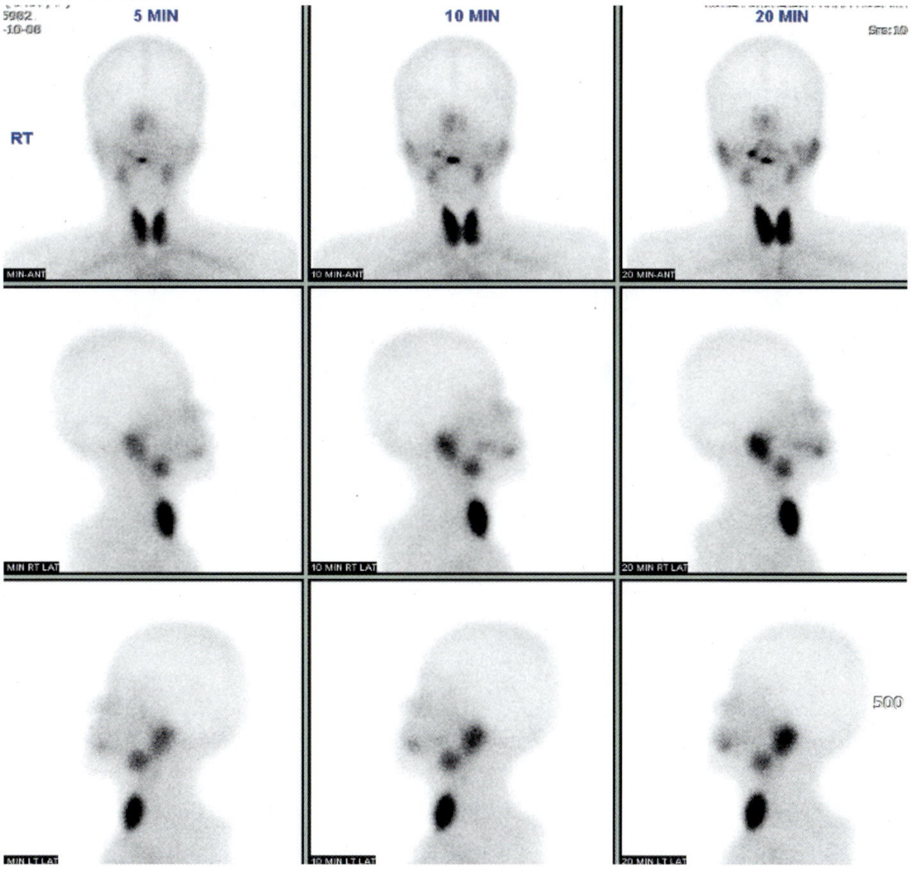

091 그림 064 영상에서 검사에 사용하는 방사성의약품은?

① ^{99m}Tc−DMSA
② $^{99m}TcO_4^-$
③ ^{99m}Tc−DTPA
④ ^{99m}Tc−phytate
⑤ ^{99m}Tc−HSA

092 그림 064 영상에서 검사에 사용하는 침분비제가 옳은 것은?

① 초콜릿
② 설탕물
③ 무과당 주스
④ 계란
⑤ 우유

자극영상을 얻기 위해 침분비제(최타제, sialogogue)로 사용할 무과당 주스 1팩 또는 신맛 나는 사탕을 미리 준비

그림 065

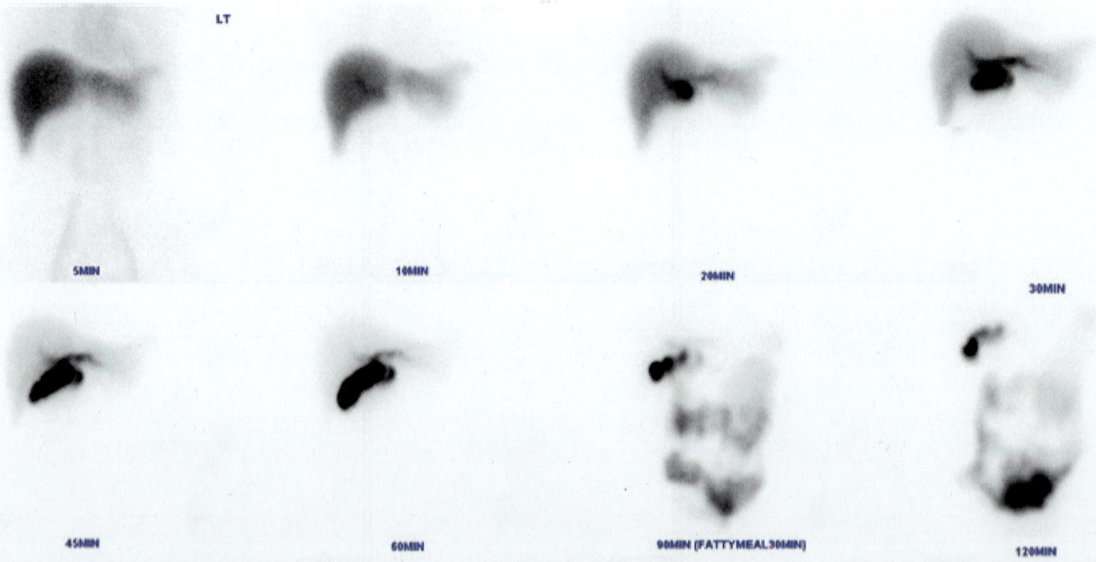

093 그림 065 영상에서 방사성의약품으로 옳은 것은?

① ^{99m}Tc−DISIDA 185 MBq
② ^{99m}Tc−DTPA 185 MBq
③ ^{99m}Tc−Pertechnetate 370 MBq
④ ^{99m}Tc−RBC 370 MBq
⑤ ^{99m}Tc−Sulfur colloid 185 MBq

간담도 검사: 간담도 검사는 빌리루빈과 경합적인 반응을 보이는 IDA 계열의 의약품을 이용. ^{99m}Tc−HIDA: 빌리루빈이 5~8 mg/dℓ 이상이면 간섭취가 불량, 간담도계가 잘 나타나지 않음. ^{99m}Tc−DISIDA: 혈중 빌리루빈이 30 mg/dℓ 정도로 경쟁반응이 높다. 간담도가 잘 나타나며 콩팥을 통한 배설이 5% 정도에 불과하다. IDA복합체는 능동적 이동(친화성)에 의해 이동되며 빌리루빈치가 30 mg/dℓ 까지 영상이 가능

그림 066

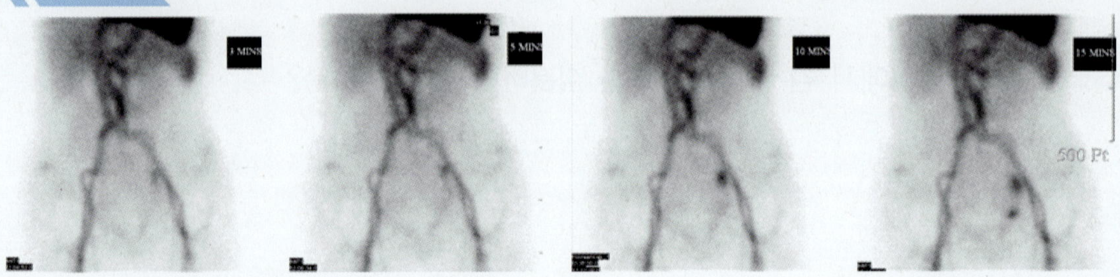

094 그림 066 영상에서 검사에 대한 설명이 옳은 것은?

① 이소성 위점막의 존재유무
② 공간 점유 병소 유무
③ 담도의 폐쇄 진단
④ 위장관 출혈의 진단
⑤ Meckel's diverticulum 위치 확인

그림 067

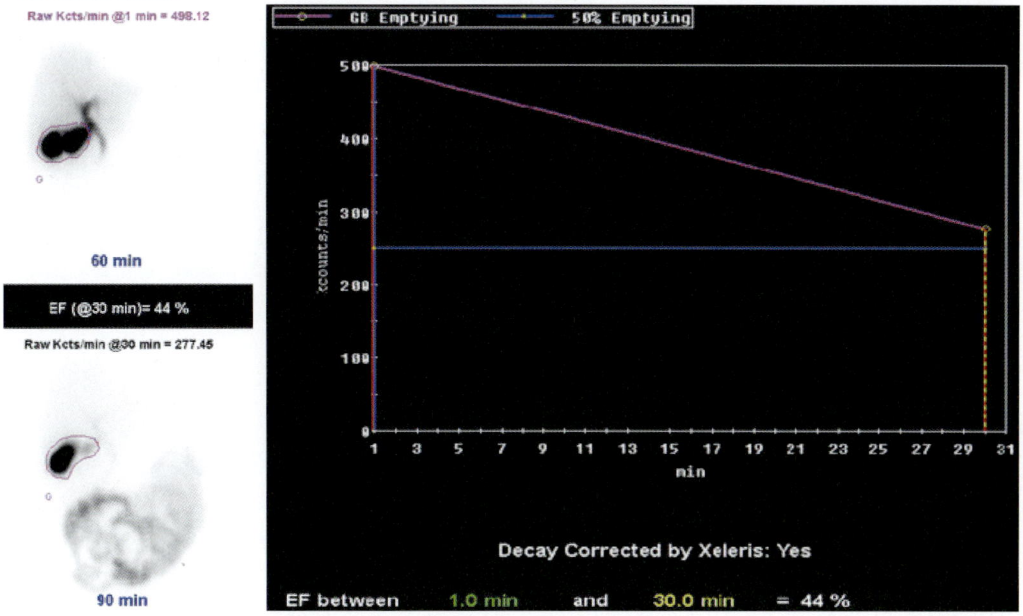

095 그림 067 영상에서 검사목적으로 옳은 것은?

① 간 병변의 진단 목적
② 공간 점유 병소의 존재 유무
③ 쓸개의 기능
④ 탐식작용
⑤ 콩팥 존재 유무

096 그림 067의 영상에 관한 설명이 옳은 것은?

① Captopril 사용
② 요오드 성분 1주일 전 제한
③ ^{99m}Tc−MAA 사용
④ 4~6시간 이상 금식
⑤ 물 200~300 cc 투여

그림 068

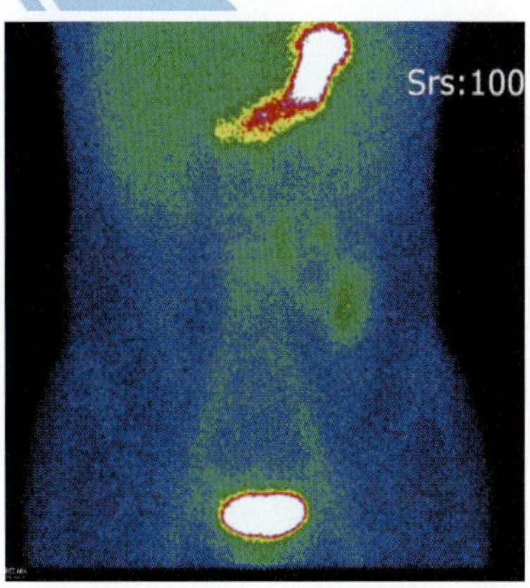

097 그림 068 영상에서 검사에 사용하는 방사성의약품은?

① ^{99m}Tc−DMSA
② $^{99m}TcO_4^-$
③ ^{99m}Tc−DTPA
④ ^{99m}Tc−phytate
⑤ ^{99m}Tc−HSA

이소성 위점막의 출혈의 원인은 위산을 분비하는 벽측세포에 의해 출혈이 발생된다.

그림 069

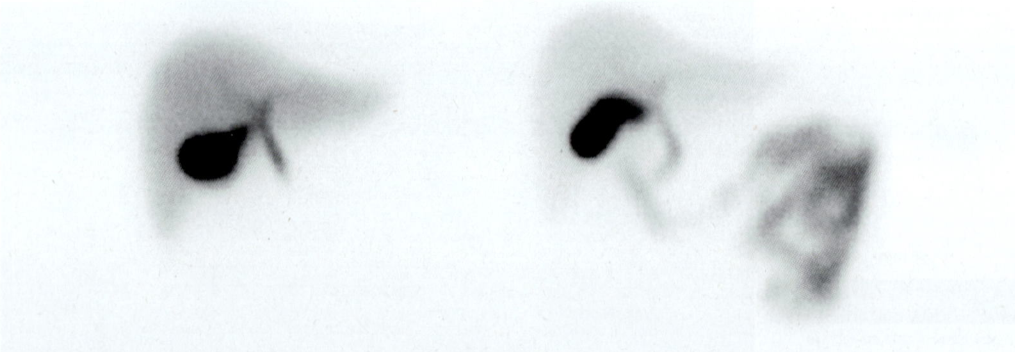

098 그림 069 영상에서 검사를 위한 전처치가 옳은 것은?

① 주사 후 수분을 충분히 섭취　② 준비 사항은 없음　③ 지방식을 검사 전 실시
④ 6시간 이상 금식(성인)　⑤ $KClO_4$ 경구 투여

검사 전 최소 4~6시간(소아의 경우 2시간 이상, 성인은 6시간 이상) 공복상태를 유지해야 하지만, 환자의 검사가 임상적으로 쓸개기능과 무관하거나 쓸개(담낭)절제술을 시행한 환자는 공복을 유지할 필요는 없다.

그림 070

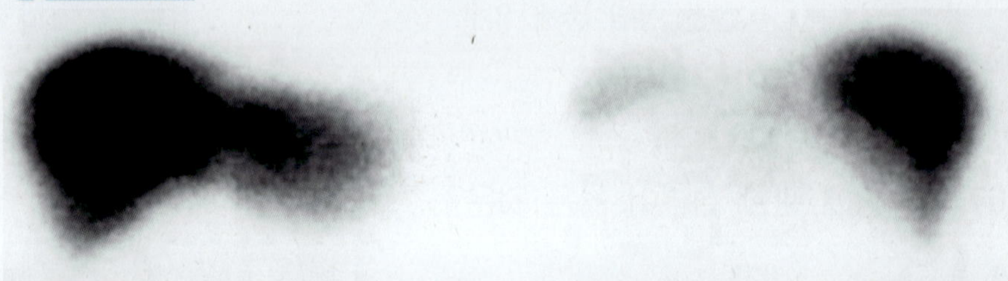

099 그림 070 영상에 관한 설명이 옳은 것은?

① ^{99m}Tc-DISIDA 740 MBq　② ^{99m}Tc-DMSA 185 MBq　③ ^{99m}Tc-HSA 185 MBq
④ ^{99m}Tc-Phytate 185 MBq　⑤ ^{99m}Tc-RBC 740 MBq

간 스캔에 사용되는 방사성의약품
^{99m}Tc-tin colloid, ^{99m}Tc-sulfur colloid, ^{99m}Tc-phytate/탐식/정맥주사

그림 071

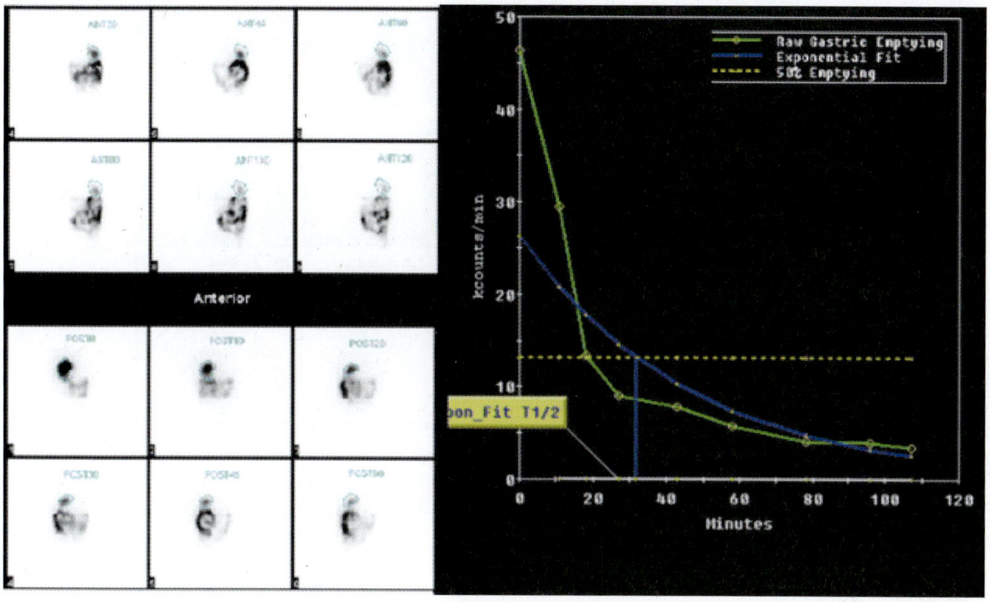

100 그림 071 영상에 관한 설명이 옳은 것은?

① 음식물과 무관
② $^{99m}TcO_4^-$ 사용
③ 능동이동
④ 유동식 곡선
⑤ 고형식 곡선

- 위배출 기능검사(GET)-구획구분
- 전 · 후면영상에 관심영역 이용한 기하평균값으로 시간-방사능곡선을 구함.
- 유동식 지수함수적 12분, 고형식 S자형 50분 내외/위배출율 평가
- ^{99m}Tc-colloid 사용
- 시간-방사능곡선으로 정량분석
- 음식을 10분 이내에 먹은 후 영상입력

101 그림 071 영상에 사용된 방사성의약품은?

① ^{99m}Tc-DISIDA
② ^{99m}Tc-DMSA
③ ^{99m}Tc-DTPA
④ $^{99m}TcO_4^-$
⑤ ^{99m}Tc-RBC

그림 072

(가)

(나)

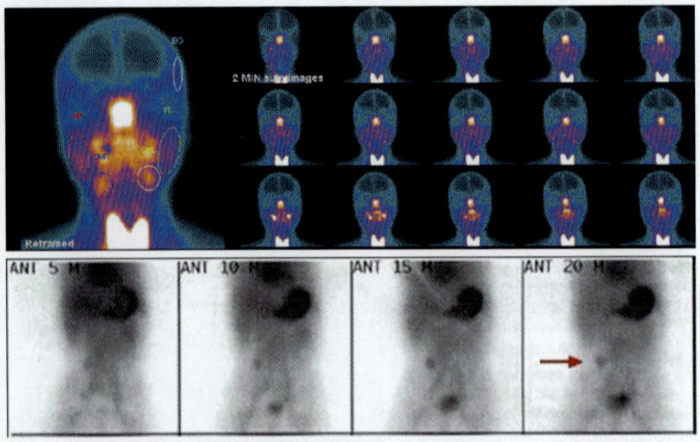

102 그림 072 영상(가)와 (나)에 공통적으로 사용된 방사성의약품은?

① ^{99m}Tc−MIBI
② ^{201}Tl
③ ^{67}Ga
④ $^{99m}TcO_4^-$
⑤ ^{99m}Tc−RBC

침샘스캔과 Meckel's scan

그림 073

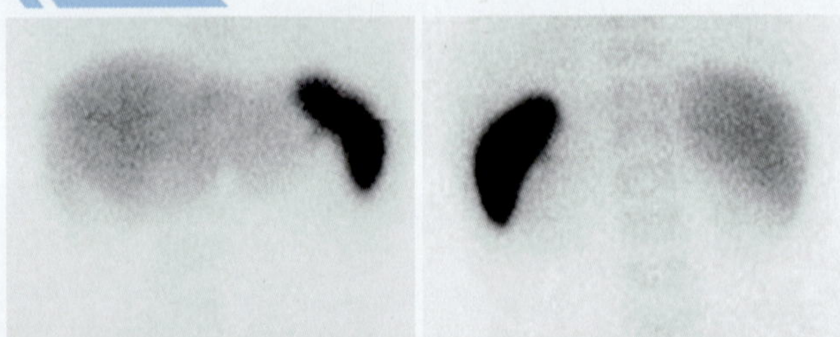

103 그림 073에 사용된 방사성의약품은?

① ^{99m}Tc−MIBI
② $^{99m}TcO_4^-$
③ ^{99m}Tc−Mebrofenin
④ ^{99m}Tc−열처리 RBC
⑤ ^{99m}Tc−HDP

항원처리한 장애적혈구를 이용한 지라검사 영상으로 검사를 위한 특별한 전처치는 없다.
항원처리 온도가 낮으면 혈액풀 영상이 되고 온도가 높으면 간에 섭취되어 지라영상이 어렵다.

그림 074

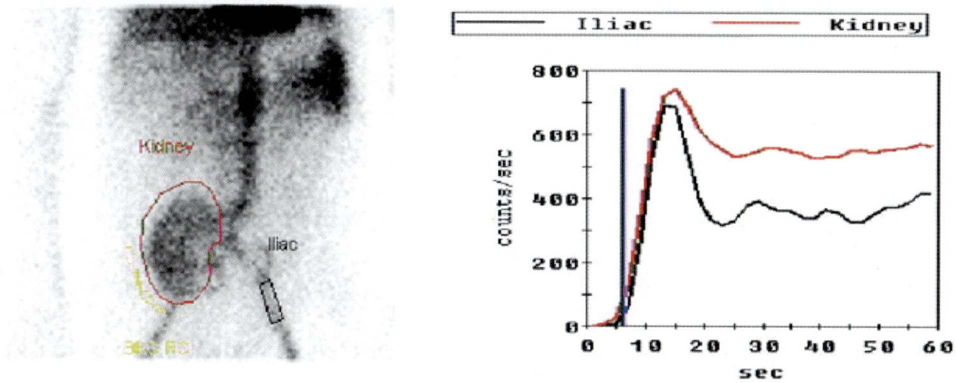

Perfusion 0-30s

Perfusion

104 그림 074 영상에 관한 설명이 옳은 것은?

① 고환 신티그램
② 방광 신티그램
③ 위 점막 신티그램
④ 이식 콩팥 동적 신티그램
⑤ DMSA 콩팥 신티그램

이식 신장(kidney transplantation)은 장골와(iliac fossa)에 연결한다.

그림 075

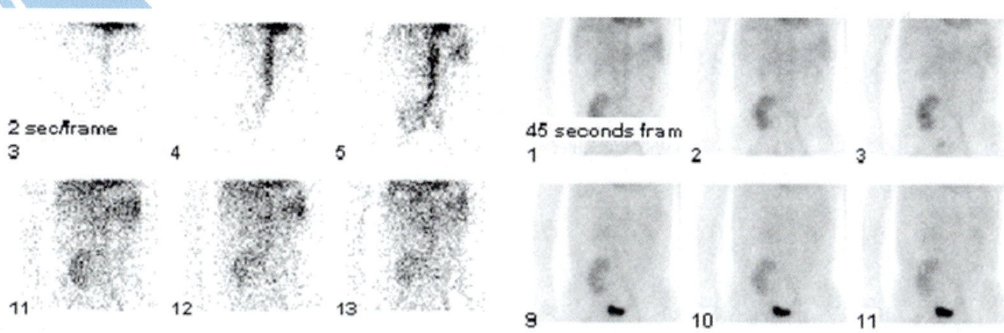

105 그림 075 영상에 관한 설명이 옳은 것은?

① 검사 전 6시간 이상 금식이 필요
② 방사성의약품은 경구 투여
③ 신성 고혈압을 진단하기 위해 시행
④ 검출기는 환자의 전면에 위치
⑤ ^{99m}Tc-DMSA를 주로 사용

이식 신장(kidney transplantation)은 장골와(iliac fossa)에 연결한다.

그림 076

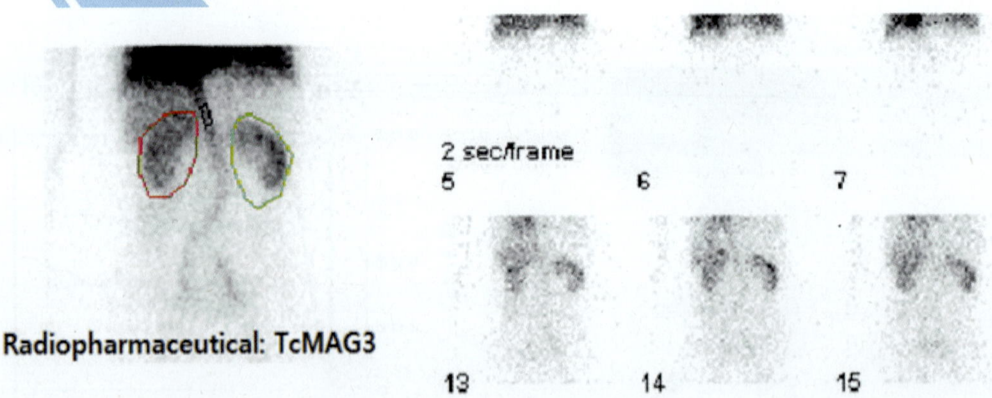

106 그림 076 영상에 사용된 방사성의약품의 배설 기전은?

① 능동 이동　　② 단순 확산　　③ 세뇨관 결합
④ 세뇨관 분비　　⑤ 토리 여과

- 콩팥세뇨관제제(Tubular Agent) : ^{131}I 혹은 ^{123}I-Orthoiodohippurate(OIH, 히퓨란), ^{99m}Tc-MAG3(Mercaptoacetyltriglycine)
- 토리(사구체)여과제제(Glomerular Filtration Agent) : ^{99m}Tc-DTPA, ^{51}Cr-EDTA

그림 077

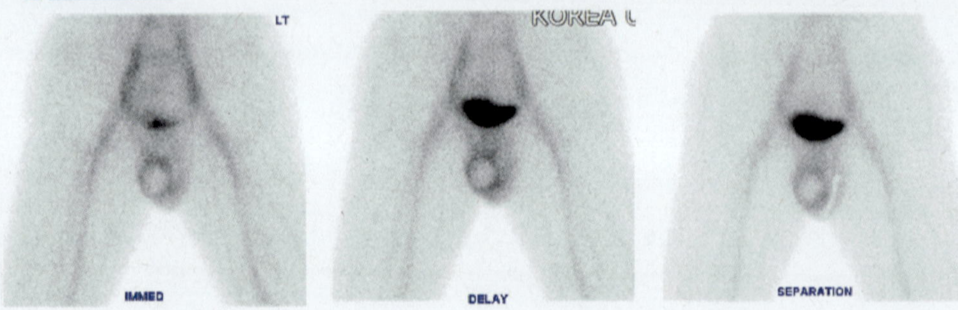

107 그림 077 영상에서 검사목적은?

① 고환 염전과 부고환염의 구분　　② 발기부전증 검사
③ 방광으로부터 요의 역류 측정　　④ 신장의 기능 평가
⑤ 요도의 기능 평가

그림 078

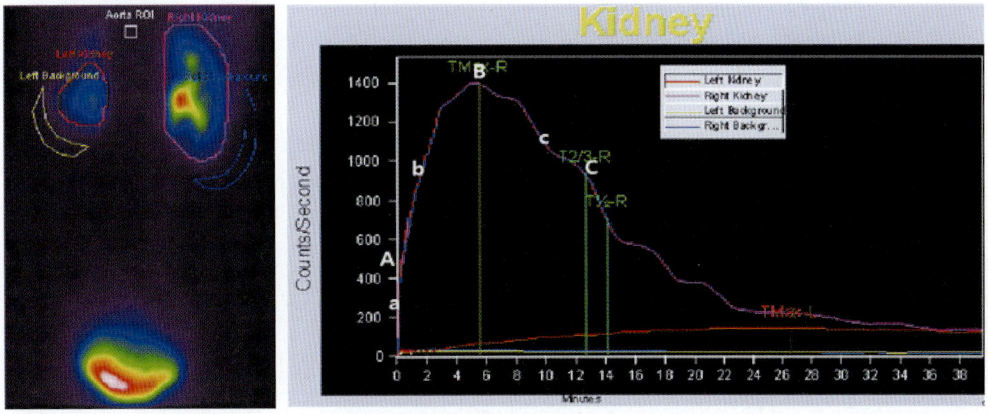

108 그림 078 영상에서 각 부분의 명칭이 옳은 것은?

① a = 배설단계(secretory), b = 분비단계(excretory), c = 혈류단계(vascular)
② a = 배설단계(secretory), b = 혈류단계(vascular), c = 분비단계(excretory)
③ a = 분비단계(excretory), b = 배설단계(secretory), c = 혈류단계(vascular)
④ a = 혈류단계(vascular), b = 배설단계(secretory), c = 분비단계(excretory)
⑤ a = 혈류단계(vascular), b = 분비단계(excretory), c = 배설단계(secretory

그림 079

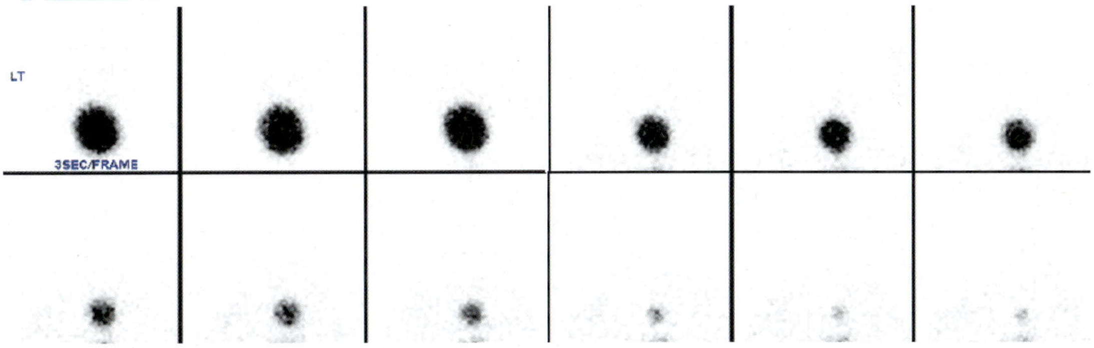

109 그림 079 영상에 관한 설명이 옳은 것은?

① 뇨 역류 평가　② 콩팥기능 평가　③ 요로 폐쇄 평가
④ 위배출 기능 평가　⑤ 정맥류 진단

방광 신티그램(Cysterno Scintigraphy)은 방광 요관 역류를 평가하는데, 방광의 압력을 증가시켜 콩팥쪽으로 역류가 발생되는지 알아 보기 위한 검사로 간접법과 직접법이 있다.

그림 080

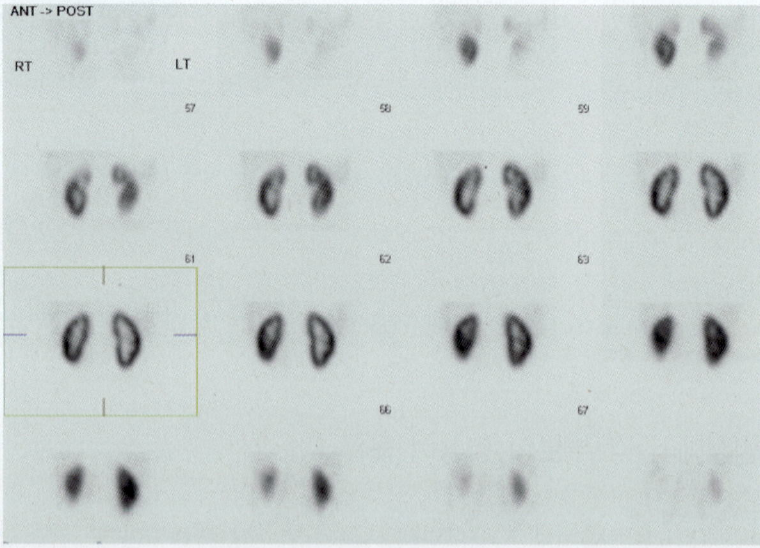

110 **그림 080** 영상에 사용된 방사성의약품은?

① ^{99m}Tc−Phytate　② ^{99m}Tc−RBC　③ ^{99m}Tc−DMSA
④ ^{99m}Tc−DTPA　⑤ ^{99m}Tc−mebrofenin

그림 081

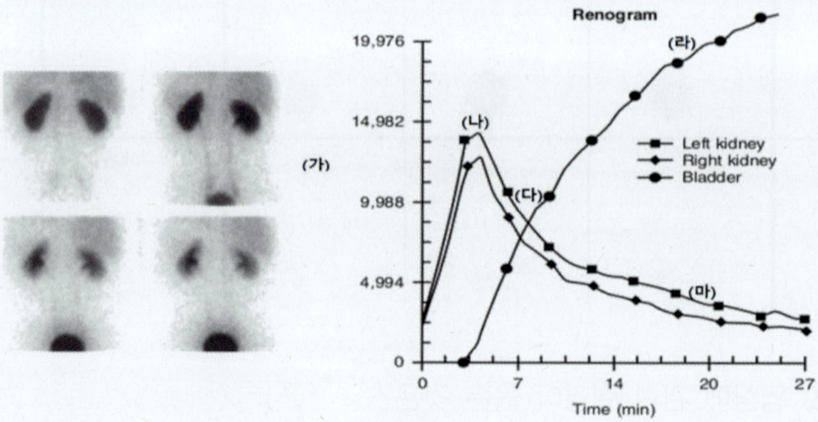

111 **그림 081** 영상을 획득하기 위해 사용되는 방사성의약품은?

① ^{99m}Tc−ECD　② ^{99m}Tc−HSA　③ ^{99m}Tc−DMSA
④ ^{99m}Tc−DTPA　⑤ ^{99m}Tc−RBC

세뇨관 분비제제의 ^{99m}Tc−MAG$_3$와 토리(사구체)여과제제의 ^{99m}Tc−DTPA가 있다.

그림 082

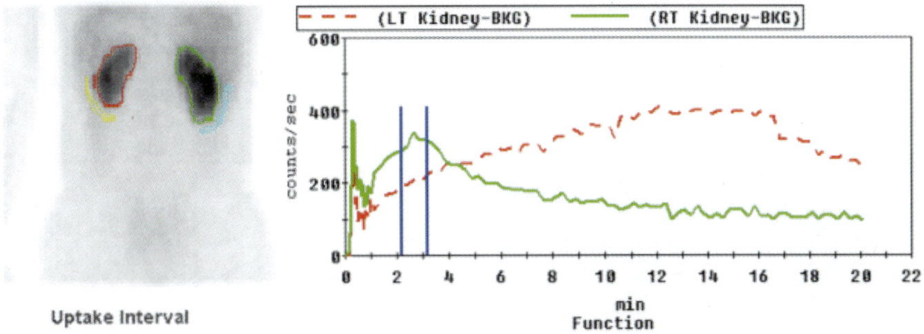

112 그림 082 요로폐쇄를 진단하기 위한 중재적 의약품 투여시간은?

① DTPA 검사 동시　② DTPA 주사 후 5분　③ DTPA 주사 후 10분

④ DTPA 주사 후 15분　⑤ DTPA 주사 후 20분

요로폐쇄를 진단하기 위한 중재적 의약품 투여는 ^{99m}Tc-MAG3, DTPA 기본 검사 후 TAC를 평가하여 라식스를 투여하고 검사한다. 정상인의 DTPA 기본검사 약 20분 소요되며 영상은 20분 후에 Lasix투여 후 검사한다.

그림 083

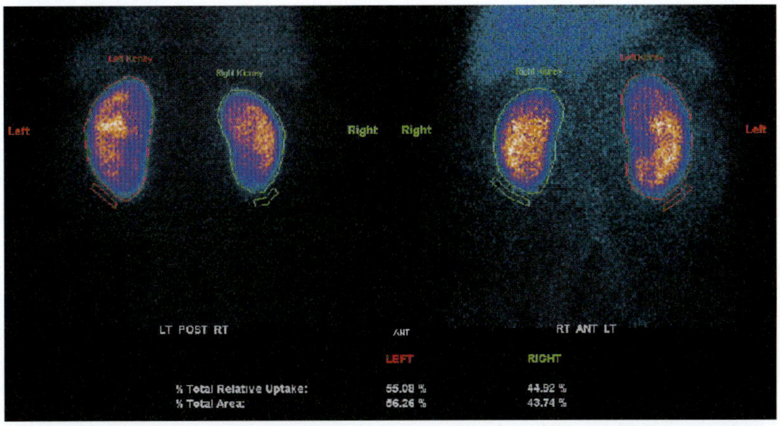

113 그림 083 영상에 관한 설명이 옳은 것은?

① 순간 정맥주사　② 동적검사 영상　③ ^{99m}Tc-DMSA 185 MBq

④ ^{99m}Tc-DTPA 370 MBq　⑤ 토리 여과

콩팥정적검사 ^{99m}Tc-DMSA는 콩팥실질(Parenchyma)제제 또는 겉질(Cortex)영상제제이다.
^{99m}Tc-DTPA : 토리 친화성 물질/^{99m}Tc-DMSA : 콩팥실질 영상
^{99m}Tc-MAG3 : 콩팥세뇨관(tubular)분비

그림 084

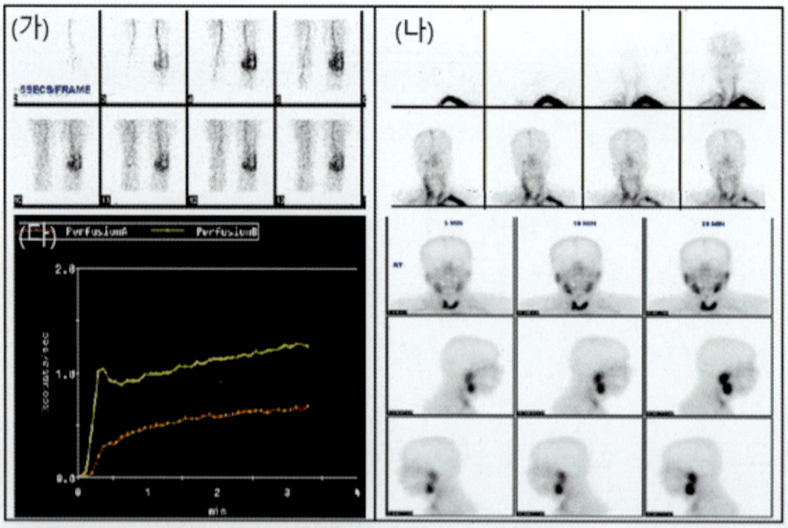

114 그림 084 영상에서 방사성의약품 투여방법은?

① 피하 주사 ② 순간 주사 ③ 경구 투여
④ 동맥 주사 ⑤ 요추 천자

3상 뼈 스캔과 침샘스캔이다. 침샘 스캔검사 시 정적영상만을 획득할 경우 정맥주사, 동적영상 획득 후 정적영상 획득 시 순간 정맥주사를 시행한다.

그림 085

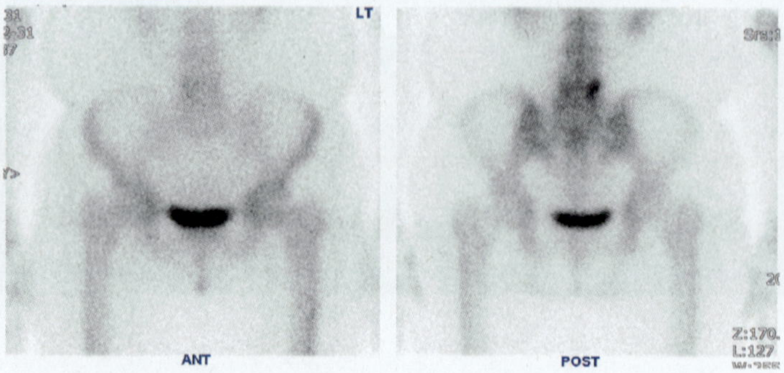

115 그림 085 영상에서 검사에 관한 설명이 옳은 것은?

① 정맥 주사와 동시에 영상 획득 ② 정맥 주사 30분 후 영상 획득
③ 정맥 주사 2~3시간 후 영상 획득 ④ 경구 투여 후 3시간 후 영상 획득
⑤ 경구 투여 후 즉시 영상 획득

뼈 검사개시 시간은 ^{99m}Tc-MDP, ^{99m}Tc-DPD는 2시간 이후로 검사 최적시간은 3~4시간, ^{99m}Tc-HDP는 1시간 이후로 최적 검사시간은 2~3시간이다.

그림 086

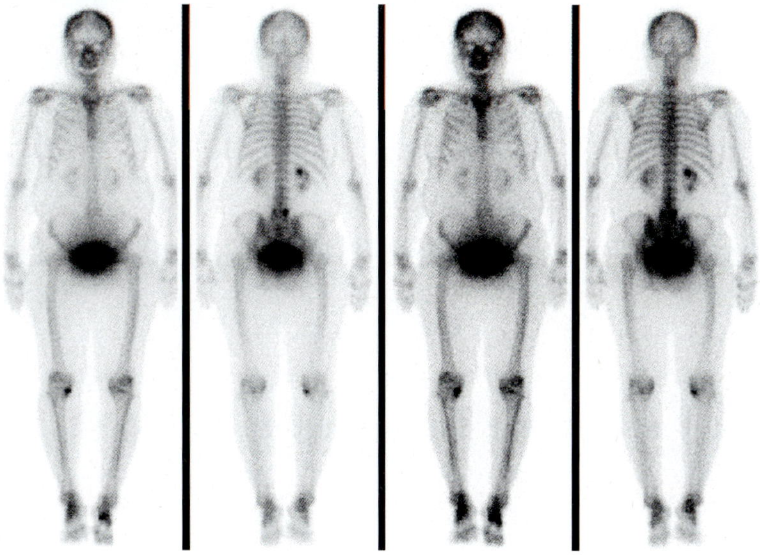

116 그림 086 영상에서 검사에 사용된 방사성의약품은?

① $^{99m}Tc-DPD$
② $^{99m}Tc-DMSA$
③ $^{99m}Tc-ASC$
④ $^{99m}TcO_4^-$
⑤ $^{99m}Tc-MAG_3$

뼈 검사에 사용되는 방사성의약품으로 ^{99m}Tc-MDP, ^{99m}Tc-HDP, ^{99m}Tc-DPD가 있다.

117 그림 086 영상에서 환자 전처치 불이행에 관한 설명이 옳은 것은?

① 표지불량
② 영상획득시간 불이행
③ 금식
④ 배뇨불량
⑤ 방사성의약품 과다투여

촬영 전 배뇨 : 주사 후 충분한 물을 섭취하고 방광을 자주 비움으로서 방광 피폭을 줄인다. 또한, 촬영 전 방광을 비우고 촬영함으로서 방광 주변 병변관찰을 용이롭게 하도록 한다.

118 그림 086 영상에서 정적 지연영상을 얻기 전에 필요한 사항은?

① 움직임 고정 필요
② 금속물질 제거
③ 오염물질 제거
④ 배뇨 필요
⑤ 수분섭취 필요

방광 충만으로 주변 골반부에 영향을 준다. 반드시 배뇨한 후 촬영한다.

그림 087

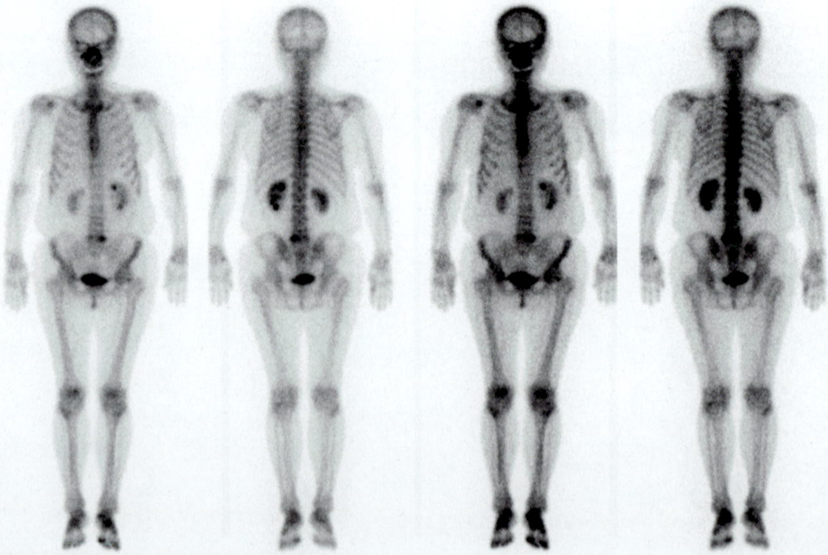

119 **그림 087** 영상의 질에 영향을 주는 것으로 옳은 것은?

① 약품 용출시간 ② 생리학적 기전 ③ 콩팥의 기능
④ 뼈 질환 ⑤ 공복혈당

뼈 검사는 수분섭취여부, 표지율(방사화학적 순도), 인체오염여부, 콩팥의 기능, 환자나이 등이 영상의 질(quality)에 영향을 주는 요인이다.

120 **그림 087** 영상을 획득하기 위해 컴퓨터 입력조건은?

① 의약품 주입시간 ② 감약보정 범위 ③ 의약품 주입량
④ 스캔속도 ⑤ 투여의약품 종류

전신 검사를 위해서는 검사 테이블 또는 검출기의 이동속도(Scan Speed)를 입력 해준다.
Exposure time per pixel(sec)을 입력함으로써 테이블이동속도(cm/min)가 정해진다.

그림 088

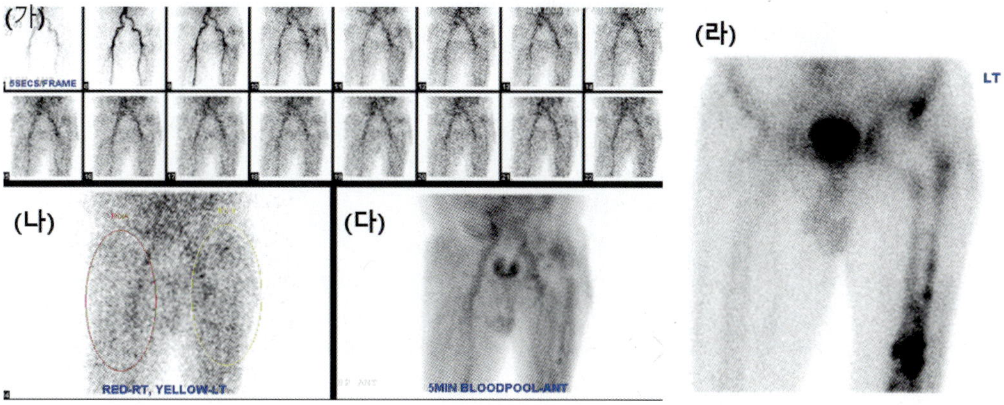

121 그림 088 영상검사의 설명으로 옳은 것은?

① 검사 전 4시간 이상 금식한다.
② 암전이 진단을 위해 시행한다.
③ 방사성의약품을 주사 후 5분 영상이다.
④ 지연 영상은 주사 후 2~3시간에 얻는다.
⑤ 염증이 있는 경우 섭취감소로 열소(cold)로 나타난다.

3상 뼈 스캔은 특별한 전처치 없음. 골수염과 봉와직염(cellulitis)의 감별진단, 뼈속질염, 교체관절 등 의 염증성질환을 평가할 때 유용하다.

122 그림 088 영상을 얻기 위한 검사시간은?

① IV 후 즉시 촬영
② IV 후 2시간 촬영
③ IV 후 4시간 촬영
④ IV 후 6시간 촬영
⑤ IV 후 8시간 촬영

영상은 삼상 뼈스캔으로 순간주사와 동시에 동적영상 획득한다. 이후 지연영상은 ^{99m}Tc-MDP, DPD는 투여 2시간 이후 가능, 지연영상을 8시간에 촬영하면 뼈의 대조도가 좋으나 검사시간이 길어지는 단점이 있다. 또한 HDP 투여 시는 1시간 이후 검사 가능/각 약품별 최적 촬영시간은 HDP 2~3시간, MDP DPD는 3~4시간이다.

그림 089

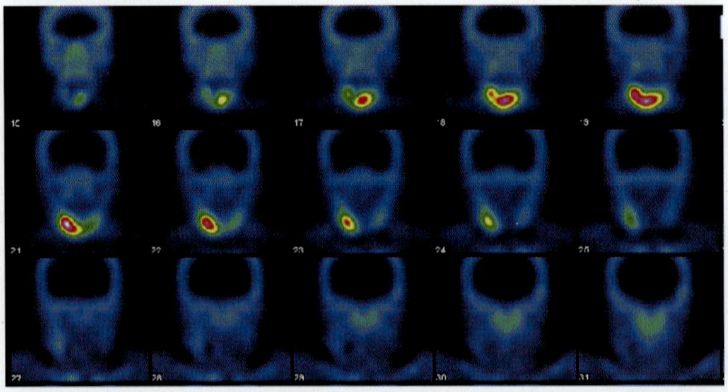

123 그림 089 영상획득 시 고려할 사항은?

① 병소크기　② 전처치　③ 회전반경
④ 재구성　⑤ 필터종류

영상획득 시 고려사항 : Matrix size, 영상획득 시간, 조준기(collimator) 종류, 회전 반경 등TMJ SPECT(Bone SPECT)로 관상면 영상. 대부분의 SPECT 재구성법은 FBP(filter backprojection)이다.

그림 090

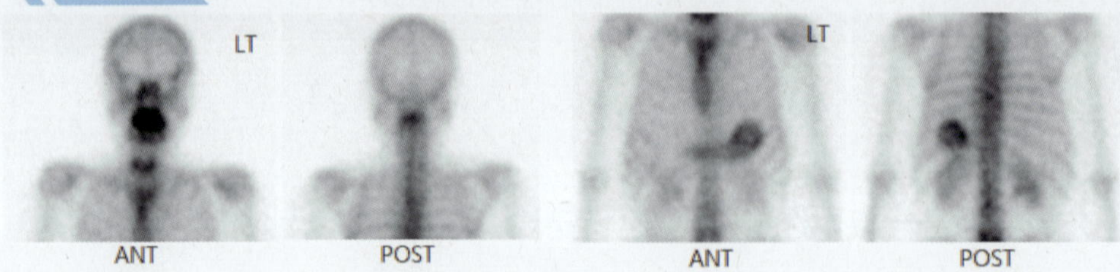

124 그림 090 영상에 관한 설명이 옳은 것은?

① 방사성의약품 표지불량　② 잘못된 조준기 선택　③ 방사성의약품 소량투여
④ 방사성의약품 선정오류　⑤ 검사 시간이 너무 빠름

Free technetium은 갑상샘, 침샘, 위 등에 집적되므로 뼈 영상에서 갑상샘과 위 등이 보이는 것은 표지가 잘못되었음을 의미한다.

그림 091

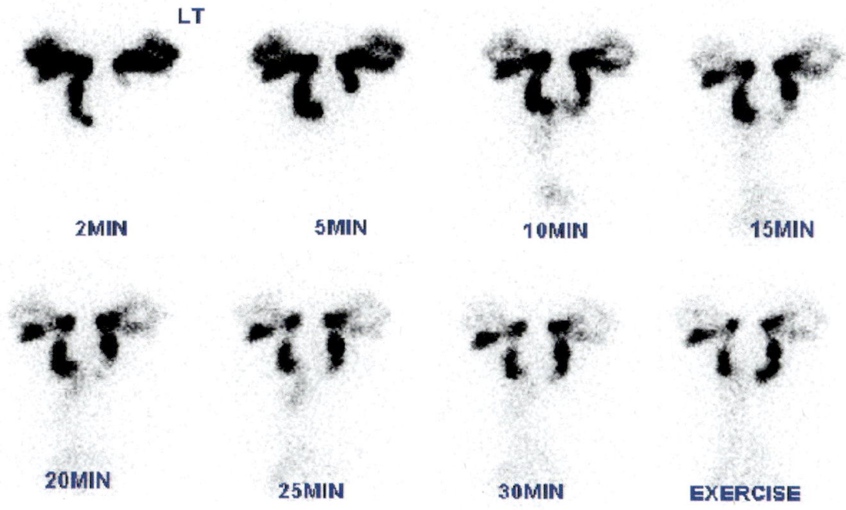

125 그림 091 영상에서 검사 목적이 옳은 것은?

① 누액의 크기 및 구조 평가
② 누액 배출기관의 기능 평가
③ 백내장 진단
④ 누공의 형태 진단
⑤ 누공의 존재 여부 진단

126 그림 091 영상에 관한 설명이 옳은 것은?

① 방사성의약품은 순간 정맥주사 한다.
② 똑바로 누운 자세로 검사를 시행한다.
③ Pin hole collimator만을 사용해야 한다.
④ 눈의 외안각에 방사성의약품을 점적 투여한다.
⑤ 약품 투여 후 2분에 양쪽 눈을 마사지 한 후 영상획득

127 그림 091 영상에서 사용한 방사성의약품은?

① ^{99m}Tc−MIBI
② ^{201}Tl
③ ^{67}Ga
④ $^{99m}TcO_4^-$
⑤ ^{99m}Tc−RBC

그림 092

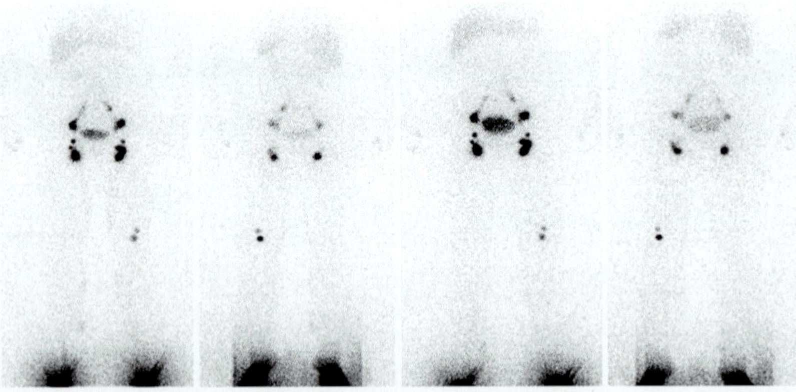

128 **그림 092** 영상에서 방사성의약품 집적기전은?

① 가스교환 ② 능동이동 ③ 세포격절
④ 세포구획 ⑤ 탐식작용

그림 093

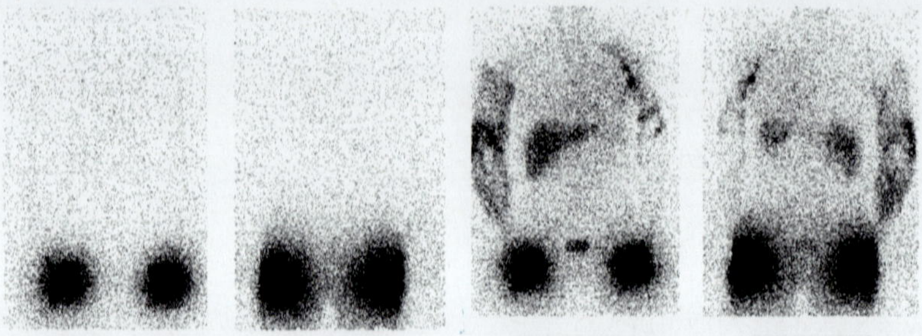

129 **그림 093** 영상에서 방사성의약품의 투여 방법은?

① 경구 투여 ② 근육 주사 ③ 정맥 주사
④ 피하 주사 ⑤ 허리뼈 천자

방사성 교질은 림프관을 통하여 림프절로 이동되며, 여기에서 대식세포에 의해 탐식된다. 따라서 과증식림프절에는 방사성 교질이 더 많이 모이며, 림프절에 암세포 전이가 있을 때는 큰 포식세포의 기능저하로 방사성 교질의 섭취가 감소된다.

130 **그림 093** 영상 검사의 목적으로 옳은 것은?

① 동맥 폐쇄유무 ② 림프관 폐쇄유무 ③ 모세혈관 폐쇄유무
④ 정맥 폐쇄유무 ⑤ 혈관 폐쇄유무

그림 094

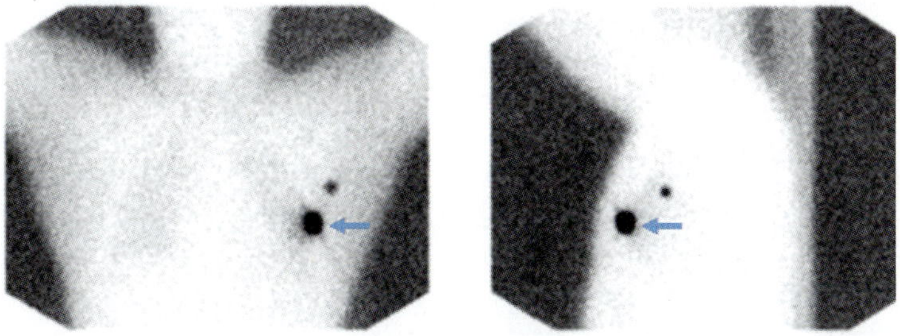
(가) (나)

131 그림 094 영상에 관한 설명이 옳은 것은?

① 유방암 진단
② ^{99m}Tc-MIBI 사용
③ 손가락 사이주사
④ 화살표는 감시림프절
⑤ 주사부위 가볍게 마사지

유방암 주변의 감시림프절을 찾는 검사. 전처치 없음/종양주위 또는 종양과 nipple의 연결선상 인접 유선주위에 피부 밑 주사하고 잘 퍼지도록 주사부위를 가볍게 마사지한다. 화살표는 주사부위

그림 095

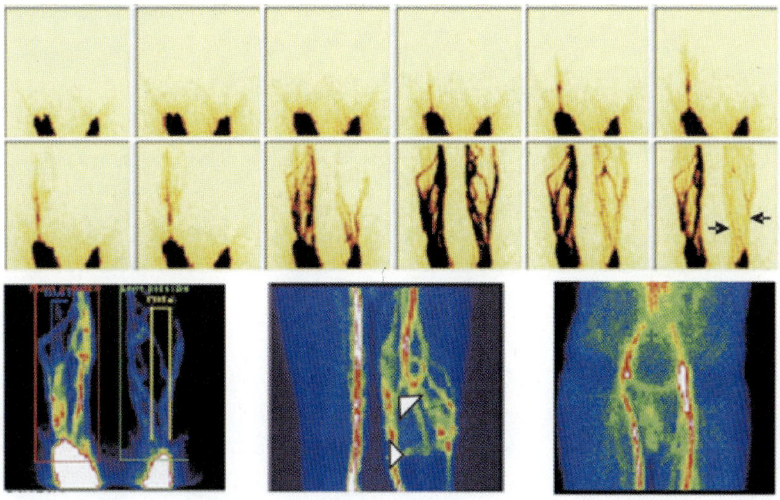

132 그림 095 영상에서 검사에 관한 설명이 옳은 것은?

① ^{131}I 370 MBq(10 mCi) 정맥주사
② 중 에너지 조준기사용
③ ^{201}Tl-chloride 555 MBq(15 mCi) 정맥 주사
④ 심부 정맥 폐쇄여부 진단
⑤ 카페인 함유 음식 섭취 금지

심부정맥 혈전증(deep vein thrombosis)의 진단, 허파색전증(pulmonary embolism)의 진단, 위대(상대)정맥, 아래(하대)정맥 폐색의 진단, 혈관기형(malformation) 등의 진단목적으로 한다. 상부: ^{99m}Tc-DTPA 하부: ^{99m}Tc-MAA 주로 이용

그림 096

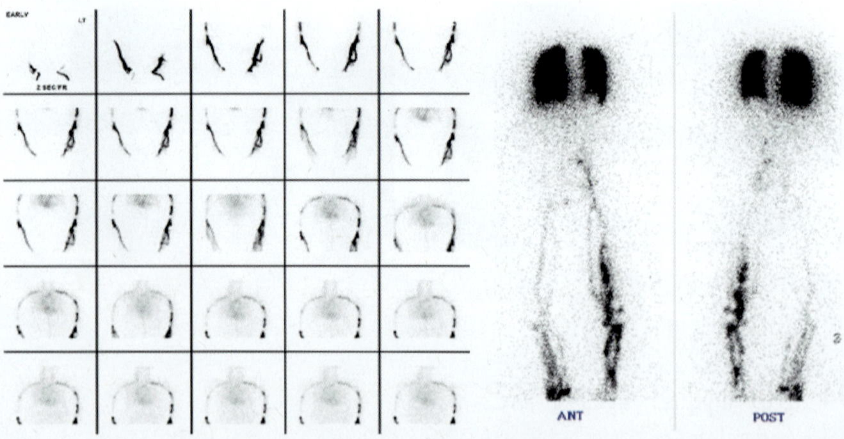

(가) (나)

133 그림 096 영상에 관한 설명이 옳은 것은?

① (가) ^{99m}Tc-MAA 사용 ② (가) 심부동맥 혈전증 진단 ③ (나) 지간사이 피하주사
④ (나) 폐가 보일 때까지 촬영 ⑤ (가)(나) 검사 전 4시간 금식

특별한 전처치는 없다. (가) 상부 ^{99m}Tc-DTPA, (나) 하지 ^{99m}Tc-MAA 사용, 심부정맥을 보기 위해서는 RBC, PYP 사용

그림 097

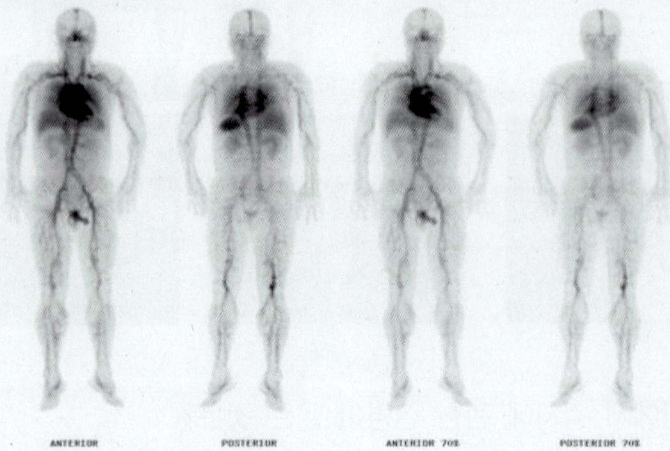

134 그림 097 영상에서 방사성의약품은?

① $^{99m}TcO_4^-$ ② ^{99m}Tc-phytate ③ ^{99m}Tc-pyrophosphate
④ ^{99m}Tc-DTPA ⑤ ^{99m}Tc-MIBI

^{99m}Tc-RBC Radionuclide Angiography

그림 098

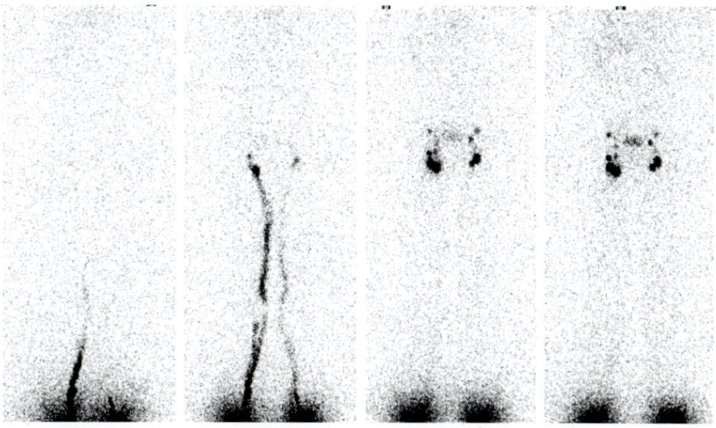

135 **그림 098** 영상에 사용하는 방사성의약품이 옳은 것은?

① $^{99m}TcO_4^-$ ② ^{99m}Tc-phytate ③ ^{99m}Tc-pyrophosphate
④ ^{99m}Tc-MIBG ⑤ ^{99m}Tc-DISIDA

그림 099

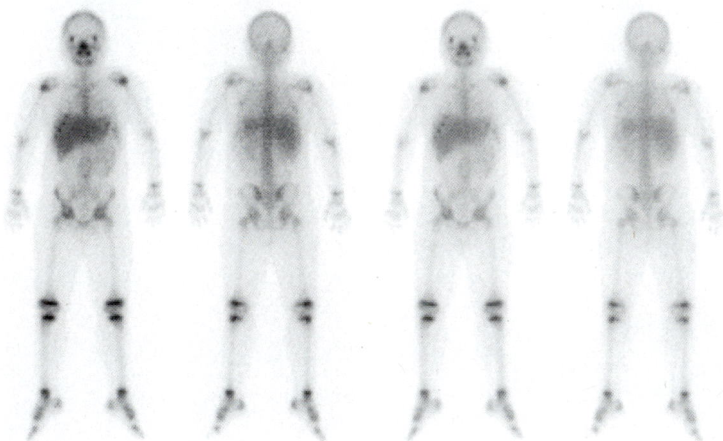

136 **그림 099** 영상의 검사명칭은?

① ^{67}Ga 신티그램 ② ^{99m}Tc-sestaMIBI 신티그램 ③ ^{123}I MIBG 신티그램
④ ^{131}I 신티그램 ⑤ ^{131}I MIBG 신티그램

^{67}Ga 전신영상은 복부, 뼈, 폐의 염증 병소를 진단하거나 악성 종양을 진단하는데 이용되며, 중 에너지 조준기를 사용한다.

그림 100

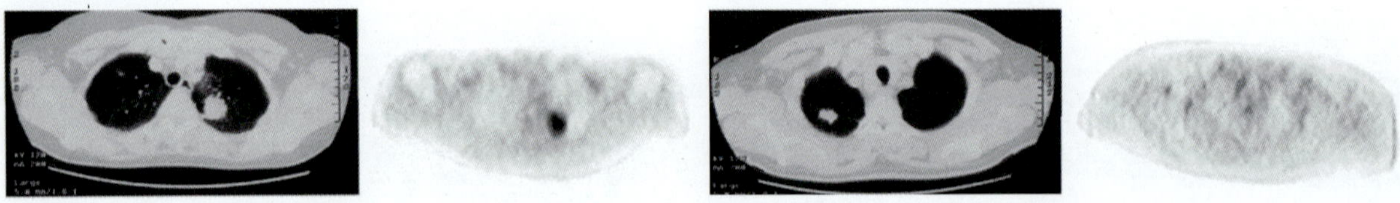

137 그림 100 영상에서 검사의 방사성의약품 집적 기전으로 옳은 것은?

① 단순 확산 ② 포도당 대사 ③ 화학적 흡착
④ 모세혈관 차단 ⑤ 능동적 이동

^{18}F-FDG는 인체의 당대사를 반영

그림 101

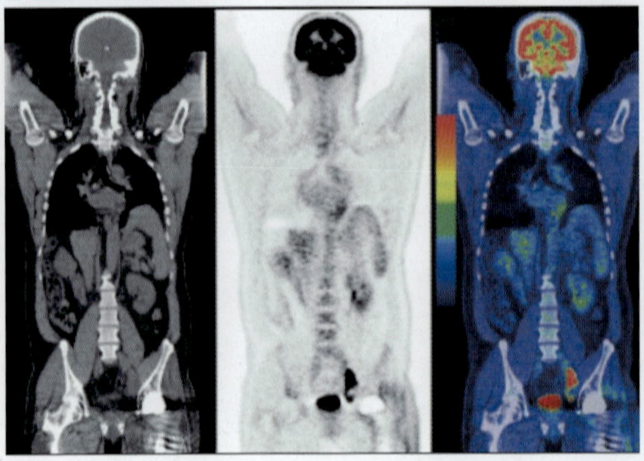

(가) (나) (다)

138 그림 101 영상에 관한 설명이 옳은 것은?

① 검출되는 방사선으로 중성자 이용
② 방사성의약품의 집적기전은 구획구분
③ 원자로에서 생산된 방사성동위원소를 이용
④ 분자량이 가볍고 반감기가 긴 원소를 주로 이용
⑤ 양전자와 전자가 만나 방출하는 소멸방사선을 이용

139 그림 101 영상에 관한 설명이 옳은 것은?

① 가: gamma image ② 나: 융합이미지 ③ 다: PET image
④ 감마핵종에 의한 감약보정 ⑤ 당대사 기전

(가) CT , (나) PET, (다) fusion 영상

그림 102

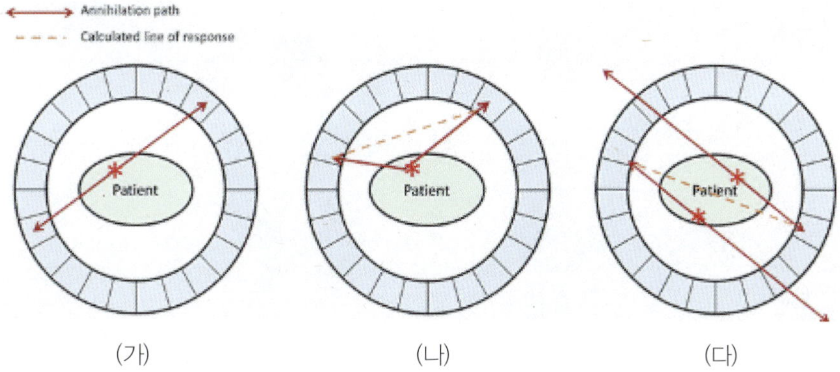

140 그림 102 영상에서 동시계수형태에 관한 설명이 옳은 것은?

① (가) Random (나) Scatter (다) True
② (가) Random (나) True (다) Scatter
③ (가) Scatter (나) Random (다) Truer
④ (가) True (나) Random (다) Scatter
⑤ (가) True (나) Scatter (다) Random

그림 103

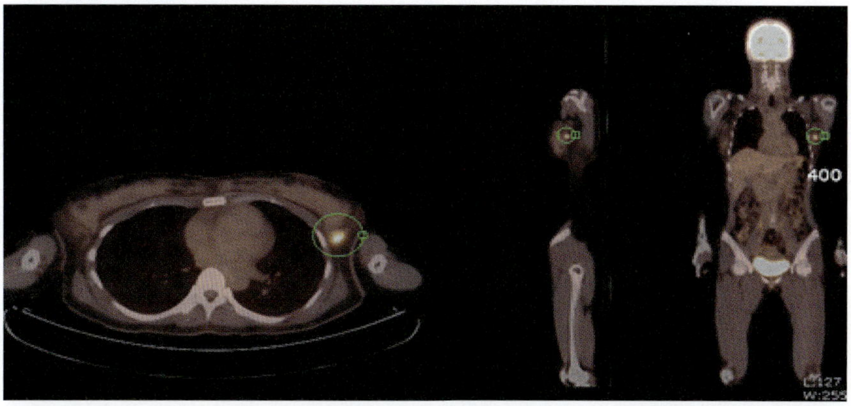

141 그림 103 영상에 사용된 방사성의약품은?

① ^{11}C-methionine
② ^{18}F-FP CIT
③ ^{18}F-FDG
④ ^{67}Ga
⑤ ^{123}I-MIBG

PET/CT영상으로 주로 ^{18}F-FDG를 이용

그림 104

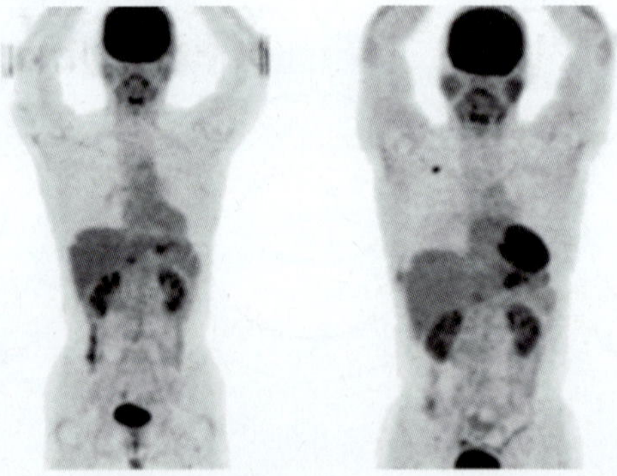

142 그림 104 영상에 관한 설명이 옳은 것은?

① 특별한 전처치가 없다.
② 양전자 방출핵종을 이용한다.
③ 약물부하 검사한다.
④ 364 keV의 감마선을 이용한다.
⑤ 이중핵종을 이용한다.

그림 105

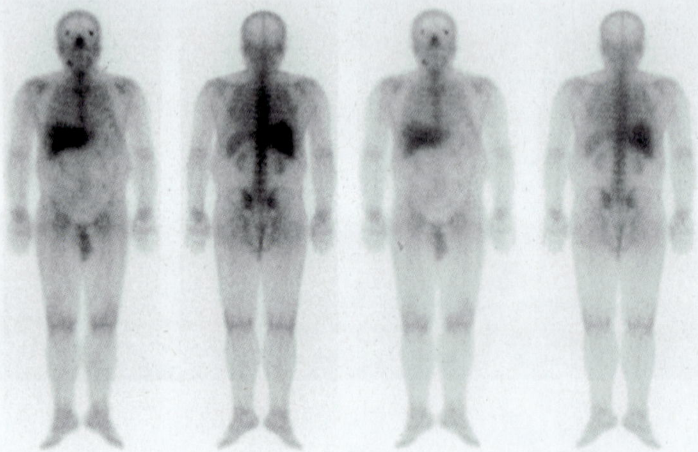

143 그림 105 영상에 관한 설명이 옳은 것은?

① 전처치로 Lugol solution 투여
② 간의 비정상적 방사능집적
③ 저 에너지 Collimator 사용
④ 염증 병소 진단 또는 악성 종양 진단
⑤ 정맥주사 1시간 후에 검사 시행

- 복부, 뼈, 폐 염증 병소의 진단, 신장의 염증성 질환 진단, 악성종양의 진단.
- 전처치: 없음 (검사 전 이완제(Laxative) 나 관장을 실시)
- ^{67}Ga 3 mCi를 정맥주사 후 24시간, 48시간, 72시간의 전신촬영을 시행
- Medium 콜리메이터 사용/대장의 방사능 확인 위해 지연영상 필요

그림 106

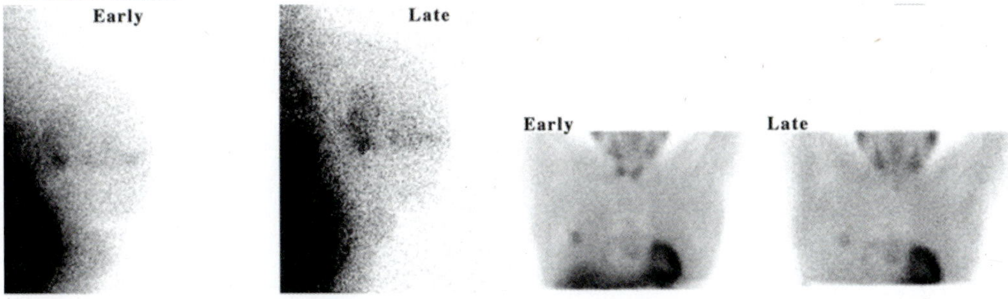

144 그림 106 영상에서 검사에 사용한 방사성의약품은?

① $^{99m}TcO_4^-$ ② ^{99m}Tc−DMSA ③ ^{99m}Tc−DTPA
④ ^{99m}Tc−RBC ⑤ ^{99m}Tc−sestaMIBI

방사성 추적자의 주사 후 20분(초기) 및 120분(후기)에 얻은 유방암의 ^{99m}Tc−sestaMIBI 이미지
^{99m}Tc−sestaMIBI는 심근 외에도 폐암, 림프종, 골육종 등 다양한 악성종양에 집적되는 성질이 있으며, 유방암 진단에 95% 이상의 감수성이 있다.

그림 107

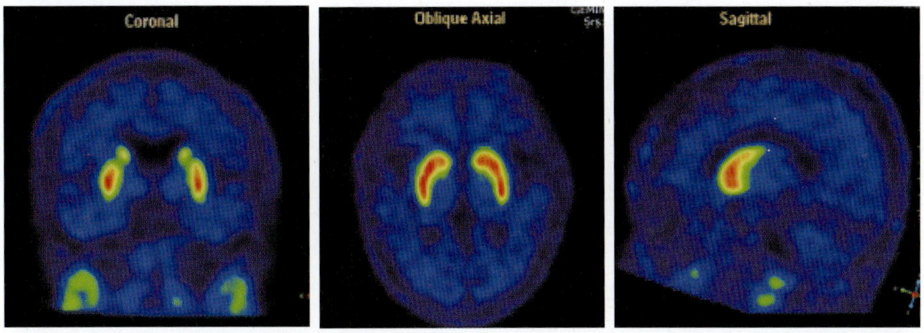

145 그림 107 영상에 사용된 방사성의약품은?

① ^{123}I−MIBG ② ^{18}F−FDG ③ ^{18}F−FP CIT
④ ^{99m}Tc−MIBG ⑤ ^{131}I

파킨슨병 진단용 PET 영상 제제

그림 108

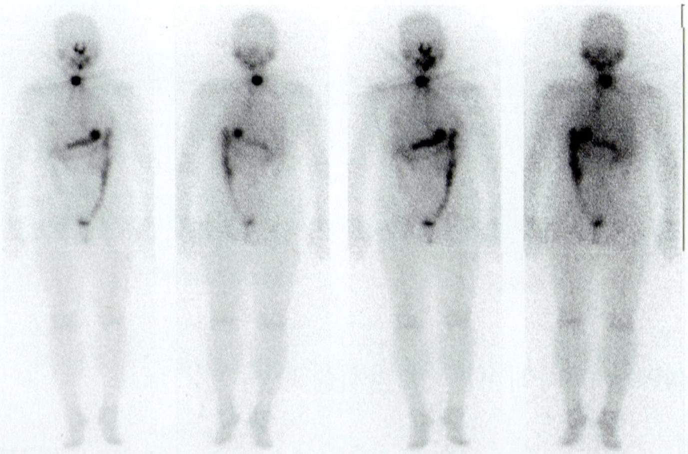

146 그림 108 영상에서 검사목적은?

① 골절 진단
② 갑상샘암의 전이 여부 진단
③ 전신 당 대사 평가
④ 림프 부종 진단
⑤ 전신 뼈 전이 진단

갑상샘암 수술 후 잔존조직 및 전이(metastasis) 유무의 평가

147 그림 108 영상획득 시간은?

① 3~6시간
② 8~12시간
③ 18~23시간
④ 48~72시간
⑤ 96시간 이상

I-131 Whole-body 영상은 갑상샘의 일부 또는 전체를 절제 수술받은 환자에서 잔류 정상 갑상샘 조직의 유무와 갑상샘암의 전이 유무를 확인하기 위해 시행하며, 방사성동위원소 투여 후 48~72시간에 검사를 시행한다.

그림 109

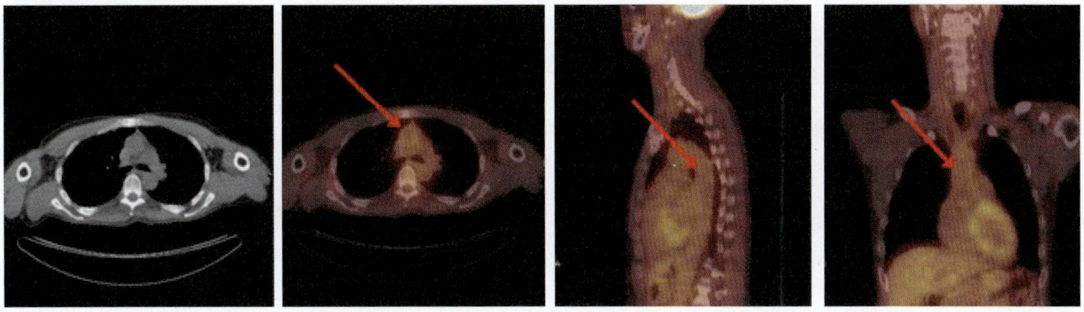

148 그림 109 영상 획득에 이용된 방사성의약품의 에너지는?

① 364 keV 감마선　② 606 keV 베타선　③ 140 keV 감마선
④ 511 keV 베타선　⑤ 511 keV 감마선

그림 110

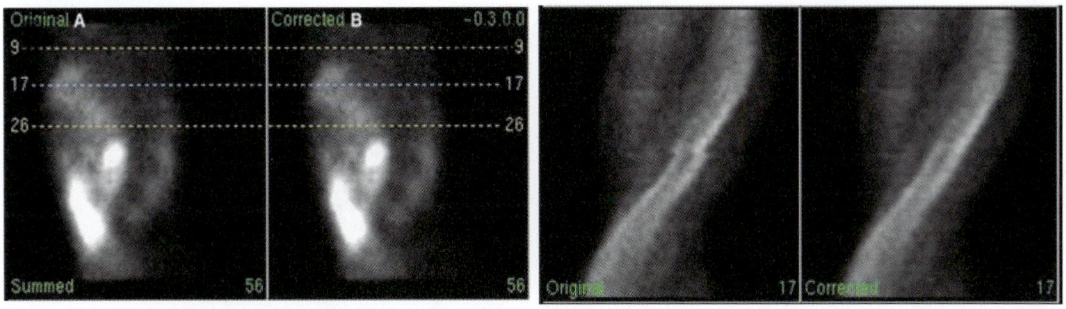

149 그림 110 영상과 가장 관계가 깊은 것은?

① 간 검사　② 뼈 검사　③ 부갑상샘 검사
④ 단층검사　⑤ 위출혈 검사

SPECT 영상은 검출기가 몸 주위를 180° 또는 360° 회전시켜 여러 각도에서 계측하여 방사성의약품의 체내분포에 대한 체적정보를 체축을 중심으로 여러 방향의 2차원 투사상을 얻고, 이를 사이노그램 형태로 변환한 후 영상 재구성 기법을 적용하여 단일광자방출핵종의 체내 분포를 영상화

그림 111

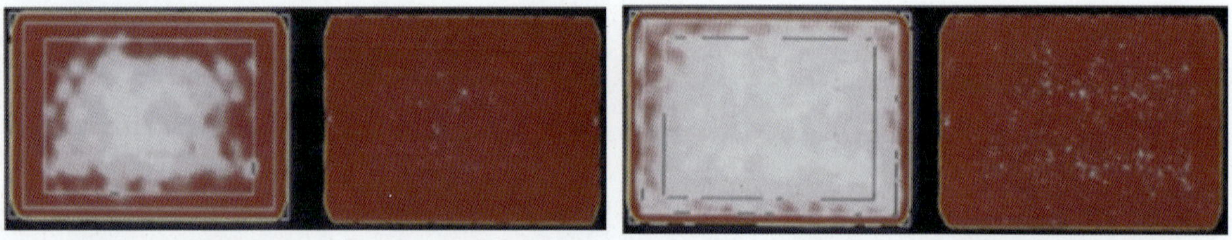

150 그림 111 영상에 관한 설명이 옳은 것은?

① 감도　② 균일성　③ 대조도
④ 분해능　⑤ 직선성

선원에 따라 검출기의 각 부위가 균일하게 반응하는가를 확인하는데 적분균일도와 미분균일도를 계산하여 검출기를 평가한다.

그림 112

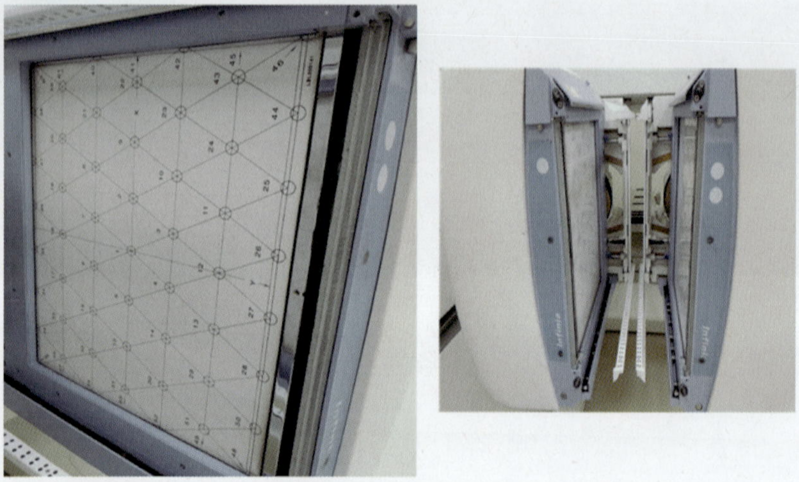

151 그림 112 영상에서 숫자가 의미하는 것은?

① 광전자 증배관의 수　② 결정체의 수　③ 균일성 보정의 수
④ 직선성 보정의 수　⑤ Collimator의 구멍

감마카메라 특성에 따라 형태와 증배관 수가 정해지며, 해상력 증가는 광전자증배관의 크기는 감소하고 개수는 증가한다.

그림 113

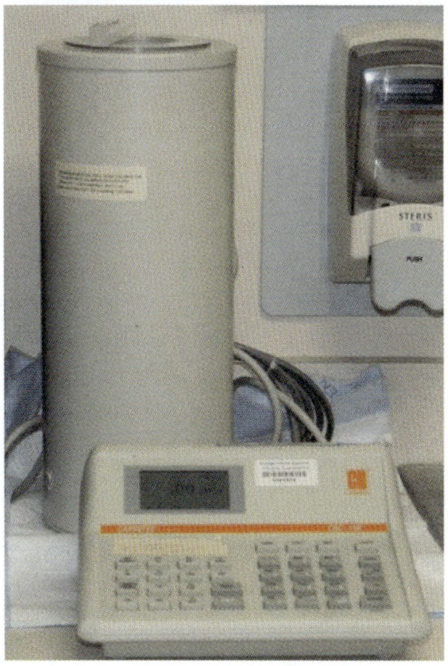

152 **그림 113** 기기의 정밀도 시험용 선원은?

① ^{18}F
② ^{125}I
③ ^{131}I
④ ^{137}Cs
⑤ ^{201}Tl

전리조(ionization chamber)는 불활성 기체로 채워져 있으며 방사선에 의하여 이온화된 양은 전기적으로 측정하는 장치. 검량기 정도관리는 ^{137}Cs, ^{133}Ba, ^{57}Co, ^{226}Ra를 사용하고, 검량기의 정확도를 검사하기 위해서는 검량기 표준선 원 중 최소 2개를 이용해야 하며 그 중 하나의 광자에너지는 100~500 keV 범위에 있어야 한다.

그림 114

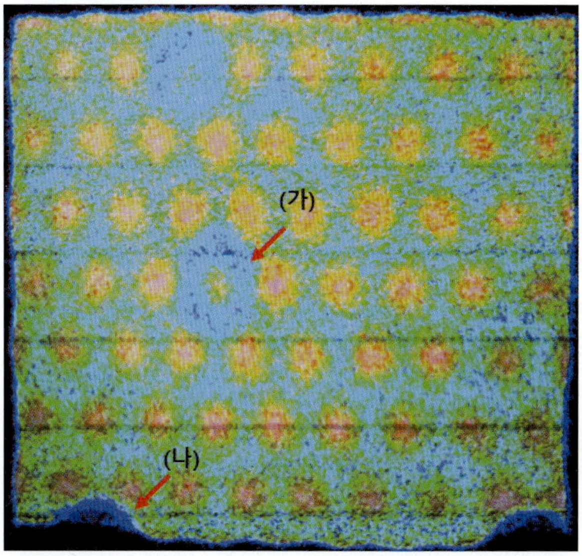

153 **그림 114** 영상에서 화살표(가), (나)의 결함이 발생되는 곳은?

① 광도관
② 음극관
③ 형광체
④ 파고분석기
⑤ 광전자증배관

(가) 광전자 증배관의 접촉 불량 (나) 광전자 증배관 고장

그림 115

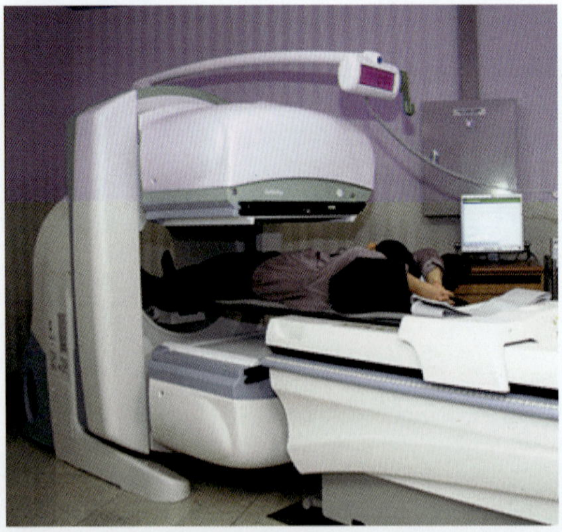

154 **그림 115** 영상에서 기기에 사용된 형광체는?

① LSO
② LYSO
③ BGO
④ GSO
⑤ NaI(Tl)

감마카메라: NaI(Tl)PET형광체 : LYSO, LSO, BGO, GSO

그림 116

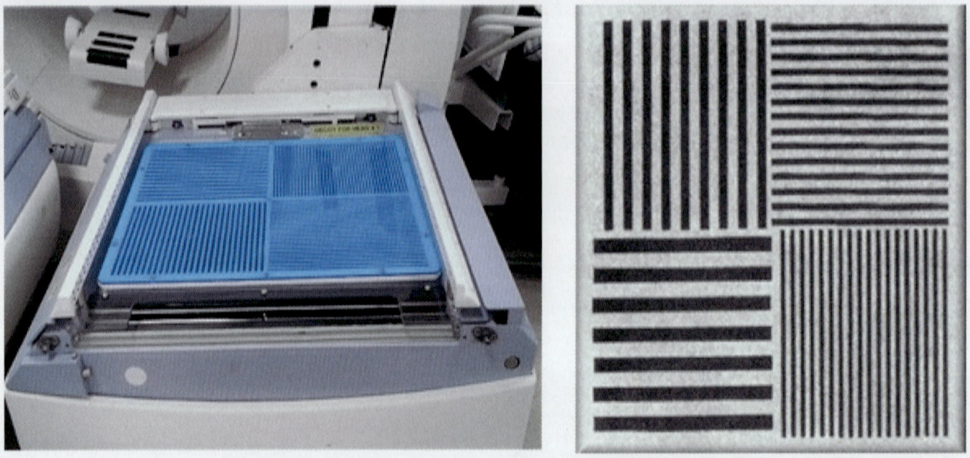

155 **그림 116** Phantom을 이용하여 측정 가능한 항목은?

① 공간분해능 측정
② 균등도 측정
③ 왜곡도 측정
④ 정확도 측정
⑤ 직선성 측정

사분막대 팬텀(four-quadrant bar phantom)

156 그림 116 영상에 사용된 기구명칭은?

① Hine-Duley bar phantom
② Four-quadrant bar phantoms
③ PLES(parallel-line equal space) phantom
④ Smith Orthogonal Hole Phantom
⑤ Anger phantom

- Hine-Duley phantom : 공간분해능, 왜곡도, 균등도, 직선성
- Four quadrant bar phantom : 공간분해능(왜곡도, 균등도, 직선성)
- PLES(Parallel Line equal Space) phantom : 왜곡도, 균등도, 직선성
- Anger& Star phantom : 공간분해능
- Smith orthogonal hole phantom : 직선성

그림 117

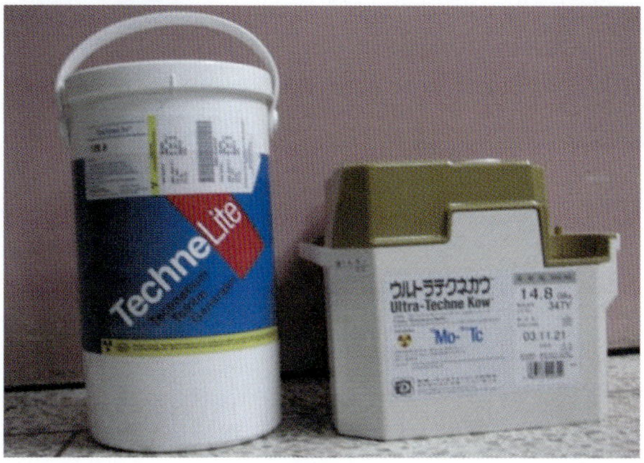

157 그림 117 영상에 대한 설명은?

① 모핵종은 ^{99m}Tc으로 반감기는 6시간
② ^{99}Mo-^{99m}Tc Generator
③ ^{99}Mo은 원자로나 사이클로트론에서 담체로 생산
④ ^{99}Mo의 반감기는 77시간
⑤ ^{99m}Tc을 Generator에서 최대로 용출할 수 있는 시간 간격은 2시간이다.

Milking : 1일 간격으로 생리식염수를 주입시켜 ^{99m}Tc을 용출해 내는 과정

그림 118

(가) (나) (다)

158 그림 118 영상을 획득하기 위한 사용핵종으로 옳은 것은?

① ^{18}F
② ^{125}I
③ ^{81m}Kr
④ ^{99m}Tc
⑤ ^{201}Tl

섬광카메라의 내인성 균등도 정도관리에 많이 $^{99m}TcO_4^-$를 이용/조준기 제거 후 검사

159 그림 118 (가)에 관한 설명이 옳은 것은?

① 감도 – 매 1년 검사 ② 균등도 – 매분기 검사 ③ 균등도 – 매일 검사
④ 해상력 – 매월 검사 ⑤ 해상력 – 매일 검사

감마카메라의 균등도 검사는 매일 검사 전 실시한다.

그림 119

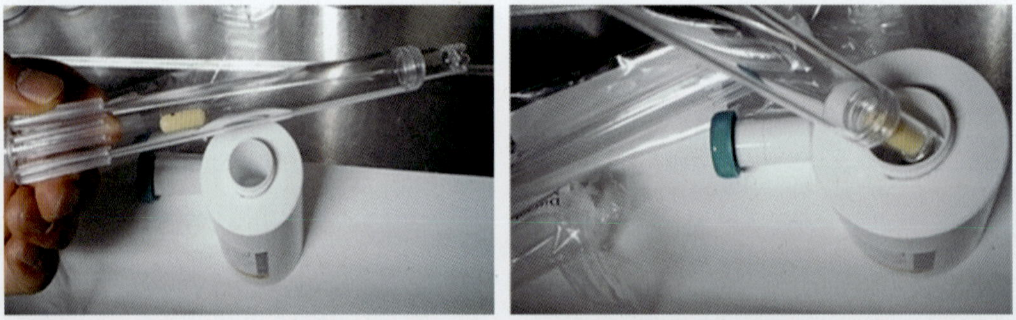

160 그림 119와 가장 관계가 깊은 것은?

① 양전자 단층촬영 ② 염증검사 ③ 갑상샘암치료
④ 소화관 출혈 ⑤ 정도관리

그림 120

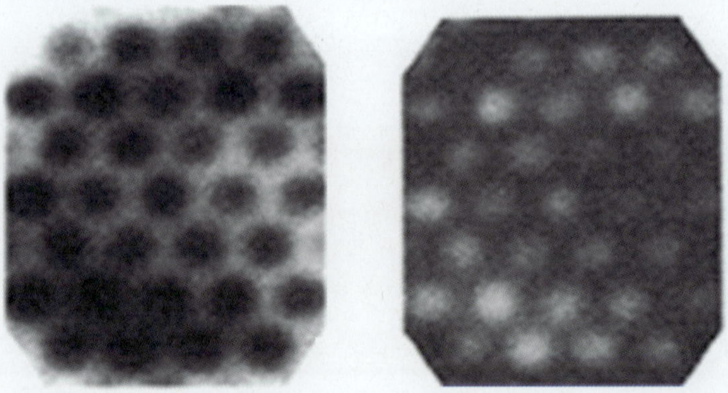

161 그림 120 영상에서 가장 먼저 확인해야 할 사항은?

① 계수율 ② 설정된 광절정
③ Collimator 이상 ④ 장비의 오염유무
⑤ 분해능

감마카메라 영상의 균일도(Uniformity)에서 변화가 생겼을 때 제일 먼저 점검 하여할 사항으로 설정된 광절정(Photopeak)이다.

그림 121

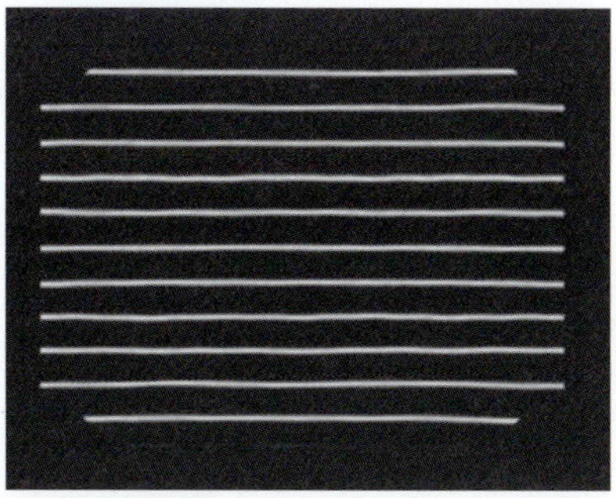

162 **그림 121**과 같은 결과가 예상되는 영상은?

①

②

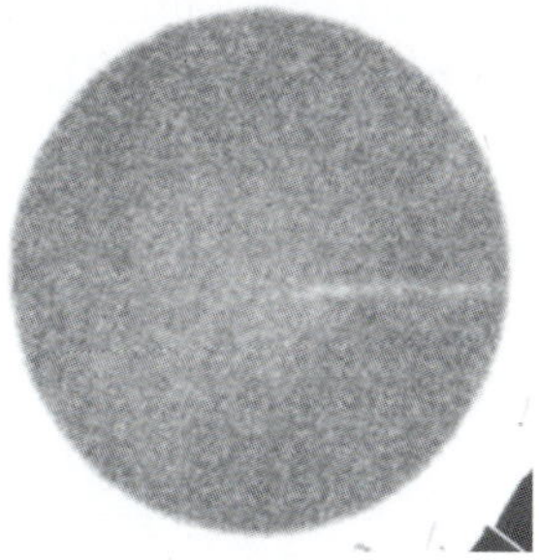

③

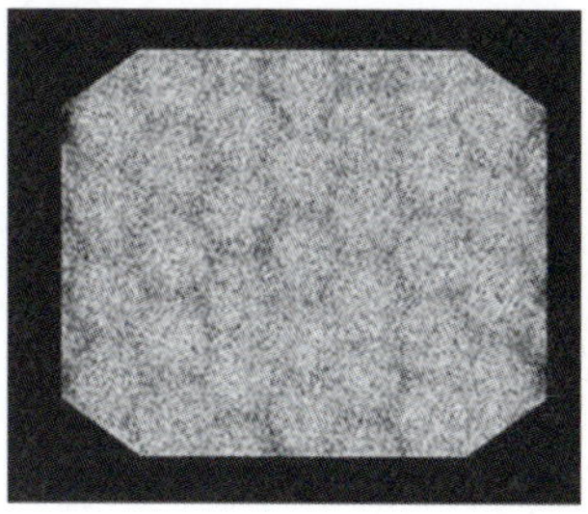

④

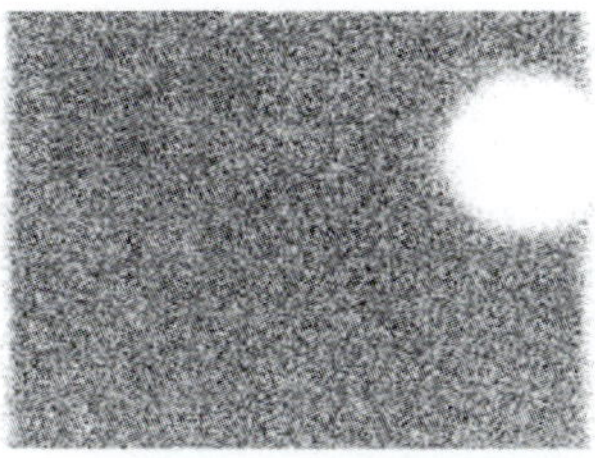

⑤

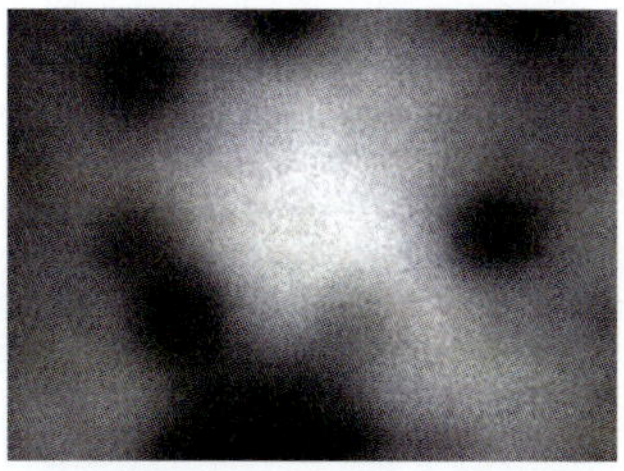

부적절한 피크에너지로 인한 물결 모양의 비선형성의 일반적인 모양을 보여준다. 이는 PM 튜브의 왜곡 포함 이미지 불균일성에 큰 영향을 줄 수 있다.
② 격벽의 물리적 손상에 의한 영상
④⑤ PM tube고장으로 인한 미작동

그림 122

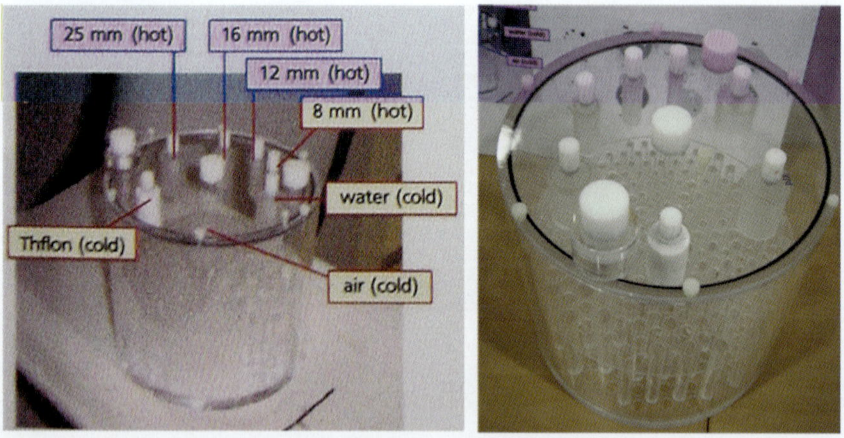

163 그림 122 SPECT & PET Phantom에 관한 설명이 옳은 것은?

① 감마선 분포　② 균일도 측정　③ 산란선 측정
④ 분해능 측정　⑤ 왜곡도 측정

단층영상을 획득한 후 각 Spheres 크기를 구별해내는 능력을 평가 – 해상력측정

그림 123

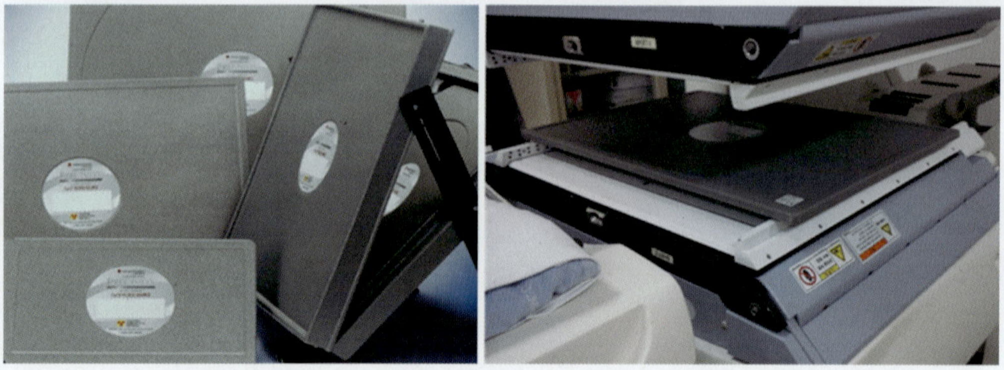

164 그림 123 영상에서 기구명칭은?

① $^{99m}TcO_4^-$ Point source　② 4분면팬텀　③ Water flood phantom
④ $^{99m}TcO_4^-$ flood phantom　⑤ ^{57}Co flood phantom

그림 124

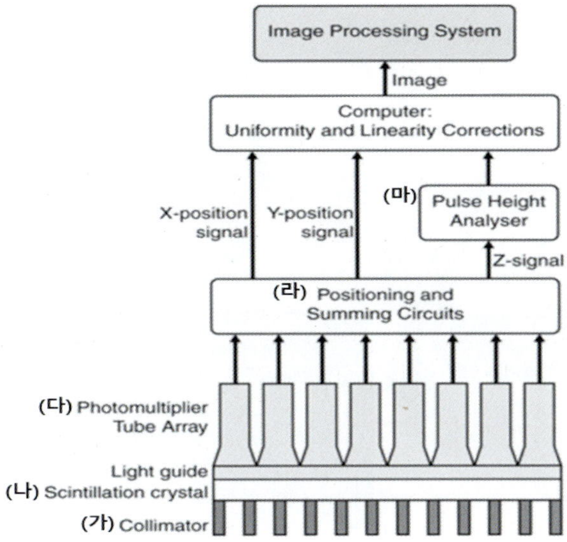

165 **그림 124**에서 환자에서 나오는 감마선에 의해 광전효과가 발생하는 부분은?

① 가
② 나
③ 다
④ 라
⑤ 마

감마카메라 단면도로 형광체의 NaI(Tl) Crystal은 광전효과에 의해 빛이 발생.

166 **그림 124** (가)의 역할은?

① 빛을 전기적신호로 변환 ② 방사선 종류 선택 ③ 에너지 범위 설정
④ 산란 감마선 차단 ⑤ LYSO 사용

검출기의 조준기는 환자에서 나오는 컴퓨턴 산란된 감마선차단하며 에너지나 목적에 따라 종류가 다양하다.

167 **그림 124** (마)에 관한 설명이 옳은 것은?

① 베타선 취사선택 ② 입사에너지의 범위를 설정 ③ 입사에너지 증폭
④ 사용핵종 선택설정 ⑤ 재구성 필터설정

입사에너지 범위 설정은 파고분석기에서 이루어진다.

그림 125

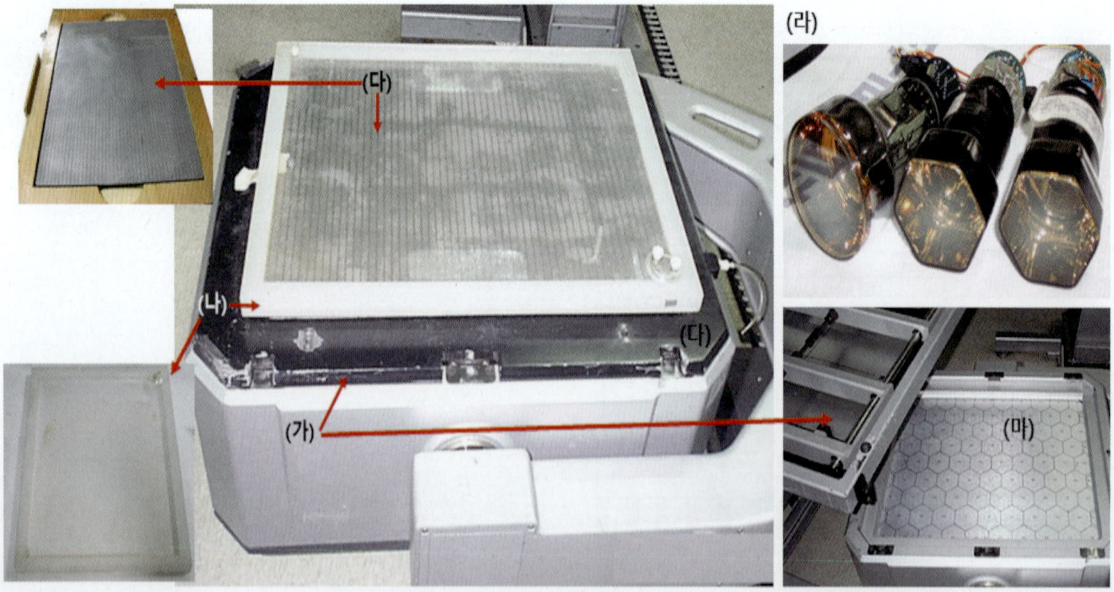

168 그림 125 영상(다)에 관한 설명이 옳은 것은?

① 해상도 평가 ② 에너지 평가 ③ 균일도 평가
④ 선예도 평가 ⑤ 직선성 형가

PLES phantom

169 그림 125 영상에서 입사에너지와 가장 관계가 깊은 것은?

① 가 ② 나 ③ 다
④ 라 ⑤ 마

감마카메라 조준기는 에너지에 따라 고, 중, 저에너지용으로 구분 사용됨

170 그림 125 영상에 사용되는 형광체는?

① BGO ② LSO ③ LYSO
④ YSO ⑤ NaI(Tl)

171 그림 125 영상(라)에서 사용목적이 옳은 것은?

① 산란선 제거 ② 형광증폭 ③ 출력전압 증폭
④ 출력영상 증폭 ⑤ 광전자 증폭

그림 126

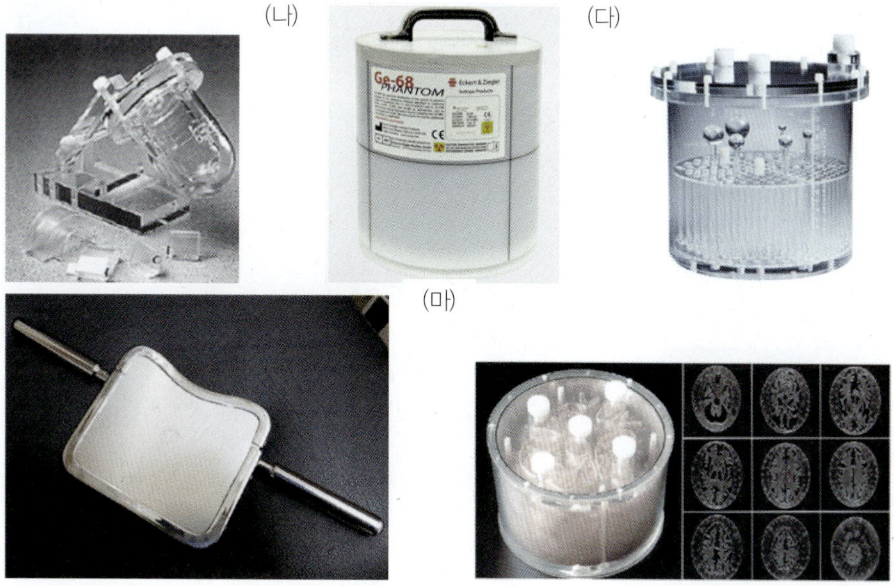

172 그림 126 PET에 사용되는 일일 품질관리용 팬톰은?

① 가　　② 나　　③ 다
④ 라　　⑤ 마

(가) Cardiac Insert Phantom
(나) ^{68}GE-Cylindirical Phantom : 2D 및 3D 정규화 및 PET 및 PET-CT 시스템의 테스트
(다) Jaszczak SPECT 팬텀
(라) B-filter
(마) Phantom II Hoffman 3D Brain Phantom-뇌구조 표현

173 그림 126 공간분해능 평가 SPECT 품질관리용 팬톰인 것은?

① 가　　② 나　　③ 다
④ 라　　⑤ 마

174 그림 126 QC Phantom이 옳지 않은 것은?

① 가　　② 나　　③ 다
④ 라　　⑤ 마

그림 127

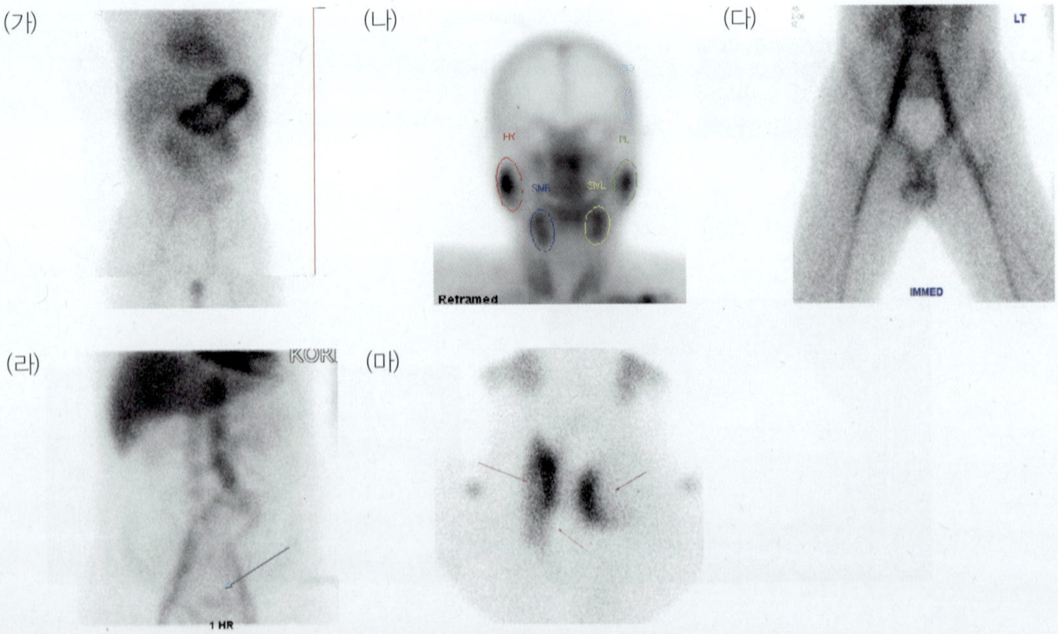

175 **그림 127** 영상에 사용된 방사성의약품으로 옳지 않은 것은?

① 가　　② 나　　③ 다

④ 라　　⑤ 마

(가) 위점막 검사(Meckel's Diverticulum scan)
(나) 침샘 검사(Salivary gland scan)
(다) 고환 검사(Testicular scan)
(라) 위장관출혈 검사(GI bleedibg scan) : ^{99m}Tc-RBC 또는 PYP사용
(마) 갑상샘 검사(Thyroid gland scan)

그림 128

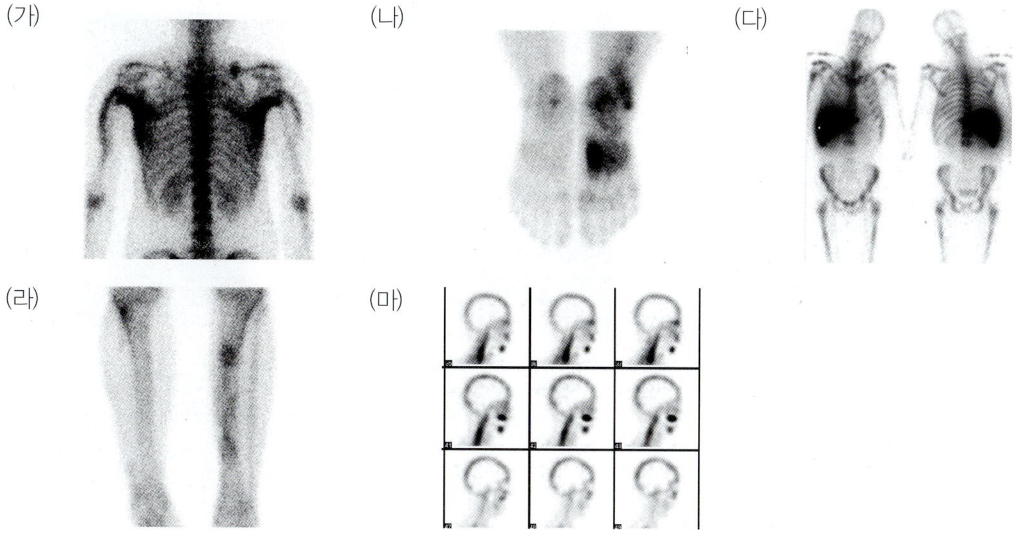

176 **그림 128** 영상에 사용된 방사성의약품이 서로 <u>다른</u> 것은?

① 가　　② 나　　③ 다
④ 라　　⑤ 마

(가) Rhabdomyolysis의 Bone scan (나) Bone scan (다) ^{99m}Tc-sulfur colloid bone marrow scan (라) Bone scan (마) Bone SPECT

그림 129

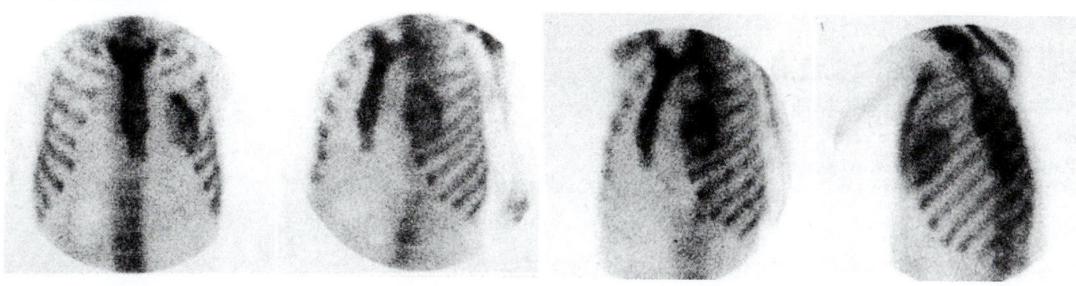

177 **그림 129** 영상과 생리학적 집적기전이 같은 것은?

① 간 검사　　② 뼈속질 검사　　③ 지라검사
④ 허파 관류검사　　⑤ 뼈 검사

영상은 급성 심근경색증 진단의 ^{99m}Tc-Pyrophosphate(PYP)영상, 물리화학적 흡착.

그림 130

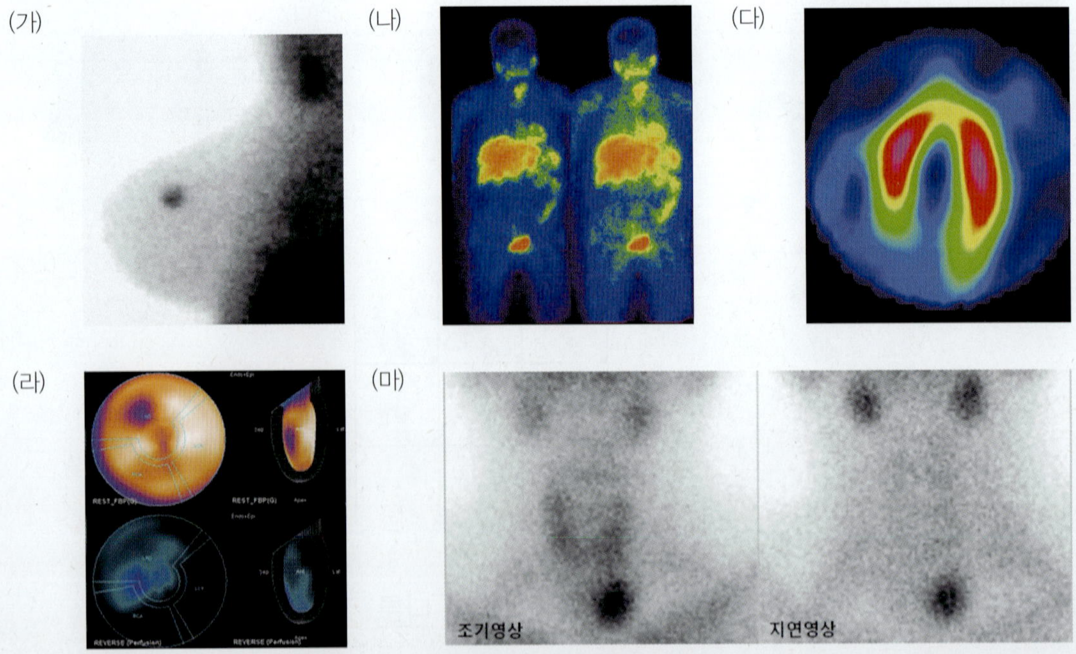

178 그림 130에 공통으로 사용된 방사성의약품은?

① ^{99m}Tc-HMPAO ② ^{99m}Tc-RBC ③ ^{99m}Tc-DISIDA

④ ^{99m}Tc-MIBI ⑤ ^{99m}Tc-DTPA

^{99m}Tc-MIBI는 심근외 종양에 섭취/표지율을 높이기 위해 뜨거운 물에 10분 동안 중탕한다. 그 외에도 MAG3(10분), ASC(30분) 등이 중탕으로 표지시킨다.

(가) ^{99m}Tc-Sestamibi Scintimammography(유방 검사)

(나) ^{99m}Tc-Sestamibi WBS(종양 검사)

(다) 심근관류 스펙트

(라) 심근관류 스펙트 극성지도(polar map)

(마) 부갑생샘 검사(조기영상 20분, 120분 지연영상)

그림 131

(가) (나) (다)

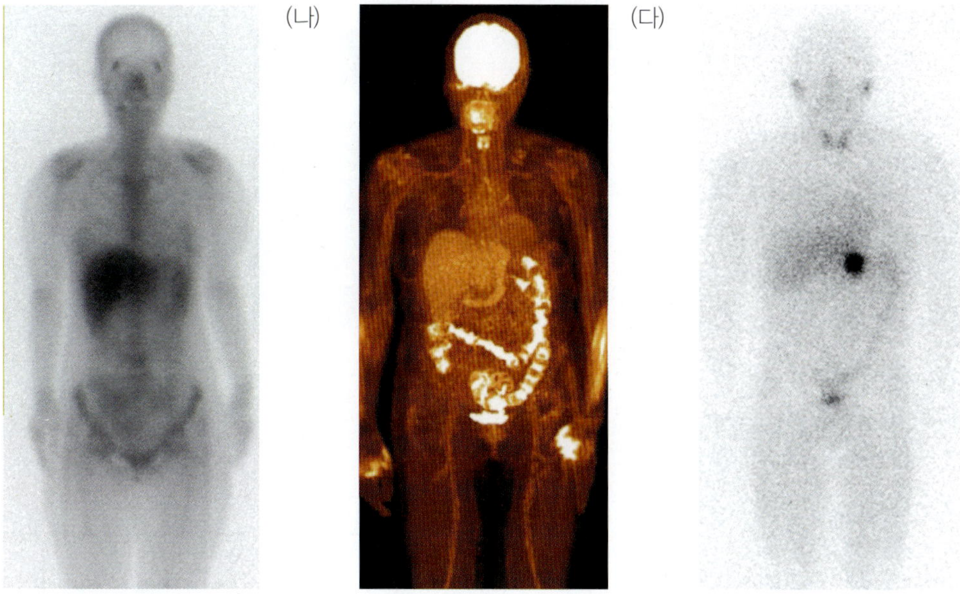

(라) (마)

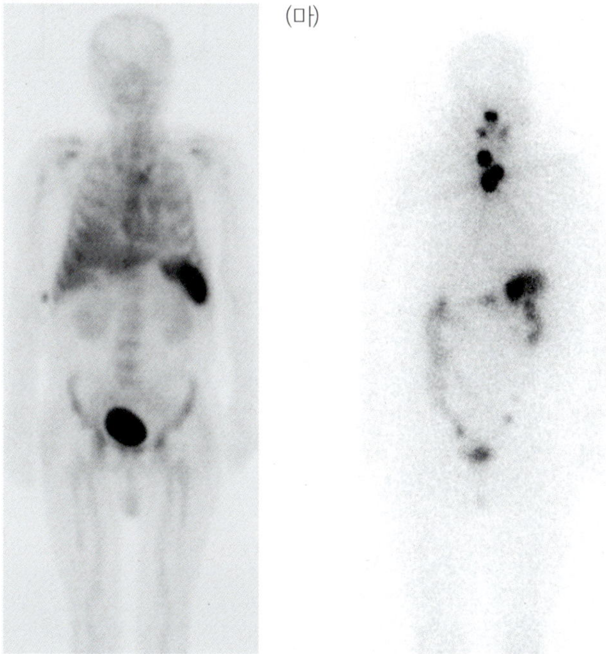

(가) ^{67}Ga Tumor스캔
(나) ^{18}F-FDG PET(MIP)
(다) ^{131}I-MIBG 48시간
(라) ^{99m}Tc-HMPAO WBC
(마) ^{131}I WB scan 30 mCi

179 그림 131 영상에서 갈색세포종이 진단 목적인 것은?

① 가 ② 나 ③ 다
④ 라 ⑤ 마

갈색세포종 검사를 위해 ^{131}I-MIBG 또는 ^{123}I-MIBG를 이용한다. MIBG는 냉동상태에서 공급.
^{131}I-MIBG는 감마선외 베타선도 방출함으로 치료에도 이용된다(악성전이성 갈색세포종 중 일부는 MIBG를 강하게 섭취하므로).

그림 132

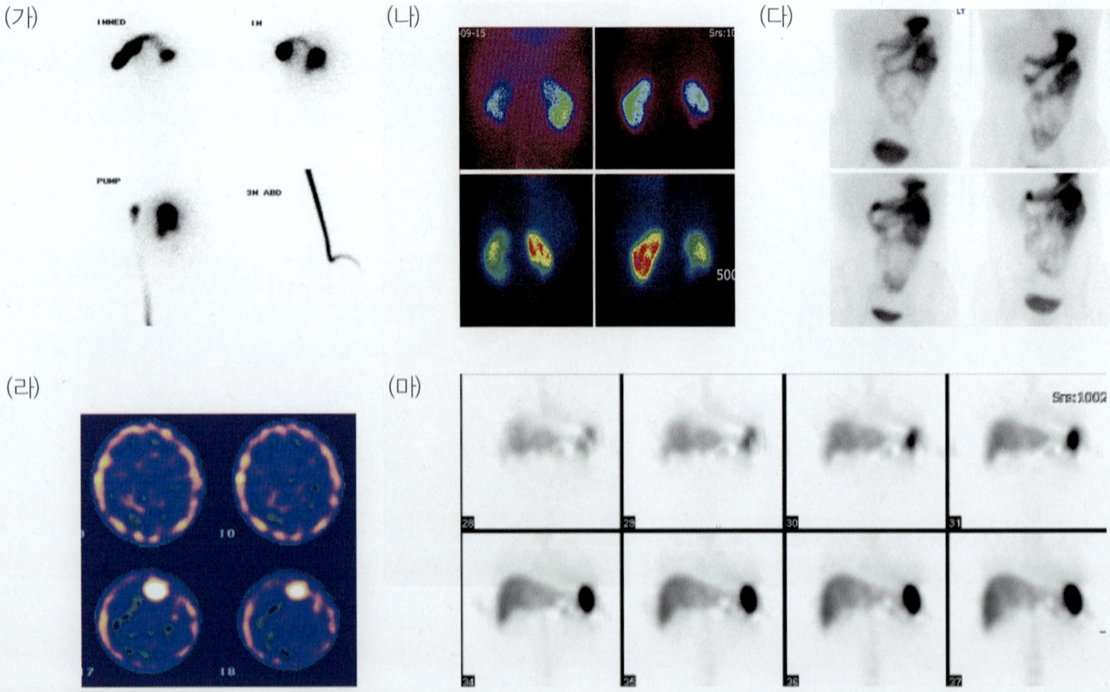

180 그림 132 물뇌증 수술 후 기능적 평가를 위한 영상은?

① 가　　② 나　　③ 다
④ 라　　⑤ 마

(가) 뇌실단락 검사: 물뇌증(수두증, hydrocephalus) 치료를 위해 만들어 놓은 저장소(reservoir)에 수술 후 기능적 평가를 위해 방사성의약품을 주사한 후 저장소에서 빠져나가는 방사능의 양을 영상화하여 단락(shunt)의 기능을 확인하기 위해 시행하는 검사
(나) DMSA 검사　(다) 멕켈 검사　(라) ^{201}Tl SPECT　(마) 지라(Spleen) SPECT(^{99m}Tc-sulfur colloid)

181 그림 132 검사 전 금식이 필요한 영상으로 옳은 것은?

① 가　　② 나　　③ 다
④ 라　　⑤ 마

가, 나, 라, 마 : 전처치 없음
(다) 최소 4~12시간 이상 금식(NPO)해야 하며 위액분비를 억제시켜 $^{99m}TcO_4^-$가 소장내로 이행을 억제하기 위하여 H_2 Blocker(cimetidine), 라니티틴(ranitidine) 등을 1~2일 전부터 투여
(라) ^{201}Tl 섭취 정도는 악성도 반영, ^{201}Tl 또는 ^{99m}Tc-MIBI을 이용한 뇌종양의 진단 및 등급을 결정하는데 사용되며 종양부위가 양성(hot spot)상

그림 133

[보기]

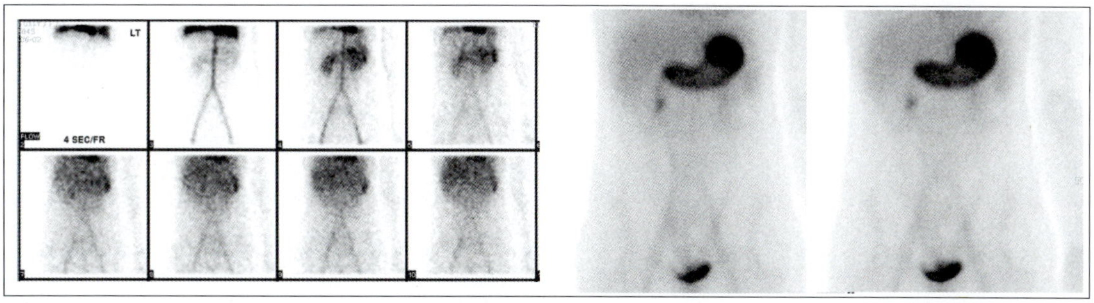

(가)

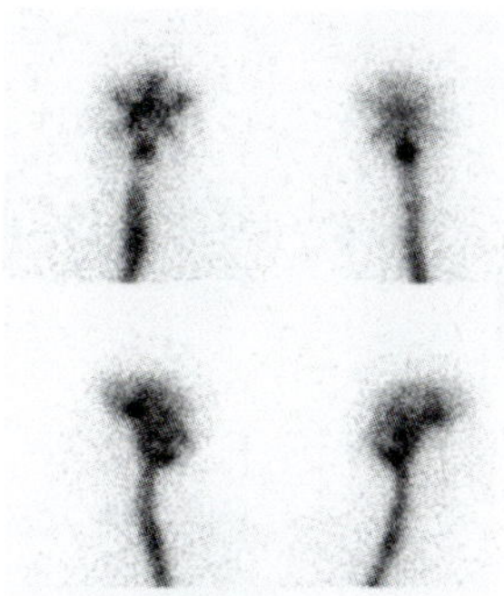

(나)

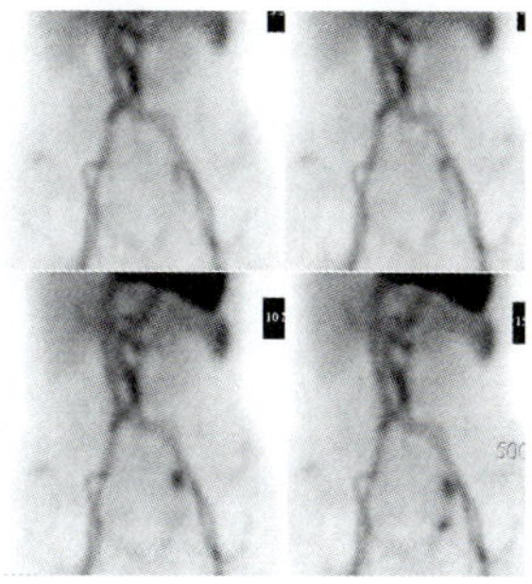

(다)

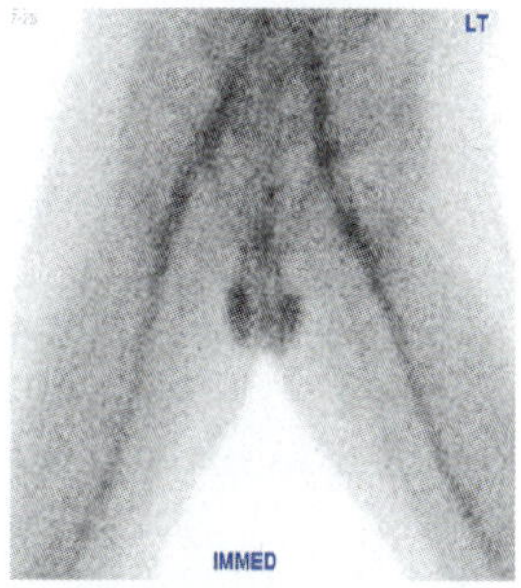

(라)

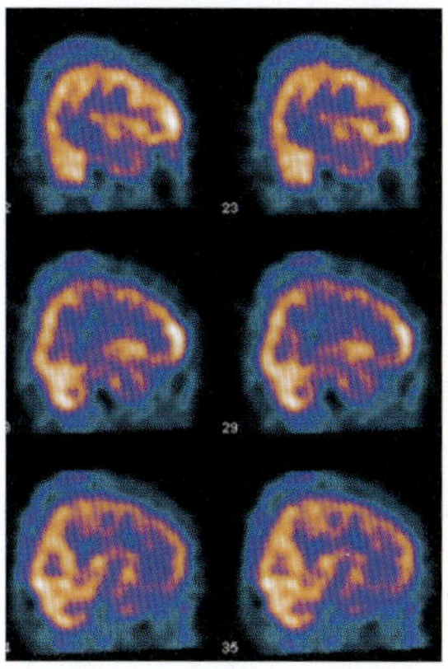

(마)

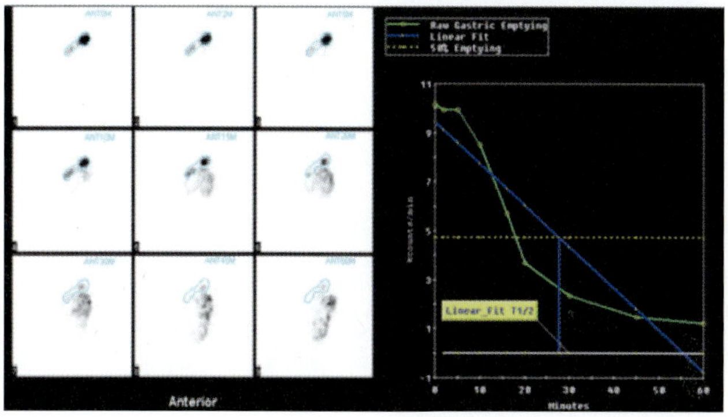

182 그림 133 보기와 동일한 방사성의약품을 사용한 영상은?

① 가 ② 나 ③ 다

④ 라 ⑤ 마

보기의 영상은 $^{99m}TcO_4^-$를 사용한 멕켈 검사이다. $^{99m}TcO_4^-$를 사용하는 검사는 침샘, 갑상샘, 멕켈, 뇌 검사, 고환 검사 등이 있다.

(가) 뇌조신티그라피(Cisternogрaphy)-DTPA

(나) 위장관출혈 신티그라피(Gastrointestinal Bleeding Scintigraphy) RBC, PYP, Phytate

(다) 고환/음낭 신티그라피(Testicular/Scrotal Scintigraphy) : $^{99m}TcO_4^-$

(라) Brain SPECT(HMPAO, ECD)

(마) 위배출시간(GET) ^{99m}Tc-DTPA, Colloid, Phytate

183 그림 133 (마) 영상으로 설명이 옳은 것은?

① 위장출혈 TA-curve　② 위-식도 역류스캔　③ 위장배출 유동식
④ 위장배출 고형식　⑤ 관심영역 후면상이용

일반적인 위장배출시간의 반감기는 유동식 약 12분, 고형식 약 50분(normal : 60±20분 Abnormal 〉 90분) 내외/정상인에서의 유동식과 고형식의 위장배출양상은 고형식은 S자형, 유동식은 지수적 배출양상을 보인다./기하학적 평균을 위해 앞면 후면에 관심영역을 그린다.

그림 134

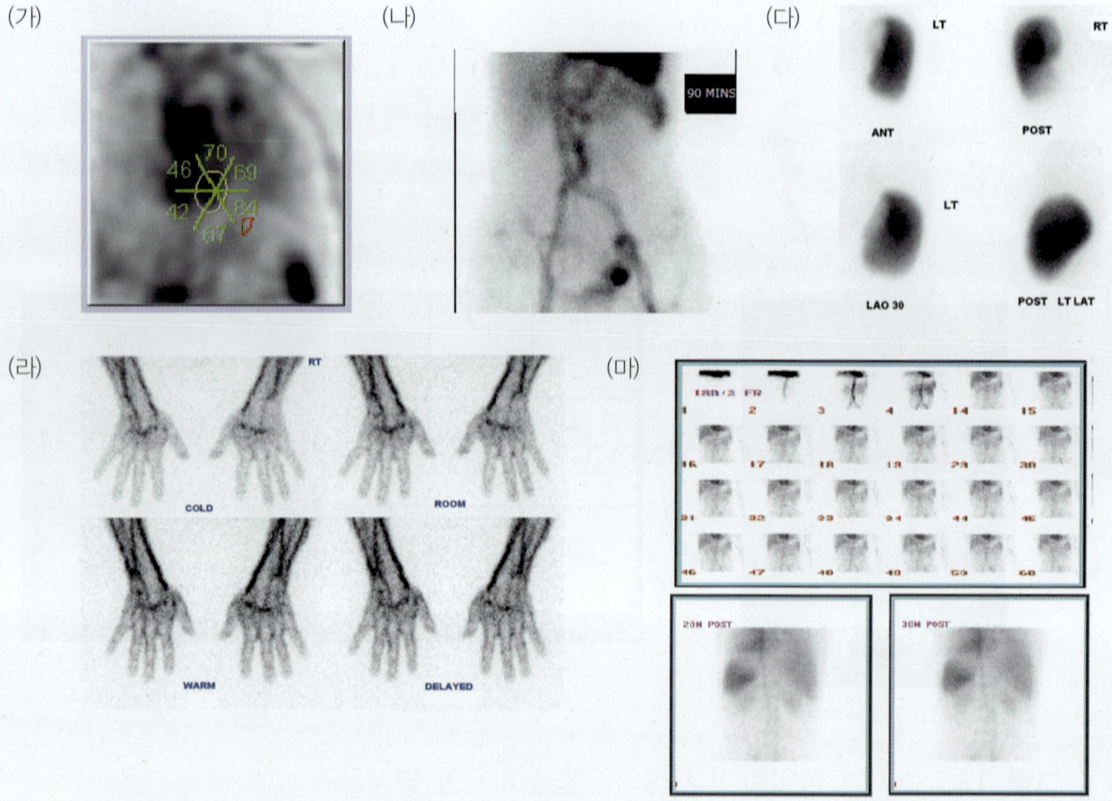

184 그림 134에 공통으로 사용된 방사성의약품은?

① ^{99m}Tc-HMPAO　② ^{99m}Tc-RBC　③ $^{99m}TcO_4^-$
④ ^{99m}Tc-DMSA　⑤ ^{99m}Tc-DTPA

혈액풀을 이용(RBC, HSA, PYP)한 핵의학 검사에는 혈관(angiography, venography) 외 (가), (나), (다), (라), (마) 등이 있다.
(가) 좌심실 혈액 풀(cardiac blood pool; MUGA)검사: ^{99m}Tc-RBC, ^{99m}Tc-HSA, ^{99m}Tc-PYP
(나) 위장관출혈 신티그라피(Gastrointestinal Bleeding Scintigraphy)
(다) 지라 신티그라피(Spleen Scintigraphy) ^{99m}Tc-Colloid, PYP(식균작용) 또는 장애RBC 영상은 장애RBC를 이용한 영상으로 집적기전은 세포격리이다.
(라) 레이노 신티그라피(Raynaud's Scintigraphy)
(마) 간 혈관종(liver hemangioma) 검사

185 그림 134 영상에서 집적기전이 세포격리인 것은?

① 가　　② 나　　③ 다
④ 라　　⑤ 마

수명이 다하거나 변형된 적혈구가 지라에서 포획되는 원리를 이용.
가열시 가열온도가 낮으면 혈액 풀 형성/높으면 간에 섭취되어 지라 영상이 어렵다.
후면상에서 비장크기 측정

186 그림 134 영상에서 열에 의한 손상 정도에 의해 검사 결과를 좌우하는 것은?

① 가　　② 나　　③ 다
④ 라　　⑤ 마

적혈구세포는 열에 의해 손상된 상태가 되며 손상된 정도가 지라검사의 결과를 좌우하므로 가열시 적정온도 유지

그림 135

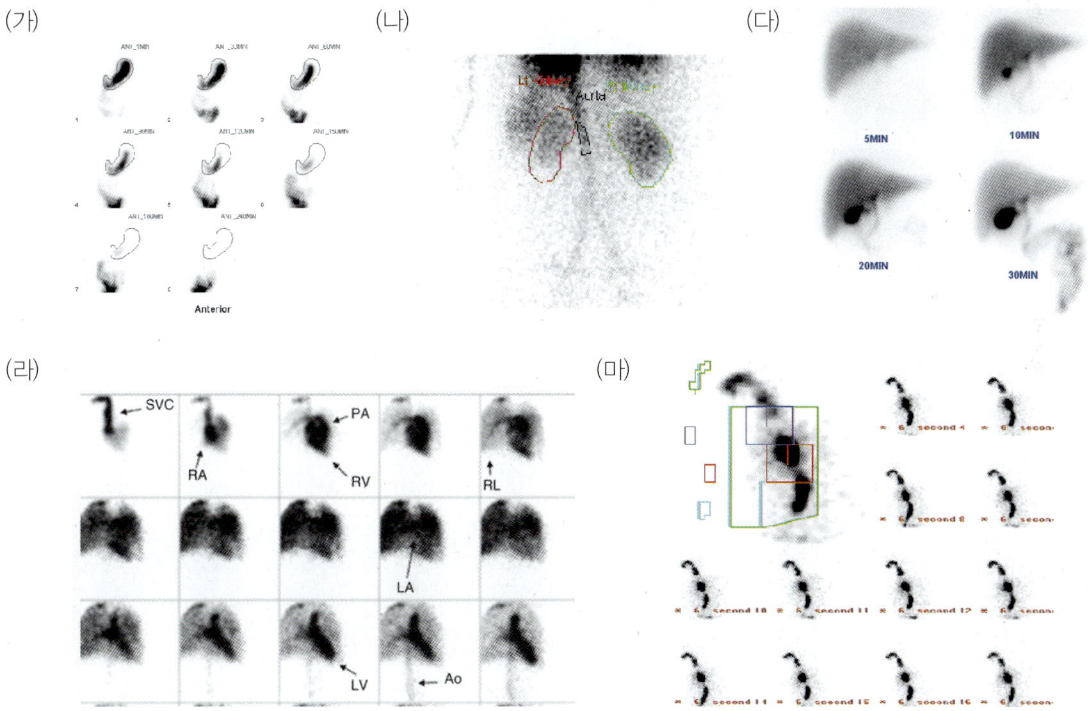

187 그림 135 영상에서 TAC의 분석대상으로 옳지 <u>않은</u> 것은?

① 가　　② 나　　③ 다
④ 라　　⑤ 마

(가) GET　(나) DTPA perfusion 0-30sec　(다) GB Hepatobilliary scan　(라) Shunt study(Single pass, First pass)
(마) Esophageal Transit study

188 그림 135 영상에서 EF을 구하기 위해 지방식이 필요한 것은?

① 가　　② 나　　③ 다
④ 라　　⑤ 마

그림 136

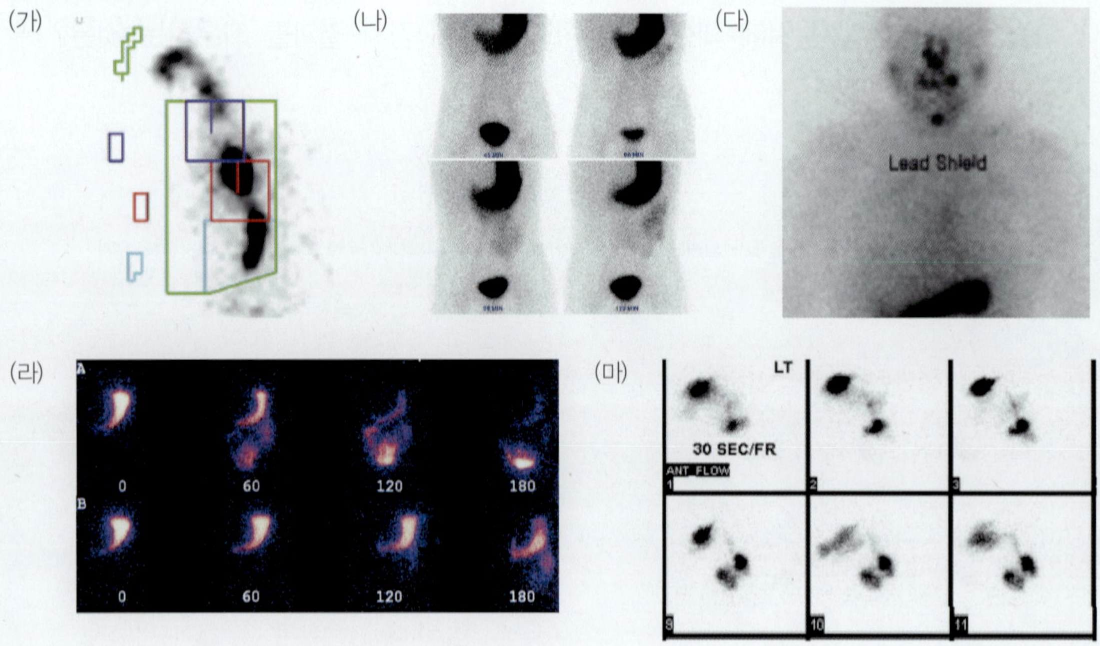

189 그림 136 방사성의약품 투여방법이 다른 것은?

① 가　　② 나　　③ 다
④ 라　　⑤ 마

190 그림 136 영상의 생리적 집적기전이 능동이동인 것은?

① 가, 나　　② 나, 다　　③ 다, 라
④ 라, 마　　⑤ 마, 가

(가) 식도통과 검사(Esophageal Transit Scintigraphy): 경구투여, 구획구분
(나) 위점막 신티그라피(Meckel's Scan) : $^{99m}TcO_4^-$, 순간정맥주사, 능동이동
(다) ^{131}I-Whole body scan Spot영상으로 획득 시 갑상샘 방사능집적이 강하게 나타나 섭취부분을 B필터로 가리고 획득한 영상 : 경구투여, 능동이동
(라) 위장배출시간(Gastric Emptying Time; G.E.T) Scintigraphy : 경구투여, 구획구분
(마) 위-식도 역류스캔(Gastroesophageal Reflux Scintigraphy) : 경구투여, 구획구분

그림 137

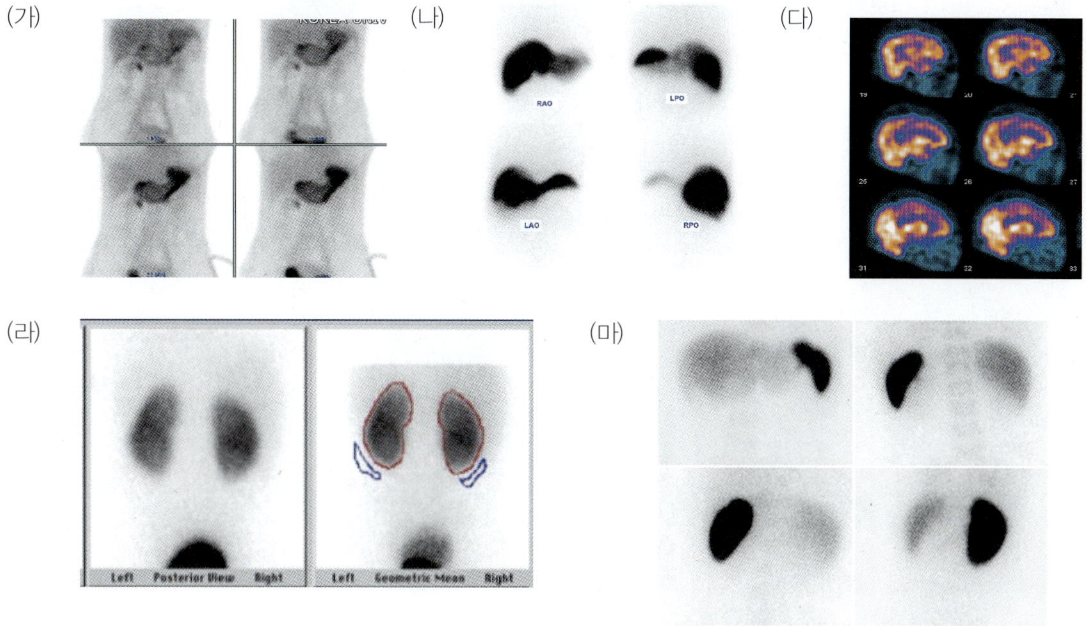

191 **그림 137** 자기적혈구를 인위적으로 변형시켜 변형적혈구에 감마선을 내는 방사성동위원소를 표지한 것은?

① 가　② 나　③ 다
④ 라　⑤ 마

지라 신티그라피(Spleen Scintigraphy) : 자기적혈구를 인위적으로 변형시켜 정맥주사 하면 지라에 섭취되므로 지라영상 획득할 수 있다. (가) 위점막 신티그라피(Meckel's Scan), Meckel's diverticulum, ^{99m}Tc (나) ^{99m}Tc-sulfur colloid 지라 검사 (다) Brain SPECT, ^{99m}Tc-ECD, HMPAO (라) 정적 콩팥 신티그라피(Static Renal Scintigraphy), ^{99m}Tc-DMSA (마) ^{99m}Tc-장애(denatured) 적혈구 지라 검사

192 **그림 137** $^{99m}TcO_4^-$를 주사한 검사가 옳은 것은?

① 가　② 나　③ 다
④ 라　⑤ 마

193 **그림 137** 영상 기전이 혈액뇌관문(BBB)를 통과하는 기전인 것은?

① 가　② 나　③ 다
④ 라　⑤ 마

그림 138

[보기]

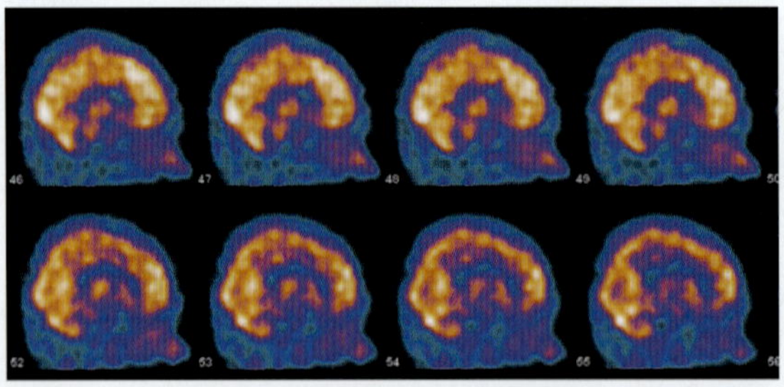

(가)

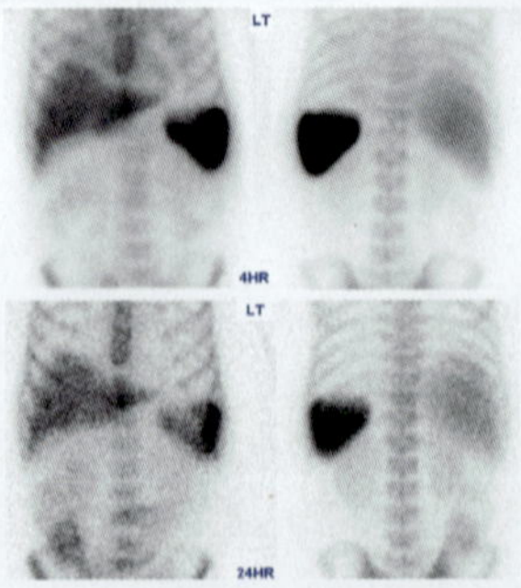

(나)

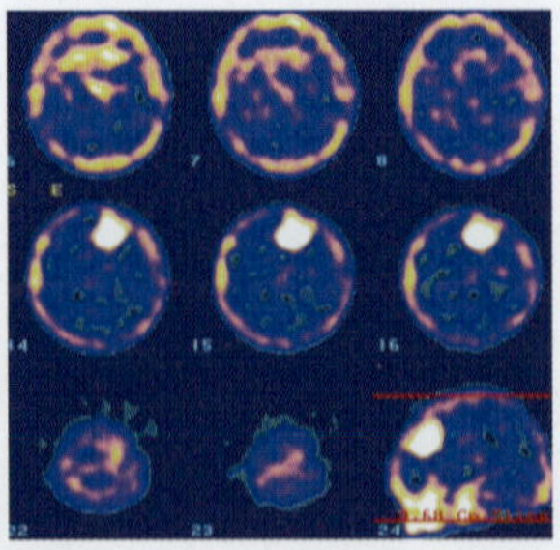

(다)

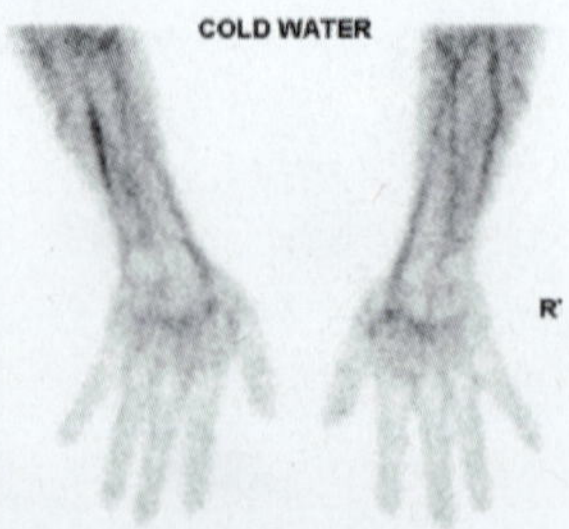

(라)

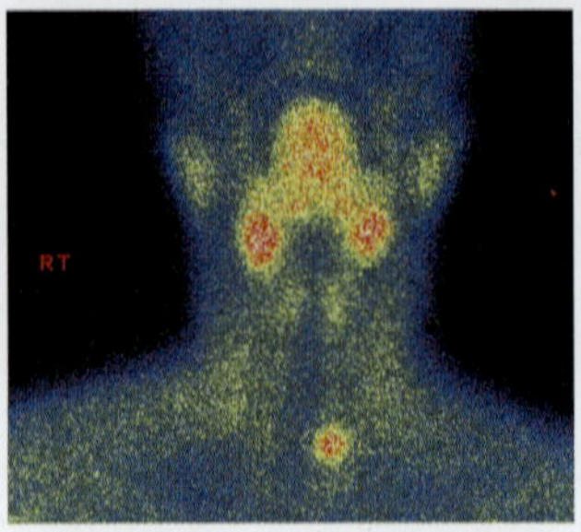

(마)

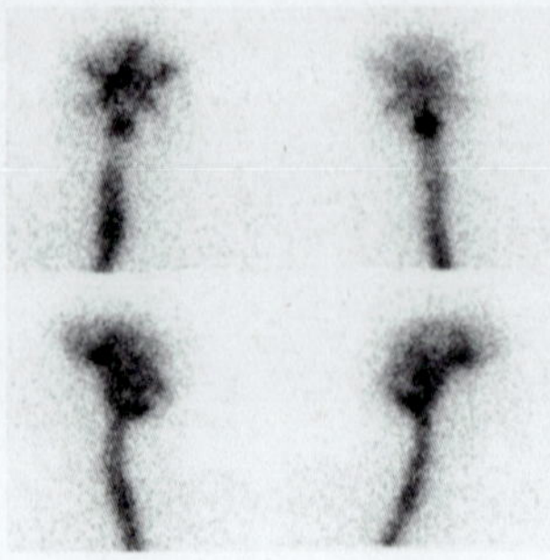

194 그림 138 영상분석에 TAC 분석이 필요한 것은?

① 가 ② 나 ③ 다
④ 라 ⑤ 마

195 그림 138 보기 영상과 동일한 방사성의약품을 사용한 영상은?

① 가 ② 나 ③ 다
④ 라 ⑤ 마

보기 영상은 ^{99m}Tc-HMPAO Brain SPECT이다.
(가) 백혈구 신티그라피(WBC Scintigraphy) ^{99m}Tc-HMPAO WBC scan
(나) 뇌종양(Brain Tumor) SPECT ^{201}Tl
(다) 레이노 신티그라피(Raynaud's Scintigraphy) ^{99m}Tc-RBC, PYP
(라) 뇌조신티그라피(radionuclide cisternography) ^{111}In-DTPA, ^{99m}Tc-DTPA
(마) 부갑상샘 신티그라피(Parathyroid Scintigraphy) ^{99m}Tc-mibi

그림 139

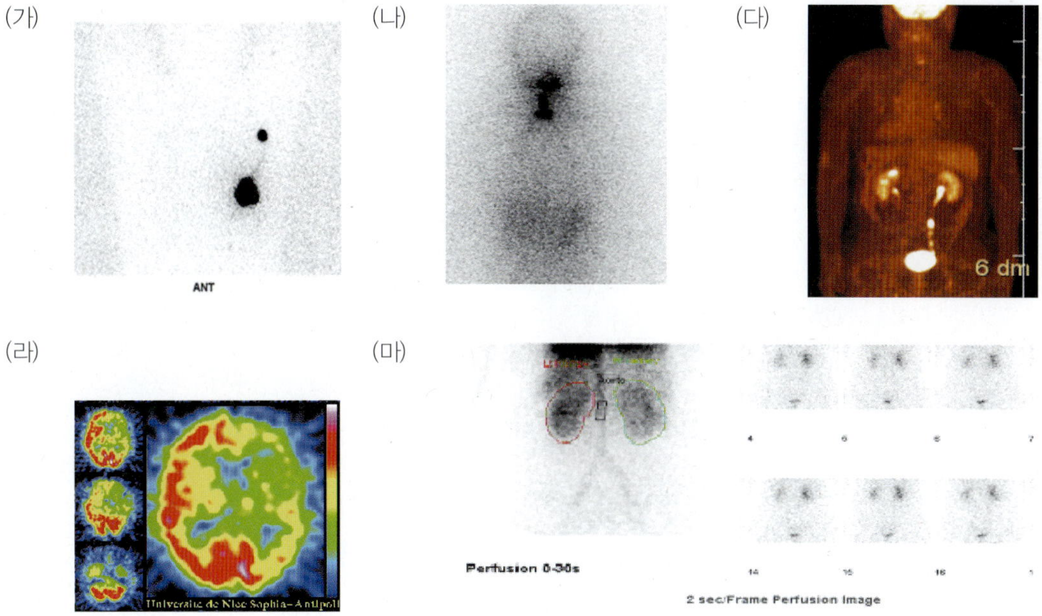

196 그림 139 영상에서 의약품 투여가 순간주사로 옳은 것은?

① 가 ② 나 ③ 다
④ 라 ⑤ 마

(가) 유방림프신티그라피(Breast lymphoscintigraphy) (나) I-131전신신티그라피
(다) 양전자단층촬영(PET) (라) 뇌혈류 SPECT(Brain Perfusion SPECT) (마) 콩팥동적스캔(Dynamic renal scan)

197 그림 139 영상에서 피부밑주사로 획득한 영상은?

① 가 ② 나 ③ 다
④ 라 ⑤ 마

198 그림 139 영상에서 방사성의약품 사용에너지가 가장 높은 것은?

① 가 ② 나 ③ 다
④ 라 ⑤ 마

그림 140

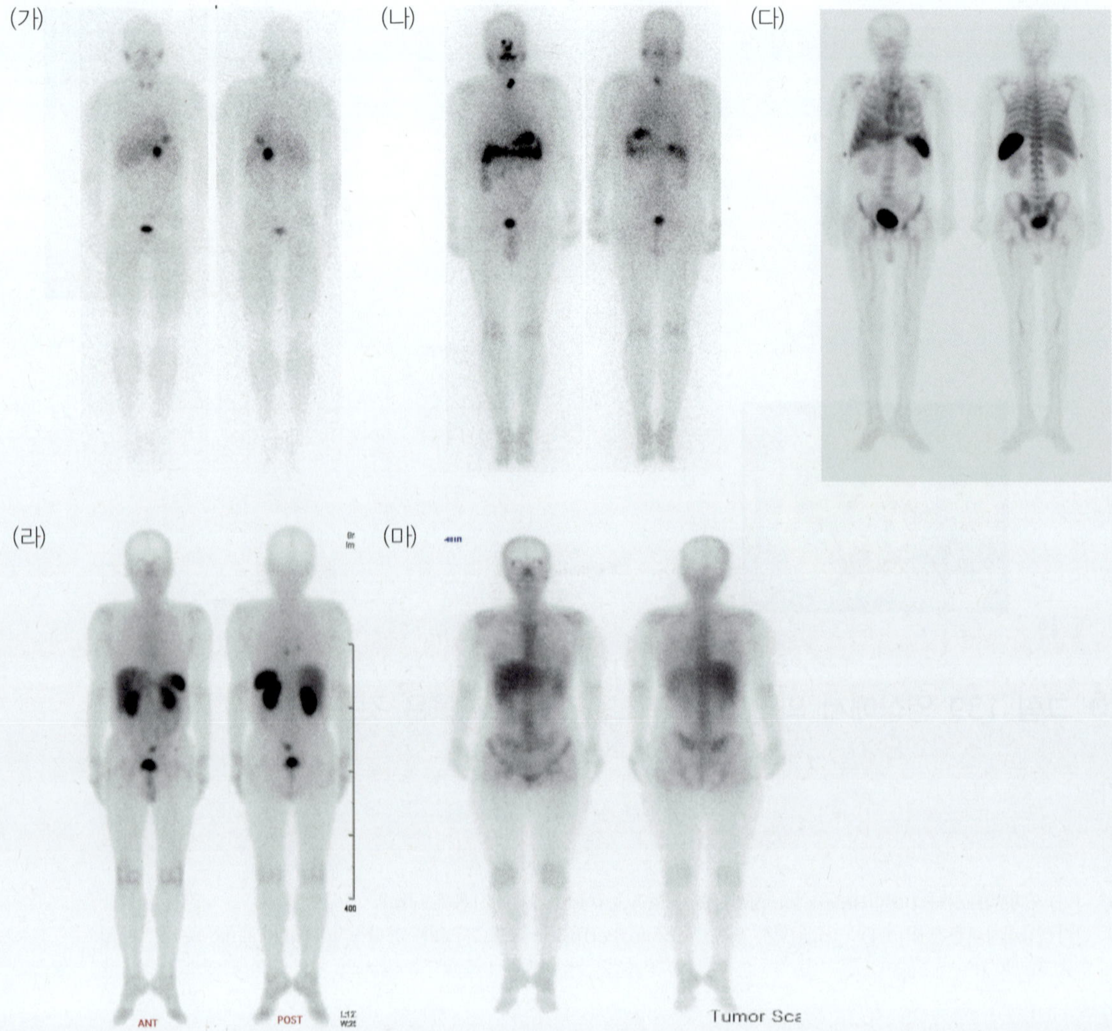

199 그림 140 갈색세포종 진단을 위한 검사로 옳은 것은?

① 가 ② 나 ③ 다
④ 라 ⑤ 마

(가) I-131 MIBG 24시간 영상/갑상선 및 침샘보호를 위해 차단제 투여
(나) I-131 전신신티그라피 30 mCi 치료 후 스캔
(다) ^{99m}Tc-HMPAO WBC스캔
(라) In-111 Octreotide Whole Body Scan
(마) Ga-67 전신신티그라피

200 그림 140 방사성의약품을 경구 투여하는 것은?

① 가 ② 나 ③ 다
④ 라 ⑤ 마

STEP 08

| 핵의학검사 | 해답

1. 2) 2. 4) 3. 4) 4. 4) 5. 4) 6. 4) 7. 5) 8. 2) 9. 4)
10. 2) 11. 4) 12. 4) 13. 3) 14. 2) 15. 3) 16. 5) 17. 5) 18. 4)
19. 4) 20. 3) 21. 2) 22. 5) 23. 5) 24. 1) 25. 5) 26. 4) 27. 5)
28. 2) 29. 5) 30. 4) 31. 2) 32. 4) 33. 2) 34. 4) 35. 3) 36. 2)
37. 1) 38. 5) 39. 5) 40. 2) 41. 4) 42. 3) 43. 3) 44. 3) 45. 1)
46. 2) 47. 1) 48. 5) 49. 5) 50. 1) 51. 2) 52. 5) 53. 3) 54. 2)
55. 5) 56. 5) 57. 2) 58. 5) 59. 1) 60. 1) 61. 4) 62. 3) 63. 3)
64. 4) 65. 4) 66. 3) 67. 4) 68. 4) 69. 2) 70. 4) 71. 4) 72. 1)
73. 3) 74. 2) 75. 1) 76. 4) 77. 4) 78. 3) 79. 1) 80. 2) 81. 1)
82. 2) 83. 2) 84. 1) 85. 2) 86. 3) 87. 2) 88. 2) 89. 5) 90. 3)
91. 2) 92. 3) 93. 1) 94. 4) 95. 3) 96. 4) 97. 2) 98. 4) 99. 4)
100. 4) 101. 3) 102. 4) 103. 4) 104. 4) 105. 4) 106. 4) 107. 1) 108. 5)
109. 1) 110. 3) 111. 4) 112. 5) 113. 3) 114. 2) 115. 3) 116. 1) 117. 4)
118. 4) 119. 3) 120. 4) 121. 4) 122. 1) 123. 3) 124. 1) 125. 2) 126. 4)
127. 4) 128. 5) 129. 4) 130. 2) 131. 5) 132. 4) 133 4) 134. 3) 135. 2)
136. 1) 137. 2) 138. 5) 139. 5) 140. 5) 141. 3) 142. 2) 143. 4) 144. 5)
145. 3) 146. 2) 147. 4) 148. 5) 149. 4) 150. 2) 151. 1) 152. 4) 153. 5)
154. 5) 155. 1) 156. 2) 157. 2) 158. 4) 159. 3) 160. 3) 161. 2) 162. 3)
163. 4) 164. 5) 165. 2) 166. 4) 167. 2) 168. 5) 169. 1) 170. 5) 171. 5)
172. 2) 173. 3) 174. 4) 175. 4) 176. 3) 177. 5) 178. 4) 179. 3) 180. 1)
181. 3) 182. 3) 183. 4) 184. 2) 185. 3) 186. 3) 187. 3) 188. 3) 189. 2)
190. 2) 191. 5) 192. 1) 193. 3) 194. 3) 195. 1) 196. 5) 197. 1) 198. 3)
199. 1) 200. 2)

방사선치료

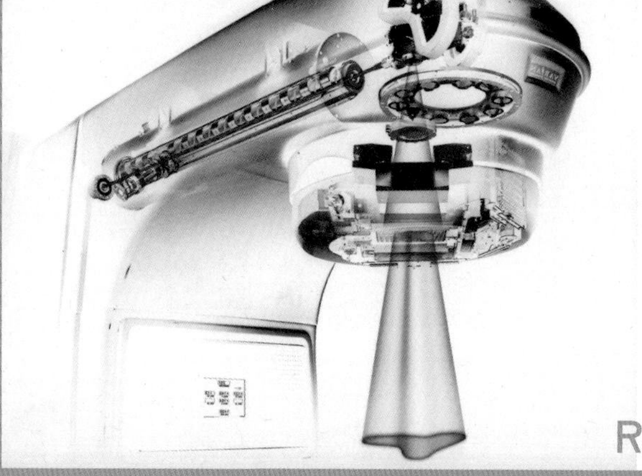

9

Radiation Therapy

I 방사선종양학(Radiation Oncology)

악성종양(암) 및 이에 관련된 질환들에 대하여 전리방사선 단독 또는 다른 요법과 병용 치료하는 임상의학의 한 분야로서 암의 진단 및 환자상태평가, 병기결정(staging), 치료방침결정, 방사선치료계획수립, 방사선치료(원격조사, 근접조사), 환자의 정기점검(치료중/치료후)을 시행하며, 종양학, 방사선물리학, 방사선생물학으로 구분한다.

1. 종양학(Oncology)

1) 종양의 정의(Definition of Neoplasm)

: 종양이라고 하는 것은 조직의 자율적 과잉적인 성장이며 이것은 개체에 대하여 의의가 없거나 이롭지 않을 뿐 아니라 정상조직에 파괴적인 것을 말하며, 양성종양과 악성종양으로 구분한다.

양성종양과 악성종양의 비교

특 징	양 성(Benign)	악 성(Malignant)
성장속도	지연	신속
세포분열상	적음	많음
분화도	양호	낮음
국소 성장	팽창성	침윤성
피막화	있음	없음
혈관침범	없음	흔함
전이(Metastasis)	없음	흔함

2) 종양의 전이(Metastasis of Tumors)

(1) 전이(Metastasis) : 종양은 원발부위(Primary site)에서 다른 부위로 확산(전이)해서 성장할 수 있는 능력을 가지고 있으며, 여러 경로를 따라 원격부위에 이식된 경우를 말한다.

(2) **전이의 경로**

- 림프성전이 : 유암
- 혈행성전이 : 육종의 전형적인 전이경로
- 파종성전이 : 악성종양이 복강이나 흉막강 같은 체내의 자연적인 공간부위에 관통했을 경우 (복강, 심낭, 흉막강, 난소)
- 이식성전이 : 의료기구, 고무장갑 등에 종양 소편이 옮김, 조직내 생검통로

3) 종양의 병기(Clincal Staging of Tumor)

(1) T N M 분류 ; 악성종양의 전파의 양상

T : 일차성 종양의 범위

N : 임파절 전이상태

M : 원격전이 유무

종양의 분류법은 TNM 분류의 하나의 기본적인 표본이므로 모든 부위에 적용될 수 있어야 한다.

(2) TNM 분류의 목적

- 예후에 대한 예측
- 치료 계획 방향 제시
- 암 치료 연구자료에 도움
- 치료결과에 대한 평가기준

4) 방사선 치료 대상이 되는 질환

방사선치료의 대상이 되는 질환은 실제로 방사선을 조사하여 치료성적의 유무에 따라 얻어진 결과로서 현재 주로 악성 종양의 치료에 이용되고 있으나, 양성 종양도 치료의 대상이 되기도 한다.

5) 방사선치료의 원리 및 목적

(1) 원리 : 생체에 방사선을 조사하게 되면 어떠한 방사선이 가지고 있는 에너지가 생체를 구성하고 있는 원자나 분자로 전달되기 때문에 물리, 화학적인 작용에 의해 조직화합물의 조성이 변화하게 되므로 조직 세포가 가지고 있는 기능에 장해를 초래함으로서 세포의 증식이 중단되거나 세포 그 자체가 사멸하는 방사선의 조직 파괴작용을 이용하는 것이다.

(2) 방사선치료의 목적 : 정상조직을 최대한 보호하면서 종양조직에 많은 양의 방사선을 전달하여(종양조직과 정상조직과의 방사선 효과비를 최대한 적용) 암세포를 파괴시키는 것이다.

가) 근치적 치료 – 치유목적조사(Curative Irradiation) : 병의 완치 목적, 5년 생존율

- 방사선 단독 치료
- 수술 전·후 방사선치료
- 항암요법과의 병행치료

나) 고식적 치료 – 대증적 조사(Palliative Irradiation) : 완치의 가능성이 희박한 경우, 각종 급박증세(출혈, 동통 및 폐쇄)의 완화/예방하기 위한 치료(척수압박, 상대정맥 폐쇄증, 기관지폐쇄, 전이성 뇌암 등)

6) 종양의 치사선량, 정상조직의 내용선량, 치료가능비

(1) 종양 치사선량(Tumor Lethal Dose) : 종양치유선량

- 방사선 치료선량은 종양의 크기, 침윤범위, 조직학적 소견, 병리학적 분화도에 의해 결정된다.
- TCD_{95}(Tumor Control Dose) : 종양을 95% 치유할 확률의 방사선량

(2) **정상조직의 내용선량**(Tissue Tolerance Dose)

- 최소 내용선량(Minimal Tolerance Dose, $TTD_{5/5}$)
  : 최적의 방사선 치료 후 5년 내에 5%의 중증 부작용을 유발시키는 방사선량
- 최대 내용선량(Maximal Tolerance Dose, $TTD_{50/5}$)
  : 최적의 방사선 치료 후 5년 내에 50%의 중증 부작용을 유발시키는 방사선량

(3) 치료가능비(Therapeutic Ratio) : 치료 효율

- 주위 정상조직의 내용선량(Tissue tolerance Dose)과 종양조직의 치사선량(Tumor lethal Dose)과의 상관비

$$\text{치료가능비(TR)} = \frac{\text{정상조직의 내용선량}}{\text{악성종양의 치사선량}}$$

2. 방사선생물학

1) 방사선 감수성

- 방사선 감수성인자 : 세포분열주기, LET, 선량률, 산소증강효과, 방사선증강제, 온열요법, 면역요법

(1) 세포분열주기 : 방사선 감수성은 분열주기에 의존한다.

- 감수성이 높은 시기 : G1후기, G2, M
- 감수성이 낮은 시기 : G1초기, S기 후기

각종 방사선 LET

방사선 종류	에너지	LET(keV/ μm)
알파선(α)	5 MeV	100.0
양자선	10 MeV	4.00
	2 MeV	16.00
중성자	19 MeV	7.00
	14 MeV	12.00
	2.5 MeV	20.00
전자선	1 MeV	0.25
	100 keV	0.42
	10 keV	2.30
	1 keV	12.30
X선	3 MeV	0.30
		(0.27~0.32)
CO-60(r선)	1.25 MeV	0.30
250 keV(X선)	250 keV	2.00

※ 중입자선(Heavy charged particle): 100~2,000 keV/ μm

(2) LET(Linear Energy Transfer) : 선에너지 부여

- 전리 입자가 물이나 조직 내를 통과할 때 입자의 단위 비정당 에너지 손실
- 에너지가 같아도 방사선의 종류가 다르면 생물학적 효과도 다르다.

(3) RBE(Relative Biological Effectiveness) : 생물학적 효과비

: 250 keV(x-ray)를 표준으로 해서 같은 생물학적 변화를 일으키는데 필요한 흡수선량의 역비로 비교된 것이다.

$$RBE = \frac{D_{250}(\text{어떤 효과가 일어나는 데 필요한 표준 방사선량})cGy}{Dr(\text{동일한 효과가 일어나는 데 필요한 방사선량})cGy}$$

① 변화인자 : 방사선질, 방사선량, 선량분할 횟수, 선량률, 생물계

② RBE 값 비교: X, r, electron = 1, P, n = 5, α = 10

(4) **치료효과 개선비**(Therapeutic Gain Factor)

: 치료효과개선비가 1보다 커야 정상조직의 손상이 적고 종양 손상이 커서 치료효과가 높아진다.

$$\text{치료효과 개선비} = \frac{\text{종양조직의 RBE}}{\text{정상조직의 RBE}}$$

(5) **선량률효과**

- 선량률이 낮고(1~100 rads 미만), 조사시간이 길게 되면 총 선량이 같아도 생물학적 효과는 낮게 되는데 이것은 조사 중에 회복되고, 세포 분열이 일어나 세포 증식이 일어나기 때문이다.

(6) **산소효과**

- OER(산소증강률) : $\frac{\text{무산소 상태의 조사선량}}{\text{산소가 충분한 상태의 조사선량}}$

- OER 비교
  ① X선 : 2.5 ~ 3.0
  ② 중성자(15 Mev) : 1.6
  ③ 알파 : 1.0

(7) 온도효과 : 온도가 상승하면 방사선 감수성 증가

- 온열요법 : 온도 그 자체 효과로 세포사 - 증강작용
- 온도 효과 : 저 LET↑, 고 LET↓

(8) 방사선 증강제

- 4가의 염기(DNA를 구성)의 동류체를 DNA에 삽입
- 대표적 증감제 : BUdR, 5-Fu

(9) 면역요법 : 면역기능이 저하되면 종양선량이 상승되기 때문에 가능한 면역기능을 보존

2) 방사선 장해 분류

(1) 치사장해 : 회복불능(세포사)

(2) 아치사(준치사)장해 : 수시간 내에 회복되는 장해

(3) 잠재적 치사장해 : 방사선 조사 후 환경에 의해 영향 - 회복

3) 생물학적 효과를 나타내는 4R

방사선 치료(분할조사)에 있어서 생물학적 효과를 나타내는 인자

(1) 아치사 장해의 회복 (Repair): Eldkind회복

(2) 재산소화(Reoxygenation): 저산소세포, 즉 산소세포의 재산소화

(3) 재분배(Redistribution) : 세포주기내의 재분배(세포주기 의존성)

(4) 재증식(Repopulation) : 현저한 조직 결손을 재생에 의해 보충(창자점막, 피부, 입안, 인두점막)

4) 세포의 생존곡선

- 방사선 흡수선량과 세포의 생존확률과의 관계 곡선
- 37% 선량 경사 : 집락을 만든 세포의 최초 수를 37% 감약시키는 데 필요한 선량(D_0, 경사의 역수)
- D_0(선량) : 방사선 감수성 나타냄, D_0 ↑↓ : 감수성 ↓↑ (100~200 rads)

5) 시간-선량-조사횟수(TDF) 인자 : 방사선치료효과 변화인자

3. 방사선물리학

- 방사선(radiation)이란?

  : 입자나 광자가 진공 상태하에서 일정한 파장과 주파수를 유지하면서 지나가고 있는 상태를 말하며 이때 흐르고 있는 선속이 입자인 경우를 입자파 방사선(알파선, 베타선, 전자선 등), 광자인 경우를 전자파방사선(엑스선, 감마선, 적외선, 자외선, 극초단파, 무선파 등)이라 한다.

1. 전리방사선 : 입자파방사선과 전자파방사선 중 공기를 통과할 때 전리 능력을 가진 방사선
2. 비전리방사선 : 전리 능력이 없는 방사선(무선파, 극초단파, 자외선, 적외선 등)

- 일반적으로 방사선이라 함은 입자파 및 전자파방사선 중에서 전리 능력을 가진 방사선을 말한다.

1) 방사선의 흡수

(1) 직접전리방사선 : 알파선, 전자선, 양자선 등

(2) 간접전리방사선 : X선, γ선, 중성자선 등

광전효과 : 0.5 MeV 이하, 진단, Z^3비례, 뼈에 고선량 흡수

콤프톤산란: 0.5~5 MeV, 치료, Z에 무관, mg당 전자수에 비례, 뼈나 조직의 흡수차이 없음.

전자쌍생성: 20 MeV 이상

2) 방사선의 직접/간접작용

(1) 직접작용 : 방사선이 조직에 흡수되면서 발생한 많은 2차 전자에 의해 염색체내의 핵산의 고리를 직접 끊게 되는 것(고 LET 방사선).

(2) 간접작용 : 방사선이 세포내 물과의 작용으로 발생한 유리기(수산기, OH°)에 의해 염색체내의 핵산의 고리를 끊게 되는 것으로 대부분의 종양조직은 수산기에 의해 파괴된다(저 LET방사선).

3) 선량분포

(1) 팬톰 : 방사선치료에 관련된 각종 자료를 구하는데 사용하는 물질(조직등가물질)

- 종류 : 물, 폴리스타일렌, 폴리에틸렌, 파라핀, Mix, D, M3 등
- 측정 : 전리조, 필름, TLD, 전자칩 등
- build-up: 방사선이 에너지가 높게 되면 표면선량 보다도 표면에서 깊이 들어갈수록 선량이 증가되어 어떤 지점에서 최대선량이 된다.

(2) **심부선량**(depth dose, Dd)

- 흡수선량(absorbed dose) : 조직에서 흡수되는 선량
- 종양선량(tumor dose) : 종양중심에 조사되는 흡수선량
- 최대선량(maximum dose, Dmax, peak dose, given dose) : 최대선량지점의 흡수선량
- 적분선량(용적선량, integral dose, volume dose) : 방사선속 통과로에 있는 모든 조직에 조사되는 전 에너지 (단위 : g·cGy, g·rad)
- 용적선량비(integral dose ratio) :

$$\text{종양조직의 선량과 건강조직의 용적선량} = \frac{\text{종양조직의 용적선량}}{\text{건강조직의 용적선량}}$$

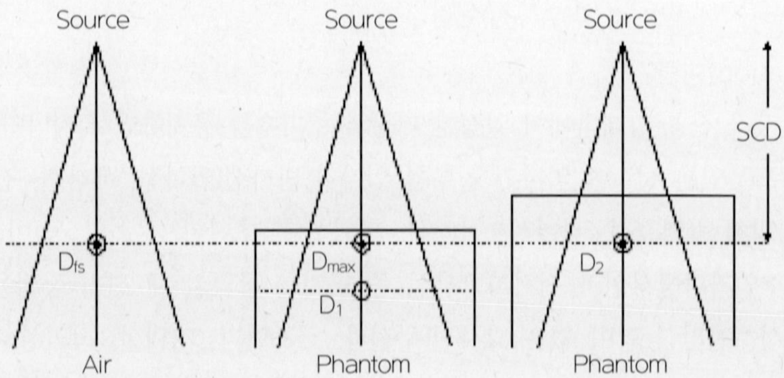

가) 선량계산 시스템

① 심부선량백분율(percentage depth dose, PDD, %DD) – SSD법에 적용

$$PDD = \frac{D_1}{D_{max}} \times 100$$

- 400 KV ↓ : 기준깊이 – 0(표면)

  400 KV ↑ : 에너지에 따라 깊이가 다름

- 변화인자 : 에너지, 깊이, SSD, 조사야 등

② 후방산란계수(back scattering factor, BSF) : Co–60 이하의 에너지에 적용(저 에너지)

$$BSF = \frac{D_{max}}{D_{fs}}$$ – 400 KV ↓ : D_s(표면선량)

- 변화인자 : 에너지, 조사야

③ 조직공중선량비(tissue–air ratio, TAR) – 회전조사에 적용(저 에너지)

$$TRA = \frac{D_2}{D_{fs}}$$ – 심부선량

- 변화인자 : 에너지, 깊이, 조사야

④ 조직 – 최대선량비(tissue–maximum ratio, TMR) – SAD법에 적용(고 에너지)

$$TMR = \frac{D_2}{D_{max}}$$ – 심부선량

– 변화인자 : 에너지, 조사야, 깊이

⑤ 조사야계수(output factor)

$$Scp = \frac{D(r)}{D(ro)}$$ D(r) – 임의의 조사야, D(ro) – 기준조사야(10×10 cm)

나) 등선량분포곡선(Isodose curve) :

– 형태: 1) SSD형 : 고정된 SSD로 치료

2) SAD형 : 회전조사, stationary Isocentric 치료

– beam profile : 특정 깊이에서 조사야 횡단면의 선량변화(기준깊이의 조사야는 50% isodose line의 측면거리)

– 저에너지 : 측방산란 ↑

고에너지 : 전방산란 ↑

– SSD↑ : PDD ↑

– 조사야 경계의 선량변화 : 기하학적인 반음영, 측방산란(에너지), 콜리메터

– 측정 : 전리조, 다이오드, 필름, TLD 등

Ⅱ 치료계획

1. 모의치료촬영(simulation)

– 치료(조사)범위 결정

– 종양주위의 중요한 장기 확인

– 차폐부위 결정 : 치료조사야 크기, 차폐블록제작 및 MLC 작업

– 치료장비 선택(에너지 종류/크기)

– 일일 종양선량, 총 종양선량 결정

– 조사방법, 환자두께 측정

– 치료부위 확인 촬영(port film, check film) : 치료계획에 의한 치료부위와 방사선이 정확히 조사되는 부위를 확인하기 위해 촬영하는 것(DRR 이미지와 확인하여 치료의 정확한 위치 및 차폐 부위 확인)

2. 전산화단층치료촬영(CT-Sim)

- 종양의 크기, 주요장기의 위치를 정확히 파악
- 체표윤곽 및 주요장기의 묘출이 정확
- CT영상에 선량분포도 작성
- CT No(HU)에 의한 선량계산 적용(불균질 부분 보정)
- 주요장기의 용적선량 산출
- 3차원 치료계획(3D plan) 수립(DRR, BEV, DVH)
- 가상의 Simulation 작업 가능

* CT영상을 치료계획에 이용 시 주의사항
- 치료 시 체위와 동일성 유지
- 호흡에 의한 체위변동 고려
- 정확한 진단/치료계획을 위해 조영제 사용
- 환자 위치잡이 표시(laser marking)의 CT 영상에 표현
- CT table과 치료장치 table형태(flat)일치 확인(일반 CT 이용 시)

Ⅲ 방사선 조사기술

1. 고정조사기술

1) 1문 조사법(sing field technique)

- 주로 전자선치료
- 대상 : 표재성 종양

2) 대향 2문조사(parallel opposed fields)

: 같은 중심축으로 서로 반대측에서 2문으로 종양을 향해 조사하는 것
- 특징 : 중심축상의 선량분포가 평탄, 조사야 사이의 전체 조직에 고선량 조사
- 단점 : 종양의 상하에 위치한 정상조직에 과선량 조사

3) 사방향 2문조사(two oblique fields technique)

- 편재성종양(위턱굴암 등), 직각 2문조사, 사방향 2문조사

4) Wedge 조사법

- 종류 : 1) individualized wedge system
  2) universal wedge system
- 특성 : 선속의 겹쳐지는 영역을 벗어나게 되면 선량이 급격히 감소한다.
- hinge angle(ϕ) = $2(90 - \theta)$

- hot spot : 2개의 wedge filter 사용시 선량분포 합성후 치료부분내의 고선량 영역(+10%)

5) 접선조사법(tangential technique)

- 절선조사
- 표면에 돌출된 종양에 사용(유암)
- 폐야의 조사선량을 감소시킴.
- half field technique, wedge field technique 사용

6) 3문 조사법(three fields technique) : 다문조사(3문 이상)

- 선량분포의 변화 : 선질, 입사각도, 입사선량비, 조사야, 피사체의 형태 및 크기, 반음영
- 역 T자형 조사야(inverted T-shaped field) : 코인두암, 벌집뼈암
- 식도암, 대장암 등

7) 4문 조사법(four field technique)

- 4문 대각선식 조사법(four oblique field technique)
- 4문 십자화 조사법(cross-fire four field technique)

8) Mantle field technique

- 대상 : Hodgkins' disease(상복부림프종)
  mantle field : 차폐(larynx, lung, shoulder joint)
  inverted-Y field(하복부림프종)

9) Moving strip fields technique

- 대상 : 난소암, 복부종양 등
- strip field 폭 : 2.5, 5, 7.5, 10 cm
- 차폐 : 간(liver) - 1HVL(2,000~2,500 rads)
  콩팥(kidney) - 2HVL(1,000~1,500 rads)

10) 전신조사법(total body technique)

- 고감수성 전신질환(악성림프종, 백혈병 등), 피부암 등
  ① 전신조사(Total Body Irradiation, TBI)
  ② 전 림프절 조사(total lymphoid irradiation, TLI)
  ③ 흉복부조사(thoraco-abdominal irradiation, TAI)
  ④ 반신조사(half body irradiation, HBI)
  ⑤ 전신피부 전자선조사(total skin electron beam therapy, TSEI)

2. 운동조사기술(moving beam therapy technique)

- 종양에 선량 집중조사
- 정상조직에는 조사선량 분산(장해감소)

- 조사방법

1) 진자조사(arc rotation therapy technique)

- 선량분포의 특성
  - 중심축은 종양보다 깊게 형성
  - 동일한 조사야일 경우 : 진자각이 작으면 분포도가 깊게 형성
  - 동일한 진자각일 경우 : 조사야가 크면 분포도가 깊게 형성

2) 회전조사(full rotation therapy technique) : 360° 회전

- 대상 : 인체의 중심에 종양(식도, 전립선, 뇌하수체 등)
- 회전중심 = 최대선량중심 = 종양중심
- 선량분포 : 원형이며 표면선량이 최소

3) 외각조사법(shell therapy technique)

- 편심회전조사법 or 접선진자조사법(진자운동조사)

3. 특수방사선치료기술

1) 수술중 방사선치료(IORT) : 위암, 췌장암, 방광암 등

- 종양부위를 직접육안으로 확인하면서 치료
- 전자선 : 대선량(20 Gy 이상)으로 1회 조사
- IORT용 콘(cone) 사용 : flat형, 경사진 원통형(15°, 30°, 45°)

2) 입체조형치료(3-dimensional conformal therapy)

- 고선량분포가 종양부위 모양과 거의 동일한 형태를 만들어 정상조직 및 주요장기를 최대한 보호하며 종양에만 집중적으로 방사선을 조사하는 3차원 치료기법
- 구비할 장비 : CT simulator, 3D RTP, 차폐블록(MLC), EPID

3) 정위방사선선수술(stereotactic radiosurgery) : SRS & FSRT

- 심부에 위치한 종양에 방사선을 일시에 대선량을 조사하는 첨단 방사선치료기법
  - 뇌정위방사선수술(Brain SRS) : 1회 대선량조사(20 Gy 전후)
  - 분할뇌정위방사선치료(FSRT) : 분할조사(10회 전후 분할)
  - 체부정위방사선수술(SABR) : 1~6회 대선량조사(10~60 Gy전후)
- 외과적 수술로써 병변부위를 절제한 것과 동일한 효과
- 수술가능 하더라도 심한 후유증이 예상되는 경우 및 수술이 불가능한 종양에도 적용
- 대상 : 직경이 4 cm 이하(SRS)/ 8 cm 이하(FSRT)의 동정맥기형, 양성종양(청신경종, 뇌하수체선종, 수막종 등), 악성종양, 전이성종양 등
- 장비/보조장치
  - 선형가속기 : 6 or 10 MV X-선(SRS & FSRT)
  - 감마 나이프(γ-knife) : Co-60 선원(SRS)

- 3차원 방사선수술 치료계획 시스템
- 정위장치(stereotactic frame) : Headring, CT & Angio localizer(target 의 3차원 좌표계)
- 보조장치(stereotactic device) : 보조 collimator 및 고정장치, headring(frame) 고정장치, 회전중심점 확인장치(pin ball), target 조준장치 등

4) 세기변조방사선치료(IMRT, Intensity Modulated Radiation Therapy)

- 불균등한 모양의 체적을 지닌 종양에 3차원적인 조사야를 종양의 체적에 맞게 치료계획용 프로그램을 이용 역치료 계획(Inverse Planning)으로 디자인하여 MLC(Multi Leaf Collimator)의 dynamic motion의 방법을 통해 치료하는 방법
- 선형가속기에 120 또는 160개의 MLC가 부착되어 있으며 여러 개의 고정조사와 회전조사가 가능한 최신의 방사선 치료기법
- 자동화된 치료과정과 3차원적인 방사선 강도 분포를 만들어 치료

5) 호흡동조 방사선치료(RGRT, respiration gated radiation therapy)

- 환자의 호흡에 따라 변하는 종양의 치료범위(ITV)를 줄이기 위하여 호흡주기에 따라 방사선을 조사하는 최신치료기법
- 치료계획을 위한 CT 촬영 시 실시간 호흡주기 추적장치(real-time position management: RPM)등을 이용 하여 촬영하여야 하며 이때 사용된 호흡주기 데이터는 치료실로 전달한다.
- 환자의 호흡이 불규칙하거나 상태가 매우 불안정한 경우에는 사용하기 어렵다.
- 호흡주기에 따라 방사선을 조사하기 때문에 치료시간은 길어지는 단점이 있다.

6) 영상유도 방사선치료(IGRT, image guided radiation therapy)

- 방사선치료 전-중-후 kVp를 이용한 영상촬영이나 cone beam을 이용한 CT영상을 이용하여 치료 위치 확인 및 교정을 시행하여 보다 정확한 방사선치료를 시행하는 방법
- 치료범위와 주변 장기를 3차원적으로 확인하여 치료의 정확도를 향상 시킬 수 있다.

4. 고 LET 방사선치료 : 중성자선, 양자, pi-meson, heavy particle(^{4}He, ^{16}C, ^{20}Ne, ^{28}Si)

- Cyclotron : 중성자(neutron)
- Synchrotron : 양자(proton)
- Sychrocyclotron : π-meson(pi-meson)
- Synchrotron : 중입자선(^{4}He, ^{16}C, ^{20}Ne, ^{28}Si)

1) 입자선 치료의 특징 : 선량분포, 생물학적인 효과 X선과 차이

- 고 LET 방사선의 장점(X선과 비교)
  ① OER↓(저산소세포에 유효)
  ② 방사선장해에 의한 회복↓
  ③ 세포분열주기 의존성이 없다.
  ④ RBE 〉 1

⑤ 공간적 선량분포↑(중성자 제외)

2) 선량분포/치료기술

- 중성자 : 1) 조직의 수소원자와 충돌에 의해 에너지 손실
  2) X선과 같이 지수함수적 감약(조직 중에서)
  3) 차폐 : wax, paraffine 등(X선과 차이)
  4) 반조전자에 의한 높은 선 에너지
- 양자 : 1) Bragg peak(narrow) - 특수 filter(plastic판) 사용
  2) 조직의 밀도차 보정 : bolus
  3) 감수성 높은 장기 피하면서 종양에 집중조사
  4) 선량분포 : photon beam과 비슷한 선량 분배
- π^- meson :
  1) 원자핵(산소)에 포획 - Bragg peak
  2) 중성자, 양자, α입자(에너지 차이)
  3) 집중조사기술(X선의 원체조사와 유사)
  4) 정상조직의 흡수선량(장애) X선과 유사
- 중입자선 : $^{4}{}_{2}He$, $^{20}{}_{10}Ne$, $^{28}{}_{14}S$, $^{40}{}_{18}Ar$
  1) 조직의 원자핵과 작용 - 핵파괴(분열)
  2) 우수한 선량분포(Bragg peak 현상)
  3) 흡수선량 깊이는 입사 에너지에 의해 결정
     - 일정 깊이에서의 전리밀도는 입사부위의 수배

5. 근접치료(Brachytherapy)

1) 사용선원

(1) γ-ray : Cs-137, Co-60, I-125, Au-198, Ir-192, Ta-182

(2) 중성자선 : Cf-252

2) 밀봉소선원의 종류(형태)

- needle(침) : Ra-226(Reaud 백금침)
- tube(관) : Ra-226, Co-60, Cs-137
- seed(종자) : Rn-222, Au-198, Ir-192, I-125
- wire(Co-60 0.25 mm 대용) : Ta-182

3) 근접치료기술

가) 표면 몰드치료 : 환부에 모형을 제작하여 선원 배열

나) 조직내 치료(interstitial implant) : 바늘(needle)을 시용하여 조직내 삽입

다) 체관내조사(intraluminal brachytherapy): 카테터를 이용하여 식도, 폐, 총담관등에 고 선량의

방사선원을 이용하여 근접치료

일시삽입과 영구삽입의 비교

방 법	일시삽입	영구삽입
장점 부위 목적 선원	선량분포 조절가능 접근가능 부위 (피부, 혀, 유방, 목) 치유목적 Ra-226, Cs-137, Co-60 Ir-192 ribbon	입원 불필요(간단, 신속) 흉곽/복부 내부 (폐, 췌장, 방광) 대증적 목적 Rn-222 seed I-131 seed Au-198, I-125, P-32

라) 강내조사(ICR, intracavitary radiotherapy)

- 강내조사는 자궁 안이나 질에 Tandem, Tandem과 Ovoid, Cylinder 등을 삽입한 후 afterloading technique로 방사성동위원소를 넣어 치료하는 것
- Applicator의 형태

1) Tandem과 Ovoid 분리된 것 : Fletcher applicator, Henschke applicator

2) Tandem과 Ovoid가 붙은 것 : Ernst applicator, Washington applicator

- Applicator의 차폐 : 방광/곧창자 방향 차폐
- 선량분포

A점 : 원발성 병소의 치유선량과 방광/직장의 선량

B점 : 골반벽 침윤/전이에 대한 선량

저선량률 강내치료(LDR)와 고선량률 강내치료 비교

강내치료방법	선량률	선량분포	입원/외래	방사선피폭
저선량률(LDR)	저선량률 : mCi단위 (약 30~60 mCi)	변화 많음	입원치료 : 환자 격리 환자 고통 많음	환자/술자/간호사 피폭 많음
고선량률(HDR)	고선량률 : 1~2Ci	변화 적음	외래 : 분할조사/조사시간 단축 환자 고통 적음	피폭 없음

마) 원격 후 장전치료(remote afterloading system)

- 시술자 및 환자의 불필요한 피폭을 방지하기 위하여 치료부위까지 Applicator를 삽입하고 remote를 이용하여 방사선원(Ir-192)을 주입하는 장치이다.
- 시술자 피폭 감소, 치료의 재현성이 좋고, 치료시간 감소의 장점이 있다.
- 주기적인 정도관리 및 선원의 빈번한 교체가 단점이다.

Ⅳ 방사선치료장치

- 방사선치료장치
  - kV X선치료장치
    - kV X선치료장치
      - 표재치료장치
      - 심부치료장치
    - 방사성동위원소치료장치
      - 코발트60 원격치료장치
      - 세슘137 원격치료장치
      - 감마나이프
    - 입자가속치료장치
      - 선형가속기
      - 마이크로트론
      - 베타트론
      - 사이크로트론
      - 중성자선치료장치
      - 양자선치료장치
      - π중간자치료장치
      - 반·데·그라프가속기
  - 근접(내부)조사장치
    - 원격후장전치료장치 — 선원
      - ^{60}Co
      - ^{192}Ir
      - ^{137}Cs

방사선치료장치의 분류

1. Kv X선 치료장치(kilovoltage unit)

1) 표재치료장치(superficial unit)

- 에너지 : 50~120 Kv
- 치료범위 : 5 mm(keloid, 피부암)
- 현재 전자선으로 대체

2) 심부치료장치(deep therapy/orthovoltage unit)

- 에너지 : 150~500 Kv
- 치료범위 : 2~3 cm 깊이의 종양
- 여과판(filter) : Al + Cu, Al + Cu + Sn(복합여과판, Thoraeus filter)
- 콜리메터 : 다양한 콘(Cone) 사용

2. 방사성동위원소를 이용한 치료장치

1) 코발트60 원격치료기

(1) 선원의 물리적인 특성

동의원소	반감기(years)	γ-선 에너지 (Mev)	Γ치 Rm2/Ci-h	비방사능 (Ci/g)
라듐226	1622	0.83	0.825	- 0.98
세슘137	30	0.66	0.326	- 50
코발트60	5.26	1.17,1.33	1.30	- 200

(2) Co-60 선원의 이점

- r선의 에너지가 거의 단일
- 원자로에서 대량 생산, 가격이 저렴
- 금속 상태로 자석으로 조작
- 비방사선이 크고 출력이 크다.

(3) 선원 개폐 시스템

- 선원 고정식 : 셔트이동식(moving jaws, mercury)
- 선원 이동식 : Sliding Bar(turn table), Rotating wheel

(4) 콜리메타 형태

- 원호(구면)
- 다단(다중)
- 연장 : 반음영을 축소시키기 위해 사용

2) 감마나이프(gamma knife)

- 일명 정위적방사선수술(stereotactic radiosurgery)
- 코발트60 밀봉소선원이 반구형으로 일정하게 배열되어 있으며, 방사선(감마선)은 콜리메트가 장착된 헬멧의 원통형 구멍(hole)을 통하여 조사된다.
- 치료는 뇌 속에 위치한 종양을 대상으로 하며, 집중적으로 방사선을 조사하여 외과적인 수술과 같은 임상결과를 얻는다.
- 구성 : 조사부, 콜리메터 헬멧, 조정제어부, 치료테이블, hydraulic system(조사시간/조사선량 계산)
- 선원 : 1.0 mm φ× 1 mmL,이중으로 스테인레스 캡슐로 밀봉(총 방사능 : 5,400~6,600 Ci)
- 콜리메터 헬멧 : 여러 개의 구멍(hole)이 헬멧 전체에 일정하게 분포

3. 입자가속장치

1) 선형가속기(Linear Accelerator)

(1) 장치의 구성

가) 고주파 발진부

전자를 가속시키기 위한 고주파(3,000 MHz)를 발생시키는 장치 및 전원

- 구성 : 마그네트론/크라이스트론, 도파관, 펄스전원장치
- 자기발진기(마그네트론) : 마이크로웨이브 발생(3,000 MHz)
- 크라이스트론 : 발진기 별도 부착, 공진주파수-고주파(5~7 MW)

비 교	수 명	크 기	출력(주파수)	에너지
마그네트론	짧다	작다	불안정	10 MeV 미만
크라이스트론	반영구	크다	안정	10 MeV 이상

나) 가속부

- 구성 : 전자총, 가속관, 이온펌프, 편향전자석
  - ① 전자총 : 전원 10~70 KV
    광속(0.45C)으로 전자를 가속관에 공급
  - ② 가속관 : 구리재질, 정재파형/진행파형
  - ③ 이온펌프: 가속관 내부의 진공도(10^{-6}~10^{-7}) 유지
  - ④ 편향전자석: 직선형과 밴딩형(90, 270°)

다) 조사헤드

- 타겟, 평탄여과판, 산란박, 이온선량계, 콜리메이터, 악세사리시스템
- 타겟 : 텅스텐, 백금
- 평탄여과판(X선) : 타겟을 투과한 X선이 조사야의 중심부와 가장자리의 강도가 균등하게 조사될 수 있도록 하는 여과판으로서 주로 납으로 되어 있다.
- 산란박(전자선) : 가속관에서 가속된 전자선을 산란시켜 평탄한 선량 분포를 얻기 위한 것이다. : 재질 - (에너지에 따라) Pb(0.1~0.3 mm 두께), Al, Cu, Ta(tantalum)
- 이온선량계 : 전리조(금속 밀폐 투과형)
- 콜리메이터 : 텅스텐(일차선속 : 1/1,000)
  종류 : monoblock collimator - upper jaw, lower jaw, multileaf collimator(MLC)
- 전자선 콜리메터 : movable Jaw - Electron Cone
- 광조사계 : 거울 - 초점 - 조사야
- 광거리계 : SSD indicator
- 기타 부속기자재 : shadow tray(아크릴 등), 쐐기필터/보상필터, front(back) pointer

(2) LINAC : **광자선**

특성

- 심부선량이 높다(10 MV).
- 피부보호효과가 있다(피부선량 : 40% : 10 MV).
- 고선량률(100~1,000 cGy/min, SSD : 100 cm)
- 골의 흡수 차이가 적다(Compton Effect).
- 반음영이 적다(소초점 : 2~3 mm, CO-60과 비교).
- 측방산란이 적고 전방산란이 크다.
- 누출선량이 없다(가동하지 않을 경우).
- 불안정한 출력과 대칭도(Symmetry)
- 고장수리 및 교정이 어렵다.
- Betatron에서 발생되는 X선 또는 전자선의 선량률보다 높고 안정되다.
- 출력(Output)을 보정할 필요가 없다.(Co-60과 비교)

(3) LINAC : **전자선**

특성 :

- 전하를 가진 입자이므로 일정 깊이에서 완전 소멸된다.
  최대 실용깊이(비정) R(cm) = Mev/2(cm)
  치료 실효깊이(80% 등선량곡선) RT(cm) = Mev/3(cm)
- 어떤 일정깊이에서 선량이 급격히 감소
- 피부표면에 선량이 높다(80~90%).
- 적분선량이 적다.
- 평탄한 선량 분포도
- 출력이 높다(100~1,000 cGy/min).

2) 베타트론(Betatron) – X선/전자선 발생

(1) 원리 : 전자석 중간에 도넛형의 튜브가 놓여 전자가 증가하는 자장에 의해 관을 30~100만회 같은 궤도 반경을 나선형으로 회전하면서 가속한다.

(2) 구성 : 전원부, 전자석, 도넛관, 조사헤드부와 펄스발생장치, 지지장치, 조정제어장치

- 가속관 : 원형 도넛 형태
  - 재질 : 세라믹, 유리
  - 고진공도 : $10^{-5} \sim 10^{-7}$ mmHg 유지
  - 전자선 방출 입구 : 베릴륨 – 전자선의 손실을 적게 하기 위함
  - 타겟 : 텅스텐, 백금
  - 필러 : X선/전자선을 타겟/베릴륨창에 정확하게 맞추어 통과하게 하는 것

(3) 특성 : 1) 고에너지(6~45 Mev : 전자선)를 발생
  2) Isocenter 곤란 : 회전각도(+- 100 – 120)

3) 조사야: 20 × 20 cm− SSD : 100 cm(LINAC : 40×40 cm, SSD : 100 cm)

4) 출력 : X선 : 70~90 rads/min(LINAC : 100~600 cGy/min)

전자선 : 100~800 cGy/min

5) 주로 전자선 치료에 이용

(4) 베타트론과 선형가속기의 비교

	베타트론	선형가속기
1) 출력 에너지 2) 에너지(전자선) 3) 출력	광범위하게 조절 ↑ ↓	6 ~ 20 Mev ↓ ↑

3) 싸이클로트론 – 중성자

(1) 원리 : 전하를 가진 하전입자를 고 진공상태에서 고주파(10 MHz), 고전압(20 keV)과 강한자장을 이용하여 원운동으로 가동시켜 고에너지로 증대시키는 원형 입자가속장치로서 이온원에서 발생된 중이온(양자, 중양자)이 가속되어, 가속된 중양자가 타겟(베릴륨)에 충돌하여 중성자선이 발생한다.

(2) 중성자 치료(50 MeV)의 장점

가) 저 산소세포에도 동일하게 유효하다(X선, r선과의 차이).

나) 암세포의 회생률이 비교적 적다(X선, r선에 비해).

다) 세포 분열 주기에 관계없이 유효하다(DNA합성기).

4) 마이크로트론(LINAC과 Cyclotron의 원리를 결합한 것) – 광자선/전자선

(1) 원리 : 전자총에서 발생된 전자를 고주파에 의해 싸이클로트론방식에 의해 가속시키는 장치로서 전자를 가속 공동 Gap을 통과하면서 2,850 MHz의 고주파로 교번진동 가속시키면서 1.5 가 우수 자석으로 전자선을 회전 가속시킨다.

(2) 장점(선형가속기에 비해)

가) 에너지 선택이 쉽다.

나) 다양한 전자선 에너지 사용이 용이하다.

다) 장치가 작다.

라) 여러 개의 치료실에 연결하여 사용한다.

5) 싱크로트론(Synchrotron)

- 전자 Synchrotron, 중입자 Synchrotron으로 구분
- Electron Synchrotron의 원리(고에너지 : 1 GeV)

  선형가속기에서 전자를 가속해서 synchrotron에 입사시켜 고에너지로 가속
- 중양자를 가속해서 흑연에 충돌하여 π중간자 발생한다.

6) 양자선치료기

- 에너지 : 150~250 MeV
- 중입자 synchrotron에 의해 가속
- 가속원리 : 중입자를 변화하는 고주파수와 자장을 이용하여 회전하면서 가속하는 장치이다.
- 특성 : 조사야 : 0.5 mm씩 조절, 용적선량 감소

7) 정전형 고압발생장치(Van de Graff generator)

- 집전극에 많은 정전기를 집적시켜 직류 고전압을 얻어 하전입자(양자, 전자)를 가속하는 장치이다.
- 에너지 : 2~10 MeV(X선)
- 문제점 : 고압발생장치의 절연

4. 치료계획장비

1) 모의치료촬영기(Simulator)

- 치료장치와 기하학적으로 동일한 X선 투시장치(isocenter, collimator 등)
- SSD, SAD(STD)가 치료기의 SSD, SAD와 동일
- 환자 체위가 치료실에서의 체위와 동일하게 될 수 있도록

2) 전산화단층치료촬영기(CT-Sim)

- 전산화단층치료촬영은 인체의 횡단면을 컴퓨터가 수학적 연산방식을 이용하여 영상을 재구성시켜 인체조직을 상세하고도 명료하게 나타낼 뿐만 아니라, 동일한 조직 내에서도 정상조직과 종양조직을 구분할 수 있도록, 정확한 정보를 제공해 주는 장비이며,
- 또한, 3차원 영상(3D image)의 구현 및 입체적 영상의 재구성으로 최첨단 치료기법인 입체조형치료와 세기변조방사선치료(IMRT)의 시행을 위해서는 필수적인 장비이다.

3) 전산산치료계획장비(RTP)

- 선량에 관한 각종 자료(출력, 심부선량 등)에 의해 종양에 대한 2차원 및 3차원 외조사 치료계획 수립
- 근접조사(강내조사, 조직내 조사 등) 치료계획수립
- 환자에 전달하는 방사선의 모든 조건에 대하여 계획을 수립하는 장비
  (치료기법, 조사방향, 부속기구, 방사선량, 선량계산, 등.)

5. 방사선치료실에서 사용되는 기자재

1) Laser beam(side pointer, 조준용 투광기)

- 방사선치료 자세를 일정하게 재현하기 위해 이용
- 치료실 양벽, 종축벽, 천정(both lat. wall, axial wall, ceiling)

2) Front & back pointer

- front pointer : 조사야 중심(선속의 중심)

- back pointer : 방사선의 사출방향 확인

3) Pin & Arc(회전조사시 사용)

- back pointer 사용이 불가능한 경우
- oblique field에 사용

4) Optical indicator : SSD, FS

5) Treatment Cone

- Tx. head 밑에 부착하여 사용
- Cone 크기 이외에는 방사선이 조사되지 않음
- 전자선, 근접조사 X선(고에너지), 입자방사선
- 형태 : 원형, 사각형, 압박형, intraoral(vaginal) cone, periscopic cone

• 저에너지 X선(250 kv 이하)

- 조사야/SSD 결정
- 압박 cone에 의해 피부장해 감소(국소빈혈로 인해 방사선 감수성 저하)
- 피부와 병소간의 거리 단축으로 인한 종양선량 증가

6) 여과판(filter)

- 종양에 적정한 선량을 조사하기 위해 여과판(금속흡수체) 사용
- Tx. head에 부착(collimator)
- 재질 : 고에너지 – 원자번호↑ – Cu. Pb. 놋쇠(brass)

  저에너지 – 원자번호↓ – Al. Cu. Sn. Pb
- 고에너지에 사용되는 Filter
  (1) Wedge : 일차 선속의 선량분포도를 변화
  (2) Compensator : 조직의 결함(요철) 부분을 보상
  * 조직등가물질(Acryl, paraffine 등)을 사용할 수도 있다.
- 저에너지에 사용되는 Filter(에너지에 따라 구분)
  (1) 50~140 kv : Al
  (2) 140~400 kv : 복합 filter(Thoraeus filter) : Sn + Cu + Al

7) 방사선차폐블록(Shielding blocks) : Custom made block

- 종양 이외의 정상조직/주요장기에 방사선조사를 최소화하여 방사선에 의한 부작용을 감소시키기 위해 사용
- 종류: 1) Straight-cut block(표준차폐물, 직각블록) – Co-60

  2) Beam divergent block(개인블록) – 선형가속기(Linac)

8) Bolus : 환부의 경사 또는 요철부위를 평탄하게 보정함.

- 종류 : 물, 파라핀, 왁스 등(조직등가물질)
- 피부선량 증가, 종양내 선량 균등

- 피부보호효과(skin sparing effect) 감소

9) 조직보상필터(Tissue compensating filter)

- 피부 – 선원 사이에 위치(환자 표면에서 15~20 cm 거리를 두고 사용)
- 피부 보호 효과 유지

10) 환자고정기구(Patient Immobilizer)

- 치료자세 : 가능한 편안한 자세 유지
- 방사선 치료를 시행하는 중간에 환자의 움직임을 최대한 방지하기 위해 사용
- 각종 기구 사용 또는 제작 : Breast board, Mev–Green, aquaplast, Vac–Lok, Wing board 등
- 분할치료에 따른 환자자세 재현의 정확성 확보
- 방사선 흡수율이 낮은 재질 사용

참고 1

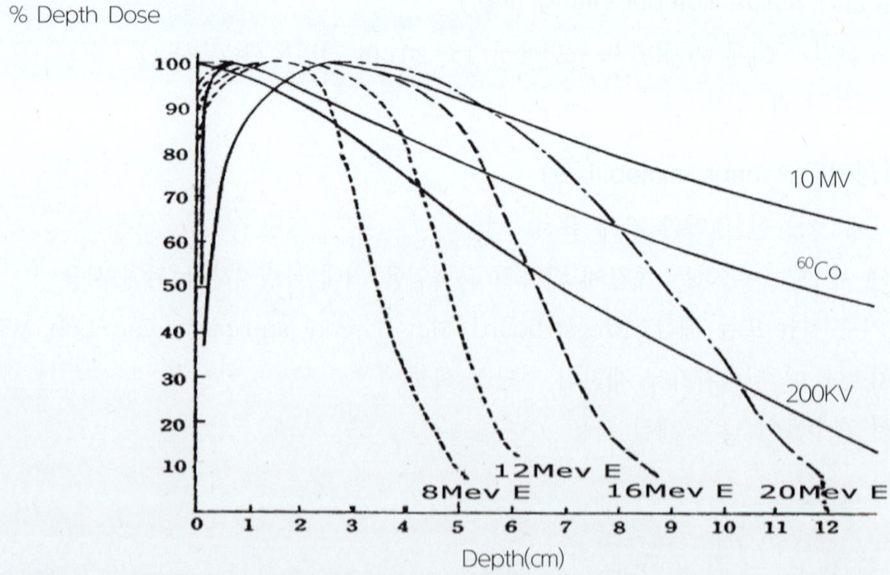

Photon/electron 심부선량곡선

참고 2

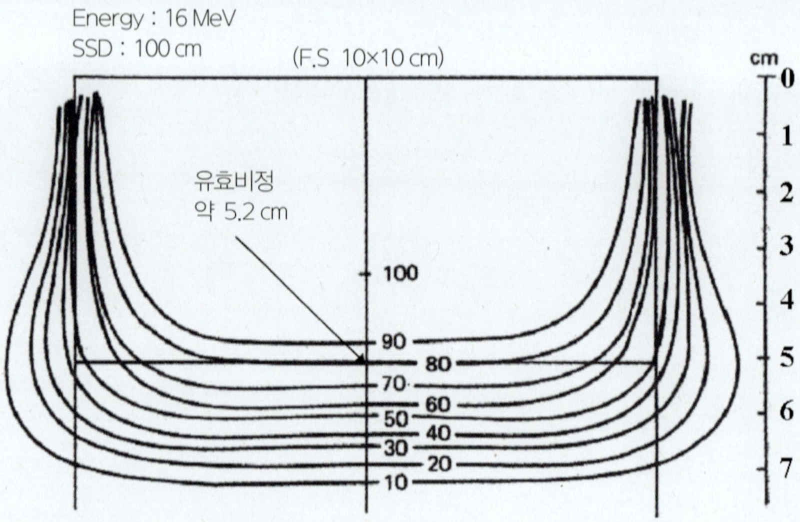

16 MeV 전자선

참고 3

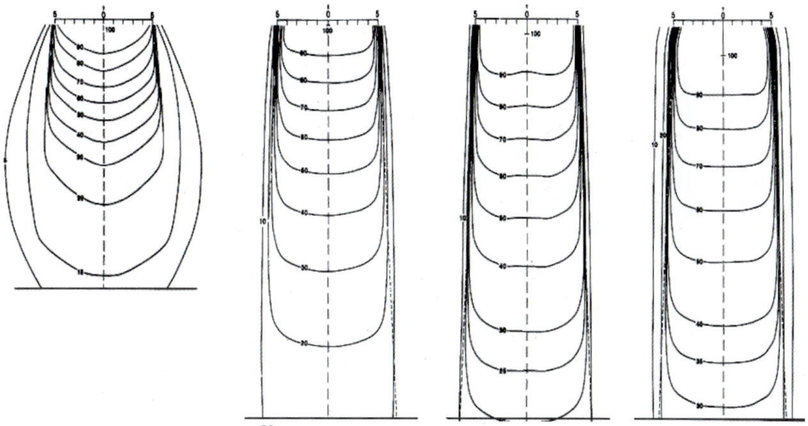

200 KVp SSD = 50 | ^{60}CO SSD= 80 | 4 MV SSD= 100 | 10 MV SSD= 100

등선량곡선의 변화(에너지)

참고 4

SSD형(SSD=80 cm) SAD형(SAD=80 cm)

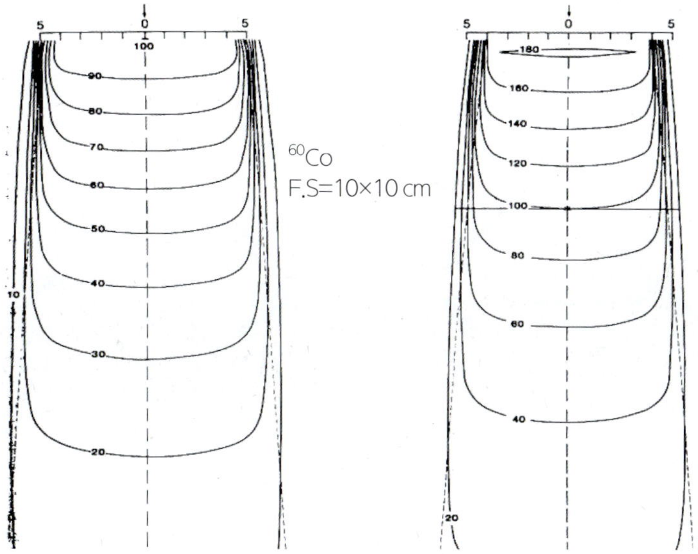

등선량곡선의 종류

참고 5

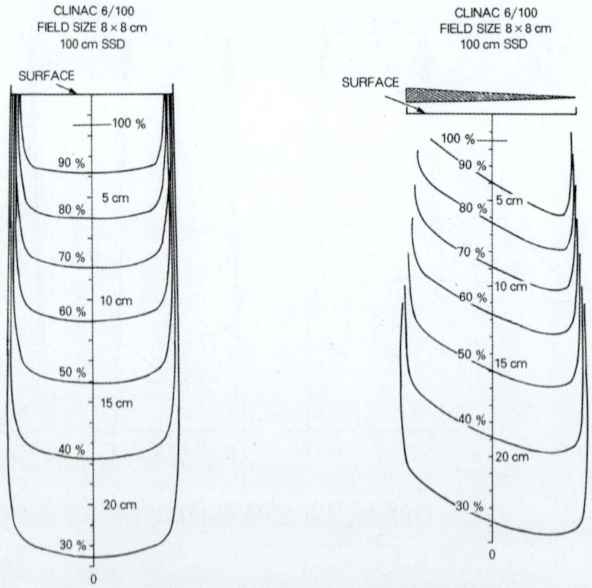

등선량곡선의 비교(photon)

참고 6

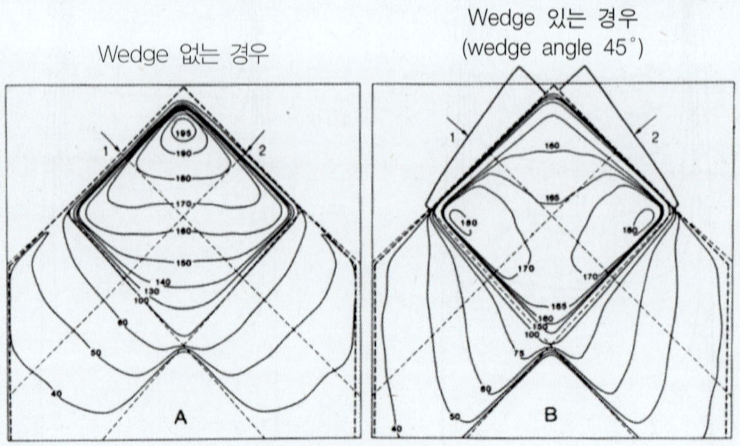

등선량분포곡선의 비교
(4 MV, F.S = 10×10 cm, SSD = 100 cm)

참고 7

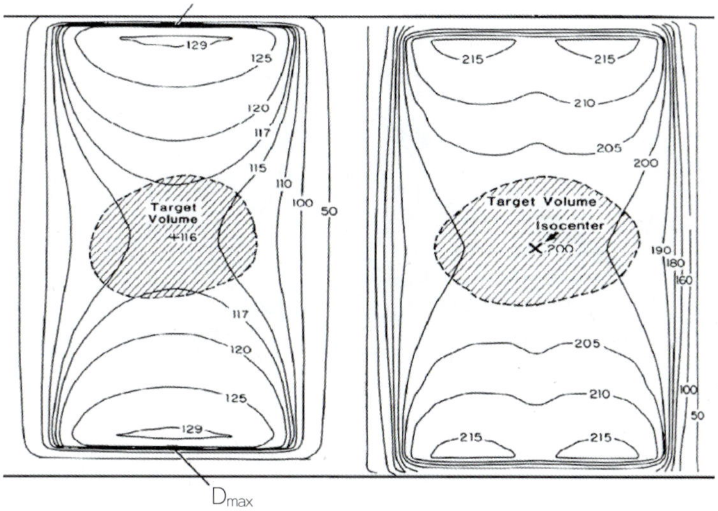

대향 2문조사 선량분포

참고 8

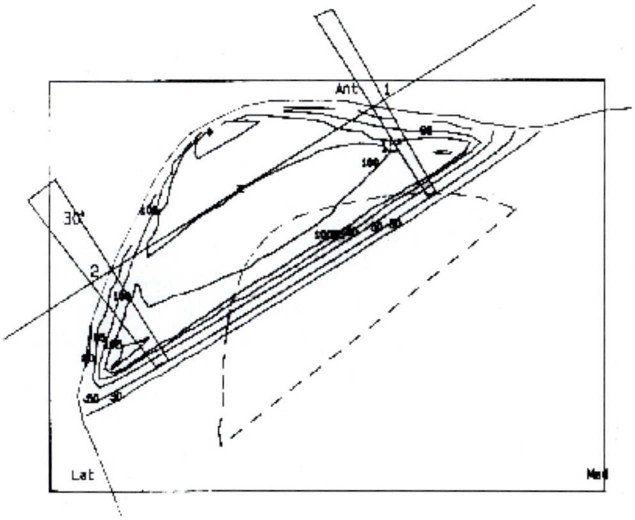

Pairwedge technique
유 암

참고 9

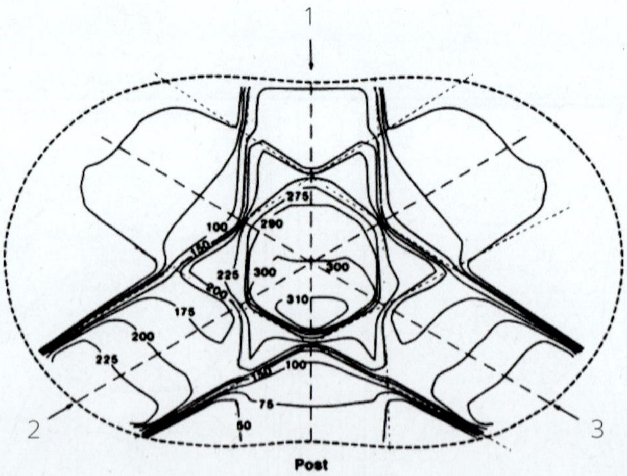

3문 조사
4 MV, SAD = 100 cm
조사야 = 8 × 8 cm

참고 10

4문조사

10 MV, SAD = 100 cm
Isocenter에서
조사야 = 8×8 cm

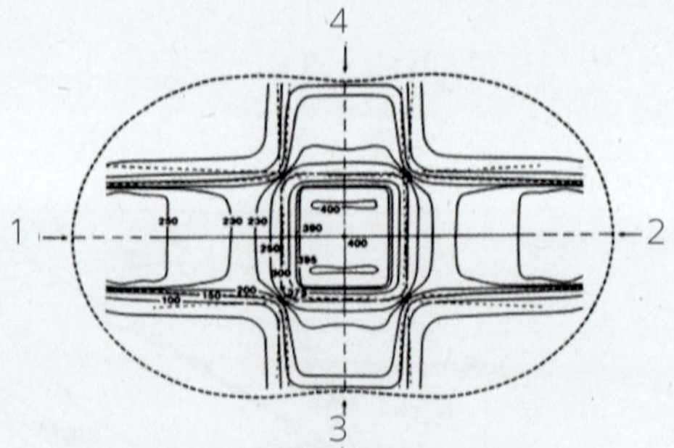

10 MV, SSD = 100 cm
표면에서 조사야 = 8×8 cm

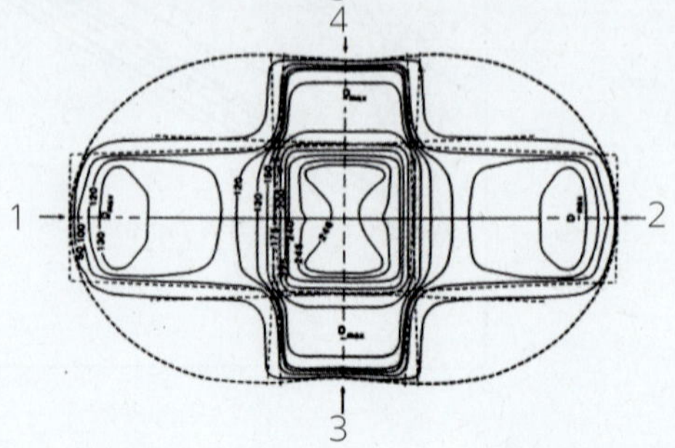

참고 11

회전조사의 등선량분포
(Arc-therapy)
- 종양중심이 최대선량영역
- 중심축이 최대선량영역보다 상부에 위치
- Arc angle이 커질수록 최대선량 영역이 중심축에 근접

Arc = 100°

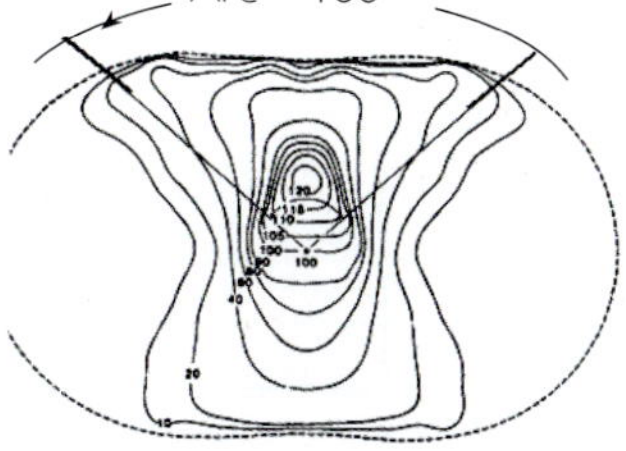

Arc = 180°

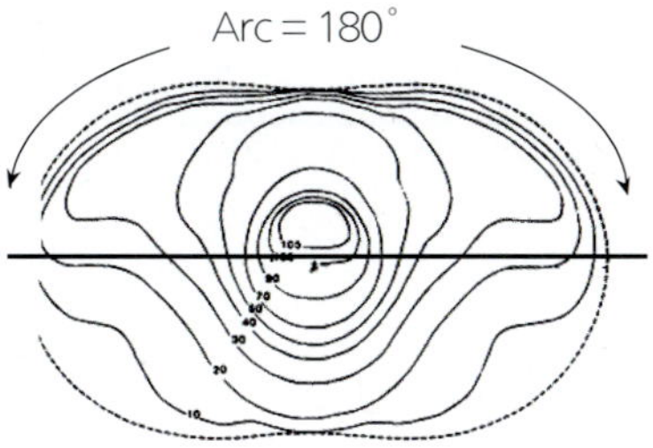

Arc = 360° full rotation

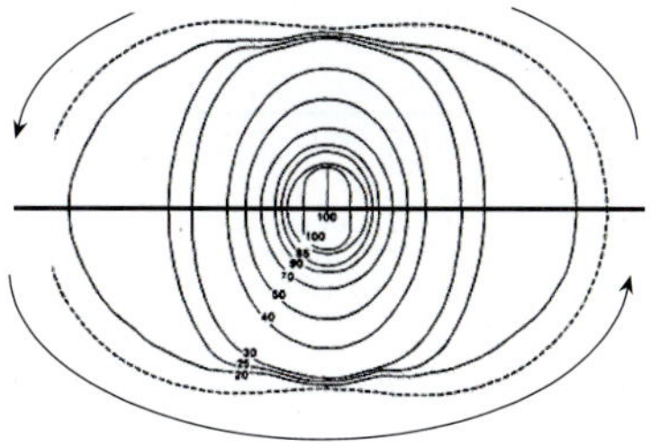

참고 12

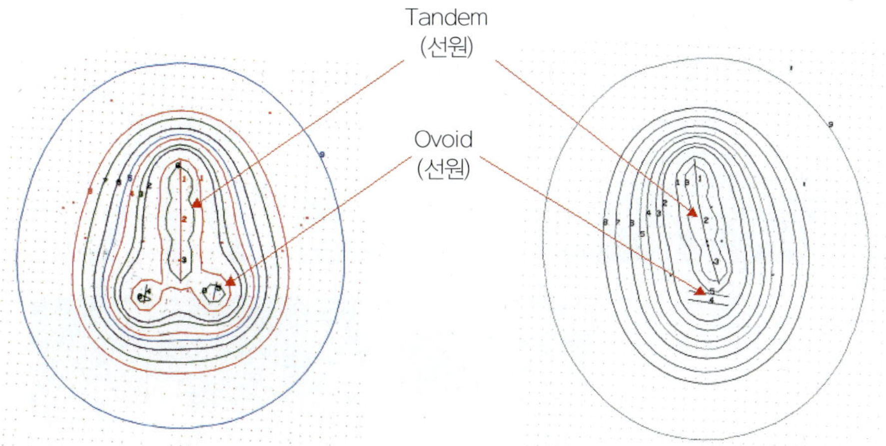

Anterior Lateral

강내조사의 등선량분포

참고 13

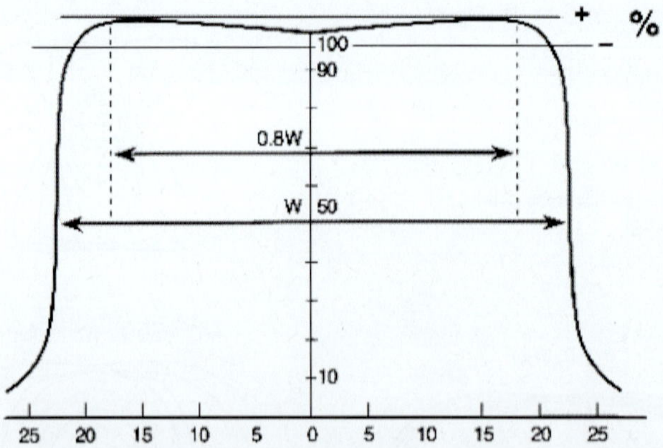

조사야

선속의 대칭도 측정(Photon)

- Photon field flatness(±3%)
  - 조사야 80% 영역에서 측정

참고 14

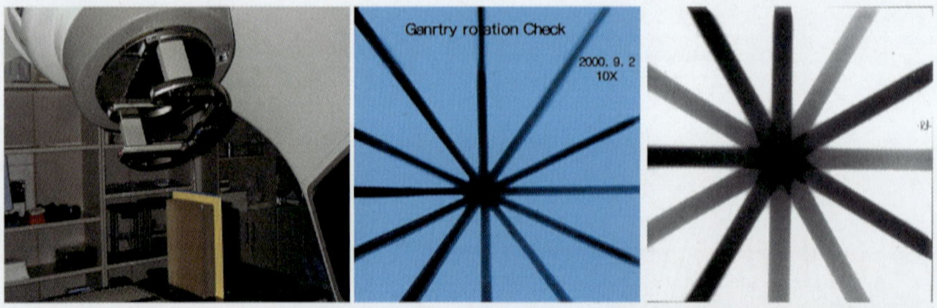

광조사야와 실조사야 일치시험

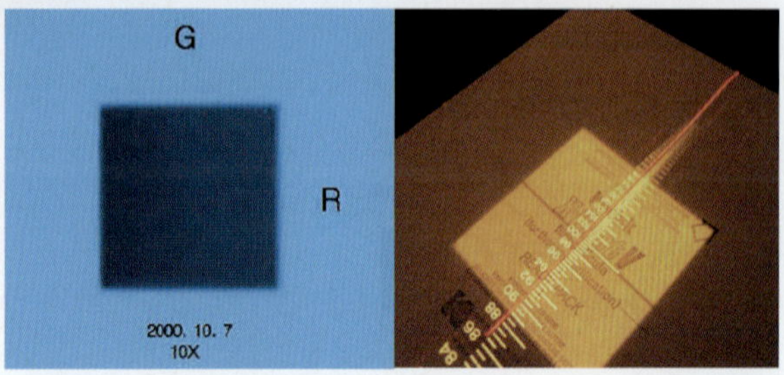

회전 중심축 검사(Gantry)

참고 15

Radium source

- Tube
- Needle
- Seed
- wire

Radium needles →

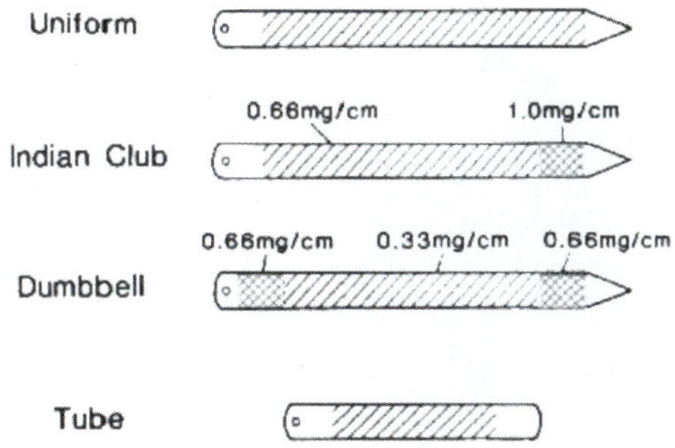

참고 16

Mantle field technique

- Hodgkin's disease, Lymphosacroma 등
- 차폐 : larynx, lung, shoulder join

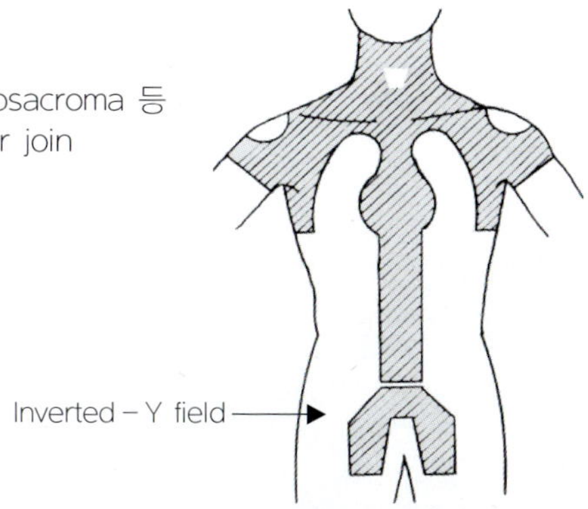

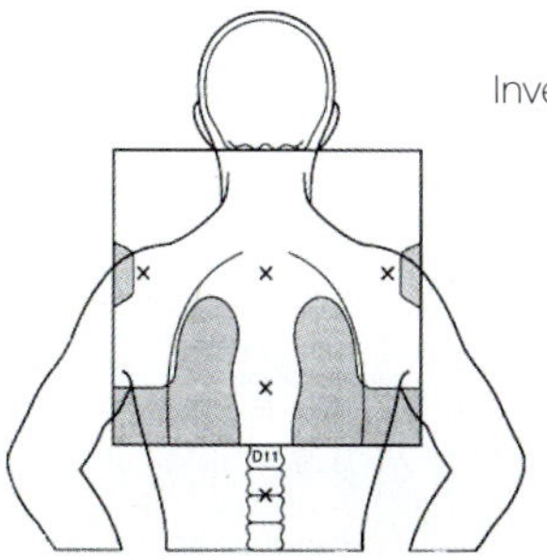

Mantle fields block diagram

Shielding block

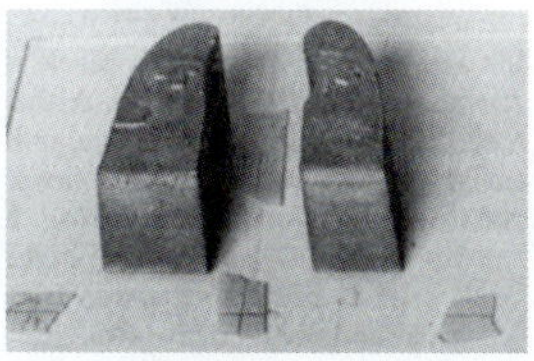

그림 01

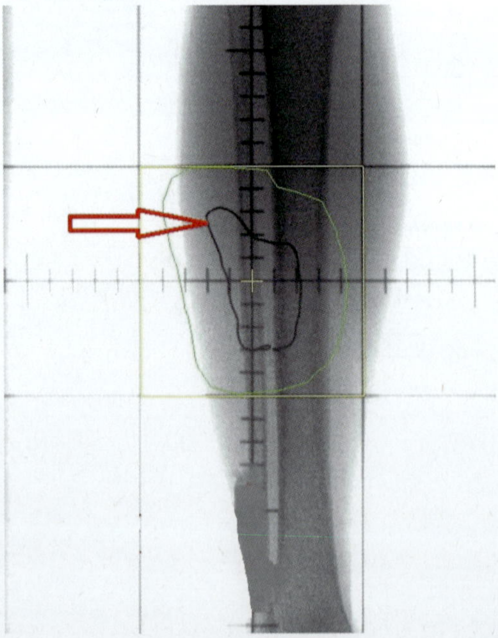

001 **그림 1** 영상의 화살표시에 대한 설명은?

① 치료조사야 확인
② 영상왜곡 – 이물질
③ 종양의 크기
④ 차폐블럭 제작
⑤ 치료 후 조사야 확인

BBS : 특정한 해부학적 구조나 관심부위를 표기하기 위해 납줄, 구리 등과 같은 방사선 비투과 물질을 모의 치료촬영시 환자의 체표에 붙이거나 삽입하여 표시하는 것이다.

그림 02

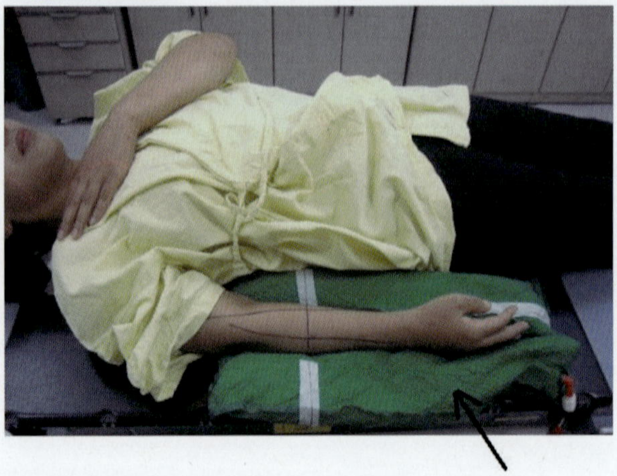

002 **그림 2** 화살표시 된 보조기구에 관한 것은?

① 방사선 차폐체
② 방사선량 측정기구
③ 환자 자세 고정용 기구
④ 치료부위 확인용 검사 기구
⑤ 균등선량을 위한 조직 보상체

환자고정기구(Vac-lok)의 하나로서 재사용이 가능하다.

그림 03

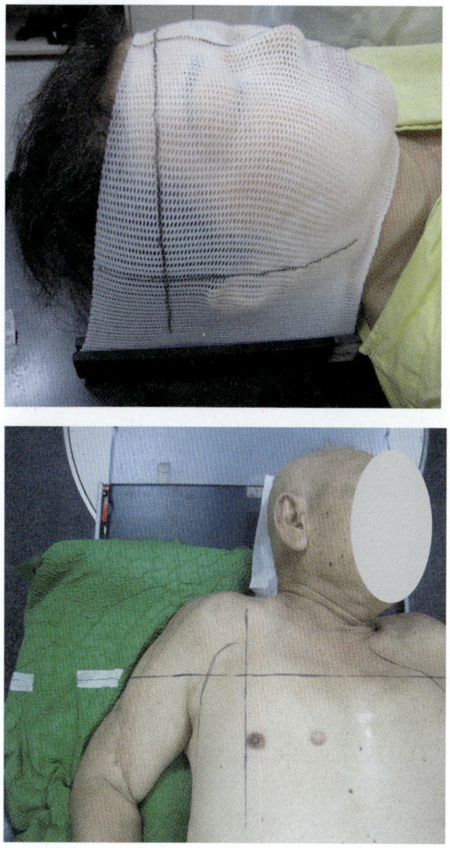

003 그림 3 영상에서 환자 고정기구 구비 조건은?

① 재사용이 가능하여야 한다.

② 방사선량 흡수와는 관계가 없다.

③ 환자가 불편해도 자세 고정만 잘되면 문제없다.

④ 환자의 자세 고정이 중요하기에 가격과는 무관하다.

⑤ 피부보호 효과(skin sparing effect)가 유지되어야 한다.

밀도가 낮아 방사선흡수가 적은 재질을 사용하여야 한다.
고정기구 사용으로 인한 산란선은 피부선량 증가에 기여한다.

그림 04

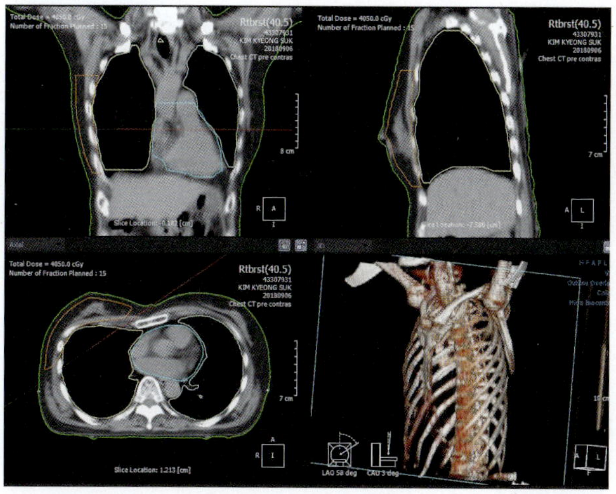

004 그림 4 영상에서 검사장비가 옳은 것은?

① CT

② MRI

③ PET

④ Simulator

⑤ CT-simulator

CT-Simulator : 일반적인 simulator와 CT의 기능과 역할을 함께 할 수 있도록 제작된 장치. 체표의 윤곽(Body counter) 및 내부장기의 묘사가 정확하고 종양 및 주요장기의 위치 및 크기를 정확히 파악해 CT 영상에 선량분포를 직접 그릴 수 있으며 주요 장기의 용적 선량 파악이 용이해 3차원적 치료 선량 계획이 가능하며, 영상재구성에 의해 조사야를 확인할 수 있다. 또한 Virtual Simulation이 가능해 효율성을 높일 수 있다.

그림 05

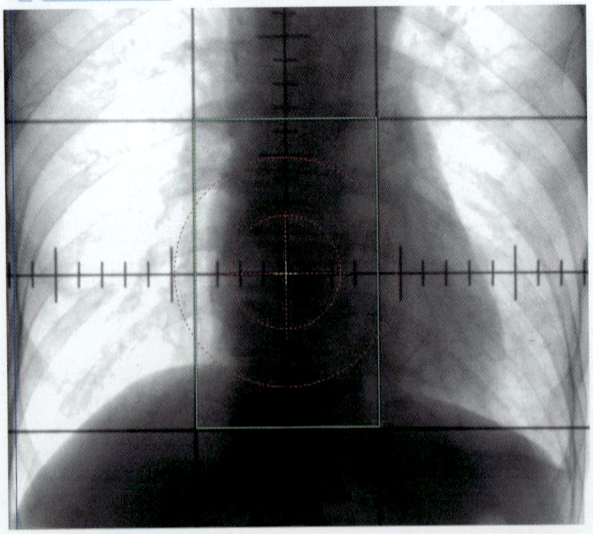

005 **그림 5** 환자의 모의치료 영상이다. 치료를 위한 조사야의 크기로 옳은 것은? (눈금간격 ; source – axis – distance = 100 cm에서 1 cm)

① 4 × 13 cm

② 6 × 13 cm

③ 8 × 13 cm

④ 10 × 13 cm

⑤ 12 × 13 cm

일반투시 사진과 달리 조사야의 크기를 알 수 있는 눈금이 있다.

그림 06

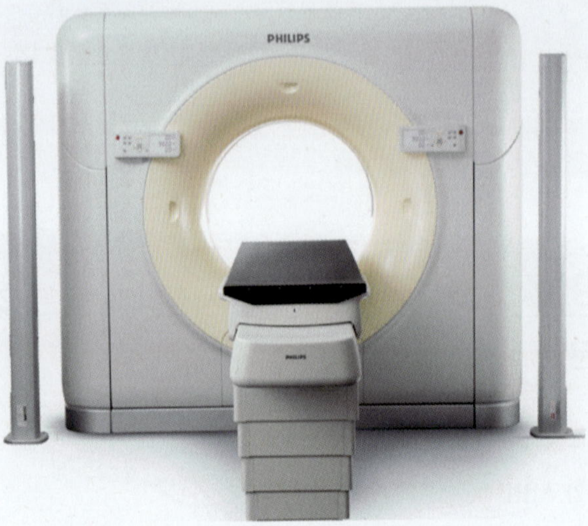

006 **그림 6** 영상에서 방사선치료계획용 장비에 관한 설명이 옳은 것은?

① 진단용 CT와 다른 성분의 조영제를 사용한다.

② 진단용 CT와 동일한 기능과 형태를 가지고 있다.

③ 방사선치료기와 같은 기하학적 구조를 가지고 있다.

④ 3차원 방사선치료를 위해서는 필요한 장비 중 하나이다.

⑤ 영상의 해상도를 높이기 위하여 평평한 상태의 테이블을 사용하고 있다.

CT-Simulator : 진단용 CT와 기능은 유사하나 형태는 많은 부분 다르다(테이블, 보사이즈, 레이저) 환자의 해부학적 구조를 확인하여 치료의 정확도를 향상 시키는 최근 치료기법에 꼭 필요한 치료계획용 방사선장비이다.

그림 07

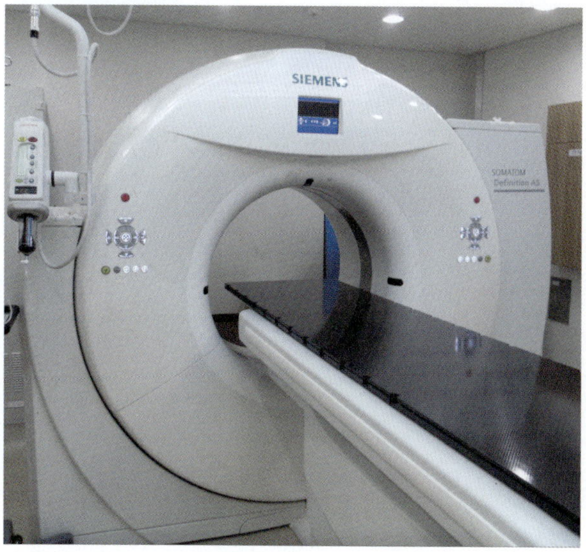

007 **그림 7** 영상에서 방사선치료계획용 장비에 관한 설명이 옳은 것은?

① 선형가속기와 기학적 구조가 같다.
② 3차원 치료계획과 선량 계산이 가능하다.
③ 체표의 윤곽 및 내부 장기의 정보는 사용하지 않는다.
④ 치료부위와 인접하는 주요장기의 선량관계를 관찰 할 수 있는 자료를 제공한다.
⑤ 영상의학과 CT와는 다르게 시간 변화에 따른 장기의 움직임을 고려한 촬영은 할 수 없다.

그림 08

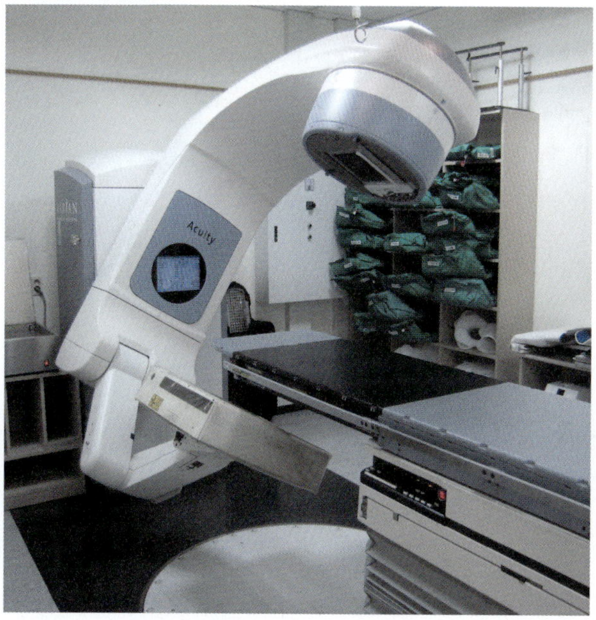

008 **그림 8** 영상에서 방사선치료계획용 장비에 관하여 옳은 것은?

① 방사선치료장비와 같은 에너지를 사용한다.
② 종양 및 주변 장기의 위치 정보를 알 수 있다.
③ 치료용 장비와 기하학적 요소가 일치하여야 한다.
④ 3차원 치료계획을 위한 환자 정보를 제공하는 장비이다.
⑤ 진단용 투시 장비 보다 높은 에너지의 방사선을 사용하여 촬영한다.

모의치료촬영 장치는 진단용 투시 장치와 같은 에너지를 사용하며, 그 구조는 기하학적으로 치료 장치와 동일하게 제작되어야 한다.

그림 09

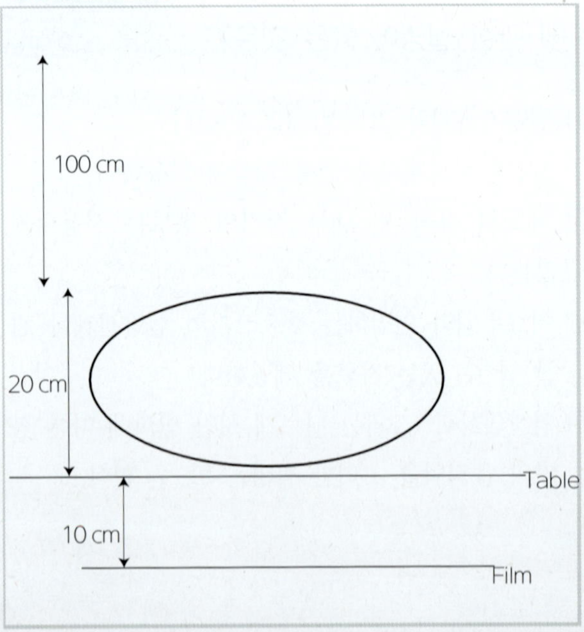

009 **그림 9** 모의치료계획용 필름의 기하학적 배치를 보여준다. 영상에서 조사야의 크기는 15×15 cm이고, 차폐블록 폭은 3 cm이다. 선원으로부터 block tray까지의 거리가 67 cm일 때, tray 위의 차폐블록 폭의 크기는?

① 1.5 cm
② 1.9 cm
③ 2.3 cm
④ 3.0 cm
⑤ 4.0 cm

tray 상의 block size = film 상의 block size × tray 거리 / film 거리 = 3.0 × 67 / 130 = 1.5

그림 10

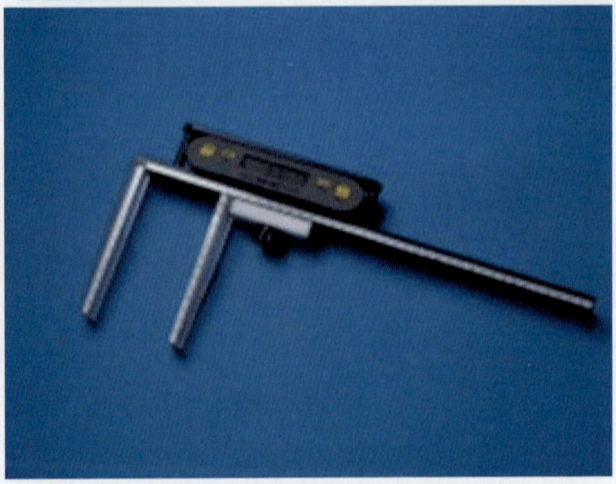

010 **그림 10** 영상의 기구 사용목적은?

① 환자 두께를 측정하는 기구이다.
② 치료부위 두께를 측정하는 기구이다.
③ 방사선 차폐물을 만들 때 사용하는 기구이다.
④ 환자의 위치 잡이를 할 때 사용하는 기구이다.
⑤ 3차원 치료계획의 증가로 사용빈도가 더 많아졌다.

caliper라고 하며 환자의 두께를 측정하여 선량계산 시 사용한다.

그림 11

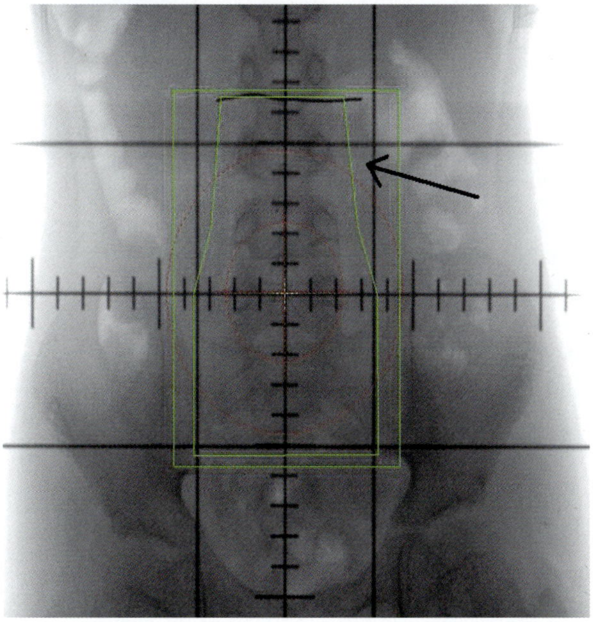

011 **그림 11** 영상에서 화살표시에 대한 설명이 옳은 것은?

① 조사야 크기를 알 수 있다.
② 조직결손 부위를 알 수 있다.
③ 방사선 차폐부위를 알 수 있다.
④ 종양의 크기와 위치를 알 수 있다.
⑤ 추가방사선치료 부위를 표시하고 있다.

모의치료촬영 후 얻어진 영상에 정상부위를 보호하기 위하여 방사선 차폐체 제작부위를 표시한다.
방사선차폐물은 납합금이나, 다엽콜리메이터(MLC)를 사용한다.

그림 12

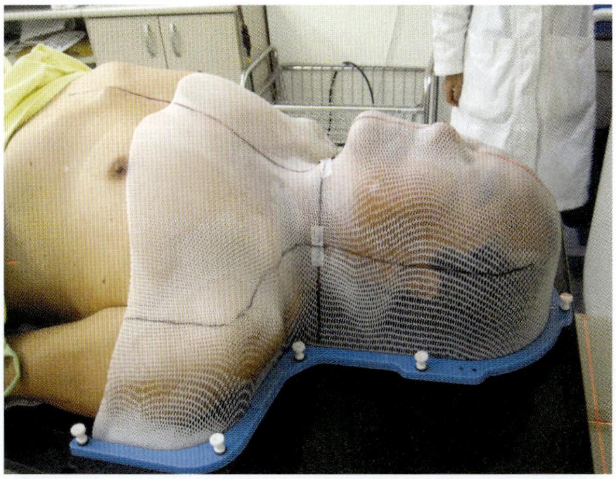

012 **그림 12** 영상에서 환자용 고정기구에 관한 설명이 옳은 것은?

① 고정기구의 두께는 1 mm 이내이며, 피부선량의 증감에는 전혀 영향을 주지 않는다.
② 추가로 bite block이나 shoulder extender를 사용하면 보다 정확한 재현성을 확보할 수 있다.
③ 치료 시 환자의 자세재현성을 높이기 위해 피부표면과 고정기구 간에 일정 간격(gap)을 유지해야 한다.
④ 치료부위와 종양의 위치를 고정기구에 표시함으로서 환자의 사생활(프라이버시) 보호에 좋은 영향을 준다.
⑤ 고정기구는 제작이 용이하며 환자 피부의 화상을 예방하기 위하여 30~50℃ 정도의 온도에서 쉽게 변형되고 상온(18~22℃)에서 쉽게 굳는 재질이다.

고정기구의 사용으로 발생된 산란선이 피부선량에 영향을 줄 수 있으며, 영상의 고정기구 제작온도는 약 70도이다

그림 13

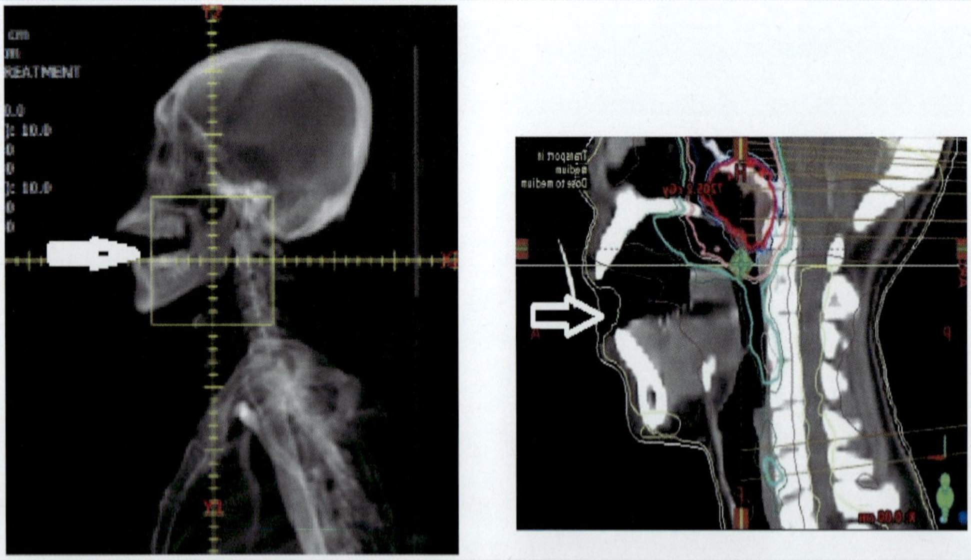

013 그림 13 영상의 화살표시 부위에 사용하기에 가장 적당한 기구는?

① Bolus ② Gauze(거즈) ③ Compensator
④ Wedge filter ⑤ Tongue pressure

환자의 자세고정 및 혀를 보호하기 위해 사용한다.

그림 14

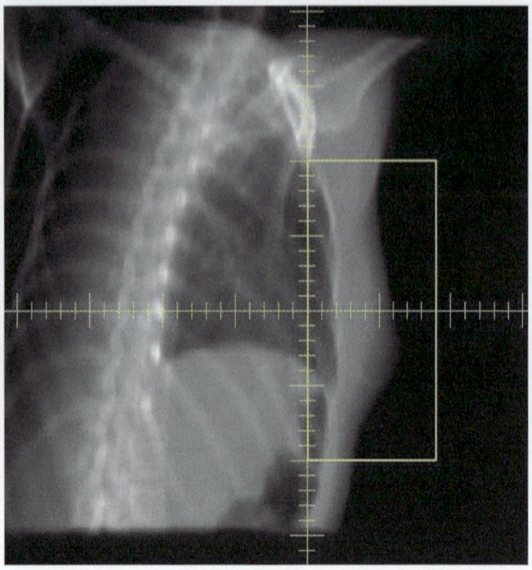

014 그림 14 영상에서 방사선치료 부위에 가장 적합한 환자용 고정기구는?

① Vac-lok
② Belly board
③ MeV-Green
④ Breast board
⑤ Thermoplastic

유방암 환자의 CT자료를 재구성한 DRR 영상이다.

그림 15

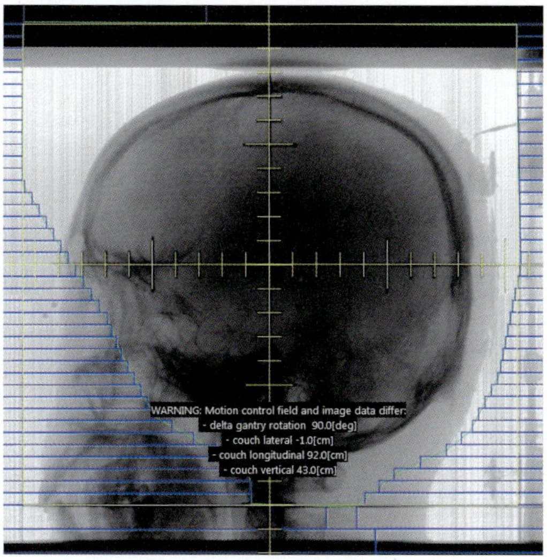

015 그림 15 영상에서 검사 목적은?

① 방사선 종류
② 에너지 크기
③ 방사선 차폐부위
④ 환자의 나이, 성별
⑤ 눈금(scale) 확대율

모의치료촬영 영상으로 치료 중심점, 조사야 크기, 차폐부위 등을 확인할 수 있다.

그림 16

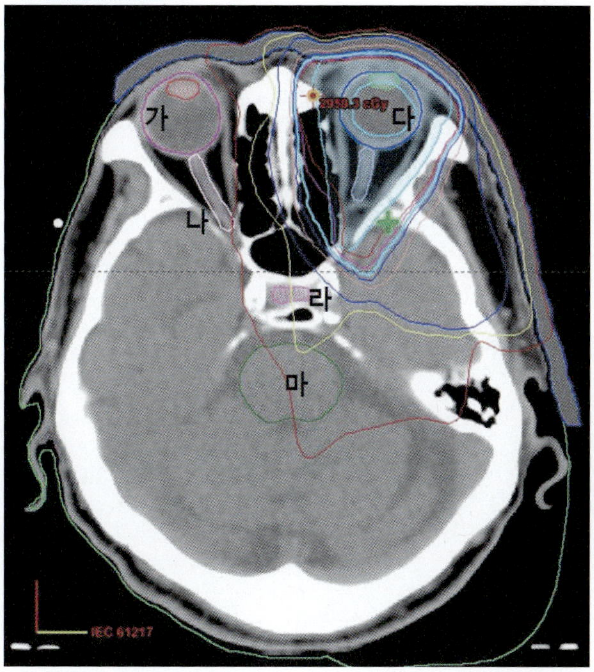

016 그림 16 영상에서 치료부위 장기 중 방사선 조사 방향과 총 선량 계획 시 방사선장애를 줄이기 위해 우선 고려해야 할 부위는?

① 가
② 나
④ 다
③ 라
⑤ 마

치료계획 수립 시 감수성이 높은 장기에 대해서는 감내선량을 우선 고려하여 결정한다.
(가: lens, 나: optic nerve, 다: lens, 라: optic chiasma, 마: brain stem)

그림 17

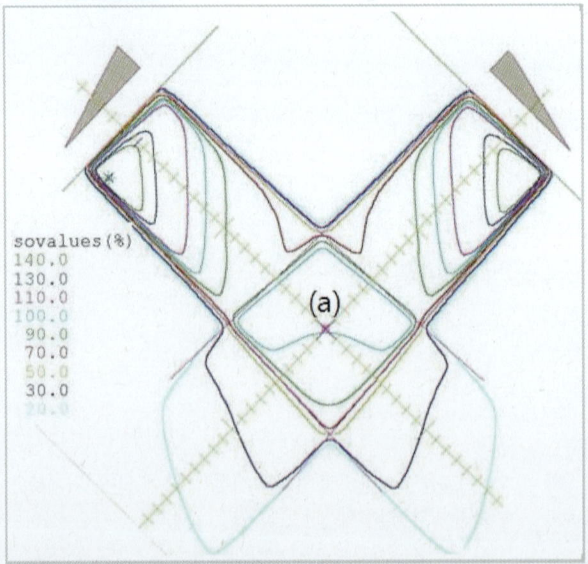

017 **그림 17** 2문조사의 등선량분포곡선을 보여주고 있다. 치료계획 시 사용될 쐐기필터(Wedge filter)의 각도는?

① 15°
② 30°
③ 45°
④ 60°
⑤ 90°

$WA=\frac{1}{2}(180-HA)$.

그림 18

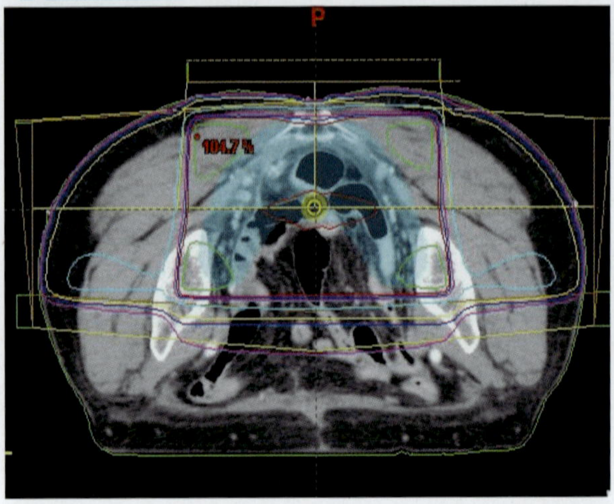

018 **그림 18** 영상에 사용된 방사선치료 총 조사문수는?

① 1문
② 2문
③ 3문
④ 4문
⑤ 5문

선속의 입사방향을 확인하여 조사문수를 알 수 있다.

그림 19

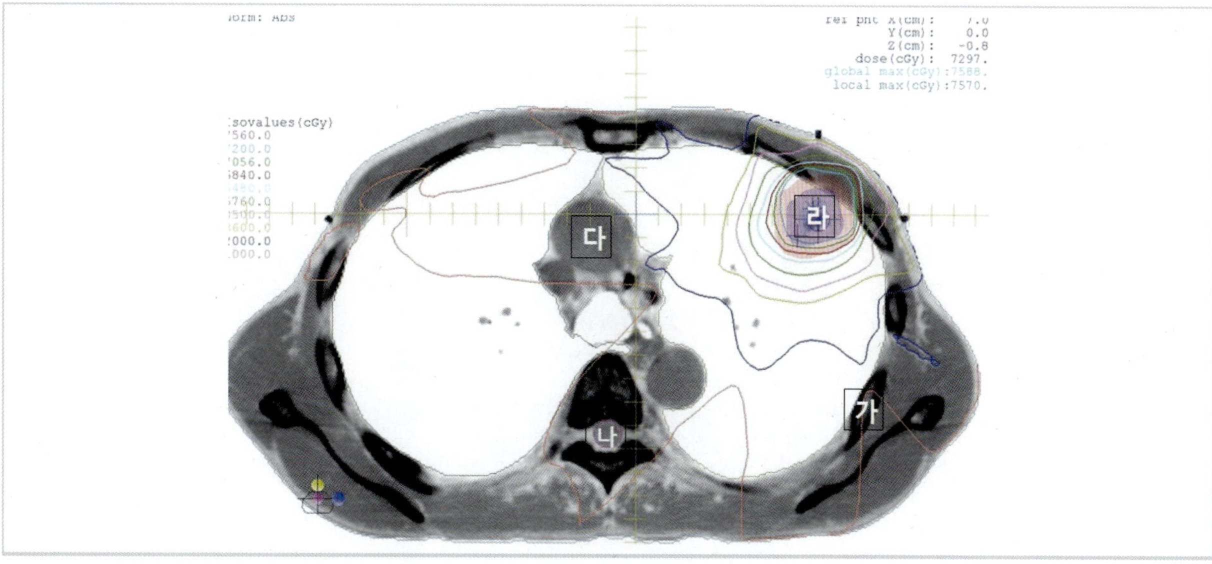

019 그림 19 영상의 방사선 치료(종양)부위는?

① 가 ② 나 ③ 라

④ 가, 다 ⑤ 가, 라

GTV(gross tumor volume): 촉지 또는 영상에서 확인되는 종양부위
CTV(clinical target volume): 치료계획 선량이 충분히 조사되는 부위(종양 및 종양 추정 부위와 잠재적 확산 가능성이 있는 부위)
PTV(planning target volume): CTV에 장기 및 환자의 움직임 또는 set-up 오차를 고려한 Target volume
TV(treated volume): PTV를 포함한 95% 등선량곡선을 포함하는 volume
IV(Irradiated volume): 20% 등선량곡선을 포함하는 volume
OAR(organs at risk): 표적용적 가까이 위치한 감수성 높은 장기

그림 20

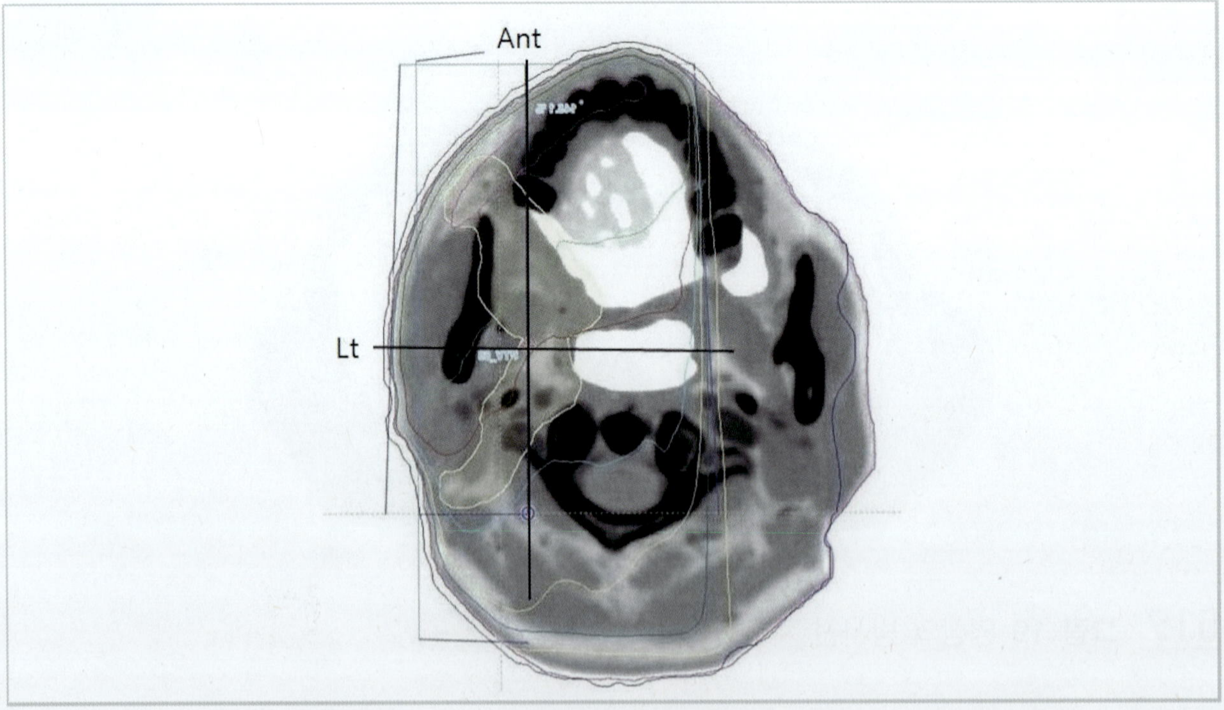

020 **그림 20** 위턱굴암 환자 치료 시 합성한 등선량 분포곡선이다. 옳은 것은?

① wedge filter는 사용하지 않았다.

② wedge filter 배열은 ▽⓪▷로 하여야 한다.

③ wedge filter 사용으로 조사시간이 6배 정도 길다.

④ 선속이 이루는 각도가 직각이므로 30° wedge filter를 사용하는 것이 좋다.

⑤ 선속이 이루는 각도가 직각이므로 60° wedge filter를 사용하는 것이 좋다.

Wedge filter는 보상필터로 사용될 경우도 있으며, 영상의 쐐기필터 각도는 45도이다.

그림 21

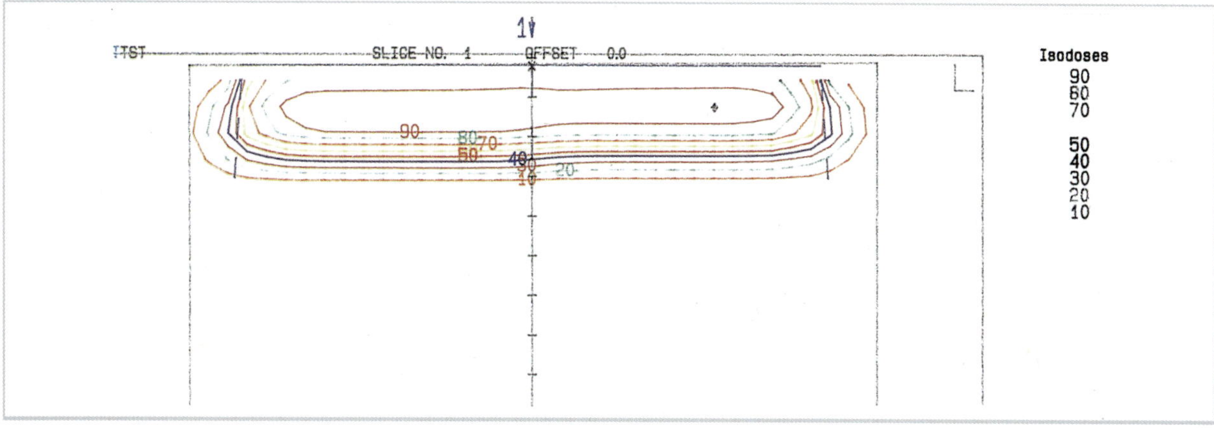

021 **그림 21** 전자선 등선량곡선 영상이다. 치료계획으로 적합한 에너지 크기가 옳은 것은? (단, 눈금은 1 cm임)

① 6 MeV
② 9 MeV
③ 12 MeV
④ 15 MeV
⑤ 20 MeV

유효선량의 깊이는 80% – Energy/3, 90% – Energy/4로 한다.

그림 22

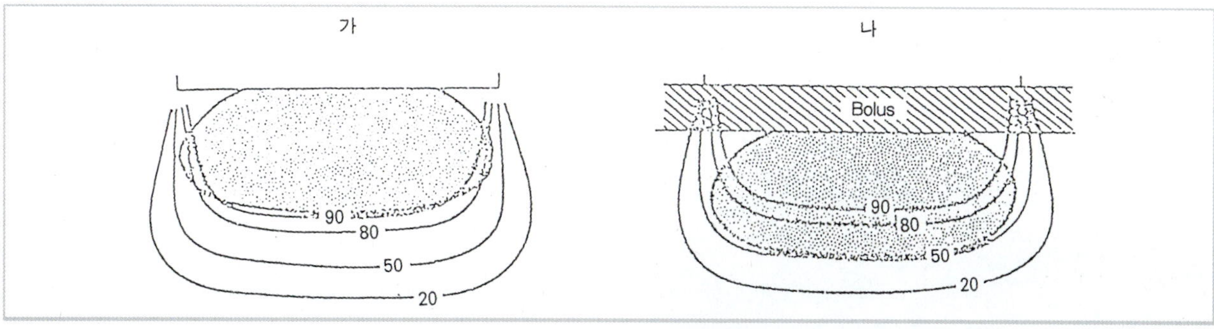

022 **그림 22** 영상에 관한 설명이 옳은 것은? (표재성종양 깊이 2 cm)

① (가)는 적절한 전자선에너지와 치료범위의 선량분포를 보여주고 있다.
② (가)는 종양이 90%선으로 둘러싸인 것으로 보아 12 MeV 전자선을 적용한 것이다.
③ 볼루스는 주로 0.5~1 cm 정도의 두께를 쓰고, 12 MeV 이상에서는 사용하지 않는다.
④ (나)는 Bolus(1 cm)를 사용하고, 9~12 MeV 전자선을 사용하면 올바른 치료계획이다.
⑤ (나)는 표면선량을 줄여주기 위하여 볼루스를 사용하였으나 종양을 치료하기 위한 충분한 등선량 곡선의 유효한 범위에 들지 못했다.

종양깊이 2cm, 사용가능 에너지 9~12MeV 전자선, 볼루스를 사용하여 치료 유효깊이 조절이 가능하다.

그림 23

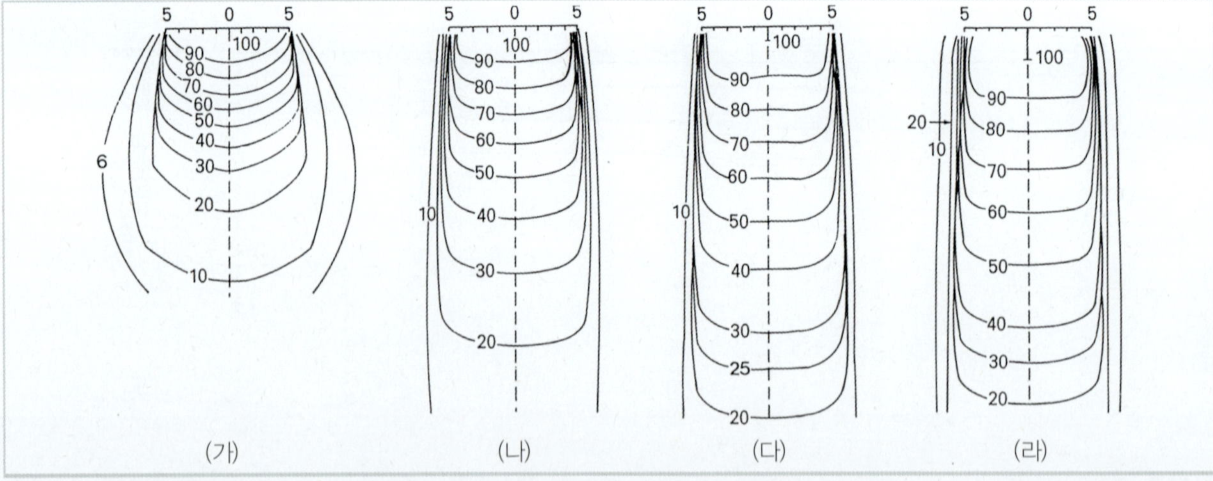

023 **그림 23** Co-60, 10 MV X-Ray, 4 MV X-Ray, 200 kVp의 선량 분포도를 바르게 연결한 것은?

① 가 - 나 - 다 - 라
② 나 - 라 - 다 - 가
③ 다 - 가 - 라 - 나
④ 라 - 가 - 다 - 나
⑤ 가 - 다 - 나 - 라

에너지가 낮을수록 측방산란이 많고 에너지가 높을수록 전방산란이 크다. 높은 에너지일수록 최대선량지점(Dmax)이 깊다.

그림 24

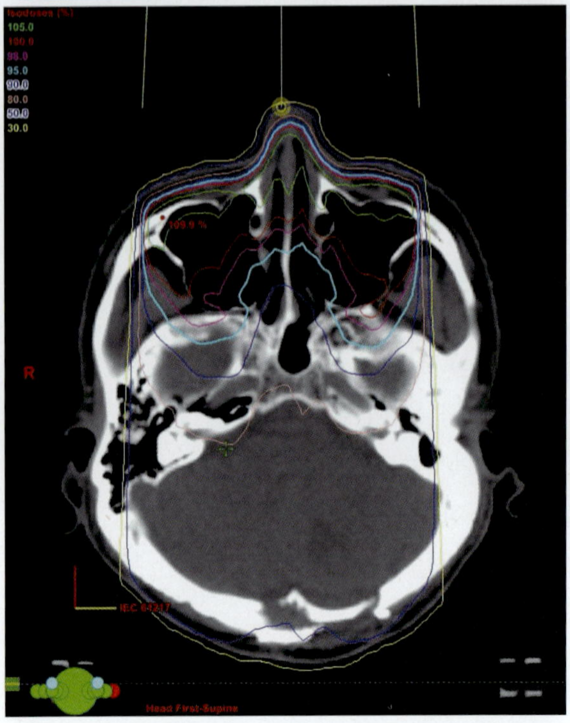

024 **그림 24** 영상에 관한 설명이 옳은 것은?

① Ir-192 방사선치료 장비를 사용하였다.
② 12 MeV 전자선 선형가속기 장비를 사용하였다.
③ 6 MV-X-ray 선형가속기 장비를 사용하였다.
④ 사이버나이프(Cyber knife)장비를 사용하였다.
⑤ 감마나이프(Gamma knife) 장비를 사용하였다.

비강 부위에 1문조사 치료계획영상
air cavity(치료부위의 밀도 차)로 인한 선량의 불균일성을 알 수 있다.

그림 25

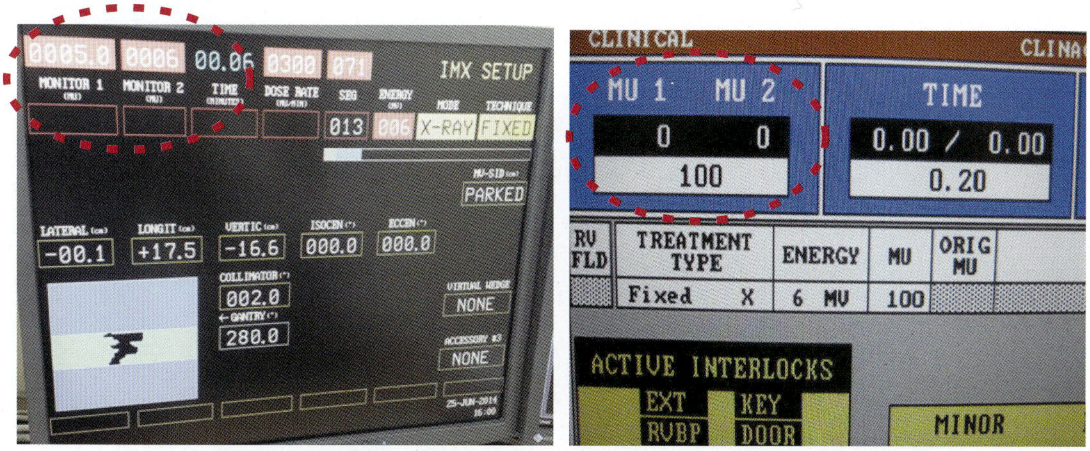

025 **그림 25** 방사선치료 조정실의 모니터 영상이다. 방사선지시값(MU: Monitor Unit)이 설정된 기준 값보다 커지는 경우의 설명이 옳은 것은?

① 환자의 체중이 줄어 치료계획을 다시 시행하였다.
② 볼루스를 사용하여 치료하다가 치료계획을 변경하여 볼루스를 제거하였다.
③ 쐐기필터를 사용하여 치료하다가 치료계획을 변경하여 쐐기필터를 제거하였다.
④ 다엽콜리메이터의 고장으로 인하여 납차폐 블록을 제작하여 방사선치료에 사용하였다.
⑤ 치료부위의 조사야 크기를 8×8에서 치료하다가 치료계획을 변경하여 12×12로 조사야를 확대하였다.

선형가속기에서 사용하는 방사선지시값(MU: Monitor Unite)은 SSD=100, Field size=10×10에서 100 MU의 방사선 지시값으로 방사선조사 시 각 각의 방사선에너지 Dmax 깊이에서 100 cGy의 방사선이 측정되도록 제어하고 있다.
방사선 조사 선속에 어떠한 부품이나 기구가 포함될 경우 방사선지시값은 높아진다.

그림 26

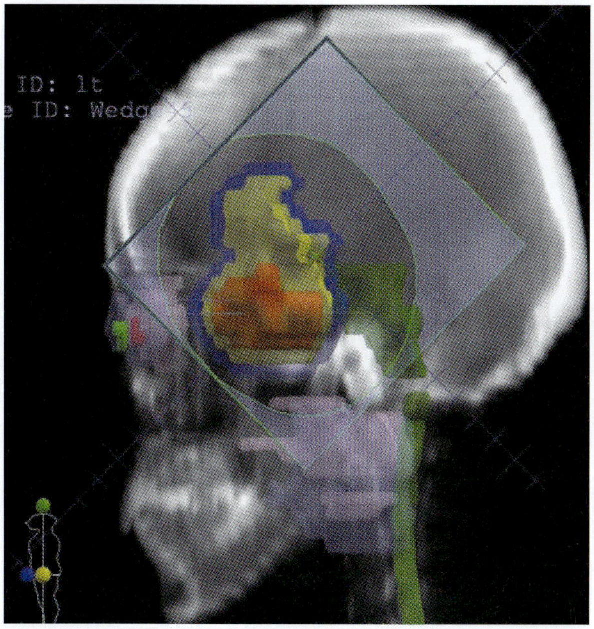

026 **그림 26** 치료계획 장비(RTP)의 Beams Eye View(BEV) 영상이다. 옳은 것은?

① 종양과 MLC의 차폐부위
② 치료에 최적화된 방사선 총 선량
③ PTV의 경계와 방사선 에너지 크기
④ 환자상태와 사용된 고정기구의 종류
⑤ 방사선조사방향에서 보는 해부학적 관계

BEV는 관찰자의 눈이 치료기의 선원위치에서 beam의 축을 따라서 관찰하는 방법이다. 즉 beam이 조사되는 방향에서 환자의 치료 부위를 관찰하는 것이다. 특히 BEV는 non-coplanar의 3차원 치료계획 시 필요한 기법이다.

그림 27

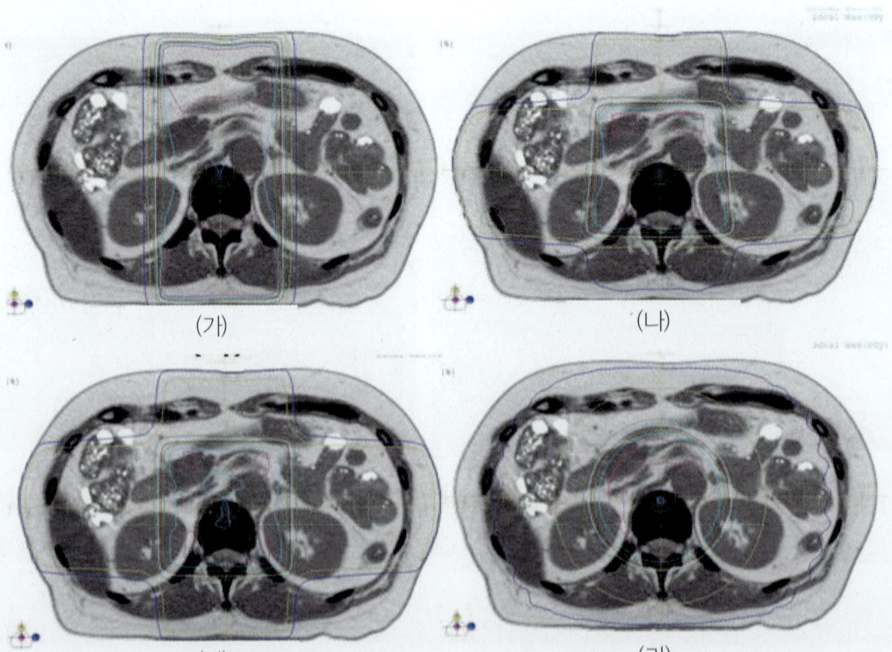

(가) (나) (다) (라)

027 **그림 27** 영상에서 4문 조사에 의한 등선량분포는?

① 가　② 나　③ 다
④ 라　⑤ 나, 다

그림 28

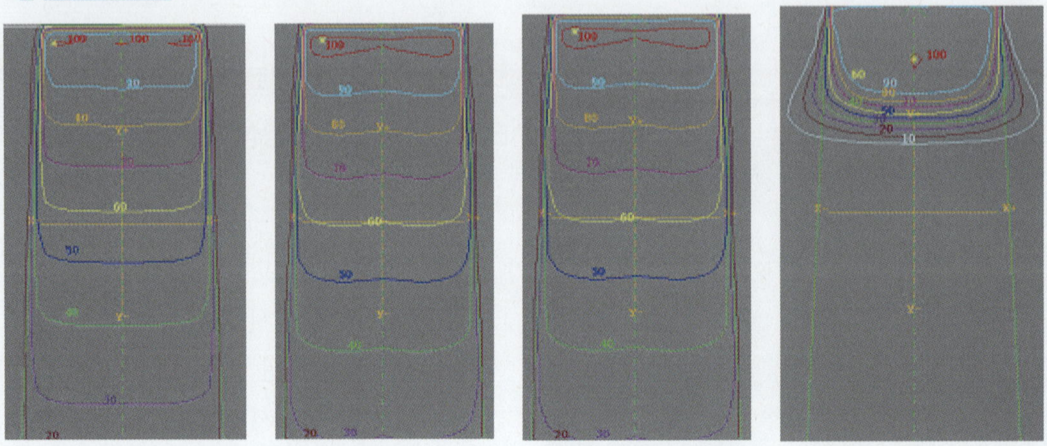

(가) (나) (다) (라)

028 **그림 28** 영상에서 반음영이 가장 큰 등선량곡선은?

① 가　② 나　③ 다
④ 라　⑤ 알 수 없음

그림 29

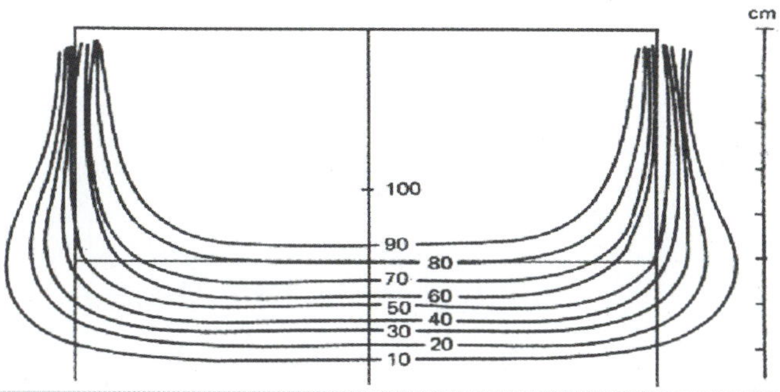

029 그림 29 영상에 관한 설명이 옳은 것은?

① 뇌종양 질환의 치료에 적절하다.
② 전자선 9 MeV의 등선량곡선이다.
③ 전자선의 최대비정은 20%의 등선량 곡선부이다.
④ 전자선의 유효깊이는 50%의 등선량 곡선부이다.
⑤ 치료에 적합한 피부로부터의 유효종양 깊이는 5.3 cm이다.

그림 30

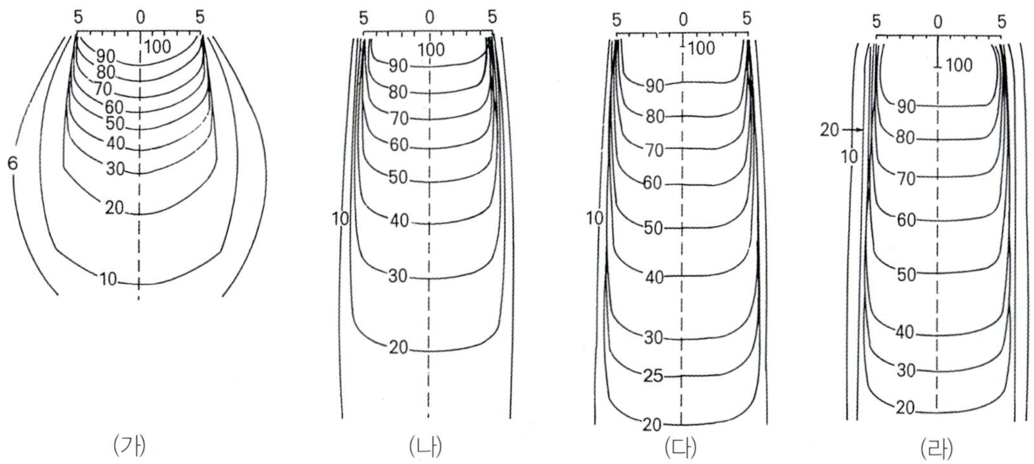

030 그림 30 영상에서 용적선량이 가장 많은 선량분포는?

① 가
② 나
③ 다
④ 라
⑤ 알 수 없음

그림 (가)는 저 Energy의 선량분포곡선으로 이러한 곡선을 가지고 환자의 종양부위를 치료하기엔 표적영역 외의 선량이 많아 정상조직의 용적선량이 커지게 되므로 건강조직의 장해가 생기기 쉽다.

그림 31

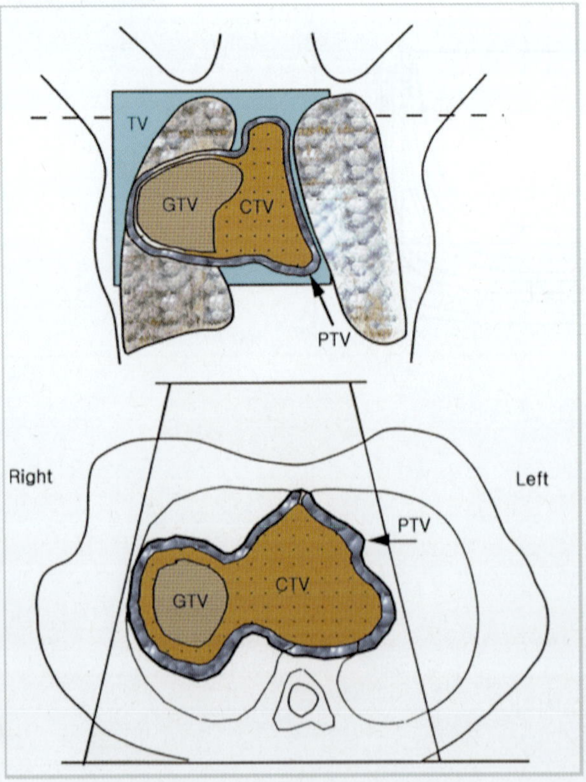

031 **그림 31** 영상에 관한 설명이 옳은 것은?

① GTV는 종양이 촉진되거나 현미경적으로 관찰되는 범위를 포함한다.
② CTV는 방사선 감수성이 높아 치료 후 만발성 장애가 발생 가능한 범위를 포함한다.
③ OAR은 육안적으로 보이는 범위나 수술로 제거된 종양이라고 확증할 수 있는 범위를 포함한다.
④ PTV는 매회 치료시마다 장기의 움직임이나 환자의 부정확성에서 오는 오차를 포함한 범위를 말한다.
⑤ IV(irradiated volume)은 정상조직의 내용선량을 고려하여 설정된 95% 등선량곡선이 선택되며 치료계획 표적용적보다 크다.

IV는 20% 등선량 곡선에 의해 결정되며, 정상조직의 내용선량을 고려하여 설정된 등선량 곡선에 의한 용적이다.
PTV 안에서의 선량불균등은 −5%~+7%까지 허용되고 있다.

그림 32

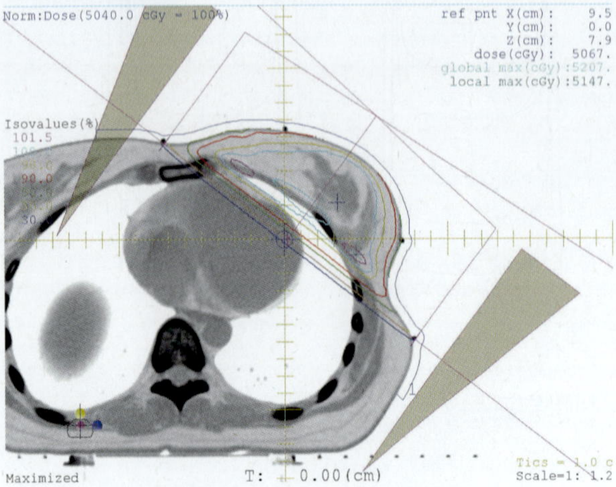

032 **그림 32** 영상에 관한 설명이 옳은 것은?

① 치료 시 보호장기는 척수이다.
② 방사선 차폐체는 사용하지 않았다.
③ 볼루스(Bolus)는 사용하지 않았다.
④ 동적쐐기필터 적용한 치료계획이다.
⑤ 고정기구는 Breast board를 주로 사용한다.

유방암 환자의 방사선치료계획 영상이며, Lt의 경우 심장과 폐가 보호장기이다. 볼루스를 사용하였으며, 쐐기필터를 사용하고 심장 선량을 감소시키기 위하여 차폐체를 사용하기도 한다.

그림 33

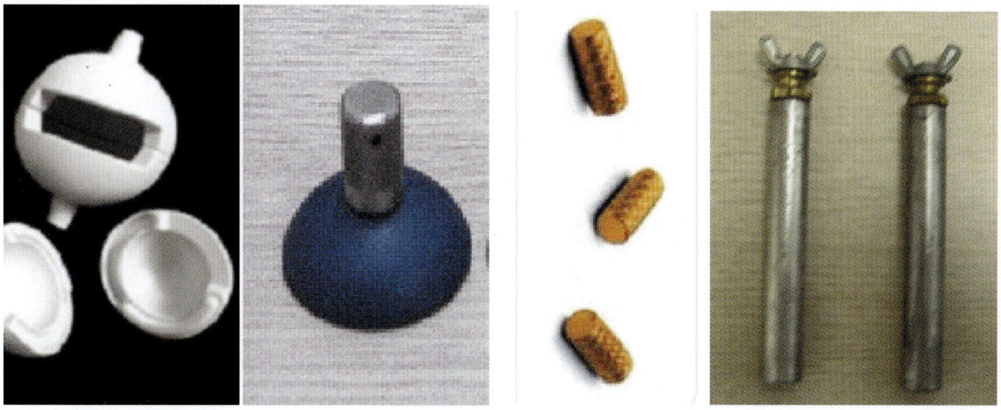

(가) (나) (다) (라)

033 그림 33 영상에서 안구보호를 위한 보조기구는?

① 가 ② 나 ③ 다
④ 가, 나 ⑤ 나, 라

가: Testicle shield,
나: eye shield(전자선용)
다: Gold marker(IGRT용)
라: eye shield(광자선용)

그림 34

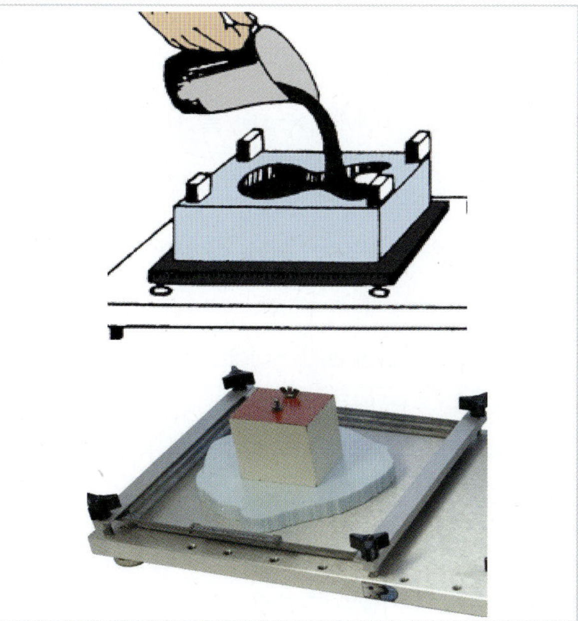

034 그림 34 영상에 관한 설명이 옳은 것은?

① 차폐블록 제작영상이다.
② 조직 보상체 제작영상이다.
③ 환자 고정장치 제작영상이다.
④ 두경부고정장치 제작영상이다.
⑤ 측정용 환자모형 제작영상이다.

차폐블록 제작 시 styrofoamer를 이용하여 stryrofoam에 주형틀을 제작한 후 납합금(Cerrobend)을 부어 차폐블록을 만든다.

그림 35

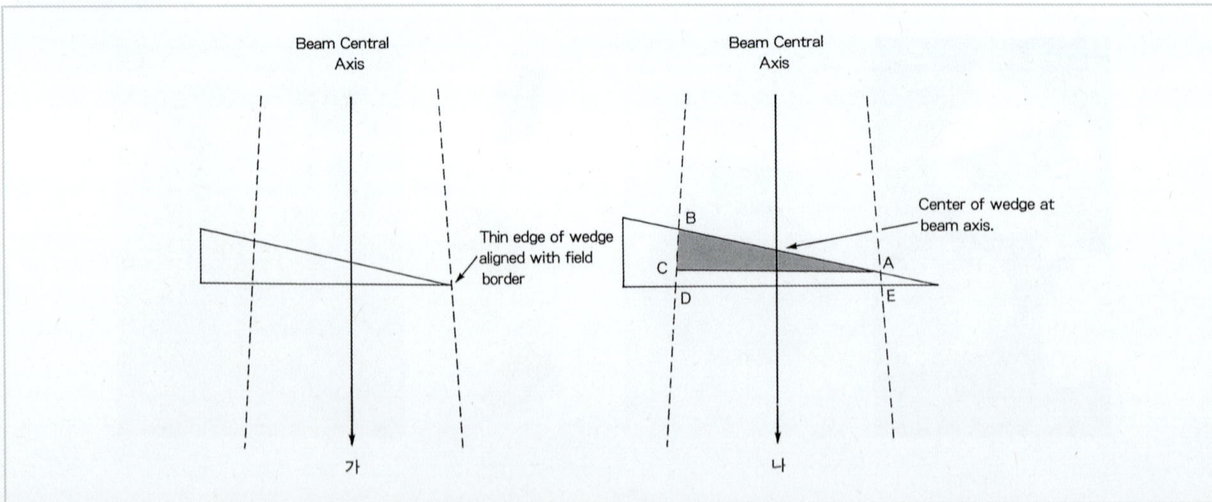

035 그림 35 영상에 관한 설명이 옳은 것은?

① (가)는 Universal wedge이다.

② (나)는 Individualized wedge이다.

③ (가)는 (나)보다 Setup이 간단하다.

④ (나)는 (가)보다 더 많은 MU값이 필요하다.

⑤ (가)와 (나) 모두 선질 경화에는 영향을 주지 않는다.

1) Individualized wedge system: Wedge tip 부위가 beam-margin과 일치함. 출력시간을 줄일 수 있지만 setup이 불편하다.
2) Universal wedge system : Wedge center와 beam center가 일치함. 출력시간이 증가될 수 있으나 setup이 편리하다.

그림 36

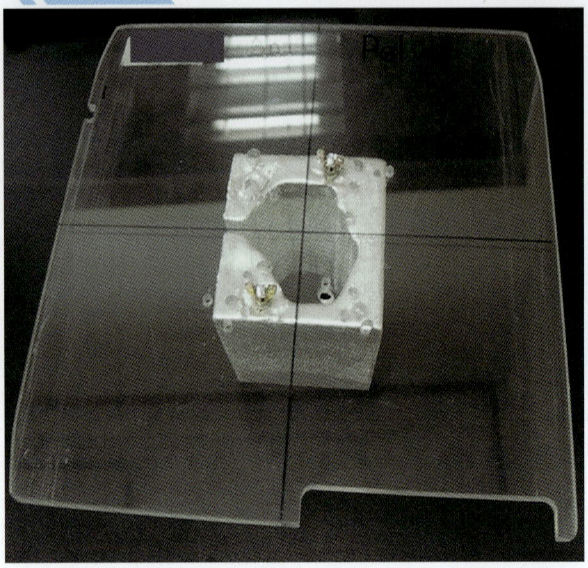

036 그림 36 영상에 관한 설명이 옳은 것은? (에너지는 10MV x-ray를 이용한다)

① 순수 납 블록의 두께는 5 cm이다.

② 차폐블록을 고정하기 위한 아크릴 선반은 선량 출력에 영향을 주지 않는다.

③ 저 용융점 합금물질의 차폐는 90% 이상이 되어야 하므로 5 HVL을 적용한다.

④ 저 용융점 합금물질의 성분은 납(Pb), 주석(Sn), 비스무스(Bi), 카드뮴(Cd) 이다.

⑤ 저 용융점 합금물질의 밀도가 낮기 때문에 순수 납에 비해 약 10% 두껍게 만든다.

차폐블록은 각 에너지에 따라 5 HVL 이상의 두께로 제작되어야 하며, 합금납의 밀도는 9.4 g/cm^3, 용융점은 70℃이다.

그림 37

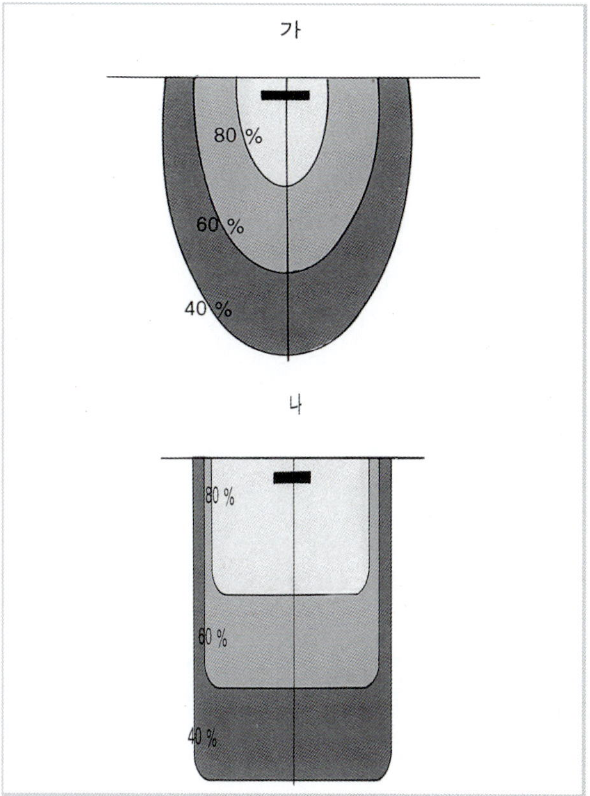

037 **그림 37** 영상에 관한 설명이 옳은 것은?

① (가)는 중앙에 1 cm의 조직등가물질을 댄 것이다.
② (가)는 전자선이며, (나)는 광자선의 등선량 분포 영상이다.
③ (가)는 30° wedge를 삽입한 등선량 분포 영상이다.
④ (가)는 flattening filter를 제거한 상태의 등선량 분포 영상이다.
⑤ (나)는 물에서 (가)는 plastic phantom에서 측정한 등선량 분포 영상이다.

target에서 발생한 X선의 중심축은 선량이 많고 가장자리는 선량이 급격히 감소하는 원뿔모양이므로 조사야의 횡단면에 균등한 선량분포를 얻기 위하여 flattening filter를 사용한다.

그림 38

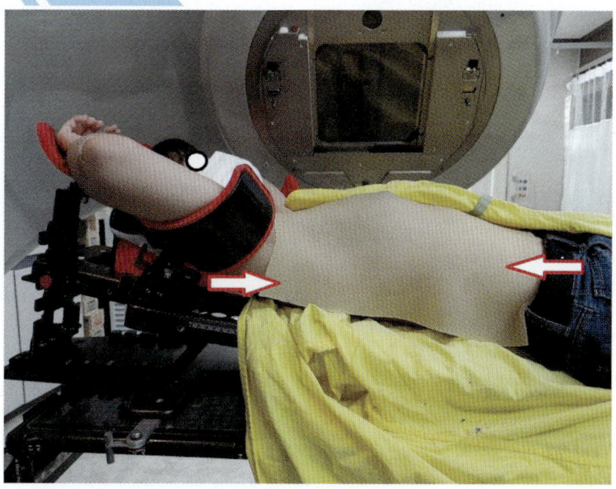

038 **그림 38** 영상 속 화살 표시 기구의 사용 목적은?

① Build up 영역을 종양 쪽으로 이동시킨다.
② 치료부위의 피부보호 효과를 위하여 사용한다.
③ 피부암이나 표재성 종양 치료에 주로 사용한다.
④ 호흡의 크기를 감소시켜 치료의 정확도를 향상시킨다.
⑤ 환자 피부표면에 요철을 만들어 균등한 선량 분포를 만들어 준다.

볼루스: 표재성 종양 치료 시 또는 Build up 영역을 피부 쪽으로 이동시켜 피부선량 증가 목적으로 사용한다.

그림 39

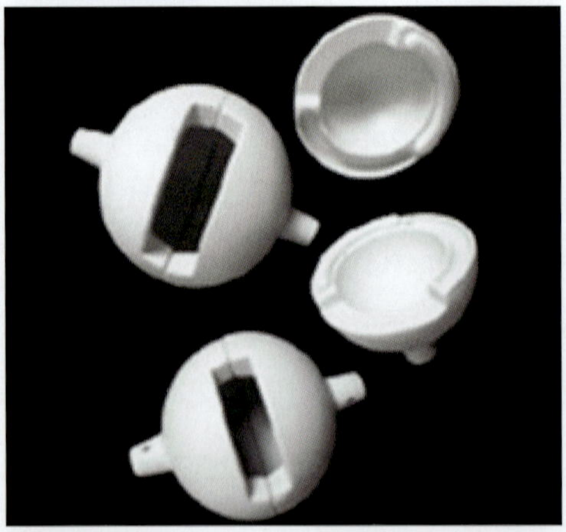

039 **그림 39** 영상에 관한 설명이 옳은 것은?

① 고환 차폐기구이다.
② 전립선 차폐기구이다.
③ 전자선 치료에 주로 사용한다.
④ 가임 연령의 여성에 일반적으로 사용한다.
⑤ 복부와 골반부위 종양치료에는 사용하지 않다.

그림 40

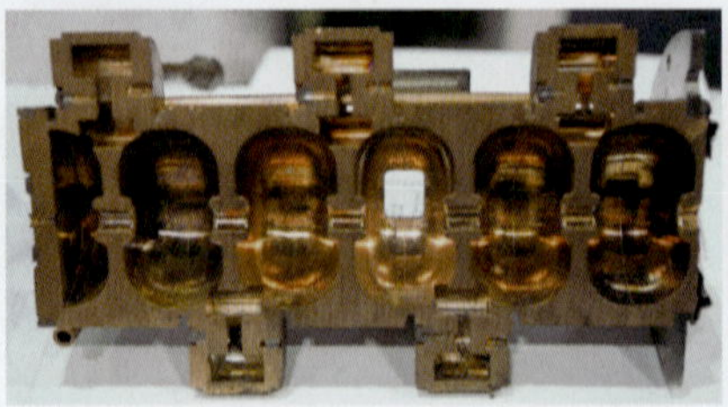

(가)

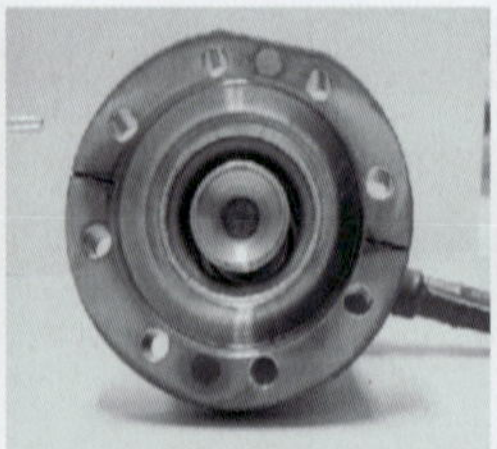

(나)

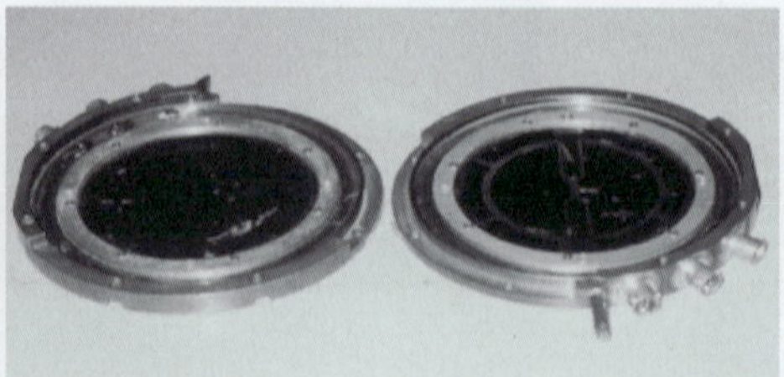

(다)

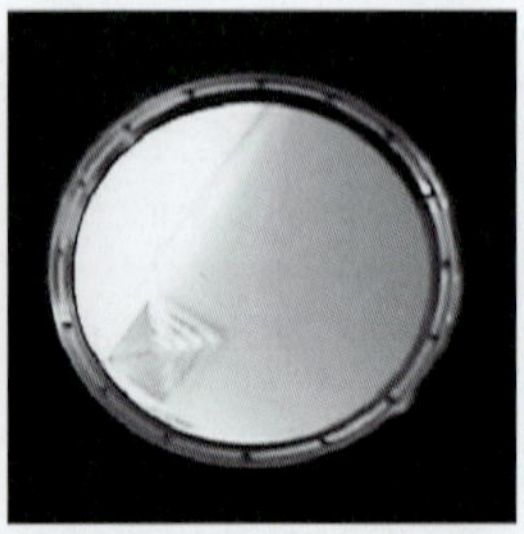

(라)

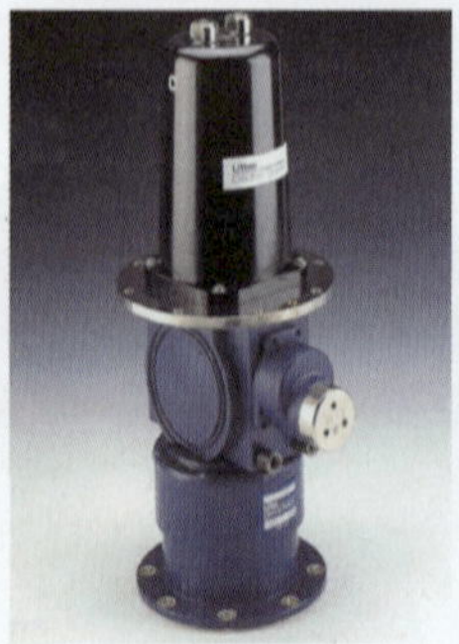

(마)

040 **사진 40** 각 영상의 기구 명칭은?

① (가) : 반사경
② (나) : 마그네트론
③ (다) : 이온 선량계
④ (라) : 산란박
⑤ (마) : 가속관

(가) – accelerating tube
(나) – electron gun
(다) – ion chamber
(라) – mirror
(마) – magnetron

그림 41

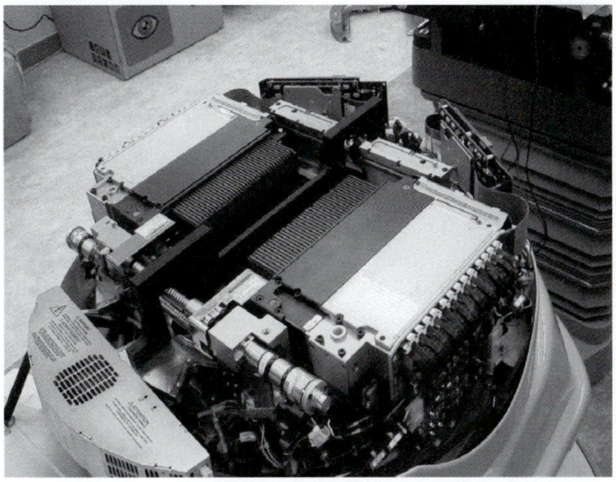

041 그림 41 영상에 관한 설명이 옳은 것은?

① 콜리메이터 사이의 누설선량은 없다.
② 세기변조방사선치료를 위해 필요하다.
③ 방사선차폐와 동적쐐기필터의 역할을 같이 한다.
④ 선속의 균등도와 평탄도를 일정하게 유지하는 역할을 한다.
⑤ 차폐물을 대신하여 사용하며 부정형의 모든 형태를 차폐할 수 있다.

MLC(multi-leaf collimator)는 차폐블록을 대신하여 사용할 수 있으나 모든 형태를 차폐하진 못하며 선형가속기 종류에 따라 조사야 크기에 제한이 있다.

그림 42

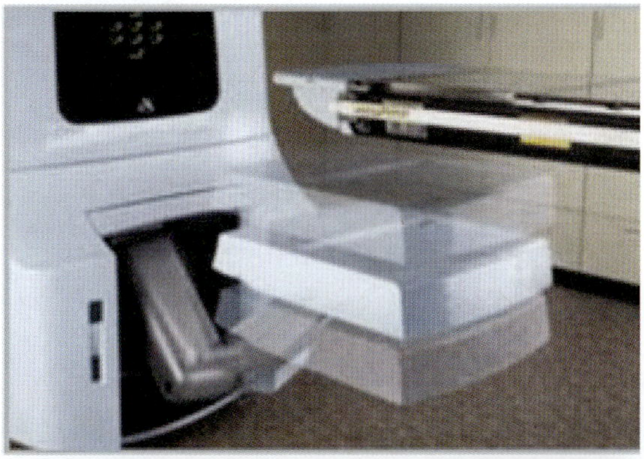

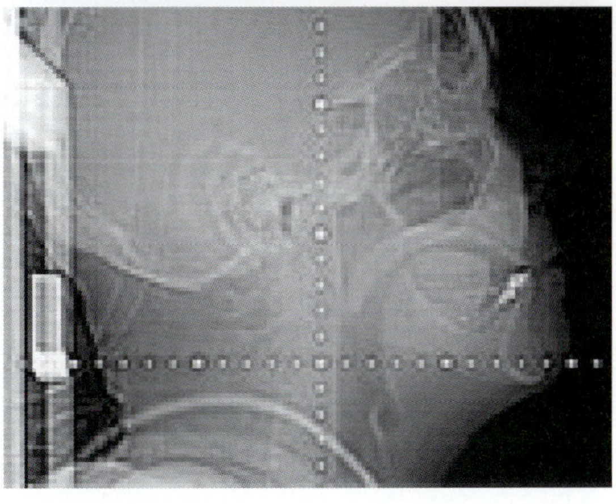

042 그림 42 영상에 관한 설명이 옳은 것은?

① 감마선을 이용하여 촬영한다.
② 필름을 사용하여 이미지를 얻는다.
③ 엑스선 에너지를 이용하여 촬영한다.
④ 종양의 위치와 크기를 확인할 수 있다.
⑤ 환자의 치료부위를 확인하는 영상이며 대조도 조절이 가능하다.

EPID(electronic portal imaging device)를 이용하여 방사선 치료 시 환자 자세 및 치료부위의 재현성 유지, 차폐부위의 정확도 확인 등을 위해 촬영하며, 촬영된 영상은 모니터를 통해 보며 대조도 조절이 가능하다.

그림 43

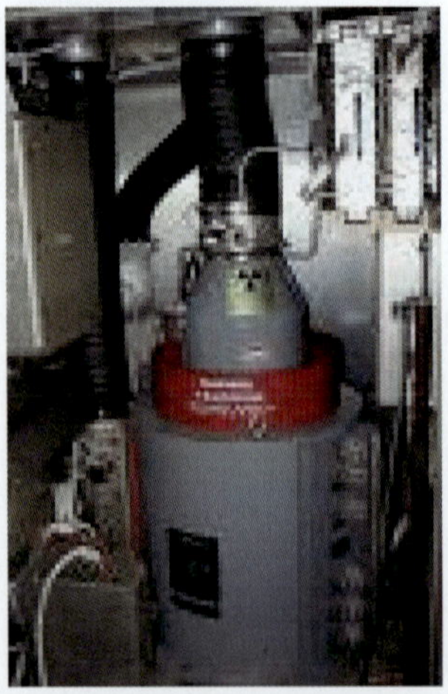

(가)

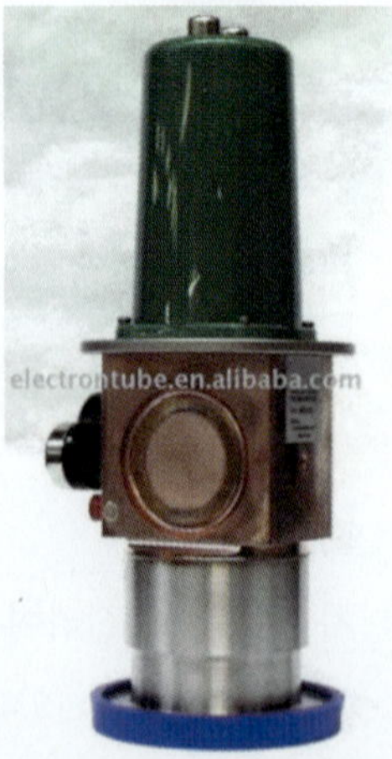

(나)

043 **그림 43** 영상에 관한 설명이 옳은 것은?

① (가)와 (나) 모두 가속관에 열전자를 공급시킨다.
② (가)는 klystron으로 보통 Single Energy Linac에 사용된다.
③ (나)는 magnetron으로 보통 Dual Energy Linac에 사용된다.
④ (가)는 마이크로파 증폭기이며, (나)는 마이크로파 발생장치이다.
⑤ (가)와 (나) 모두 출력엔 차이가 있으나 반영구적으로 사용이 가능하다.

magnetron : 출력이 낮고, 수명이 짧으며 가격이 저렴하다.
klystron : 출력이 높고, 수명이 반영구적이며 가격이 비싸다.

그림 44

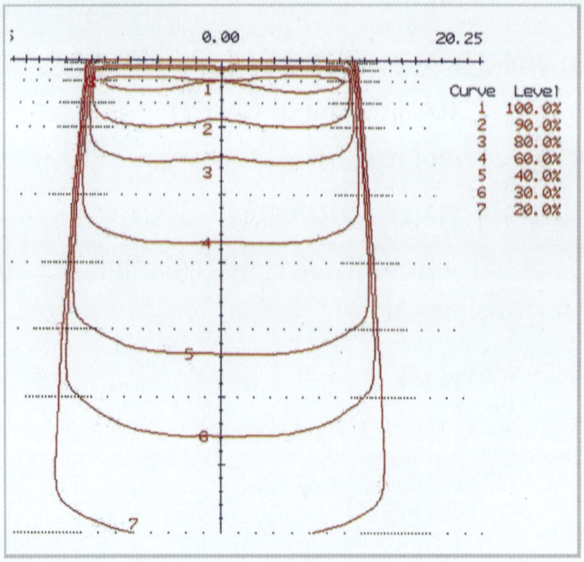

044 **그림 44** 영상에 관한 설명이 옳은 것은? (단, SSD 100 cm로 눈금은 1 cm임)

① 최대선량지점은 2.0 cm이다.
② 조사야 크기는 10×10 cm이다.
③ 피부암 치료에 적합한 에너지다.
④ 전자선콘을 사용하여 측정하였다.
⑤ 심부선량을 고려할 때 6 MV X선의 등선량분포곡선이다.

최대선량지점(Dmax)이 1.5 cm이고, 20×20 cm의 FS를 보여주고 있다.

그림 45

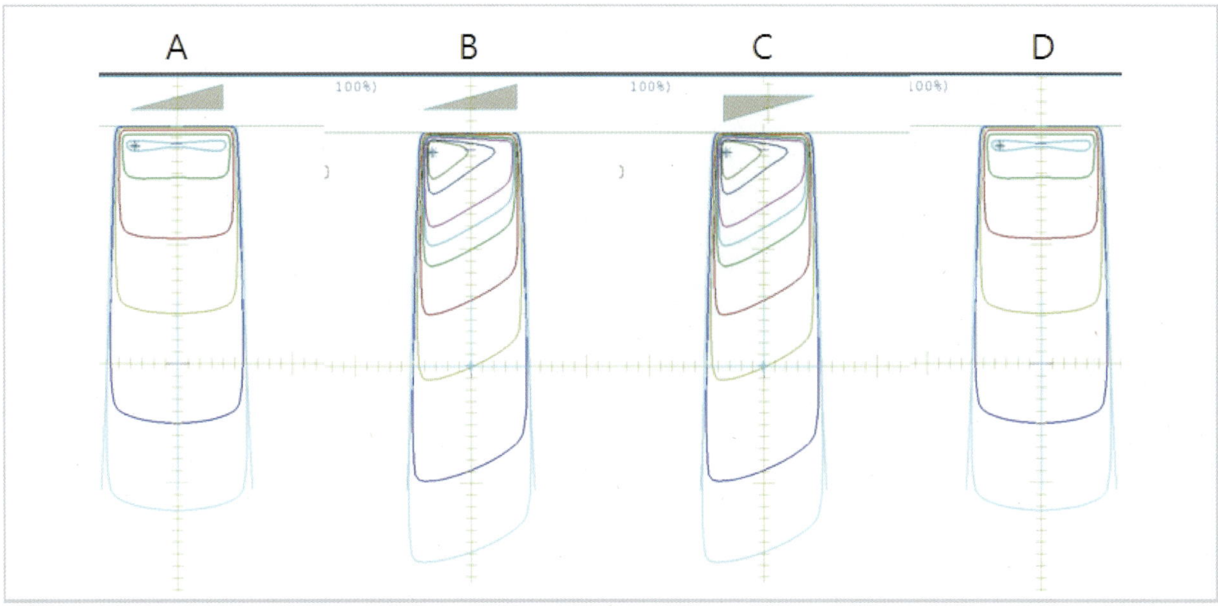

045 **그림 45** 영상의 등선량곡선 분포도에서 올바르게 표시된 것은?

① A　② B　③ C
④ B, D　⑤ C, D

그림 46

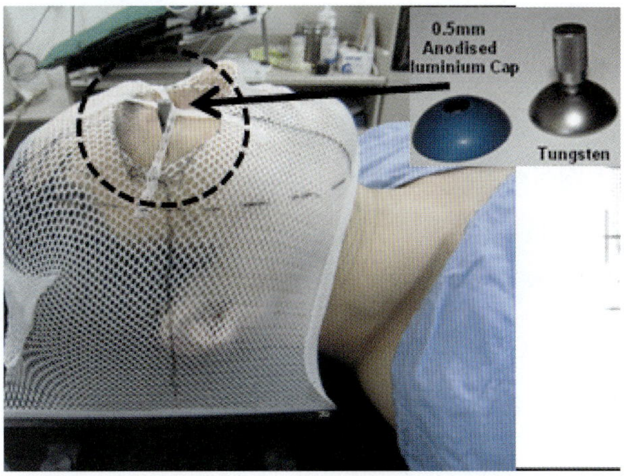

046 **그림 46** 영상에 관한 설명이 옳은 것은?

① 모든 방사선의 에너지에 사용이 가능한 차폐기구이다.
② 전자선치료 시 사용이 가능한 차폐용 기구를 사용하였다.
③ 광자선 치료 시 수정체(lens)를 보호하기 위한 차폐 기구를 사용하였다.
④ 광자선은 텅스텐 재질이며, 전자선은 알루미늄 재질의 차폐 기구를 사용한다.
⑤ 다엽콜리메이터(MLC)를 사용하여 차폐기구를 대체 할 수 있다.

전자선치료 시 lens를 보호하기 위한 방사선차폐기구이다. 텅스텐과 알루미늄캡을 모두 사용하며, 알루미늄캡은 텅스텐에서 발생된 산란선을 제거하여 눈꺼풀의 선량을 낮추어 주는 역할을 한다.

그림 47

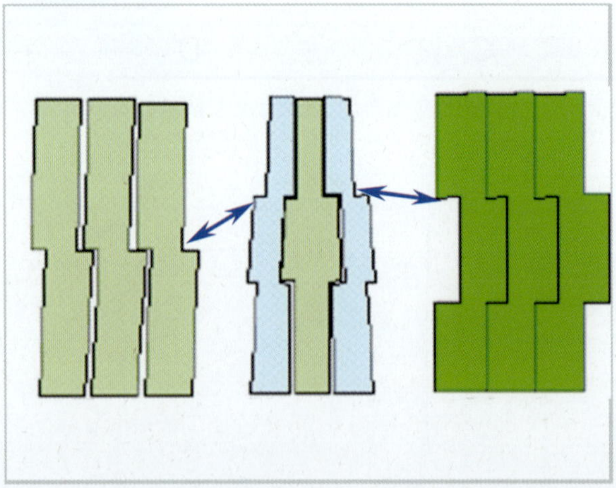

047 **그림 47** 영상에서 다양한 굴곡의 형태(디자인)로 만들어지는 이유가 옳은 것은?

① 회사 고유의 특허문제가 있기 때문에
② MLC의 움직임을 부드럽게 하기 위하여
③ MLC 사이의 누설선량을 줄이기 위하여
④ 광자선치료 시 방사선차폐율을 높이기 위하여
⑤ MLC구동 모터에 따라 각각의 형태가 결정되기 때문에

MLC 사이의 누설선량을 최소화하기 위하여 선형가속기 제조회사별 다양한 굴곡의 MLC 형태가 있다.

그림 48

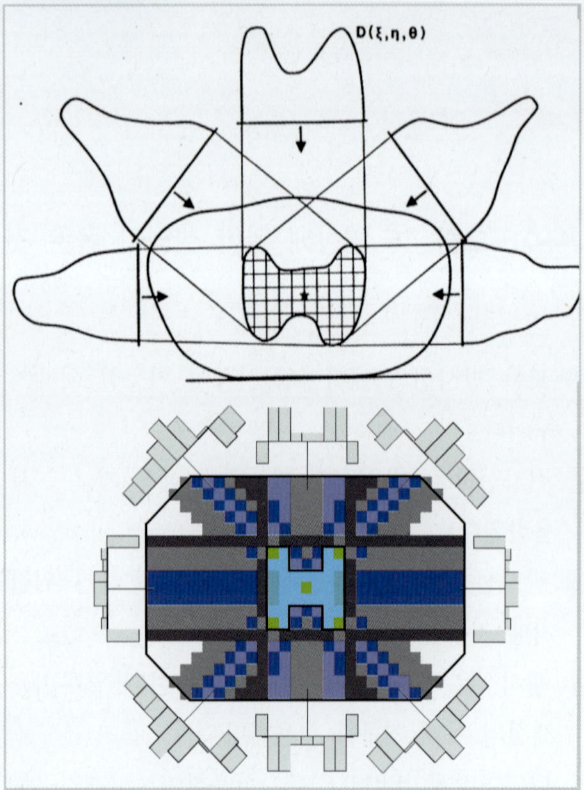

048 **그림 48** 영상에 관한 설명이 옳은 것은?

① 5~8문의 진자조사이며, MLC를 사용하는 방사선치료기법이다.
② 보상필터를 사용하여 균등한 선량을 조사하는 방사선치료기법이다.
③ 일일선량을 조절함으로써 치료기간을 단축하는 방사선치료기법이다.
④ 정상조직의 선량을 최소화시킴으로써 종양선량 증가를 가능하게 하는 방사선치료기법이다.
⑤ 종양의 형태에 따라 조사하기 위하여 12 MeV이상의 전자선을 사용하는 방사선치료기법이다.

세기변조방사선치료기법(IMRT)이며 정상조직의 장애를 최소화 시켜 종양의 총 선량을 높일 수 있다.

그림 49

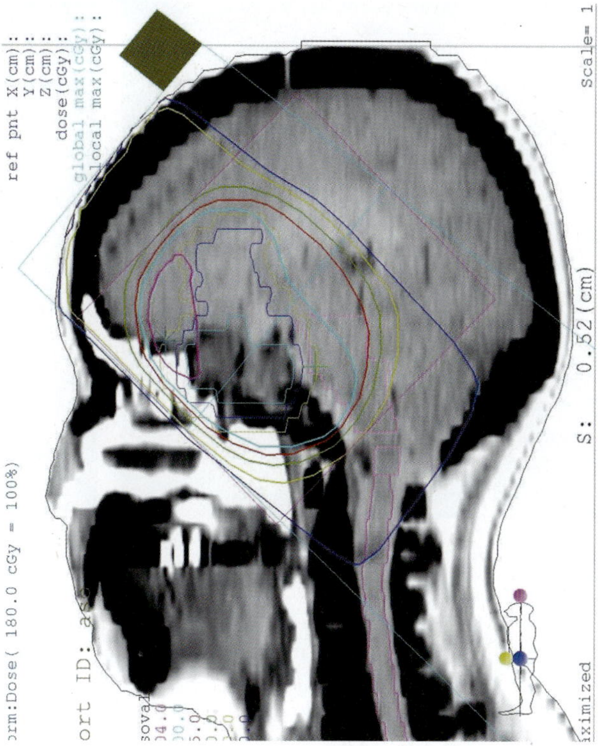

049 **그림 49** 영상에 관한 설명이 옳은 것은?

① 쐐기필터는 45°를 사용하였다.

② 세기조절방사선치료의 치료계획 영상이다.

③ 광자선과 전자선을 이용한 3문조사의 치료계획 영상이다.

④ 체내 선량분포를 균등하게 만들기 위하여 볼루스를 사용하였다.

⑤ 보호장기의 장애를 줄이기 위하여 3D 입체조형치료계획 영상이다.

정상장기의 보호를 위하여 비동일평면(non-coplanar)의 3차원 입체조형치료 계획을 시행하였으며, 두경부 치료 시 표재성종양이 아닌 경우 전자선은 잘 사용하지 않는다.

그림 50

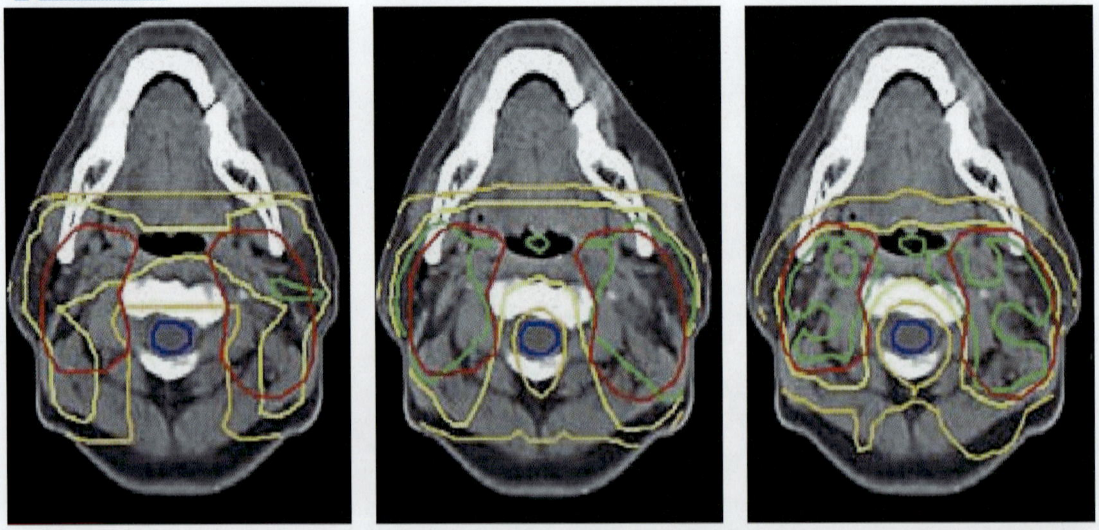

(가) Conventional (나) Conformal (다) IMRT

050 **그림 50** 영상에 관한 설명이 옳은 것은?

① (다) → (나) → (가)로 갈수록 치료 시간이 오래 걸린다.
② (가) → (나) → (다)로 갈수록 치료계획이 단순하며 빠르다.
③ (가) → (나) → (다)로 갈수록 종양에 대한 처방선량은 커진다.
④ (다) → (나) → (가)로 갈수록 정상조직에 대한 부작용이 커진다.
⑤ 치료부위에 포함된 척수(spinal cord)의 감내 선량은 50~60 Gy이다.

일반적인 방사선치료보다 입체조형치료는 3차원적으로 병소의 형태에 맞는 선량분포를 이루며 정상조직의 보호 또한 우수하다. IMRT는 불균등하고 불균질한 병소에 대해 MLC를 이용하여 방사선 세기를 조절하여 실제 병소에 이상적인 선량분포가 이루어지게 한다.

그림 51

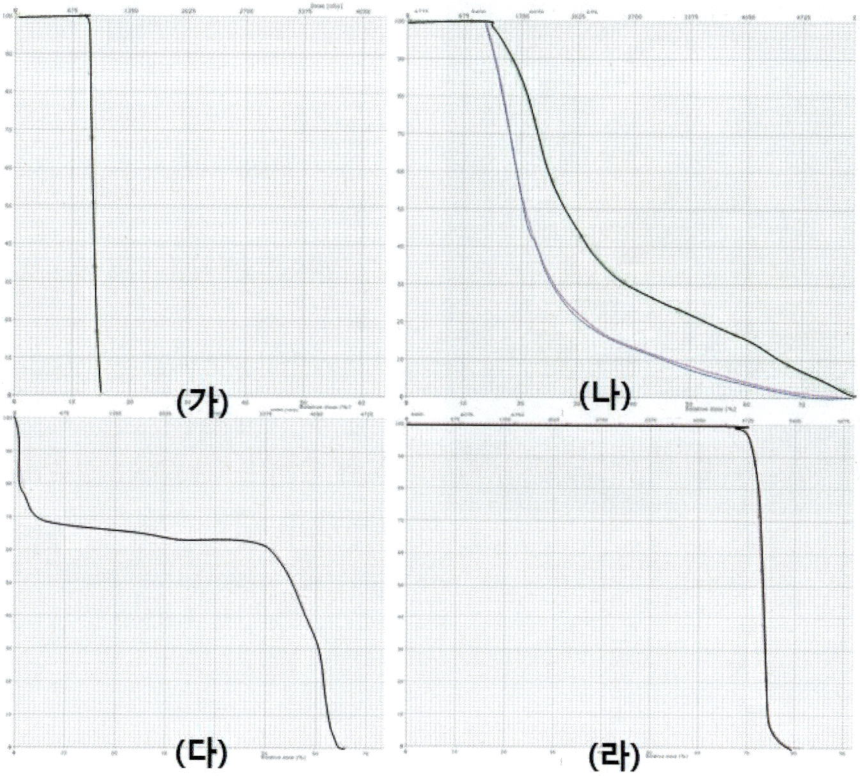

051 **그림 51** 영상에서 종양에 대한 DVH가 옳은 것은?

① 가　　② 나　　③ 다
④ 라　　⑤ 가, 나

종양에 대한 최적의 DVH는 가장 넓은 체적을 요구하며, 그래프가 급격히 떨어지도록 계획한다.

그림 52

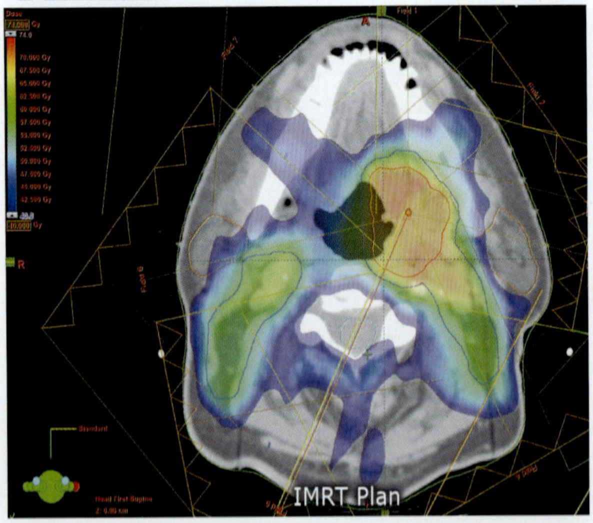

052 **그림 52** 영상에 관한 설명이 옳은 것은?

① 두경부 부위에만 적용이 가능한 치료기법이다.
② 동적쐐기필터를 사용하면 치료시간을 줄일 수 있다.
③ 다엽콜리메이터를 이용하여 방사선 세기를 조절한다.
④ 광자선과 전자선을 잘 혼합하여 역방향치료계획을 시행한다.
⑤ 쐐기필터를 사용하여 심부선량의 균등을 향상시킬 수 있다.

IMRT 치료는 MLC를 이용하여 방사선의 조사세기를 조절하는 최신치료기법이며, 역방향치료계획 기법을 사용한다.

그림 53

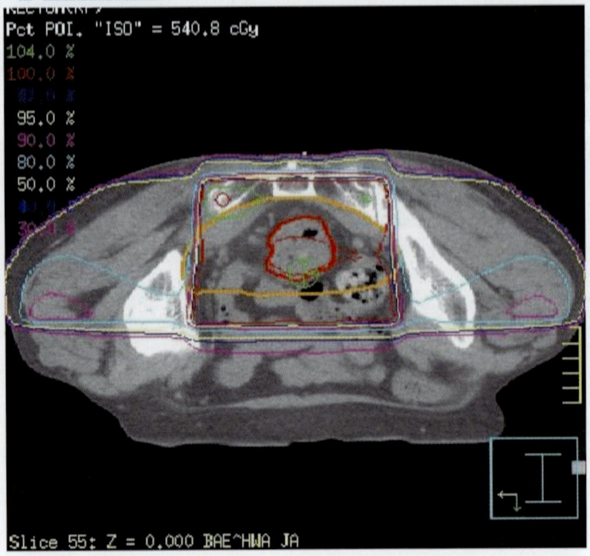

053 **그림 53** 영상에 관한 설명이 옳은 것은?

① 계획 시 차폐 블록은 사용하지 않았다.
② 복와위 자세이며, 3문조사를 계획하였다.
③ SSD법으로 치료계획을 시행한 영상이다.
④ 환자의 골반부위 두께에 따라 쐐기필터의 적용이 결정된다.
⑤ 정상조직의 부작용을 최소화하기 위하여 역방향치료계획을 실시하였다.

직장암 환자의 SAD 치료법으로 전방의 방광선량을 줄여주기 위하여 3문조사 치료계획을 실시하였다.

그림 54

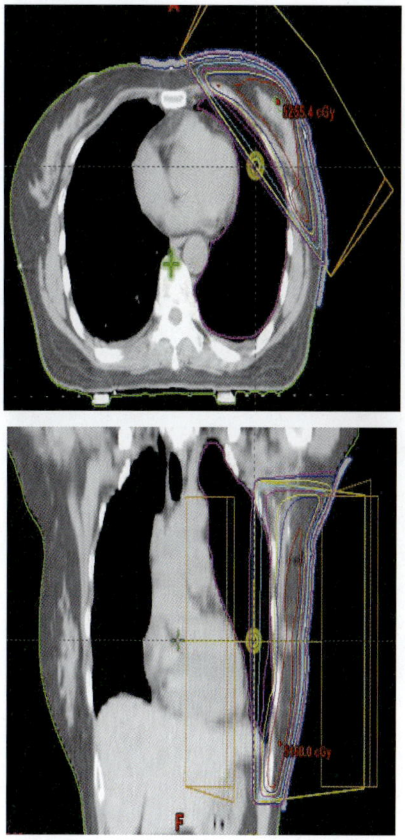

054 그림 54 영상에 관한 설명이 옳은 것은?

① 전자선을 이용한 접선조사 치료계획 영상이다.
② 폐부위의 선량을 감소시키기 위하여 회전조사 계획을 하였다.
③ 유방의 수술 후 상태와 관계없이 접선 2문조사 계획을 하였다.
④ 피부보호효과를 위하여 볼루스를 사용하여 치료 계획을 하였다.
⑤ 심부선량 분포를 균등하게 계획하고자 쐐기필터를 사용하였다.

유방의 잔존 형태에 따라 쐐기필터를 사용한 접선 2문조사를 치료계획하며, 피부선량 증가를 위하여 볼루스를 사용한다.

그림 55

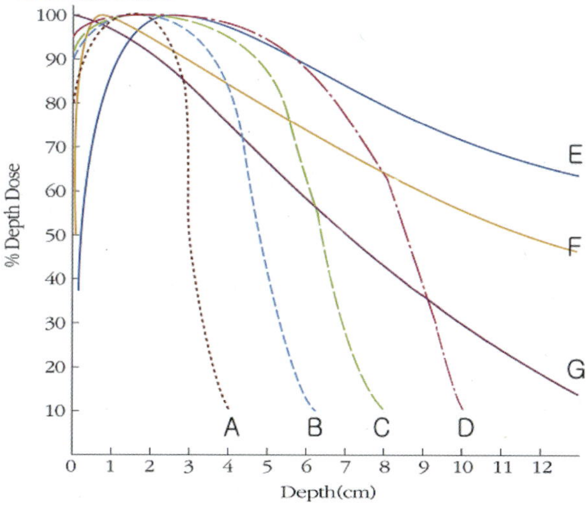

055 그림 55 영상에 관한 설명이 옳은 것은?

① "A" 방사선은 타깃을 이용하여 발생시키는 에너지의 그래프이다.
② "B" 방사선은 평탄여과판을 사용하는 에너지의 그래프이다.
③ "D" 방사선은 피부보호효과가 가장 높은 에너지의 그래프이다.
④ "G" 방사선은 산란박을 사용하는 에너지의 그래프이다.
⑤ "E" 방사선은 세기변조방사선치료에 사용하는 에너지의 그래프이다.

"A, B, C, D"는 전자선의 PDD 그래프이며,
"E, F, G"는 광자선의 PDD 그래프이다.

그림 56

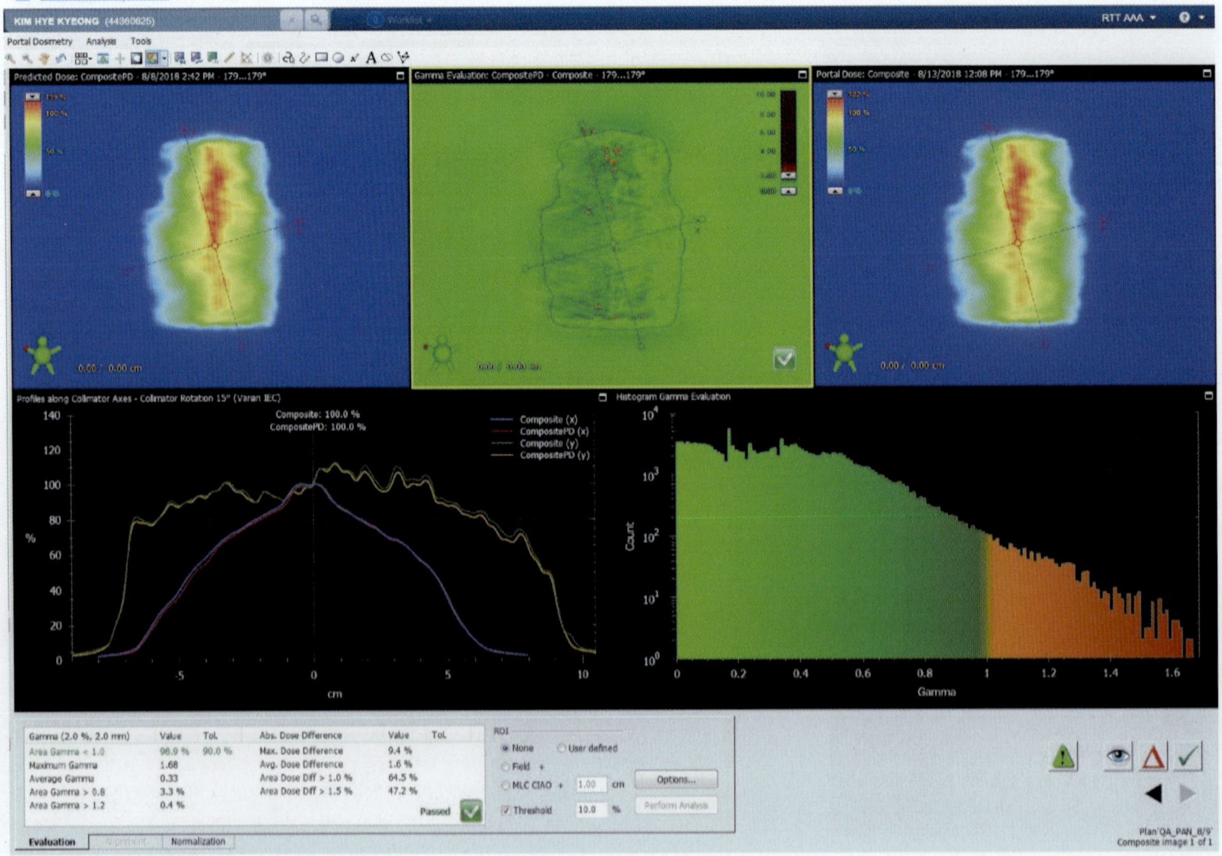

056 그림 56 영상에서 방사선치료 방법은?

① 회전조사

② 정위적 방사선수술

③ 세기변조방사선치료

④ 3차원 입체조형치료

⑤ 전신전자선방사선치료

Plan QA : RTP에 의하여 치료 계획된 MLC의 정보가 자동으로 전달되어 부위별 선량강도를 조절하는 치료기법, 세기조절방사선치료(IMRT)계획의 적정성 평가 영상이다. (Plan 선량과 실제 전달되어질 선량을 치료 전에 검증한다.)

그림 57

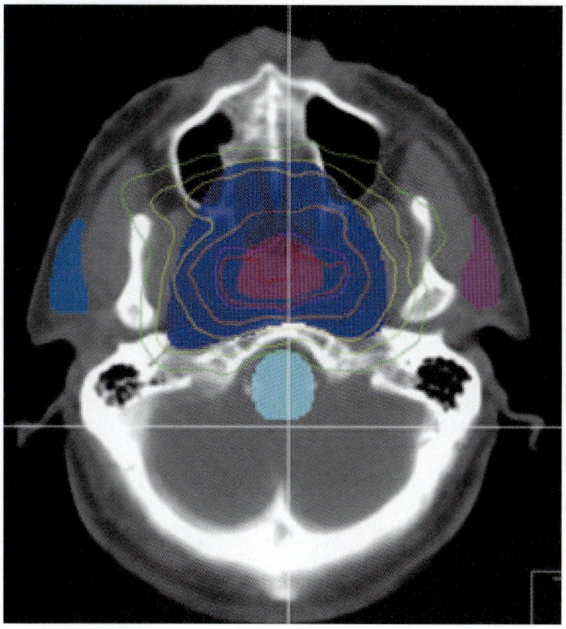

057 **그림 57** 영상에 관한 설명이 옳은 것은?

① 브래그피크효과를 이용한 치료기법을 이용하였다.
② 치료부위에 인접한 정상조직을 위하여 역치료계획을 실시하였다.
③ 다엽콜리메이터를 사용하여 쐐기필터 효과를 극대화 시킨다.
④ 광자선과 전자선을 적절히 혼합하여 최적의 치료계획을 수립하였다.
⑤ 볼루스 효과를 이용하여 구강 건조증을 감소시키는 치료계획을 실시하였다.

MLC를 이용하여 방사선 강도 조절을 이용한 IMRT 치료기법이며, 역 치료계획을 수립하여 주변 정상조직의 장애를 최소화시킨다.

그림 58

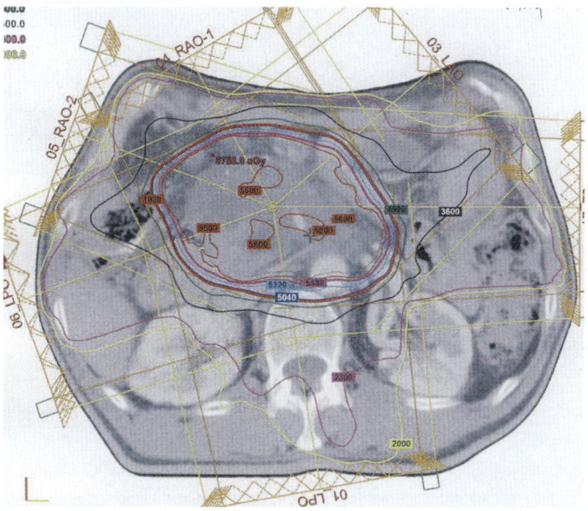

058 **그림 58** 영상에 관한 설명이 옳은 것은?

① 보호장기는 콩팥과 척수이다.
② 쐐기필터는 30°와 45°를 사용하였다.
③ 광자선과 전자선을 혼합한 6문 세기변조 방사선치료계획을 하였다.
④ 10 MV 광자선을 사용하여 세기변조 방사선치료계획을 하였다.
⑤ 정상장기의 보호를 위하여 영상유도방사선치료계획을 하였다.

그림 59

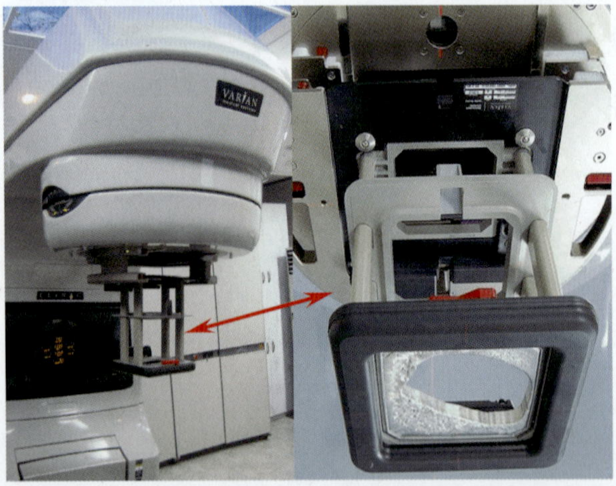

059 그림 59 영상에 관한 설명이 옳은 것은?

① 전자선치료 시 사용하는 보조기구이다.
② 수술 중 방사선치료의 보조기구 영상이다.
③ 피부선량을 증가 시켜주기 위하여 사용하는 보조기구이다.
④ 치료부위의 방사선을 일부 차폐하는 기능을 도와주는 보조기구이다.
⑤ 광자선치료 시 심부선량분포를 균등하게 만들어주는 보조기구이다.

전자선치료 시 산란박에 의하여 발생된 불필요한 전자선을 차폐하며 치료부위의 균등한 전자선 선량분포를 만들어 주기 위하여 사용되는 보조기구이다.
일반적인 모든 전자선치료 시 이 보조기구를 사용한다.

그림 60

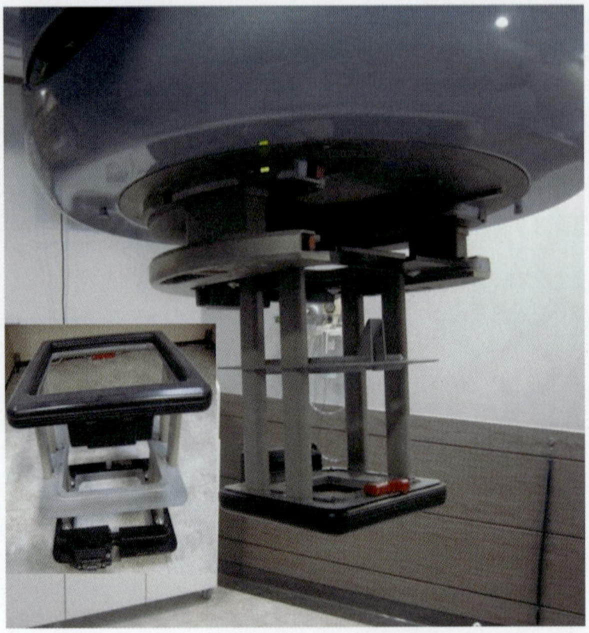

060 그림 60 영상의 부속기구를 사용하는 질환(명)은?

① 자궁암
② 뇌종양
③ 이자암
④ 유방암
⑤ 전립샘암

전자선 치료 시 사용되는 보조기구

그림 61

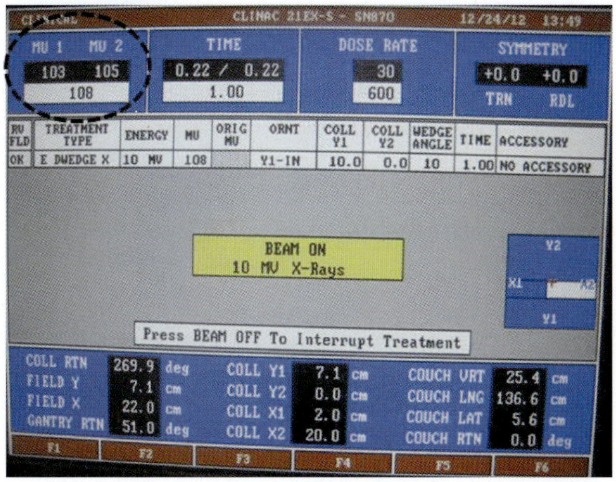

061 **그림 61**에서 방사선치료 시 조정실 모니터 영상이다.
MU(Monitor unit: 선형가속기의 조사선량 단위)의 설명으로 옳은 것은?
(SSD = 100 cm, Field size: 10×10, 측정물질: 물)

① 100 MU를 조사하면 5 cm 깊이에서 100 Gy의 방사선이 측정 된다.
② 100 MU를 조사하면 10 cm 깊이에서 100 cGy의 방사선이 측정 된다.
③ 100 MU를 조사하면 10 cm 깊이에서 100 Gy의 방사선이 측정 된다.
④ 100 MU를 조사하면 Dmax 깊이에서 100 cGy의 방사선이 측정 된다.
⑤ 100 MU를 조사하면 Dmax 깊이에서 100 Gy의 방사선이 측정 된다.

그림 62

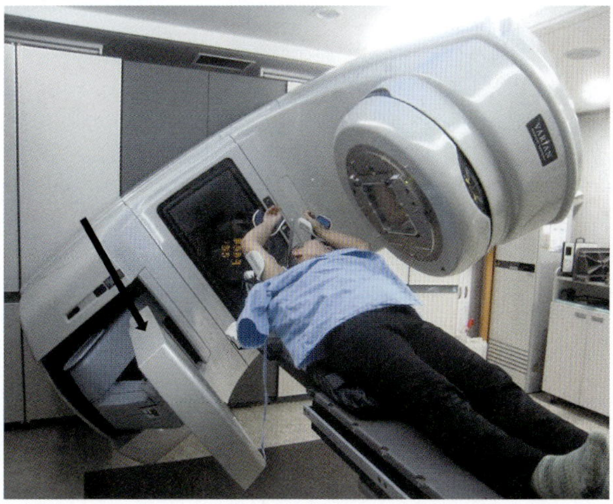

062 **그림 62** 영상 속 화살표시 기구의 명칭은?

① Compensator
② 환자 고정 장치
③ Cassette holder
④ 차폐체 고정 장치
⑤ Electronic portal image device

그림 63

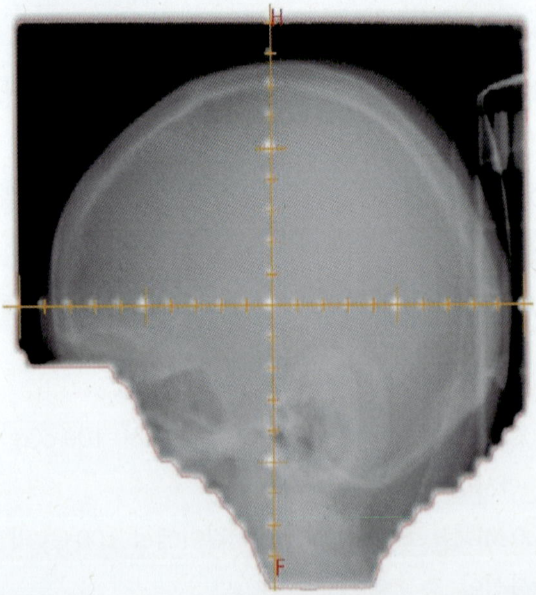

063 **그림 63** 영상에서 알 수 있는 부속기구나 장치가 옳은 것은?

① 대칭조사야 Collimator
② 3단식조사야 Collimator
③ 2단식조사야 Collimator
④ 비대칭조사야 Collimator
⑤ 다엽조사야 Collimator

X축 Collimator를 종양의 형태에 맞추어 조절함으로써 차폐물을 사용할 필요가 없는 다엽콜리메이터이다.

그림 64

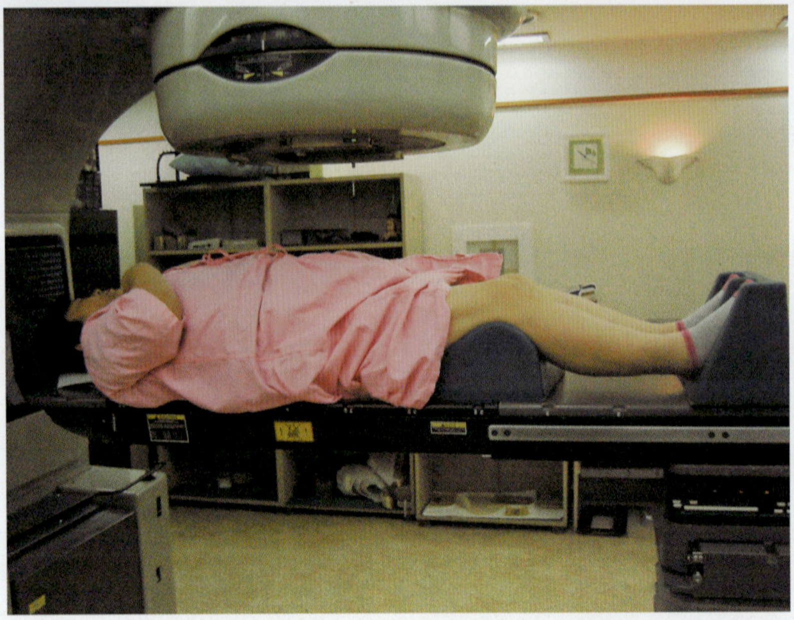

064 **그림 64** 영상에 관한 설명이 옳은 것은?

① 영상의 치료기법은 강내조사를 하는 모습이다.
② 심부선량을 균등하게하기 위하여 볼루스를 사용하였다.
③ SSD 치료기법이며, 치료 시 마다 환자 자세를 확인한다.
④ 치료 자세는 환자의 상태에 따라 매일 다르게 할 수도 있다.
⑤ 몸에 표시된 그림과 레이저를 일치시키는 자세 잡이를 매일 시행한다.

그림 65

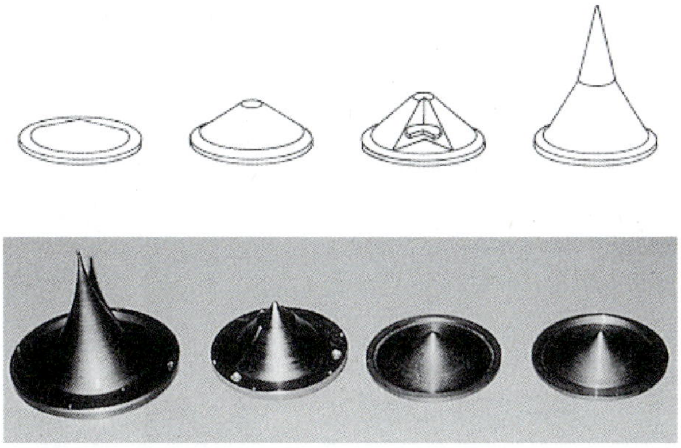

065 그림 65 영상의 기구 명칭은?

① 타깃
② 전리조
③ 산란박
④ 쇄기여과기
⑤ 선속평탄여과판

flattening filter : 조사야 중심부의 선량률을 감소시켜 균등한 선량분포를 만드는 부속품이다. 재질은 납, 구리, 알루미늄 등이 사용된다.

그림 66

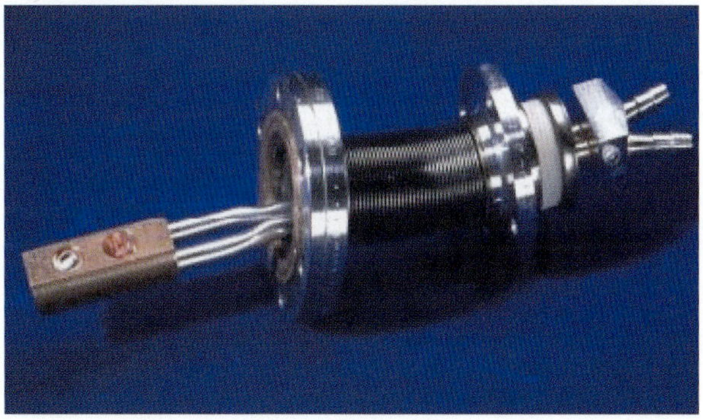

066 그림 66 영상의 기구 명칭은?

① 타깃
② 도파관
③ 전리조
④ 전자총
⑤ 선속평탄여과판

선형가속기의 타깃 영상이다. 광자선 조사 시 사용하며, 재질은 텅스텐 합금이나 백금을 사용한다. 직경은 1~3 mmϕ이다.

그림 67

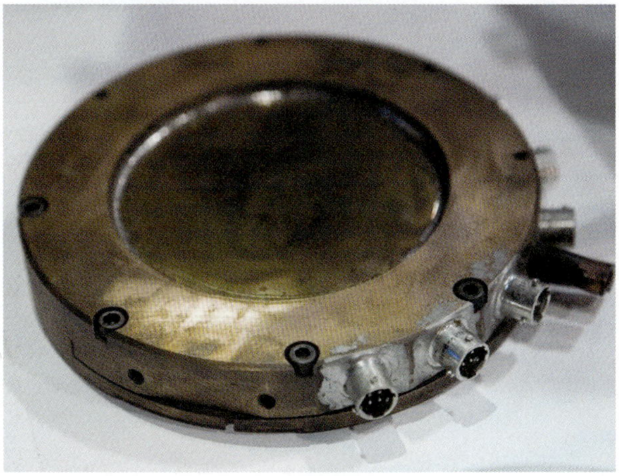

067 그림 67 영상의 기구 명칭은?

① 도파관
② 전자총
③ 산란박
④ 이온 선량계
⑤ 선속평탄여과판

이온선량계는 2개 이상의 투과형 전리조로 이루어져 있으며 엑스선, 전자선을 측정하여 방사선조사를 제어하는 기능을 한다.

그림 68

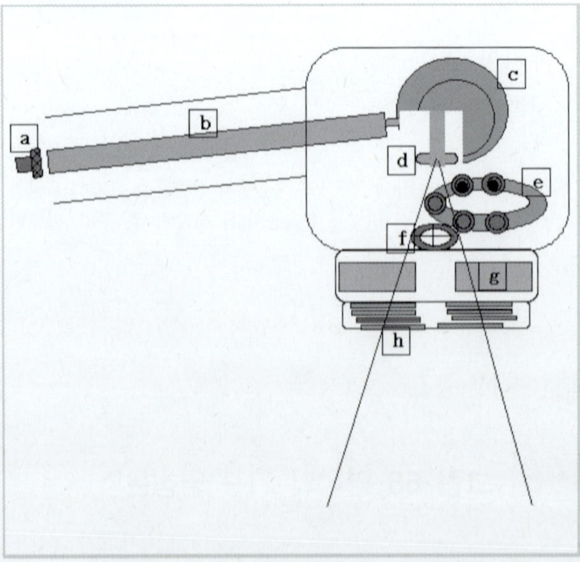

068 그림 68 영상에 관한 설명이 옳은 것은?

① 광자선치료 시 "a" 장치는 사용하지 않는다.
② 전자선 치료를 위하여 "d" 장치가 필요하다.
③ "h" 장치는 전자선 치료 시 필요한 장치이다.
④ "f" 장치는 광자선치료 시에는 필요하나 전자선 치료 시에는 필요 없는 장치이다.
⑤ "g" 장치는 방사선치료 조사야를 결정하는 장치이며 동적쐐기필터의 역할도 수행한다.

a: 전자총 b: 가속관 c: 편향전자석 d: 타겟
e: 회전판 f: 이온 선량계 g: 이차 콜리메이터
h: 다엽콜리메이터

그림 69

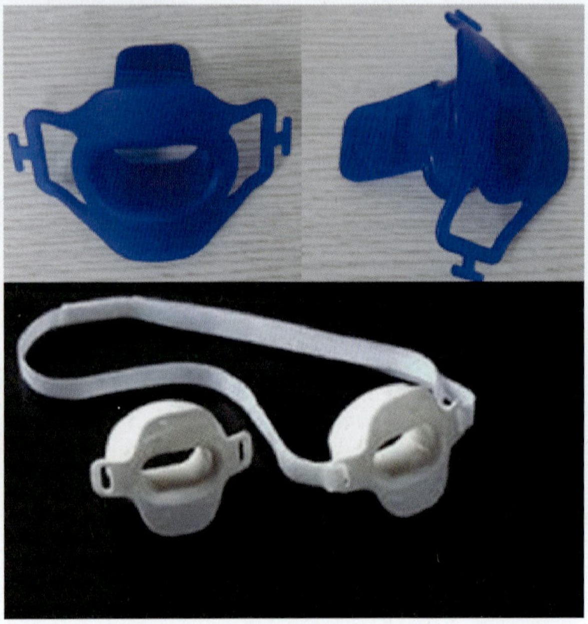

069 그림 69 영상의 기구 사용 목적은?

① 전자선 조사통이다.
② 강내치료 시 사용하는 것이다.
③ 아크릴재질의 볼루스로 사용된다.
④ 방사선 조사 시 혀의 움직임을 방지한다.
⑤ 구강 내 방사선치료 시 호흡을 원활하게 한다.

tongue plate에 의해 혀의 움직임을 방지할 수 있고 입을 벌리므로 조사야 내의 정상조직을 보호하며 차폐를 결정하기가 용이해진다.

그림 70

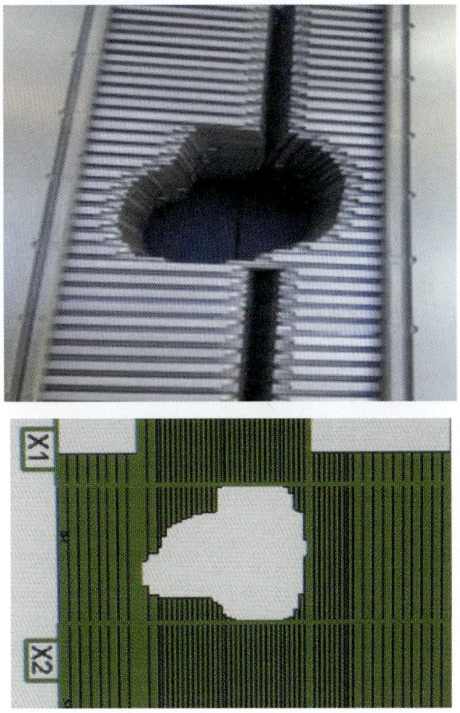

070 그림 70 영상에 관한 설명이 옳은 것은?

① 동적쐐기필터와 같이 사용하지 않는다.
② 방사선 차폐블록 보다 치료시간이 길어진다.
③ 세기변조방사선치료 시 꼭 필요한 장치이다.
④ 방사선 차폐블록 보다 정교한 차폐가 가능하다.
⑤ 전자선치료 시 정상부위 차폐를 위하여 사용한다.

다엽콜리메이터(MLC)의 사용으로 인하여 방사선 차폐블록 사용 없이 부정형 조사야를 만들 수 있게 되었으며, 세기변조방사선치료 시 강도 조절에 사용한다.

그림 71

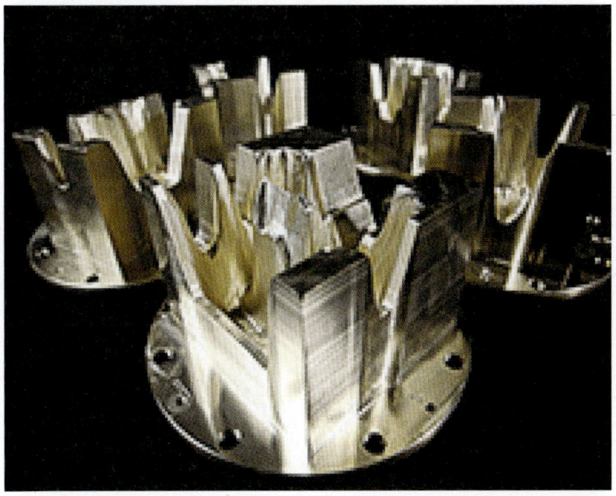

071 그림 71 영상에 관한 설명이 옳은 것은?

① 3차원 방사선 치료기법을 적용할 때 사용하는 기구이다.
② 환자의 움직임을 고려하여 치료계획을 할 때 사용되는 기구이다.
③ 광자선 및 전자선 치료 시 균등한 방사선량을 만들어주는 기구이다.
④ 쐐기필터와 같이 사용하여 더 좋은 치료계획을 수립하기도 한다.
⑤ 조사되는 방사선의 강도를 조절함으로서 균등한 심부선량 분포를 만들어 주는 기구이다.

보상필터(Compensator filter)의 영상이며, 방사선의 강도를 조절하여 균등한 심부선량을 만들어 준다. 환자의 체표면과 이격시켜 사용함으로서 피부보호효과를 유지시킨다.

그림 72

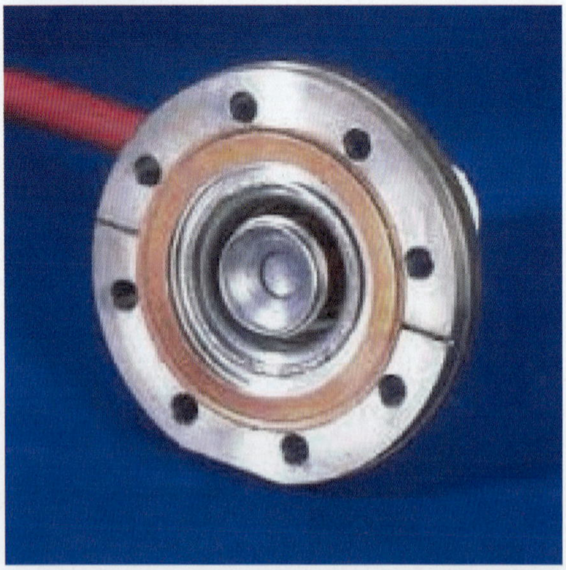

072 **그림 72** 영상에 관한 설명이 옳은 것은?

① 도파관을 사용한 정재파형 가속장치이다.
② 가속관내에 전자를 공급하기 위하여 사용된다.
③ 가속관 내부의 진공상태를 유지시키는 역할을 한다.
④ 선속의 평균 광자 에너지는 최대에너지의 1/4이다.
⑤ 가속된 전자가 통과하여 높은 에너지의 광자선을 방출시키는 역할을 한다.

선형가속기의 전자총(Electron gun) 영상이며, 열전자를 발생시켜 가속관으로 전달한다.

그림 73

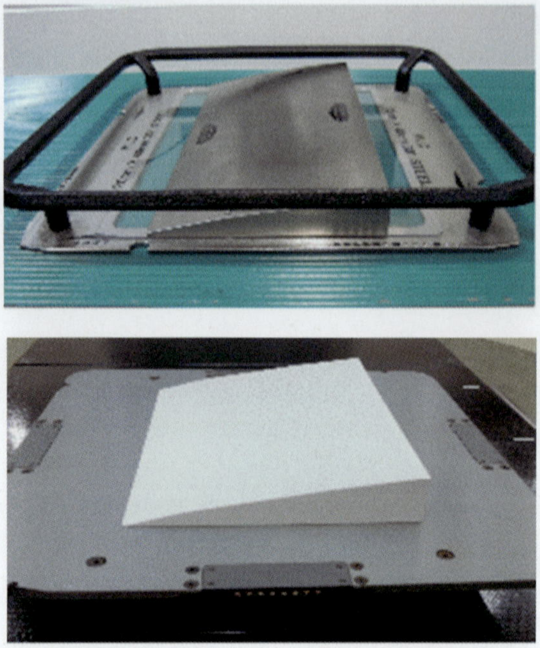

073 **그림 73** 영상에 관한 설명이 옳은 것은?

① 체표면의 요철 부위를 보정한다.
② 조직등가 물질로 만들어 사용한다.
③ 심부선량에는 변화를 주지 않는다.
④ 정상조직을 보호하기 위하여 사용한다.
⑤ 선속의 강도를 불균등하게 하여 종양의 선량 분포를 균등하게 만든다.

쐐기필터를 사용함으로서 선질이 강화되며, 선속 중심축과 직각인 50% 등선량곡선이 이루는 각도로 15, 30, 45, 60도의 4종류가 있다.

그림 74

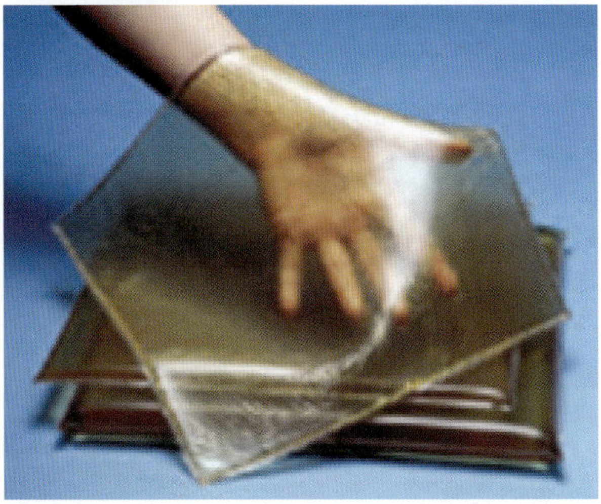

074 그림 74 영상에 관한 설명이 옳은 것은?

① 수술중방사선치료시 사용하는 기구이다.
② 재질은 Al, 구리, 조직등가 물질 등을 사용한다.
③ 광자선 및 전자선 치료 시 모두 사용이 가능하다.
④ 사용하는 기구의 두께는 방사선에너지에 의하여 결정된다.
⑤ 쐐기필터와 같이 사용하면 피부보호효과를 유지할 수 있다.

볼루스를 사용함으로서 최대선량지점을 피부쪽으로 이동시키며, 재질은 조직등가 물질로서 water, paraffine wax, polyethylene, mix-Dp, 피부보호효과는 기대할 수 없다.

그림 75

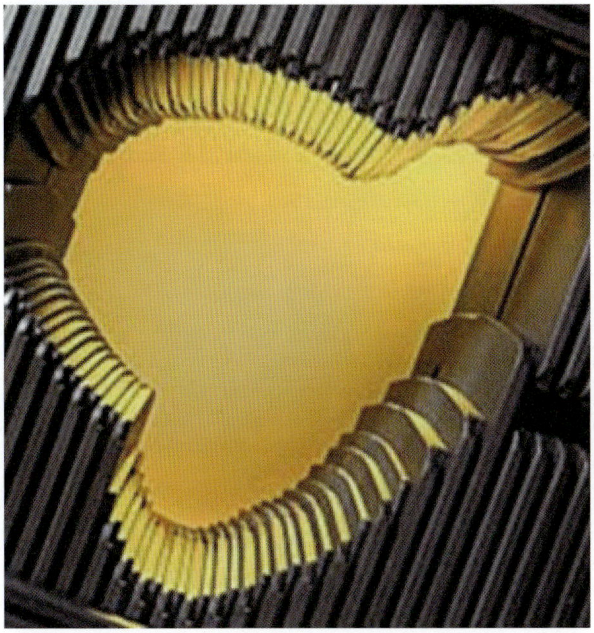

075 그림 75 영상에 관한 설명이 옳은 것은?

① 차폐블록보다 반음영이 크다는 단점이 있다.
② 전자선치료 시 방사선을 차폐하는 역할을 한다.
③ 동적쐐기필터의 역할을 대신하는 기구이다.
④ 자동으로 차폐모양에 따라 변화하기 때문에 모든 형태의 차폐모양을 만들 수 있다.
⑤ 방사선차폐블록 대용으로 사용하며 3반가층의 두께로 제작되어 자동으로 움직인다.

다엽콜리메이터를 사용함으로서 차폐블록 제작 및 방사선치료 시 교체의 불편함이 해소되었으며, 세기조절방사선치료기법도 가능하게 되었다.

그림 76

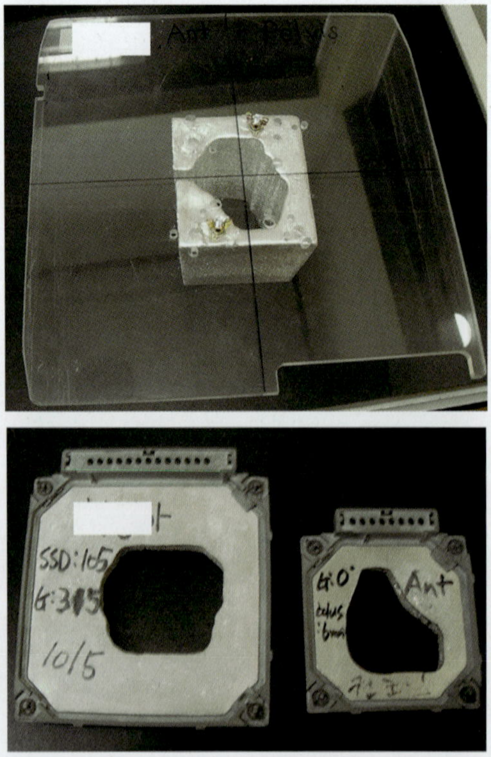

076 **그림 76** 영상에 관한 설명이 옳은 것은?

① 균등한 심부 선량분포를 얻기 위하여 사용한다.
② 차폐율 95% 이상, 4반가층을 고려하여 제작한다.
③ 차폐물 제작에 사용된 재료는 재사용이 불가능하다.
④ 납합금의 구성물질은 납(27.7%), 비스무스(50%), 주석(13.3%), 카드늄(10%)으로 되어 있다.
⑤ Lipowitz metal(납합금)은 납에 비해 용융점이 낮아 조작이 용이하며 순수 납의 동일 두께에서 차폐율도 높다.

차폐블록은 5반가층 두께로 제작한다. 또한 납에 비해 용융점이 낮아 조작이 용이하며 동일 두께 대비 20% 차폐율이 낮다.

그림 77

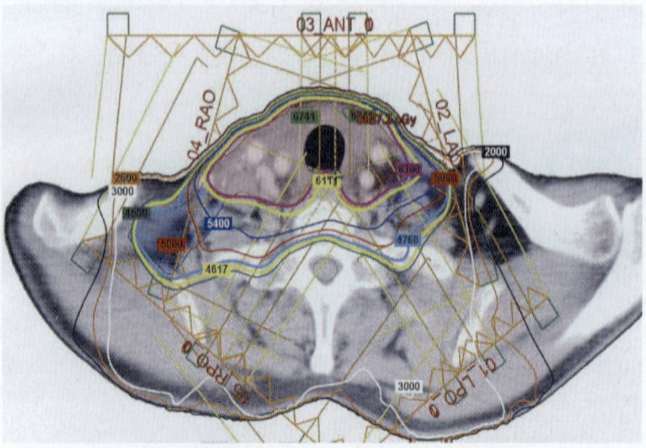

077 **그림 77** 영상의 방사선치료 기법과 관련 있는 장비와 장치는?

① CT Sim – RTP – 9 MeV Linac
② CT Sim – RTP – Linac with MLC
③ Simulator – CT Sim – 6 MV Linac
④ Simulator – RTP – Linac with RPM
⑤ Simulator – RTP – Linac with Wedge filter

세기변조방사선치료(IMRT)방법을 시행하기 위하여 CT-Sim, RTP, MLC가 있는 방사선치료기가 있어야 한다.

그림 78

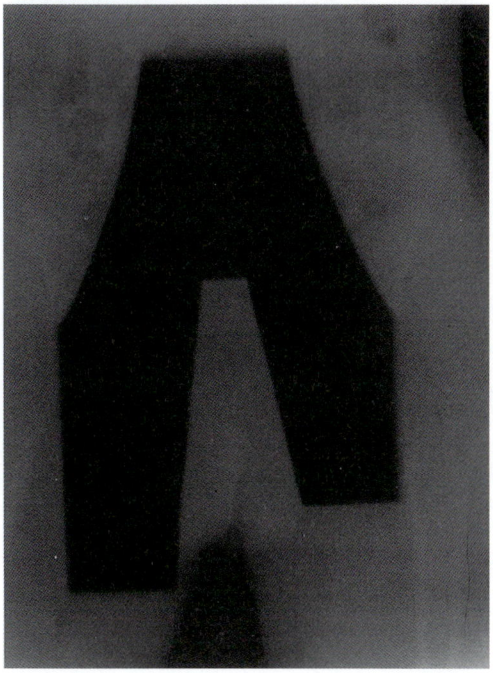

078 그림 78 영상 속 치료부위의 질병은?

① 뼈육종
② 방광암
③ 곧창자암
④ 자궁목암
⑤ 림프절암

림프종은 호지킨병과 호지킨병이 아닌 림프종으로 구분한다.
(역 Y자 조사법 영상 : 골반부 림프절 치료)

그림 79

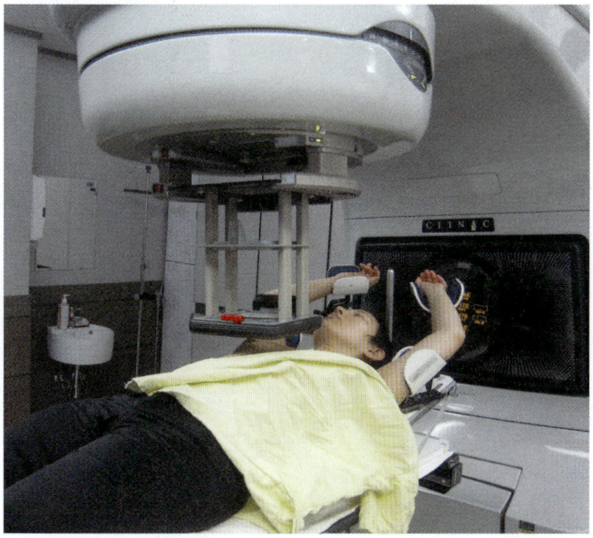

079 그림 79 영상에 관한 설명이 옳은 것은?

① 피부보호 효과가 있다.
② SAD법으로 1문 조사한다.
③ 모든 부위의 심부 치료가 가능하다.
④ 등선량 분포곡선이 항아리 모양이다.
⑤ 3반가층(HVL) 차폐 블록을 사용한다.

전자선치료기법이며, 심부보다는 표재성 치료기법이다. SSD법을 적용하며, 5반가층 차폐물로 제작한다.

그림 80

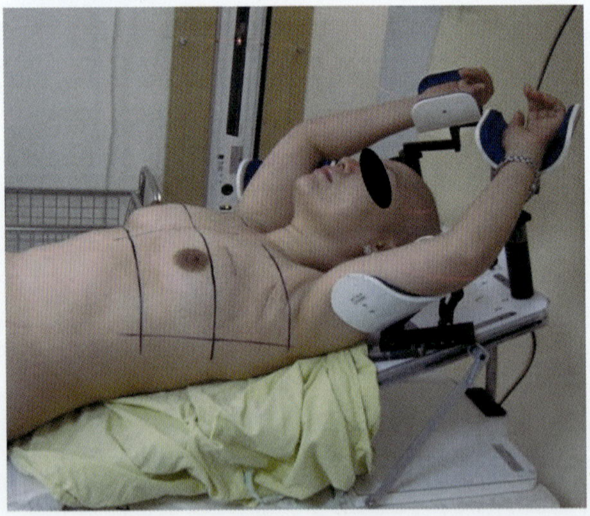

080 그림 80 영상의 방사선 치료기법은?

① 온열요법
② 면역요법
③ 맨틀 조사법
④ 보존적 치료법
⑤ 역 Y자 치료법

유방의 보존적 치료 시에는 주로 wedge filter가 사용된다.

그림 81

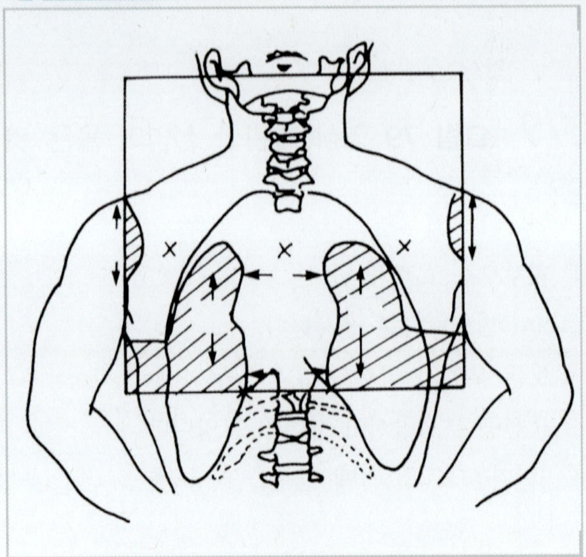

081 그림 81 영상 속 치료부위의 질병은?

① 허파암
② 유방암
③ 뼈육종
④ 갑상샘암
⑤ 호지킨병

Mantle treatment filed 조사법은 Hodgkin's 병 치료시에 사용되며 상반신의 mantle filed는 larynx, lung, shoulder joint 등을 차폐시키고 림프절을 조사하는 방식이며 하반신의 mantle filed는 inverted-Y filed로 조사한다.

그림 82

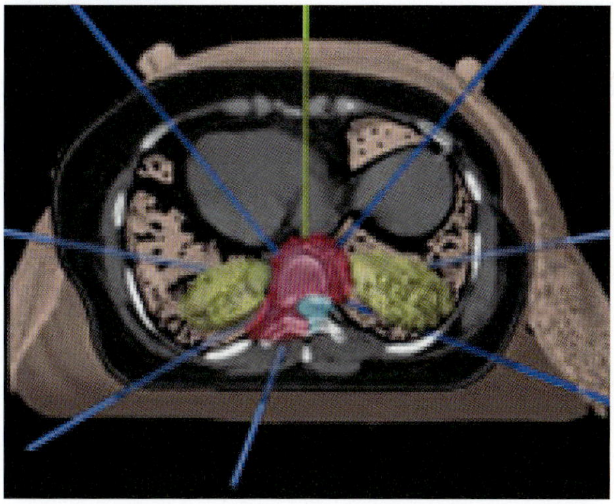

082 **그림 82** 영상에 관한 설명이 옳은 것은?

① 4 cm이하의 종양에만 시행하는 치료방법이다.
② 일일 고선량의 방사선을 조사하는 치료방법이다.
③ 외과적 수술과 병행하여 시행하는 치료방법이다.
④ 정상조직의 보호를 위하여 호흡동조 치료방법을 사용한다.
⑤ PET 영상과 융합된 CT 영상을 사용하여 치료계획을 실시하여야 한다.

SBRT(stereotactic body radio therapy): 두경부에만 국한되었던 정위적 방사선치료가 체부 전체까지 가능하게 되었으며, 일일 고선량의 방사선을 조사함으로 좀더 견고한 고정기구 사용과 종양의 움직임을 관찰 할 수 있는 방법들과 같이 사용하게 된다. 최근 많이 적용되는 부위는 폐, 간, 척추, 두경부, 전이암 등이다.

그림 83

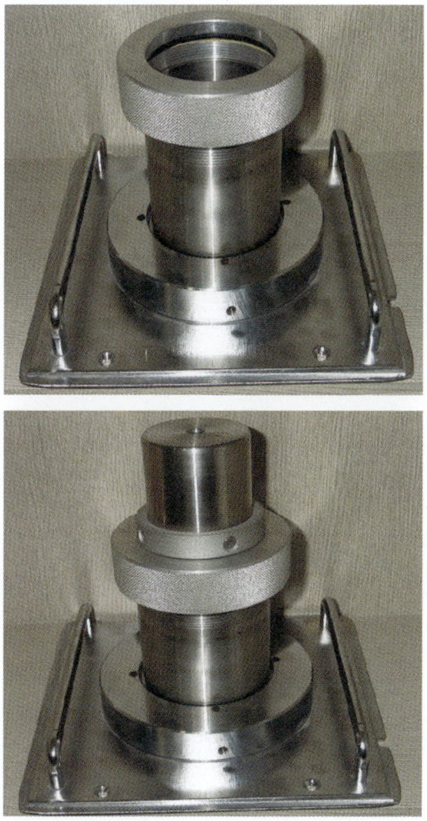

083 **그림 83** 영상의 부속기구를 사용하는 방사선치료기법은?

① 전자선 치료
② 온열요법 치료
③ 뇌정위 방사선수술
④ 수술 중 방사선치료
⑤ 세기변조 방사선치료

병소에 집중적으로 방사선을 조사하는 정위방사선 치료법에 사용되는 특수제작된 보조기구이다.

그림 84

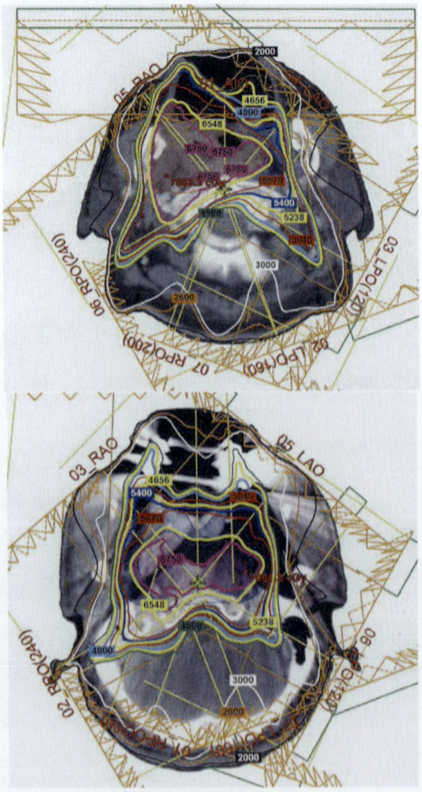

084 그림 84 영상에 관한 설명이 옳은 것은?

① 광자선을 이용한 회전조사 기법의 치료계획 영상이다.
② 동적 쐐기필터를 사용하여 균등한 방사선 분포를 계획한 영상이다.
③ 체내 균등한 방사선량 분포를 만들기 위하여 볼루스를 사용한 치료계획 영상이다.
④ 중요장기의 방사선 장애를 최소화하기 위하여 역방향 치료계획의 영상이다.
⑤ 환자의 움직임을 최소화하기 위하여 고정기구를 사용하여 치료계획을 수립한 영상이다.

MLC를 사용한 IMRT 역방향 치료계획의 영상이며, 환자 고정기구의 사용 여부는 영상을 통하여 알 수 없다.

그림 85

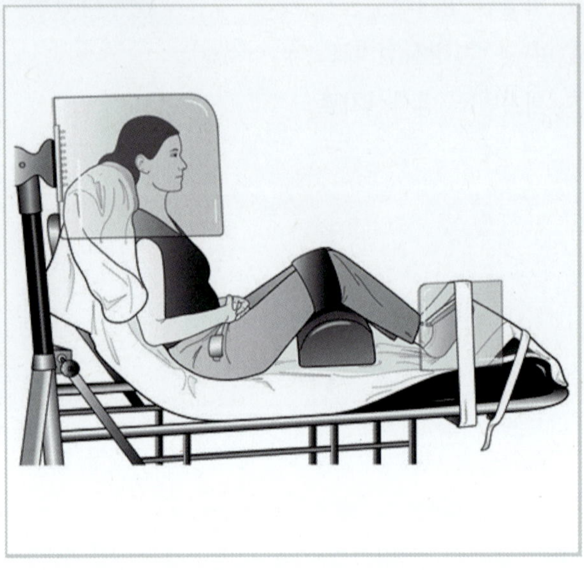

085 그림 85 영상과 관련 있는 방사선치료 기법은?

① 온열치료
② 전신조사
③ 전신전자선치료
④ 뇌정위 방사선수술
⑤ 수술 중 방사선치료

악성 림프종이나 백혈병 치료를 위하여 이용하는 전신조사는 신체 전부를 조사하는 것으로 골수이식 전 시행하는 치료방법이다

그림 86

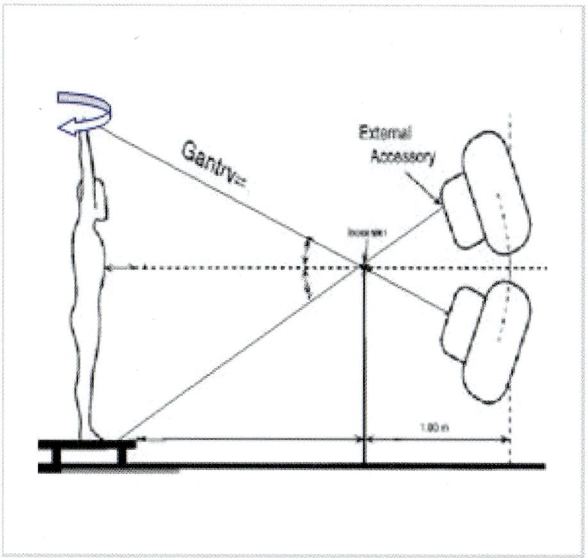

086 그림 86 영상의 방사선치료기법에 대한 설명이 옳은 것은?

① 전신피부 방사선조사
② 보상체를 사용하여 균등한 선량분포를 만든다.
③ 폐부위의 선량 감소를 위하여 스포일러를 사용한다.
④ 높은 에너지의 방사선을 사용할수록 치료효과는 좋아진다.
⑤ 광자선과 전자선을 혼합하여 심부와 표재성 치료에 이용한다.

피부선량의 균등한 분포를 위하여 spoiler를 사용하며, 피부암의 전신 방사선치료기법이다.
또한 균등한 선량을 확인하기 위해 Diode나 TLD를 사용하여 측정한다.

그림 87

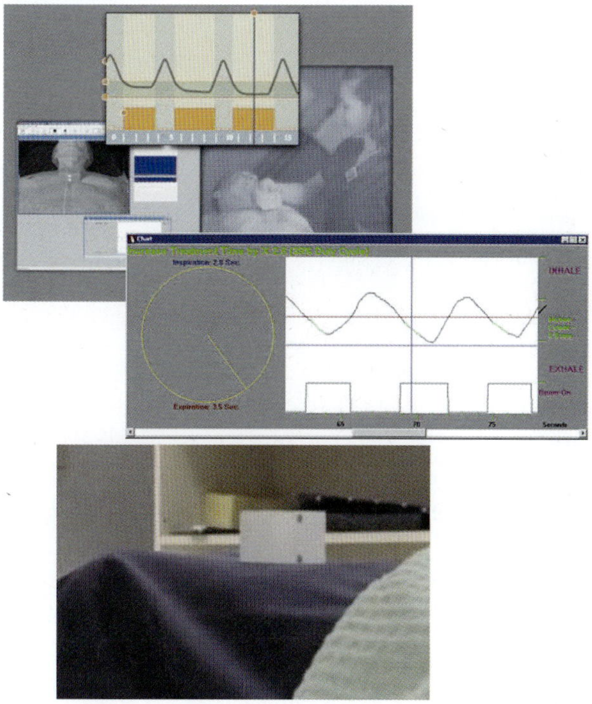

087 그림 87 영상에 관한 설명이 옳은 것은?

① 회전조사를 기본으로 한다.
② 침습적 고정기구를 사용하여 재현성을 높인다.
③ 수술이 가능하나 후유증이 예상되는 환자에게 적용한다.
④ 종양용적을 줄일 수 있어 방사선 장애를 최소화하는 최신 치료 기법이다.
⑤ 치료계획용적범위를 줄이는 효과는 있으나 치료시간이 길어지는 단점이 있다.

호흡동조방사선치료는 환자의 호흡주기에 따른 종양의 위치 변화를 최소화함으로써 치료범위와 부작용을 줄이는 효과를 얻을 수 있는 첨단 치료 기법이다.

그림 88

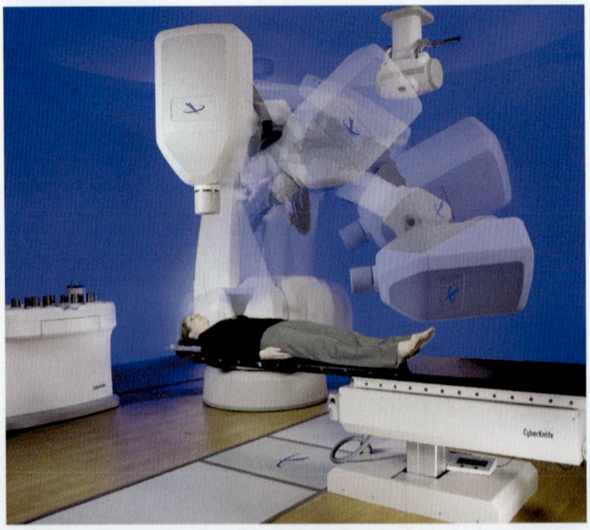

088 **그림 88** 영상의 방사선치료장비로 적합하지 <u>않은</u> 질환은?

① 간암
② 폐암
③ 두경부암
④ 전립선암
⑤ 표재성암

사이버나이프(Cyber knife)장비이며 선형가속기와 로봇팔로 구성되어 6개 방향으로 자동 방사선치료가 가능한 장비이다. 전자선치료는 불가능하다.

그림 89

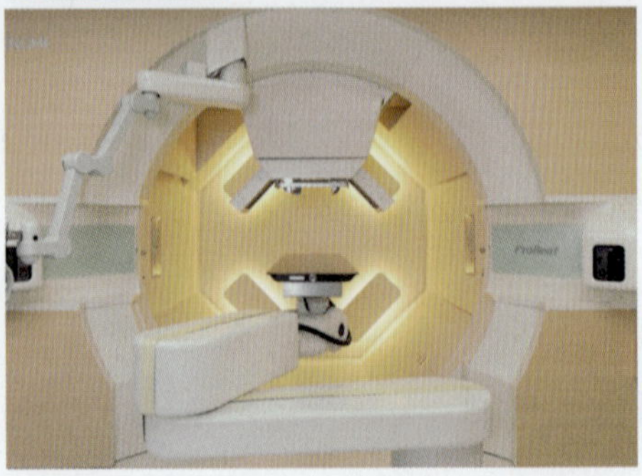

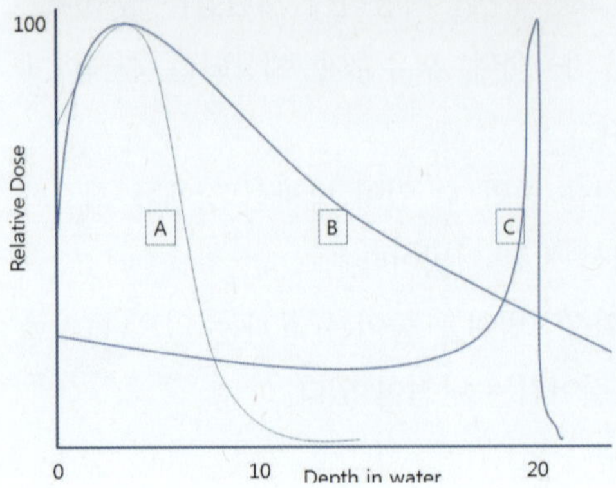

089 **그림 89** 영상의 방사선치료 장비와 심부선량곡선 연결이 옳은 것은?

① Brachy therapy – A
② Photon therapy – B
③ Electron therapy – A
④ Neutron therapy – B
⑤ Proton therapy – C

양성자치료기의 영상이며, 그림 "C"와 같은 브레크피크의 심부선량 분포를 나타내기 때문에 치료부위이외의 주변 정상 조직에는 방사선이 최소화하는 특징을 나타낸다.

그림 90

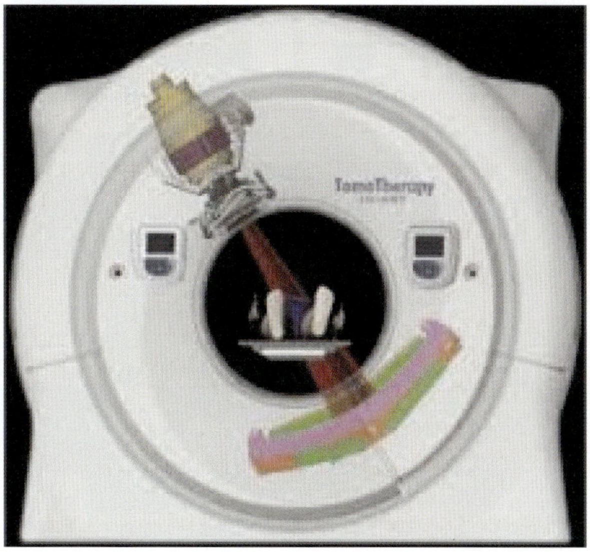

090 **그림 90** 영상의 방사선치료 장비 설명은?

① KV CBCT 영상 촬영이 가능한 장비이다.
② 광자선과 전자선용으로 구분하여 사용한다.
③ 광자선치료만 가능한 콘빔 형태의 장비이다.
④ 환자의 테이블은 고정된 상태에서 회전조사를 사용하는 장비이다.
⑤ 치료계획과 방사선치료를 하나의 시스템에서 처리하는 통합형 장비이다.

Tomo therapy 영상이며, MVCT 영상을 촬영하여 치료부위의 위치와 형태 변화를 확인하며 치료할 수 있다. 6 MV 광자선치료만 가능한 팬빔 방사선조사 장비이다.

그림 91

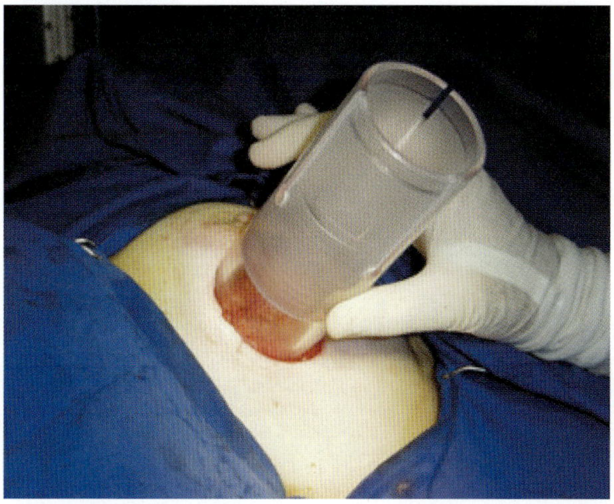

091 **그림 91** 영상의 보조기구를 사용하는 방사선 치료방법은?

① 회전조사
② 근접치료
③ 전신조사
④ 수술 중 조사
⑤ 정위적방사선수술

수술 중 조사는 병소의 넓이와 깊이에 따라 전자선 에너지를 선택하고 정상조직 피폭을 최소화하면서 종양조직에만 국한시켜 대선량을 1회 조사한다.

그림 92

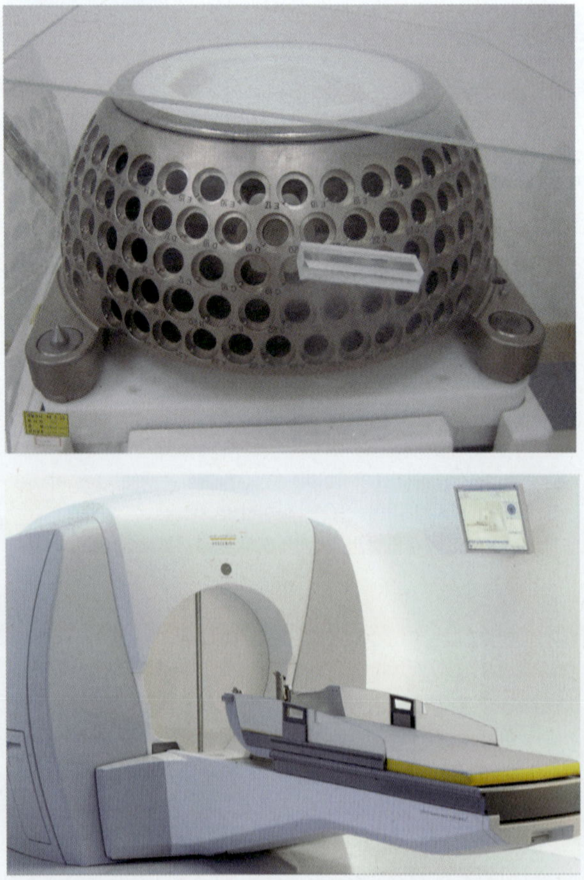

092 그림 92 영상의 방사선치료 장비 설명은?

① 치료에 이용되는 선원은 양성자선이다.

② 공간적 분할조사를 극대화하며 10~20회 대선량을 조사한다.

③ 환자의 머리 크기에 따라 직경이 다른 콜리메이터를 사용한다.

④ 치료대상은 뇌혈관기형, 수막종, 청신경초종 등의 국소병변이다.

⑤ Cs-137 동위원소를 사용하여 1 cm ϕ 미만의 작은 병소를 대상으로 한다.

Co-60 밀봉 소선원을 이용하여, 뇌 질환 치료에 사용한다. 두경부 질환에만 치료가 가능한 단점이 있다.

그림 93

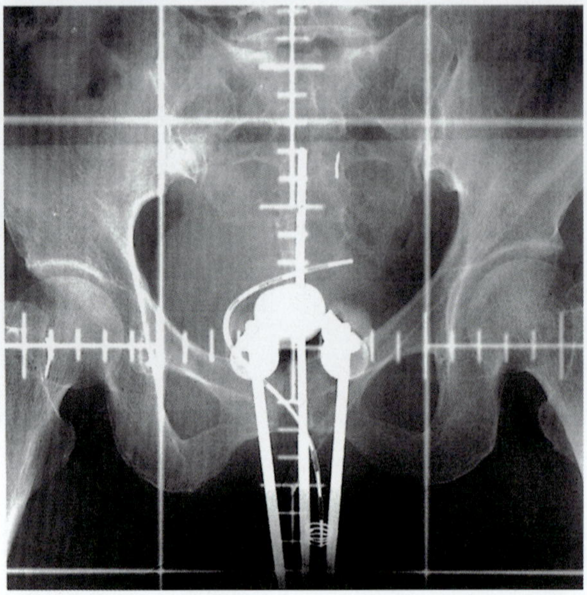

093 그림 93 영상에 관한 설명이 옳은 것은?

① 2개의 Ovoid와 3개의 Tandem을 사용하였다.

② 1회 대 선량을 사용하는 근접방사선 치료기법이다.

③ 강내치료는 수술을 시행한 환자에게는 절대 시행하지 않는다.

④ 자궁경부암과 전립선암에 사용되는 근접방사선 치료기법이다.

⑤ Ovoid는 자궁경부에 위치하며 환자에 따라 Tandem과 독립적으로 사용할 수 있다.

근접방사선 치료는 수술 후 잔류병변에 대해서도 시술할 수 있다.

그림 94

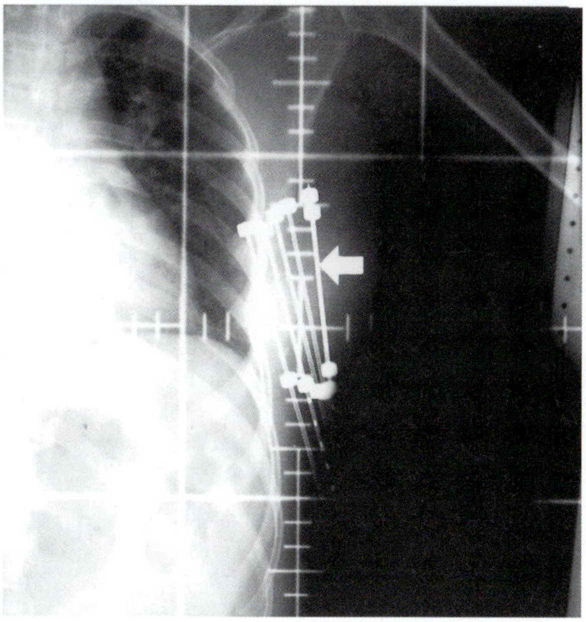

094 그림 94 영상에 관한 설명이 옳은 것은?

① 유방암 환자의 조직내 치료법이다.

② 유방을 절제한 환자의 조직내 치료이다.

③ 필름 상에 화살 표시된 것은 실제 선원이다.

④ 열감수성을 높이기 위하여 온열요법을 병행하였다.

⑤ 조직내 치료는 반감기가 긴 동위원소를 사용한다.

조직내 조사는 needle 또는 seed 형태로 된 선원을 종양조직에 직접 삽입하거나 implant tube를 이용하는 치료법으로 구강내의 혀암이나 유방암, 외부음부암 등의 치료에 이용된다.

그림 95

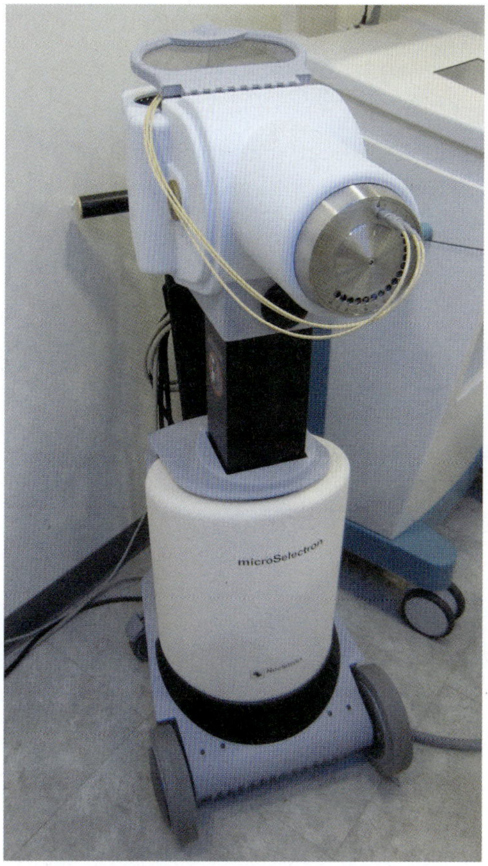

095 그림 95 영상의 방사선치료 장비 명칭은?

① 근접치료기

② 확대용 카메라

③ 전자선 조사통

④ 베타트론치료기

⑤ 호흡동조 감시카메라

원격 후장전 치료법(remote afterloading technique)
(이용선원: ^{60}Co, ^{137}Cs, ^{192}Ir)

- 장점: 술자의 피폭선량이 작다.
  환자의 고통이 적다.
  정확한 선량분포를 얻을 수 있다.
  분할조사의 이점이 있다.
  외래 치료가 가능하고, 마취 없이도 시행 가능하다.
- 단점: selectron
  ralstron(선원: ^{60}Co)
  gamma Med Ⅲ
  – ^{192}Ir–Seed 선원 사용
  – 방사능이 10 Ci이며 고선량률 source 1개 이용
  – 한번에 다채널 치료 가능(18~24채널)

그림 96

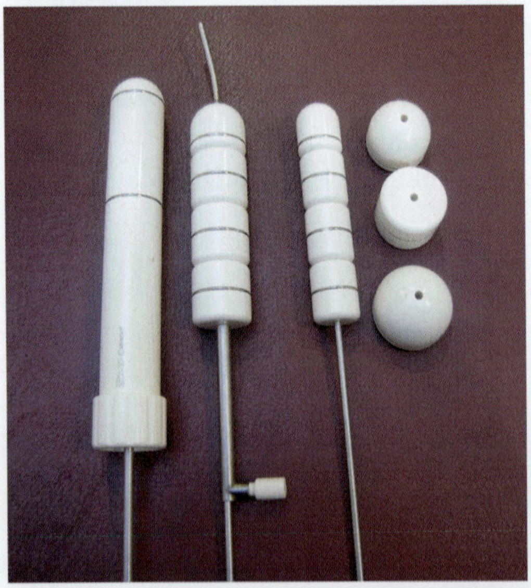

096 그림 96 영상의 기구 명칭은?

① Cone
② Ovoid
③ Tandem
④ source guide
⑤ Vaginal cylinder

Applicator의 종류는 tandem, ovoid, cylinder가 있다.

그림 97

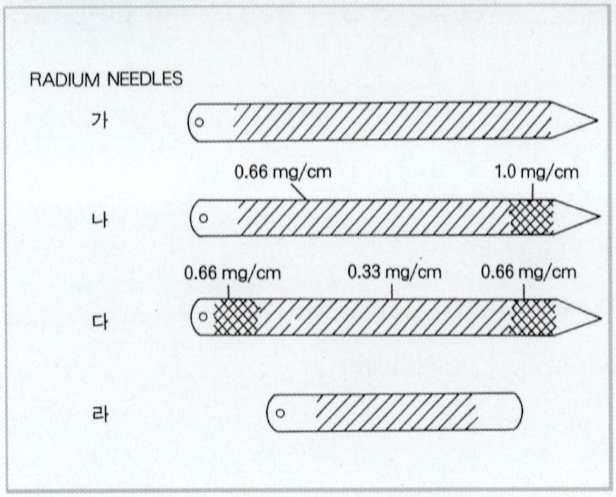

097 그림 97 영상에 관한 설명이 옳은 것은?

① (라)는 조직내 치료에만 쓰인다.
② (가)는 uniform linear activity needle이다.
③ 방사성 동위원소 중 비 밀봉 선원의 대표 원소이다.
④ (나)는 양쪽 끝을 activity가 크게 한 dumbbell type needle이다.
⑤ (다)는 한쪽 끝을 큰 activity로 만든 Indian club type needle이다.

라듐동위원소는 라돈 가스의 누출을 막기 위하여 밀봉선원으로 제작되며, 형태에 따라 seed, needle, tube, wire 등으로 분류하며, 치료목적에 따라 다르게 이용한다.

그림 98

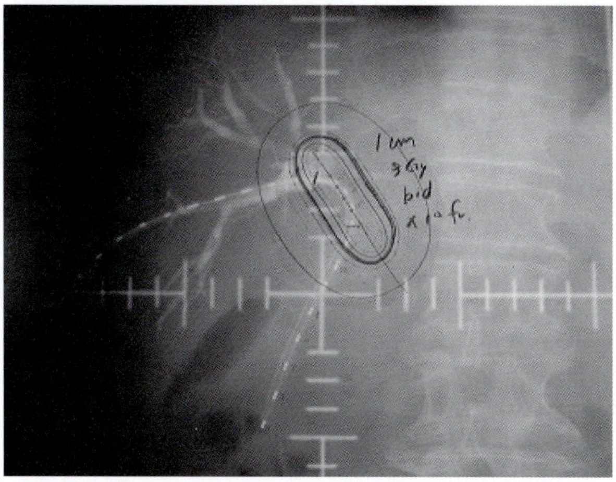

098 **그림 98** 영상의 방사선치료 방법은?

① 강내조사
② 영구자입
③ 조직내조사
④ 체관내조사
⑤ 표면몰드치료

체관내조사는 식도나 기관지와 같이 좁은 관내에 위치한 종양을 가늘고 flexible한 applicator를 삽입하여 치료하는 방법이다

그림 99

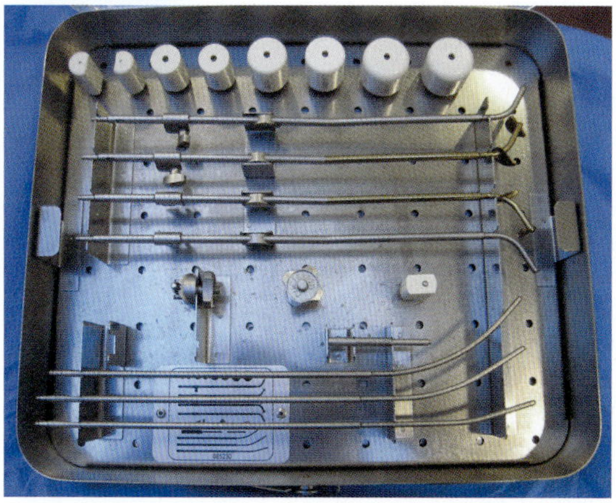

099 **그림 99** 영상의 기구들을 사용하는 치료 방법은?

① 온열치료
② 양성자 치료
③ 근접방사선치료
④ 정위 방사선 수술
⑤ 수술 중 방사선치료

자궁경부암(Cx ca) 환자의 강내조사에 사용되는 Ovoid + Tandem의 기구이다.

그림 100

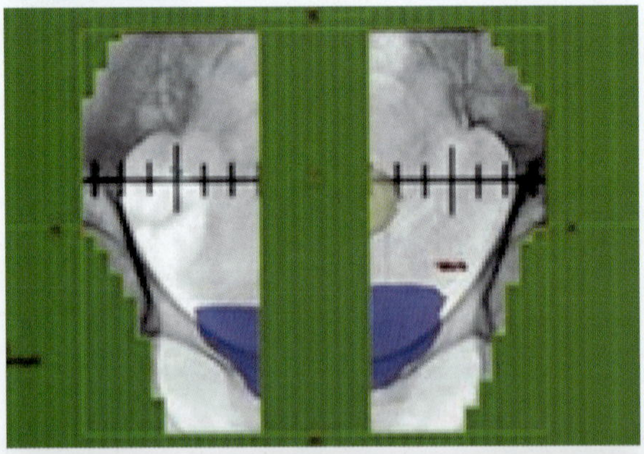

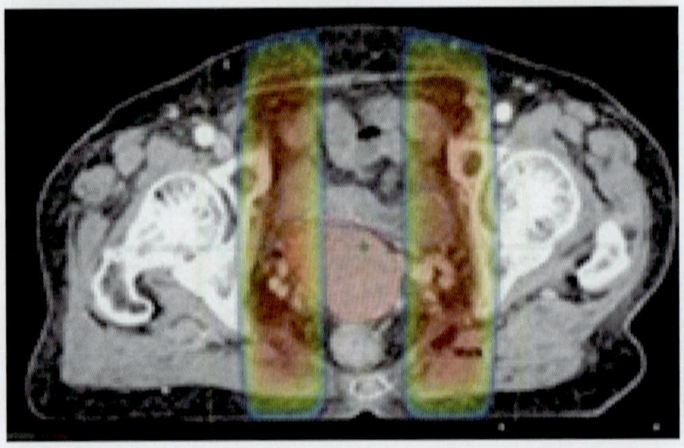

100 **그림 100** 영상에 관한 설명이 옳은 것은?

① 세기변조방사선치료의 치료계획 영상이다.
② 고 선량률 근접방사선치료의 치료계획 영상이다.
③ 가장 기본이 되는 4문 조사 치료계획 영상이다.
④ A point에 추가치료를 계획한 영상이다.
⑤ B point에 추가치료를 계획한 영상이다.

자궁경부암(Cx ca) 환자의 골반벽 림프절 추가 집중 치료계획의 영상이다.

그림 101

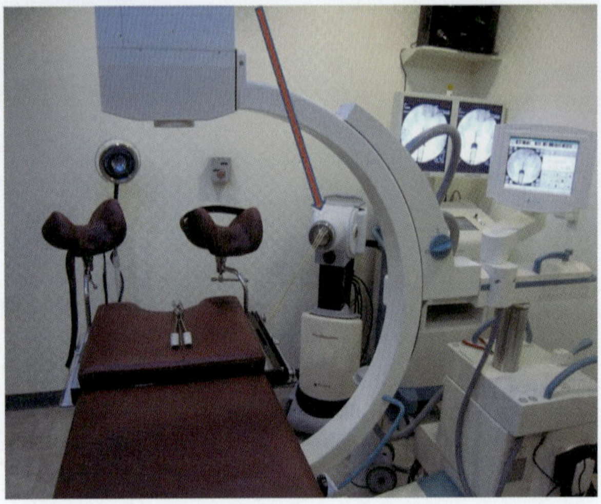

101 **그림 101** 영상의 화살표시 장비를 사용하는 치료기법은?

① 중성자 치료
② 전자선 치료
③ 원격방사선치료
④ 근접방사선치료
⑤ 수술 중 방사선치료

근접치료에는 저선량률 치료(LDR)와 고선량률 치료(HDR) 방법이 있다.

그림 102

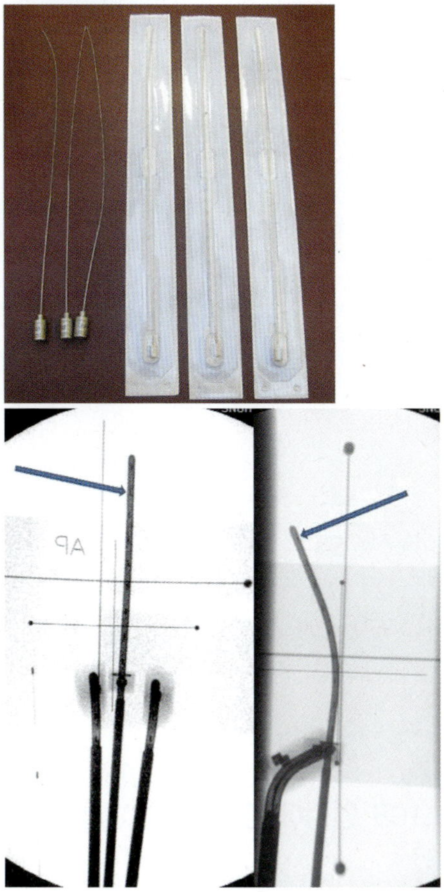

102 그림 102 영상의 기구 명칭은?

① Dummy source
② Needle applicator
③ Source guide way
④ Tandem applicator
⑤ Intraluminal catheter

근접치료의 선량계획 수립 시 선원의 위치를 확인하기 위하여 dummy source를 사용한다.

그림 103

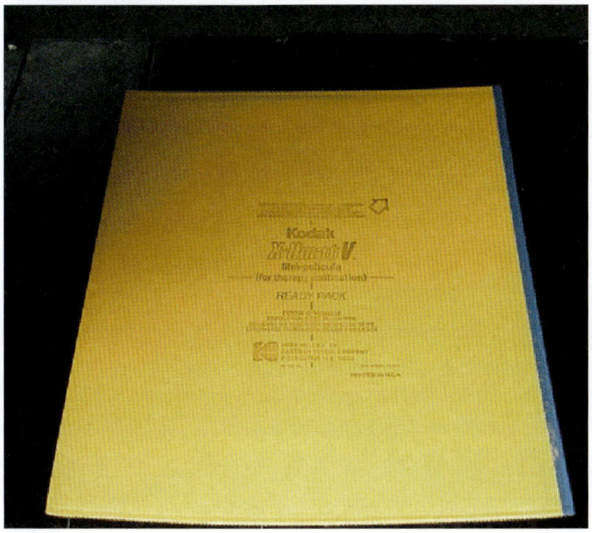

103 그림 103 영상의 필름 사용 목적으로 옳지 <u>않은</u> 것은?

① Couch 회전축 정확성 검사
② Gantry 회전축의 정확성 검사
③ Collimator 회전축의 정확성 검사
④ 선속 조사야와 광조사야의 일치성 검사
⑤ Laser point와 Iso-center의 일치성 검사

방사선 계측 시 사용한다.

그림 104

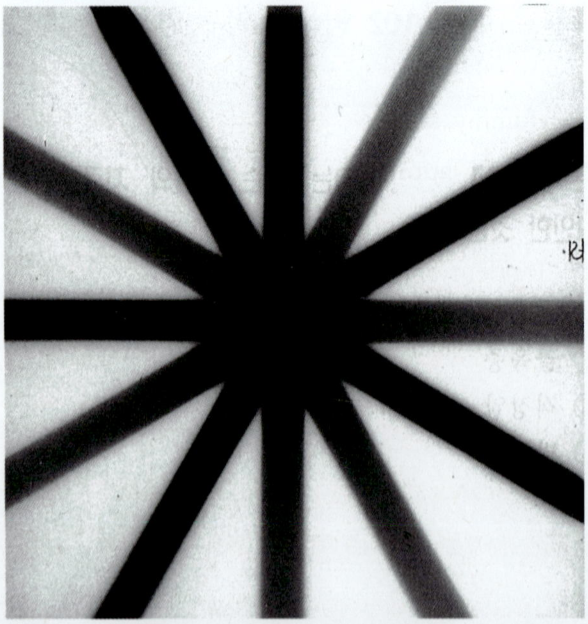

104 **그림 104** 영상의 정확도 평가 대상으로 옳은 것은?

① Collimator 정확성 검사
② 치료테이블 정확성 검사
③ 조사야크기 일치성 검사
④ Gantry 회전축 정확성 검사
⑤ 위치잡이 레이저와 SSD 일치성

선속의 입사방향과 출사방향을 필름의 흑화도에 의하여 확인할 수 있다.

그림 105

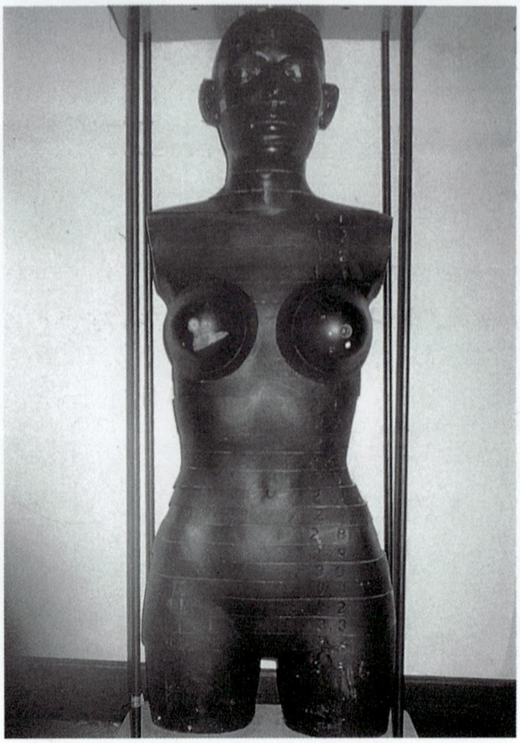

105 **그림 105** 영상에 관한 설명이 옳은 것은?

① 전자선 측정용으로는 사용할 수 없다.
② 인체와 유사한 내부 조직 구조를 갖고 있다.
③ 방사선 측정기의 검/교정을 위해서 사용한다.
④ 외형만 인체모형일 뿐 내부는 조직 등가물질이다.
⑤ 이온전리함 측정기를 사용하여 계획된 에너지와 실제 조사 방사선량을 측정, 비교할 수 있다.

환자에게 방사선 조사되는 심부 선량을 직접 계측할 수 없기 때문에 인체와 유사한 팬톰을 이용하여 TLD나 측정용 필름을 사용하여 측정한다.

그림 106

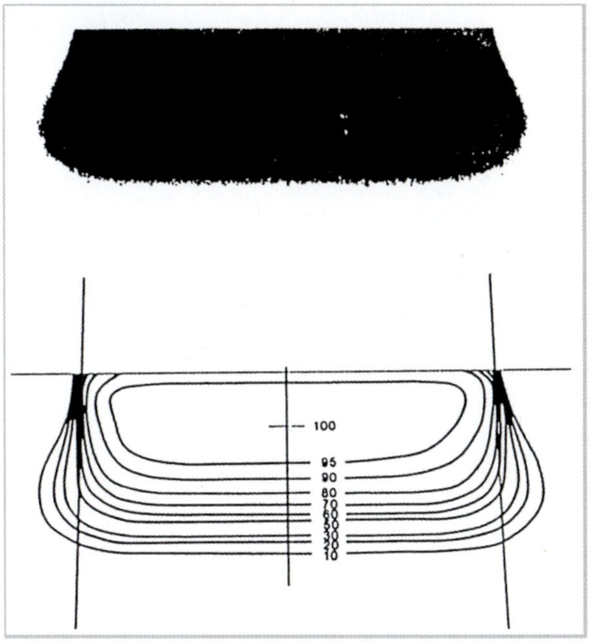

106 그림 106 영상에 사용된 방사선 종류는?

① 전자선
② 양성자선
③ 중성자선
④ Co^{60} γ-선
⑤ Cs^{137} γ-선

전자선 특성
1) X-선 등의 전자파에 비해 물질 투과력이 작다.
2) 심부선량분포 특성 : 표면으로부터 어느 정도의 깊이까지는 선량이 조사되나, 이를 지나면 급격히 감소하여 어느 깊이 이상에서는 거의 도달하지 않는다.
최대비정 : MeV/2(cm)
유효 비정 : MeV/3(cm) – 80%, MeV/4(cm) – 90%
3) 최대 비정보다 깊은 심부에는 Bremsstrahlung 현상에 의한 제동 X-선이 발생하므로 전혀 방사선이 미치지 않는 것은 아니다.
4) 피부보호효과(Skin sparing effect)는 기대할 수 없다.

그림 107

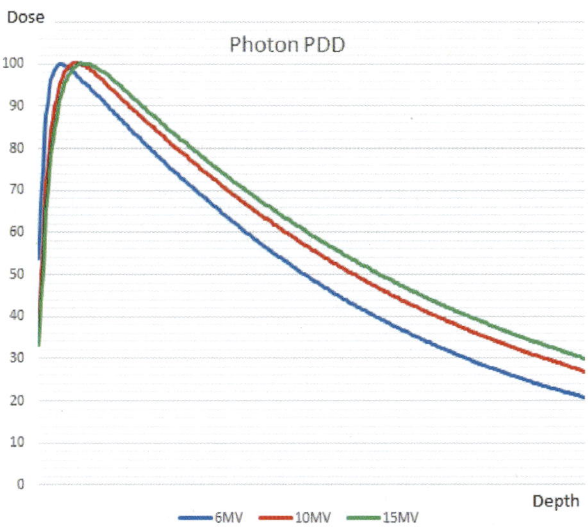

107 그림 107 측정 영상에서 알 수 있는 것은?

① 에너지
② 대칭도
③ 평탄도
④ 방사선량
⑤ 조사야 크기

Photon/electron 에너지에 따른 심부선량곡선

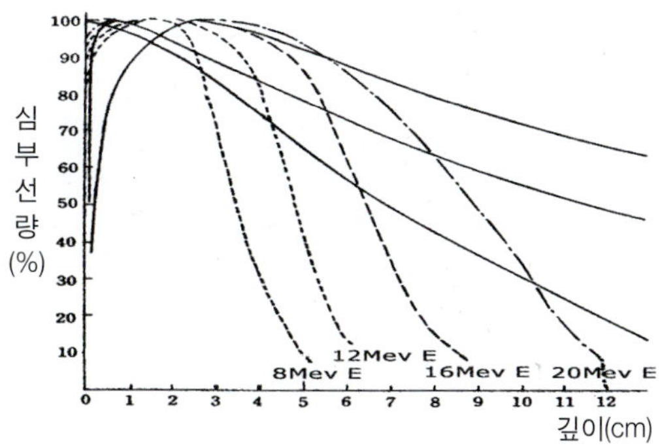

그림 108

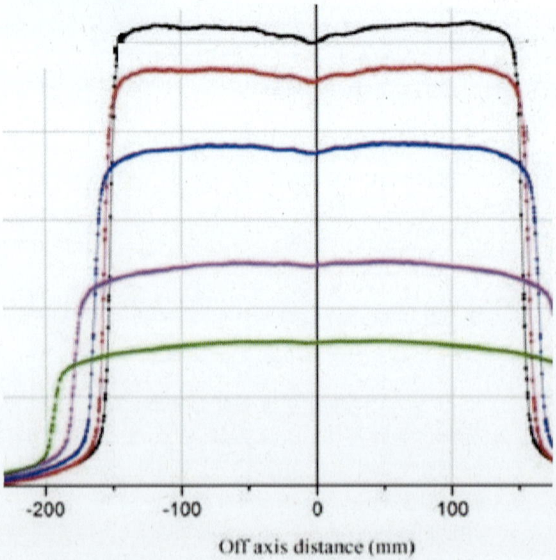

108 **그림 108** 측정 영상에서 알 수 있는 것은?

① 에너지 출력
② 선속의 대칭도
③ 선속의 평탄도
④ 방사선조사야 일치도
⑤ 선속의 대칭도 및 평탄도

조사야내의 평탄도를 얻기 위해 평탄여과판을 사용하며, 선속 중심부의 선량은 가장자리보다 낮다.

그림 109

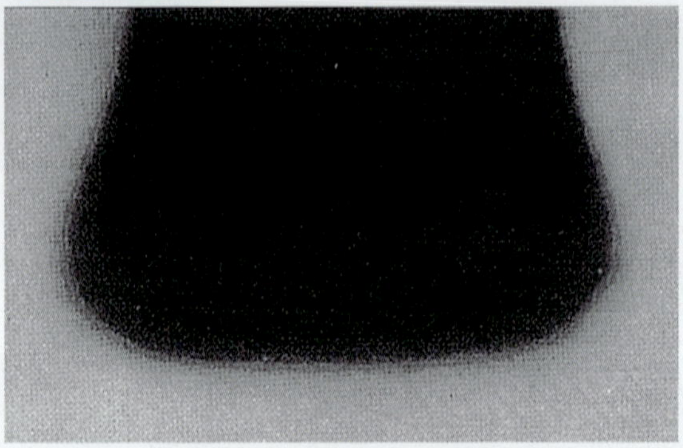

109 **그림 109** 측정 영상을 얻기 위하여 사용된 조건으로 옳지 <u>않은</u> 것은?

① 산란박
② 쐐기필터
③ 전자선 조사통
④ 폴리스틸렌 팬톰
⑤ X-O Mat Film(V2)

그림 110

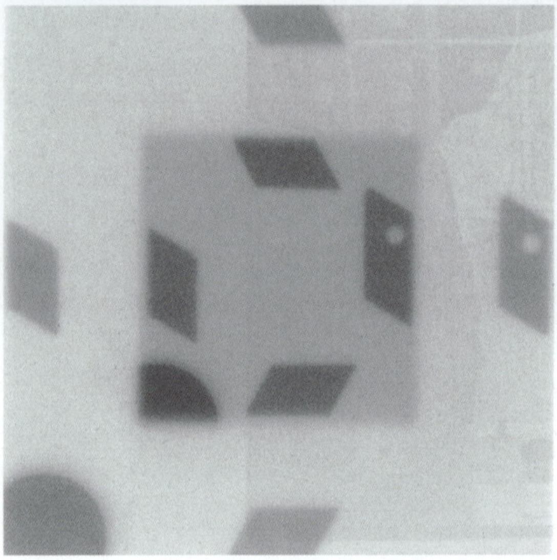

110 **그림 110** 측정 영상에서 알 수 있는 것은?

① 조사야의 반음영을 나타낸 것이다.
② 방사선 에너지를 확인 할 수 있다.
③ 측정 시 필름 위에 팬톰을 사용하였다.
④ 칼날의 음영이 검게 보이는 이유는 칼날의 투과성이 높기 때문이다.
⑤ 칼날의 음영으로 선속 조사야와 광조사야의 일치성을 확인할 수 있다.

칼날의 음영이 검게 나타난 이유는 칼날에서 형성된 2차 산란선이 필름에 영향을 주기 때문이다.

그림 111

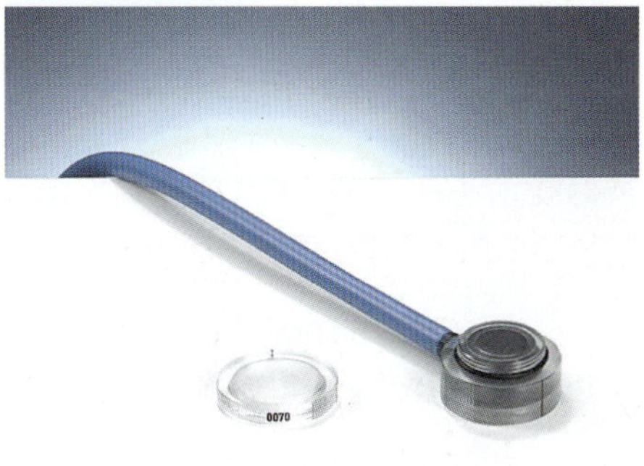

(가)

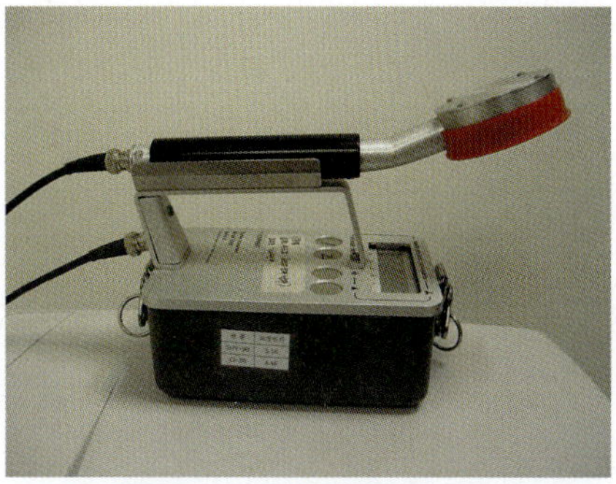

(나)

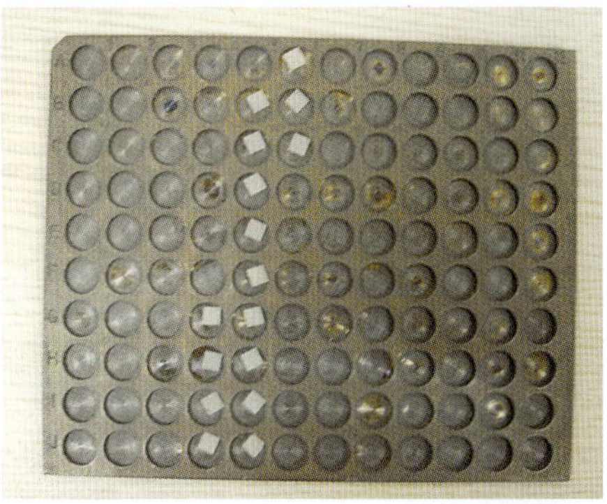

(다)

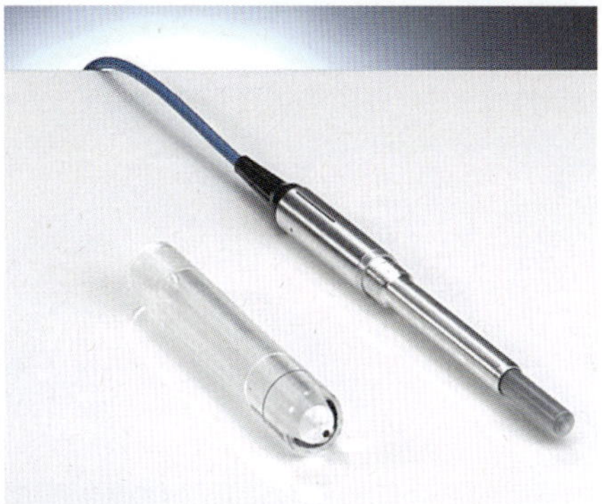

(라)

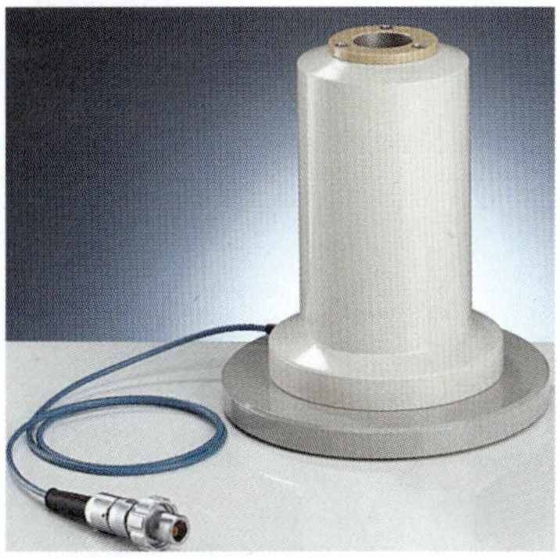

(마)

111 **그림 111** 영상에서 방사성 동위원소의 방사능 측정에 적합한 측정기는?

① 가　　② 나　　③ 다
④ 라　　⑤ 마

가. Markus chamber(평형평판형 검출기)이다. 나. GM survey meter로서 환경오염 측정기이다.
다. TLD를 사용하여 측정하는 기구이다. 라. Farmer type 검출기이다.
마. 근접치료용 동위원소의 출력 측정기이다.

그림 112

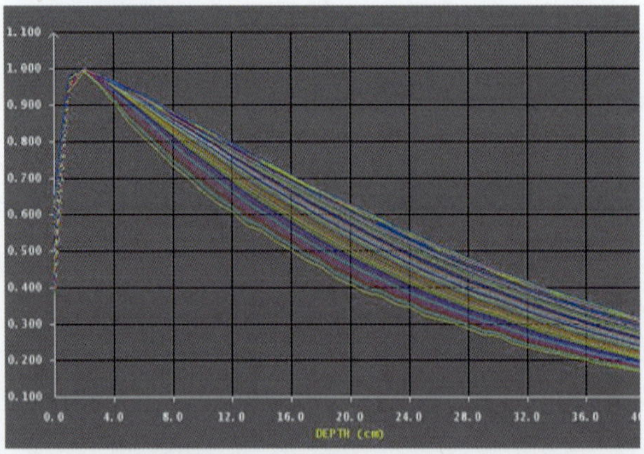

깊이에 따른 TPR(tissue Phantom ratio) – 6 MV photon beam의 build up을 보여준다.

112 그림 112 측정 영상에 관한 설명이 옳은 것은?

① 선형가속기의 모델을 알 수 있다.
② 선형가속기의 에너지를 알 수 있다.
③ Symmetry 또는 flatness를 비교할 수 있다.
④ 최대선량점 깊이와 측정 시 선량률을 알 수 있다.
⑤ 깊이에 따른 선형가속기의 전자선량을 알 수 있다.

심부선량률(PDD)을 통해서는 대칭도 또는 평탄도는 알 수 없으며, Dmax(최대선량지점)을 통해 에너지는 알 수 있다.

그림 113

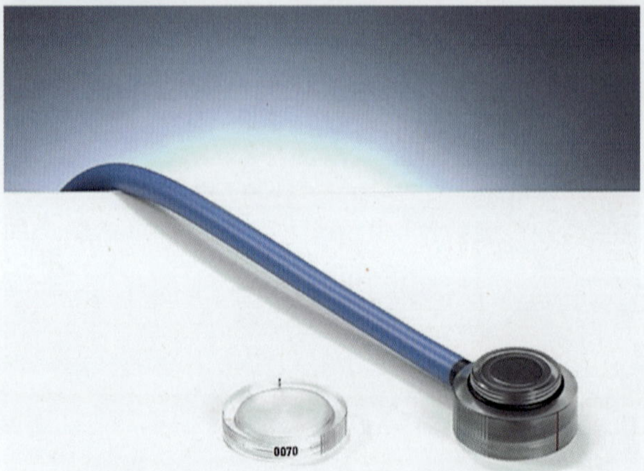

113 그림 113 영상의 측정 기구에 대한 설명은?

① 방사선 오염지역 측정하는 기구이다.
② 방사선량 계측에 사용되는 기구이다.
③ 표면선량측정에는 적합한 기구가 아니다.
④ 측정값에 온도와 기압 보정은 필요하지 않는다.
⑤ 반도체 검출기이며 모든 에너지 측정이 가능하다.

Markus chamber : 표면선량이나 심부선량을 측정하는 자유공기 전리조형 측정기이다. 주로 표면선량을 측정하는데 사용한다.

그림 114

(가)

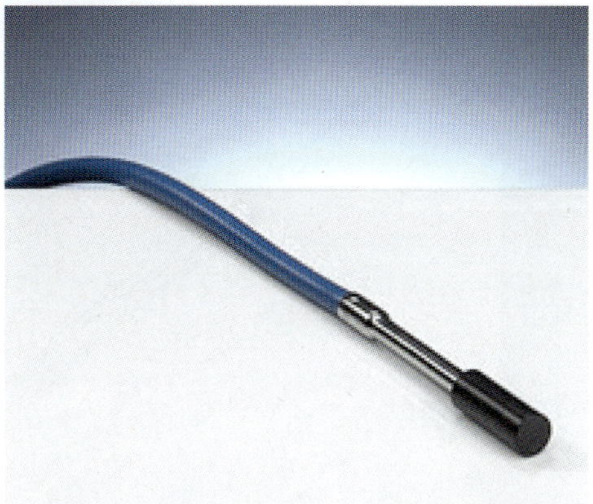

(나)

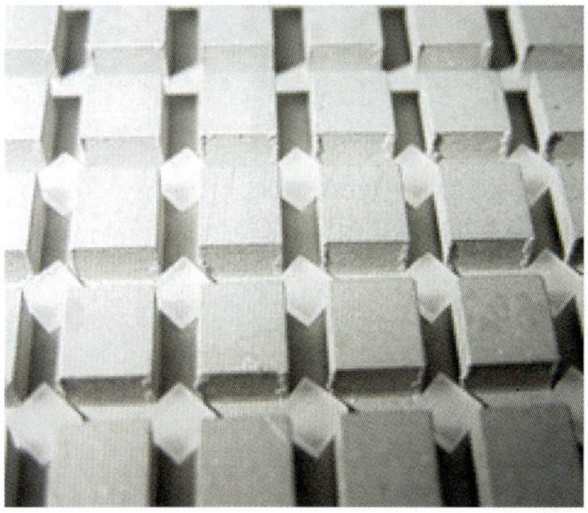

114 그림 114 영상의 측정 기구에 대한 설명은?

① 에너지 의존성이 없다.
② 심부선량 측정에도 사용할 수 있다.
③ 광자선 측정에만 사용되는 기구이다.
④ 전자선 측정에만 사용되는 기구이다.
⑤ 절대선량 측정에만 사용되는 기구이다.

가. Diode detector(반도체 검출기)
나. TLD(열형광 선량계): 두 측정기구 모두 상대측정용이며, 광자선과 전자선 모두 선량측정을 위하여 사용이 가능하다.

그림 115

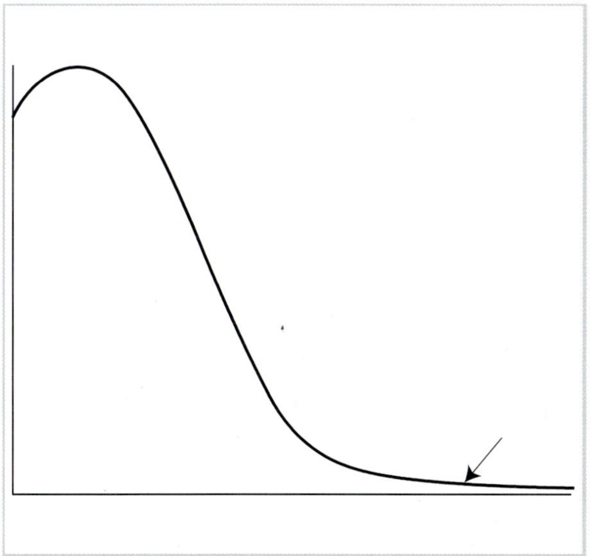

115 그림 115 영상에서 화살표시 구간에 대한 설명은?

① 전자선 오염에 의하여 발생하는 것이다.
② 가장 높은 에너지를 가진 electron이 최대 비정까지 진행하기 때문이다.
③ 전자선콘을 사용함으로 발생하는 bremsstrahlung X-ray 때문이다.
④ 산란박과 상호작용으로 발생하는 bremsstrahlung X-ray 때문이다.
⑤ 방사선 조사 시 콜리메이터와의 충돌에 의해 발생하는 characteristic X-ray 때문이다.

electron이고 원자번호 물질과 상호작용을 할 때, bremsstrahlung X-ray와 약간의 characteristic x-ray가 발생한다.

그림 116

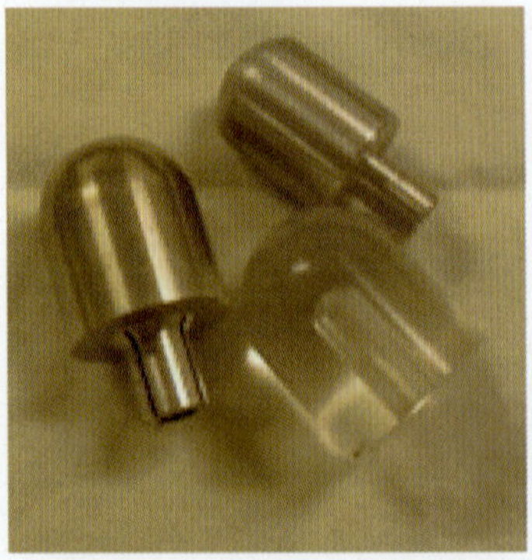
(가)

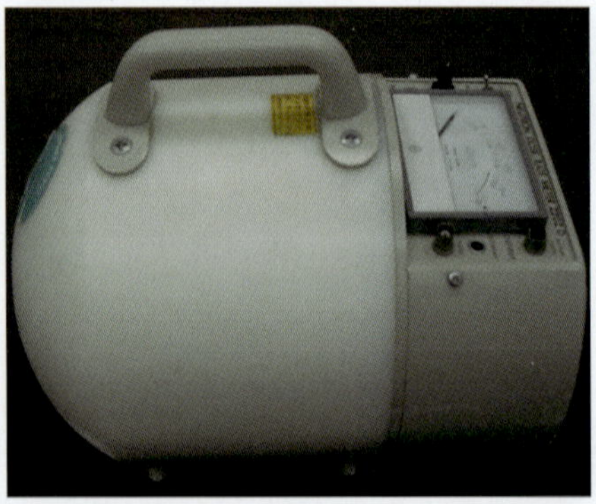
(나)

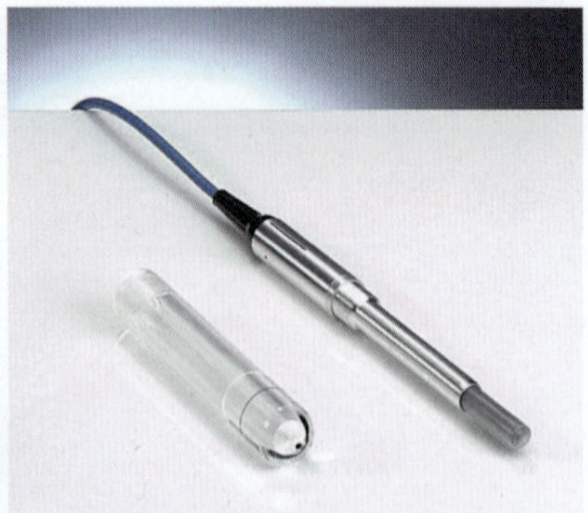
(다)

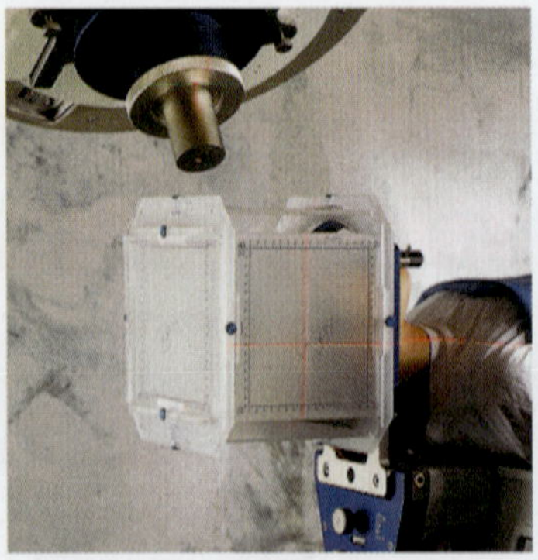
(라)

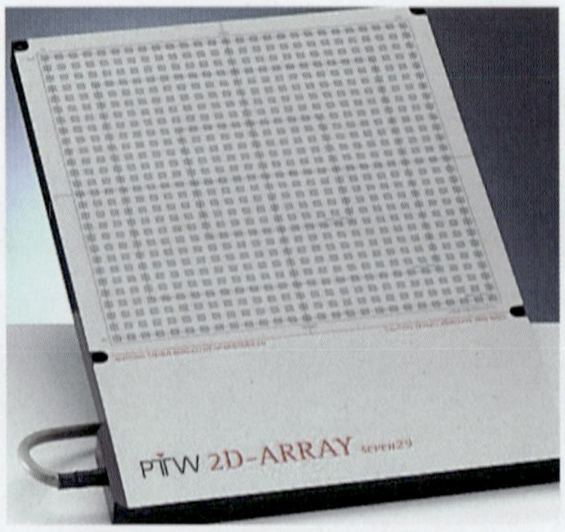

(마)

116 그림 116 영상의 측정 기구와 장비 명칭은?

① 가 : 팬톰
② 나 : 전자선오염 측정기
③ 다 : 전리조
④ 라 : 감마나이프
⑤ 마 : EPID

가. build up cap
나. 중성자 측정기
다. farmer type ionization chamber
라. 선형가속기를 이용한 SRS
마. Dose map 측정기

그림 117

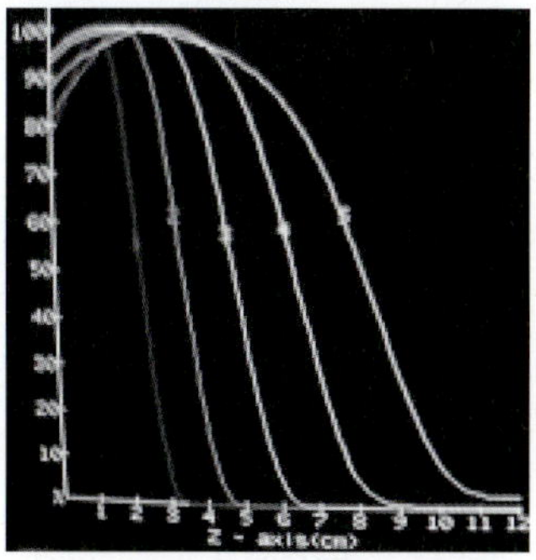

(가)

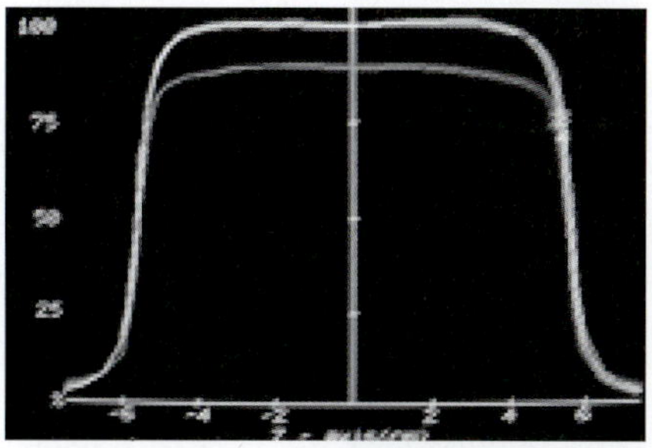

(나)

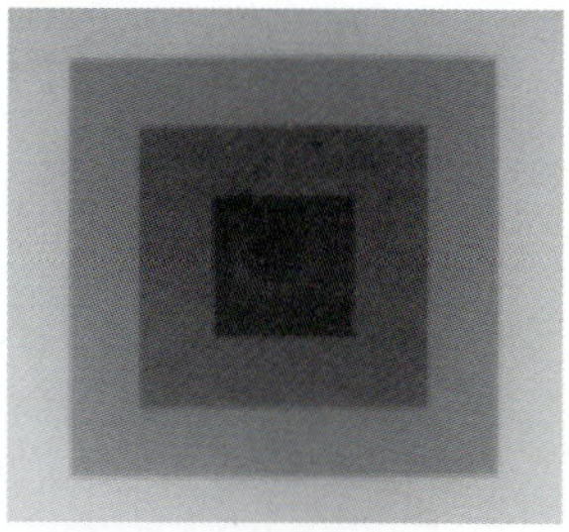

(다)

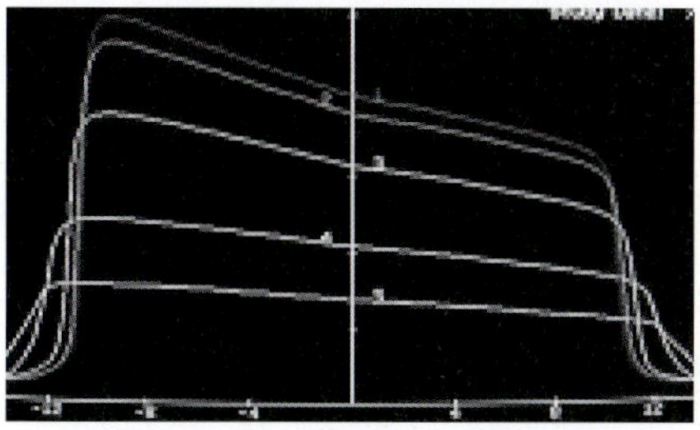

(라)

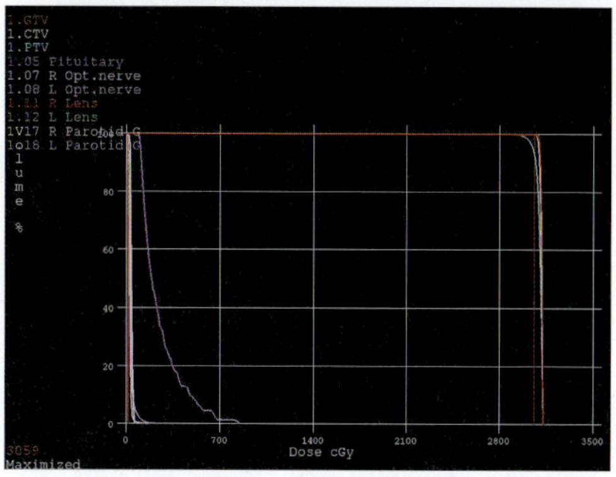

(마)

117 **그림 117** 영상에서 방사선 조사면 내의 선량 대칭도와 평탄도를 측정한 그래프가 옳은 것은?

① 가 ② 나 ③ 다

④ 라 ⑤ 마

가. electron PDD
나. 선량의 대칭도 검사
다. 광조사야와 선속 조사야의 일치성 검사
라. wedge angle의 beam profile
마. DVH(Dose volume histogram)

그림 118

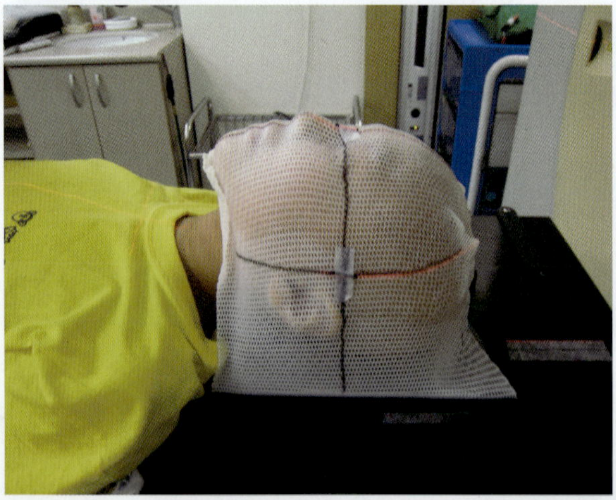

118 **그림 118** 영상에서 환자고정기구 설명이 옳은 것은?

① 피부선량이 증가한다.
② 심부선량이 증가한다.
③ 조직 보상체의 기능이 있다.
④ 방사선 차폐기능도 일부한다.
⑤ 표재성 치료 시 사용하는 고정기구이다.

고정기구 사용에 따라 피부선량은 증가하나 심부선량에는 영향을 끼치지 않는다.

그림 119

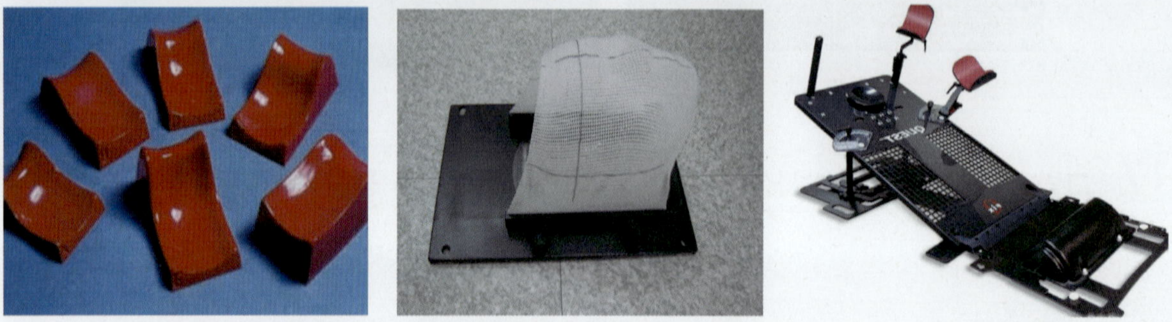

119 **그림 119** 영상의 환자고정기구 설명이 옳은 것은?

① 환자의 치료부위에 따라 다르게 사용한다.
② 전자선치료를 시행하는 환자에게는 사용할 수 없다.
③ 정상적인 의식이 있는 환자에게는 사용하지 않는다.
④ 방사선 차폐부위를 직접 표시하여 치료 시 활용한다.
⑤ 환자의 피부에 직접 치료부위표시를 하지 않는 장점이 있다.

그림 120

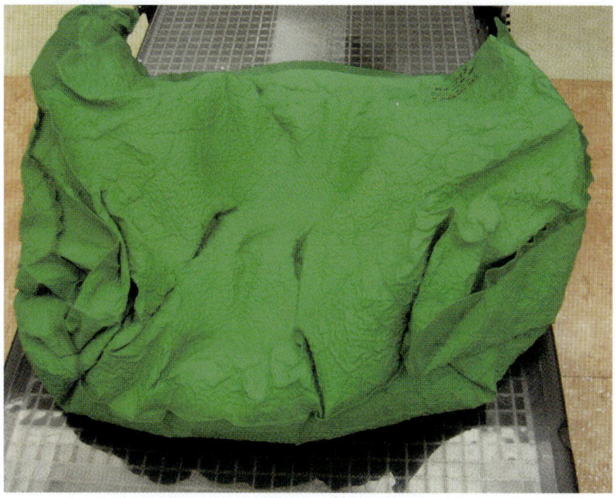

120 **그림 120** 영상의 환자고정기구 설명이 옳은 것은?

① 1회용 고정기구이다.
② 방사선 차폐용 장치이다.
③ 체위 고정용 보조기구이다.
④ 두 가지 혼합용액으로 섞어서 사용한다.
⑤ 방사선량의 출력감소가 있어 치료계획 시 보정한다.

체부나 팔다리 부분의 고정을 위해서 Mev-green이나 Vacuum mold(Vac-lok)가 쓰인다.

그림 121

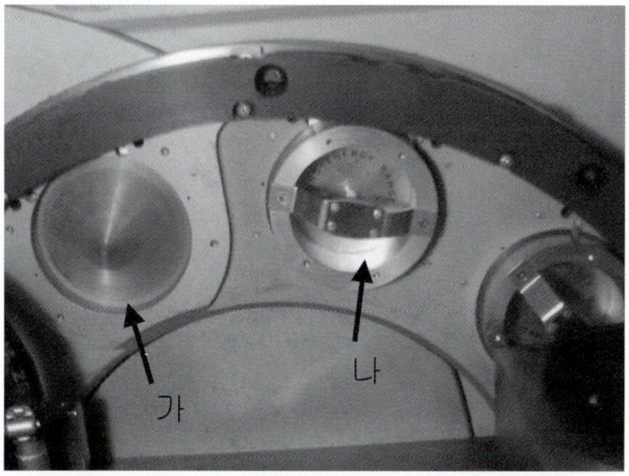

121 **그림 121** 영상의 화살표시 장치에 대한 설명이 옳은 것은?

① (가) electron gun, (나) target
② (가) target, (나) flattening filter
③ (가) target, (나) scattering foil
④ (가) electron gun, (나) scattering foil
⑤ (가) flattening filter, (나) scattering foil

그림 122

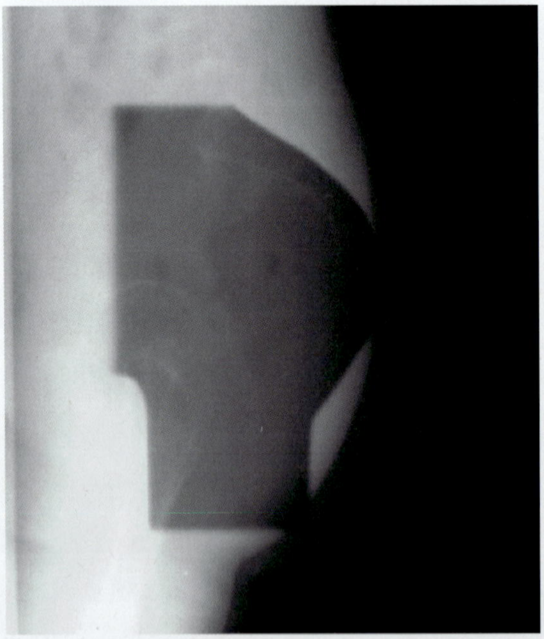

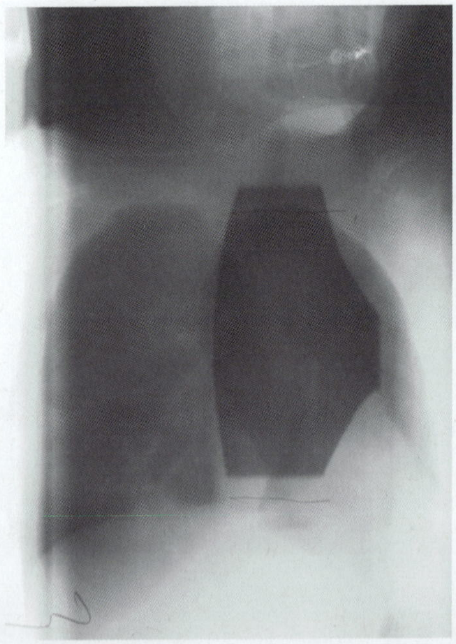

122 그림 122 영상에 대한 설명이 옳은 것은?

① 정상조직의 장애정도 선량을 예측할 수 있는 영상이다.
② 치료계획과 실제치료범위의 일치성을 확인하기는 어렵다.
③ 2회 방사선 조사를 통해 치료부위와 차폐부위를 확인할 수 있다.
④ 환자의 자세 재현성을 높이기 위하여 사용된 고정기구를 알 수 있다.
⑤ 모의치료촬영 과정에서 촬영된 영상으로 치료부위 차폐 계획을 시행한 영상이다.

치료계획의 정확한 위치와 차폐범위를 확인하는 방법에는 EPID 또는 OBI 등이 있다.
주기적인 L-gram으로 자세 재현성 추적이 가능하다.

그림 123

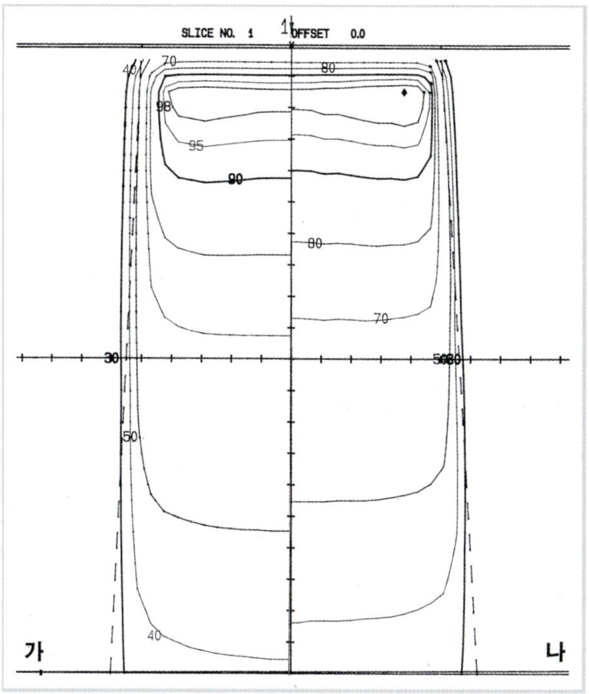

123 그림 123 영상의 등선량곡선 설명이 옳은 것은?

(6 MV X-ray, SSD = 80 cm, 100 cm, field size = 10 × 10 cm)

① SSD가 가까울수록 에너지가 커지므로 "가"가 SSD = 80 cm이다.

② SSD가 가까울수록 선량이 많이 들어가므로 "가"가 SSD = 80 cm이다.

③ SSD가 멀어질수록 에너지가 작아지므로 "나"가 SSD = 100 cm이다.

④ SSD가 멀어질수록 선량이 많이 들어가므로 "나"가 SSD = 100 cm이다.

⑤ SSD가 멀어질수록 거리 역자승 법칙에 따라 PDD가 깊어지므로 "가"가 SSD = 100 cm이다.

심부선량 백분율의 변화인자는 에너지, SSD, 조사야, 깊이 등이다.
에너지, SSD가 멀어질수록 PDD가 증가한다(커진다).

그림 124

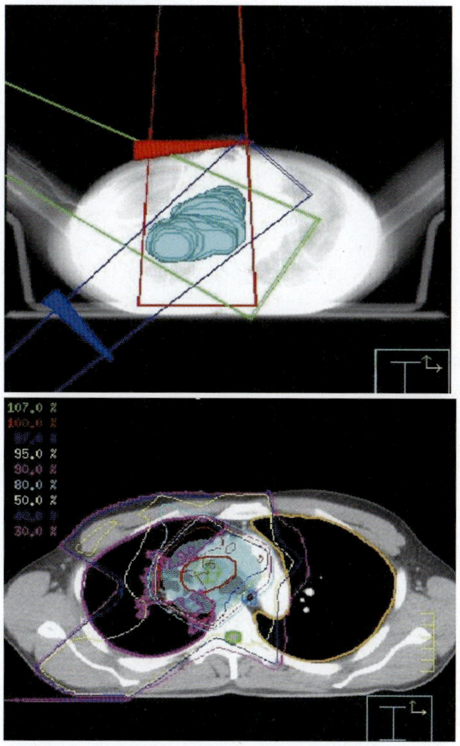

124 그림 124 영상에 대한 설명이 옳은 것은?

① 계획된 일일 방사선량이 200 cGy임을 알 수 있다.

② 광자선을 이용한 SSD법 3문조사 치료계획 영상이다.

③ Ant-RAO-RPO 방향의 전자선을 이용한 치료계획 영상이다.

④ 쐐기필터를 사용하여 균등한 심부선량 분포를 계획한 영상이다.

⑤ 세기조절 방사선 치료기법을 사용하여 정상조직의 장애를 최소화시킨 치료계획 영상이다.

영상에서 일일선량을 알 수 없으며, 광자선 SAD 3문조사(Ant/RAO/RPO) 쐐기필터를 사용한 치료계획 영상이다.

그림 125

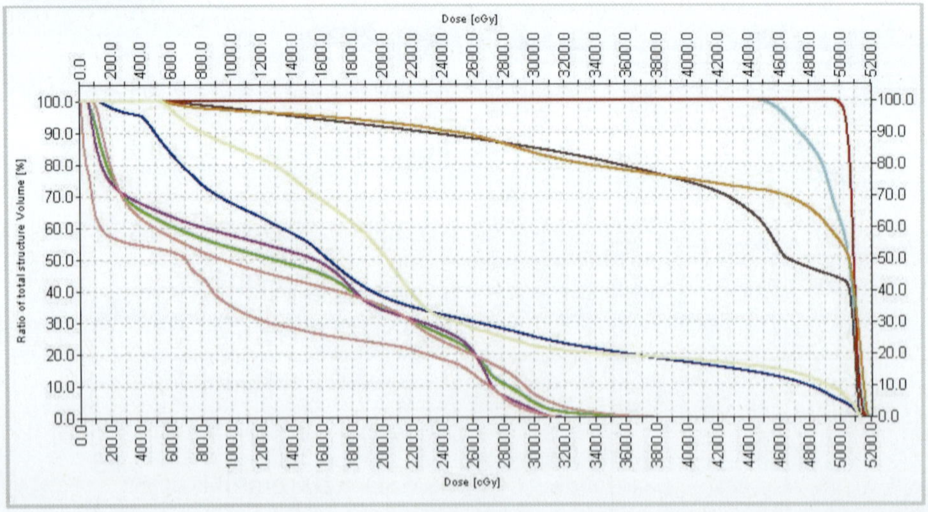

125 **그림 125** 영상에 대한 설명이 옳은 것은?

① 환자 진료 시 방사선 치료의 적합성 평가 도구로 이용된다.
② 종양과 정상조직의 공간적 선량분포를 알 수 있는 그래프이다.
③ GTV(gross target volume)에 대한 곡선은 경사가 완만할수록 좋은 치료계획이다.
④ 3차원 방사선 치료계획 시 종양과 정상조직이 받는 선량과 체적의 관계를 나타낸다.
⑤ 매 치료 후 Dose Volume Histogram(DVH)과 EPID를 비교하여 치료의 정확성을 평가한다.

종양에 균등한 선량의 분포와 주변 정상조직의 장애를 예측하여 치료계획의 적합성 평가 도구의 하나로 사용한다.

그림 126

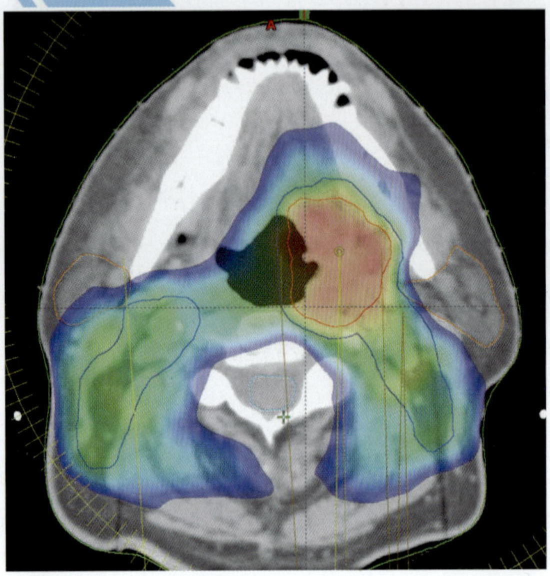

126 **그림 126** 영상에서 치료기법이 가능한 장비는?

① 베타트론
② 감마나이프
③ 사이버나이프
④ 토모세라피
⑤ 양성자치료기

세기변조방사선치료(IMRT)의 역방향 치료계획 영상이다.

그림 127

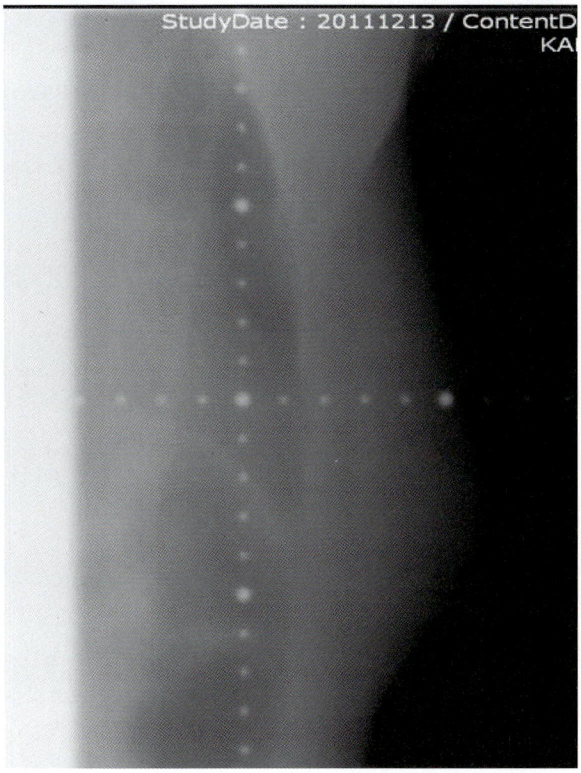

127 그림 127 영상을 얻기 위하여 사용된 장치나 기법은?

① OBI
② DRR
③ BEV
④ DVH
⑤ EPID

EPID는 film을 사용한 기존 L-gram과는 달리 Digital 영상을 얻을 수 있는 detector를 이용하여 치료부위를 확인하는 장치이다.(Electronic Portal Image Device)
OBI(On board image)는 kVp 영역의 영상이다.

그림 128

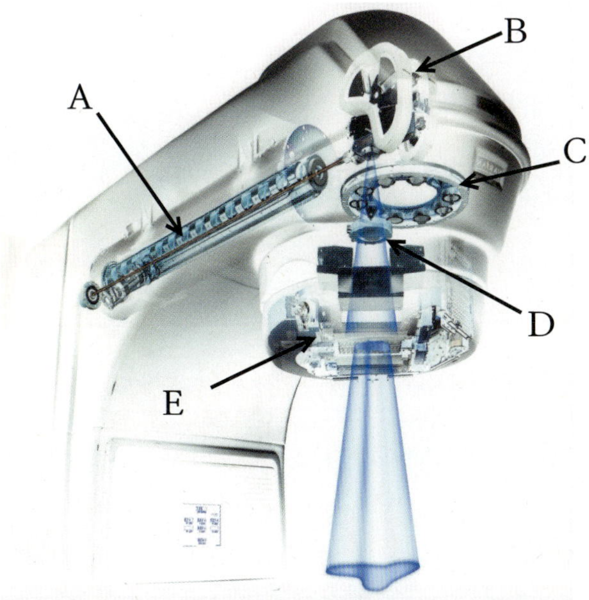

128 그림 128 영상에서 각 부위별 설명이 옳은 것은?

① A - 도파관
② B - 이온 선량계
③ C - 편향전자석
④ D - 회전판
⑤ E - 다엽콜리메이터

a(가속관)-고주파에 전자를 실어 가속함으로써 높은 에너지의 방사선을 발생시키는 장치.
b-편향전자석, c-회전판, d-이온 선량계, e-MLC

그림 129

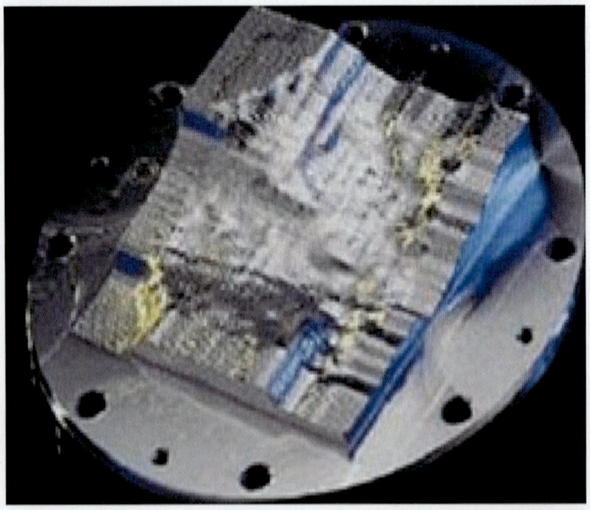

129 **그림 129** 영상에 대한 설명이 옳은 것은?

① 전자선 치료 시 사용하는 기구이다.
② 표면에 균등한 선량분포도를 얻기 위하여 사용된다.
③ 이 보조기구를 사용할 때에는 심부 선량률이 증가한다.
④ 같은 질환 같은 부위의 환자에게 동일한 기구를 사용한다.
⑤ 피부선량을 감소시키기 위하여 15~20 cm 이상 떨어져 사용한다.

보상필터(Compensator filter)를 사용함으로써 불균등한 조사면을 보정할 수 있으며, 피부보호를 위하여 15~20 cm 환자 표면으로부터 이격시켜 사용한다.

그림 130

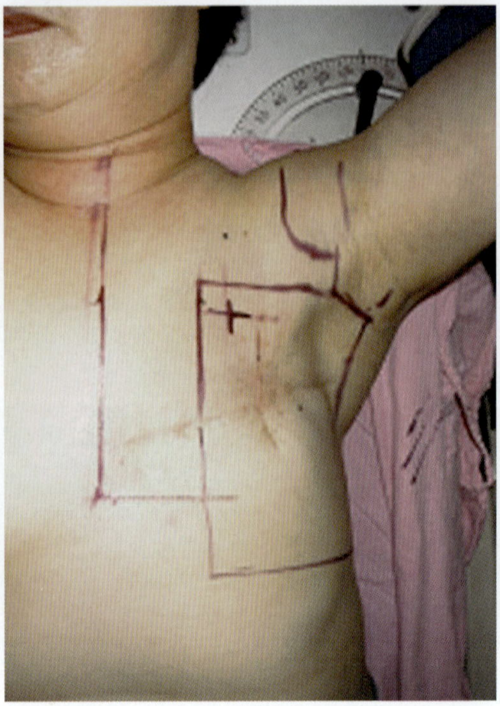

130 **그림 130** 영상의 방사선치료기법은?

① 접선조사
② 진자조사
③ 회전조사
④ 세기변조방사선치료
⑤ 영상유도 방사선치료

그림 131

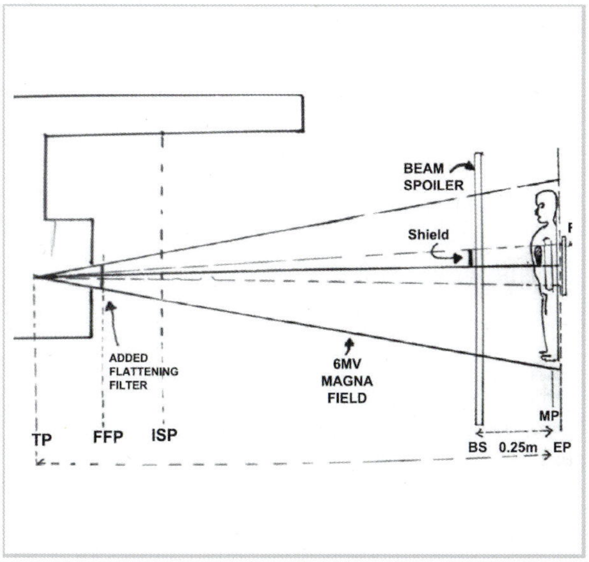

131 **그림 131** 영상의 방사선치료 기법에 대한 설명으로 옳지 <u>않은</u> 것은?

① 전신방사선조사이다.
② 표면선량 증가를 위해 beam spoiler를 사용한다.
③ 선형가속기의 최저 선량률로 조사한다.
④ 균등한 선량을 조사하기 위해 보상필터를 사용한다.
⑤ beam spoiler의 두께가 두꺼울수록 표면선량은 감소한다.

TBI는 전 임프절 조사(TLI) 흉부조사(TAI) 전신피부 전자선 조사 등의 대조사야 치료로 구분한다. 조사되는 선량의 변화를 위해 compensator나, 피부선량증가를 위해 beam spoiler를 사용하며 골수이식을 위한 전처치로 시술되고 있다.

그림 132

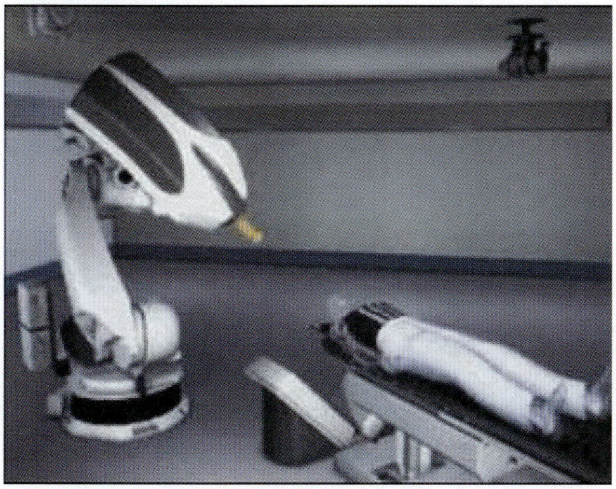

132 **그림 132** 영상의 방사선치료 장비는?

① 토모치료기
② 감마나이프
③ 사이버나이프
④ 양성자치료기
⑤ 중성자 방사선치료기

그림 133

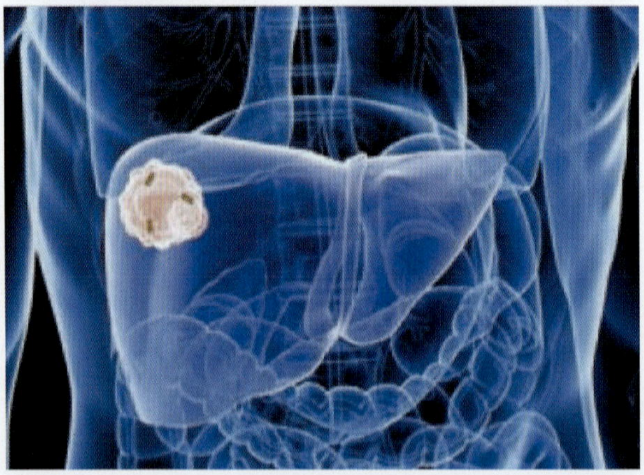

133 그림 133 영상의 치료부위에 최적화된 방사선치료 방법은?

① 온열치료
② 수술 중 방사선치료
③ 세기변조방사선치료
④ 호흡동조방사선치료
⑤ 근접방사선치료

RGRT(respiration gated radiation therapy): 환자의 호흡에 의하여 종양의 치료범위가 커질 경우 호흡에 따른 치료표적의 범위변화를 감지하여 치료함으로써 주변정상조직의 방사선 장애를 최소화하는 방사선치료방법이다.
호흡주기가 비정상적인 경우 시행하기에 어려움이 있다.

그림 134

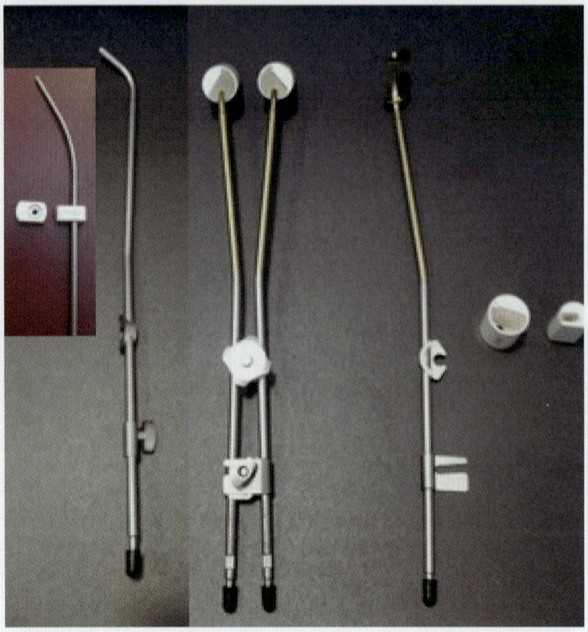

134 그림 134 영상의 기구들을 사용하는 치료기법은?

① 온열치료
② 근접치료
③ 전자선치료
④ 수술 중 방사선치료
⑤ 영상유도방사선치료

Brachytherapy(근접치료)
밀봉소선원을 삽입하여 치료하는 방법으로 조직내조사(Interstitial therapy), 강내조사(Intracavity therapy), 관내조사(Intraluminal therapy), 표면조사(mold therapy)의 방법이 있으며 외조사법(Conventional radiotherapy)에 비해 종양에만 고선량을 국소적으로 조사함과 동시에 fall-off(선량감소)효과를 이용해 정상조직을 보호할 수 있는 장점이 있다.

그림 135

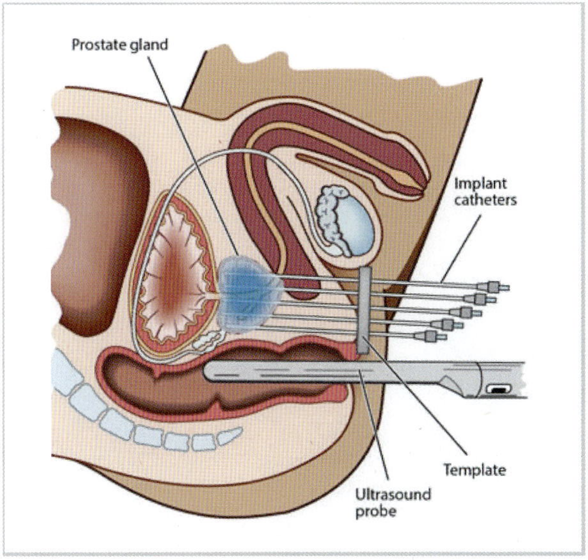

135 그림 135 영상의 방사선치료 방법은?

① 조직내 조사
② 강내 조사
③ 체관내 조사
④ 표면몰드 조사
⑤ 영구자입

전립선암(prostste)의 근접방사선치료(조직내 조사) 영상이다. 직장부위에 초음파을 이용하여 정확한 치료부위를 찾아서 치료한다.

그림 136

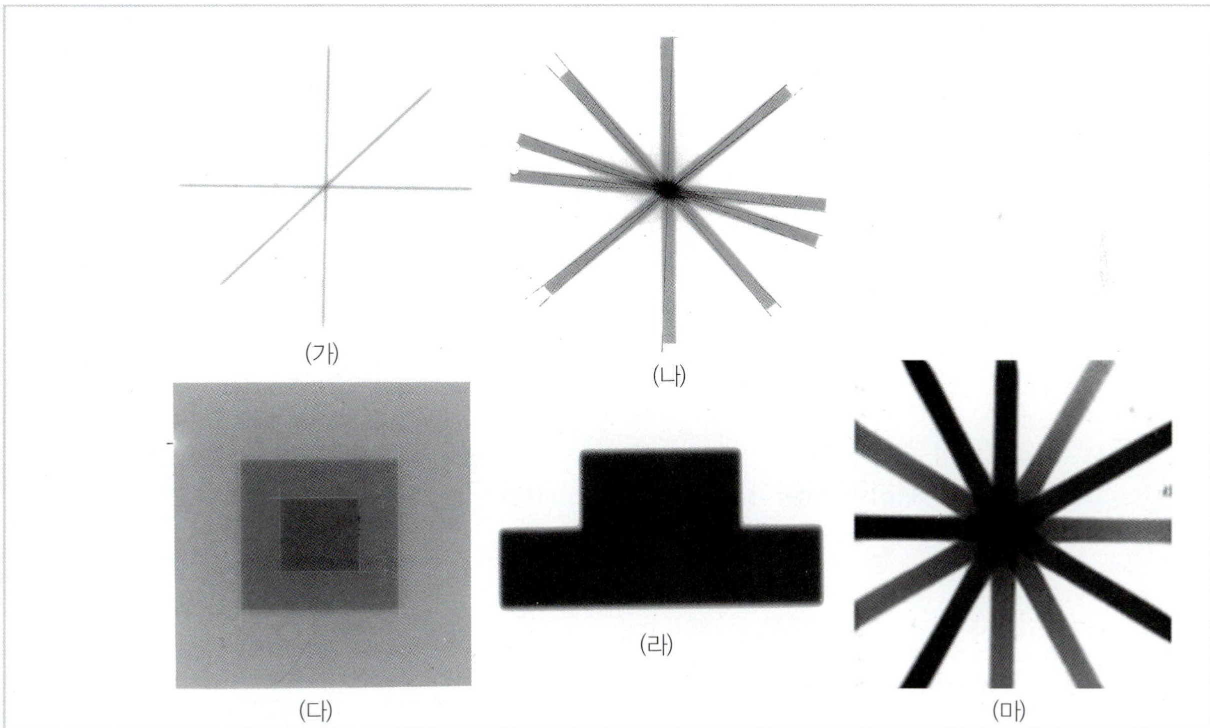

136 그림 136 조사야 대칭도 검사를 위한 측정 영상은?

① 가　② 나　③ 다
④ 라　⑤ 마

가. Couch rotation 검사　나. Collimator rotation 검사　다. Radiation and light filed 일치검사
라. Collimator Jaw 대칭 검사　마. Gantry rotation 검사

▶ 아래 사진은 정확한 방사선치료를 계획하기 위하여 사용하는 방사선발생장치와 부속기구이다. 영상을 보고 물음에 답하시오. (137~139)

그림 137

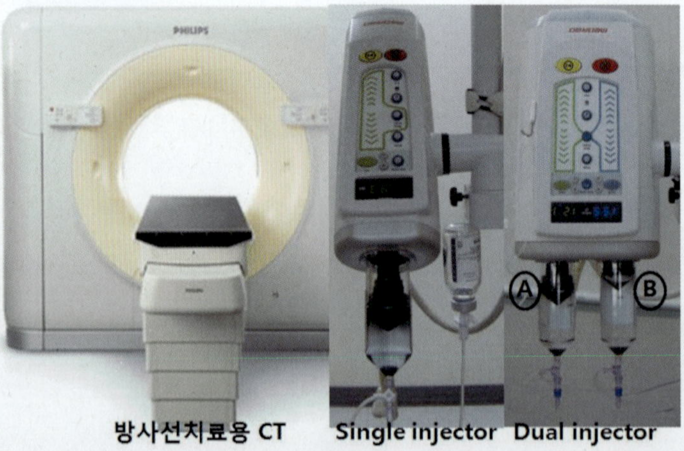

방사선치료용 CT　Single injector　Dual injector

137 영상의학과 CT와 방사선치료계획용 CT의 차이점에 대한 설명이 옳은 것은?

① 촬영영상은 치료계획용 CT가 더 좋다.
② 고정기구를 사용하기 때문에 Bore size가 크다.
③ 치료계획용 CT는 촬영속도를 느리게 사용한다.
④ 치료계획용 CT는 사용하는 방사선에너지가 낮다.
⑤ 치료계획용 CT는 촬영 시 조영제를 사용하지 않는다.

138 조영제 주입을 위하여 사용하는 Injector의 Single과 Dual의 차이점에 대한 설명이 옳은 것은?

① Dual injector 사용 시 식염수가 먼저 주입된다.
② 방사선치료계획용 CT는 항상 single만 사용한다.
③ Single과 Dual의 차이점은 조영제의 준비량 차이이다.
④ Single은 조영제만 Dual은 조영제와 식염수를 구분하여 사용한다.
⑤ Single은 조영제와 식염수를 섞어서 사용하며, Dual은 각각 사용된다.

139 방사선치료계획용 CT를 검사하는 목적은?

① 치료 시 환자의 차폐부위를 결정하기 위하여
② 정확한 치료계획 선량계산 및 해부학적 정보 획득을 위하여
③ 치료테이블과 동일한 기하학적 구조의 테이블을 사용하기 위하여
④ 치료 시 환자의 위치잡이를 위한 기준선 작업이 필요하기 때문에
⑤ 환자의 움직임을 정확하게 파악하기 위한 호흡동조(4-D) 촬영이 가능하기 때문에

그림 140

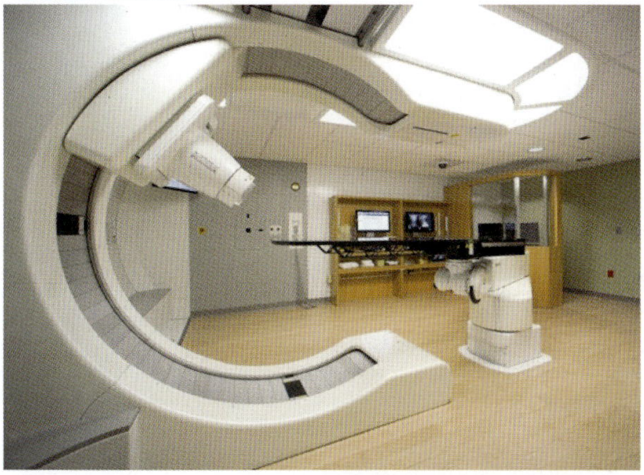

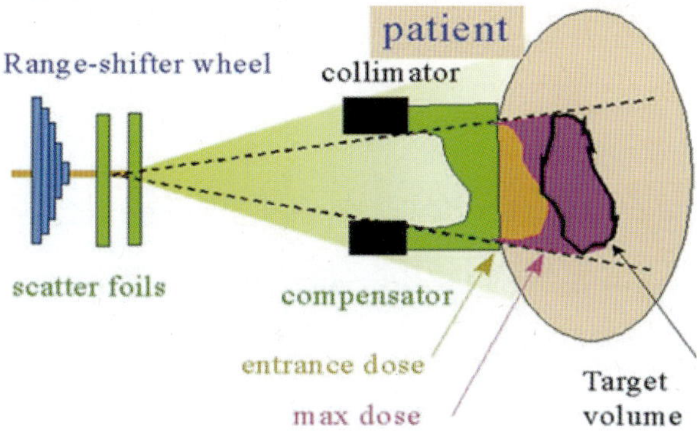

140 영상에 대한 설명이 옳은 것은?

① 항상 고정된 갠트리를 사용한다.
② 전자를 가속시켜 높은 에너지를 얻는다.
③ 납 합금을 사용하여 부정형 조사야를 만든다.
④ 보상필터를 사용하여 종양의 형태에 맞게 양성자를 조절한다.
⑤ 1회 치료를 원칙으로 환자 고정기구를 사용하지 않아도 된다.

Proton therapy: 고정형과 회전형 켄트리 형태가 있으며, 청동을 사용하여 양성자 차폐를 하고 폴리메틸 메타크릴(PMMA) 재질의 보상필터를 사용하여 종양의 두께와 형태에 맞는 균등한 선량분포를 만든다.

♣ 2018년도부터 공개된 국가고시 문제들을 재해석하여, 지금도 합격을 위하여 노력하고 있는 많은 예비 방사선사들을 위하여 모의고사를 준비하였습니다.

[모의고사 1회]

그림 01

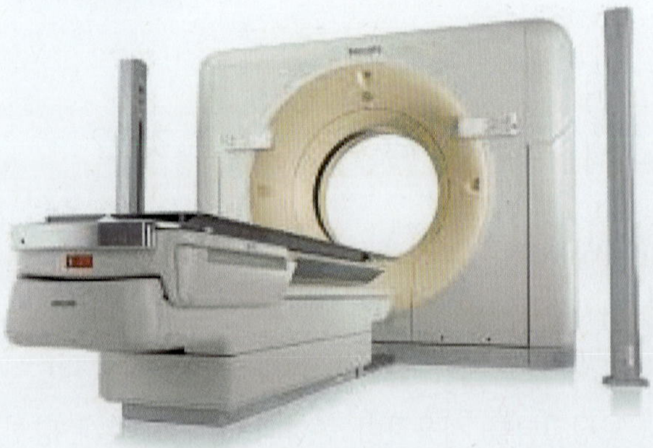

001 **그림 01** 영상의 장비를 이용하여 확인할 수 있는 것은?

① 조사면의 등중심점
② 조사면의 횡단면 선량
③ 체내 장기의 용적선량
④ 선속의 입사방향과 선량분포
⑤ 체표윤곽과 체내장기의 3차원 묘사

CT-Sim : 영상의학과 CT와 유사한 장비이며, 방사선치료계획을 수행하기에 꼭 필요한 환자의 3차원적인 영상 획득을 위한 장비이다.
치료계획 수립 후 각 단면에 대한 방사선량 분포를 확인할 수 있다.

그림 02

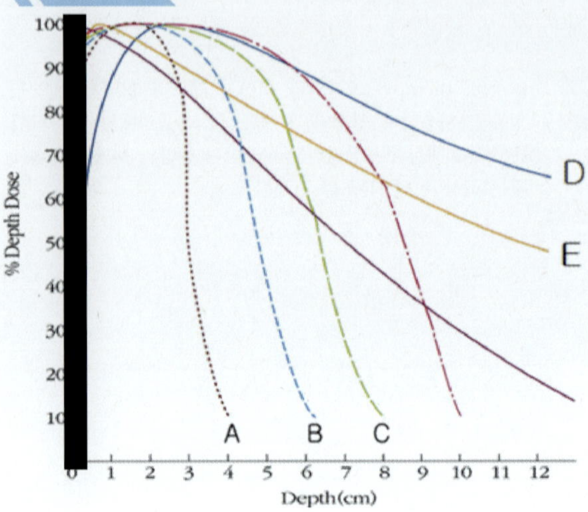

002 **그림 02** 영상의 심부선량백분율 곡선 중에서 표면선량이 가장 작은 것은?

① A
② B
③ C
④ D
⑤ E

A, B, C 는 전자선 PDD이며, D, E는 광자선 PDD이다.
전자선은 에너지가 높을수록 표면선량이 높으며,
광자선은 에너지가 높을수록 표면선량이 낮다.

그림 03

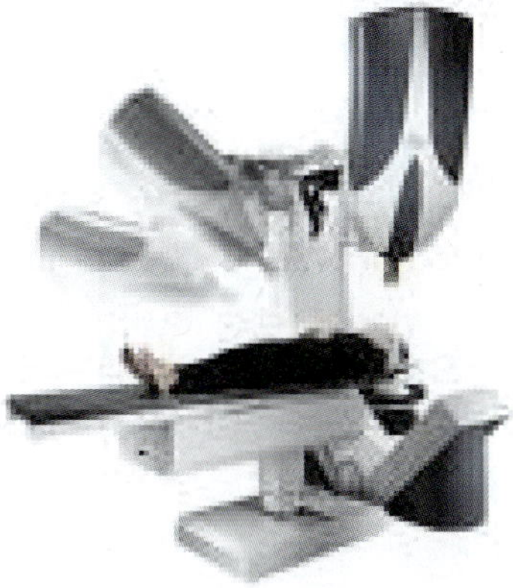

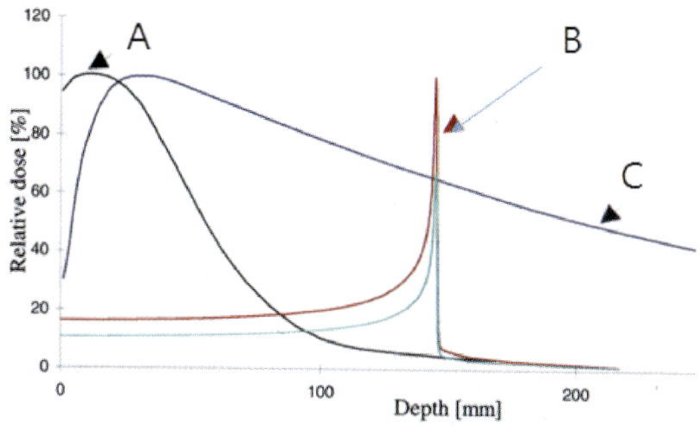

003 그림 03 영상의 장비에 사용된 방사선 종류와 에너지의 심부선량백분율 그래프는?

① 전자선 – A
② 감마선 – B
③ 광자선 – C
④ 전자선 – B
⑤ 양성자선 – C

Cyberknife 치료장비이며, 6MV 광자선을 이용한다.

그림 04

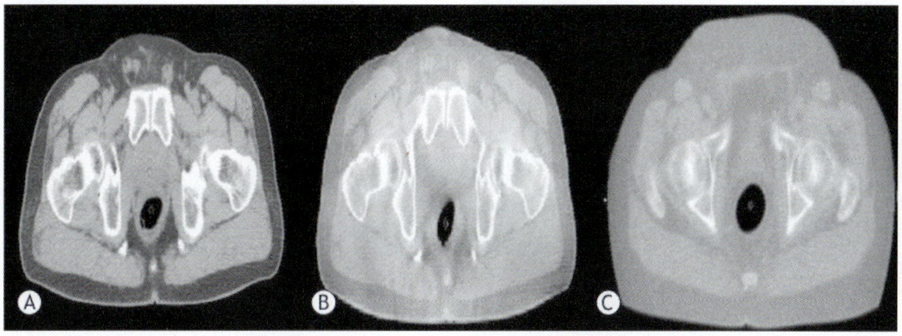

004 그림 04 동일한 환자 동일부위 촬영 영상이다. 옳은 것은?

① A는 MV CT 영상이다.
② B는 MV CT 영상이다.
③ C는 MV CT 영상이다
④ 해상도는 C가 가장 우수하다
⑤ A, B, C 영상차이는 디텍터의 종류에 따라 다르게 나타난다.

A : kv CT 영상, B : kv CBCT, C : MV CBCT영상이다.

그림 05

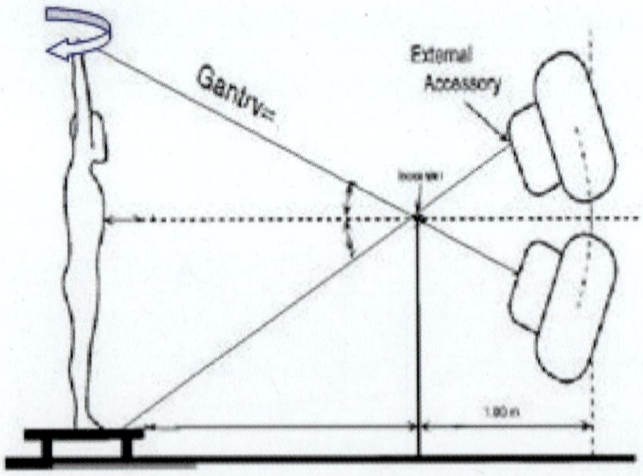

005 그림 05 영상에 대한 설명이 옳은 것은?

① 6MV 엑스선을 이용한다.

② Paris번에 의한 전신반사선조사이다.

③ 수정체 보호를 위하여 2cm 납판을 사용한다.

④ 대퇴부나 양 슬와부에 추가 방사선조사가 필요하다.

⑤ 환자의 두께에 따라 납 보상체를 제작하여 치료에 적용한다.

TSET (전신피부전자선치료) 영상이며, 산란체를 이용하여 충분한 피부선량을 만들어 준다.
stanford법의 6방향 전자선을 조사하며, 2~6MeV 전자선을 이용한다.

그림 06

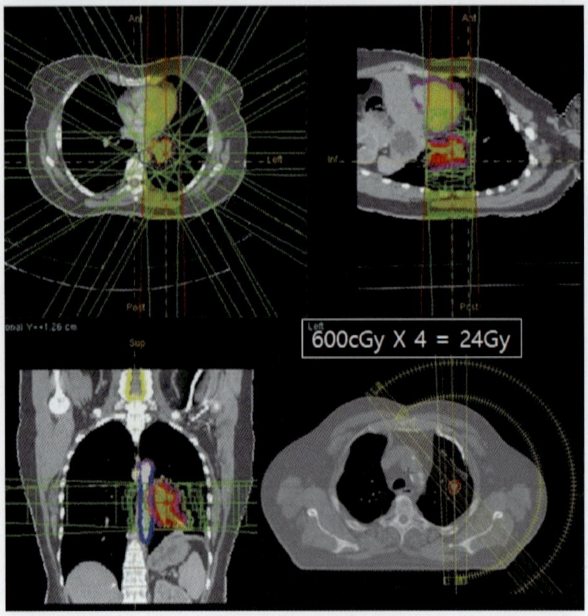

006 그림 06 영상에 대한 설명이 옳은 것은?

① 감마나이프를 이용한 방사선치료이다.

② 순방향 치료계획을 적용하여 치료횟수를 줄일 수 있었다.

③ 호흡동조 방사선치료를 적용하여 치료시간을 줄일 수 있었다.

④ 다엽콜리메이터와 동적쐐기필터를 적용하여 최적의 치료계획을 수립하였다.

⑤ 일일선량을 높이고 치료횟수를 줄이는 체부정위적 방사선치료계획이다.

작은 부위의 치료용적에 고선량을 조사하는 체부정위적방사선치료계획 영상이며, 600cGy × 4 = 24Gy의 선량 계획으로 알 수 있다.
감마나이프는 두부(머리) 부위의 종양 치료만 가능한 장비이다.

그림 07

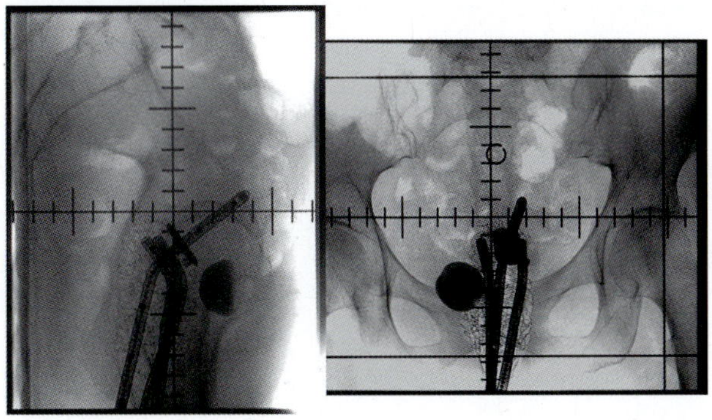

007 **그림 07** 영상의 방사선치료기법에 사용되는 장비의 방사선 출력측정기로 옳은 것은?

① G-M 계수관
② 열형광선량계
③ 반도체 검출기
④ 우물형 전리조
⑤ 평행평판형 이온함

자궁경부암(ICR) 치료영상이며, 동위원소의 방사선 출력 측정기는 우물형 전리조이다.

그림 01

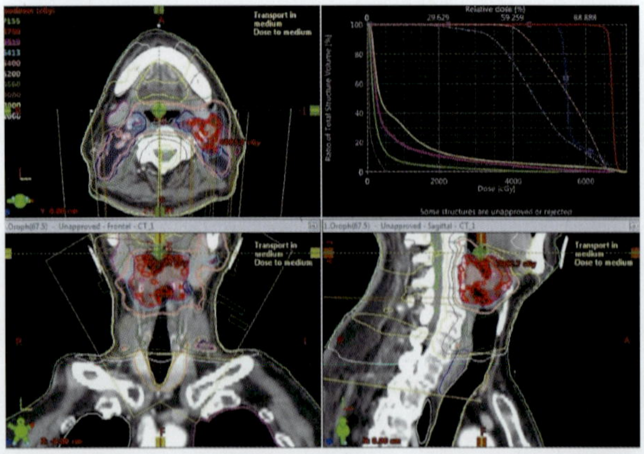

001 **그림 01** 영상의 방사선치료 부위에 적합한 고정기구는?

① belly board
② wing board
③ breast board
④ vacuum cushion
⑤ thermoplastic mask

Head & Neck 치료부위에 가장 많이 사용하고 있는 환자용 고정기구는 thermoplastic mask(optimold plasta)이다.

그림 02

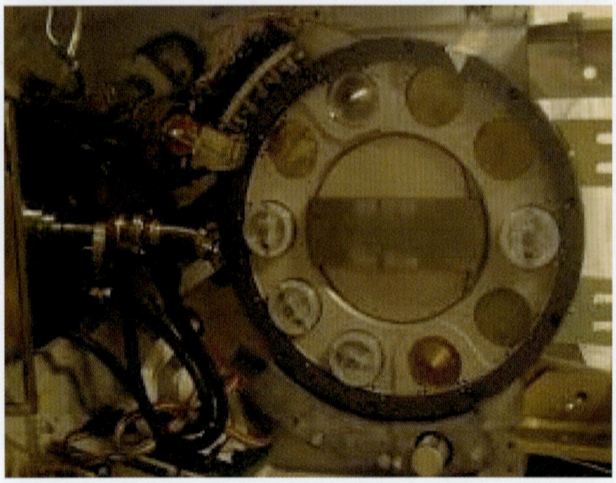

002 **그림 02** 영상의 선형가속기 구성품을 사용하는 목적은?

① 광자선 발생
② 선량률 조절
③ 조사야 크기 결정
④ 가속관내에 전자 공급
⑤ 균등한 방사선량 분포

타켓 : 가속된 전자를 통과시켜 고에너지 광자선 방출
이온선량계 : 선량률을 조절하며, 선속의 평탄도와 대칭도를 확인한다.
조리개 : 사가형의 방사선 조사야크기를 만든다.
전자총 : 가속관내에 전자공급
회전판 : 선속평탄여과기, 산란박을 이용하여 광자선과 전자선의 선량분포를 균등하게 만든다.

그림 03

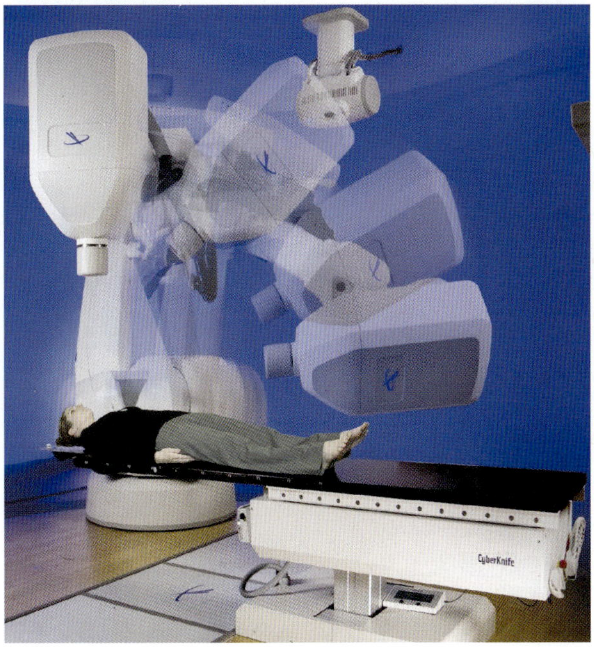

003 **그림 03** 영상의 방사선치료 장치에 대한 설명이 옳은 것은?

① 전뇌조사가 가능하다.
② MV CBCT 영상을 획득한다.
③ 6MV 엑스선을 이용하여 치료한다.
④ 양자를 가속하여 입자선을 발생시킨다.
⑤ 치료 테이블은 4개 방향으로 자동조절 된다.

Cyberknife 치료장비이며, 6MV 광자선을 이용한다.
치료 테이블은 6개 방향으로 자동조절되며, 원형조리개를 사용한다.

그림 04

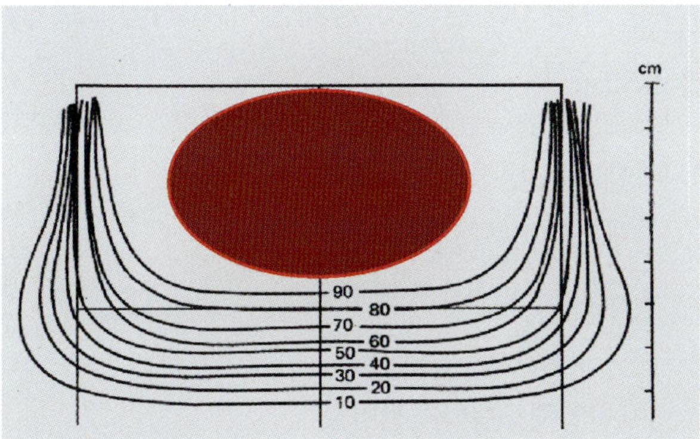

004 **그림 04** 영상의 표재성 종양을 치료 할 때 최적의 전자선 에너지는?

① 4MeV
② 6MeV
③ 9MeV + 1cm Bolus
④ 12MeV + 1cm Bolus
⑤ 16MeV + 1cm Bolus

전자선 치료 유효선량 깊이 : 80% = 에너지/3,
90% = 에너지/4.
Bolus 1cm : 2MeV 에너지 감소

그림 05

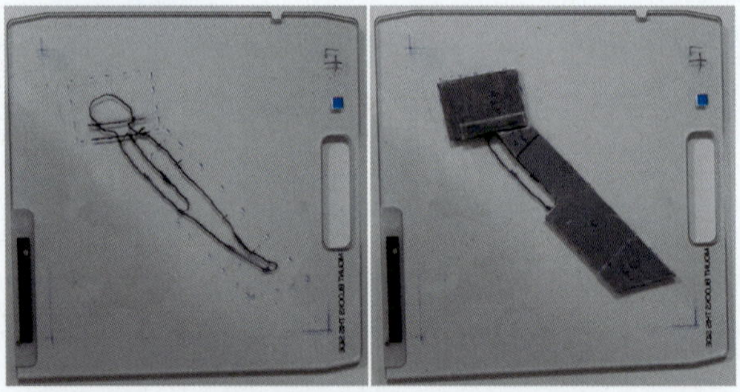

005 **그림 05** 영상의 기구사용 목적으로 옳은 것은?

① 백혈병 환자의 치료를 목적으로 시행한다.

② 머리와 다리의 두께를 기준으로 제작한다.

③ 환자에게 충분한 표면선량을 증가시키기 위하여 사용한다.

④ 바로 눕거나 앉은 자세로 전–후 대향 2문 조사를 시행한다.

⑤ 각 부위별 두께차를 보정하기 위하여 납, 구리, Al등을 이용하여 제작한다.

TBI (전신방사선조사) 치료 시 균등한 선량 보정을 위하여 납판으로 제작된 보상필터 영상이며, 산란체를 이용하여 충분한 표면선량을 만들어 준다.
치료실이 협소한 관계로 보통 눕거나 앉은 자세에서 좌우 대향 2문 조사를 시행한다.

그림 06

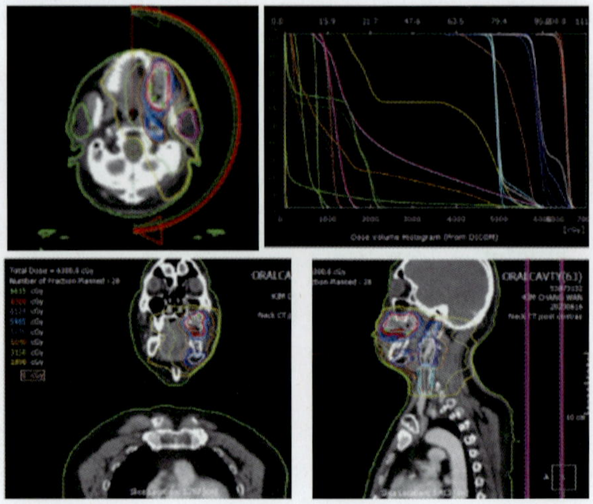

006 **그림 06** 영상의 방사선치료 기법으로 옳은 것은?

① 대향 2문 방사선치료

② 원체조사 방사선치료

③ 호흡동조 방사선치료

④ 용적강도변조 회전치료

⑤ 3차원입체조형방사선치료

VMAT치료기법의 영상이다.
각 영상의 선량 분포 구성에 강도차이가 있음으로 IMRT 치료기법임을 알 수 있으며, 영상내에 회전축의 표시가 있는 경우 VMAT 치료기법이라 할 수 있다.
호흡동조의 경우 호흡주기 신호 영상이 포함되어야 한다.

그림 07

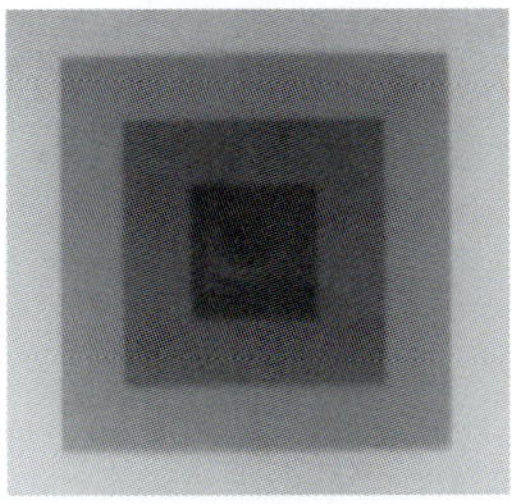

007 **그림 07** 영상의 정도관리 항목으로 옳은 것은?

① 레이저 정확도 확인
② 광조사-선속 일치도 확인
③ 광자선 평탄도 대칭도 확인
④ 갠트리 회전축 정확도 확인
⑤ 광자선 출력량 일치성 확인

광 조사야 크기와 실제 방사선조사야크기의 일치성을 확인하기 위하여 측정용 필름을 치료대위에 올려놓고 시행한다. 안쪽부터 반복적으로 조사야 크기를 확대하여 측정하였으며 따라서 안쪽이 반복 조사로 인하여 더 검은색을 표현하고 있다.

STEP 09

| 방사선치료 | 해답

1. 3)	2. 3)	3. 5)	4. 5)	5. 3)	6. 4)	7. 4)	8. 3)	9. 1)
10. 2)	11. 3)	12. 2)	13. 5)	14. 4)	15. 3)	16. 1)	17. 3)	18. 3)
19. 3)	20. 2)	21. 1)	22. 4)	23. 2)	24. 3)	25. 4)	26. 5)	27. 3)
28. 4)	29. 5)	30. 1)	31. 4)	32. 5)	33. 5)	34. 1)	35. 4)	36. 4)
37. 4)	38. 3)	39. 1)	40. 3)	41. 2)	42. 5)	43. 4)	44. 5)	45. 4)
46. 2)	47. 3)	48. 4)	49. 5)	50. 4)	51. 4)	52. 3)	53. 2)	54. 5)
55. 5)	56. 3)	57. 2)	58. 1)	59. 1)	60. 4)	61. 4)	62. 5)	63. 5)
64. 5)	65. 5)	66. 1)	67. 4)	68. 5)	69. 4)	70. 3)	71. 5)	72. 2)
73. 5)	74. 3)	75. 1)	76. 4)	77. 2)	78. 5)	79. 4)	80. 4)	81. 5)
82. 2)	83. 3)	84. 4)	85. 2)	86. 1)	87. 5)	88. 5)	89. 5)	90. 5)
91. 4)	92. 4)	93. 5)	94. 1)	95. 1)	96. 5)	97. 2)	98. 4)	99. 3)
100. 5)	101. 4)	102. 1)	103. 5)	104. 4)	105. 2)	106. 1)	107. 1)	108. 5)
109. 2)	110. 5)	111. 5)	112. 2)	113. 2)	114. 2)	115. 4)	116. 3)	117. 2)
118. 1)	119. 1)	120. 3)	121. 5)	122. 3)	123. 5)	124. 4)	125. 4)	126. 4)
127. 5)	128. 5)	129. 5)	130. 1)	131. 5)	132. 3)	133. 4)	134. 2)	135. 1)
136. 4)	137. 2)	138. 4)	139. 2)	140. 4)				

| 모의고사 | 정답

1회	1. 5)	2. 4)	3. 3)	4. 3)	5. 4)	6. 5)	7. 4)
2회	1. 5)	2. 5)	3. 3)	4. 5)	5. 5)	6. 4)	7. 2)

방사선사 국가시험

실기실전 문제집

2016년 6월 30일 초판 발행
2019년 8월 30일 초판 2쇄 발행
2020년 9월 15일 개정 2판 발행
2022년 10월 5일 개정 2판 2쇄 발행

편 저_ **방사선 임상실기 교육연구회**

발행인_ **윤 진 영**

발행소_ 도서출판 **대학서림**
03076 서울특별시 종로구 혜화로 2길 8
전화 / (02) 744 - 2811 _ FAX / (02) 744 - 1210
등록 / 1965. 1. 20 _ 번호 / 1 - 88

ISBN 978-89-6940-241-7 93510

정가 80,000 원